ZHONGYUAN ZHONGYI ERKE

XUESHU JINGYAN YU LIUPAI CHUANCHENG

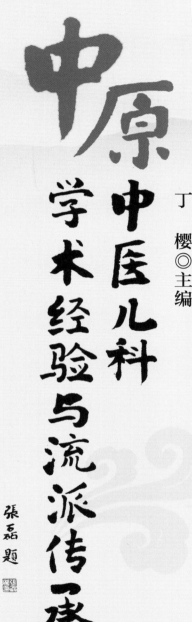

中原中医儿科学术经验与流派传承

丁樱◎主编

張玉珍 题

中原出版传媒集团

中原传媒股份公司

河南科学技术出版社

图书在版编目（CIP）数据

中原中医儿科学术经验与流派传承 / 丁樱主编.—郑州:河南科学技术出版社，2021.6
ISBN 978-7-5725-0609-3

Ⅰ.①中… Ⅱ.①丁… Ⅲ.①中医儿科学－中医临床－经验－中国 Ⅳ.①R272

中国版本图书馆CIP数据核字（2021）第191242号

出版发行：河南科学技术出版社
　　　　　地址：郑州市郑东新区祥盛街27号　邮编：450016
　　　　　电话：（0371）65788613　65788629
　　　　　网址：www.hnstp.cn
责任编辑：邓　为
责任校对：董静云
封面设计：中文天地
责任印制：宋　瑞
印　　刷：河南瑞之光印刷股份有限公司
经　　销：全国新华书店
幅面尺寸：787 mm×1092 mm　1/16　印张：44　字数：830千字
版　　次：2021年6月第1版　　2021年6月第1次印刷
定　　价：298.00元

如发现印、装质量问题，影响阅读，请与出版社联系并调换。

主 编 简 介

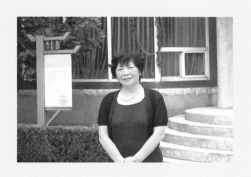

　　丁樱（1951一），女，河南中医药大学儿科医学院院长、学术委员会副主任，第一附属医院儿科医院院长、儿科学科学术带头人。首批全国名中医，中医药高等学校教学名师，第四、六批全国老中医药专家学术经验继承工作指导老师，享受国务院政府特殊津贴专家，全国第二批名老中医工作室专家，全国卫生系统先进工作者。兼任中国民族医药学会儿科分会会长，中华中医药学会儿童紫癜、肾病协同创新共同体主席，河南省中医/中西医结合学会儿科专业委员会主任委员等职务。主持科研课题 28 项，其中国家"十一五""十二五"科技支撑计划重大课题 2 项，国家自然基金课题 2 项；获科研奖励 17 项，主持获部省级二等、三等奖各 3 项；编写专著、教材 26 部；发表学术论文 280 余篇。从事医学临床 52 年余，创建了国家重点学科、专科，首家中医儿科医学院及儿科医院；擅长中西医结合诊治小儿疑难疾病，尤其是肾脏疾病及风湿免疫性疾病，如过敏性紫癜、紫癜性肾炎、肾病综合征、系统性红斑狼疮、幼年类风湿病等。

本书编写人员名单

主　审　张　磊　张子萍

主　编　丁　樱

副主编　任献青　翟文生　马丙祥　孟牛安

编　委　（按姓氏笔画排序）

马淑霞　王梅花　王瑞华　王黎明

邓先军　史　纪　成淑凤　朱　珊

刘　霞　闫永彬　李　君　李兴永

杨　颖　杨之藻　宋纯东　宋桂华

张　炜　张　霞　张春萍　张淑琴

陈文霞　陈疏敏　范忠纯　周　正

郑　宏　郑启仲　郑建民　郑春燕

郑琼华　孟牛安　赵　坤　姚献花

都修波　高　敏　高　雅　高智铭

郭庆寅　黄　甡　黄岩杰　琚　玮

谢文英

编写秘书　高　敏　卢书芳

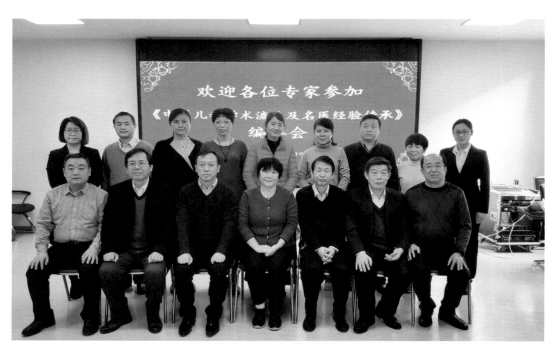

《中原中医儿科学术经验与流派传承》第一次编写会合影（2019 年 1 月）

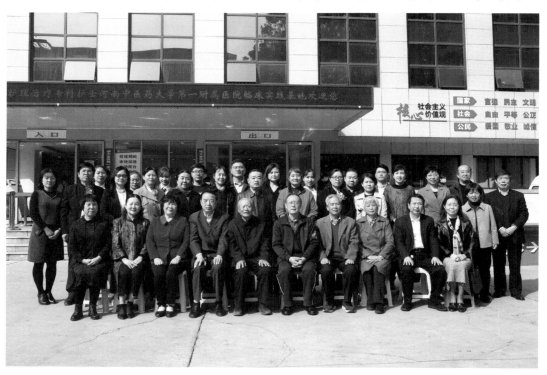

《中原中医儿科学术经验与流派传承》第二次编写会合影（2020 年 11 月）

　　近些年来中医药行业喜事不断,《中华人民共和国中医药法》《中医药发展战略规划纲要（2016 — 2030 年）》《中国的中医药》白皮书相继颁布与发布,中医药迎来了前所未有的发展机遇。自 2020 年以来中医药在防治新冠肺炎疫情中发挥了重要作用,让全国上下认识到中医药防病治病的确切疗效,使中医药文化更加深入人心。近期习近平主席专程来南阳调研中医药发展,给南阳、给河南、给中医药行业又带来了快速发展的春风,值此喜事连连之际,我看到了由河南中医药大学丁樱教授团队编纂的《中原中医儿科学术经验与流派传承》一书,真可谓恰逢其时,锦上添花。

　　河南是中医药大省,也是中医的重要发源地,是医圣张仲景及其中医经典《伤寒杂病论》的诞生地。中原大地,自古名医辈出,中医儿科也久盛不衰,对中医药的发展做出了突出贡献。对中原中医儿科各个流派的学术思想进行总结,对中医药的传承发展功莫大焉,也是近阶段中医药传承的重要工作。丁樱教授率领河南中医儿科同道通过几年的辛苦工作,多方查证,认真撰写,终成此书。全书汇聚中原地区中医领域上至 20 世纪初的儿科大家,下至当代的儿科骨干等 70 余位临床专家的生平简介、学术思想、临床经验、优势病种和特色技术,并对中原中医儿科近代历史的沿革、发展历程、期间发生的大事件等进行综合归纳,内容全面、翔实。综观全书,内容丰富、特色突出、图文并茂,更由国医大师张磊教授担任主审,其治学严谨,学识渊博,必将为本书增光添彩。本书作为中医药文化传承工作的重要组成部分,是对中原中医儿科流派学术思想的抢救性、保护性研究,对于中原中医文化的传承与弘扬有着极为重要的意义,也必将对中原中医儿科的发展起到促进和推动作用。

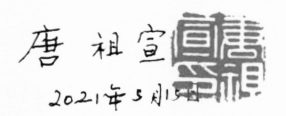

唐祖宣

2021年3月15日

中原是中华文明的主要发祥地，位于"天下之中"的河南，在古代一直被视为华夏民族的中心。光辉灿烂的中原古代文明造就了丰富多彩的中原中医药文化，为华夏文明增添了绚丽的色彩，为人类的健康做出了杰出的贡献。

中医儿科在中原有着深厚的历史渊源。早在战国时期，神医扁鹊曾长期在中原各地行医。据《史记·扁鹊列传》记载，他"随俗为变"，既为"带下医（妇科医生）"，又为"小儿医""耳目痹医（老年病医生）"等，有效地治疗各种疾病。东汉末年，南阳张仲景著《伤寒杂病论》，被后人尊为"医圣"。他以六经辨证论治外感病，以脏腑辨证论治杂病，其辨证论治成为后世儿科辨证论治体系的基本法则。隋代著名医家、河南西华县人（故里尚有分歧）巢元方，于大业六年（公元610年），奉诏主持编撰了我国第一部病因、证候学专著《诸病源候论》。书中论小儿杂病诸候共6卷255候，并将小儿外感病分为伤寒、时气两大类，内伤病以脏腑辨证为主。唐代大医、"药王"孙思邈也曾长期行医于中原大地，他倡导"生民之道，莫不以养小为大，若无于小，卒不成大"。在其所著《备急千金要方》中，首列妇人方、少小婴孺方于诸病之前，并将小儿病证分门别类叙述。北宋时期，"儿科之圣"钱乙所著《小儿药证直诀》，对儿科药证做了经典总结。该书主要是由钱乙的弟子河南许昌人阎孝忠编写的，是阎孝忠才使恩师的学说得以传世。这部经典著作对中医儿科学的发展产生了深远的影响，之后，多种儿科著作相继问世。随着中医儿科的日臻完善，逐渐产生了各种学术流派，中原中医儿科学也得到了长足的发展，对中医学的发展和传承做出了突出贡献。

中华人民共和国成立以后，当代河南中医儿科医家形成了以豫中地区郑氏、苗氏、黄氏和豫北安阳王氏、豫南南阳段氏等为代表的中原中医儿科学术流派。代表性人物有郑氏的郑颉云、黄氏的黄明志、苗氏的苗丕宪、王氏的王瑞五、段氏的段星三等，他们都是德艺双馨的著名医家，在中原大地享有盛誉。特别是聚于河南中医学院（今为河南中医药大学）的郑氏、黄氏、苗氏诸位先生，学术成就尤为突出，创制了以"婴儿素""三甲散"为代表的系列小儿散剂（其中婴儿素已载入《中华人民共和国药典》），为中原儿科特色诊疗技术积累了丰富的经验，是中原儿科学术流派中极其重要的组成部分，历史影响深远。1984 年湖南科学技术出版社出版的《著名中医学家的学术经验》一书中，刊载有两位著名儿科医家的经验，其一是上海市名医董廷瑶，另一位即为河南中医学院（今河南中医药大学）第一附属医院儿科创始人郑颉云主任，可见其历史学术地位。

时光进入了 21 世纪 20 年代，在以习近平为首的党中央的大力倡导和支持下，中医迎来了灿烂的春天。如何传承这个民族瑰宝，守正创新呢？这个重大的历史使命摆在每个中医工作者面前。

著名中医儿科专家丁樱教授带领她的学术团队做了一件非常有意义的工作。他们多方查证，旁搜远绍，对中原中医儿科各个流派的学术思想进行认真的梳理和总结，对中原中医儿科近代历史的沿革、发展历程及期间发生的诸多事件，进行综合归纳，经过多年的努力，写成了《中原中医儿科学术经验与流派传承》一书。其内容丰富，图文并茂，让人受益匪浅。

丁樱教授在全国中医儿科界享有很高威望。她是河南中医药大学二级终身教授、主任医师、博士生导师，被评为首届"全国名中医"、中医药高等学校教学名师、全国卫生系统先进工作者，为国家中医临床重点专科、国家中医药管理局重点学科学术带头人、第四和第六批全国老中医药专家学术经验继承工作指导老师。长期担任多种国家级和省级学术职务，主持了数十项科研课题，撰写了多部学术专著，先后培养硕士、博士 100 多名。她毕业于河南中医学院，从事中医、中西医结合儿科医教研 50 余年，历经基层医生到高校专家的逐步积累，擅长用中医药治疗儿科疑难病，尤其肾脏风湿免疫性疾病，求诊者遍及全国，她的精湛医术和美好医德赢得广大患者的普遍好评。作为医生和学者，她精益求精，艰苦奋进，带领她的学术团队，将河南中医药大学第一附属医院儿科建成全国第一的国家中医儿科区域诊疗中心，创建了全国首家中医儿科医院暨医学院，取得了骄人的成就。作为共产党员，她一直发挥模范表率作用，从非典、汶川地震到新冠肺炎疫情和河南洪灾，她带头捐款，组织义诊，2018 年在河南中医药大学 60 年校庆时，她个人捐献 60 万元设立奖学金。半个世纪的踏实苦干自然赢得了广大师生和社会群众的尊敬。

我与丁樱教授相识近 50 年，深知她从当学生到参加工作至今，始终热情洋溢，积极上进。我总感到她是一个永远不知疲倦、浑身充满活力的人，她把自己的一切都献给了中医儿科事业。她那勤奋学习、苦干实干的精神深深感动了我，每当得知她取得了新的成就，我总是由衷地为她高兴。

在当今这个浮躁的时代，生活的现实告诉我们，尽管这个世界上有许多黑暗的东西，但是我们总能看到一些超凡脱俗的花和叶，更能看到一些超凡脱俗的人；在他们身上时时闪耀着灿烂的阳光。他们才是社会的希望。丁樱教授就是这种胸怀天下而脚踏实地的人，这正是我们中华民族的脊梁。

清代王永彬在《围炉夜话》中说："有真性情，须有真涵养；有大识见，乃有大文章。"正是因为丁樱教授"有真性情、真涵养"，所以才能高瞻远瞩，"有大识见、大文章"。一个真正的中医，就得有美情怀、大格局、高格调，而终生笃行之。否则，传承博大精深的中医药文化，就只能是一句空话。这就好比一个民族，如果只有一群长着发达的脑和手的所谓精英（即钱理群先生所说的"精致的利己主义者"），而没有坚硬的脊梁，那怎么能在世界民族之林中屹立不倒呢？

新春将至，《中原中医儿科学术经验与流派传承》的出版必将为中原中医学的大花园壮色。至道渊深，难契于玄言。适值此书付梓之际，承蒙丁樱教授嘱序，聊致芜辞，以表祝贺。望各位先生正之。

许敬生

2021 年 5 月于河南中医药大学问学斋

中原是华夏文明的主要发祥地，光辉灿烂的中原古代文明造就了丰富多彩的中医药文化。中原也是中医药文化的重要发源地，在这片土地上，除了诞生了伟大的医圣张仲景之外，还产生了许多杰出的医学家。河南名医辈出，星光璀璨，古代有文献记载的医药学家就有两千余位，著作 600 余部，对中医药的发展做出了巨大贡献。中原中医儿科随着中医药的发展逐渐壮大，特别是近现代以来不断发扬光大。

2016 年国务院印发了《中医药发展战略规划纲要（2016 — 2030 年）》，明确指出要遵循中医药发展规律，以推进继承创新为主题，提高中医药发展水平，拓展中医药服务领域，统筹推进中医药事业振兴发展。特别强调中医药发展的两个要素：继承和创新。近年来，作为中医药传承工作的重要内容，中医药流派传承研究越来越受到重视。在此背景下我们着手编纂了《中原中医儿科学术经验与流派传承》，前后历经两年有余，终于与大家见面了。

全书共分十二章，第一章介绍中原中医儿科的历史沿革及传承，第二章至第四章分别介绍了豫中、豫北、豫南地区中医儿科的流派传承，由于豫西地区资料较少，本次编纂未纳入，有待进一步补充。第五章重点介绍了各个流派代表人物的学术思想，包括 20 世纪初至今的中原儿科大家及学术骨干 60 余位，他们的学术思想覆盖中医儿科临床的各个方面，内容丰富，引人入胜。第六章临证经验、第七章验方验药、第八章医案医话详细介绍各个流派骨干人物的临证经验、经验方药及典型案例分析，这三章为了便于读者查找和学习，未按医家主线编排，而是按照病种归属编排，分为肺系疾病、脾系疾病、心肝系疾病、肾系疾病、传染性疾病、新生儿疾病和其他疾病。第九章重点介绍了院内制剂，主要吸收了有代表性的河南中医药大学第一附属医院、安阳市中医院、平顶山市中医医院等三家医院的院内制剂。第十章优势病种重点介绍了中原中医儿科各家医院牵头制定的由中华中医药学会或国家中医药管理局发布的中医临床诊疗指南、临床路径及河南省发布的中医临床诊疗方案。最后两章主要介绍了中原中医儿科医家的学术业绩及中原中医儿科发展大事记。

历史是严肃的，来不得半点马虎，我们是怀着敬畏之心编写本书的。我们的编写原则是尊重历史，尊重个人意愿。在编写过程中我们进行了大量的咨询、访问、查询，尽最大努力，反映历史原貌。但毕竟《中原中医儿科学术经验与流派传承》是初次编纂，加之编者水平有限，可能还存在着一些问题和不足，甚至是错误，敬请读者斧正，以利于再版时修订完善。

丁樱

2021 年 2 月

目 录 CONTENTS

豫南流派传录（南阳、驻马店）/93

 豫北流派传录（安阳）/ 81

第五章 学术思想 / 102

第十章 优势病种 / 529

第十一章 学术业绩 / 625

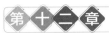

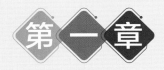

历史沿革及传承

一、总 论

中原"中天下而立"，中原中医药文化也依托于传统中医药文化，根植于中原沃土，既具有中原文化的根源性和地域性，又具有鲜明的人文属性，是物质文化、精神文化和行为文化的有机统一；在信息多元化、经济全球化、文化多样性的当今世界，中原中医药文化以其深厚的内涵和独特的优势，为传统文化的传承及中医药产业的发展做出了不可磨灭的贡献。中原中医药文化不仅以其鲜明的特色著称于世，而且在中医药文化中占据着举足轻重的地位，中原文明的根源性、中医基础理论观念构建的核心性、引领风华的辐射性、多家学说的包容性成就了中医药文化的不断发展，绵延至今。中医药发展史上有两个高峰均在河南，一是东汉时期，医圣张仲景创造性地完成了以六经辨证、脏腑辨证为主，理法方药齐备的中医药临床医学体系，被后世尊为"万世医宗"，其方通称为"经方"；二是北宋时期，是中医药规范发展时期，设置了专门的医事、教育、管理机构，也为金元时期中医学术争鸣打下了坚实的基础，促进了后世中医药的发展繁荣。

中原儿科荟萃了中华民族数千年来小儿养育和疾病防治的丰富经验，形成了独特的理论和实践体系，对中原地区人民的繁衍昌盛做出了突出的贡献，对当代儿童健康学术的继承和发展也发挥着积极的作用。

（一）中原中医药文化的特色

1. 源远流长的历史

中原地区为中华民族、中华文明和中原文化的发源地，万里母亲河——黄河两岸，千里太行山脉、千里伏牛山脉东麓，在古代被华夏民族视为天下的中心。广义的中原是指以中原七大古都群（洛阳、开封、商丘、安阳、郑州、南阳、许昌）为中心，辐射黄河中下游地区并包括山西南部、河北南部、山东西南部及安徽西部的广大平原地区；狭义的中原即指天地之中、中州河南。黄河中下游地区具有明显的地理、气候和资源优势，极大地推进了古代文明的发展，早在公元前 1324—1255 年，殷墟甲骨文就有人体解剖的描述及疾病的记载。

2. 精湛的诊疗技术

中原是中医诊断技术和治疗技术的发源地，洛阳正骨、焦作四大怀药加工与炮制等先后入选全国非物质文化遗产名录；文化遗迹如少林伤科及禅医也日益受到重视。受中原文化中和理念的影响，无论是传统用药还是针刺治疗，均注重整体观念，强调融会贯通，以调和阴阳为重要的指导原则。

3. 神奇瑰丽的文化遗产

春秋战国时期至今，中原大地流传着不少中医药文化的经典著作，可谓汗牛充栋。此外，洛阳龙门石窟的药方洞、南阳温凉河畔的医圣祠、新密境内的岐黄文化遗迹、辉县市苏门山南麓的百泉药会、禹州中药材交易市场、鹤壁五岩山的药王洞、安阳汤阴扁鹊庙、南阳菊潭、商城汤泉池等作为不可移动的中原中医药文化遗产，对丰富中医药文化内涵、提升中医药文化品位、开拓中医中药市场起到了不可替代的关键性作用。

4. 种类齐全的中药资源

中原是中药材的主要产地，中药种类和储量均居国内领先地位。焦作的四大怀药，西峡的山茱萸，济源的冬凌草，方城县的裕丹参，禹州的禹南星、杭白菊，封丘县的金银花，等等，依赖得天独厚的黄河中下游气候和环境，皆以道地药材而著称。禹州、百泉、归德、马山口河南四大药都和商丘"大年堂"、许昌"保元堂"、南阳"万兴东"、三门峡"长寿堂"等河南老字号中药店也都需要进一步挖掘和保护。

（二）中原中医的代表人物、学术思想及儿科发展史

自战国至秦汉时期，《黄帝内经》《伤寒杂病论》《神农本草经》等标志着中医学理

论体系初步形成的三部经典中医药学著作相继问世，它们主要完成于中原地区，流传至今，对后世产生了深远的影响。东汉末年，张仲景著《伤寒杂病论》，以六经辨证论治外感病，以脏腑辨证论治杂病，对后世儿科学辨证论治体系的形成产生了重要的影响。

主持编撰我国最早的一部病因、证候学专著《诸病源候论》的隋代医家巢元方，祖籍亦在中原地区，书中论小儿杂病诸候共 6 卷 255 候，并将小儿外感病分为伤寒、时气两大类，内伤病以脏腑辨证为主。"药王"孙思邈也曾长期行医于中原大地，其倡导"生民之道，莫不以养小为大，若无于小，卒不成大"。在其所著《备急千金要方》中，首列妇人方、少小婴孺方于诸病之前。将小儿病证分门别类叙述，计有序例、初生出腹、惊痫、客忤、伤寒、咳嗽、癖结胀满、痈疽瘰疬、杂病等九门，后又著《千金翼方》，两书载儿科方 500 多首。其书理论精明，方法多效，总结了唐代以前的儿科诊疗经验，为儿科病治疗提供了大量有效的方药。北宋时期，"儿科之圣"钱乙论著《小儿药证直诀》3 卷，该书刊于公元 1119 年，比西方最早的儿科著作要早 350 年。《四库全书·总目提要》说："小儿经方，千古罕见，自乙始别为专门，而其书亦为幼科之鼻祖。"此外，中原大地还有不少医家，如北宋董汲、南宋陈文中等，均在中原儿科史上留下了卓越的贡献，丰富了中医儿科学学术体系。

清朝末年至中华人民共和国成立以后，中医儿科医家郑氏、苗氏、黄氏、王氏、段氏等流派作为中原地区（河南）的一方地域性流派，代表性人物有郑氏的郑颉云、黄氏的黄明志、苗氏的苗丕宪、王氏的王瑞五、段氏的段星三等，他们无不德艺双馨，待人宽厚，其深厚的文化底蕴、突出的学术成就，也为日后中原儿科的强势崛起打下了良好的基础。

二、中原中医儿科简介——豫中、豫北、豫南

（一）概况

中原按其地理位置分豫中、豫东、豫南、豫西、豫北五个区域，因成立河南中医学院，豫东、豫南之名医多会聚豫中。目前在中医学术领域及百姓口碑中，有较大影响并形成流派的中医儿科医家主要分布在豫中、豫北两大区域。豫中地区是以郑氏、黄氏、苗氏等为代表的流派，豫南地区是以段星三等段氏、王保恩等王氏为代表的流派，豫北地区则是以王瑞五等王氏为代表的流派，其在学术发展及社会影响力等方面有举足轻重

的历史地位。

郑氏、黄氏、苗氏儿科分别始创于 18 世纪末至 19 世纪初，流传在郑州、洛阳、开封、商丘等中原大地，为中原四大名医（郑、苗、黄、王）之后裔，在河南省及郑州、开封、睢县、民权等县志中均有记载。

19 世纪，郑氏、黄氏、苗氏儿科医派作为中原豫中地区的一支地域性流派，其业绩彪炳，文化底蕴深厚，流派色彩明显，学术成就突出，创制了以"婴儿素""三甲散"为代表的系列小儿散剂（其中婴儿素已载入《中华人民共和国药典》之中），为中原儿科特色的诊疗技术积累了经验，历史影响深远，是中原儿科学术流派研究中极其重要的组成部分。

早在 1984 年湖南科学技术出版社出版的《著名中医学家的学术经验》一书中，刊载的仅有两位著名儿科医家的经验，其一是上海市名医董廷瑶，另一位即为河南中医药大学第一附属医院儿科创始人郑颉云主任，可见其历史性的学术地位。

豫北王氏儿科创始人王瑞五，系河南省名老中医，行医六十余年，诊治病人数十万，带徒十余人，首创儿科中药煮散剂，为安阳市中医院儿科创始人、王瑞五儿科学术流派的创始人及奠基人。

豫南地区以段氏为代表的流派：南阳段氏儿科于 18 世纪至 19 世纪中期在当地负有盛名，延续两百四十余年，其后辈多传承祖训从事中医儿科，为中医基层事业贡献力量，星星之火，燎于一方。

（二）近代中原儿科基地介绍

1. 河南中医药大学第一附属医院儿科／河南省中西医结合儿童医院简介

河南中医药大学第一附属医院前身是河南省中医院，创建于 1953 年 10 月 18 日，原院址为开封市自由路 47 号，由当时的省直机关第四门诊部与开封市第一中西医联合医院合并成立，最初仅有中医 10 名，民房 25 间，建筑面积 419 平方米，设病床 10 张。1956 年随省政府机关迁入郑州市人民路 19 号现址。1958 年成立河南中医学院，1959 年省中医院作为附属医院划归于河南中医学院，当时有病床 200 张，临床主要科室已初具规模。

1953 年医院成立时，没有设置独立儿科，其归属于内科中，只有郑颉云一名儿科大夫。1956 年迁郑后儿科有郑颉云、李寿亭两位大夫。1959 年并入中医学院并成立妇儿科教研室，当时儿科老师有郑颉云（第一任科主任）、李寿亭、苗丕宪、谢畅怀。妇科老师有吴钦堂、陈和、赵学让、李雅言。1961 年，儿科医师增至 3 人，诊室扩大为

2 间，面积约 30 平方米，并建立儿科病区，病房设置床位 10 张。1962 年儿科病房床位增至 20 张（妇儿科病区），医师增至 5 人，门诊诊室 3 间。1970 年床位增至 30 张。

1976 年 9 月，儿科从妇儿科中独立出来。1987 年被确定为全国第一批中药临床药理基地。1990 年儿科门诊有诊室 6 间，同时设治疗室 1 间。1994 年搬至门诊楼 3 楼，有诊室 7 间，设治疗室和输液室共 5 间；1995 年学院儿科研究所实验室由东明路中医学院搬迁至第一附属医院，取消原来的动物房、药理实验室，保留了免疫实验室。2003 年 10 月儿科病房由门诊楼搬至新病房楼，成立两个病区，床位 72 张，综合病区 47 张，脑病病区 25 张。

2004 年 5 月成立儿科医院，同年 8 月脑病病区扩大，由新病房楼搬至老门诊楼 2 楼，床位共 107 张。2007 年 6 月儿科病房全部搬入门诊楼，扩大为三个病区，床位 215 张。一区为肾病病区，床位 70 张。二区为呼吸、消化病区，床位 45 张。三区为脑病病区，床位 100 张。2009 年 6 月成立了儿童重症监护病区，床位 6 张，总床位达 220 张。2011 年儿科各病区总床位扩至 285 张。2013 年 4 月 12 日成立儿科五病区，设置床位 30 张，总床位达 315 张。2014 年 4 月，儿科病区总床位增至 351 张。

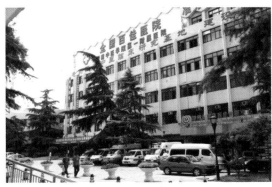
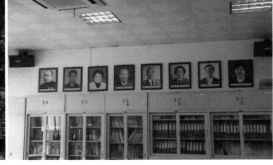

2014 年河南中医学院第一附属医院儿科楼　　2014 年河南中医学院第一附属医院儿科学科办

2015 年儿科医院被批准为河南省中西医结合儿童医院；2016 年被河南省政府批准为河南省建设国家儿童（中医）区域医疗中心建设主体单位，国家中医药管理局首批全国中医儿科会诊中心；2018 年成为国家中医药管理局中医儿科区域诊疗中心，并实现了河南中医药大学中医儿科学本科专业的全面招生。2021 年 4 月，成立儿科医学院，设有教学部、学科与研究生部、综合部、学工部、临床部 5 个部门。目前开设有中医学（"5+3"一体化，儿科学）、中医儿科学 2 个本科专业；为硕士、博士学位授予点，博士后工作站，实现了从本科到博士、博士后的学科及临床学位全覆盖的中医儿科培养体系，拥有一支实力雄厚的高水平师资队伍。目前有专业技术人员 471 人，其中首届全国名中医、教学名师 1 人，全国老中医药专家学术经验继承工作指导老师 6 人，全国优秀中医临床人才 7 人，享受国务院政府特殊津贴专家 1 人，高级职称 63 人，博导 8 人，硕导 30 人，河南省名中医 4 人。

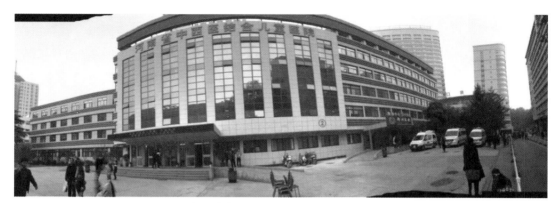

2018 年河南中医药大学第一附属医院儿科楼照片

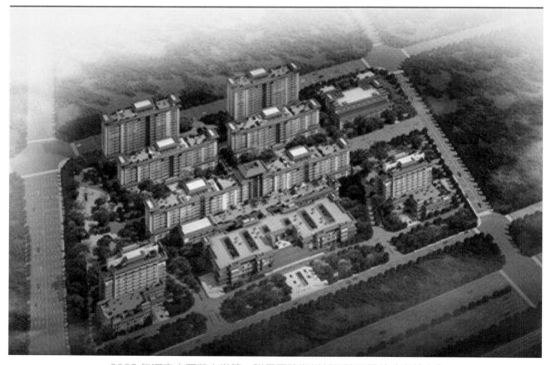

2022 年河南中医药大学第一附属医院郑州新区院区照片（完善中）

截至目前，儿科临床部——河南中医药大学第一附属医院儿科医院设置有609张床位，9个病区：肾病、风湿、脑病、康复、肺病、感染和消化、新生儿和重症等，20个亚专业，现门诊量60万人次/年，出院病人2.4万人次/年，是国家区域中医（专科）诊疗中心建设单位，国家临床（中医）重点专科，国家中医药管理局重点学科、重点专科，国家中医药管理局首批全国中医儿科会诊中心，国家中医药管理局重点专科儿科协作组组长单位，河南省建设国家儿童（中医）区域医疗中心建设主体单位，河南省特色学科、河南省骨干学科、河南省重点中医专科。

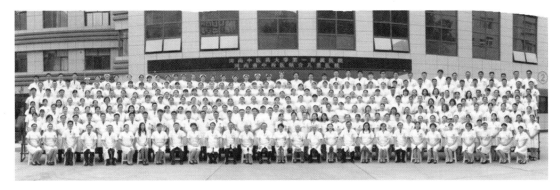

河南中医药大学第一附属医院儿科团队合影

2. 安阳市中医院儿科简介

安阳市中医院儿科、安阳市中西医结合儿童医院是国家中医药管理局重点专科，河南省中医名科。科室中医特色突出，中西医结合优势明显，特色剂型中药煮散剂享誉全国。

安阳市中医院儿科建科历史久远，技术力量雄厚。创始人为清末豫北名老中医王瑞五先生（1886—1968）。现拥有杨之藻、孟牛安、王宏磊、冯业贺、王梅花、王建川、杜海华、时盼姣、王宏杰、王莉、卢书芳等一大批临床经验丰富的知名老专家和中青年专家。其中杨之藻为全国名老中医药专家，孟牛安为河南省中医药学会中医儿科专业委员会副主任委员、安阳市名中医，王宏磊为河南省中医药学会中西医结合儿科专业委员会委员。

安阳市中医院儿科、安阳市中西医结合儿童医院拥有安阳市中西医结合小儿过敏性紫癜治疗中心，安阳市中西医结合小儿脑瘫治疗中心及门诊、急诊三个住院病区，一个ICU病区。医务人员共81人，其中医生29人、护士48人、康复医生4人。年门诊17万余人次，住院病人4 000余人次。

近年来，科室在继承发挥中药煮散剂"简、便、验、廉"特色优势的同时，不断开展技术创新，引进新技术新疗法。开展了中药穴位贴敷、中药经皮透药治疗、推拿按摩、脑瘫综合康复、中药熏洗、中药灌肠等特色疗法，开发了五子清肺合剂、双解合剂、清热止咳合剂等专科制剂20余种。中医优势治疗病种包括肺炎喘嗽病、风温肺热病、泄泻病、紫癜病、脑瘫病、急性咳嗽病、抽动障碍病、厌食病。ICU病区可开展儿科各种危急重症的抢救。临床可收治病种达100余种。

安阳市中医院儿科、安阳市中西医结合儿童医院拥有儿科研究室一个、国家名中医工作室一个、安阳市名中医工作室一个。2018年成功申报河南省区域中医儿科专科诊疗中心、安阳市卫计委（现卫健委）重中之重亚临床专科（中西医结合儿科呼吸专科），2018年安阳市重点培育专科（小儿康复专科）。近年安阳市中医院儿科共发表论文一百余篇，有多项科研成果获省、市科技进步奖，每年均举办省级、市级继续教育学习班。

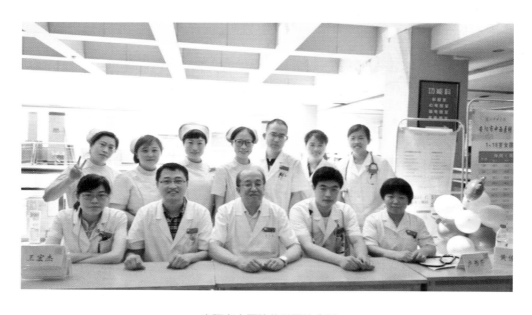

安阳市中医院儿科团队合影

3. 南阳张仲景医院（原南阳市中医院）儿科简介

南阳地区中医儿科的发展，起步于1999年4月。1985年8月，张炜老师从河南中医学院中医系毕业，被分配到正在筹建的南阳地区中医院（1994年更名为南阳市中医院），1988年4月南阳地区中医院开业，张炜老师开始筹建儿科，当时儿科只有他一个人，1990年段氏儿科传人之一段国兴老师，由邓县中医院（现邓州市中医院）奉调到南阳地区中医院，此时只有一间儿科门诊，仅有段国兴、张炜两位中医儿科医生，南阳地区各县除邓县中医院（现邓州市中医院）、南阳市中医院（2016年更名南阳张仲景医院）、方城县中医院有儿科门诊以外，其他各县尚无中医儿科门诊。

1997年3月至1998年10月，张炜从南京市儿童医院进修结束，并于1999年4月成立南阳市中医院儿科病房，张炜任主任。此后，方城县中医院、新野县中医院、桐柏县中医院、镇平县中医院、南阳医专二附院（南阳医专附属中医院）、南阳曙光中西医结合医院、内乡县中医院先后成立儿科病房。

到2005年，南阳市中医院儿科由1个病区，扩展到4个病区、1个门诊部、1个儿童保健科，覆盖新生儿科（NICU）、PICU、小儿神经康复、呼吸、肾脏、小儿外科、神经、心内科、消化、血液、感染性疾病、小儿眼科、儿童保健多个专业。在中西医结合的原则下，形成以新生儿救护、儿科急救、小儿脑瘫综合康复、中医儿科为优势的中西医结合儿科。2005年12月，以南阳市中医院儿科为基础，河南省中医管理局批准成立"南阳市中西医结合儿童医院"，张炜任院长，此举填补了南阳市儿童专科医院的空白。在张炜的带领下，成功创建了第二批河南省重点中医专科、国家中医药管理局"十一五"重点专科，2018年成为第一批河南省区域中医专科诊疗中心。

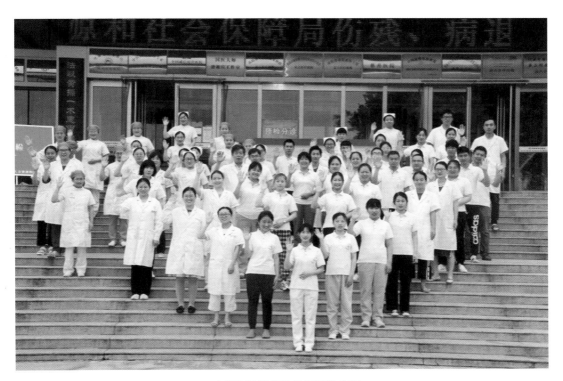

南阳张仲景医院儿科团队合影

2015 年 8 月，张炜被调入南阳张仲景医院，新建南阳张仲景医院儿科，恢复中断的儿科专业，开设三个病区，即儿科一病区（NICU+PICU）、儿科二病区（小儿内科）、儿科三病区（小儿康复医学科），共有床位 120 张，以早产儿救护、儿科急救、小儿脑瘫综合康复、小儿内科、中医儿科为优势，具备新生儿科（NICU）、PICU、小儿神经康复、呼吸、肾脏、小儿外科、神经、心内科、消化、血液、感染性疾病、内分泌代谢病、风湿与免疫性疾病服务能力，配备层流病房、瑞士哈美顿（Hamilton）C2 转运呼吸机、转运暖箱、美国森迪斯（SensorMedics）高频振荡呼吸机、美国纽帮（Newport）E360 常频呼吸机、美国 PB840 常频呼吸机和 iNO 吸入装置、日本阿童木（Atongmu）暖箱、纤维支气管镜、血液净化装置。创建了第五批河南省重点中医专科建设单位。

2018 年 5 月 11—13 日，南阳市中医药学会中西医结合儿科专业委员会成立，主委挂靠南阳张仲景医院儿科，共有注册会员 220 人。

4. 平顶山市中医医院儿科团队简介

平顶山市中医医院儿科以平顶山市中医门诊部为基础，自 1974 年市中医门诊部成立，原址在平顶山市公园北街中段。最初中医儿科和内科共用一个大诊室，共有 7 名医生，分别是：张汉三、沈培谦、陈景亭、马保罗、李兴永、陶文生、魏一。门诊部共有平房 16 间，建筑面积 300 平方米。最初未设置独立儿科，归属于内科，只有李兴永一名儿科医生。1977 年调入一名西医儿科医生李素兰。直到 1982 年 10 月平顶山市中医医院成立，就全部搬迁至市中兴路人民委员会大院，占地面积 1.6 万平方米，建筑面积 31 000 平方米。内外妇儿科、骨科、针灸科全部分科到位，只有骨科和内科设有病房。当时儿科第一任主任为李素兰，医生有李兴永、陈桂枝、李红生。1985 年李素兰被调至外地，李兴永接任主任。带领全科老师全力推行中药煮散，在省中医儿科学会黄明志主任的指导下积极开展中医外治法，采用中医穴位贴敷、冬病夏治等治疗和预防儿科疾病。1995 年平顶山市中医儿科研究所成立，李兴永任所长，带领全科老师进一步对中药煮散进行了创新和研发，制成"半夏化痰糖浆""贝杏止咳糖浆""参术化积颗粒""芩杏清肺颗粒"等多种中成药制剂，以及"痛平""腹泻""止咳平喘"贴等近十余种中医外治疗法，积极应用于临床，取得了良好的疗效，同时也取得了良好的社会效应，为创建国家级中医儿科重点专科打下了坚实的基础。

2003 年，由于门诊量的日益增长以及在全市医疗卫生系统的影响不断扩大，为了解决患儿住院治疗和 24 小时急诊的需求，平顶山中医院聘请有着丰富西医儿科临床经验的胡香玉主任筹备组建儿科病房，负责收治各种儿科常见病、多发病以及疑难病患者，通过采用中西医结合的治疗方法，取得良好的治疗效果，得到了平顶山地区老百姓的广泛认可和一致好评。2005 年成立了儿童重症监护病区，由李君副主任负责，主要收治各种新生儿疾病以及急危重症患儿，通过配备先进的抢救设备，不断提升科室医护人员的急危重症患儿救治水平，由此一改中医院不能抢救急危重症病人的历史，急危重症患儿的抢救成功率逐年提高。随后又开展了中医儿科康复治疗病区。儿科病床数量也由 2003 年的 20 张床位发展为现在的 200 张床位，年收入也在逐年递增，占医院年总收入的 1/3。2006 年医院儿科又被河南省中医管理局评定为河南省重点专科。2009 年被国家中医药管理局评定为"十一五"国家重点专科。2012 年经河南省中医药管理局批准增挂"平顶山市中西医结合儿童医院"，同年又被河南省残疾人联合会定为河南省"小儿脑瘫，智力障碍，孤独症"定点医院。2015 年又被国家中医药管理局定为"中医国家临床重点专科"建设单位。2019 年 8 月正式顺利通过了国家临床重点专科（中医专业）建设项目的评估，成为平顶山市唯一一家国家级（中医专业）的临床重点专科。

儿科现开放病床 200 张，并根据患儿诊疗需求设有：普通儿科、新生儿及儿童重症监护、儿童康复、生长发育门诊、心理门诊、输液门诊、雾化中心、特色治疗室等多个功能区，并在平顶山地区率先开展肺功能检查室、幽门螺旋杆菌筛查室、骨密度测量等检查手段。2018 年在平顶山地区率先引进世界上最先进的儿童电子支气管镜设备，并开展小儿电子支气管镜检查、肺灌洗、气管异物夹取技术，已成功实施百余例手术。平顶山市中医医院在胡香玉主任带领下，根据李兴永主任多年中医临床经验，采用中西医结合方法，突出中医优势，开发和研制二十余种中药散剂及制剂，在治疗小儿反复呼吸道感染、新生儿黄疸、食积、厌食症、腹泻、咳嗽、性早熟、抽动症及遗尿症等方面疗

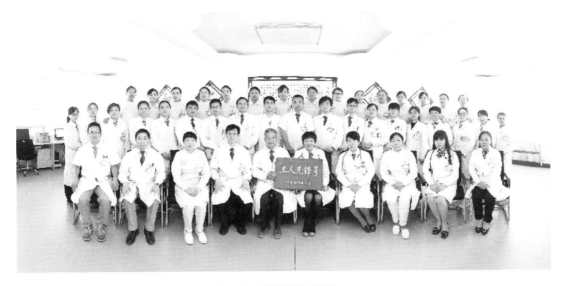

平顶山市中医医院儿科团队

效显著，深受广大老百姓的认可。

截至 2021 年，儿科现有医护人员 106 人，其中医生 31 人，省政府特殊津贴专家 1 人，河南省学术技术带头人 2 人，市专业技术拔尖人才 5 人，市学术技术带头人 2 人，市优秀青年科技专家 2 人，高级职称 11 人，硕士研究生 15 人；护理人员 58 人，康复治疗师 23 人。2021 年李君主任被河南省卫生健康委员会确定为仲景工程第二批中医药青苗人才培养指导老师，任大鹏、陈万越被确定为培养对象。

（三）河南省中医、中西医儿科学会

中原儿科不仅名医众多，学术纷纭，学会发展也是日益兴旺。河南省中医药学会儿科专业委员会成立于 1985 年，首次会议在巩义市举行，其中黄明志主任担任主任委员，王大璋、许敬三、韩祥、张金鼎、李兴永、赵学李担任副主任委员，郑启仲担任学会秘书长。其后分别在安阳（1987）、沁阳（1995）、郑州（1997、2002）举行第二、三、四、五届学术年会。于 2004 年分会举行换届选举会，丁樱教授担任主任委员，随着河南儿科事业的不断崛起，儿科专业委员会日渐发展，分为河南省中医、中西医结合儿科学会，中医儿科专业委员会由任献青教授担任秘书，翟文生、孟牛安、王晓燕担任分会副主任委员，李兴永、郑启仲两位老专家仍作为学术顾问；中西医结合专业委员会由郑宏担任学会秘书长，马丙祥、张炜、胡香玉、史长松、张平中等专家担任副主任委员，共同促进着儿科专业委员会的发扬光大。

此后，儿科专业委员会多次在郑州举办学术会议，多以河南中医学院（现河南中医药大学）第一附属医院作为承办单位。包括 2005 年 8 月在郑州召开第 22 届中华中医药学会儿科分会理事工作会议，并同时举办"2005 年国际中医儿科学术研讨会暨全国中医儿科名医名家学术经验讲习班"；于 2007 年 10 月召开协作组会议，同时举办"河南省中西医儿科临床新进展学习班"；于 2009 年 5 月举办"中医儿科专科专病诊疗经验学习班"；于 2011 年 8 月举办"实用小儿脑瘫康复治疗技术学习班"；2012 年 8 月协助举行国家中医药管理局重点专科重点病种小儿功能性便秘协作组临床方案及路径试点工作总结会议；2013 年 8 月举行中医儿科临床特色诊疗经验暨新进展学习班；等等。

2013 年举行换届改选，丁樱继续担任主任委员，此后学会历年举行相应学术培训班，在学术交流、人才培养、科学普及方面进行拓展。仅 2020 年，因新冠肺炎疫情采用现场授课及网络平台的方式举办河南省中医药、中西医结合学术会议 12 场，其中专业涉及儿科肾病、康复、消化、呼吸等多个方向。河南省儿科学会通过整合省内外中医、中西医儿科优势资源，发挥中医药在儿科领域的优越性，加强学科建设和专科专病建设，不断提升医疗技术水平和科研创新能力，携手全省乃至全国的同道，继续为健康中原、健康中国做出更大的努力和贡献。

总论部分参考文献

［1］贾成祥，王应.论中原中医药文化的特色与地位 [J]. 中医药管理杂志，2015，23（05）:1–3.

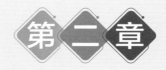

豫中流派传录（郑州、平顶山）

一、郑　氏

　　郑氏儿科创始人郑冉之，勤求古训，博采众长，为郑氏儿科发展奠定了良好的基础。第二代传承人郑颉云自幼勤奋，在此基础上继续振兴郑氏儿科，留有著作数部，其门下弟子亦多有建树。第三代传承人胡玉荃教授、张静亭主任、李晏龄教授、马荫笃教授，第四代传承人郑氏嫡孙郑琼华副主任医师、郑建民教授、史纪教授、丁樱教授，第五代传承人翟文生教授、马丙祥教授、黄岩杰教授、宋桂华主任、朱珊教授、高雅主任、郑春燕主任等等，临床业绩丰富，共同将郑氏儿科发扬光大。

　　郑氏儿科学术思想：郑氏儿科善于汲取历代医家各个流派的长处和宝贵经验，崇尚张子和之攻下派及李东垣之脾胃派，善于灵活巧妙运用攻补兼施方法治疗小儿疾病，并创制了多种小儿散剂；主张外感之证重调肺脾，辨别寒热祛邪扶正；消化之病重调脾胃，辨别虚实标本施治；时疫之病重观肺胃，寓防于变最为关键。另认为导致肾系疾病发生、发展的原因很多，但最根本的是脏腑功能失调，气血亏虚。通过对疾病的病因、病机进行深入分析，以气虚血瘀、毒瘀阻络等病因病机立论，总结出益气健脾、养血活血、化瘀通络、清热凉血、解毒化浊等疗法，临床疗效较好。

（一）郑冉之

郑冉之（1869—1951），郑氏创始人，男，江苏省南通市人，早年先后习医江苏、开封，以妇科、儿科见长，为郑氏儿科之创始人。

（二）郑颉云

郑颉云（1905—1983），郑氏二代传承人，男，字霭昺，原籍江苏南通，后迁居河南开封。为我国近代著名中医学家。先生生而瘛疭，周身不甚灵活，语言也颇为艰涩，未能入庠，便在家随父读书习文。17岁时萌志习医，受业于汴梁名医汪承之，汪先生严教细诲，郑深得其传。1926年考入河南医药研究会主办的中医夜校讲习所，半年后插入河南中医学院二年级为正班生，1928年以优异的成绩毕业于河南中医学院。嗣后创办了开封联营国医治疗所，悬壶济世。1929年任王一任主编的《上海医报》长期投稿员，并撰写《伤寒新解》。1931年至1933年，任上海《现代中医杂志》编委会委员，并先后在该刊物上发表学术论文及改进中医的政论近百篇；同时还参加了反对

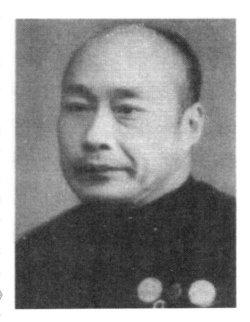

郑颉云（1905—1983)

取缔摧残中医的斗争。1936年与中医界同仁成立"河南国医改进研究会"，同时创办刊物《卫生导报》，任编辑。后相继在开封市省立初中、开封女师等校任校医。郑颉云早年即同情革命，保护进步学生。中华人民共和国成立后，郑颉云先后担任开封中医师联合会副主任，开封市卫生协会副秘书长兼中医学组主任委员，中华中医学会河南分会理事。曾当选开封市人民代表大会代表，开封市政治协商会议委员，河南省第二、三届人大代表，河南省第二、三、四届政协常务委员。1958年起，任河南中医学院儿科教研室主任兼附属医院儿科主任。1982年晋升为主任医师。

郑颉云的主要著作有《伤寒新解》（上海《现代中医杂志》，1931—1933年连载），《中医内科幼儿科医案辑要》（河南人民出版社，1959年第1版），《治疗百日咳80例的疗效观察》（河南中医研究资料第二辑，河南人民出版社，1960年第1版），《临床

治疗经验简介》（内部资料），《儿科证治简要》（河南人民出版社，1964年第1版）等。

郑颉云在五十余年的教学和医疗生涯中，救死扶伤，济贫助难，深受广大病人的爱戴。他擅长内、儿、妇诸科，尤精于儿科。他治学重临床、重实践，师古不泥古，广采博学、融会贯通、学以致用；博览群书，精心研读经典著作，善于汲取历代医家各个流派的长处和宝贵经验。对一些名著经典如《小儿药证直诀》《医林改错》《温疫论》等都能通晓达辨，并结合自己的体验及现代人们的生活环境、体质、疾病流行特点，提出颇多见解，并有所创新。常谓"学习别人的经验和方剂，主要是取其意，明晓道理，这样才能灵活运用，举一反三"。他根据小儿患病发病骤急，病情多变，汤药煎熬、缓不济急的特点，主张以散剂调治，并研制三甲散、解毒散、达原散、清导散、起萎散等近20种儿科常用散剂。这些散剂方便效佳，多年来以其独特疗效誉满省内外，至今仍被河南中医药大学附属医院沿用，深为广大患者所信赖。郑颉云治学严谨、谦虚，凡有一技之长者均为其师。不仅虚心学习其他老中医的长处，对于中青年中医及民间医生也是如此。同时又能与西医诚心相处，以求互相长进。曾经有一位民间医生治疗小儿热毒痢有良效，郑颉云便虚心向他请教学习。

郑颉云医师献身于医疗卫生事业近六十年，1983年8月不幸病逝。生前曾留下遗嘱"不开追悼会，不送花圈，将遗体捐献给医学科学事业"。郑颉云老医师一生尽瘁医事，为发展祖国医学事业毫无保留地贡献了自己的全部心血，是后人学习的楷模。

（三）李晏龄

李晏龄（1934—1999），河南省淮阳县（现周口市淮阳区）人，中共党员，河南中医学院教授、主任医师，国家首批中医学硕士研究生导师，全国第二批老中医药专家学术经验继承工作指导老师。国家级有突出贡献专家，享受国务院政府特殊津贴，河南省省管优秀专家，河南省第五、六、七届人大代表（主席团成员），国家科技进步奖特邀评审委员，国家教育部霍英东科技基金评审委员，卫生部药品审评委员，中国中西医结合学会常委、河南分会主任委员，河南中西医结合儿科专业委员会主任委员，河南省科学技术协会常委等，并任《中华儿科杂志》《中国中

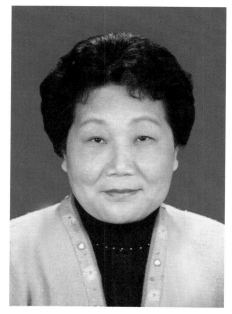

李晏龄（1934—1999）

西医结合杂志》等杂志编委。

1950 年 1 月，中华人民共和国刚刚成立，李晏龄就在革命进步思想的影响下，在开封市参加了革命工作，就职于开封市人民医院等单位。1957 年 7 月，她以全部功课 5 分的优异成绩，毕业于中山医科大学。1959 年 2 月，她响应党中央的号召，参加了卫生部举办的第一届西医离职学习中医班，三年的学习，构建了完备的中医理论体系，为以后的中西医结合工作奠定了坚实基础。她善于汲取名家经验，名医郑颉云老师对她的影响较大，她帮助老师整理编写了《儿科证治简要》一书，由河南人民出版社出版；她认真梳理、总结了郑氏的临床经验，形成了自己独特的学术思想。1962 年 2 月毕业后，她被分配到河南中医学院（现河南中医药大学）工作，历任河南中医学院第一附属医院内科、儿科主任，儿科教研室主任，副院长，大学科研处处长，儿科研究所所长等职务。

李晏龄毕生从事儿科的医疗、教学及科研工作。她临床诊断多采用辨证与辨病相结合的方法，以八纲辨证为主，结合脏腑辨证，重视病人体质，理明证清，遣方用药，理、法、方、药丝丝入扣，师古而不泥古。她善于汲取名家、古方经验，从中悟出新意，用药独特，组方精良，效如桴鼓，形成了自己独特的治疗特色和学术思想。同时积极探索多种疾病的临床治疗规律，开创新疗法，常用现代科学方法探讨治疗机制，对充实中医儿科学术内容，研究中医儿科临床治疗规律，提高儿童健康水平有着重要意义。李晏龄对儿科常见病、急危症及复杂疑难病症均有着丰富的中西医诊疗经验，擅长采用中医、中西医结合治疗难治性肾病综合征、狼疮性肾炎、过敏性紫癜及紫癜性肾炎、IgA 肾病、血尿、慢性肾功能不全、遗尿、特发性血小板减少性紫癜、再生障碍性贫血、哮喘、反复呼吸道感染、脑瘫等疾病。特别是对小儿肾病综合征的诊治，采用中医辨证与西医辨病相结合，突出中医特色的同时，兼顾中西医结合，配合现代医学诊疗技术，形成了系统的诊疗方案，明显提高了临床疗效，推动河南在小儿肾脏病的中医、中西医结合诊疗方面达到国内领先水平。该病迄今仍是河南中医药大学第一附属医院的优势治疗病种。

李晏龄心地宽厚善良，临证一丝不苟，对待病人胜似亲人，她经常废寝忘食、夜以继日、呕心沥血地工作，挽救了很多病人的生命。她救死扶伤的感人事迹，多年来先后被《科技日报》《健康报》《河南日报》及国家、省市多家广播电台、电视台等新闻媒体广泛报道，并在群众中享有盛誉。

李晏龄忠诚党的教育事业，是河南中医学院中医儿科学科奠基人之一。作为中医儿科学第一代学科带头人，她始终重视学科建设和人才培养，强调临床、教学、科研应协调发展。执教四十多年，默默耕耘，无私奉献，认真履行教书育人职责。她爱才惜才，

17

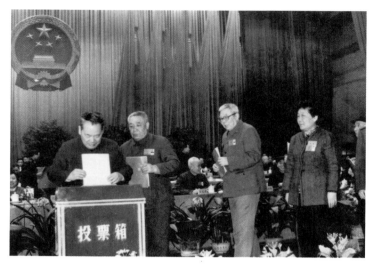

李晏龄教授（右一）作为河南省人大代表（主席团成员）投上神圣庄严的一票

言传身教，寓"传道"于"授业"中，使二者水乳交融。她是良师、是益友，是令人尊敬的长者；她知识渊博，教学有方，引经据典，深入浅出，她重视教学方法的改革创新，生动精彩的启发式教学，具有极强的感染力和吸引力，教学效果显著，深受广大学生的尊敬和爱戴。在她的领导和不懈努力下，儿科由弱到强，取得突破性发展，中医儿科专业早在1979年就被确定为硕士学位授予点，并成为河南中医学院第一个河南省重点学科，并连任三届九年。该学科多次受到国务院学位办、国家教育部、国家中医药管理局的高度肯定和赞扬，跃居我国中医儿科学科领先地位，为学科的发展奠定了坚实基础，为河南中医药大学儿科学科建设发展做出了巨大贡献。作为学术带头人，她重视研究生培养和学术梯队建设，甘为人梯，竭力提携帮助后学，培养了大批医疗卫生事业的学术骨干和学科带头人，桃李满天下，为推进祖国医药事业发展做出了积极贡献。

科学研究是医学事业进步和发展的动力之源，为更好地服务于患者，造福社会，李晏龄致力于医学科学研究，取得了多项国家级、省部级科研成果，先后主持国家"七五""八五"重点科技攻关项目及省部级科研项目20余项，获得省部级科技进步奖二等奖、三等奖和优秀新产品奖10余项，厅局级一等奖、二等奖20余项。她主持的国家"七五"重点科技攻关项目"中医治疗小儿外感高热的临床与实验研究"，突破了儿科急症中亟待解决的难题，具有较高的中医学术意义及实用价值，在此基础上研制成功新药"小儿热速清口服液"，1990年获卫生部颁发新药证书，解决了多年来国内一直没有治疗小儿高热急症理想药物的难题，为此《科技日报》于1991年6月23日头版以《儿童健康的新保障》为题予以专题报道。作为课题负责人研制的新药"小儿泻速停冲剂"于1991年获批新药证书，解决了现有抗生素和化学药物对婴幼儿腹泻尚无特殊疗效的国际难题，完全符合 WHO 对防治腹泻新药的要求，荣获国家优秀新产品一等奖；1991 年 8 月 11 日《健康报》以《中药治疗流行病常见病的又一突破》做了专题报道。该药在 1991 年河南省发生的重大洪涝灾害中，对灾区腹泻流行的防治起到了关键作用，受到了省委、省政府的表彰。1993 年荣获国家中医药科技进步奖二等奖，实现了河南中医学院省部级二等奖零的突破。30 年来，这两种药品已为数以千万计的儿童解除了病痛。李晏龄胸怀宽广，心系中医药科研创新事业，将两种国家级新药的转让费全部交给河南中医学院，为本校科技开发及成果推广做出了突出贡献。由于科研工作成绩突出，她多次荣获全国优秀科技工作者、全国劳动模范、河南省及河南中医药优秀科技工作者等荣誉称号。1978 年作为科技工作者的优秀代表参加全国科学大会，受到党和国家领导人的亲切接见和表彰。

"海纳百川，有容乃大；壁立千仞，无欲则刚。"李晏龄的学术研究既积淀了博大精深的中医学精髓，同时还站在现代医学的发展前沿，她系统地总结了多年的读书心得和临床经验，其学术思想和临证经验流淌在她著述的字里行间，待后学品悟。共撰写专业书籍 11 本，《实用儿科简编》《临床儿科学》等分别由人民卫生出版社出版，参编全国中医院校二、三、四版《中医儿科学》教材，并在《中医杂志》《中国中西医结合杂志》等期刊发表学术论文近 200 篇。她关心民生疾苦，在繁忙的工作之余，先后撰写科普读物 10 余本，帮助群众丰富医学知识，其中《健康小顾问》三版 12 次印刷，印数达 200 余万册，发行朝鲜文等译本，享誉国内外，并荣获中南五省优秀图书奖。

"春蚕到死丝方尽，蜡炬成灰泪始干"是李晏龄一生真实的写照。筚路蓝缕、艰苦奋斗，近五十载风雨兼程，她把毕生精力贡献给了祖国的医疗卫生教育事业，把全部的心血和爱都倾注给了患者和学生，倾其一生为儿科学科、专科的建设和发展奠定了坚实基础，为我省中西医结合事业做出了卓越贡献。

（四）张静亭

张静亭（1916—2014），河南省濮阳市人，主任医师。

张静亭主任就读于濮阳教会学校，毕业

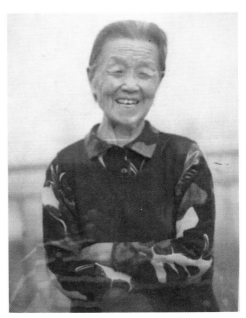

张静亭（1916—2014）

后随丈夫在济南教会医院工作。抗日战争期间，和丈夫一起开办诊所。抗战胜利以后，1948年到当时的解放区平原省立医院工作，任技术骨干，同年加入中国共产党。后积极参加进修学习，毕业后在河南中医学院第一附属医院儿科工作。她注重中医治疗，认真学习郑颉云、苗丕宪、黄明志等老中医的经验和验方。建院初积极贡献出自己的经验方，共同促成河南中医学院第一附属医院儿科颗粒剂前身的产生。后于1970年担任儿科主任，不辞辛苦，以病房为家，注重教育年轻医师，为儿科发展打下了基础。她"专心救治病患，博爱尽心助人"。对病人一视同仁，时常接济穷人，心怀仁爱，带教有方，至70多岁才退休，是一位可敬的前辈。

张静亭主任认为中西医在对疾病的认知方面，只有角度、研究方法、治疗方法的不同，不应相互排斥。她主张要依据症状辨证施治，重视预防。疾病的治疗要简明到位，不要大撒网，并提出在当时病毒感染性疾病最有效的预防措施是注射疫苗。

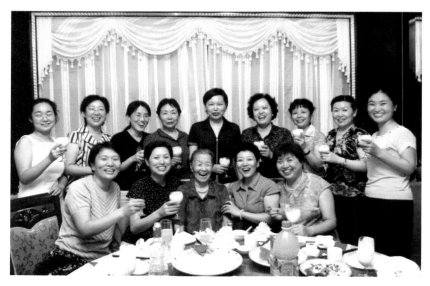

2006年张静亭主任90岁寿辰合影

（五）马荫笃

马荫笃（1936—2011），河南省开封市人，自幼随其父名中医马清波学医，后受业于河南中医学院著名中医郑颉云、吕承全教授。1961年毕业于河南中医学院，后留校在河南中医学院第一附属医院从事儿科临床、教学工作，从住院医师逐渐晋升至主任医师、教授，兼任中华中医药学会外治法专业委员会委员。

马教授从医五十载，继承前贤，古为今用，以理法方药统驭全局，创立了"观耳识病""小儿肛诊""小儿失眠弧""咬合线识病"等一系列独特的诊断方法；在儿科常见病和疑难杂症的治疗中屡获奇效，深得患儿家属的敬重和欢迎。

他善用中药、针灸治疗小儿呼吸道反复感染、哮喘、肺炎、心肌炎、肝炎、肾炎、癫痫、紫癜等病症。提出小儿脾胃病应以补脾、醒脾、消积导滞为治疗法则；小儿癫痫应从平肝息风、安神定惊、豁痰健脾着手治疗；主张小儿用药宜少而精，分量适中，既能药到病除，又能照顾整体。先后研制出百日咳注射液、鱼花止咳糖浆、克泻健脾颗粒、解热静口服液等 19 种新制剂，多次获得省级科技进步奖。

马荫笃教授先后主编、参编《中医儿科百问》《中医晋升必读》《奇难病精华》等专著 8 部，发表医学论文 160 余篇，发表医学科普作品近 300 篇，其中有多部作品获奖。

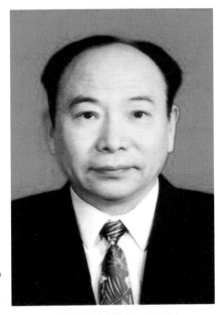

马荫笃（1936—2011）

（六）郑建民

郑建民（1937—），男，河南省方城县人。河南中医学院教授、主任医师，硕士研究生导师，全国第三批老中医药专家学术经验继承工作指导老师。1964 年 7 月毕业于河南中医学院中医系。历任河南中医学院儿科教研室主任、教务处处长和河南中医学院第三附属医院党总支书记兼副院长等职。曾任中国中西医结合学会儿科专业委员会副主任委员，河南省中医儿科专业委员会委员等。2018 年荣获河南中医管理局颁发的中医事业终身成就奖。

他医理纯熟，技术精湛，医德高尚，治学严谨，临床采用中医辨证与西医辨病相结合的方法治疗急慢性肾炎、肾病综合征、IgA 肾病、紫癜性肾炎、狼疮性肾炎、慢性肾功能不全、肾盂肾炎等肾脏疾病，治疗见效快、疗效高、复发率低、毒副作

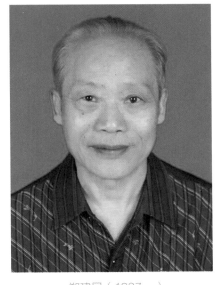

郑建民（1937—）

21

用少。主持科研课题两项，均获河南省中医管理局科技进步奖二等奖。参与教材编写3本，主编与合编著作3本，主审《现代中西医儿科治疗全书》等多部专著，发表学术论文30余篇。曾多次入编《千家妙方》《中国名医列传（当代卷）》《中国当代医药界名人录》等书籍。

郑建民教授于1964年毕业于河南中医学院（现河南中医药大学），后留校任教，曾经跟随郑颉云老先生及李晏龄老师学习。郑建民教授对儿科常见病、多发病，尤其是疑难病症有着丰富的治疗经验和理论见解，并参与儿科散剂的修订工作，完善并增补了儿科散剂的治疗病种，使其应用更为广泛。

（七）史纪

史纪（1945—），男，河北省保定市人，中共党员，教授、主任医师，第五批全国老中医药专家学术经验继承工作指导老师，全国名老中医药专家传承工作室建设项目指导专家，河南省首届青苗人才培养项目指导老师，河南省名中医评选评审专家组成员。

史纪教授出生于医学家庭，自幼对医学有着浓厚的兴趣和喜爱。于1963年考入河南中医学院，并随名医郑颉云学习，不仅在中医理论、临床医术、医德医风等方面受益匪浅，而且较好地继承与发扬了郑老的学术思想和治疗经验。以中医药防治小儿呼吸系统、消化系统等方面的常见病症为主要方向，曾参与1971年的河南省乙脑流行的防疫治疗及抗洪救灾工作。

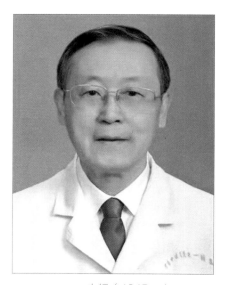

史纪（1945—）

后几经辗转，于1981年调入河南中医学院中医系儿科教研室从事中医儿科学的教学与临床工作。期间多次受到医院、大学及省级表彰，曾被河南省委组织部评为"河南省老干部先进个人"，被河南中医药大学评为"优秀共产党员""优秀教师"，先后获得各级各类表彰20余次。发表学术论文40余篇，参编专著9部，获得厅级科技进步奖二等奖2项。1982年参加河南省卫生厅组织的《河南省名老中医经验集锦》一书的收集整理编写工作及《黄河医话》《河南省秘验单方集锦》的整理编写工作。

从事中医临床五十多年中，史纪教授继承和发扬了郑颉云主任的学术指导思想，采

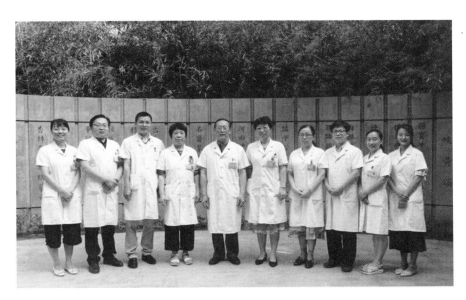

史纪教授名老中医工作室照片

用顾护肺脾法治疗小儿反复呼吸道感染，活血化瘀法治疗小儿肺炎喘嗽，柔肝平肝法治疗小儿痉挛性咳嗽，清热祛湿助运法治疗各类发热性疾病，清泻解毒、燥湿和胃法治疗小儿腹泻病，健脾和胃消滞法治疗小儿食积等，在临床上取得了突出的疗效。

（八）郑琼华

郑琼华（1949—），四代传承人郑氏嫡孙郑琼华副主任医师是郑颉云嫡四子，"文革"时学校停课期间随父业医，1978年考入河南中医学院，1983年毕业后被分配到河南中医学院第一附属医院儿科工作。后任河南中医学院第一附属医院儿科副主任医师，受教于父亲郑颉云老中医，并深得其真传，退休后被医院返聘，继续从事儿科临床工作，发表医学论文10余篇，参与编写医学专著数部。在其父的言传身教下，较全面、系统地继承了郑颉云教授的学术思想和临床经验，成为一名深受患儿家长喜爱和信任的大夫，系全国第二批老中医药专家学术经验继承人。

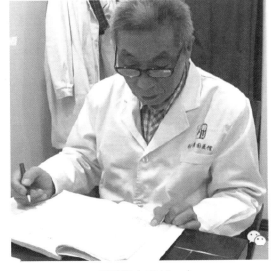

郑琼华（1949—）

（九）丁樱

丁樱（1951—），在临床工作中集郑、苗、黄等多家经验之所长，成果丰硕，详细介绍见于黄氏内容。

（十）刘霞

刘霞（1957—），河南中医药大学第一附属医院儿科主任医师，教授，硕士研究生导师，全国第一批优秀中医临床人才，第六批全国老中医药专家学术经验继承工作指导老师，先后师从国医大师张磊教授及著名儿科专家刘弼臣教授、马荫笃教授。现从事小儿风湿免疫肾脏疾病的研究，擅长中医、中西医结合诊治过敏性紫癜及各种肾脏疾病，对肾病综合征、紫癜性肾炎、IgA 肾病、狼疮性肾炎、特发性血小板减少性紫癜、抽动症等疾病治疗有独到的经验。

现兼任中国中西医结合学会儿科专业委员会常委、中国女医师协会儿科专业委员会委员。主持及参与多项省级、厅局级科研课题，荣获河南省科技进步奖 3 项、河南省教育厅科技成果奖 3 项、河南省中医药科技进步奖 2 项及河南省教育厅优秀著作奖 1 项，发表论文 40 余篇，出版专著 6 部，其中主编 1 部、副主编 3 部。

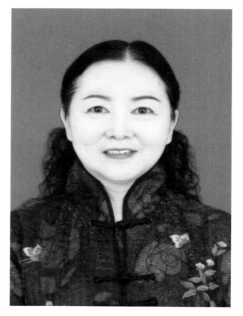

刘霞（1957—）

（十一）翟文生

翟文生（1965—），男，汉族，河南省南召县人，医学博士，教授、主任医师，博士生导师，目前担任河南中医药大学第一附属医院儿科医院副院长、儿科肾脏病区主任、小儿肾脏病研究方向学术带头人。1985 年 7 月起从事中医儿科临床工作，为全国老中医药专家学术经验继承人，河南省名中医，河南省省管优秀专家，河南省中医临床学科领军人才，河南省省管优秀青年科技专家。

1985 年于河南中医学院本科毕业，后攻读李晏龄教授硕士研究生，2002 年考入南京中医药大学攻读博士学位，又先后师从于河南中医药大学丁樱教授、郑启仲主任医师等人。翟文生教授潜心小儿肾病诊治研究 30 余年，病人遍及全国各地，次均门诊量达 100 人次以上，于 2005 年起担任儿科肾病病区主任。目前兼任中华中医药学会儿科分会常务理事、世界中医药学会联合会儿科专业委员会常务理事、全国中医药高等教育学会儿科分会常务理事、河南省中医药学会儿科分会副主任委员等。担任硕士研究生导师 21 年，指导硕士研究生 40 余人，2010 年被评为河南中医学院优秀硕士研究生导师，并成为河南中医学院首批博士研究生导师。作为主要完成者曾参加国家"七五""八五""十五""十一五"科技攻关项目；为国家级新药"小儿泻速停冲剂"和"小儿热速清口服液"的主要研制人员。先后获得

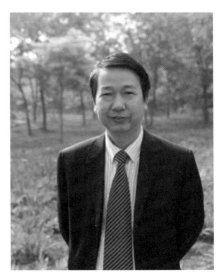

翟文生（1965—）

省部级科技成果奖二等奖 3 项，三等奖 6 项；发表学术论文 70 余篇；撰写专著 20 余部，其中全国高等院校规划教材 12 部。曾获得河南省杰出青年基金资助；参与国家"十一五""十二五"科技攻关计划重大疑难疾病"小儿过敏性紫癜性肾炎中医综合治疗方案的示范研究"课题，立项国家自然科学基金 2 项，目前主持省部级科研项目 6 项。

（十二）朱珊

朱珊（1965—），河南省郑州市人，中共党员，教授、主任医师，硕士研究生导师；河南中医药大学第二附属医院（河南省中医院）儿科主任、儿科教研室主任、中医儿科学科带头人，河南省省管优秀青年科技专家，全国第二批老中医药专家学术经验继承人。现任中国中西医结合学会儿科专业委员会委员、全国中医药高等教育学会儿科分会常务委员、河南省中医儿科专业委员会常务委员、河南省健康管理学会儿童健康管理专科分会副主任委员、河南省哮喘联盟委员、河南省新药评审专家、河南省医疗事故技术鉴定委员会委员等。先后荣获全国中西医结合优秀中青年科技工作者、河南省百

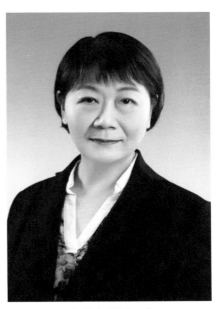

朱珊（1965—）

名巾帼科技标兵、河南省"三八"红旗手、河南省师德标兵、河南中医药大学"我最喜爱的教师"、郑州"好医生"等称号。

朱珊教授 1985 年 7 月毕业于河南中医学院，以优异成绩留校工作至今，致力于中医药治疗小儿呼吸、消化及泌尿系统疾病的研究。师从我国著名儿科专家李晏龄教授，对儿科常见病及危重症均有着丰富的诊疗经验，采用中医药为主、中西医结合治疗重症肺炎、慢性咳嗽、哮喘、反复呼吸道感染、难治性肾病、血尿、过敏性紫癜及紫癜性肾炎、遗尿、腹泻、厌食、生长发育障碍等疾病疗效显著。

她积极开展科研和学科建设工作。先后主持参加多项国家级、省部级科研项目，为国家级新药"小儿热速清口服液""小儿泻速停冲剂"的主要研制人员；荣获河南省科技进步奖二等奖、三等奖 4 项，河南省厅局一等奖 7 项；发表学术论文 100 余篇，撰写专著 10 部。2005 年开始招收中医儿科学硕士研究生，目前已招收 18 届，培养研究生50 余名。

（十三）黄岩杰

黄岩杰（1969—），女，教授、主任医师，研究员，博士生导师。1994 年硕士毕业于河南中医学院，2011 年获日本浜松医科大学医学博士学位。现任河南中医药大学第一附属医院儿科实验室主任，河南省学术技术带头人，河南省中医药学科领军人才，河南省儿童肾脏病诊治工程技术研究中心负责人。兼任中国中西医结合学会儿科专业委员会常务委员、中国民族医药学会儿科分会常务委员、中国中医药研究促进会中医儿科医师合作共同体工作委员会常务委员、亚太医学生物免疫学会基因诊断及标准化分会首届委员会常务委员。

擅长中西医结合诊治儿童肾脏疾病及风湿免疫性疾病，如过敏性紫癜，紫癜性肾炎，肾病综合征，血尿、蛋白尿，系统性红斑狼疮，幼年特

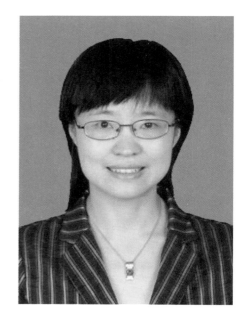

黄岩杰（1969—）

发性关节炎等。先后在国内核心期刊发表学术论文 60 余篇，SCI 收录 16 篇，其中作为第一作者 / 通讯作者发表的 SCI 论文 JCR 分区为一区 4 篇、二区 2 篇、三区 2 篇；主持

8 项省部级及厅局级课题，参与 2 项国家自然科学基金、1 项国家重点基础研究发展计划；作为第一完成人获 2019 年河南省科技进步奖二等奖 1 项，2012 年和 2014 年获河南省科技进步奖三等奖 2 项。

（十四）宋桂华

宋桂华（1965—），女，河南省周口市人，中共党员、主任医师、医学博士、硕士及博士生导师，河南中医药大学第一附属医院儿科二病区主任。为全国老中医药专家学术经验继承人，兼任中国中药协会儿童健康与药物研究专业委员会常务理事、中国民族医药学会儿科分会常务理事、中华中医药学会儿童肺炎联盟委员、河南省中西医结合学会呼吸病分会副主任委员、河南省中西医结合学会儿科专业委员会呼吸学组组长、河南省中医管理局重点中医学科学术带头人培养对象、河南中医学院科技创新培育计划"中医药防治儿童呼吸系统疾病的研究"团队负责人、"史纪全国名老中医药专家传承工作室"负责人，至今培养毕业和在读硕士 33人，师承于史纪、赵坤教授。

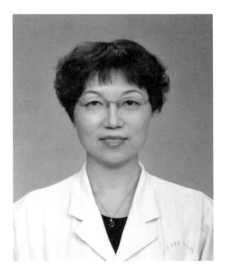

宋桂华（1965—）

宋桂华主任于 1988 年本科毕业于河南中医学院，2007 年硕士毕业，2011 年山东中医药大学（中医师承）博士毕业。曾至北京儿童医院重症医学科及新生儿科、江苏省中医院儿科进修学习。2009 年 6 月，河南中医学院第一附属医院儿科开设儿童重症监护病房（PICU）及新生儿病房（NICU），在丁樱主任和赵坤主任领导下，宋桂华负责重症病房日常工作，2013 年任儿科二区主任。33 年来专心致力于儿科临床、科研、教学事业，曾开展小儿呼吸、心血管系统疾病及儿童肺部疑难症、危急重症、新生儿疾病的救治工作，忙忙碌碌，兢兢业业，用她的精湛医术救死扶伤。2010 年获医院首次评选"患者最信任的好医生"称号，2018 年获第八届"河南省优秀医师"称号。宋桂华主任擅长运用中医、中西医结合方法治疗儿科各种常见病及呼吸疑难症，带领二区开展先进诊疗技术：儿童支气管镜介入技术、呼吸疑难症肺康复技术、肺功能检测、过敏性哮喘免疫和脱敏治疗等，对儿童哮喘、重症肺炎、闭塞性细支气管炎、反复呼吸道感染等呼吸系统疾病和过敏性疾病发挥中医辨证优势，突出中医药治疗，并对儿童肺部疑难疾病的鉴别诊断有特长。主持国家自然科学基金面上项目哮喘相关研究课题 2 项，承担其他国家级、省、市级科研项目 10 余项，获科技成果奖 6 项，实用新型发明专利 2 项；发表 SCI 论文 2 篇、国家级核心期刊及省级杂志等学术论文 60 余篇，学术专著 4 部。

（十五）张春萍

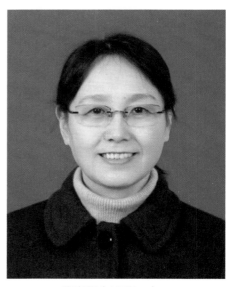

张春萍（1955—），河北省晋州市人，主任医师。1978 年就读于河南中医学院，1983 年毕业后留至河南中医学院（现河南中医药大学）第一附属医院工作，师从张静亭主任。在张静亭主任的带教和团体中老前辈的传授教育下，逐渐成长为一名受到广泛好评的主任医生和教师。张春萍医生讲课，一贯认真备课，查阅书籍文献，充实讲课内容。

2005 年她参加河南省的万名医师下乡技术扶贫的工作，到淮阳中医院义诊救助当地留守儿童，深受群众欢迎，同时指导当地医护人员学习运用

张春萍（1955—）

儿童疾病的治疗方法和现代医学的进展和新技术，对他们工作帮助很大。张春萍医生对患儿认真负责，用药精练到位，受到广大患儿及其家长的信任。连续数年受到学校及医院领导表扬。20 世纪 90 年代，当时适合小儿服用的中成药品种很少，张春萍医生协同科室研制出"退高热童乐浆"，后来更名为"退热合剂"作为院内制剂。

（十六）郑春燕

郑春燕（1963—），女，河南省方城县人，河南省中医药研究院附属医院儿科副主任医师，1988 年 7 月毕业于河南中医学院中医系，毕业后即在河南省中医药研究院工作。1988 年 9 月至 2000 年 12 月在耳鼻喉科从事医疗工作。2001 年起转入儿科临床工作至今。2002 年 1 月—

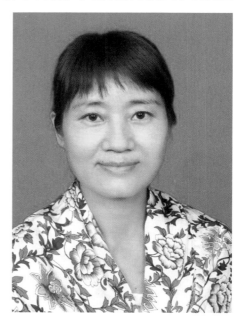

郑春燕（1963—）

2006 年 12 月参加国家中医药管理局组织的全国第三批老中医药专家学术经验继承教育学习，作为学术经验继承人，师承河南中医学院知名儿科专家郑建民教授，于 2006 年结业出师，为郑建民名老中医工作室成员，河南省中医儿科专业委员会委员、河南省健康管理学会儿童健康管理专科分会委员，长期从事儿科临床工作，具有丰富的临床经验。发表论文近 30 篇，参编医学专著 5 部，发明实用专利 1 项，获科技成果奖 5 项。

（十七）琚玮

琚玮（1961—），女，教授、主任医师，硕士研究生导师，河南省名中医，兼任中国中西医结合学会儿科专业委员会常务理事、中国中医药高等教育学会常务理事、河南省健康管理学会儿童健康管理专科分会主任委员、河南省中西医儿童身高促进联盟主席、河南省妇幼保健协会儿童发育行为专业委员会副主任委员、河南省儿童内分泌学会副主任委员。

从事儿科临床、教学、科研近 40 年，致力于中西医结合防治小儿神经内分泌系统、儿童生长发育等疾病的研究。在小儿生长障碍、矮小症、性早熟、多发性抽动障碍、注意力缺陷多动障碍、睡眠障碍等疾病的治疗上具有丰富的经验。在河南省首先开展个体化中西医结合治疗矮小症、性早熟等儿童生长发育疾病。在中医学术

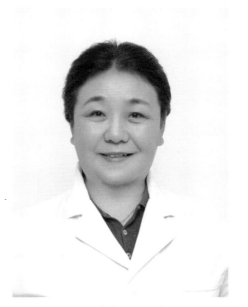

琚玮（1961—）

研究中，秉承中医学"治未病"理念，对小儿主张未病保健，防病于先；已病早治，防其传变。她将传统中医膏方应用于儿童体质调理、健康维护、疾病的防治及功能性疾病的治疗，促进儿童机体功能的整体调整，博采众长，自成体系，在专业领域中颇具影响。曾先后在加拿大、瑞士访问学习并从事中医工作。多次主持和出席国际、国内学术会议并受邀做学术报告。发表学术论文 100 余篇，主、参编《现代中医儿科诊疗全书》《儿科中西医结合治疗学》《名医教你育儿防病丛书》等学术专著 15 部。

（十八）郑宏

郑宏（1972—），为王瑞五流派第二代传承人郑启仲之女，医学博士、主任中医师，硕士研究生导师，全国名老中医药专家郑启仲教授学术经验继承人，全国优秀中医临床人才。郑宏教授出身中医世家，幼承庭训，家学渊源，耳濡目染，先后入河南中医学院（现为河南中医药大学）、山东中医药大学学习儿科，获博士学位。曾于清丰县中医院、濮阳市妇幼保健院实习和工作，对儿科有着浓厚的感情，博士毕业后于河南中医药大学第一附属医院从事医教研工作至今，郑宏教授走出了一条承家学、参西法、秉师传的专业道路。不断寻求专业突破，在儿童抽动障碍、癫痫、矮小症及遗传代谢病等专科疾病诊疗方面有所建树。

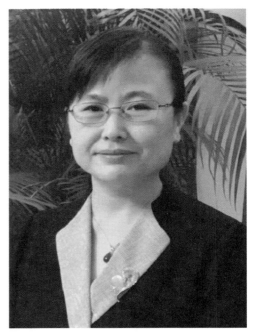

郑宏（1972—）

二、苗　氏

苗氏创始人苗德卿崇尚李东垣重脾胃之学术观点，从事中医儿科，先后在西安、洛阳、郑州行医，于1947年携带嫡二子苗丕宪举家定居郑州。1950年在郑州开办了第一个中医联合诊所并加工生产"婴儿素""痫愈散"。二代传承人苗丕宪（1921年5月—1991年6月）自幼随父，19岁独立行医儿科，父子合力，在当时的郑州地区颇具影响力。三代传承人张子萍教授继承先志，坚定不移地秉持着中医学习的信念与决心，至耄耋之年，仍一如既往。

（一）苗德卿

苗德卿（1896—1980），苗氏创始人，嫡子为二代传承人苗丕宪。

（二）苗丕宪

苗丕宪（1919—1991），苗氏二代传承人，河南省新郑市人，出身于中医世家。1952 年 1 月参加革命工作，1990 年 3 月退休。初授业于其次子苗留生，因时代背景，次子弃医从政，故不详述。

苗丕宪自幼受家庭熏陶，嗜好岐黄之道，立志以医道济世救人。他系统地学习了《黄帝内经》《伤寒论》《金匮要略》《本草纲目》等经典著作，并研读历代医家主要文献。14 岁开始在新郑行医兼开药店，后因战乱和生活所迫，辗转于洛阳、西安、郑州等地行医，所到之处无不受到患者和家属的高度赞扬。

中华人民共和国成立后，苗丕宪老师积极响应党和政府的号召，努力组织并带头加入了郑州市第一中西联合诊所，将自己的全部药物、医疗

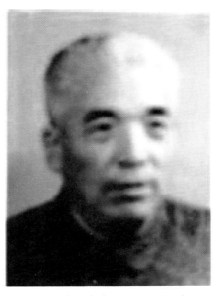

苗丕宪（1919—1991）

用具、住房等用于建设诊所。1956 年被调至郑州市一分院中医科。1958 年被选送到北京中医学院进修学习，结业后，于 1960 年调至河南中医学院任教，先后担任中药、方剂教研室副主任，儿科副主任，内科副主任等职。1981 年晋升为儿科副主任医师，1987 年晋升为儿科主任医师。自 1977 年起，连续两届当选为河南省人大代表。

苗丕宪老师，医德高尚、治学严谨、医术精湛、学验俱丰。在临床、教学和药物剂型改革等方面有较深的造诣。他几十年如一日，不管酷暑严冬，坚持为病人治病，平易近人，对患者热情关怀，不论男女老幼、干部、农民都认真诊治，从不厌烦，为了挽救垂危的病人，常常风里雨里奔忙，废寝忘食。即使在他身体十分羸弱的情况下仍长期带病工作，行动不便，就让子女送他上下班，彼时，甚至自己拿钱坐出租车也要坚持上班。病情危重期间，虽已言语不利，仍不顾家人劝告，用颤抖的手伏案为病人开处方，像蜡烛一样燃烧自己照亮别人。他行医数十载，临证疗效好，在内科、妇科杂病、儿科常见病方面都有研究，尤为擅长儿科。平时他善于总结经验，潜心研究药物剂型改革。在创制小儿散剂"婴儿素"及大葱注射液过程中，上百次地用鼻嗅，亲口尝试，在自己身上做试验。1950 年经郑州市卫生局批准，他将潜心研究十二年之久的"婴儿素"秘方公布于世，无偿献给国家。现全国有二十多家药厂生产"婴儿素"，此药还远销东南亚等一些国家和地区。1979 年 12 月载入《中华人民共和国药典》，为丰富祖国医药学

宝库做出了显著贡献。在教学上，他善于理论联系实际，并注意把现代科学技术成果应用于教学，循循善诱，既教书又育人，他培养的学生现已成为河南省中医药战线的骨干力量。他以高尚的医德医风一心为患者服务，对中医事业孜孜以求的精神，赢得了全院师生的爱戴和社会上广大患者的敬仰。

苗丕宪老师参加革命工作几十年来，为中医事业的振兴和发展勤勤恳恳，不辞辛劳。党的十一届三中全会以后，他精神焕发，倍受鼓舞，呕心沥血，带病坚持工作，以顽强的毅力同疾病做斗争，即使在他病情很严重的情况下，也不愿向领导提起。后来学院领导多次看望他，他总是嘱咐不要为他多操心。在患病期间没有给学院提任何要求，没让学院给予任何特殊照顾，所关心的仍是学院的教学和对学生的培养教育。苗丕宪老师一生为党、为祖国的中医事业默默奉献，令人称赞。

除张子萍教授外，同时受苗氏学术思想影响的还有郑建民、丁樱教授等人。郑、苗、黄三派互相影响，融合渗透并传承于后代，为今日河南中医儿科事业的发展奠定了坚实的基础。

（三）张子萍

张子萍（1939—），苗氏三代传承人，女，河南省济源市人，教授、主任医师。1961 年 8 月就读于河南中医学院中医系六年制本科。1967 年 7 月毕业。留校一年后下乡。先后被分配到河南省安阳地区清丰县高堡公社卫生院、新乡地区济源县（现济源市）支援三线建设，修筑焦枝铁路，后又被调至南阳地区唐河县柴油机厂卫生室工作，全面接受工农兵再教育三年半，均任职医生。

1972 年 2 月"文革"末期，全国首批部分大专院校恢复招生制度，她被母校召回任教，从事中西医结合儿科教学、科研、临床工作 33 年，并如期晋升为讲师、副教授、教授和主任医师。33 年如一日，她始终坚持在工作岗位第一线，教学成绩突出，得到了领导们的肯定与各届学生们的好评。张教授临床经验丰富，科研成果突出，尤其在治疗呼吸、消化两

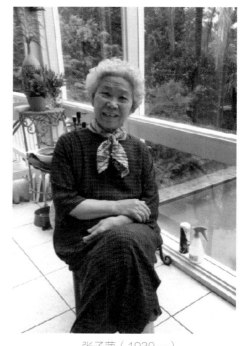

张子萍（1939—）

大系统疾病方面疗效显著，其学术思想以扶正固本为宗旨，推崇经方、古方。曾参与1988 年"郑州市 21 404 名儿童血压的研究"，获河南省科技成果二等奖；1990 年参与国家"七五"攻关项目"中医治疗小儿腹泻的临床与实验研究"，获省级科技成果二等奖；1991 年参与"新药小儿泻速停冲剂的研究"，获河南省中医管理局科技进步奖一等奖；1992 年参与"新药小儿泻速停冲剂治疗小儿腹泻的临床与实验研究"，获国家部级科技进步奖二等奖；1996 年参与"口疮灵涂液治疗口疮的临床与实验研究"，获省级科技进步奖三等奖。在国家级、省级杂志发表论文 20 余篇，主、参编著作 4 部。1987 年被评为河南科学技术协会活动积极分子。现兼任中国民族医药学会儿科分会专家委员会学术顾问。

2000 年退休，当即返聘，继续坚持带教、临床诊疗及科研观察任务 14 年。2013 年因体力不支而离岗，结束了她 46 年的从教从医生涯，河南中医药大学第一附属医院儿科团队特为她举行欢送会。

退休后她又积极参与社会公益爱心活动：给灾区、社会贫困生以及河南中医药大学"丁樱教授奖学金基金"捐款；为河南中医药大学第一附属医院儿科医院捐赠大量专业书籍；为我国"贫困山区及边远地区基层医生培训班"进行授课培训和捐款等，为中医的教育与卫生事业继续做她力所能及的奉献，以此报答祖国与母校对她的培育之恩。她为儿科事业奉献了大半生，为无数患儿解除病痛，一生教书育人，桃李满天下。她的从医教学生涯溢满了爱祖国、爱母校、爱医院、爱学生、爱病人的高尚情怀，广受师生及患儿、家长们的赞扬。

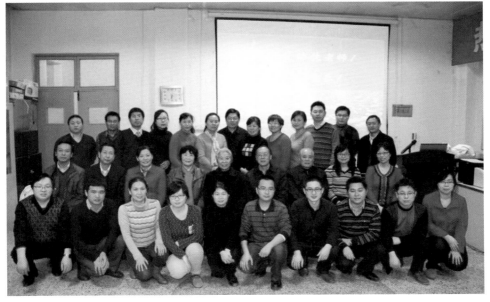

2013 年张子萍教授退休欢送会

三、黄　氏

黄氏儿科始创于 1906 年，流传在中原地区，成为中原地区中医儿科影响较大的学术流派。睢县黄氏于元末自江西南昌迁来，至今已有 600 多年的历史。黄氏尚以诗礼传家，耕读继世传至黄克质先生为第 17 世。其曾祖昌宗，清钦赐八品正职。祖父世坤，清太学士。父亲曰钊，清监生。历代习文入仕，皆知医理，晓药性。因家族人多，故设药肆，族人若病，可免费诊治服药。

黄氏儿科的传承脉络相对较广，二代传承人黄明志认真、刻苦学习，善于汲取名家经验，同期的著名儿科大家郑颉云，亦对黄明志教授影响较大；三代传承代表性人物有丁樱、赵坤、成淑凤、马丙祥、李兴永等，四代传承人黄甡为黄明志老先生的嫡孙，丁樱教授一脉中任献青为首任弟子，同时业绩达到主任医师的还有闫永彬、宋纯东、都修波、郭庆寅、陈文霞、李君、周正、马淑霞、张霞等。

在三代传承人丁樱教授的领导下，三、四代黄氏儿科传承人努力学习，刻苦钻研，勤于临床，善于总结，使河南中医学院第一附属医院的儿科日益壮大，于 2004 年黄师在世期间，如黄师之所愿，成立了第一所中医儿科医院，该儿科也先后成为国家临床重点专科（中医专业）、国家中医药管理局中医药重点学科、重点专科，河南省重点学科，河南省重点中医专科；2015 年被批准为河南省中西医结合儿童医院；2016 年被河南省政府批准为河南省建设国家儿童（中医）区域医疗中心建设主体单位，国家中医药管理局首批全国中医儿科会诊中心；2018 年成为国家中医药管理局中医儿科区域诊疗中心，并实现河南中医药大学中医儿科本科专业的全面招生；2021 年成立河南中医药大学儿科医学院，为全国首家儿科医学院。三、四代黄氏儿科传承人也成为学科建设的学术带头人和业务骨干，并将黄氏儿科流派的学术思想发扬和补充；丁樱教授在继承李晏龄、黄明志、高智铭等教授学术经验的基础上，同四代传承人黄甡、任献青教授在肾系疾病的领域深入研究，在李师、黄师"扶正利水"基础上，提出了"虚、瘀、毒"的学说，并提出了"扶正祛邪、序贯辨治"治疗小儿肾病的学术思想，使肾系疾病的学术研究和治疗进入国内领先水平；马丙祥教授继承黄明志教授治疗小儿脑病的学术经验，提出了"疏通矫正"的观点；赵坤教授、成淑凤主任医师继承了黄明志教授治疗呼吸系统疾病的学术经验；同时黄甡主任医师在继承黄老内病外治经验的基础上，发掘和整理中医传统外治疗法，在科室的鼎力支持下成立了小儿外治诊疗中心，深受广大患儿及其家长的欢迎。

　　学术影响：中原黄氏儿科世代相承、生生不息，流传至今已有 100 余年的历史、四代学术传承人。由于二代传承人黄明志教授长期从事教学和临床工作，全部弟子门人中从事中医儿科工作的有百余人，逐渐形成了中原地区影响较大的一支儿科学术流派。弟子门人多采取跟师学徒方式，跟师时间因人而异，最长者达 30 余年。在学术方面，黄氏儿科从不持门户之见，对"寒、温、攻、补"之争无所偏执，强调儿童禀赋特点及脾胃功能的强弱在发病和康复过程中所起的作用，遵守"疗疾祛病，勿伐脾胃"的学术思想。在治疗中善于把握邪正消长，从而权衡"扶正祛邪"疗法。遣方用药，师古而不泥古，在理论和实践方面，勇于探索，并善于从古方中悟出新意，开创新疗法。许多门人弟子著书立说，丰富和充实了学术流派的内涵。

（一）黄克质

　　黄克质（1883—1961），字雅亭，黄氏创始人，幼工举子业，聪敏博达，淹贯经史，河南省民权县龙塘镇寄岗村人（中华人民共务国成立前属睢县）。

　　先生幼读经史，博览经史群书，18 岁参加乡试，名居案首（童生考试第 1 名），后因科举制度废除（1905 年），乃弃儒习医。先生学习刻苦，除家中医书熟读强记，先生还从亲友处借来名家名著，亲自抄录，每至半夜方休。对经典《黄帝内经》《难经》《伤寒论》《金匮要略》更是朝夕诵读，深得奥旨，对明清诸家也颇多涉猎，对叶天士《临证指南医案》、陈修园《陈修园医学丛书》尤为推崇，临证时多有融会贯通，时时温习《傅青主女科》，

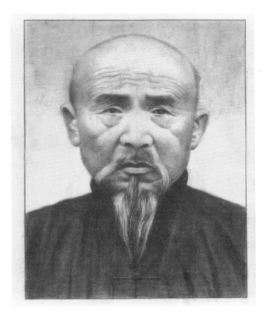

黄克质（1883—1961）

择其精微，《医宗金鉴·幼科心法要诀》尤为精熟。秀才学医，犹如"笼中捉鸡"，先生凭其深厚的国学基础和对医学经典及名家名著的领悟，悬壶不久，已崭露头角，声名日噪，求治者踵趾相接，远近慕名延请者，以睢、太、杞等地为多。1924 年，移居睢县，于县城猪市胡同临街口设"文雅堂"，以精通内科、擅长妇幼而著于当地。民国末年，

为睢县四大名医（郭、徐、黄、白）之一。

先生临证，不论贫困贵富，一视同仁，从不计较酬金之薄厚，审证立方，深思熟虑，一挥而就。对于孤寡家贫之人，免收诊费，并以药相赠，直至治愈。遇及危重，则风雨无阻，悉心赴治，每于诊治，常误进餐已属常事。曾祖母曾言："曾祖治病，不分地点，（家中、田间、诊所）均是诊病问疾之处，不分时间（无论白天或黑夜），风雨无阻，有请必往，不分病人（贫富同视），有法必施，内服针灸，能用即用，以治愈病人为目的。"先生自谦，每每告诫自己"医之为道，当执人命，忌儿戏，当专心志，虚心学习，多一些经验，少出差错"。故白天他忙于诊务，夜间查资料、读经典，每每通宵达旦。先生精于内科，擅长治疗妇儿等科疾病，常嘱弟子门人要精读熟背，认为如能精通，则不仅能擅长时证治疗，也得杂症调理之心法。

先生声誉日著，从学者甚众，有人仰其学识从学于门下，有人慕其医名而执贽诊室，负笈从学者甚众。先生因材施教，循循善诱，其学生著名者有从政的族孙黄俊，曾为国民党将军；朱传孔（亮初）为解放军第七兵团后勤部长（正军级）；从医者有其子黄明志，为河南省著名儿科医家；刘学理为睢县名中医等。其孙少峰、桂生受先生影响，均从医，名噪当地。

先生数十年，性平和，与人无争，侍亲以孝，待弟以友，课子侄以耕读，行医道而救疾苦，处邻族以恭让。惜在世时因忙于诊务，无暇著述，所遗仅有抄录医书数种，诊案一册。

（二）黄明志

黄明志（1928—2004），字笠峰，黄氏二代学术传承人，自幼随父雅亭公学文习医，16岁悬壶乡里，乡里人称"少先生"，因治愈当时名医罗明泉公之孙的"慢脾风"而医名鹊起。从医五十余载，精于儿科。1952年任民权县第一任卫协会秘书，1956年入河南省中医进修学校学习，毕业后不久被调入省卫协会任干事，后调入河南中医学院及河南中医学院第一附属医院担任儿科主任，从事儿科临床及教学至终。黄老在繁忙临诊之余还兼顾教学，学术上无门户之见，善用内经理论，潜心

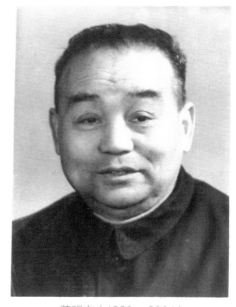

黄明志（1928—2004）

医学，治病救人，他善于汲取名家经验，其中著名儿科大家郑颉云老师对黄明志教授影响较大，他认真总结郑氏的临床经验，特别是创制运用儿科散剂治疗儿科疾病的经验，极大地丰富和发展了黄氏儿科，在几十年的临床工作中，对《黄帝内经》《伤寒论》《脾胃论》《温疫论》等著作颇有研究，善用《黄帝内经》理论、脏腑辨证理论、阴阳学说、五行学说指导临床，承古而创新，创拟了许多经验效方，晚年又潜心研究小儿外治疗法，为儿科疾病的治疗开辟了新途径，逐步形成了"疗疾祛病，勿伐脾胃"的流派学术思想。

黄老提出临证"四大特点"治疗儿科疾病：①四诊务必详尽。如他所说"眉头皱，心难受"，要考虑胃中或腹部不适；"吐舌弄舌，心脾积热"，因舌为心之苗，又为脾之外候，热属阳主动，心脾积热则舌不欲藏于口内，故吐舌弄舌。②辨证立法要准。③遣方用药要精。黄明志教授处方时谨慎而果断，先定药味，后定剂量，选药精当之至，药少力专。④擅长寓药于食。小儿惧怕打针，同时也惧怕服药，因此寓药于食。黄明志教授根据小儿生理、病理及药理特点，辨证拟立了许多"寓药于食"的经验方，如治疗小儿久泻的"苡莲粉"，方由薏苡仁、莲子肉、山药、粳米、大枣组成，该方有益肾补脾和胃之功；单味鸡肠煮水治疗遗尿等。如治疗小儿外感发热的验方"退热浆"，在清热解表、祛风透邪的同时，辅以山楂、麦芽、粳米之品，以顾护中阳；在治疗咳嗽时，运用二陈汤以健脾祛痰。临证用药，很少运用大辛大热、大寒大苦、峻猛攻下之品。他善于运用外治，黄明志教授曾言："善医者，必行外治；大医者，不废外治。"在黄明志教授晚年，潜心研究外治，拟立了很多外治经验方，采用多种外治疗法治疗儿科疾病，取得显著疗效。如治疗小儿发热，运用"握药疗法"以取汗出热解，"药浴疗法"以发汗解表等；治疗小儿腹泻，取方暖脐散治疗脾虚久泻，泻痢平膏贴以治湿热泄泻；"咳喘一号"以清肺化痰、止咳平喘，"咳喘二号"以宣肺化痰、散寒平喘；治疗荨麻疹，喜用米醋煮大葱外洗。先后运用针灸疗法、灌肠疗法、熏洗疗法等外治疗法治疗儿科疾病，在 2004 年创建了小儿外治室，开展十余项外治疗法，取得了良好的社会效益。

（三）丁樱

丁樱（1951—），江苏南京人，二级教授、博士生导师、博士后导师，现任河南中医药大学儿科医学院院长，学术委员会副主任、儿科研究所所长，河南中医药大学第一附属医院儿科医院院长，终身教授、终身名誉主任、主任医师、儿科学科学术带头人，为首批"全国名中医"，全国中医药高等学校教学名师，全国第四、第六批老中医药专家学术经验继承工作指导老师，国务院政府特殊津贴专家。兼任中国民族医药学会儿科分会会长、中华中医药学会儿童紫癜–肾病协同创新共同体主席、国家重点专科中医儿科全国协作组大组长、中西医结合学会儿科专业委员会主任委员等职务。

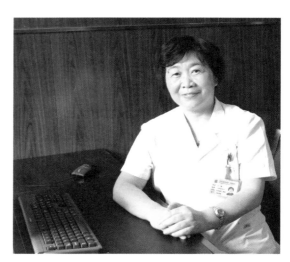

丁樱（1951—）

丁樱为医学世家，其祖父曾在中华人民共和国成立前后期间担任南京同仁堂总店掌柜，熟稔中药。她在1968年医学中专毕业后被分配到河南林县（现林州市），先后在乡医院、县医院及化工部直属化肥厂职工医院从事全科临床5年余，1974年9月入学河南中医学院中医专业，1977年7月大学毕业后留河南中医学院专事中医儿科临床、教学、科研工作至今。她先后在上海中医药大学、南京军区总医院等地进修并任河南中医学院儿科研究所所长、儿科教研室主任、第一附属医院儿科主任、儿科学科带头人、首位儿科医院院长、儿科医学院院长。

她从事医学临床52年余，创建了国家重点学科、专科及国内第一个中医儿科医院及儿科医学院，并居全国领先地位；擅长中西医结合诊治小儿疑难疾病，尤其是肾脏疾病及风湿免疫性疾病，如过敏性紫癜、紫癜性肾炎、肾病综合征、系统性红斑狼疮、幼年类风湿性关节炎等。她潜心学术，对中医药防治中的关键临床问题开展了多项有序的研究：①针对小儿肾病反复发作的难点深入研究，提出"本虚标实"与"扶正祛邪，序贯辨治""扶正祛邪、健脾补肾与清热化瘀并用"等学术观点，提高了长期缓解率；②首次将小儿肾病"标本"辨证分型体系写入全国高等中医药院校规划本科及研究生教材中，在全国传播，沿用至今；③开创了河南省中医儿科肾病专科，其小儿肾病临床诊治及科研水平在国内中医儿科中处于领先地位；④拟定了小儿肾病及紫癜性肾炎中医综合诊疗方案及疗效评价标准，并在全国推广；⑤主持制定了小儿过敏性紫癜、佝偻病、痢疾、肾病综合征小儿泄泻、黄疸等多个病的国家临床指南；⑥在我国中医儿科界率先开展了肾活检及病理诊断技术为中医临床服务；⑦在国内学术界较早把雷公藤疗法应用于小儿肾病领域，率先提出了雷公藤多苷儿科临床应用的新剂量，并已在国内推广使用；⑧在国内小儿肾病领域率先开展了中药减毒增效的系列研究；⑨研制的院内制剂"清热止血""肾必宁""梅连止泻"颗粒在本院临床广泛应用。主持科研课题28项，其中国家"十一五""十二五"科技支撑计划重大课题和国家自然科学基金课题共4项、省部级课题 14 项；获国家中医药管理局及河南省科技进步奖共 16 项；编写专著 33 部，其中国家级规划教材 11 部；主编个人经验专著 4 部，其他学术专著 13 部；发表国家级以上学术论文 195 篇，其中核心期刊及 SCI 论文共 81 篇。

在她培养的中医儿科 16 名博士、81 名硕士及 39 名师承临床医生中，半数以上为高校或医疗单位的学术骨干。2018 年，在河南中医药大学 60 周年校庆之际，丁樱教授以个人名义向学校捐赠 60 万元，成立"丁樱奖学金"基金会，以勉励学子，支持儿科事业的发展。

丁樱教授在河南中医药大学第一附属医院从事中医教学临床工作期间，早期曾跟师著名中医、中西医儿科专家李晏龄、黄明志、苗丕宪、郑建民、高智铭、张子萍、范忠纯等数位老师，认真学习其精湛的技术、丰富的临床经验，后由黄明志主任等人力荐接任儿科主任。在 20 世纪 90 年代末儿科临床发展面临巨大困境时期，她带领儿科在国内率先进行了专业分化，坚持突出中医传承和特色，先后成立小儿肾病、肺病、脑病等专业，并建立了国内第一个院中院——中医儿科医院。在她的领导下，河南中医药大学第一附属医院儿科实现了跨越发展，使近 15 年来的临床规模、专业特色、业务水平、年业务量等在国内同行业稳居前列。她所领导的儿科成为国家中医临床重点专科，国家中医药管理局重点学科、重点专科，国家暨河南省中医临床儿科区域诊疗中心建设单位、

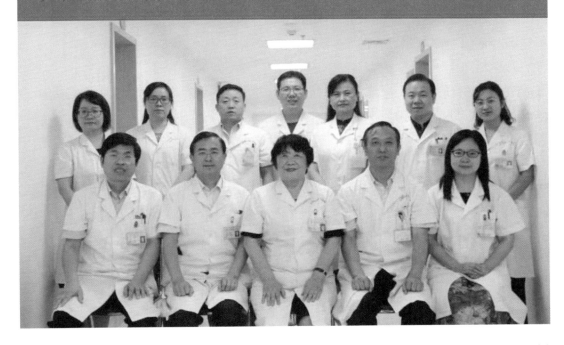

河南省重点专科、中医名科等，2016 年更名为河南省中西医结合儿童医院，2021 年恢复河南中医药大学第一附属医院儿科医院，同时设立河南中医药大学儿科医学院，为全国中医院校的首家儿科医学院。

（四）赵坤

赵坤（1955—），女，教授、主任中医师，博士生导师，中医传承博士后导师，第六批全国老中医药专家学术经验继承工作指导老师。现担任中国中医药高等教育学会儿科分会常务理事、河南健康管理学会儿童健康管理专科分会副组长、河南省医学会儿科分会委员，曾任河南省哮喘联盟副组长、儿科医院二病区名誉主任。曾获"郑州市优秀教师奖""河南省优秀医师奖""郑州市首届道德模范奖""河南省优秀专家""河南省名中医"等荣誉。在充分发挥中医药特色的同时，积极学习引进国内外先进的医疗技术，多次去西安儿童医院、上海复旦大学附属儿科医院等国内知名医院进修学习，在省内儿科界率先引进纤维支气管镜等新技术，使河南中医药大学第一附属医院在此技术的应用

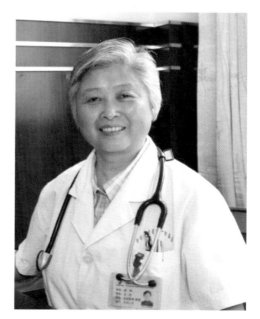

赵坤（1955—）

上走在全省同行的前列；完成多项科研项目，并获得各项厅局奖项，发表论文共 40 余篇，培养研究生 42 人，师带徒 3 人。

赵坤教授于 1982 年毕业于河南中医学院医疗系，从事儿科临床工作，曾任河南中医学院第一附属医院儿科呼吸病区、重症监护病区主任。在儿科岗位工作近 40 年。毕业初，跟师于黄明志、吕承全、赵时雨（赵坤教授父亲）等多名全国名中医。黄明志老师擅长治疗儿科的疑难杂症，吕承全、赵时雨老师擅长内科的疑难杂症。从小耳闻目睹接受不少中医知识，使她渐渐热爱上这门专业，高考恢复后，她以优异成绩考入河南中医学院成为"文革"后第一批大学生，在那个文化断层的年代，大多数人得到这样的机会都非常珍惜，她也把这种机会看作人生中的转折点，努力学习，每每学至深夜，不知疲倦。在大学期间，她系统地学习了中医、西医、古汉语等知识，听了张磊、冯明清、

唐宋、侯士良、褚玉霞、王自平、尚炽昌等多名全国知名中医的授课，深受感染，促使她想把以前丢失的时间一点一点捡回来，5 年的学习，她以全校前十名的成绩留到本院儿科工作。在儿科，她看到黄明志老师医术精湛、人品高尚、细心耐心、不图任何回报，对她的心灵是一种震撼，此时她已经在内心树立了奋斗目标，也要像他们一样，成为一名合格的中医大夫，为广大病人服务，坚持不懈，努力一生，同时教育她的学生、弟子，一代一代地努力，把祖国的医学事业传承下去。

在跟师中，她也学到了老师们的高尚品德，治疗病人不论高低贫富，均一视同仁，童叟无欺，在多年的行医之路上，她以他们为典范，严格要求自己，不该花的钱一分也不让病人花。每个疑难病人她都有详细记录，并写出心得。在前辈的影响下她将在中医儿科的路上以一颗坚定、自信、乐观、无悔、慈爱的心继续走下去。

（五）成淑凤

成淑凤（1959—），女，河南省荥阳市人，河南中医药大学第一附属医院儿科主任医师。1978 年考入河南中医学院中医系中医学徒班后拜师于黄明志老师名下，并被指定为全国老中医药专家黄明志老师学术经验继承人。期间主持了"退热合剂治疗小儿外感高热临床研究"科研课题，获河南省中医药科技进步奖三等奖及 1991 年黄河中医药成果三等奖。跟黄师研制的"退热合剂"深受好评。1993 年 3 月—1994 年 3 月在河南医科大学一附院进修西医小儿心血管专业，后又参加了北京医科大学举办的小儿心血管疾病进修班，并受黄明志老师学术思想的启发，对小儿心血管疾病中的病毒性心肌炎、小儿心律失常、川崎病冠脉损害等采用中医辨证治疗或中西医结合治疗，收到良好的治疗效果。

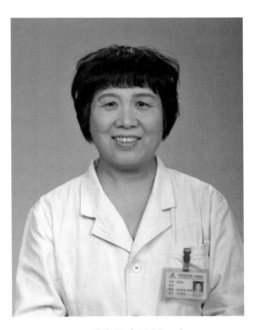

成淑凤（1959—）

在国家级及省级刊物发表学术论文 40 余篇，核心期刊 2 篇；参加医学著作编写 4 部，获个人专利 1 项；完成科研项目 3 项，其中获河南省卫生厅科技进步奖二等奖 1 项、河南省教育厅科技进步奖二等奖 1 项、河南省科技厅科技进步奖三等奖 1 项。目前学术兼职包括《中医儿科杂志》外审专家、河南省中西医结合学会儿科分会呼吸学组副组长、中国民族医药学会儿科分会理事、河南省医学会小儿心血管疾病分会委员等。

（六）李兴永

李兴永（1945—），汉族，河南省平顶山市人，共产党员，主任中医师，国家级临床重点专科中医儿科学术技术带头人，平顶山市中医儿科研究所所长，平顶山市中医医院儿科原主任。他出身中医世家，自晚清时代，其曾祖父李清瑞、祖父李玉衡便是当地名中医。他自幼聪颖好学，勤奋踏实，为人正直善良，深受祖父及父辈的言传身教，自小便立志成为一名救死扶伤的医学志士。

学生时代的李兴永勤奋好学，谦逊认真，书香门第的他自幼习得一手好字，擅写会画，书法苍劲有力，高中时代的笔记至今仍有保留，他把自己厚实的医学读书课堂笔记装订成册，留给后来学医的后辈研读并收藏。

年轻时代的李兴永最大的乐趣就是以书为伴，1964 年，适逢河南省卫生厅招考高级中医人才学习班，他以名列前茅的成绩考取并以优异的成绩学成毕业。动荡年代学习机会来之不易，学校特别安排了名师即全国名中医、河南中医学院儿科系教研主任黄明志、高体三、朱龙福等知名教授授课指导。在数年的学习过程中，他踏实认真，敏学善思，敢于创新，深受黄明志教授的恩培，至今都感恩铭记。

1968 年学成回到自己的故土平顶山市，为了把所学得的知识更好地应用于临床，又师从当地多位名医，有伤寒名家陈汉儒、名医张汉三等老前辈。在那个清贫的年代，他以读书为乐，每当食堂开饭的时候，虽已饥肠辘辘，但是仍然坚持把当天需要背诵记忆的中医药知识烂熟于心才肯去吃饭，而且在食堂排队打饭的时候也手不释卷。中原地带有着四季分明的特点，但是无论交九严寒还是伏天酷暑，他每天都坚持早晨 5 点起床，先晨跑锻炼 20 分钟，然后再熟背中医经典古籍。当时他虽然年轻，但也是最忙碌的一位中医内科医生，时常不能按时下班，对工作的敬业和执着使他几乎无暇顾及妻儿。在他儿子出生后不久，正值隆冬腊月，天寒地冻，家中突发意外煤气泄漏，他刚满两个月的儿子高热不退，当时，还没等他下班到家，孩子便被紧急送到平顶山市当时唯一有儿科的医院——平顶山市第一人民医院。链霉素和卡那霉素的中毒反应，导致他唯一的爱子永远失去了听力。当他怀抱着自己因为西药的毒副作用而永远丧失听力的幼小无辜的儿子的时候，他悲痛万分，心如刀割，从此他发誓一定要竭尽全力用"中药"为患儿解除病痛。

1982 年，平顶山市中医医院正式成立，他亲自着手开始创建中医儿科门诊，认真分析中医药在儿科治疗方面的优势和长处，全身心地投入中医儿科的事业中去，为平顶山市中医儿科事业的发展做出了不懈的努力，突出中医特色，归纳出独特的用药规律和方法，组方配伍研制出"半夏止咳糖浆""贝杏化痰糖浆""参术健脾颗粒""芩杏止咳颗粒"等家喻户晓且疗效显著的中药，临床疗效甚好。至2012年，平顶山市中医医院儿科正式被国家中医药管理局批准为"国家级中医临床重点专科"。

李兴永主任一贯主张"小儿如幼苗，用药一定要轻巧灵活，中病即止"，而且"如能食疗不用药疗，能药不针，能中药勿西药"，力争少花钱治好病，特别对于那些贫困的农村患儿或下岗职工子女，他都尽可能介绍"单验方"为其治病，以减轻其经济负担。有时遇到家庭困难的重病患儿，他则毫不犹豫地把自己的钱给患儿垫付上，特别交代学生用压舌板或棉签查看患儿咽喉的时候，一定要"轻、准、稳"，甚至是拿棉签的手法和棉签进入患儿口腔之前的"最安全角度"都有要求，无数细微之处都让患儿家长备感医者的温暖与关怀。

未病先防，突出"治未病理念"，认为"防病大于治病"，在诊病之余，他经常帮助患儿家长分析找出小儿易于发病的原因，告诉他们预防疾病有效而具体的方法。他还时常告知家长"要想小儿安，常带三分饥与寒"，不喂过饱，不穿太暖。与此同时，李兴永主任也是最早在鹰城开展并推广"冬病夏治"、中药穴位贴敷治疗小儿反复呼吸道感染、哮喘以及过敏性鼻炎等疾病的倡导者。20世纪80年代初期，自己创制研发了秋冬"小儿喘咳防护背心"，此项发明得到了黄明志老前辈的高度赞扬。

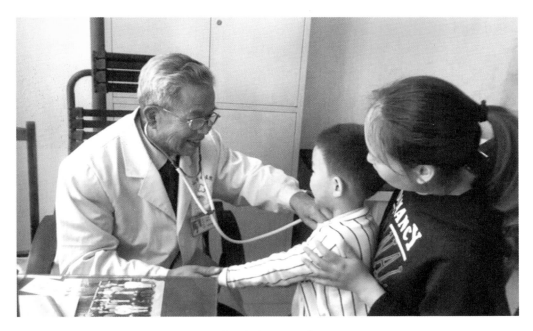

李兴永（1945—）

在随后的数年里，李兴永主任在自己的工作岗位上兢兢业业，恪尽职守，任劳任怨，每天接诊百余名患儿，从未按时下过班，而是加班加点为患儿诊治。无论他走到哪里都很容易被市民认出来，并且被小孩子高兴地称作"吃药不苦的医生爷爷"。在繁忙的工作之余，他积极参加省级及全国的学术交流会议，发表论文20余篇，获市级科技进步奖2项，多次被评为市级先进工作者和优秀共产党员。在任河南省中医儿科专业委员会委员及平顶山市儿科学会主任委员期间，积极开办培养中医药人才的学习班，义务讲课并传授中医药知识，为培养新一代中医儿科人才不遗余力。经他培养带教的学生和进修学生回到各地都把中医儿科工作开展得深得民心，名赞一方，而且还多次被全市的重点小学和幼儿园邀请，亲自到校为孩子家长以及幼儿老师们讲解儿童疾病的预防知识，以及有益于儿童的中医保健常识，深受平顶山市民的信任和敬重。

（七）马丙祥

马丙祥（1963—），男，医学博士，主任医师、教授，博士生导师、博士后导师，全国优秀中医临床人才，河南省优秀青年科技专家，现任河南中医药大学第一附属医院儿科医院副院长、儿童脑病诊疗康复中心主任、河南省中西医结合儿童医院康复中心主任，兼任中国康复医学会儿童康复专业委员会常务副主任委员、中国民族医药学会康复分会副会长、中国残疾人康复协会中医康复专业委员会副主任委员、世界中医药学会联合会小儿脑瘫专业委员会副会长、中国中医药研究促进会综合儿科分会副理事长等职务。

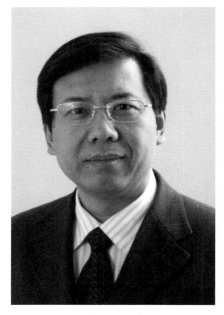

马丙祥（1963—）

1980年考入河南中医学院中医系学习，学习期间曾跟诊黄明志、马荫笃等多位儿科名医名家；1985年到成都中医学院攻读中医儿科学硕士学位，1988年7月进入河南中医学院第一附属医院儿科工作至今；2011—2014年在南京中医药大学攻读博士学位。工作期间，系统学习了黄明志老师的儿科学术思想及临床经验。从1994年开始开展儿童脑病诊治及康复工作，在河南省率先引入国际先进的脑瘫早期诊断及康复治疗技术，并充分发挥中医特色和优势，创立了以手法为主的脑瘫中西融合综合康复治疗体系；提出了脑瘫发病的"痰瘀阻窍、经络不通"理论；创立了一套传统康复方法与现代康复技术相结合的"疏通矫正"手法，被国家中医药管理局确定为中医诊疗技术整理研究项目，并获省部级科技进步奖二等奖；基于运动控制的交互抑制理论，创立了"抑强扶弱"推拿法；基于核心稳定性理论，创立了"推拿按摩督脉夹脊穴治疗不随意运动型脑瘫"方法；率先应用俞募穴针刺治疗脑瘫等疾病；创制了化痰活瘀、益智开窍的"蒲金口服液"治疗儿童脑瘫、脑损伤等，研究成果获河南省科技进步奖二等奖。先后跟师刘弼臣教授、马融教授学习儿童神经精神疑难病症的诊治。主编《实用儿科诊断与治疗》等著作6部、参与编著专业著作10余部；发表学术论文100余篇；作为第1名获省部级科技成果奖二等奖2项，三等奖2项、厅局级科技成果奖10余项；现承担国家自然科学基金、河南省科技攻关等科研项目5项。

（八）黄甡

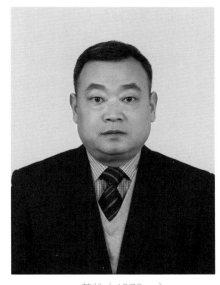

黄甡（1970—）

黄甡（1970—），黄氏第四代传承人，男，河南省商丘市民权县人，主任医师、教授、硕士研究生导师，全国老中医药专家学术经验继承人。出生于中医世家，为黄明志老师嫡孙。幼承庭训，毕业于河南中医学院中医系，工作于河南中医药大学第一附属医院儿科，先后师从全国名老中医黄明志教授、张奇文教授、刘弼臣教授。现任中国中医药研究促进会小儿推拿外治分会副会长兼秘书长、中国中医药研究会中药外治分会副会长、中国民间中医医药研究开发协会中医膏摩疗法分会会长、河南省中医药学会小儿非药物疗法专业委员会主任委员。

长期从事小儿呼吸、消化、神经系统疾病的临床及研究工作，倡导"小儿养生"和"绿色疗法"，将中医传统疗法与小儿"未病先防"紧密结合并应用于临床。尤善运用中药、推拿、针灸等中医传统疗法治疗小儿不明原因发热性疾病、长期腹泻、反复呼吸道感染、难治性肺炎等疑难杂症及小儿常见疾病。目前从事教学、临床、科研工作20余年，主持及参与科研项目5项，其中主持省级项目2项，获得河南省中医药科学技术成果奖一等奖1项；发表论文30余篇，其中SCI论文2篇，核心期刊10余篇。

（九）任献青

任献青（1973—），丁氏第二代传承人，男，医学博士，教授、主任医师，博士生导师。现任河南中医药大学儿科医学院党委书记、河南中医药大学第一附属医院副院长、河南省创建国家区域医疗中心中医儿科中心执行组长和业务组长，兼任中华中医药学会儿科分会副主任委员、中国民族医药学会儿科分会副会长、世界中医药学会联合会儿科专业委员会常务理事、河南省学术技术带头人，被评为郑州市优秀教师、河南中医药大学教学先进个人、河南省中医药首批拔尖人才。

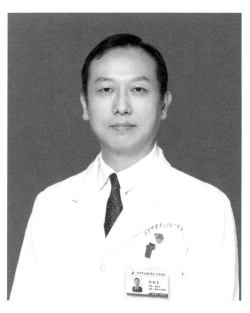

任献青（1973—）

任献青教授先后师从全国名中医丁樱教授、北京中医药大学王耀献教授、天津中医药大学马融教授等。在从事教学、临床、科研工作20余年间，主持及参与科研项目9项，其中主持国家自然科学基金项目1项，参与国家科技支撑项目1项，主持省级项目7项；发表论文30篇，其中SCI论文3篇，核心期刊10余篇；共编写学术专著18部，其中国家级规划教材7部，论著7部，教辅4部，包括全国中医药行业高等教育"十三五"规划教材《中医儿科学》（第十版）、普通高等教育"十三五"规划教材《中医儿科学》、国家卫生和计划生育委员会"十三五"规划教材《中西医结合儿科学临床研究》、卫生部"十二五"规划教材《中西医结合儿科学》、普通高等教育"十二五"规划教材全国高等医学院校中医药类系列教材《中西医结合儿科学》、卫生部规划教材同步精讲精练《儿科学》（第八版）、高等中医药院校教材《中医儿科临床技能实训》等。其所在专科临床诊疗水平、科研教学水平均处于国内同行业领先水平，其临床医疗水平、科研水平处于省内同行业领先水平，在全国中医儿科界知名度很高，特别是儿童过敏性紫癜、紫癜性肾炎、小儿肾病综合征及儿科常见病如小儿咳喘、厌食、积滞、腹泻等疾病的诊疗达到国内先进水平，形成了自己独特的治疗体系，如从伏邪和络病理论辨治儿童过敏性紫癜及紫癜性肾炎，中医序贯辨证治疗儿童肾病综合征，擅长中医药干预雷公藤多苷副作用的研究，经方在儿科病症中的应用，补肺气、清积热法在儿科反复呼吸道感染中的应用等，同时创新自拟出诸多的临床经验方，极大地提高了临床疗效。

（十）宋纯东

宋纯东（1967—），河南省民权县人，男，医学博士，主任医师、教授，硕士研究生导师、博士后导师，现任河南中医药大学第一附属医院／河南省中西医结合儿童医院儿科肾脏病区副主任。1999年考入河南中医学院攻读硕士学位，先后师从全国著名肾病专家丁樱教授、王自敏教授；并先后在南方医科大学附属第一医院（原第一军医大学附属南方医院）、郑州大学第一附属医院进修学习。具有深厚的中西医理论基础及丰富的临床经验。目前担任河南省医学科普学会中西医结合肾病分会主任委员、中国中医药信息研究会儿科分会常务理事、世界中医药学会联合会中医儿科分会常委、中国民族医药学会儿科分会委员、中华医学会中医肾脏病学分会常委、河南省中医儿科

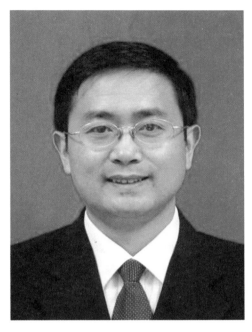

宋纯东（1967—）

专业委员会常委、河南省中医肾病专业委员会常委、第四批全国中医优秀人才、河南省中医管理局学科带头人，第四批全国老中医药（中医肾病）专家学术经验继承人。主编专著5部，发表论文60余篇，主持省、厅级科技攻关项目8项；获国家中医药管理局科技成果奖二等奖1项，中国民族医药学会科学技术奖三等奖1项，河南省厅、局级一等奖3项、二等奖2项。

（十一）闫永彬

闫永彬（1969—），男，医学博士，主任医师，硕士生导师、博士后导师，河南中医药大学儿科医学院／河南中医药大学第一附属医院儿科医院五病区主任，儿科医院临床办公室主任，省级知名专家，全国第四批优秀中医临床人才，河南省中医药青苗人才培养项目指导

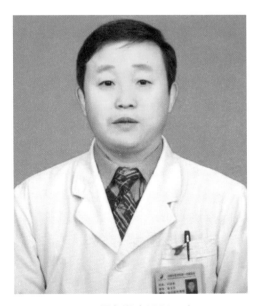

闫永彬（1969—）

老师，兼任中国中医药信息学会儿科分会副会长、中华中医药学会儿科分会委员、河南省中西医结合学会儿科分会消化/感染学组组长等。擅长治疗儿童感染及消化系统疾病。

主持国家自然科学基金（面上项目）2项，河南省科技厅科技攻关等课题7项；发表中文核心论文等40余篇，SCI论文3篇；主、参编国家规划教材等12部。

（十二）都修波

都修波（1984—），儿科教授、主任医师、硕士研究生导师。为河南省儿科专业委员会委员、河南省中医儿科专业委员会委员、河南省儿童内分泌专业委员会委员、河南省中西医结合学会康复专业委员会委员、河南省医学会抗癫痫学分会委员、河南省康复医学会儿童康复分会委员、河南省儿童卒中委员会委员、世界中医药学会联合会儿科专业委员会委员、全国民族医学促进会常务理事、第四批全国老中医药专家丁樱教授学术经验继承人。曾参加河南省第八批援疆工作，荣获"优秀援疆干部"荣誉称号。擅长诊治小儿神经系统疾病，对儿童矮小症、性早熟、癫痫、脑瘫、夜惊、夜啼、睡眠障碍、结节性硬化症、肌无力、抽动秽语症、注意力缺陷多动障碍等疑难病症的诊治造诣颇深。先后发表学术论文30余篇，参编儿科专著5部。

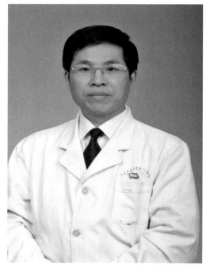

都修波（1984—）

（十三）郭庆寅

郭庆寅（1974—），男，河南省新乡市人，医学博士，主任医师、副教授，硕士研究生导师，留学访问学者。1998年本科毕业，2000年考入河南中医学院攻读硕士学位，师从全国名中医、肾病专家丁樱教授。2009年考入郑州大学攻读博士学位，师从全国血液病、肾病专家刘玉峰教授。先后在郑州大学第一附属医院、德国罗滕堡医院进修学习。现兼

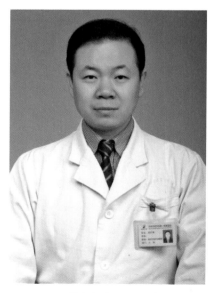

郭庆寅（1974—）

任世界中医药学会联合会儿科分会常务理事、中国中医药信息学会理事、中国转化医学会委员、河南省儿科专业委员会委员、河南省中西医结合学会儿科专业委员会委员。从事临床医疗工作 22 年，擅长中西医结合治疗小儿过敏性紫癜、紫癜性肾炎、肾病综合征、狼疮性肾炎、蛋白尿、乙肝相关性肾炎、发热、咳嗽、肺炎、腹泻等。发表论文 20 余篇；主持参加多项国家级、省级科研研究，获河南省科技厅二等奖 1 项，河南省中医管理局科技成果奖一等奖 1 项。

（十四）陈文霞

陈文霞（1973—），女，主任医师，博士，硕士研究生导师，河南中医药大学第一附属医院儿童重症监护病区主任，师承全国名中医丁樱教授，第六批全国老中医药专家学术经验继承人，兼任中国民族医药学会儿科分会常务委员、中国民族医药学会儿科分会儿童重症学组组长、中国医学会儿科分会委员、河南省中西医结合学会常务委员、河南省中西医结合学会儿科分会新生儿与儿童重症学组组长、河南省医学会变态反应学分会儿科学组副组长、河南省医学科普学会感染与预防控制专业委员会常务委员、河南省重症医学会委员、河南省预防接种异常反应调查诊断专家成员、河南省医学会儿科分会急救学组委员。主持河南省省厅局级课题 6 项；以主要参与人参与国家自然科学基金面上项目 2 项；发表国家级及核心论文 20 余篇，其中中科院 JCR 二区 SCI 论文 2 篇；编写论著 5 部，其中主编 1 部、统编教材 2 部（编委）。

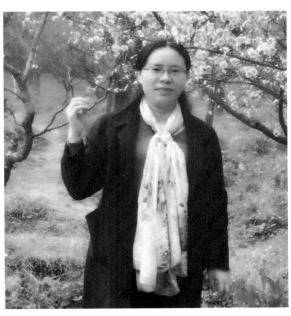

陈文霞（1973—）

（十五）马淑霞

马淑霞（1964—），女，河南中医药大学第一附属医院儿科感染/消化病区主任医师，教授，硕士研究生导师。她出身中医世家，父亲马振云为本院国医堂名中医（其父自幼学医，师从河南省南阳市镇平县名医柳书斋先生，1956年被河南中医学院第一任院长彭延泰举荐到河南中医学院工作。河南中医学院第一附属医院成立初期，与郑颉云、苗丕宪、黄明志等儿科前辈一起同治妇儿疾病，擅长治疗小儿咳嗽病）。马淑霞主任医师为全国第三批优秀中医临床人才，师从国医大师李振华教授、全国名中医汪受传与丁樱教授、北京中医药大学王素梅教授。擅长中西医结合诊治小儿感染性疾病、消化系统疾病、呼吸系统及心血管系统疾病；善于运用中医药治疗小儿长期

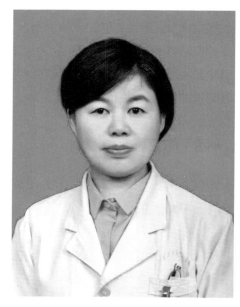

马淑霞（1964—）

发热、反复咳喘、慢性腹泻、厌食、便秘、心悸、头晕、痹证等。医脉相传，女儿张骁于2015年毕业于北京中医药大学七年制中医临床专业，回到河南中医药大学第一附属医院从事儿科临床工作。马淑霞主任医师现担任河南省首批青苗人才指导老师、世界中医药学会联合会儿科分会理事、中国民族医药学会儿科分会理事、河南省中西医结合学会儿科分会消化与感染学组副组长、河南省中医药学会经方临床研究分会常务理事、河南省中西医结合学会呼吸病分会委员。发表论文30余篇，专著6部，其中主编3部；主持省级科研项目2项，参与国家级项目1项，获河南省科技成果奖一等奖2项。

（十六）姚献花

姚献花（1964—），主任医师，现于河南中医药大学第一附属医院儿科从事儿童神经康复、内分泌遗传代谢专业，擅长诊治脑瘫、癫痫、抽

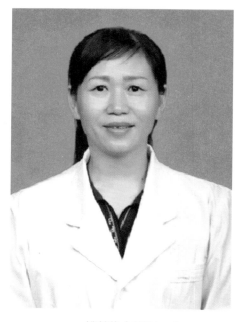

姚献花（1964—）

动秽语症、注意力缺陷多动障碍、智力低下、语言障碍、进行性肌营养不良、脊肌萎缩症、运动障碍、遗尿、矮小症、性早熟等神经系统及先天性遗传代谢性疾病。对发热、咳嗽、肺炎、呕吐、积滞、厌食、腹泻、便秘等常见病有着丰富的临床经验；对易感儿能够很好地运用中药辨证治疗。

曾担任河南省残疾人康复协会与中西医结合康复专业委员会常务委员、世界中医药学会联合会温病专业委员会常务理事、河南省中西医结合学会儿科分会内分泌遗传代谢病学组常务委员、中国医师协会河南分会、康复医师委员会委员，河南省中医康复专业委员会委员、河南省健康管理学会儿童健康管理专科分会第一届委员会委员，世界中医药学会联合会儿科专业委员会理事、中国民族医药学会儿科分会理事。撰写论文 20 余篇；完成科研项目 2 项；主、参编专业著作 4 部，其中主编 2 部。

（十七）周正

周正（1966—），河南中医药大学第一附属医院儿童脑病诊疗康复中心主任医师，硕士研究生导师。全国第三批优秀中医临床人才，师从丁樱教授。现从事儿童神经精神康复专业。擅长小儿脑瘫、癫痫、注意力缺陷多动障碍、抽动秽语症、孤独症谱系障碍、发育障碍等疾病的中西医诊治与康复。

现任河南省中医药"青苗人才"项目培养指导老师，兼任世界中医药学会联合会儿科专业委员会理事、小儿脑瘫专业委员会常务理事，中国民族医药学会儿科分会委员、中国中医药信息研究会儿科分会理事、中国中药协会儿童健康与药物研究专业委员会委员，河南省中医药学会儿科分会常委、经方

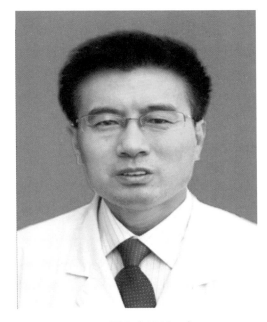

周正（1966—）

分会常委，河南省预防医学会孤独症专业委员会常务委员和儿童心理卫生、儿童保健专业委员会委员。主持河南省中医药专项课题 3 项；发表论文 20 余篇；发表论著 6 部，其中主编 3 部。

（十八）张霞

张霞（1978—），医学博士，副主任医师、副教授，硕士研究生导师，现任河南中医药大学儿科医学院副院长，河南中医药大学第一附属医院儿科医院副院长。中华中医药学会儿科分会青年副主任委员、中国民族医药学会儿科分会秘书长、中华中医药学会儿童紫癜—肾病协同创新共同体秘书长、中国医师协会儿科医师分会儿童肾脏病学组青年委员。擅长中西医结合治疗小儿肾脏疾病，如过敏性紫癜、紫癜性肾炎、肾病综合征、IgA 肾病及血尿、蛋白尿等。

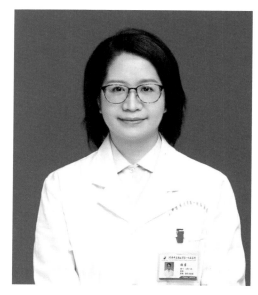

张霞（1978—）

主要从事儿科医教研工作，研究方向为中医药防治儿童肾脏疾病。主持省部级项目 2 项，厅局级项目 3 项，以课题骨干参加国家"十一五""十二五"科技支撑计划项目各 1 项，国家自然基金项目 3 项，获得省部级科技进步奖二等奖 1 项，发表学术论文 30 余篇。

（十九）张炜

张炜（1962—），男，主任中医师、教授、硕士研究生导师，河南省中医药青苗人才培养项目指导老师。国家卫生计生委新生儿复苏省级师资，京豫宛仲景书院"仲景国医导师""南阳中医十大名师""全国优秀中医临床人才""河南省重点中医学科（专科）带头人""中华少年儿童慈善救助基金会9958 儿童紧急救助中心专家"。

先后获得南阳市拔尖人才、南阳市劳动模范、南阳市学术技术带头人、河南省卫生系统先进工作者、南阳市名中医、南阳知名品牌名医、南阳知名儿科医生等荣誉称号，

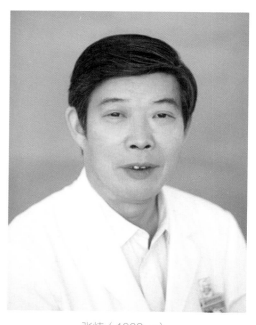

张炜（1962—）

"河南省优秀医师奖""南阳市青年科技奖"获得者；先后获得省部级科技进步奖二等奖
2 项、地厅级科技进步奖二等奖 7 项；在研课题 4 项；主编《国家中青年名中医·张炜》
等专著 5 部，参编《实用中医儿科学》等专著 5 部。

（二十）李君

李君（1972—），女，汉族，共产党员，副
主任中医师，平顶山市中医医院儿科副主任。兼
任中国中医药研究促进会小儿推拿外治专业委员
会委员、河南省中医药学会小儿非药物疗法专业
委员会副主任委员、中国民族医药学会儿科分会
理事等职务。参与河南省中医药继续教育项目 5
项；先后在国家级学术期刊上发表论文 20 余篇；
获省科技进步奖二等奖 1 项；获市科技进步奖 5
项，其中一等奖 3 项、二等奖 2 项。荣获河南省
"学术技术带头人"、河南省卫生计生行业"三八
红旗手"、平顶山市第十一批拔尖人才、市"学
术技术带头人"等荣誉称号。

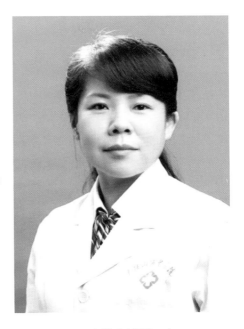

李君（1972—）

四、中西医结合支脉

（一）李晏龄

详见郑氏篇相关内容。

（二）高智铭

高智铭（1937—），女，河南省新郑市人。1960 年 8 月毕业于武汉医学院（今华
中科技大学同济医学院）医疗系本科，1992 年晋升为中西医结合儿科主任医师，为
"九三学社"社员。毕业后曾先后在河南助产医士学校、开封医药专科学校任内科教师

兼临床医师。1965 年被调入开封淮河医院（今河南大学淮河医院），1972 年被调入河南中医学院第一附属医院。她为继承发扬祖国医学和工作需要，主动要求参加省厅举办的中西医结合学习班，认真系统地学习了中医，成为中西医结合儿科专家的优秀代表之一。

高智铭教授从事中西医结合工作 50 余年，秉承"汇古今之学术，聚中西医之精华"的理念，在中西医结合诊治疾病中体现了她独特的诊疗优势。

20 世纪 70 年代，当时河南中医学院第一附属医院儿科只有门诊，病房仅有 10 余张床，且先后挂靠、并入妇科、内科之中。为发展儿科，院领导把她从内科抽调

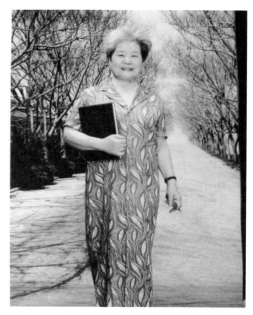

高智铭（1937—）

出来派往上海第六人民医院儿科进修，至此，她走上了中西医结合儿科之路。1984 年任科室行政副主任，带领科室同仁重新创建儿科病房，在老病房楼二楼设床位 28 张，抢救室、治疗室各一间，至此，儿科真正成为一个独立的科室。但由于当时医疗设备差，工作百端待举，新建科室年轻医生多，中西医学的基础理论、基本操作如胸穿、腹穿、腰穿、骨穿等多由高主任手把手传教，同时建立疑难病历、死亡病历讨论机制，如此不仅有效地提高了儿科的医疗技术水平，也为丁樱、赵坤、翟文生、马丙祥等如今成为专家、学者奠定了基础，这也是高老一生为医为师的最大欣慰和满足。

20 世纪 80 年代初，高老带领科室成员成立科研组，创新性地提出"肺脾气虚，卫阳不固"的论点，以"益气固表，肺脾两调"为原则，精选中药制成"肺宝"口服液，经临床观察研究取得明显疗效，并获得河南省中医药科技进步奖三等奖，作为当时医院儿科第一个科研成果，其相关论文在国家级核心期刊《中西医结合杂志》刊载。高老工作期间曾参加中医儿科教材的编著，共发表论文 12 篇。

（三）范忠纯

范忠纯（1945—），女，河南省郑州市人，中共党员，主任医师。1988 年起任河南中医学院第一附属医院儿科主任兼学院教研室主任，曾任中华医学会河南儿科分会委员、中华医学会河南变态反应学分会委员、全国中西医结合学会河南儿科分会秘书、全国中医教育学会副理事，为郑州市教育系统优秀教师（1987 年）。

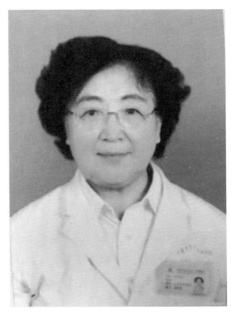

范忠纯（1945—）

她主持并参与了"肺宝"防治小儿反复呼吸道感染的临床与实验研究，获河南省科技进步奖三等奖。参与河南省感染性疾病皮肤迟发试验的相关研究，获省三等奖。参加全国小儿支气管哮喘普查工作及全省儿童高血压 2 400 例的调查研究，1988 年参加的"郑州市 21 404 名儿童血压的研究"获河南省科技成果奖二等奖。撰写论文 16 篇，主编的《实用儿科诊断与治疗》由科学技术文献出版社出版，获省教育科研二等奖。参与《实用多脏器衰竭学》一书的编写。范忠纯兢兢业业从事中西医结合儿科医疗教学 54 年，为省级中西医结合儿科的优秀代表之一。

范忠纯于 1965 年毕业于豫北医专（现新乡医学院）医疗系，分配到郑州市结核病防治所做肺科医师，1970 年到市传染病医院任传染科医师，1976 年参加全省西学中学习班学习中医 1 年，1977 年被调入河南中医学院第一附属医院儿科，1979 年到上海中医学院（现上海中医药大学）附属曙光医院儿科进修 1 年。

20 世纪 70 年代中期，"文革"结束，百废待兴，临床医生奇缺，医疗技术及设备落后，但中医学院儿科也有苗丕宪等数名名中医，有从事中西医结合的李晏龄院长，有医德高尚的张静亭主任和临床知识丰富的优秀老师高智铭主任。在她们的领导和指导下，范忠纯从事了中西医结合儿科临床工作，多年来她兢兢业业，不为名利，认真钻研中西医结合技术。自 1988 年起担任医院儿科主任，在儿科全体医护人员努力下，挽救了大量急危重症病人。全科医护人员至今都不会忘记自己奋斗的日日夜夜，这些都是儿科发展的基础。

在此基础上，儿科进一步完善了医教合一的理念，儿科教师必须立足临床实践，临床医师参与教学，教材加入现代医学内容。科室有计划地派青年医师到省内、国内大医院进修学习，引进儿科诊疗新技术。临床上坚持三级查房制、定期会诊制。组织各专业业务学习，鼓励大家参加各种学习研讨会学习儿科临床新进展。鼓励大家积极参加科研项目，撰写学术论文。儿科逐渐培养各专业的学科带头人，他们如今都成了专家。

范忠纯主任任职期间，完善整理了"儿科散剂"，这些方剂多是前一代名中医的经验结晶，是儿科的常用药，也是享誉全省、全国的有效方药，剂型改为颗粒剂后更容易为患儿接受；又开展了儿科的外治疗法，颇受患者欢迎。在此期间，儿科也为河南中医药大学第一附属医院创建全国三甲医院做出了贡献。

20 世纪 80 年代末，医院改制，科室承包，儿科工作量大但收入低，市级医院儿科病房大量关停，门诊量均有下降，但儿科没有一个放弃专业的医师，范忠纯主任进一步发挥中医特长，筹建脑瘫学科，在学科带头人马丙祥的努力下，使之发展成了现在最有实力的学科之一。随着改革开放，先进医疗设备的引进，硬件的改善，河南中医药大学第一附属医院儿科发展蒸蒸日上，范忠纯也退休进入了国医堂继续从事医疗工作。

范忠纯在自己 55 年医疗生涯中不断完善自己的临床医学知识，曾参加"全国儿科新进展学习班""全国儿童支气管哮喘新进展学习班"，为充实中医知识，又参加了专接本学习，获得了中医学院本科学历。通过学习—临床—再学习—再临床，有了扎实的医学理论基础，在儿科呼吸系统疾病的诊疗方面形成了自己的专长，如诊治小儿肺炎一般不静脉应用抗生素，而多采用口服药物治疗，中西医结合施治。急性期多为风热犯肺、痰热壅肺、郁火犯肺，分别给予辨证施治可缩短病程，减少抗生素的应用；恢复期益气固表，补肺调脾，减少疾病复发。儿童支气管哮喘发病率近年来有上升趋势，早诊断、早治疗已有程序化、规范化的方案，配合中医辨证施治，急者治其标，缓者治其本，取得了较好疗效。遵照"正气存内，邪不可干"的中医古训，范主任强调治未病，对反复呼吸道感染、免疫功能低下的儿童给予扶正固表、调理脾肺等辨证治疗。

多年的医疗生涯证明：范忠纯主任真正是一名优秀的中西医结合儿科医师。

（四）邓先军

邓先军（1943—），男，河南省淮阳县（现周口市淮阳区）人，1968 年毕业于河南医学院（今郑州大学）医疗系本科，毕业后于 1968 年 8 月被分配到信阳市淮滨县工作。1972 年调入河南中医学院任教。为继承发扬祖国医学和工作的需要，于 1973 年参加省厅在河南中医学院举办的中西医结合学习班，两年中认真系统地学习了中医各科。由于中医教学和工作的需要，于 1978 年至上海中医学院曙光医院进修中医教学和医疗 1 年。

他从事中医儿科教学和医疗工作 50 余年，在中西医结合教学、医疗和科研中体现了其独特优势。于 1983 年任河南中医学院儿科教研室主任，1984 年兼任河南中医学院第一附属医院儿科临床行政副主任，在院领导的支持下，与科室同仁重建儿科病房，设床位 28 张，配合抢救室、治疗室，使儿科成为本院的一个独立科室。邓先军教授主要负责教学工作，与同仁高质量地完成了学院交派的各项教学任务（包括本科班、成教部和各地区县的中医学习班）。他又积极组织科内老师先后参观了长春中医学院（现长春中医药大学）、天津中医学院（现天津中医药大学）等七所大学，并向他们学习教学医疗经验，并采购各种教学幻灯片丰富教学质量，使教学质量有较大提高，真正达到了理论与实践相结合的效果。

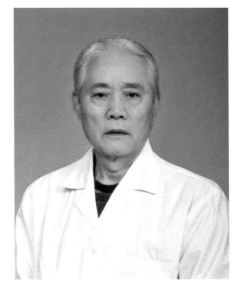

邓先军（1943—）

除教学、医疗外，邓先军教授还积极参加科研工作，先后参与获得省科技进步奖三等奖 3 项（①对金水区原发性高血压的调查研究；②"肺宝"对小儿反复呼吸道感染的临床观察；③健脑益智冲剂对弱智儿的临床与实验研究），发表论文 17 篇，参编儿科著作 3 部。

（五）高雅

高雅（1962—），女，主任医师，硕士研究生导师，高智铭主任之女，河南省中医药研究院儿科主任，从事中医药临床与科研工作 34 年，现任河南省中医药研究院附属医院儿科主任，兼任河南省健康管理学会儿童健康管理专科分会常委、世界中医药学会联合会儿科专业委员会理事、世界中医药学会联合会小儿脑瘫专业委员会常务理事等职务。为国家中医药管理局优秀中医临床人才，河南省中医药"112 人才"等。擅长运用针灸、贴敷、推拿等中医外治疗法，主导研制了穴位贴敷药膏 6 种。尤其对小儿各种发热性

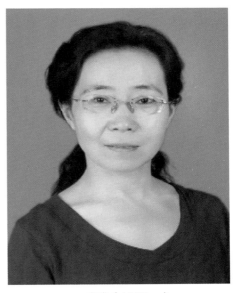

高雅（1962—）

疾病、哮喘、反复呼吸道感染、难治性肺炎、急慢性腹泻、多发性抽动症、过敏性鼻炎—鼻窦炎、顽固性反复性湿疹、小儿亚健康状态的调理等有独特的理、法、方、药和较好疗效，其中在小儿鼻—鼻窦炎的防治方面善用"鸡尾酒"疗法并研制了"鼻炎贴"。对小儿反复呼吸道感染和小儿亚健康状态的医治，创新性地倡议并有效地实施了食疗、体疗、药疗"三环疗法"，研制院内制剂中药膏方3种，编排具有特色的"呼吸节律操"一套。在小儿难治性肺炎的中医药治疗方面，提出"瘀毒并存"，重视"正虚、邪毒、瘀滞"的病机转归。工作至今，发表专业论文36篇，其中核心期刊9篇，医学著作5部；完成科研课题7项，获河南省科学技术进步奖二等奖3项（主持2项、主要参加1项），河南省中医药科技成果奖一等奖2项、二等奖1项，目前在研课题4项。

五、其 他

（一）陈和

陈和（1911—2004），男，汉族，河南省许昌市人，主任中医师，教授，中国农工民主党党员，曾兼任南阳仲景国医大学名誉教授等。他出身私塾先生之家，自幼跟父习学经书，少年勤学好问，苦读经书，能熟诵《三字经》《千家诗》《古文观止》和"经子史集"等，熟读经书，并喜读史书。喜好中医，一心一意立志于悬壶济世、治病救人之路。很早熟读医学经典及名医医案等，及至暮年很多大段经文仍然能背诵，朗朗上口。后又师从省会名医图之谷、王合三等。1946年在开封市河道街开设中医馆行医，开有"正夫中医门诊"。擅长儿科（小儿肺炎、小儿腹泻、儿科发热性疾病）及内科、妇科杂病的治疗，经验丰富，精于临床。

1948年开封解放，在党和政府的重视关怀下，成立了开封市中医师公会，担任常务

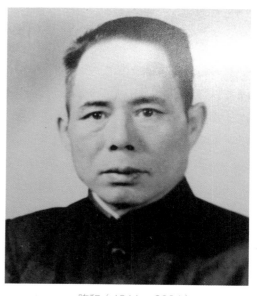

陈和（1911—2004）

委员，负责承办中医诊所登记、审批、发照开业，以及医药医疗事故鉴定等工作。1949年 5 月参加开封市防疫委员会，担任地段防疫段长，因成绩显著，被授予二等功。1950年 7 月在河南省卫生工作者协会任秘书。1951 年 4 月在河南省卫生厅中医科任秘书。1953 年筹建创办河南省中医进修学校，任教导主任及医务部主任，在无病例、无教材、无师资、无校舍的艰苦条件下，克服种种困难，在同仁的一起努力下终于将学校成立起来。至 1958 年 4 月，共完成十三个班八百余人的教学任务。1958 年 4 月以后被调到河南中医学院附属医院工作，诊治范围为内科、妇科、儿科。1985 年 3 月被聘为南阳仲景国医大学名誉教授。1985 年 10 月加入农工民主党。1988 年受聘于河南中医研究所任研究员。

在办学教学过程中组织编纂的教材有《伤寒论》《温病学》《中药学》《方剂学》《妇科学》《儿科学》等。擅长内科、妇科、儿科疾病的诊治。曾随河南省卫生厅组织的医疗技术指导团，到基层各县进行教学讲座，并做技术指导。着重讲授《黄帝内经》中有关诊法、辨五色奇脉主病，以及论治咳嗽、痰饮、哮喘、消渴、癫痫、脾胃病等内容。

陈和老先生为人峭直，性格刚毅，生活节俭，治学从严，仍以济世救人为己任，直至耄耋之年，终生献身祖国医学而无遗憾。

（二）谢畅怀

谢畅怀（1927—1979），字长贵，河南中医学院儿科创始人，河南省固始县沙河铺村人。先生幼读经史、读私塾，16 岁跟当地名医魏学臣学习中医，博览经史群书，17 岁参加乡试，后在固始沙河铺悬壶济世，已崭露头角，声名日噪，求治者踵趾相接，远近慕名延请者众多。

29 岁到河南中医学校学习 1 年，后留校任教。建校之初，学校只有中医进修教师 6 人，他是其中之一。省卫生厅为培养中医师资力量，将省中医进修学校第十一、十二期进修班学习时间延长，增设了"四大经典"课程，使学员们在原有中医理论基础上再提高一步，为学校培养师资，将进修班改名为"师资教研班"，学员结业后留校。同时，又选派一批学员分别到北京中医学院（现为北京中医药大学）"师资班"和南京中医学院（现为南京中医

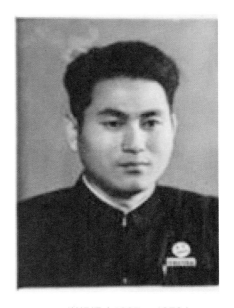

谢畅怀（1927—1979）

药大学）"教学师资研究班"进修学习，结业后返校任教。因学校十分重视师资培养，他先后外出广州、北京、上海参加进修学习，河南中医学院成立后参加自编教材，如内经、金匮、伤寒、温病等，主讲中医各科，后分科归为妇儿科。同时，在教学实践中，举办教学研究班对在职教师进行轮训，后成立河南中医学院第一附属医院妇儿科，任临床医生。

谢畅怀先生为名中医，在数十余年教学临床过程中积累了丰富的经验，由于生前医、教、研工作繁忙，他在世时除了撰写《中医儿科学讲稿》及读书笔记、就诊门诊处方外，无暇总结自己的临床经验，迄今没有一本介绍他的专著，难以完整体现他的学术思想。近年来，学校为了抢救他的经验，成立了谢畅怀工作室，并要求其弟子们努力做好其学术思想的整理和传承，以免其宝贵的经验湮没在历史的尘埃中。

（三）谢文英

谢文英（1963—），谢畅怀之女，河南中医药大学教授，硕士研究生导师，河南省学术技术带头人，第八批中医诊断学重点学科带头人，中华中医药学会河南省分会中医诊断学会主任委员，中华中医药学会中医诊断学分会副秘书长、常务委员。从事常见病症的辨证规律研究，主持国家自然科学基金面上项目、省厅级课题多项，获河南省科技进步奖二等奖 1 项，河南省教学成果奖二等奖 1 项，主持河南省教学质量工程项目 5 项，先后在省级及以上医学刊物发表论文 50 余篇，主编或参编著作 40 余部。曾承担中医主要课程《中医各家学说》《中医基础理论》《中医诊断学》《中医误诊学》《女性健康与调理》等的讲授任务，临床擅治中医慢性杂病。

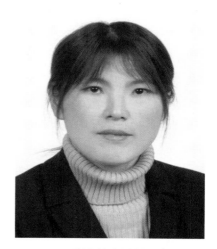

谢文英（1963—）

河南中医药大学第一附属医院儿科团队历史照片

1. 原始手稿

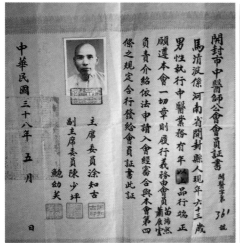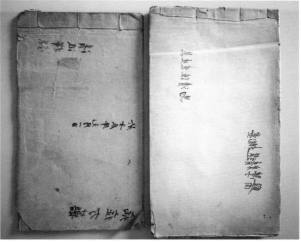

1949 年马清波（马荫笃之父）的开封市中医师公会会员证及 1952 年手稿

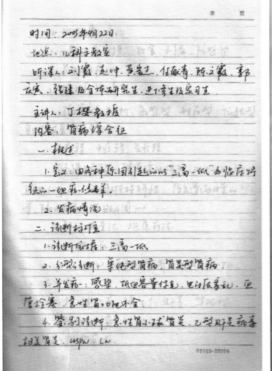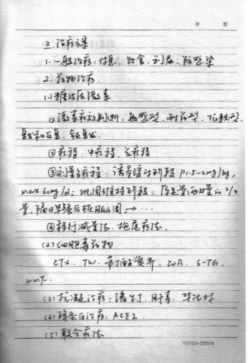

2005 年 4 月河南中医学院第一附属医院儿科学科早年教学记录

2. 日常工作

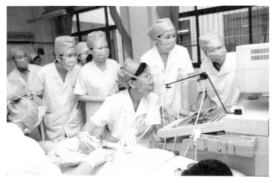

1999 年丁樱教授带领儿科团队开展河南
省首例肾脏穿刺检测

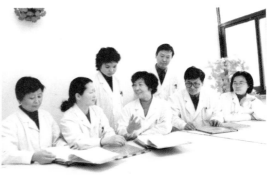

1999 年丁樱教授携团队病例讨论照
（左一 赵坤，左二刘霞，右三任献青）

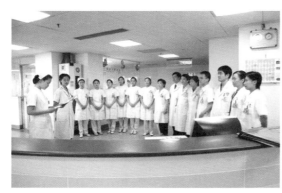

2002 年河南中医学院第一附属医院儿科团队查房照

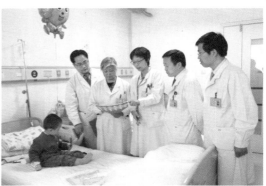

2007 年赵坤教授在儿科呼吸病房查房照

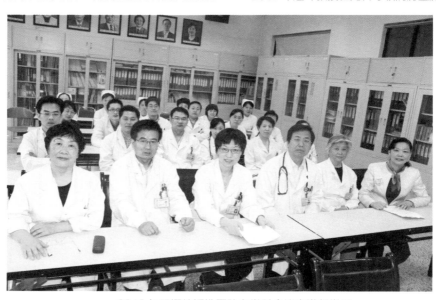

2012 年丁樱教授携团队在学科会议室进行学习

3. 学术会议

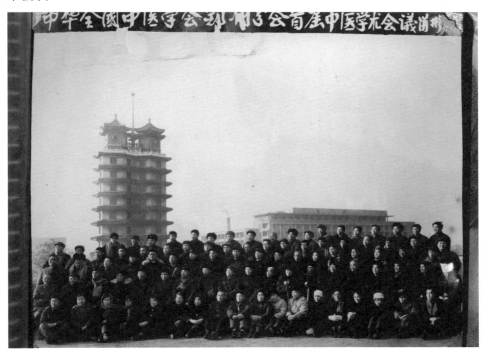

1982 年 10 月中华中医药学会郑州分会首届中医学术会议留影

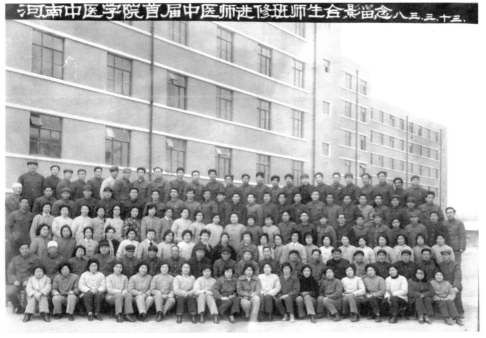

1983 年 3 月河南中医学院首届中医师进修班师生合影留念

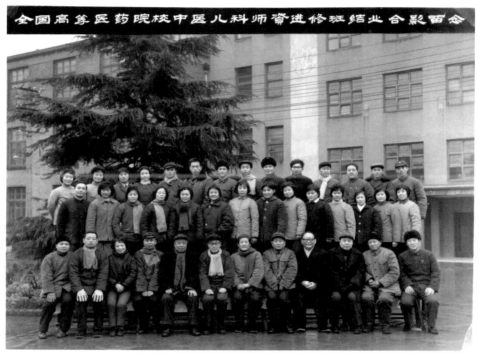

1983 年 在上海中医学院全国第一届中医儿科高师班结业留影
（1排左2朱大年，左3王骏阊，左4朱瑞群，左9王玉润，第3排左1丁樱）

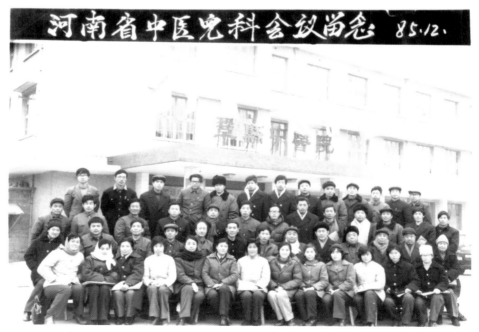

1985 年 12 月 河南省中医药学会首届儿科专业委员会第一次会议合影（巩义）
（1排右4丁樱，右5张子萍，右6韩翔，右9琚玮；2排右1张静亭，右2许靖三，右3王大璋，
右5韩俊青，右6黄明志；3排右4马荫笃，右6郑启仲，右7史纪，右8郑琼华）

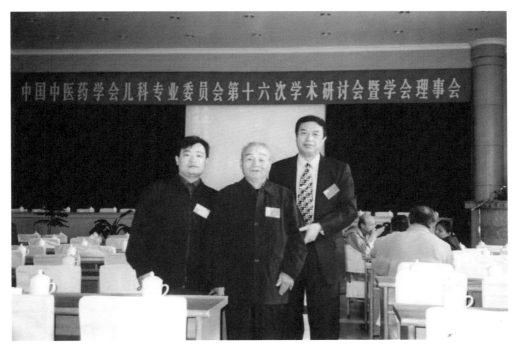

1986 年 黄明志主任携郑启仲、黄甡在中国中医药学会儿科专业委员会第十六次学术研讨会暨学会理事会

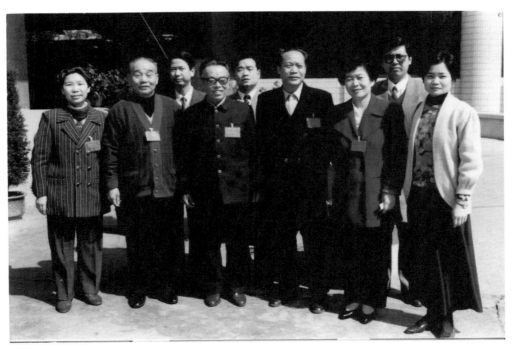

20 世纪 90 年代，国医大师王烈教授来河南中医学院儿科参观指导留影
（1 排，左 1 张子萍，左 2 黄明志，左 3 王烈，右 2 丁樱，右 3 郑建民；
2 排，左 1 翟文生，左 2 黄甡，左 3 马丙祥）

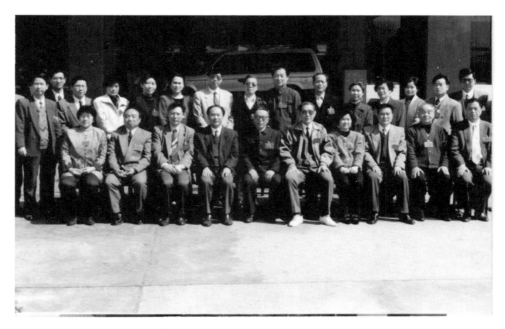

1987 年中华中医药学会儿科分会常务理事会在郑州召开
（1 排自左起陈陶后、俞景茂、王庆文、王烈、韩俊卿、庞春生、冯熹茹、朱锦善、黄明志、郑启仲；
2 排左 1 马丙祥，左 2 黄牲，左 4 丁樱，左 5 张子萍，左 6 郑建民，右 1 翟文生）

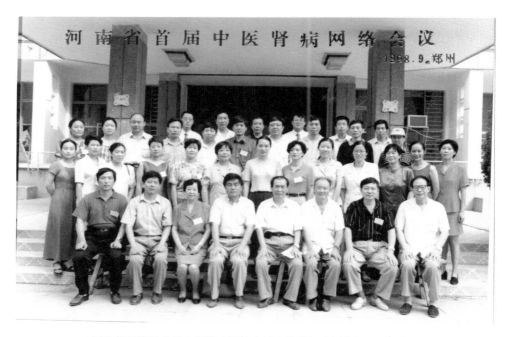

1998 年河南省首届中医肾病网络会议在郑举行（2 排右 3 丁樱）

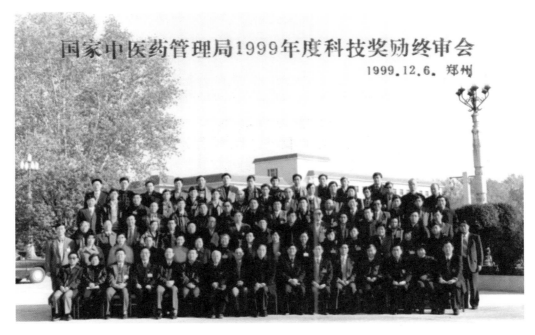

1999 年在郑州召开的国家中医药管理局科技奖励终审会（2 排左 9 丁樱）

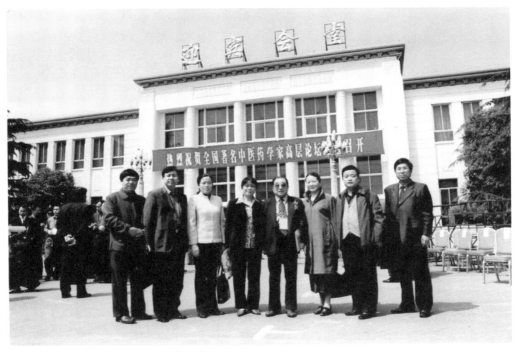

2002 年全国著名中医药学家高层论坛在郑州迎宾会堂召开
（左 2 马丙祥，左 3 云鹰，右 1 都修波，右 2 黄牲，右 3 刘霞）

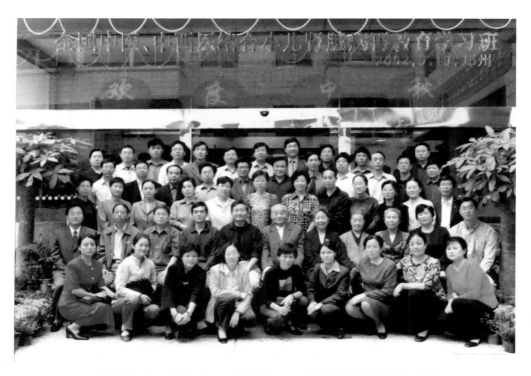

2002 年 9 月全国中医、中西医结合小儿肾脏病继续教育学习班合影
（2 排左 1 朱明军，左 5 汪受传，左 6 黄明志，左 7 杨霁云，右 2 丁樱，右 3 张子萍，右 4 张静亭）

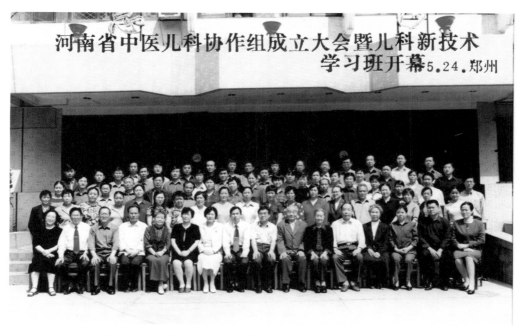

2002 年 5 月河南省中医儿科协作组成立大会暨儿科新技术学习班
（1 排左 1 范忠纯，左 3 史纪，左 6 丁樱，左 7 郑玉玲，
右 1 云鹰，右 4 张子萍，右 5 马荫笃，右 6 张静亭，右 7 黄明志）

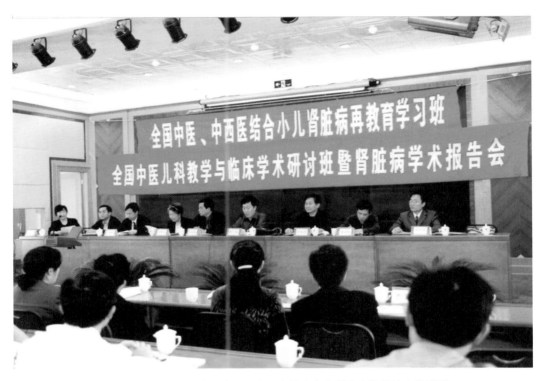

2004 年 9 月 举办全国中医、中西医结合小儿肾脏病继续教育学习班

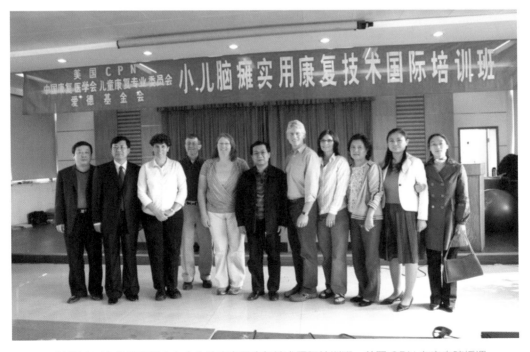

2007 年 10 月马丙祥主办小儿脑瘫实用康复技术国际培训班，美国 CPN 专家来院授课

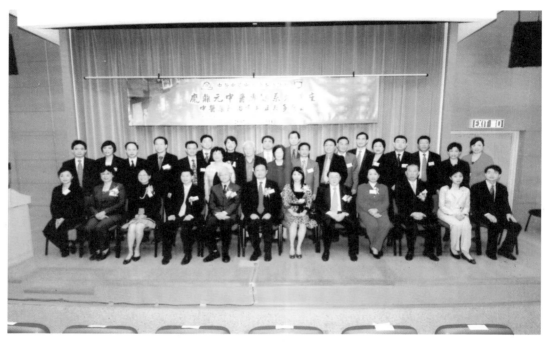

2007 年 11 月丁樱教授（2 排左 7）赴香港大学讲学，与国家中医药管理局
王国强部长（1 排左 6）及香港大学校长等合影

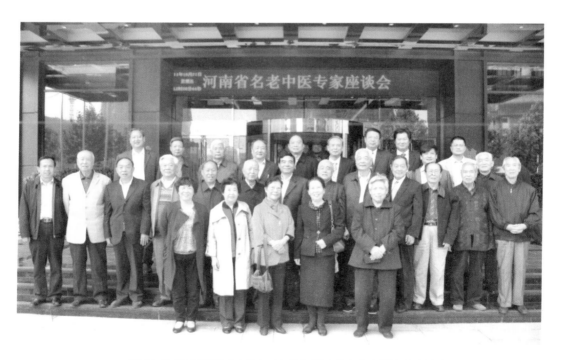

2011 年 10 月丁樱（1 排左 1）参加河南省名老中医专家座谈会

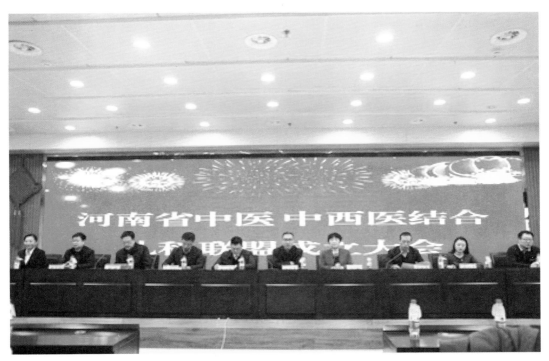

2017 年 12 月举行河南省中医、中西医结合儿科联盟成立大会

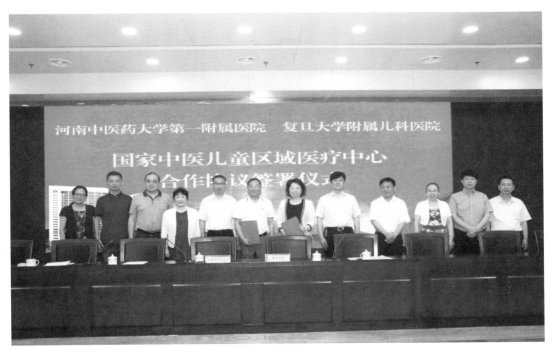

2018 年 6 月河南中医药大学第一附属医院与复旦大学附属儿科医院联合，
并被评为"国家中医儿童区域医疗中心建设单位"签约仪式

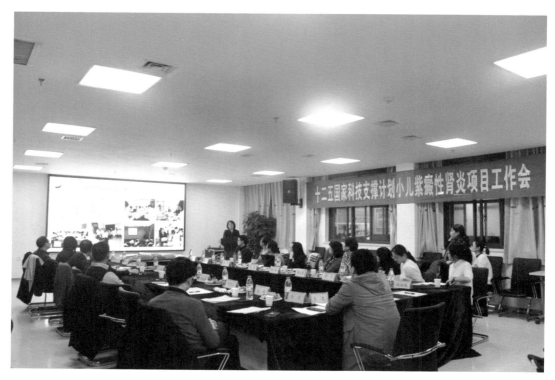

2018 年 12 月丁樱教授的"国家十二五科技支撑计划小儿紫癜性肾炎项目"结题工作会

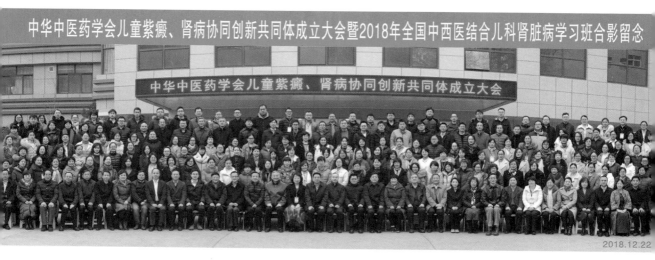

2018 年 12 月中华中医药学会儿童紫癜、肾病协同创新共同体成立大会暨全国中西医结合
儿科肾脏病学习班在河南中医药大学第一附属医院举行

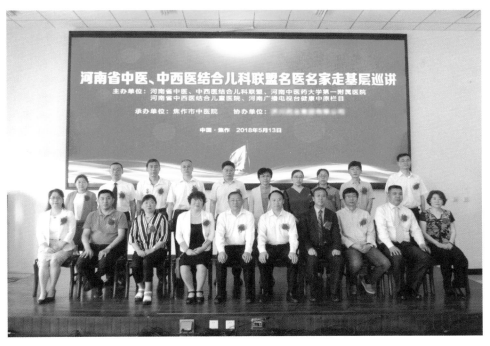

2018 年 5 月河南省中医、中西医结合儿科联盟名医名家走基层巡讲在焦作进行

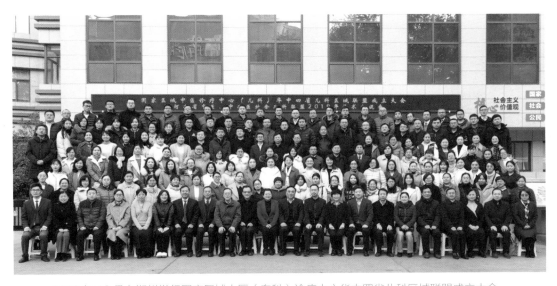

2019 年 12 月在郑州举行国家区域中医（专科）诊疗中心华中四省儿科区域联盟成立大会

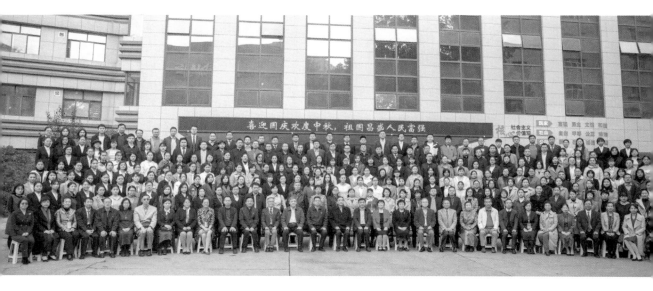

2020 年 10 月中国民族医药学会儿科分会第六次学术大会在郑州举办

4. 轶人轶事

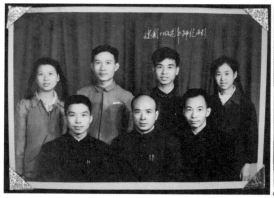

1963 年，河南中医学院马萌笃拜师留影
（1 排左 1 刘继堂，左 2 中吕承全，左 3 马萌笃；
2 排左 1 胡玉荃等）

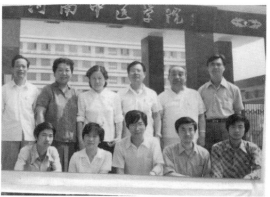

1990 年，河南中医学院儿科部分成员合影
（2 排从左往右依次为郑建民、李晏龄、邹志文、
尚炽昌、黄明志、李松山；1 排左 1 翟文生、
左 2 丁樱、左 3 王耀献）

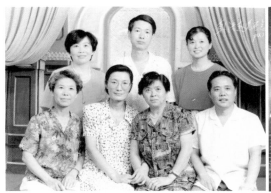

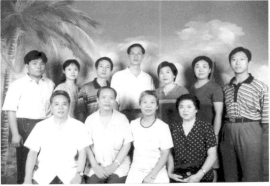

1994 年河南中医学院第一附属医院儿科骨干韩清赴美深造
（1 排左起 张子萍、韩清、郭玉环、邓先军；
2 排左起 丁樱、翟文生、赵坤 ）

1996 年儿科教研室暨儿科研究所全体成员合影
（1 排左 1 邓先军、左 2 郑建民、左 3 张子萍、左 4 郭玉环；
2 排左 1 朱建光、左 2 黄岩杰、左 3 翟文生，
右 1 任献青、右 2 琚玮、右 3 丁樱、右 4 陈永辉 ）

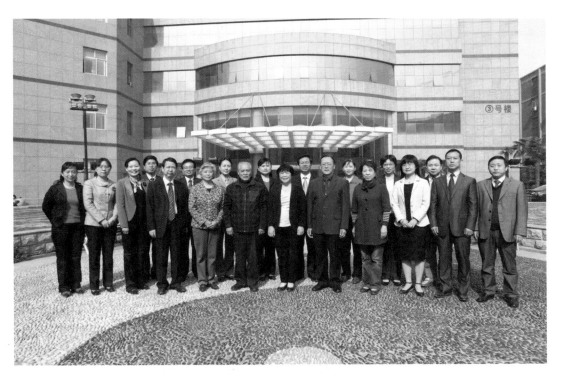

2002 年河南中医学院第一附属医院部分儿科专家合照

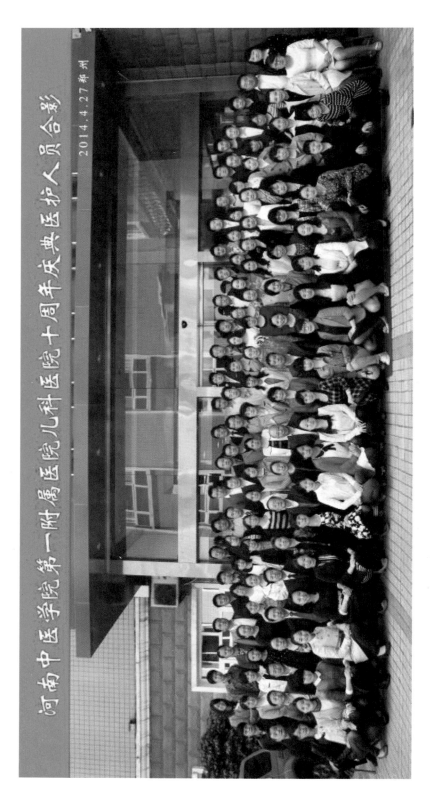

2004年河南中医学院第一附属医院儿科医院成立十周年庆典医护人员合影

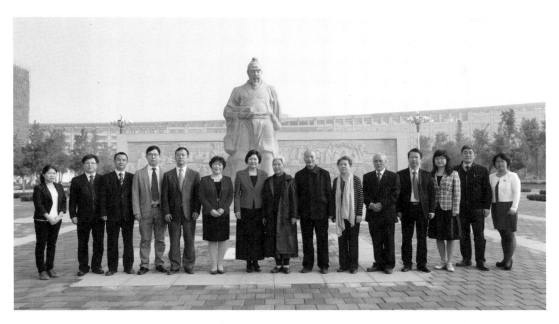

2014 年 4 月河南中医药大学原校长郑玉玲与儿科教学团队合影

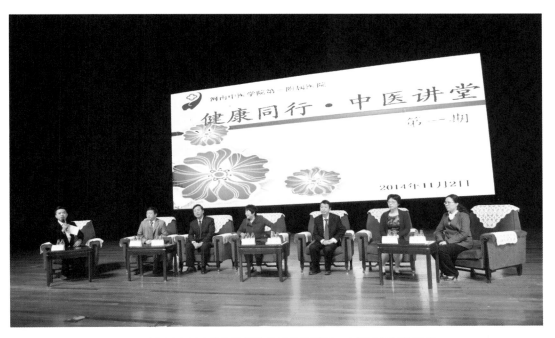

2014 年 11 月儿科团队参加健康同行·中医讲堂科普宣传

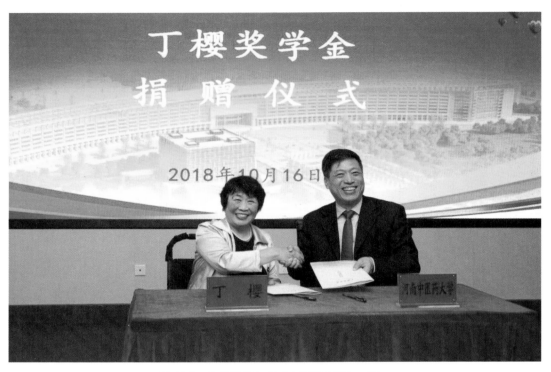

2018年12月丁樱与河南中医药大学许二平
校长在丁樱奖学金捐赠仪式上合影

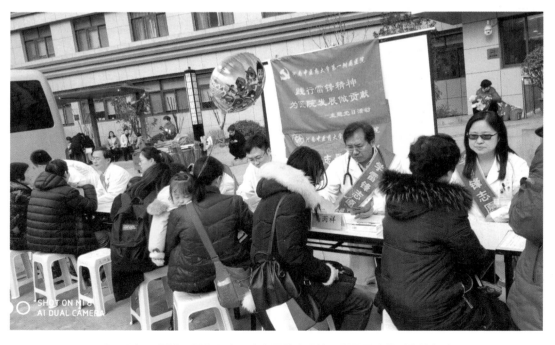

2019年3月学习雷锋日在河南中医药大学第一附属医院儿科楼前义诊

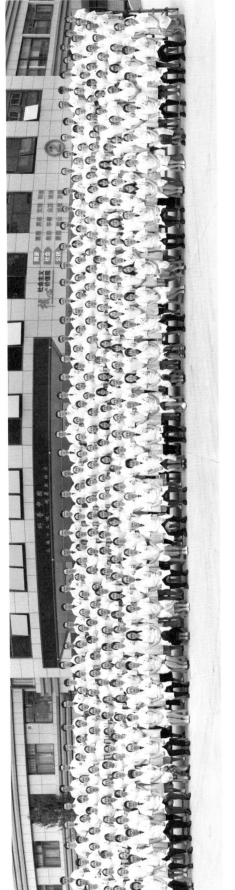

河南中医药大学第一附属医院儿科医院全家福照（2021年）

平顶山市中医医院历史照片

1. 传承手稿

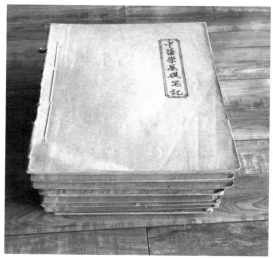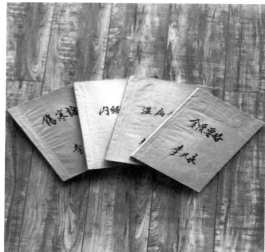

李兴永主任 1982 年 2 月—1983 年 12 月在河南中医学院中医师进修班学习笔记

2. 诊疗旧照

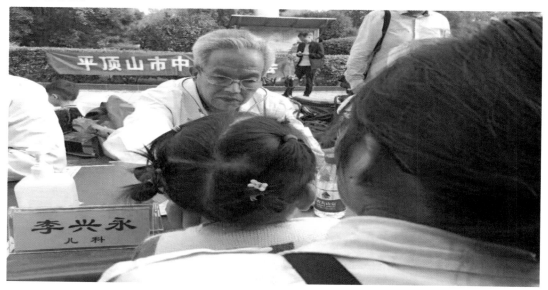

2019 年 10 月平顶山市名中医李兴永主任参加义诊活动

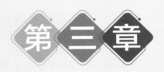

第三章
豫北流派传录（安阳）

一、安阳王氏

王氏儿科创始人王瑞五，河南省名老中医，行医六十余年，诊治病人数百万，带徒十余人，首创儿科中药煮散剂，为安阳市中医院儿科创始人、王瑞五儿科学术流派的创始人及奠基人。

王瑞五儿科学术流派桃李满天下，第二代传人有（按跟师先后顺序排列）：王大璋、张淑芹、张禹德、杨之藻、王梅花、王悠同、李法义、许靖三、郑启仲、党炳瑞等。其中王大璋为王瑞五长子，历任郑州市二七区人民医院（现郑州市口腔医院）副院长、郑州市第二中医院副院长，其子王启明、王黎明均跟随父亲学习中医儿科；杨之藻、郑启仲均为全国名老中医，其余人均为当地医院业务骨干；第三代传人（按师从的第二代老师顺序排列）：以王启明、王黎明、李亚黎、孟牛安、杜海华、杨颖、冯业贺、王建川、张宝婷、王淑娟、李纯冰、许志平、郑宏等为代表，均为各单位儿科主任及业务骨干。

王氏儿科经近百年的传承，形成了独具特色的思想体系，其学术思想体系可概括为：①注重望诊：王氏儿科在诊疗过程中注重"望形体、审苗窍"，尤其注重望舌象、看指纹，以此来推断疾病的性质、轻重及病势的进退。②擅用散剂：王氏儿科创始人王瑞五创16种中药煮散剂，其弟子及后人又不断研制新的散剂，目前已发展为100余种，基本可覆盖儿科常见病、多发病的治疗。③善用外治法：王氏儿科根据"内治之药即外治之药，内治之理即外治之理"的理论观点，开展了小儿捏脊、穴位贴敷、推拿、针灸等中医外治疗法。

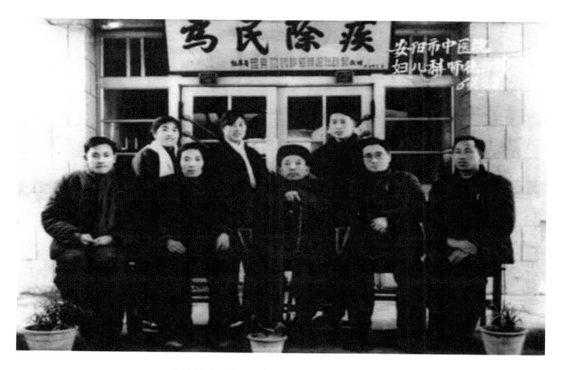

王瑞五（一排左三）及门徒合影（1964年）

（一）王瑞五

王瑞五（1886—1968），王氏创始人，男，汉族，河南省安阳市人，安阳市中医院创始人之一，安阳市中医院儿科及儿科学术流派创始人，创16种儿科中药煮散剂，为河南省名老中医。王瑞五幼年家贫，在水冶"太明寺"学医，后又师从医于清末名医李可辛、张思尧等人。学成后，王瑞五回到家乡（今河南安阳市），行医治病。除了在家看诊，还辗转北京、上海、郑州、天津等地行医，因疗效显著、医德高尚，方圆数百里

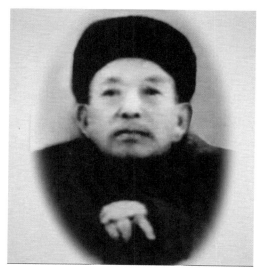

王瑞五（1886—1968）

的百姓都慕名前来。王瑞五在行医过程中积累经验，研习医学典籍，融会贯通后创 16
种散剂。1954 年 2 月，王瑞五与当时的几位名中医一起成立安阳市中医联合诊所，后
并于安阳市中医院的前身——安阳市中医联合医院，并将自己的 16 种儿科散剂方献于
医院。王瑞五老先生曾先后任安阳市中医学会会长、中西医研究会理事，并先后当选
安阳市人大代表、政协常务委员。1964 年河南省卫生厅授予王瑞五"名老中医"称号。
王瑞五在临床中总结经验，先后撰写了《临症医案》《医学格言》《中医儿科临床概要》
和《中医儿科散剂的应用》等著作。王瑞五的著作里面有许多他精心研制的独家药方，
为后来安阳中医儿科的发展奠定了珍贵的基础。王瑞五先后带徒十余人，并亲自授课，
临证讲解，为中医事业做出了突出贡献。

（二）王大璋

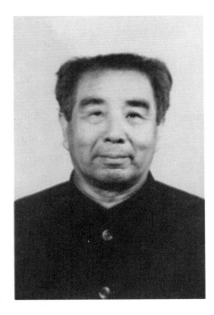

　　王大璋（1925—2007），王氏第二代传承人，为
王瑞五长子，自幼跟随其父王瑞五先生习医七年有
余，是王氏中医儿科发展中的关键人物之一。15 岁
随父习医，专攻中医儿科，在继承了父辈世家中药
散剂的理、法、方、药的基础上，也在不断地创新，
研制出新的中药散剂，如"葶苈散""改良白氏口粉
方""珍珠散""母子散"等重要散剂。通过不断地
实践，终创研出经典外治名膏"安肺膏"。行医 50
多年来，历任郑州市第二中西医联合诊所主任、郑
州市二七区人民医院（现郑州市口腔医院）副院长、
郑州市第二中医院副院长，二七区第一届、第二届、
第六届人大代表，二七区政协第一届、第二届副主
席，郑州市第八届人大代表。

王大璋（1925—2007）

（三）张淑琴

　　张淑琴（1936—），女，汉族，河北省涿州市人，中医主治医师，河南名中医王瑞
五先生侄女。1954 年来到河南安阳跟随姑父王瑞五先生学习中医儿科，先后任职于安
阳市中医院、安阳市中医药学校附属医院从事中医儿科临床及教学工作，继承了王瑞五
先生儿科临床注重望指纹、审苗窍、灵活辨证，遣方用药，药简而精，尤擅散剂的学术

特点。1961 年在安阳市中医院出师坐诊。为了提高中西医结合治疗疾病的水平，1975 年到安阳市人民医院儿科进修半年，系统学习了西医诊断学及儿科学，掌握了西医儿科的基本诊疗技术。擅长中西医结合治疗儿科常见病、多发病、疑难病症，灵活运用中药散剂、中草药、针灸、推拿、中药外敷治疗肺炎喘嗽、咳嗽病、腹泻、夜啼、厌食、疳积、癫痫、胎黄等病症，疗效较佳。

1984 年张淑琴被调到了安阳市中医药学校。除了繁忙的临床业务外，开始带教学生，无私地传授学术经验给后学，深受学生们爱戴。为了使王瑞五先生的学术得到传承，收长女李亚黎为徒，传道授业、培养医德。其子李亚光亦自幼受中医熏陶，现任职北京中医药大学东直门医院呼吸科副主任医师，循张淑琴思路，使其学术思想不断发扬光大。

现年逾八旬的张淑琴，仍在不断指导后学们努力奋进，使中医学术薪火传承，造福百姓。

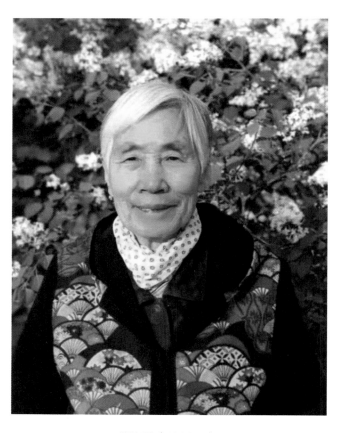

张淑琴（1936—）

（四）杨之藻

杨之藻（1942—），男，主任医师，于1959年进入安阳市中医院工作，1961年参加河南省中医学徒本科班，拜王瑞五先生为师，传承了王瑞五诊治患儿注重审苗窍、辨证灵活、遣方用药严谨、擅用散剂的学术思想。1978年编撰《中医儿科诊疗手册》，同年荣膺"安阳市科技先进工作者"称号。1979年组建病房，开创了当地中医参与危急重症患儿诊治的先例。1991年，担任安阳市中医院业务副院长，他带领中青年医疗骨干，积极探索采用针灸、推拿按摩、捏脊、中药外敷、灌肠、雾化吸入等中医综合特色疗法，有效提升了单纯中医治疗率，并拓宽了诊治急危重症的参与层次。通过一系列扎实而卓有成效的工作，为

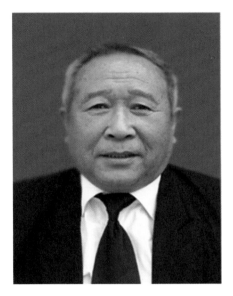

杨之藻（1942—）

医院顺利通过分级管理考核和全国示范中医院重点专科的验收及为儿科创建全国中医重点专科奠定了坚实的基础。2002年，杨之藻主任被遴选为全国第三批老中医药专家学术经验继承工作指导老师，传承人有孟牛安、杜海华、杨颖、康进忠；2008年被河南省中医管理局授予"河南省中医事业终身成就奖"。

（五）王梅花

王梅花（1943—），王氏第二代传承人，女，河南省汤阴县人，副主任医师。1967年毕业于河南省中医学徒班大学本科。毕业后，先后在河南省安阳市东郊医院、安阳市中医院从事儿科医疗工作，继承和发扬已故名医王瑞五老师"廉、便、验"的儿科医疗方法，处处为患者着想，深受患者信任，最大日门诊工作量达百余人。久治不愈的疑难症如腹泻、高热不退、麻疹合并肺炎、百日咳、夜啼等经其治疗均能很快康复，已带实习生百余人，为中医儿科培育了人才，发表论文《木舌治验》被《中

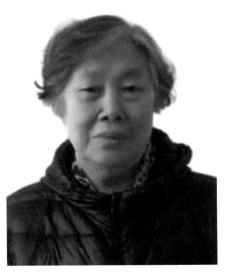

王梅花（1943—）

国中医药最新研创大全》收载，撰写的论文《烫伤的降温疗法》被编入《非药物疗法万家论治精要》一书。另外，发表和交流的论文有《中药治疗夜啼 40 例》《中药外治脓疱疮 84 例》《中药敷脐治疗小儿夜啼 100 例疗效分析》《内外合治治疗小儿瘰子 147 例》等。

（六）李法义

李法义（1934—1982），男，主任医师，1964 年入选王瑞五先生的徒弟，系中西医医学科班人才之一。在行医岁月里，勤恳执着，运用现代医学理论潜心研究王瑞五老先生的儿科学术思想和学术特色，传承王老先生的儿科散剂疗疾之法。1970 年执笔编著出版了《中医儿科诊疗手册》，系主编之一。为后世对王瑞五老先生的儿科学术特色的传承、发扬、研究奠定了坚实的基础。1980 年在安阳市举办河南省中医儿科学术会，李法义作为主持并在会上发表了王瑞五老先生的中医儿科学术特色以及儿科中药散剂的方药研制、临床应用等学术论文，为王老先生学术思想的传承、发扬，儿科散剂的普及做出了较大贡献。

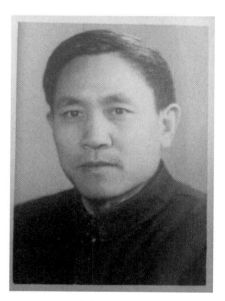

李法义（1934—1982）

（七）许靖三

许靖三（1932—1997），男，主任医师，1956 年因参加"抢救"安阳市中医院第一任院长闫希鲁学术经验的活动而崭露头角，经推荐到安阳市中医院工作，师承王瑞五先生门下，系统学习了王瑞五先生诊病注重审苗窍的辨证思想，探索出其单方、单药规律，临床治病对芒硝、生石膏的用量与常人不同。在没有电话、不能上网的时代，许靖三常常在休息时间骑自行车去病人家中随访，不避劳苦，受到了同行及病人家属的赞誉。其实施的科研项目"中医辨证论治电脑编程的研究——中医许靖三大夫婴幼儿腹泻治疗程序"获安阳市科技成果奖三等奖，研制的双解合剂"小儿双解汤"对肺胃热盛型疾病疗效显著，现为安阳市中医院院内制剂，1993 年入选《中国高级医师咨询辞典》中卷。曾任安阳市中医学会理事、河南省中医药学会儿科专业委员会副主任委员、中医药学会儿科分会委员、安阳市文峰区政协委员、安阳市人大代表、中国共产党安阳市第五次代表大会代表。

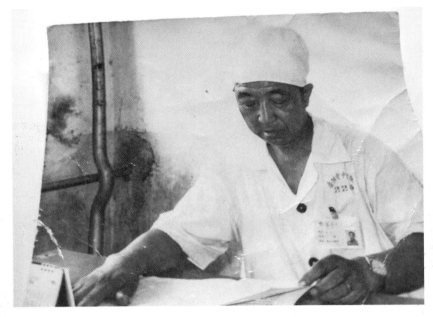

许靖三（1932—1997）

（八）郑启仲

郑启仲（1944—），男，汉族，河南省清丰县人，教授、主任医师，1960 年从医，河南省卫生厅中医学徒毕业，师从儿科名家王志成、王瑞五先生。为中共党员，主任医师、教授，中国中医科学院全国中医药传承博士后合作导师，为第三、四、六批全国老中医药专家学术经验继承工作指导老师，全国优秀中医临床人才研修项目指导老师，全国名老中医药专家郑启仲传承工作室指导老师。历任中华中医药学会儿科分会第四、五届副会长（2002—2010 年），世界中医药学会联合会儿科专业委员会常委，中华中医药学会河南分会第三、四届常务理事（1992—2012 年）兼儿科专业委员会副主任委员，河南省中医药高级专业技术职务资格评审委员会委员（1987—2009 年），河南省新药

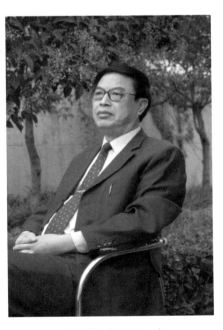

郑启仲（1944—）

评审委员会委员（1992—1997年），《中医儿科杂志》《中医研究》《河南中医》特约编委等职。现任中国中医药研究促进会小儿推拿外治专业委员会副主任委员（2015年）、仲景书院首批"仲景国医导师"（2016年）、河南中医药大学第一附属医院优秀中医临床人才培养指导老师（2008年）、河南省中医院"名师传承研究室终身导师"（2008年）等职。

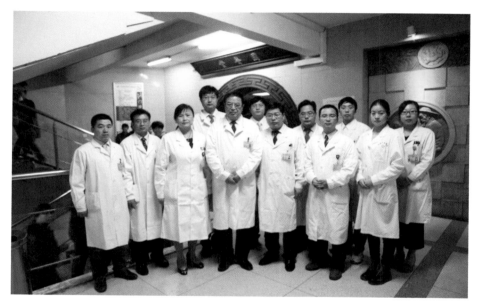

郑启仲名老中医传承工作室合影（郑州）

郑启仲教授从事中医儿科临床、科研、教学50余年，先后提出"顿咳从肝论治""秋季腹泻因燥起"等多项学术见解，获河南省重大科技成果奖1项、省厅级科技进步奖8项、国家发明专利4项。主编、参编出版《临床儿科》《郑启仲儿科经验撷粹》《郑启仲儿科医案》《郑启仲经方名方应用经验》《郑启仲儿科用药经验》《中原历代中医药名家文库·郑启仲》《实用中医儿科学》《〈伤寒论〉讲解》《中医男科学》等专著20余部，发表学术论文100余篇，多次出席国际学术会议，为中医药事业的发展做出了突出贡献。多次受到国家的表彰，1987年获"全国卫生文明先进工作者"称号，1989年国务院授予其"全国先进工作者"称号，1991年享受国务院政府特殊津贴，1992年当选中共十四大代表，人事部授予其"国家级有突出贡献中青年专家"称号，被评为第四批全国老中医药专家学术经验继承工作优秀指导老师，1998年在英国伦敦获世界知名医家金奖，2008年获"河南中医事业终身成就奖"，2009年获中华中医药学会"儿科发展突出贡献奖"。

（九）王启明

王启明（1943—2011），为王大璋先生之子，王启明先后跟随爷爷王瑞五、父亲王大璋习医，深得其父辈真传，临床行医 40 余年，积累了宝贵的临床诊疗经验和独特的诊疗模式。研制出"珍珠散""三甲散""止咳散""化痰散"等散剂，尤其在中医外治领域造诣深厚，创新研用"安肺膏""健脾膏""一贴消"等外贴膏药，再配以内服中药散剂，内外兼治，对常见病症如小儿咳喘、吐泻、厌食、食积、腮腺炎等疗效卓著。

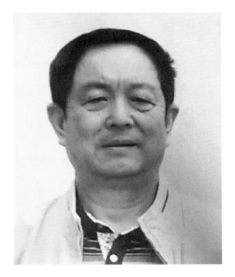

王启明（1943—2011）

（十）王黎明

王黎明（1957—），为王大璋之子，王瑞五嫡孙，1981 年开始跟随父亲王大璋在郑州市第二中医院创办的中医儿科门诊当中医学徒，1982 年 2 月参加了郑州市第二中医院的中医理论提高班，1986 年获中医出师证书。曾任郑州市第二中医院儿科主任，是王氏派系中医儿科的集大成者，其临床用药较灵活多变，临床思维颇广，中西药并用，疗效奇特。曾获郑州市二七区政协先进个人、郑州市优秀党员、河南省优秀党员、二七区卫生系统优秀医务工作者等荣誉称号，郑州市二七区第五、六、七、八、九届政协委员。

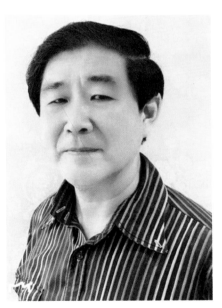

王黎明（1957—）

（十一）孟牛安

孟牛安（1964—），男，主任医师，为杨之藻先生的学术经验传承人，安阳市名中医，国家中医药管理局重点专科带头人。1978 年进入河南省中医学徒班学习，1983 年到安阳市中医院工作。先后任儿科副主任、儿科主任，2002 年拜第三批全国老中医药专家学术经验继承工作指导老师杨之藻为师。2017 年 5 月，任安阳市中医院儿科、安阳市中西医结合儿童医院院长，2018 年 12 月，申报河南省中医区域专科诊疗中心建设单位成功，被授予"安阳市卫生计生委优秀共产党员""河南省卫生计生委先进工作者""安阳市卫生健康委十佳临床科主任"等荣誉称号，获得"安阳市五一劳动奖章"。孟牛安积极参加国家、省、市级及医院的各项学术交流活动。先后担任中华中医药学会儿科分会常务委员、中华中医药学会儿科流派传承创新共同体委员、中华中医药学会儿童紫癜－肾病协同创新共同体常务委员、中国民族医药学会儿科分会常务理事、世界中医药学会联合会儿科专业委员会常务理事、中国中医药研究促进会专科专病建设工作委员会常务委员、安阳市医学会儿科分会副主任委员等

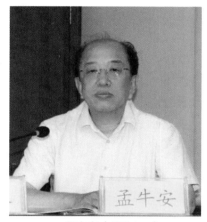

孟牛安（1964—）

职。获地厅级科技进步奖二等奖 3 项，参编《中药现代研究与临床》等论著 2 部。

（十二）杨颖

杨颖（1970—），主任医师，杨之藻之女，2001年参加了河南中医学院在安阳市中医院举办的"在职研究生班"课程学习，并于 2005 年 7 月取得河南中医学院中医内科专业的硕士学位证书。2009 年 9 月，考取了北京中医药大学东直门医院徐荣谦教授的中医儿科专业博士，承担了国家中医药项目科研专项课题——"过敏性紫癜解毒凉血化瘀方案评价研究"，为河南分中心的负责人。2011 年 1 月—2014 年 3 月，在河南中医学院第二附属医院儿科工作。2014 年 3 月，被调到河南省儿童医院工作，2015 年在英国伦敦大学圣乔治学院做儿童哮喘专业访问学者，翻译了最新的英国哮喘指南。2018 年 10 月，在济南跟随全国名老中

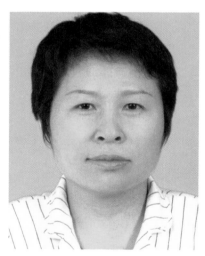

杨颖（1970—）

医、小儿推拿大家、山东中医药大学附属医院张素芳教授学习，参与了《中国小儿推拿学》的编写工作。

（十三）郑宏

郑宏（1972—），详见黄氏。

安阳市中医院儿科历史旧照

1. 原始手稿

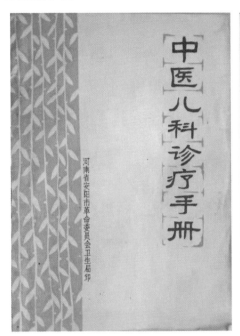 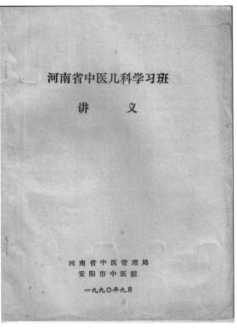

2. 日常工作

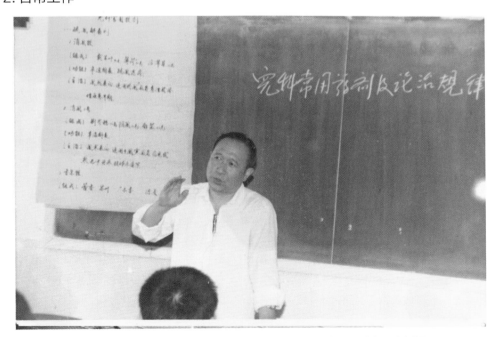

1990 年 9 月，杨之藻主任在安阳市举办河南省中医儿科学习班授课

3. 轶人轶事

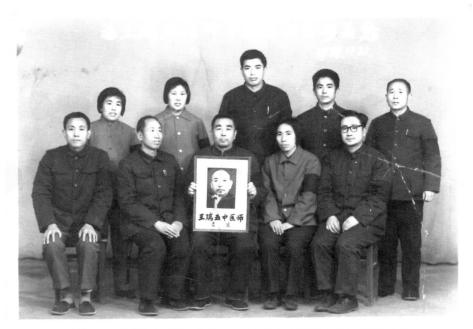

1978 年，政府为王瑞五老先生落实政策恢复名誉后家属和弟子们合影

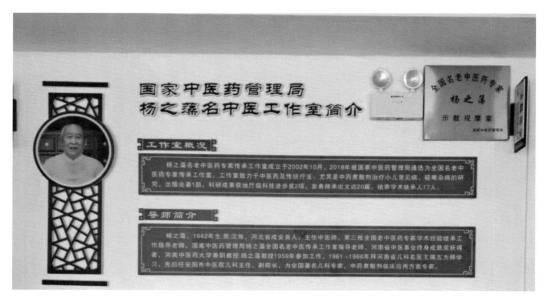

2021 年 9 月，国家中医药管理局杨之藻名老中医药专家传承工作室建设项目获得验收通过

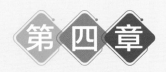

豫南流派传录（南阳、驻马店）

一、南阳段氏

《礼记》中有"医不三世，不服其药"之说，家学渲染，代代相传，继承发展，使臻完美，遂成世家。邓州段氏祖传中医，正是这种"悬壶济世，治病救人"中医文化的传承典范。段氏中医从清朝乾隆年间至今，段家行医已继承八代，历经两百四十余年，活人无数，享誉一方。自四代传人段家让以后专从儿科，临证辨证依照六经，论治遵循八纲，沿用经方，抓住小儿生理、病理特点，对呼吸道疾病标本兼治；肠胃之疾注重阴阳双救；寒热混杂病，变通并用，对儿科疑难病、危重病的治疗有独到之处，在邓州、南阳一带颇有声望，其学术思想及经验被段氏儿科后人传承应用，造福一方。

至今，段氏中医第七代传人段国政、段国兴、段桂莲、段国建、段立新、李冰、段杰、段豪，第八代传人段红、段哲、段晓、段旭、段鹏、张恩瑜都工作在中医临床、教学一线，其中硕博学历 3 人。

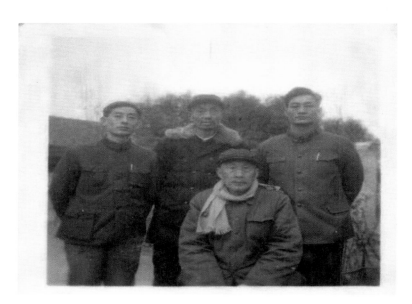

南阳段氏早期合影
（2 排左 1 为唐祖宣，左 2 段星三，左 3 段天禄）

（一）段宗谦

段宗谦，约生于清乾隆三十三年（1768 年），卒年不详，乾隆四十九年（1784 年）投奔湖北黄州府亲戚名医李氏，研习岐黄之术，乾隆五十三年（1788 年）创立中医药馆"泰和祥"，开始行医。

（二）段敬恭

段敬恭（1826—1846），生于清道光六年，卒于道光二十六年，先祖段氏宗谦公老年所得幼子，段敬恭自幼体弱多病，20 岁时患重病，几乎死去，幸得父亲医治，转危为安。屡次乡试失败后，决心习医。听闻张寨有良医张礼泰，为医圣张仲景后裔，遂投张氏医馆做学徒 6 年，苦学中医。张礼泰仅有一女，自幼随父学医，深得张氏医学精髓，由父做主，许配给段敬恭。自此段氏与医圣张仲景后裔张氏联姻，段张氏携秘传膏方等作为陪嫁之物入门（邓州有"段家有术出于张，历经数代更胜前"之说流传至今），潜心钻研岐黄之术，使段氏家传医术更加精妙，尤精于儿科。

（三）段绍礼

段绍礼，生于清道光二十九年（1849 年），卒年不详，段敬恭长子，饱读诗书的父亲段敬恭是其文化和医学的启蒙老师，涉猎广泛，"凡医、卜、星相、声韵、农圃"，皆刻意苦读，通易理，精医术，用方精奇，应手辄效，世人莫不称奇，称之为"六真仙"。

（四）段家让

段家让，生于同治九年（1870年），弱冠行医，终生不殆。中年之后医名大著。晚年参之高祖以来师授家传，取平昔所用古今验方，结合自身临床实践，整理研制出"米炼健康膏""活肝散""双解饮""小儿止泻散"等家传秘方。

（五）段彩庭

段彩庭（1899—1978），字文滨，男，汉族，邓州市龙堰乡段楼村人，段氏儿科第五代传人。幼年习医，擅治儿科急危疑难疾病。1956年筹办邓县城关中医院，为河南省邓州市中医院创建者之一。曾任邓县城关中医院（邓州市中医院前身）副院长、院长，邓县中医院副院长等职务。历任邓州市卫生工作者协会副主任、城关镇卫生工作者协会主任、邓县县政府委员、人大代表等职。段彩庭自幼生活在"前院看病，后院住家"的中医馆。父亲段家让坐堂诊病，伯父率众配方，自小在中药环绕中成长。《药性赋》《医学三字经》乃其启蒙读本，中药材即是玩具，耳濡目染，潜移默化。16岁业医，对儿科急危重症的诊治有独到之处，医术精湛，医德高尚，活人无数，享誉一方。

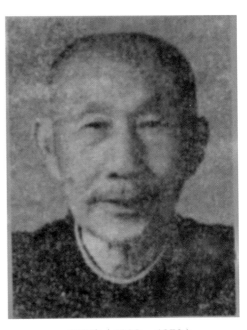

段彩庭（1899—1978）

段彩庭幼读《黄帝内经》《伤寒论》《金匮要略》及儿科专著，尽得先辈五世儿科家传，并将其发扬光大。1962年被河南省卫生厅评为"名老中医"，为省级著名儿科专家。

（六）段星三

段星三（1924—2002），男，汉族，副主任医师，河南省邓州市人，南阳段氏儿科第六代传承人代表人物，从事儿科临床专业 50 余年，熟稔仲景学说，善用医圣经方，享誉豫鄂两省，就诊者盈门。曾任邓州市中医院儿科副主任医师，先后任邓州市中医院医务科科长、南阳地区中医药学会儿科分会主任委员、张仲景国医大学名誉副教授，1989 年被评定为河南省名老中医。

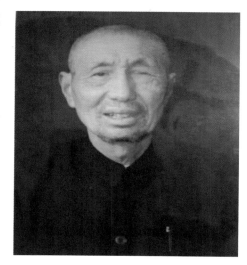

段星三（1924—2002）

段星三，出生于中医世家邓州段氏，为河南名老中医段彩庭的长子，自幼读私塾，跟随父亲段彩庭学医，白天帮父亲侍诊，辨认草药，夜晚细读医书，深入研读中医经典著作，打下了深厚的中医基础。后又拜经方大家周连三为师。经由两位名师悉心指导，18 岁开始独立行医。因年长日久地夜读，患上了眼疾，由于当时战乱及医疗条件差，不幸左眼失明，留下终身遗憾，这更坚定了他钻研医学的决心。

1956 年 10 月参加工作从事儿科临床专业，深受广大患者好评，1957 年 12 月带领全家离乡背井到构林、刘集、白落等地行医，其间将周连三老先生接到白落乡史坡村一起看病。白天在山坡的树下放一张桌子行医，每日十里八乡的求医者络绎不绝，人山人海，颇为壮观。均以经方论治，《伤寒论》《金匮要略》的方子用量达 70%～80%。夜晚就和周老先生探讨学习经方在临床上的应用和心得，数年间，情如父子，留下了大量的病案笔记。

段星三原名段天福，因感恩周连三先生在苦难岁月的相知相伴和其师徒情谊，改名为段星三。

1978 年，恢复到邓州市中医院儿科门诊工作，1979—1982 年，任南阳地区西医离职学习中医班儿科讲师，1980 年晋升为主治医师，数年间带教学员 300 余名，日诊治病人量达 100 余人，轰动一时，1980 年被省地市先后授予先进工作者称号，1982—1990年，当选为邓州市政协第三、四、五届常务委员，1988 年晋升为儿科副主任医师。

他一生勤奋，笔耕不辍，每天晚上读书写作，留下大量医案医话，手稿盈尺，惜未出版。段老以经方论治小儿寒热、咳喘、吐泻、麻痘、惊抽、水肿、黄疸等常见病、疑难病，疗效如神，尤其对"慢性支气管炎""再生障碍性贫血""痿症"等慢性疑难病的研究和治疗有独特经验，以"扶正祛邪""阴阳双修""标本兼治"为准则，能将祖传实践经验与理论相结合，逐步形成了自己的学术观点，至今被段氏儿科后人传承应用，福荫宛邓，造福方圆百里，1999 年入编人事部全国人才流动中心编写的《中国人才辞典》。

（七）段春华

段春华（1940—），女，生于民国二十九年（1940 年），段彩庭爱女，段氏祖传第六代传人，中医师，地方名医。毕业于许昌卫生学校，自幼受到父亲段彩庭的熏陶，对中医产生了浓厚的兴趣，在父亲的指导下，收益颇丰，加之早产，从小体弱多病，九死一生，更坚定投入医学领域的决心。毕业后，又师从周连三学习中医妇科，1962 年邓州中医后代筛选人才，参加中医学习班，和梅书敏、赵安业、朱平等是同班同学。20 世纪 60 年代，响应党的号召，支边到新疆伊犁，成为边疆小镇的一名医生。80 年代又跟随段星三进修学习，遂成一方名医。善取各家之长，尤精儿科、妇科及疑难杂症。凡遣方用药，独具匠心，在极其艰苦偏远的边疆小镇，为中医事业默默奉献一生。

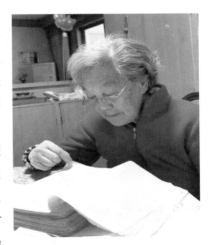

段春华（1940—）

（八）段天禄

段天禄（1942—），男，汉族，段彩庭幼子，段星三之弟，邓州市名中医。曾任邓州市人民医院中医科副主任，张仲景国医大学特聘教授，行医 74 年，以中医儿科闻名，擅治脑病，尤以治疗癫痫、脑积水、脑炎后遗症和各种疑难杂症为长。20 世纪 70 年代初期在邓州人民医院传染病病房工作，每年夏季逢"乙型脑炎"高发季节，即进入传染病病房全面负责，运用家传秘方，中西医结合进行诊治，疗效显著，发表医学论文及著作多部。

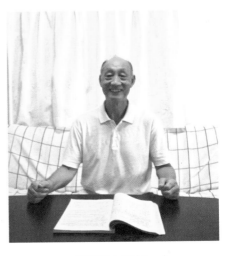

段天禄（1942—）

南阳市中医院儿科历史旧照

1. 原始手稿

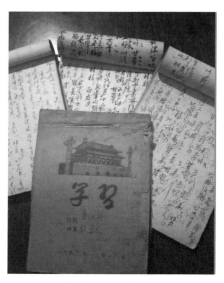

南阳段星三手稿

2. 学术会议

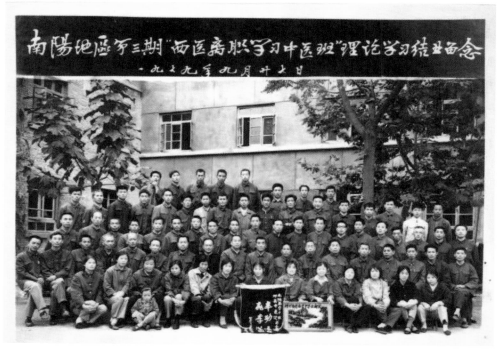

1979 年任教于南阳地区"西学中班"（2 排左 2 为该班负责人唐祖宣，2 排左 4 段星三）

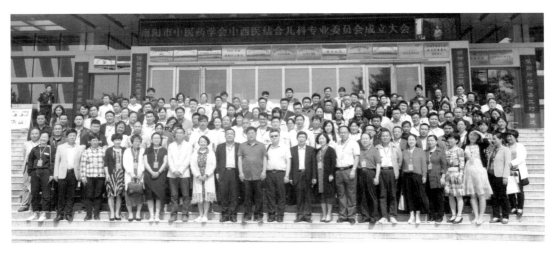

2018 年 5 月南阳市中医药学会中西医结合儿科专业委员会成立大会

3. 轶人轶事

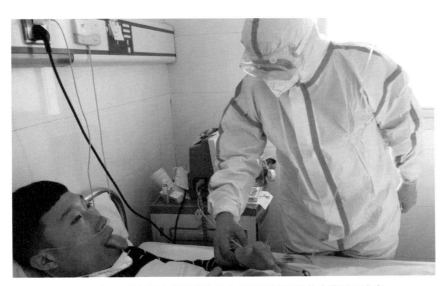

2020 年 1 月南阳市中医院张炜主任诊察新型冠状病毒肺炎患者

二、驻马店王氏

王氏儿科医治理念，首重在治疗时机。小儿之病，纯阳稚柔之体，发病迅速，把握发病时机辨证论治是关键，特别是在小儿麻疹、肺炎、喉痧等时令瘟疫对患儿危害较重的疾病方面，其用药"稳、准、狠"，不遗余力，救治患儿。河南省驻马店市"王氏儿科"创始人王保恩一生带徒 10 余人，跟随进修学习者百余人，徒中长女王春华、小女王瑞华深得王氏儿科传承之精华。大徒弟贾学伦跟师 6 年，后独自在驻马店市橡林乡行医，名望当地。张连贵、王磊、朱磊均成为所在医院之栋梁。

（一）王保恩

王保恩（1914—1996）是河南省驻马店市"王氏儿科"创始人，出生于河南省确山县薛堂乡。幼年便在私塾习文修医，1930年，王保恩开始主修中医药术，先后在确山、汝南、驻马店市区等多地拜师求学，日积月累，医技日渐精湛。1939 年，学成后就职于河南省确山县红十字会，成为一名内科医生，亦专于儿科。次年，战乱纷起、医资匮乏，王保恩决定回乡行医，在故乡设立了自己的诊所达济一方，声名远播驻马店、信阳、南阳、湖北多地。1952 年，王保恩应邀加入驻马店市第二区第二联合诊所，于1956 年建成联合医院，即现在的驻马店市中医院。

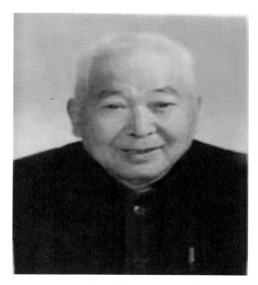

王保恩（1914—1996）

王氏从事中医临床 60 余载，行医济世，恪守医心，唯把治病救人作为己任，先后获得河南省先进卫生工作者、驻马店市模范共产党员等荣誉称号，连续四届当选驻马店市人大代表，深受人民爱戴和尊敬。王保恩一生诊疗患者近百万人次，对病人一视同仁，尽心医治，用自己的实际行动为我国的卫生事业而默默奉献。

中华人民共和国成立之初，各地医资力量原本就严重匮乏，又恰逢自然灾害、流行疾病接连而至。当时中原大地先后暴发流行性麻疹、猩红热、水痘等高传染、高致死率的疾病，且病者多为孩童，染病后全身发疹、高热惊厥、四肢逆冷。王氏充分发挥自身中医医技之所长，以回阳救逆、芳香化浊、解毒开窍之法行之，即获奇效，救治患儿无数，一时医名大噪，备受患者及其家属尊重。由于当时中医科并没有设立专业的儿科，王氏在扎实的《伤寒论》《金匮要略》的基础上，带头创立了驻马店"王氏儿科"，开创了驻马店市中医儿科之先河。

1981 年，在统计治疗 620 名重症腹泻患儿中，王氏的治疗方法治愈率高达 95%，荣获驻马店市科技成果奖。王氏儿科还重视调和脾胃，小儿有"肝有余，脾不足"的生理特点，王氏自制健脾饮用于治疗小儿腹泻、厌食、咳嗽、慢脾风等脾胃疾病，疗效显著，帮助广大患儿解决了病痛。王氏儿科用药，体验出"简、便、廉、效"的中医特色，追随《黄帝内经》《伤寒论》之精髓，处方小，药味精，效果著。

王氏行医病案手稿，于"文革"和 1975 年大洪水中尽毁，后一直忙于诊务，无暇著作，留有医案甚多，但完整整理较少。20 世纪 90 年代初，驻马店市中医院派出专职人员，根据王老 80 年代后期工作经验，整理出《王保恩经验集》1 部，但终因版权等诸多问题未能问世。

（二）王瑞华

王瑞华（1959—），女，中医主任医师，河南省驻马店市名老中医，驻马店市第十四届人大代表，现退休后在驻马店市第二中医院中医儿科门诊继续工作。1980 年开始跟随父亲王保恩学习中医，言传身教，继承家学，精于临证，博览群书，钻研医学，求治者日众，延续父辈用药特点，积累了大量宝贵临床诊疗经验，通过"诊断、用药、观效"总结整理出中医药对儿科疾病的治疗法则。对儿科各种病症尤其是某些疑难杂症的诊断和用药了然于胸、如数家珍。先后在驻马店市中医院儿科门诊、儿科病房、急诊科工作，利用中西医结合法则救治病人。先后出版专著 2 部，发表《儿童精神障碍中医药辨证治疗体会》《自拟助阴化阳

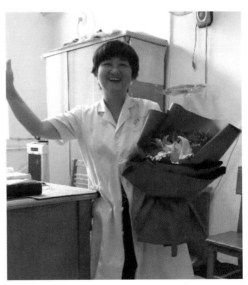

王瑞华（1959—）

汤治疗小儿长期低热》《辨证治疗抽动障碍 20 例》等 14 篇论文，带徒 4 人，获得驻马店市科技成果奖 3 项。

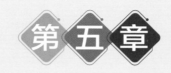

第五章 学术思想

一、郑氏支脉

（一）郑颉云学术思想

郑颉云有 50 余年教学及临床医疗经验，擅长内、妇、儿诸科，尤精儿科疾病诊疗技术，临床以辨证论治为准，重证、重理，用药守方而不拘泥，灵活变通，对临床常见病和疑难病的治疗颇有经验。

1. 重视调护脾胃

郑老在诊治中十分重视调理脾胃功能。他在《儿科证治简要》中指出："小儿情志未全，故少有七情六欲之伤。但因其脏腑气血尚未充盈，加之饥饱温寒失宜，因而外易受六淫侵袭，内易为乳食所伤；或为先天遗患，尤以脾胃之疾为多。故调理脾胃，实为儿科临证的重要一环。"他认为脾胃失调是小儿多种疾病发生的原因。小儿脏腑娇嫩，形气未充，脾胃纳化功能尚未健全，易受损伤。脾胃损伤，腑气不通，乳食积滞，化湿化热，是许多儿科疾病发生的内在因素。反之，外邪又能导致或加重脾胃功能失调，形成恶性循环。脾居中州，通五脏，主四末，疾病的进退变化与脾胃的纳化转输功能密切相关；脾胃又为后天之本，生精化血之源，脾胃的强弱盛衰对儿童的发育成长至关重要。所以，调理脾胃是儿科诊治的重要环节。郑老尤重胃气，认为小儿疾病多由乳食所伤，或饮食不节致使胃气易滞，腑气易结。故只有调和胃气，才能维持其升降、纳化的正常功能，三焦气化才能畅达，以利于各脏腑功能的康复。

郑老在学术上重视攻补兼施并用法巧妙，具体表现在以下三个方面：

（1）外感之证重调肺脾，辨别寒热祛邪扶正。小儿外感是临床的常见病，郑老确定了"治外感必兼理肺祛痰，或兼健脾以助消化"的治疗原则；采取内则健脾清肺，外则祛风除邪之表里双解法。郑老认为小儿稚阴稚阳，脏腑娇嫩，感受外邪，导致脏腑功能失调，易出现夹惊、夹滞、夹痰证候。治疗时需扶助正气，宣散表邪，同时祛除痰涎和食滞。郑老常说"没有内伤，不得外感"，《黄帝内经》有云："邪之所凑，其气必虚。"对于外感，郑老认为可能是由于肺之合与肺之窍的感受通路不同，且外感又易影响消化而致停食，停食又易致外感，因此，郑老治疗外感常调肺脾两脏，祛邪扶正。

外感病辨证，郑老极为重视辨寒热虚实。对于寒性外感、热性外感，根据寒和热的程度细致地分受凉和伤风；寒性外感口不渴，热性外感则口渴或喜冷饮冷食。阳虚外感之人经常感冒，时轻时重且长期不愈，眩晕，精神萎靡，面色苍白，微发热或不发热。

对于阴虚外感的原因郑老有其独到见解。郑老认为是初期饮食停滞，积而不化，郁久化热，伤阴劫液，致机体抵抗力降低，偶感外邪，触之即发，内外交织，津液愈伤。针对其原因，以消积化滞，消除内患，以治其本；育阴潜阳，击退浮热为治疗大法。

（2）消化之病重调脾胃，辨别虚实标本施治。郑老在治疗腹痛、呕吐、腹泻、疳证等消化系统疾病时，首重调理脾胃。因脾胃是后天之本，且小儿脏腑娇嫩，脾胃薄弱，易虚易实，脾胃失调是小儿多种疾病发生的主要原因。若内有停食、积乳，易患外感；外邪又能加重脾胃失调，如此形成恶性循环。故认为调理脾胃，帮助消化，为儿科临证遵循的重要法则之一。

中医自古就有急则治其标，缓则治其本的原则。对于实热、虚寒、气滞、血瘀等各种原因引起的腹痛，注重辨标本虚实。在祛除病因的同时要注意治本，顾护脾胃之气，脾胃健则诸症除。

腹泻是儿科常见疾病之一。虽然病因有外感、伤食、虚寒等多种，但都与脾胃失调有关。张介宾曰："泄泻之本，无不由于脾胃。盖胃为水谷之海，而脾主运化，使脾健胃和，则水谷腐熟而化气化血，以行营卫。若饮食失节，起居不时，以致脾胃受伤，则水反为湿，谷反为滞，精华之气不能输化，乃致合污下降，而泻痢作矣。"（《景岳全书·泄泻》）由此可知，泄泻多因脾虚湿盛而致，脾虚是本，湿盛是标，因此健脾祛湿为其主要治则。

（3）时疫之病重观肺胃，寓防于变最为关键。朱丹溪曰："斑驳疹毒之病，是肺胃热毒，熏发于皮肤，状如蚊蚤所咬也。"郑老认为麻疹之毒蕴藏于肺胃二经，而肺经见病独多。所以发病初期，直至疹收之时，肺经受病毒的侵袭是相当严重的。所以治疗上用加味麻黄杏仁甘草石膏汤以清营透毒，宣肺理气，临床应用效果良好。疹点初透时应用宣透法，皮疹的出现标志着内蕴之毒外出，出疹越快越齐，对机体的损耗越小，并发症亦越轻。根据疹性喜透及疹毒自内向外透达的规律，在治疗时应采取顺其规律，因势利导，而不拂逆其势的原则。所以治疗麻疹首在透发，而郑老认为以辛平发散为主，可酌用辛温发散、辛凉发散。任何透疹之法，都是给疹毒找出路。疹发是可以不药而愈的，故在发热期佐以清热药，并非完全必要。郑老主张对初热期无汗患儿用辛温药，因疹毒非热不出，发热是出疹的必备条件，适度的发热，象征着机体抵抗力旺盛，容易驱毒外出。但应注意，辛温发散药必须是用于发热、无汗、口不渴者，方能使疹毒外泄。疹已密布，邪犹未衰，用宣解剂；高热时用辛凉清透剂。恢复期邪去正伤，治疗应以扶正为主兼祛余邪，用养阴清热法。但此法不宜应用过早，否则，余毒内陷，应于热退疹消后再用。透表、清热解毒、养阴益胃三法相互联系，相互为用，临证应灵活掌握。

郑老认为调护脾胃中应寓有消、导、和之意，即消食化积开胃，荡涤积滞湿热，理脾和胃行痞。常用散剂有加味三甲散、牛黄散、导滞散、达原散等，药物有焦三仙（焦神曲、焦山楂、焦麦芽）、鸡内金、番泻叶、大黄、全瓜蒌、厚朴、陈皮、槟榔等。

2. 以整体恒动观作指导思想治疗临床疾病，特别是疑难病

祖国医学把人体看作一个以脏腑经络为内在联系的有机整体，这一有机整体不断运动和发展，促使正邪不断转化，这一观点是中医临床辨证论治的精髓。例如，对咳喘的治疗，他认为咳喘一证，是一种错综复杂、变化多端、顽固难治的常见病、多发病。就病症而言，包括现代医学的支气管炎、支气管哮喘、肺炎、支气管扩张、肺结核、肺心病、心力衰竭及上呼吸道感染等疾病。就临床而言，是某种疾病的特有证候，又常是某些疾病的兼证或后期的危笃现象。其发病，以肺脾肾三脏为中心，外受者皮毛腠理达于经络，内溃可波及诸脏。就气血而言，始因气机升降失调而发病，终则以耗气伤血为特点。然咳与喘在临床上又有区别，二者相互关联，互为因果。咳以致喘，喘每又累及咳。在季节上既有冬季多发之特点，又无特异性，四季均可见。凡此说明咳喘病范围广泛，类型繁多，变化迅速，可损伤多个脏器，且易复发。故有"诸病好医，喘难疗"的说法。这就提示治疗中应以整体恒动观作为指导思想的重要性。临床上只有用这一观点作指导才能正确处理整体病变与咳喘的关系、原发病与继发病的关系、主要病变脏器与被累及脏器的关系、病因与证候的关系、缓解期治疗与发作期治疗的关系、标与本的关系、咳与喘的关系等，进而分清前因与后果。因人而异掌握咳喘的共性与个体差异的特

殊性。因时出发，把握季节与用药的关系。总之，只有运用好整体恒动观这一指导思想，才能探索出咳喘病的病因病机变化特点。透过临床现象认清病变本质，掌握其规律性与特异性，不失治疗的主动权，以达到治病求本，提高疗效的目的。

3."小儿为纯阳无阴"之论宜变通

郑颉云认为小儿为纯阳之体，活泼好动，心跳脉息较数，得病多属阳证、实证、热证，但也可能出现阳虚的病变。

4. 辨证施治宜谨慎

小儿骨软肉嫩，脏腑较弱，感应过敏，病变易虚、易实，易寒、易热，转吉转凶，瞬息万变。故病后延治或误治，均易致危，因而辨证施治是否适宜，乃患儿安危所系，不可不慎。

（二）李晏龄学术思想

李晏龄教授具有坚实的中西医学理论基础和丰富的临床经验，熟读经典，博采众长，融会贯通，医术精湛，医德高尚。她临证多采用辨证与辨病相结合的方法，以八纲辨证为主，结合脏腑辨证、重视病人体质，理明证清，遣方用药，理、法、方、药丝丝入扣，师古而不泥古。她善于汲取名家古方经验，从中悟出新意，用药独特，组方精良，效如桴鼓，形成了自己独特的治疗特色和学术思想。现代中医临床研究的要求之一就是不仅要知其然，还必须知其所以然，即不但要肯定疗效，而且要明确疗效机制。因此，她积极探索多种疾病的临床治疗规律，开创新疗法，长于用现代科学方法探讨治疗机制，对充实中医儿科学术内容，研究中医儿科临床治疗规律，提高儿童健康水平有着重大意义。

李晏龄从事中西医结合工作近50年，积累了丰富的经验。她认为必须精通中医学、西医学两套理论，然后才能将中西医结合，融会贯通。中西医结合的范围很广，西医辨病需与中医的辨证相结合，宏观辨证与微观辨证相结合，中医证的实质研究等，无一不是中西医结合的体现。但最终目的还是在于解决临床实际问题，更好地为患者服务。她认为中西医结合的研究工作，必须先从临床入手，以现代医学的知识为基础，进一步加深对中医理论的研究。只有这样才能提出新论点，才能提出研究的思路与方法，才能发掘一些现代医学和中医药学尚未涉及的问题。

李晏龄在临证中，对于中医结合现代医学，尤其是借助现代科技方法运用中医药治疗，其组方精良，用药独特，可以使病程缩短，疗效提高，减少药物的毒副作用，减轻病人的痛苦和经济负担，形成了自己独特的治疗特色。

1. 重视继承，强调发展

中医学有两大特色和优势，即整体观念与辨证论治。李晏龄认为现代中医一定要处理好继承和发展的关系，要在继承的基础上发展，以发展促进更好的继承，继承不泥古，创新不离宗，要继承传统中医药理论之精髓，淘汰不适应现代社会发展的部分，要运用现代先进科技，对传统中医药理论、诊断与治疗进行诠释、改进和发展，形成现代中医药理论体系及现代中医的诊断与治疗体系。在实践上，中医面临的最大问题是如何总结临床规律，将中医治疗经验上升到常规治疗层面，便于更多的人去把握和领悟。要努力开发疗效好、服用安全、质量可控的现代中成药，即在中医药理论指导下辨证组方，采用现代先进科技手段，制成安全、有效、质量可控的中药制剂。

在继承上，李晏龄通晓中医经典，博学多闻，认为一方面要加强中医理论的研究，另一方面要提高中医的诊疗水平，临诊强调明确诊断，精于辨证。她认为疾病多错综复杂，尤其疑难杂症，常诸脏皆疾，导致临床见证变化纷纭，临床诊断须细加辨识。一旦误诊，轻则延误病情，重则危及生命，准确明晰的诊断是治疗疾病的前提。在中医教育中，学习西医内容是有必要的，但不能用西医的标准来衡量中医，二者要融合，而不是用西医来改造中医，要把中医的理念返回到中国哲学上来。要加强对学生中医思维能力的培养，开展师带徒形式的中医教育，培养高明中医。

在发展上，李晏龄认为要注意中医自身的特点，要有机地吸收现代科学理论与方法，包括其他学科中相关方法和成果的吸收等。从中寻找传统医学中具有现代意义和价值的理论和方法。这种寻找也要根据中医自身的体系结构进行，给传统中医理论赋予现代内涵。同时要特别重视融合、同化其他新兴学科成为自己理论体系中新的理论与方法。从中医整体观念出发，借用生物学、免疫学、生物化学等技术，并结合数学、物理、化学、天文学、气象学、地理学、心理学、社会学、环境科学及哲学等学科中相关的方法和成果，进行多层次、全方位、多学科的联合研究。

2. 以辨证论治为根本，重视病证结合

辨证论治是中医治病的精髓，也是整体观的体现，证是疾病在一定阶段病因、病性、病位等的综合性表现，每个病均有轻、中、重的发展过程，在不同阶段，证的表现也有所不同，故要将中医的证与西医的病结合起来，也即辨证与辨病相结合，加深对疾病诊断的认识。辨证与辨病相结合的诊断模式，把中医侧重全身生理、病理的整体疾病反应与西医侧重病因和病理形态的诊断结合起来，对病情有了更全面的认识，增添了诊断的深度和广度，为治疗奠定了基础。

在上述观点的指导下，李晏龄首创"小儿外感（感染性）高热病因学计量诊断方法"。即用计量诊断指数表，进行诊断。这种诊断方法不仅快速，而且方便准确，使诊断与临床实际更加符合。

准确的临床诊断是用药的根据，小儿外感高热，属于常见病、多发病，由于病因不清常滥用药物。若能判断是细菌感染，则常用抗生素治疗；若是病毒感染，多数情况下中药治疗即可奏效，使临床用药更有针对性。有效避免了滥用抗生素，缩短了病程，提高了疗效，减少了药物的毒副作用，大大减轻了病人的痛苦和经济负担。通过使用计量诊断指数表可以使临床诊断客观化、标准化，提高临床诊断率。同时对中医辨证与辨病相结合的诊断与用药提供了有力的根据。

3. 运用微观辨证，提高辨证水平

中医辨证论治，历来是通过感官察觉收集证候进行宏观辨证施治。此辨证论治体系是历代医家在几千年来长期临床实践中逐步总结形成和发展起来的，为中医防治疾病发挥了重大的作用。但随着现代科学技术的发展，中医临床不断接触血、痰、便及 DR、彩超、CT、MRI 等检查，使当今中医从微观角度扩大了视野。李晏龄认为，微观辨证是在中医基础理论的指导下，充分利用现代科学检查手段，分析患者体内的各种客观征象，如组织、脏器变化、细胞基因、生理、病理、免疫等方面的变化，旨在深入阐明证候的内在机制，探讨其发生发展的物质基础和提供可作为辅助诊断的客观定量化指标，从中归结出其与不同中医证型间的联系，从微观探寻中医各种证候产生的内在机制，揭示疾病发生发展的物质基础，从而为临床诊断治疗提供一定客观依据的辨证方法。微观辨证的应用有助于中医证候疗效评价体系的科学制定，以利于提高中医药疗效评价的客观性和科学性。微观辨证弥补了宏观辨证之不足，将实验室指标纳入中医辨证，实行宏观辨证和微观辨证相结合，可以提高中医诊断水平；使人们得以从更新、更高层次上把握中医各种证型的病理改变，提高中医辨证的准确性，更好地为患者服务。

4. 注重制剂研究，开发新药，创制新方

李晏龄在长期的临床工作中，深入发掘中医药治疗多种儿科急症及疑难病症的优势，注重剂型改革和中药新药的开发。剂型改革在儿科有着特别重要的意义，汤剂辨证加减灵活、见效较快，但从开方、取药、煎药到让患儿服用，最快也需近两个小时，且量大、味苦，不易为患儿接受，特别是对于儿科急症，由于不能及时服药或服量不足，常常影响疗效，甚至造成严重的后果。因此，必须研制出高效且易为儿童服用的药物剂型，只有这样才能更好地为患儿解除病痛且不断提升中医的治疗水平。她根据祖国医学理论和多年临床经验，研制开发了治疗小儿外感高热的"小儿热速清口服液"和治疗小

儿腹泻病的"小儿泻速停颗粒"两种国家级新药。同时她还致力于疑难重症的研究，探索中医药防治这些疾病的规律，创立了治疗特发性血小板减少性紫癜的"血得安颗粒"，治疗难治性肾病综合征的"肾病方"，治疗急性支气管炎的"小儿清肺止咳口服液""小儿温肺止咳口服液"，治疗哮喘的"小儿平喘口服液"，治疗反复呼吸道感染的"健脾补肺方"，治疗脾虚泄泻（迁延性及慢性腹泻）的"健脾止泻方"等，临床应用均取得显著疗效，且进行剂型改革，制成患儿易于接受、服用方便的剂型，特别切合儿科临床实际。

5. 以临床疗效为根本，探讨作用机制

对于在临床应用中有确切疗效的中医方药，进行作用机制的研究，是进一步提高治疗水平的关键。也符合现代中医临床研究的要求，不仅要知其然，还必须知其所以然，即不但要肯定疗效，而且要明确疗效机制，以便在临床疗效上，能取得更高、更确切、经得起重复验证的疗效。李晏龄在运用自己的临床经验治疗多种儿科疾病取得显著疗效的同时，均进行了机制探讨。用现代科学方法从更深层次探索中医药治疗疾病的作用机制。如对脾虚泄泻（迁延性及慢性腹泻）的研究，根据她的临床经验创制的"健脾止泻方"进行治疗，取得了显著的临床疗效，为了进一步探讨其作用机制，进行了实验研究，结果表明该方药的作用机制主要表现在两大方面：其一，抑制肠蠕动，提高消化吸收功能，是止泻的关键；其二，提高机体免疫功能，纠正脾虚状态，是治本的关键所在。具体表现在以下5个方面：①纠正脾虚状态，增强机体抵抗力，提高机体的耐疲劳和应激能力。②提高机体特异、非特异性免疫。③提高消化道局部免疫功能，增加肠道SIgA 的含量，使机体免受肠道内病原微生物和食物抗原等有害作用的侵袭。④增强红细胞免疫功能，使红细胞免疫功能恢复，从而增强人体抗御疾病的能力。⑤促进脾虚小鼠免疫器官胸腺及脾脏线粒体的复制，提高机体免疫功能，增加脾虚小鼠小肠上皮细胞微绒毛，从而提高小肠对营养物质的吸收功能等，达到治疗目的。

这样就为中医药治疗脾虚泄泻（迁延性及慢性腹泻）提供了可靠的科学依据。为进一步提高中医药研究的科研水平、思路和方法，使中医药的研究达到标准化、规范化，做了积极有益的尝试。

（三）张静亭学术思想

张静亭主任博学多识，中西贯通，她认为人体的结构和生理功能、病理变化没有东西方之分，古今亦无太大的差别。所以在对疾病的认知方面，只有角度的不同、研究方法的不同、治疗方法的不同，不应相互排斥。

1. 能治好疾病的方法都有其合理性

如常见病中的感冒，患儿发热，流涕，轻咳，咽腔没有明显的充血，中医辨证属风寒感冒，用中药发散风寒之法，往往汗出邪散，一剂即愈。呃逆，单味中药就可以治愈，如果小儿吃药困难，还可以用中药贴敷和推拿的方法，都有很好的疗效。

2. 需依据症状辨证施治

如发热中病毒感染患儿的治疗，这一类的疾病虽然都是由病毒侵入人体所致，但发病机制不尽相同，对人体器官组织的侵噬性也不同，临床症状和体征也不同，要依据症状辨证施治。同一种病，病的初期、极期、恢复期，其主要症状和伴随症状发生了变化，有些症状消失了，有些症状出现了，中药的应用也就有了加减变化，即"随症加减"。患者个体体质有差异，患同一种病，舌苔、脉象也不相同，治疗也不同，即"同病异治"。

3. 疾病的治疗要简明到位，不要大撒网

发热伴有出疹的疾病，致病的病毒有 DNA 类，也有 RNA 类，有一个共同特点，即出疹前血清中多测不到特异性抗体。这就提示医生出疹前是疾病的发展期和极期，会高热不退，这时不要杂药乱投，甚至静脉滴注抗生素。给患儿服用中药能减低热度，增强抗病力，达到治愈。中药治则应解毒清热，解肌透疹。对于高热、四肢发凉的患儿也不要用补气温阳之品，体温降下来，四肢的温度就回升了。高热伴有前囟饱满时要防止发生惊厥。

4. 重视预防

张静亭主任提出病毒感染性疾病最有效的预防措施是注射疫苗。她在临床期间，要求每一位儿科医生要宣传预防接种，减少发病及这类疾病的传播。

（四）史纪学术思想

1. 重视顾护和调理脾胃

（1）脾常不足。"脾常不足"（《万氏家藏育婴秘诀》）是小儿固有的基本生理特点，这一特点在小儿生长发育的整个过程中始终存在。无论是从脾胃系统的解剖形态特点、脾胃肠道的生理功能，还是整个脾系的免疫功能、各种消化酶的分泌功能等来说，都处于一个不充足、不完善、调节适应性差的状态。如肠道长度短，黏膜层较差，酶的分泌量不足、活性差，这种先天因素决定了小儿在生长发育相当长的一个阶段中，消化系统

疾病的发生率很高。这是一个无法回避的问题，同样也是一个必须认真对待并加以不断调整处理的问题。很多疾病可以导致脾胃功能的紊乱、受损，同时脾胃功能失调又会加重原发病的病情。随着小儿年龄的增长，全身各器官形态、功能日趋完善，脾常不足的问题也会随之改善。

（2）脾胃为后天之本。"脾胃为后天之本"（《医宗必读》），其意是脾胃是人体五脏六腑中至关重要的脏器之一，对生长发育至关重要，是人体生长发育阶段的基础和依赖。在整个生长发育阶段，人体所需要的各种营养物质均来自脾胃，这些物质的吸收、运化、代谢，全靠脾胃功能的辅佐，脾胃强弱所出现的临床状态、病机转化，决定疾病的转归和预后。诸多临床说明，小儿患病后食欲较好与食欲不振相比，原发病的治疗效果不一样，病程长短与转归亦有所差别。诚如古谚曰"安谷则昌，绝谷则亡"。《仁斋直指方论·病机赋》言："胃乃六腑之本，脾为五脏之源。胃气弱则百病生，脾阴足而万邪息。"故有"有胃气则生，无胃气则亡"之论。

（3）脏腑娇嫩，尤为肺脾。小儿脏腑娇嫩，尤其是肺脾胃。在小儿各类疾病中，脾胃最易受伤，因"五脏禀受气于六腑，六腑受气于胃"（《脾胃论》），故外感杂病、发热性疾病、代谢性疾病、时令疾病，特别是消化系统疾病，往往累及脾胃，而脾胃受损则衍生各种疾病，诚如李杲"内伤脾胃，百病由生"之论。脾胃受损之后，反过来又会影响原发疾病的转归和康复，常常直接或间接影响到其他疾病的疗效。就肺系疾病而言，肺脾胃经络关系密切，《灵枢·经脉》曰："肺手太阴之脉，起于中焦，下络大肠，还循胃口，上膈属肺。"从五脏生克关系而言，脾为肺之母，病之所处，势必会出现母病及子、子盗母气之状，二者关系密切，故临床常见肺脾病证同见或先后出现，临证时肺系疾病从脾胃论治，脾胃疾病从肺论治。

（4）脾生痰湿，百病由生。脾为阴脏，"喜燥而恶湿"，脾之阳气充盛，则运化水液正常，水湿不在体内潴留；"脾为生痰之源"，故脾虚不运则最易生湿、生痰，痰湿内蕴，又最易困脾，而导致脾的病变，进一步加重脾虚，痰湿进而加重，百病由生，因"百病皆由痰作祟"，故脾虚生痰生湿，痰湿碍滞气机，升降失调，百病由生，即无论何种原因导致脾胃受损，脾虚后所产生的各种病理物质和病理现象都可造成多个器官的异常变化。

脾虚痰湿病机转化轴，具体如下：

脾虚生湿—代谢失调—湿毒浊邪不能及时排出体外—则可生变。若生痰浊——影响肺脏；若生热毒——影响肺、肠、肝、心、脑等；若生湿毒——影响肠道；若生浊毒——影响肾、泌尿系统。因此，脾胃变成了诸多病证病机转化的核心脏器，痰湿为核心病理因素。

故在临床治疗中，无论何种病症，如上呼吸道感染、支气管炎、肺炎等这些呼吸系统疾病，或是时令病、免疫失常等，均可配以调理脾胃之品，如焦三仙、砂仁、鸡内金、陈皮，或是消积健脾颗粒、三甲开胃颗粒（院内制剂）等。如治咳嗽、发热、鼻炎常用消积健脾颗粒；免疫调节剂除了传统的人参、黄芪等外，也常用消积健脾颗粒、参苓白术颗粒（院内制剂），或是白术、薏苡仁、砂仁、焦三仙等调补中药。

免疫系统中 IgA 主要来自呼吸道，复感病人 IgA 下降，IgA 下降相当于中医肺气不足，若要提升肺气功能，就要从脾论治，即培土生金，顾护胃气。

2. 注重用活血化瘀法

史纪教授认为小儿时期脏腑娇嫩，各种功能不完善，脾常虚，肺常不足。发生疾病之后，气血运化代谢功能紊乱，往往出现不同范围、不同程度的气滞血瘀现象（血气饱和度失调、弥漫性血管内凝血、抗血管炎性病变、肺瘀血、痰栓阻塞），轻者可累及一个脏器，重者可累及多个脏器。此类情况的出现亦和小儿的生理特点有关。

以呼吸系统疾病为例，小儿时期气管发育不足，气道短，管腔狭窄，缺乏弹力组织，黏膜血管丰富，肺泡数量较少，间质结构发育旺盛，纤毛运动差等。这种状态决定了小儿呼吸系统疾病中容易出现呼吸急迫、憋闷、发绀、末端循环差等气滞血瘀现象。因此，在治疗肺炎、哮喘、毛细支气管炎、慢性咳嗽等疾病时，常加用红花、丹参、化橘红、当归等活血化瘀通络之药。另外，现在临床上使用的中药针剂血必净注射液亦基于该理念。现代医学研究表明佐用活血化瘀通络中药可以改善呼吸道疾病患儿的临床症状、体征，还可以改善肺部循环，促进炎症的吸收，对提高患儿免疫功能有一定疗效。

该治法同样适用于食积、便秘、肾炎、肾病、心肌炎、淋巴结炎等疾病。

史纪教授提出："初病在气，久病必瘀，入血入络。"不论哪种疾病，病到一定程度，或病到一定时期都可造成人体气血循环运行的紊乱失调，直至脉络瘀阻不通、阴阳失调。所以久咳用活血药，喘息要用，便秘要用，疳积也要用，活血药如莪术、丹参、红花等。正如清代唐容川言："一切不治之症，总由不善祛瘀之故。"清代周学海有"久病必治络"之说。

3. 重视热证处理

小儿乃纯阳之体，"阳常有余，阴常不足"（《格致余论》）、"稚阳未充，稚阴未长者也"（《温病条辨》），患病后易从阳化热、化热化火，所以小儿疾病以热证居多，诚如《颅囟经》："凡孩子三岁以下，呼为纯阳，元气未散。"尤其是疾病的早期或急性阶段，纵感风寒，大多为时短暂，迅速入里化热，因"六气皆从火化"之故，故小儿病机转化快，往往很快出现热象，尤其在肺系疾病中最为常见，又因小儿五脏六腑成而未全，全而未壮，脏腑娇嫩，脾常不足，感邪之后，肺失宣降，气不化津，津凝为痰，痰湿蕴结，化热化火，内伏于里，待时而发，故临证辨治肺系病证过程中重视热证处理尤为重要。

临证时不能完全拘泥于寒邪这一外因，要着眼于疾病转化。就呼吸系统疾病而言，寒热辨证时以咽红、舌红为依据，特别是咽红，无论是否具备恶寒怕冷、面白等风寒证，只要有咽红、舌红等证，均可视为热证存在。即使有寒象，如鼻塞、流清涕、怕冷、指纹红、脉浮紧等，也是外寒内热证（寒包火）。单纯的表寒证，往往出现在发病前的两三个小时，待病人就诊时病机已经转化为热证。诸多疾病临床均以热象为突出证候特点，像食积发热、外感发热、体虚发热等。因此，临床处理"热毒"是儿科疾病中常用且重要的一种治疗方法。

临证常用中药，如柴胡、葛根、水牛角、黄芩、鱼腥草、大青叶、板蓝根等，方剂如银翘散、桑菊饮、普济消毒饮、白虎汤、柴葛解肌汤、清瘟败毒饮、麻黄杏仁甘草石膏汤等，院内制剂有解毒颗粒、达原颗粒、清肺颗粒、退热合剂、鱼花糖浆等。

4. 注重下法

下法是中医治疗八法之一，初见于《素问·阴阳应象大论》："其下者，引而竭之；中满者，泻之于内……其实者，散而泻之。"后逐渐确立其为治法。张从正立汗、吐、下三法为治病之本，又将下法发扬光大。下法又称泻下法、通下法、攻下法，是用泻火通便、峻下逐水驱除体内实邪的方法。

下法可以荡涤肠胃宿积、通腑逐瘀、和胃调脾、行气止痛、通达胃肠；下法还可以清热祛湿、泻火解毒、护津存阴；下法亦可以推陈致新、去陈腐、消癥瘕、昌荣卫，以通为补，寓补于攻，故下法应用十分广泛。内至脏腑，外至肌肤，上至心肺，下至肝肾，不论邪在气分或血分，为无形热邪或有形之瘀积，下法都可无所不至。

现代医学研究也充分证实，下法可以调整胃肠功能，增强肠道蠕动力，促进消化道内容物及毒素的排泄，使肠道保持通畅，还能增加肠道毛细血管血流量，促进和改善局部微循环，帮助炎症的吸收，并能调节肠壁毛细血管通透性，调整水电解质平衡。另外，下法中的常用药物大多具有抗菌消炎作用，多能起到消炎、解热、利胆、解痉、止痛等作用。

临床常常选用番泻叶、大黄、枳实等中药，或承气汤、大黄附子汤、麻子仁丸、凉膈散等方剂，或用清导颗粒等院内制剂，史纪教授常用院内制剂退热合剂保留灌肠治疗外感发热、食积、便秘等病症。史纪教授临床灵活应用下法，不但在肺系病症应用，在食积、厌食、泄泻、食滞发热等脾系病症亦广泛使用。

5. 注重病证结合

儿科疾病看似单纯，但病情进展快、变化大，变证、并发症多，而传统的中医辨证和用药有时候不能快速准确定位和处置。对于有些急危重症的判断，中医显得有些笼统，特别是在未表现出典型的证候特征时，会影响证型判断和方药选择。吸取、借鉴现代医学的诊疗方面的可取之处，如急诊抢救、危重症判断和处置及疾病的鉴别诊断等，在疾病判断、合并症、病情转化预测及方药选择等方面上对我们很有帮助。另外，现代医学在细胞学、分子学等方面的认识，也可印证和应用在一些疾病的病机变化的认识和处置上。如现代医学在哮喘的发病机制上认为，病理生理是气道高反应性、气道黏膜肿胀、气流不畅、分泌物增多、局部血流循环差，印证中医的瘀血、气血痰浊瘀滞的存在，指导哮喘的治疗中可配伍一些活血化瘀、理气行滞类中药，亦可配伍一些平肝、柔肝类中药以缓解小血管、小气道痉挛。再比如反复呼吸道感染的免疫调节上，IgA 下降，免疫力差，尤其是呼吸系统疾病发病率高，正符合中医讲的肺虚。中医治疗肺虚一个很重要的方法是"培土生金"，所以在治疗反复上呼吸道感染方面，除了应用固表卫外中药之外，尚注意加强调理脾胃，用助消化、强胃气的方法顾护肺卫功能，增强免疫因子分泌的功能，这正是利用现代医学的认识来印证和实施中医学的认识和应用。因此，中医药治病同时，也要吸取和借鉴其他学科方面的新思维、新理念和新疗法，不断完善和充实自己的治疗认识和治疗方法。

（五）郑建民学术思想

1. 推崇脾胃论，重视扶正固本

扶正固本，是中医学的重要法则；是以中医的整体观、天人合一观、阴阳平衡观为依据，在中医学的阴阳五行、藏象学说的理论基础上形成的一条重要治则。脾胃为后天之本，扶正培本的重要法则之一就是益气健脾。历代医家皆重视健脾胃与扶正固本的关系，认为其是防病治病的关键所在。郑建民认为对于生长发育迅速的儿童而言，脾胃功能的正常与否更是至关重要。小儿时期全身各系统和器官的形态发育及生理功能都处在不成熟和不完善的阶段，五脏六腑形态和气血皆属不足，其中尤以肺、脾、肾三脏更为突出。正如《万氏家藏育婴秘诀》曰："小儿血气未充……肠胃脆薄……神气怯弱。"《小儿药证直诀》曰："五脏六腑，成而未全，全而未壮。"脾胃为后天之本，化生气血，营养全身四肢百骸、脏腑经脉。小儿胃肠功能较为薄弱，消化吸收能力弱，与生长发育迅速的机体需要丰富的营养物质的供给是一对矛盾体，一方面，生长发育迅速的机体需要充盛的气血、精微之物的不断充养；另一方面，肠胃较为薄弱，加之小儿饥饱不能自知，过于饱食容易损伤脾胃，因此要扶正固本，调理脾胃，增食欲，促进营养物质的摄入、消化、吸收，从而增强机体的抵抗力。

（1）益气健脾补肺，扶正固本。《素问·阴阳应象大论》说："脾生肉，肉生肺。"肺与脾如子与母，肺气赖脾气运化水谷精微不断充养，脾之运化赖肺之宣发输布，脾气健旺，则肺卫固密而无恙，脾气薄弱则肺卫虚，卫外不固，外邪最易乘虚而入，产生各种外感疾病。小儿病以外感病多见。外邪犯肺，首先由口鼻侵入，侵犯咽喉鼻窍而发病，初为感冒，鼻塞流涕、咽痒浅咳，继之病邪入里，气道不利，肺失宣发肃降，痰郁气结，咳唾喘息，呼吸不利。故小儿"脾常不足"，肺气亦虚。防治小儿外感疾病，首先要益气健脾补肺，扶正固本。

（2）益气健脾补肾，扶正固本。脾之与肾，是先天与后天之关系，脾为后天之本，肾为先天之本，先天之本禀受于父母之真气，寓真阴和真阳，需后天脾胃化生气血的不断滋养，才能发挥其主骨生髓、主生长发育之功。小儿处于快速生长发育的阶段，脏腑娇嫩，气血未充，脾胃薄弱，筋骨未坚，对疾病的抵抗力较差，加之小儿寒暖不能自调，易为外感时邪所中，乳食不知自节，易为饮食所伤，易于发病。《片玉心书》曰小儿"肠胃脆而多伤乳食，筋骨嫩而易感风寒，易虚易实兮，变如反掌"，故郑建民主张临证要注意益气健脾，顾护肾气，以达到扶正固本的目的。

2. 预防传变，重视清热凉血、泻火解毒

《温病条辨》曰：小儿"脏腑薄，藩篱疏，易于传变；肌肤嫩，神气怯，易于感触"。小儿脏腑娇嫩，形气未充，腠理疏松，卫外功能不固，寒暖不能自调，六淫外邪每易从表而入，侵袭肺系，影响肺的宣肃功能，引发外感发热性疾病，在鼻塞、流涕、咳嗽、喘息的同时往往见有发热之症，初在肺卫，热势不高，如果治疗不及时则迅速入里，热势飙升，甚至是高热弛张，难以速退。热邪扰血伤津，筋脉失养，导致肝风内动，抽搐痉挛，因此应及时运用清热凉血、泻火解毒之法。又因风、寒、暑、湿、燥、火六淫之邪皆可化热化火，导致小儿外感热性病的发生，故郑建民主张要注意清解热邪，清热凉血，及时截断扭转，勿使疾病向重症发展。

3. 善用清热消积之法

小儿脾胃薄弱，饮食不知自节，往往多食、过食，损伤脾胃而形成积滞，蕴积肠道而成积热，内热与外感邪热相合，临床上常见小儿病之始往往由食积生热而致。外感风热，内有积滞，形成风热夹滞之证。或内有积滞，郁而化热，手足心热，夜间频频踢被而感受风寒，成寒包火之状，治之在健脾消积的同时要给予清解郁热。"肺与大肠相表里"，食滞肠胃，蕴生内热，与外感邪热相合，可导致阳明腑实证，大热烦渴、腹胀便

秘，急需通便泻下，泻火解毒，谓"釜底抽薪"之意。

4. 活血通络，化脏腑瘀滞

气血是由脏腑功能活动所化生，人之生命又赖气血之滋养。气血以脉络为通道，周流不息，从经脉到络脉、孙络，如一个由粗到细的灌溉网络，濡养周身，内而五脏六腑、筋骨百骸，外而肌肤毛窍，如环无端，生生不止。气血的产生及运行与脏腑功能活动密切相关，脏腑功能虚弱，则气血亏虚，血脉往来不利，易为滞为瘀，即为留邪之处，邪瘀交阻，更阻滞气血之运行，成瘀血阻络之证。在辨证论治的基础上注意活血通络法的运用，可以明显提高疗效。小儿肺炎喘嗽，痰湿阻络，气道不利，咳唾喘息，胸闷气促，即有痰瘀胶结、痰瘀阻络之病机蕴含其中，治疗不仅要宣肺化痰，疏利气道，更要充分考虑肺络瘀阻的病因病机，给予化痰通络之法，可收速效。小儿积滞，脾胃虚弱，运化不利，食滞肠道，气机不畅，既有有形之浊邪阻结肠腑，更有无形之瘀结聚肠道脉络，消食导滞的同时注意化瘀通络，可加强消食导滞的效果。

5. 推崇小儿治未病理念，重视预防为主

《医原》说：小儿"稚阳未充，则肌肤疏薄，易于感触；稚阴未长，则脏腑柔嫩，易于传变，易于伤阴"。小儿脏腑娇嫩，形气未充，气血薄弱，不耐寒凉，易为邪中；肺气虚，抗邪之力不足，易于感受自然界六淫之邪而发病，一旦发病又传变迅速，失治误治，容易出现危重证候。依据小儿这一病理特点，郑建民主张在疾病早期出现苗头时即及早治疗，以阻断病情发展，尽快使其恢复健康。《金匮要略》云："夫治未病者，见肝之病，知肝传脾，当先实脾，四季脾旺不受邪……"，其中"四季脾旺不受邪"对小儿治未病有重要指导意义，小儿发育迅速，对水谷精微的需求迫切，营养物质相对不足，故小儿"脾常不足"，健脾补肺气是小儿治未病的基础。脾气健旺，则水谷精气上注于肺，肺卫固密，抵抗外邪内侵。

6. 衷中参西，辨证与辨病结合

传统中医学与现代医学两者虽然是两个不同的医学体系，但都是关于人体健康的科学。中医学是中华民族在世世代代生息繁衍过程中，在与自然和谐共存中沉淀积累的防病治病的宝贵经验，是在反复实践不断总结、归纳、提高中建立的医学体系。现代医学建立在实验研究的基础之上，注重数理分析。传统中医学与现代医学都为人类生命的健康做出了应有的贡献，疗效皆是确切的，不同的治疗思路及方法，各有优势与不足。作为现代中医人，我们应该吸取两者之精华，不仅要熟读中医经典，学习历代医家宝贵的临证经验，反复在实践中验证，从而提升自己的临床经验，同时也要不断学习现代医学

体系中先进的医学技术，为我所用，发挥中西医结合的优势，为生命健康服务。中西医结合就是要将两种医学体系融会贯通，做到深层次的对接，辨证与辨病结合。中医治病之精髓在于辨证论治，辨证是把握每个疾病各个阶段的病理机制的规律，同时掌握药物的药理机制，从而进行有效的治疗，在辨证的同时结合辨病，会明显地提高疗效。例如，随着现代免疫学的发展，人们对机体免疫系统的了解不断深入，许多疾病中都可以发现有免疫反应的参与，儿童疾病如普通感冒、过敏性紫癜及紫癜性肾炎、系统性红斑狼疮性肾炎、各类风湿病，甚至是血液疾病等都有免疫反应的痕迹，过敏性鼻炎、支气管哮喘更是变态反应性疾病。中医辨证论治的结果是中药治疗，现代的中药药理研究认为许多中药不仅有抗菌、抗病毒、抗炎等作用，尚有改善微循环、调节免疫的作用，如何把握这些疾病的病因病机，探索、筛选具有调节免疫功能的有效中药，以及其他可能存在的作用机制，是临床中医儿科医生要思考的，这个工作只有做得深入细致，方可实现真正的中西医结合。

7. 郑建民肾脏病病因病机的认识

（1）本虚以脾肺肾为著，标实重瘀血、邪毒，水肿、蛋白尿是肾脏病常见的症状。郑老认为各种类型的肾脏病病机多端，其发病总归于正虚邪实两方面。正虚主要由肺脾肾三脏之虚，功能失调所致。脾失健运，不能升清运化，统摄无权，谷气不能上升反下流，精微下泄随湿浊而出为蛋白尿。尿蛋白属中医精气、阴精、精微等范畴。尿中蛋白长期丢失，阴精受损导致气阴两虚，而气阴两虚又是慢性肾脏病蛋白尿缠绵不消的主要病机之一，形成恶性循环。脾主运化，喜燥恶湿，为制水之脏。脾气虚弱，无以制水，水反侮土，泛溢肌肤而成水肿，水湿、痰浊等病理产物顺势生成。脾虚则气血无以生化，肺气亦虚。若再进一步发展，脾病及肾，则肺、脾、肾三脏同病。故脾虚是肾脏病水肿的发病关键。《诸病源候论·水肿病诸候》曰："水病无不由脾肾虚所为，脾肾虚则水妄行，盈溢皮肤而令身体肿满。"

邪毒主要包括外感风热之邪及内生水湿、湿热、瘀血、湿浊，是导致慢性肾脏疾病病情发展、反复的重要因素。肺虚卫外不固，易招外感，成为疾病反复发作的重要因素。瘀血内停，阻滞气机，以致水道不畅，水泛肌肤而肿；另外瘀血内阻，与湿热交结，损伤脏腑，影响精微输布而导致病情留滞，久延不愈。具体病理传变为肺脾肾三脏气虚，卫外不固则易感受外邪，外邪进一步伤及肺脾肾，从而导致水液代谢障碍加重，水湿加重病情反复。水湿又可阻碍气机运行，气机不畅致使瘀血形成；湿又伤阳，阳虚无力鼓动使血行不畅再致瘀；水湿内停，郁久化热可成湿热；湿热郁久，热邪伤津，血脉涩滞亦生瘀。故瘀血是贯穿病程始终的病理产物。湿瘀久结，难解难分，从而使病情反复，迁延难愈。

（2）慢性肾脏疾病反复发作的重要原因——肺虚易感。中医认为："正气存内，邪不可干。"当人体正气强盛时能够抵御外邪或控制自身伏邪而不发病。只有人体正气不足、阴阳失调时外邪才乘虚而入。又有"肺主气，外合皮毛，开窍于鼻，卫气属肺，司腠理开合"，这说明肺气顾护一身之表，使腠理密，藩篱固，外邪则难以入侵。郑老依据肺居上位，与外界相通，易伤而难调的生理特征，认为风毒侵袭于肺经，结于咽喉，下行损伤肾络而发病。故肺气虚弱，卫外不固，感受外邪是导致慢性肾炎复发和疗效不佳的主要原因之一，应予以高度重视。

（3）贯穿始终的重要病理因素——瘀血阻络。郑老认为瘀血阻络是贯彻肾脏病始终的重要病理因素。究其瘀血形成之因，郑老认为主要有以下四点：其一，血水同源，本病系水湿为患，湿邪久蕴，阻滞脉道，下焦不通，气化不畅，闭滞脉络，积而成瘀。《黄帝内经》曰："孙络水溢，则经有留血。"其二，慢性肾脏病患者由于病情缠绵，反复发作，疾病迁延，病久不愈，深而入络，脉络瘀阻，可以导致瘀血产生。其三，病本脾肺气虚，无力推动血液运行，以致血行不畅，肾络瘀阻，也致血瘀络阻。其四，气虚卫外不固，易感外邪。外邪入侵，邪正相争，痰湿、毒邪等均可阻于肾络，使肾络受损，脉络不和，血涩不通，亦可成瘀。而瘀血形成之后，阻滞于脉络，则血运不畅，新血不生，脏腑经络失于荣养，导致各脏器功能衰退，进一步加重肾脏病变。正如《读医随笔》所言："脉络之中，必有推荡不尽之瘀血，若不驱除，新生之血不能流通，元气终不能复，甚有传为劳损者。"脾肺气虚为本，血瘀是标，两者相互影响，互为因果。

（4）血尿强调"热""瘀""虚"。血尿是肾脏病的主要表现之一，多种肾脏疾病患者都有血尿，中医则将其称为"溺血""溲血""尿血"等，病位主要在肾与膀胱。郑老综观血尿的发病特点及临床表现，将其病因概括为"热""瘀""虚"三个方面，并且强调热、瘀尤为突出。郑老认为血尿的形成不外乎以下几点：①感受外邪，风热时毒之邪乘袭壅塞于肺，邪气化火，热毒循经伤及肾络、膀胱而发为尿血。②素体阴虚或病中邪热伤阴，或情志不遂，劳心伤血等致肾阴亏虚，相火妄动，灼伤络脉，络伤血溢。③素体气虚或病久耗气，脾气虚弱，统摄无权；心血不足或心阴亏虚，气火内郁，暗耗阴血；脾肾气虚，气不摄血；血经尿路泄漏而发为尿血。④离经之血，留而为瘀，或久病入络，血脉瘀阻，血不循经而致出血。"离经之血则为瘀"，瘀血的存在导致络脉瘀滞，血不归经，血尿反复发作，迁延难愈。

（六）翟文生学术思想

翟文生教授从事儿科医、教、研工作 30 余年来，积累了扎实的理论基础和丰富的临床经验；在中医临床和理论研究中提出了一系列的新理论、新方法，发展了中医理论，提高了临床效果，主要学术思想总结如下。

1. 气阴不足是小儿反复呼吸道感染发病的重要机制

翟文生老师经过长期临床工作，结合中医"脾主卫"的基本理论，指出脾与机体的卫外功能有赖肾精的滋养，二者互根互生，养肾即能助脾，而小儿多有阴虚之证，从而提出了"气阴不足为小儿反复呼吸道感染的关键病机"的学术观点，并探讨了益气养阴法治疗小儿反复呼吸道感染的新方法，验之临床，效果突出。

传统中医认为小儿为稚阴稚阳之体，脏腑娇嫩，形气未充，其中突出表现为肺、脾、肾三脏不足，先天与后天之气均显嫩弱，则肺气更虚。肺气虚，卫外不固，外邪因虚而入，客于肺，从而导致反复呼吸道感染的发生。患儿每因感染而致体温升高并持续多日，则可耗伤阴液；其邪热结于咽喉，日久不愈，亦可耗伤阴液；由于营虚卫弱，邪毒久恋，稍愈又作，往复不已，根据"久病及肾"的理论，反复日久可致肾阴不足；金水相生，肺肾相关，肺与肾有着相互滋生、相互依存的关系，肾虚不能承上以滋肺，肺虚不能养下以滋肾，肺病日久而致肺肾同病。故而气阴不足，卫外不固，是造成外感屡受的重要机制。结合中医"脾主卫"的基本理论，脾与机体的卫外功能密切相关，而肾为先天之本，脾为后天之本，脾的卫外功能有赖肾精的滋养，二者互根互生，养肾即能助脾，结合患儿往往也有阴虚之证，故在益气健脾的同时加以滋养肾阴的方法治疗，取得了很好的效果。

2. 传承名医学术思想，小儿肾病分阶段序贯辨证治疗

翟文生老师对小儿肾脏病诊治经验丰富，总结归纳出小儿肾脏病的总病机为"肺脾肾脏腑不足，瘀热湿浸淫互化"，总治则为"扶正祛邪，四因治宜，序贯辨证"，采用"养阴清热，化瘀利湿""益气健脾，清热活瘀""健脾补肾，活血化瘀"分阶段辨证治疗的方法治疗小儿肾病综合征取得了很好的疗效，在降低西药的副作用、减少复发、提高患儿免疫功能、防止和控制感染等方面都明显优于单用西药治疗。使肾病的辨证治疗系统化、规范化，便于掌握和推广；在此基础上，研究制定了小儿肾病综合征的中医临床诊疗指南，通过国家中医药管理局认证，已在全国发布和推广。

二、苗氏支脉

张子萍学术思想

1. 临床施治以扶正固本为宗旨

临证以扶正祛邪，或祛邪扶正为变通；以辨证论治为准则，"有是病，必用是药"。所谓"扶正固本"即是扶植人身正气，顾护人体本源。正气者，乃机体抵抗病邪，修复自身组织器官损伤，使机体恢复健康的能量。固本，则是固护产生这种能量的重要器官。中医称，先天之本，肾也，元气所生之处。《易经》云："天一生水，肾脏先成。"肾为生命之源，后天之本，脾也，为水谷化生之地。元、宗、荣、卫诸气养料供奉之地。《灵枢·五味》曰："谷不入，半日则气衰，一日则气少矣。"《淮南子》亦云："得谷者昌，失谷者亡。"由此可见，先天与后天均与生命息息相关。后天赖先天元阳真阴之温煦和滋养而生；先天依后天水谷精气奉养而存。二者一衰，命则亡矣。故临床施治，扶正固本尤为重要。

但凡疾病的产生，就是机体正气与外感、内伤之邪气相互斗争的过程，施治就是平息这场战争。怎么平息？"乱乃治。"何以治？莫过于"扶正祛邪"或"祛邪扶正"来变通。以六气致病为例，一般在疾病早期或急性发作期，邪势嚣张，正盛邪实之际，当以祛邪为先，所谓"祛邪就是扶正"之理。古人云："邪去正自安。"若邪正两败俱伤之时，当扶正祛邪兼而顾之。若疾病恢复期，邪势大去，余邪未尽，正气未复阶段，当以扶正为主，兼以祛邪。具体治疗方案，当以望闻问切四诊所获资料，进行详尽分析，加以识别。归纳总结，得出准确诊断。选择针对性最强的方药，即以"有是病，必用是药"为施治最终准则。

2. 重视基础理论知识在临床中的应用

中医理论是古人和先辈们数千年来医疗实践经验的总结，又反复验证了它的有效性、可重复性、实践性及逻辑性，而被流传至今，为中华民族的繁衍生息做出了伟大贡献。而中医儿科能在中医群芳中，独树一帜，绝对有其独特性。此独特性就是小儿自胎儿至成人均处在不断的生长发育动态变化中。在这一变化的过程中，小儿无论在解剖、生理、病理、免疫等方面都与成人有着明显的不同，且年龄越小越显著。正像苏联儿科医学家马斯罗夫所说："用成人的生理与病理学知识就能处理小儿病理的问题，是完全不正确的。小儿不是成人的缩影，而是按照某些特殊的规律发育和生活着的生物。在发育过程中，小儿无时无地不在变化着和成长着。小儿每一时期都具有自己的特点。而缺乏对这些特点的知识，就不能了解小儿的病理状态……"那么，小儿都有哪些特点呢？突出表现是小儿处于不断生长发育过程中，所谓生长，表示机体各组织器官形态的增长，是机体量的增加；发育则表示，细胞、组织和器官功能的成熟，是质的改变，二者密切相关。因为在形体增长的同时，必定伴随着功能的逐渐成熟。故生长发育一词，亦简称为发育。古人将其特点归纳为：①生理特点：脏腑娇嫩，形气未充；生气蓬勃，发育迅速。②病理特点：发病容易，传变迅速；脏气清灵，易趋康复。对于生理特点，"脏腑娇嫩，形气未充"的描述，古人又有"稚阴稚阳"之体之称。稚者，幼稚不成熟也。"阴"指构成机体的有形物质，如五脏六腑、四肢百骸、筋骨肌肉、精血津液等。"阳"指各组织器官的功能活动。故"稚阴稚阳"之体，就是形容小儿机体无论是在物质基础还是功能活动方面都不成熟、不完善的意思。对此，古人尚有许多论述。如《灵枢·逆顺肥瘦》云："婴儿者，其肉脆，血少，气弱。"

《温病条辨·解儿难》亦说："小儿稚阳未充，稚阴未长。"《小儿药证直诀·变蒸》又说："五脏六腑，成而未全，全而未壮。"是说小儿出生时虽然五脏六腑各系统器官已俱全，但仍有缺失与功能的不足。这可由小儿的生理解剖特点来证明，如消化系统，小儿一出生就具有口腔、舌、食道、胃、大小肠、肛门全套器官，便可吃、喝、拉、撒。但因口腔内缺乏牙齿，吃就大大受限。不能吃肉，只能吃奶、喝水及果汁等流食，否则就会发生消化道疾病。再如呼吸系统，小儿出生时，就有鼻、咽、喉、气管、支气管、肺，落地"哇"的一声便开始了呼吸。但鼻腔内缺少鼻毛。鼻毛的作用，一是阻挡空气中的尘埃和微生物进入呼吸道，二是对进入上呼吸道的冷空气加温加湿，避免尘埃、微生物及冷空气畅通无阻，直中下呼吸道而发生感冒、气管炎、肺炎等呼吸道疾病，而鼻毛要在 2～3 岁后才渐渐长出。由以上小儿生理解剖事实，不仅证明了小儿"脏腑娇嫩，形气未充"的生理特点，同时也说明了小儿"发病容易，传变迅速"的病理特点。

正因小儿存在这些不完善、不成熟的特点，但为了维持生命的需求，尤其新生儿时期常常会呈现一些似病非病的现象。如新生儿口腔两侧隆起的脂肪垫名曰"螳螂子"，它的作用是加强小儿吃奶时的吸吮力量。"马牙"是乳牙板形成的上皮细胞团，中央角质化所致的上皮珠，均属生理现象，慢慢会自然消失，禁止挤压、按摩、挑割。"胎脂"是新生儿出生时皮肤表面附着的一层油状物，它的形成有内外二因，内因是胎儿自身皮脂腺较多，分泌出过多的皮脂与脱落的表皮形成的一层乳白色油腻状物。外因是孕母营养过剩，这些营养物质，经过羊水从脐带被胎儿吸收后，再经新陈代谢分泌出较多的皮脂腺而形成的。胎脂对胎儿皮肤起保护作用，出生后 1～2 天内会自行吸收。但这些生理现象尤其在旧社会和中华人民共和国成立初期的农村，常常被妖魔化，特别是女婴常会受到虐待，甚至出现致死的悲剧。

除此之外，还有一些生理、病理易混为一谈的现象，如：新生儿黄疸、新生儿乳腺肿大、假月经、新生儿脱水热、粟粒疹等，给临床诊断带来困难，出现不当治疗，危害小儿健康。那么临床上又当如何分辨呢？这就需要我们认真学习、牢牢掌握儿科基础理论知识：小儿生理病理特点（尤其小儿各系统的生理解剖特点）、生长发育中的年龄分期、生理常数、喂养保健等，并运用于临床，达到学以致用之目的。

三、黄氏支脉

（一）黄克质学术思想

1. 探病因，阐病机，悉遵《黄帝内经》《难经》

先生学识渊博，读史通经，不仅精于医学，也兼通诸子，对《周易》也有研究。他精通医学经典，对《黄帝内经》《难经》尤为用功，曰："《内经》为业医之所本,《难经》为医理之根源，不读《内》《难》，医理难明。"疗疾祛病，必明理于心，方能临证灵活，故于《黄帝内经》《难经》凡诸家之注解，先生无不细心探讨，反复研究，务求解深解透，得其奥旨。临证时素遵《内》《难》，审谛覃思，务求"治病必求于本"之明训。灵活运用经典理论指导临床，以达"学以致用"。师古而不泥古，活用而不离宗，只有这样才能发扬创新。孔子曰："学而不思则罔，思而不学则殆。"读经典不能仅限于口头背诵，若不深思和理解，此为读死书或死读书，书读再多也无益于临床。先生曾举罗与郭的故事，民国时期，睢县行医之人每每于周末之时，在城北大湖边的凉亭下聚会，大家畅所欲言，谈经论道，其中有罗氏医生，经典著作熟读于口，背诵如流，然临证时常常处方与医理相悖，故疗效不高，门诊清冷；郭氏医生口讷，不善言辞，然临证时立法选方，贴切妥当，为病人所膺服；故时人有"锣（罗）没敲响，锅（郭）片却敲响啦"之言。先生常讲此事以告诫后学，读书切不可"浅尝辄止"，要"宁涩勿滑"，深思而后明。

博学而不穷，笃行而不倦，正是这样严谨的治学态度，才使先生医道纯精，达到探赜索隐，钩深致远，学贯天人，旁通物理的境界，故临证时，先生往往探析病因，引经据典，阐明病机，丝丝入扣。这与他扎实的中医理论功底是分不开的。《民权文史资料》曾记载先生治疗产后出血的医案：病人产后大出血已经休克，家人放弃治疗，先生坚持要看，结果发现尚可挽救，予以针灸救急，又予生化汤重用炒荆芥，温酒冲服，药到血止，后经调养而愈。如先生曾治一患"叩头风"的患儿。患儿平时与常儿无二，饮食、精神均正常，发育也可，唯发病时以头撞地、撞墙，别人拉劝不住，也不言语，直至将头撞得肿胀流血方能止住，止住后玩耍如平常，问其是否头痛，患儿自言不痛。家人曾携子遍寻名医治疗，皆曰"怪病"，也有人言为神灵作祟，家人也曾烧香拜佛，请道人作法，但无一灵验。一日发作之际，适逢先生遇见，观其证候，察其色脉，先生曰此系肝风，系惊吓所致。因小儿神气怯弱，遭惊恐之事，神之木主，惊则气乱，风动木摇，风火相煽，痰随气涌，清窍被蒙，遂发此病，治宜涤痰开窍，镇肝息风，予以镇肝熄风汤以治其标，涤痰汤以疗其本，标本同治，患儿服药不足三剂，病即痊愈。

2. 立治法，选方药，借鉴诸家

先生早年行医之际，以时令病及常见病居多，随着临证日久，常常遇到很多疑难杂症，先生除向同道学习之外，常常查阅资料至深夜，为了丰富自己，他阅读了上至《伤寒论》《金匮要略》，下及诸代医家医论，特别是对明清诸家著作用心探究，临证时详审病机，精于辨证，而后根据疾病的性质及预后情况，予以立法选方，同时对药物的性味功能又有正确的认识，运用起来得心应手，泛应曲当，临床时必细审病情，不可草率从事，必须四诊合参，一法一方，有理有据。如曾治一八岁患儿，发热伴全身红疹，周身瘙痒，烦闹不安，咳嗽，口渴欲饮，纳呆便秘，苔白厚，脉浮数，体温40℃，先生辨证为风热入里，伤及营血，治以清热凉营透疹，方以银翘散合清营汤加减。患儿服后，一剂热减，红疹转为花斑疹，大便通；二剂热退疹消，精神佳。先生曰。前人有"疹为太阴风热，点细而色红""疹从血络而出，属肺"。该患儿外感风热时邪，故见发热咳嗽、口渴等肺卫表证，邪热入里，动及营血，外发肌肤故见红疹，故治以清热凉营透疹之法，以银翘散辛凉解表，以清营汤透气凉营，加麦冬、杷叶以清润止咳，诸药合用，奏效迅速，故吴鞠通赞银翘散："此方之妙……纯然清肃上焦，不犯中下，无开门揖盗之弊，有轻可去实之能，用之得法，自然奏效。"先生对《温病条辨》之论述，详熟于心，故临证时，方能选方用药贴当，合乎法度，自然可收覆杯而愈之功。

3. 治儿病，重望诊，治勿伐元

儿科古称"哑科"，对于儿科诊法，历代医家都颇为重视，如《幼幼集成》谓"望闻问切，固医家之不可少一者也……而小儿科惟以望为主，问继之，闻则次，而切则无矣"，《医宗金鉴·幼科心法要诀》也云："儿科自古最为难，毫厘之差千里愆，气血未充难据脉，神志未发不知言，惟凭面色识因病，再向三关诊热寒。听声审病兼切脉，表里虚实随证参。"先生十分赞同诸先贤之论，积五十余年之经验，对儿科诊法颇有心得和独特经验。

（二）黄明志学术思想

黄明志教授，从医 50 余载，精于儿科，善用内经理论，探讨发病及证治机制，强调儿童禀赋特点与脾胃功能的强弱在发病和康复过程中所起的作用。重视天人相应的整体观念，在治疗上善于把握邪正消长，权衡扶正祛邪疗法，遣方用药，治学严谨，临证时师古而不泥古，学今而善从证化裁，坚持理论联系实际，强调辨证论治是中医的精髓，临证时三因制宜，施法有度。在几十年的临床工作中，承古而创新，创拟了许多经验效方，晚年又潜心研究小儿外治疗法，为儿科疾病的治疗开辟了新途径。

1. 善用《黄帝内经》理论指导临床

《黄帝内经》是祖国医学理论体系的主要源泉，黄教授重点强调阴阳、五行、脏腑学说与小儿生理、病理的密切关系，并运用其指导辨证论治和辨证用药。

（1）运用阴阳学说指导临床。①运用阴阳学说论述小儿的生理特点。关于小儿的生理特点，古人即有"纯阳"之体和"稚阴稚阳"之体两种学说，黄教授认为人之一身，不外阴阳两字，其阴者，乃人体生命活动的物质基础；其阳者，为人体生命活动的功能表现，两者互根互用、不可分割。而小儿时期，无论是物质方面还是生理功能方面，都是不完善、不成熟的，小儿的生长发育过程就是"阴长阳充"的过程，清代医家吴鞠通指出"……非盛阳之谓，小儿稚阳未充，稚阴未长也"。②运用阴阳学说阐述小儿的病理特点。由于小儿"稚阴稚阳"的生理特点，患病之后机体自身很难协调阴阳平衡，从而出现偏胜偏衰的情况，导致了"发病容易，传变迅速"病理特点的出现。如素体阳虚，又感寒邪而出现阳虚阴寒证；或素体阴虚，感邪之后出现阴虚阳亢证。因此提出治疗小儿疾病，应辨明阴阳的偏盛偏衰，及时调整阴阳，从而达到"阴平阳秘，精神乃治"。

（2）运用五行学说指导临床。临床上常用五行生克乘侮的理论指导辨证求因，审因论治。如治疗久咳，常以培土生金法治之取效；治疗腹痛，可采用扶土抑木法；治疗腹泻，可采用补火生土法；治疗惊风，可采用滋水涵木法等。

（3）运用脏腑辨证指导临床。儿科鼻祖钱乙首创"五脏证治"，后人在继承和总结的基础上完善了脏腑辨证体系。黄教授认为无论内伤、外感，临床症状纵有万般，皆系脏腑病变的表现。如根据"脾主肌肉，肝主筋，肾主骨生髓"的脏腑理论，拟"健脾补肾柔肝"治法治疗进行性肌萎缩等疾病；根据"肺为水之标，脾为水之制，肾为水之根"之论治疗消渴等。

（4）强调"三因"学说。黄明志教授临床十分重视"三因"，强调要因时、因地、因人，灵活应用方药。如治疗小儿，要针对其"稚阴稚阳"的生理特点，根据其易寒易热、易虚易实的病理特点，治疗上慎用苦寒、大热、峻下重剂；如治疗腹泻，秋令之时用苍苓散，长夏暑湿之时用益元散。

2. 临证"四大特点"治疗儿科疾病

（1）四诊务必详尽。儿科又称为"哑科"，患儿不会言语，无法描述病情，或表达不全，或因畏医而谎言欺医，加之"气血未充，六脉不全"，难以凭其脉象，这样就给知脉识证造成了一定的困难，故历代医家莫不以治小儿为难。因此四诊之中，"望诊"在儿科就尤为重要，如他所言"眉头皱，心难受"，要考虑胃中或腹部不适；"吐舌弄舌，心脾积热"，因舌为心之苗，又为脾之外候，热属阳主动，心脾积热则舌不欲藏于口内，故吐舌弄舌。

（2）辨证立法要准。中医的精髓就是辨证论治，辨证灵活准确、立法严谨是儿科诊治的关键。其"灵活"指在动态中去辨证，而不是简单地把病分为几个证型，要根据病人的体质差异、感邪的轻重、得病的久暂不一、天气的寒热不同综合考虑。如咳嗽一病，为肺气上逆所致，若数日大便未解，则为腑气不通，一味止咳而咳不止，当通腑止咳而收敛。

（3）遣方用药要精。黄明志教授处方时谨慎而果断，如有疑惑则不开口论药，大法确定后则一气呵成，先定药味，后定剂量，汤剂大都不超过13味，选药精当之至，药少力专。

（4）擅长寓药于食。小儿惧怕打针，同时也惧怕服药，可寓药于食。黄明志教授根据小儿生理、病理及药理特点，辨证拟立了许多"寓药于食"的经验方。如治疗小儿久泻的"苡莲粉"，方由薏苡仁、莲子肉、山药、粳米、大枣组成，该方有益肾补脾和胃之功；单味鸡肠煮水治疗遗尿等。

3. 主张疗疾祛病，勿伤脾胃

祖国医学以脏腑理论为中心，"脾居中土，灌溉四旁"，脾胃为气血生化之源，脏腑经络之根，是人体赖以生存的根本，《黄帝内经》指出："五脏六腑皆禀气于胃。"同时，脾胃又有防御疾病的功能，在预防和治疗上起着决定性的作用，早在《黄帝内经》中就有"脾为之卫"的说法；张仲景也提出"四季脾旺不受邪"的观点；李杲更将脾胃学说发展完善，他认为"诸病由脾胃生"。小儿生机蓬勃、发育迅速，对水谷精微的需求大；但由于其脏腑娇嫩，形气未充，故脾常不足。加之小儿饮食不知自节，饥饱无度，更容易损伤脾胃，故黄明志教授提出"疗疾祛病，勿伤脾胃"的学术思想。

黄明志教授认为在治疗小儿疾病的过程中，顾护脾胃为一条主线，贯穿始终。如治疗小儿外感发热的验方"退热浆"，在清热解表、发热透邪的同时，辅以山楂、麦芽、粳米之品，以顾护中阳；在治疗咳嗽时，运用二陈汤以健脾祛痰。临证用药，很少运用大辛大热、大寒大苦、峻猛攻下之品。

4.善于运用外治

中医外治有着悠久的历史，早在汤剂出现以前人们就运用外治法治疗各种疾病。在崇尚自然、回归自然的今天，人们对外治法日渐重视。黄明志教授曾言："善医者，必行外治，大医者，不废外治。"黄明志教授晚年潜心研究外治，拟立了很多外治经验方，采用多种外治疗法治疗儿科疾病，取得显著疗效。如治疗小儿发热，运用"握药疗法"，以取汗出热解，"药浴疗法"以发汗解表等；治疗小儿腹泻，取方暖脐散治疗脾虚久泻，立泻痢平以治湿热泄泻；"咳喘一号"以清肺化痰、止咳平喘，咳喘二号以宣肺化痰、散寒平喘；治疗荨麻疹，喜用米醋煮大葱。先后运用针灸疗法、灌肠疗法、熏洗疗法等外治疗法治疗儿科疾病，取得了显著的疗效。黄明志教授在2004年创建了小儿外治室，开展十余项外治疗法，取得了良好的社会效益。

5.附嫡孙黄牮学术思想

（1）"小儿百病积为先"。中医治病，自古以来就认为要"三因治宜"，一定要根据不同的时间、地点和不同的患者，通过辨证施治，达到治疗效果，现如今社会经济发展水平较高，儿童的饮食结构与生活习惯也与以前有很大的不同，大部分儿童因饮食不节，恣食膏粱厚味、辛辣冰冷，而损伤脾胃，造成患儿饮食内停，气机不畅已为临床之常态。对外寒里热之体引起的外感疾病、脾胃疾病已屡见不鲜，故"小儿百病积为先"是对当下儿童发病机制的一种认识观点。

食积是导致疾病的原因，小儿脾常不足，饮食不知自节，家长溺爱过度，令小儿多食，致脾胃运化不及，造成食积，另外饮食习惯及结构因社会发展和物质生活丰富得到极大的改善，小儿常常以高蛋白、高能量饮食为主，也导致脾胃运化不能而造成食积。食积是导致儿童免疫力下降，诱发疾病的主要原因。"欲要小儿安，耐得三分饥与寒"，古人之告诫，不可不引起医家的重视。

（2）执中州以运四旁。小儿迅速生长发育，全赖水谷精微之化生的气血供奉，而水谷精微之气又赖中焦脾胃所化生，脾胃居中土，不仅是后天之本，气血生化之源，而且是人体气机升降的枢纽，故《黄帝内经》有"脾者土也，治中央，常以四时长四藏"之说。脾虽为孤脏，但其在人体内的生理功能举足轻重，其方位居中央，五行属土，土生万物，能化生输送水谷精微以充养肺、心、肝、肾四脏，乃至全身上下，四肢百骸，五官九窍，故曰"运四旁"。在黄氏儿科临证中，"执中州以运四旁"，重视脾胃，从生理、发病、治疗、善后调护等诸多细节中都得到了具体的体现。

（3）经方时方皆用，内治外治同调。自工作以来，黄姓教授做临床，拜名师，经年累月，孜孜以求，得名家之亲传，见治病之手眼，终有所收获，临证之际，本着治病救人之宗旨，无论门派，只要辨证符合患者的病情，不管经方、时方皆可运用。有时为了早日解除患者的痛苦，缓解部分患儿服药的困难，他也多在辨证运用内服中药的同时，配合贴敷、针灸、推拿等多种中医传统疗法。

（三）丁樱学术思想

1. 注重整体观念，强调形神统一

中医学理论体系有两个基本特点：整体观念和辨证论治，这种理论体系是在古代朴素唯物主义哲学思想的影响下，经过长期医疗实践，并与其他学科互相渗透，逐渐形成和发展的。整体观念在中医药理论研究和临床疾病的诊治、护理、养生等方面有着重要的指导意义。丁樱教授认为整体观念是中医学的灵魂，儿科医生在阐述小儿生理功能、病理变化及诊断、治疗、预防和调护等整个医疗过程中都必须始终遵循整体观念这一指导思想，在儿科神经系统疾病的诊治过程中尤为重视形神统一、身心一体观。《素问·八正神明论》曰："故养神者，必知形之肥瘦，荣卫血气之盛衰。血气者，人之神。"明代张景岳《类经》曰："形者神之体，神者形之用。无神则形不可活，无形则神无以生。故形之肥瘦，营卫血气之盛衰，皆人神之所赖也。故欲养神者，不可不谨养其形。"《灵枢·天年》说："血气已和，营卫已通，五脏已成，神气舍心，魂魄毕具，乃成为人。"丁教授认为小儿发育过程中"五脏已成"，而后方能"心藏神、肺藏魄、肝藏魂、脾藏意、肾藏志"，"魂魄毕具"，形神皆备，"乃成为人"。小儿初生之时，五脏六腑，成而未全，全而未壮，至长而全且壮，小儿神志情志的发育也是一个成而未全，全而未壮，至长而全且聪的过程。如果小儿形体健壮，脏腑阴阳平衡，营卫气血充盛，则小儿神志正常，语言智力思维情志正常；如果脏腑功能失调，阴阳平衡紊乱，营卫气血亏虚，就会出现神识智力、心理情志的异常。反之，小儿神智心理的异常又会影响形体的生长发育。因此，丁樱教授强调儿科证治中应重视形神整体的辩证关系，不可忽略形神证治的整体关系，立足于整体观念，既要详明患儿的形体病因，亦不忽略心神病因，更应把握形神（身心）两方面相互影响的内在联系，方能取得好的疗效。

2. 诊病施治，须时时顾护脾胃

脾胃属土，居中央，以膜相连，主运化水谷及水湿津液，通过脾气散精的作用，将所化生之气血津液，上输于胸中，以为宗气，以贯心脉而行呼吸，上使五色修明，音声能彰，内注五脏六腑，灌溉四旁，荣养四末，熏肤充身泽毛，水精四布，五经并行，四肢百骸，筋骨肌肉，毛发骨髓，皆得所养，故称为后天之本，小儿脏腑娇嫩，形气未充。"五脏六腑，成而未全，全而未壮"，小儿处于生长发育阶段，五脏六腑由全而壮，气血津液的化生，筋骨肌肉、体格智能的发育，都离不开脾胃的健运，离不开脾胃不断化生的水谷精微物质的充养和灌溉。正如《幼幼集成》所云："脏腑和平，脾胃壮实，则荣卫宣畅，津液流通，纵使多饮水浆，不能为病"，"大凡小儿原气完固，脾胃素强者，多食不伤，过时不饥。若儿先因本气不足，脾胃素亏者，多食易伤。"她提出脾胃功能健壮与否是小儿疾病产生的关键，阐明了脾胃功能在小儿生长发育过程中的重要地位。由于小儿脾胃功能未臻完善，如果小儿哺养不当，饮食不节，寒温不调，五味偏嗜，形体劳役，所欲不遂，他脏病损克犯脾胃，均可导致脾胃损伤，失于健运，气血津液化生无源，气机升降失司而变生诸症。因此，丁教授临床治疗小儿疾病尤重于调理脾胃，视患儿脾胃之厚薄，选方遣药须时时顾护胃气，不仅体现于小儿消化系统疾病的诊治方面，而且在其他系统疾病的诊治方面都应重视脾胃的调理，以调理脾胃为医中之王道。根据小儿寒热虚实之不同，虚者补之，不可腻补蛮补，实则泻之，不可妄用攻下；寒者温之，不可过于温燥，免伤脾胃之阴；热者寒之，不可过于寒凉，免伤脾胃之阳，应以中和为主，灵活变通。尚需注重饮食的调理，避免肥甘厚味、贪凉饮冷、暴饮暴食、过饥过饱，勿伤脾胃生血之气，常以山药、茯苓、薏苡仁煮粥服用，以培补小儿脾胃之气，如此调理小儿脾胃功能健运，气血化生有源，才能有健康的体魄，正常地生长发育。

3. 强调"生病起于过用"，无使过也

《素问·经脉别论》曰："春秋冬夏，四时阴阳，生病起于过用，此为常也。"提出了一个发病学上的重要思想，"生病起于过用"，所谓"过用"，即指超过了常度。丁樱教授认为正确理解"生病起于过用"的理论，能更好地指导儿科临床诊断治疗，认为"生病起于过用"是对小儿发病病因的高度概括。正常的六气，即风、寒、暑、湿、燥、火，是自然界六种不同的气候变化。当六气发生异常，超过了人体的抵抗能力时，太过即成为六淫，六淫是外感致病因素。七情属于正常的生理现象，但如七情波动过于剧烈或持续过久，情志太过，均为"过用"，过则为害，成为内伤疾病的致病因素。如《素问·阴阳应象大论》所言，怒伤肝，喜伤心，思伤脾，忧伤肺，恐伤肾。饮食五味是维持人体生命活动的物质基础，但若暴饮暴食，饥饱失常，或五味偏嗜，饮食不节，过则为病，成为发病之因。故《素问·痹论》说："饮食自倍，肠胃乃伤。"《素问·生气通天论》亦说："是故味过于酸，肝气以津，脾气乃绝；味过于咸，大骨气劳，短肌，心气抑；味过于甘，心气喘满，色黑，肾气不衡；味过于苦，脾气不濡，胃气乃厚；味过于辛，筋脉沮弛，精神乃央。"李杲《脾胃论》亦云："至于五味，口嗜而欲食之，必自裁制，勿使过焉，过则伤其正也。"说明饮食五味，过则为病，在小儿发病时尤甚。过度劳累、过于安逸均为"过用"。如《素问·举痛论》说："劳则喘息汗出，外内皆越。"《素问·宣明五气》曰："久视伤血，久卧伤气，久坐伤肉，久立伤骨，久行伤筋。是谓五劳所伤。"另外，用药不当、治疗过度亦可造成"过用"之害。因此，治疗用药均应适度而不可太过。正如《素问·五常政大论》所言："大毒治病，十去其六；常毒治病，十去其七；小毒治病，十去其八；无毒治病，十去其九。谷肉果菜，食养尽之。无使过之，伤其正也。"

"生病起于过用"是中医病因学的一个基本观点，也是养生保健的重要思想观点。小儿由于特殊的生理特点，其脏腑娇嫩，形气未充，稚阳未充，稚阴未长，饮食不能自节，寒暖不能自调，情志不能自控，因此，六气太过，饮食不节，五味偏嗜，七情太过，劳逸过度，用药失度，较之成人，更易发病，因此，"生病起于过用"不但在临床上为儿科提供了认识小儿病因学的依据，而且也为儿科治疗用药和保健方面提供了准则。无论是用药用针、推拿按摩，均应适度而不可过之，做到"中病即止""以平为期"，勿使过也。正如《本草衍义》所云："摄养之道，莫若守中，守中则无过与不及之害……五脏受气，盖有常分，用之过耗，是以病生。善养生者，既无过耗之弊，又能保守真元，何患乎外邪所中也？"

4. 丁樱教授运用雷公藤"有故无殒"学术思想

《素问·六元正纪大论》曰："黄帝问曰：妇人重身，毒之何如？岐伯曰：有故无殒，亦无殒也。帝曰：愿闻其故，何谓也？岐伯曰：大积大聚，其可犯也，衰其大半而止，过者死。"《中医名词术语精华辞典》解释"有故无殒"为临床用药时，虽药性峻猛，只要有相应病症，药证相符，就可以应用，不会出现危险。但须注意应中病即止，切勿过度使用。"有故无殒，亦无殒"也就是"有病则病受之，无病则体受之"。当人体有病时疾病能够承担药物的药性和毒性，不会损伤人体。

丁樱教授对这句话亦有个人的独到感悟，认为在"有故无殒"思想指导下，雷公藤多苷在治疗儿童免疫性疾病时可以使用。"有故"即"有是故用是药"，雷公藤多苷虽属有毒（故）的药物，但因其对儿童免疫性疾病疗效确切。"无殒"是指合理使用雷公藤多苷时患儿的肝损、肾损、血液白细胞下降等副作用发生率很低，其生殖毒性具有可逆性，停药后可以自行恢复。也就是说，在疾病需要时，儿童可以在医生指导下使用雷公藤多苷片。

围绕雷公藤多苷的生殖损伤，丁樱教授率领团队开展了20余年的系列研究，并结合个人主持的国家"十一五""十二五"课题研究，包括临床、动物、细胞研究，发现配伍中药减毒增效机制可有效缓解雷公藤的不良反应，动物实验发现雷公藤多苷对雄性幼鼠的生殖损伤作用具有可逆性恢复，且不影响大鼠的生殖能力，临床研究儿童时期服用雷公藤多苷联合中药对成年后生育能力未见影响，且六味地黄丸、菟丝子黄精颗粒、菟丝子黄酮对雷公藤多苷所致的生殖损伤具有一定的对抗作用。目前，关于雷公藤多苷的性腺损伤"可逆"，国际上也有最新报道，2021年3月国际 *Nature* 子刊 *Nature Communications* 杂志发表了题为《雷公藤内酯酮是小鼠和非人类灵长类动物中可逆的非激素雄性避孕药》的研究论文，指出传统中药雷公藤中提取的雷公藤内酯酮是一种口服、非激素的男性避孕药，停药后数周即可恢复，且未发现明显的系统毒性副作用。

丁樱教授一直致力于探讨在儿科如何正确掌握雷公藤多苷应用剂量、疗程的问题，努力使其在发挥治疗作用的同时，最大限度地降低副作用。雷公藤多苷的总疗程因病情轻重不同、病理改变各异而有较大差别，一般而言，病情轻、对雷公藤多苷敏感、病情无反复的病例，其疗程在3个月左右即可。但对病情偏重、治疗反应不佳且出现不良反应的病例则需在严密监护下适当延长疗程以巩固疗效。同时，为规避雷公藤多苷说明书上的风险，近年开展了对雷公藤颗粒的临床剂量研究，并提出雷公藤颗粒的最新剂量。

雷公藤长期以来被人"谈虎色变"，尤其在儿科临床运用处处受限，丁樱教授认为用药之道，在于利大于弊则用之。在"有故"的情况下，做到"无殒"，最终实现"以平为期"，以毒攻毒。"以毒攻毒"治法看似抱薪救火，与治疗目的南辕北辙，实则与其他方法殊途同归，其实质虽异于常规，但却是建立在对事物本质清楚认识的基础上的一种"似非而是"的治疗策略。"以毒攻毒"是在"有故无殒"理论基础上衍生出的更为具体化的手段和方法，其核心思想是药证相符、对症用药，强调"有是证，用是药"。同时也要学会"审时度势"，掌握"适度"原则，遵循"衰其大半而止"的法度，药到即止，切勿过量、长时间用药。

5. 附弟子任献青学术思想

任献青继承丁师学术思想和经验，重视络病理论、伏邪理论、体质学说，小儿体质肺脾常不足，外邪易感，食积易生，因此临床上对于过敏性紫癜的治疗重视伏邪理论以祛除外邪，对于慢性咳嗽的治疗注重扶正调理体质，对肾病综合征的治疗注重健脾补肾以固其本，呼吸道感染不忘消食导滞。针对小儿过敏性紫癜提出以下学术观点：

（1）认为"伏邪潜内，新感触发，络脉受损"为小儿过敏性紫癜的核心病机：伏邪的形成不外乎外感和内伤两端，外感伏邪可由外感六淫酝酿而成，或直接感受疫气；内伤伏邪形成主要为多种病理因素，如湿、热、积等蓄积体内，不得化解，转酿为伏邪。外邪侵袭或邪由内生之后，致邪气蕴结不解而化为伏邪，潜藏体内，待时而发。总之，伏邪是紫癜发病的夙根，新感邪气为其发病的诱因和导火索，新旧邪气相合，邪势迅猛，伤及络脉，若损伤阳络则血溢肌肤而发为皮肤紫癜，血溢关节腔隙之间，可见关节肿痛；若损伤胃肠、膀胱或肾等脏腑阴络可见腹痛、便血、血尿或蛋白尿等。

（2）提出"清伏火、消积滞、利湿热、通血络"是小儿过敏性紫癜的治疗原则。根据所伏邪气不同，其病机种类大致可分为伏热、伏积、伏湿和伏瘀，其临床表现各异，治疗上分别予清伏火、消积滞、利湿热、通血络，同时再根据情况进行辨证加减治疗。对于伏热患儿，平素易上火体质，皮肤紫癜色鲜红，心烦口渴，发热面赤，鼻衄、尿血等热象，苔黄，脉数有力，治疗可予银翘散或犀角地黄汤加减，具体用药包括金银花、连翘、青黛、贯众、蒲公英、紫花地丁、生地、玄参、牡丹皮、赤芍、紫草、水牛角等。对于伏积患儿，平素易食积，口臭，大便偏干，饮食结构不均衡，偏肉蛋奶，紫癜常在新出之后，舌质红，苔黄腻，脉滑数，治疗可予保和丸加减，具体用药包括麦芽、谷芽、莱菔子、鸡内金、陈皮、山楂、神曲等。对于伏湿患儿，可出现皮肤瘙痒，皮肤表面或可溃烂流水，纳差，大便不成形，舌质淡红，苔白滑，治疗予四妙丸或三仁汤加减，具体用药包括黄芩、黄柏、徐长卿、苦参、秦皮、白鲜皮等。对于伏瘀患儿，皮肤紫癜色深，色泽暗红，时有腹痛，或关节肿痛，伴恶心呕吐，舌质暗紫，苔薄黄，脉滑数，治疗可予桃红四物汤加减，具体用药包括当归、丹参、川芎、三七、赤芍、牛膝、茜草、莪术等。

（3）秉承老师经验善用祛风散邪、活血通络之品。①善用祛风散邪之品。伏邪与外感相互致病，《黄帝内经》认为"风者百病之长""风胜则动"，小儿"肺常不足"，卫表功能较弱，风邪易由表入里，风伏络脉，与瘀相搏，则应叶天士"久病入络"之说。风为阳邪，风邪偏盛也易动血而伤及血脉，诱发紫癜；治疗紫癜要善于常用祛风通络之药，如浮萍、刺蒺藜、皂角刺、蝉蜕、荆芥、防风、羌活等。②喜用活血通络之品。《读医随笔》载："病久气血推行不利，血络之中必有瘀凝，故致病气缠延不去，必疏其络而病气可尽也。"小儿过敏性紫癜病在血络，故瘀血贯穿病情始终，此瘀血类似于该病发病机制中沉积在小血管的免疫复合物，所以此瘀血不去，则脉络运行不畅，影响新血再生，更会加重出血。故活血化瘀则为必用之法，以畅络道。临床常用丹参、三七、桃仁、红花等中药活血通络，或用藤类药活血通络。《本草便读》言："凡藤类之属，皆可通经入络"，临床常用忍冬藤、鸡血藤、海风藤、丝瓜络等；严重者可配合虫类药物搜涤经脉之邪，临床上常用全蝎、蜈蚣、僵蚕、地龙等。

（4）运用治未病思想预防紫癜复发。①饮食预防：强调患儿忌食羊肉、海鲜、辣椒等辛辣刺激性食物，以防热毒内生，邪气内伏。②药物预防：紫癜发病呈现明显的季节性特点，在春秋季交替之前给予辨证论治，调理体质，清除伏邪，预防复发，根据体质和伏邪的不同干预治疗。③运动健体：嘱病情稳定的紫癜患儿适当增加体育活动，以增强体质，使正气存内，邪不可干。

（四）赵坤学术思想

1. 运用经方治疗疑难杂症

《伤寒杂病论》是我国第一部临床医学巨著，也是中医学的经典之作，《伤寒杂病论》载医方 260 余首，奠定了后世医方的基础，使医方的君、臣、佐、使有了明确的定式。《黄帝内经》是仲景学术思想的理论渊源，《伤寒杂病论》所载诸方以用药精专、组方严谨、疗效卓著为特点，被后世誉为经方之祖，时至今日，这些方剂仍是治疗各种疾病的主方。

20 世纪 80 年代赵坤教授曾遇到一位 5 岁患儿，反复呕吐半年余，每次呕吐清水，吐后渴欲饮水，做各项检查未查出疾病，西医院诊为胃肠道不全梗阻，花费万元，治疗无效，至赵坤教授处诊治，诊后想起《金匮要略》的一段条文："胃反，吐而渴欲饮水者，茯苓泽泻汤主之。"本病与条文所述完全一致，呕吐为胃气上逆；反复发病为脾虚不运化水湿，呕吐清水，为脾阳受损，胃家停饮；茯苓泽泻汤温阳化气行水，气化则饮行，胃气和则呕吐止，呕吐止，津液渐复，口渴自除，这与医圣张仲景所说的何其相似。看完条文，结合本病病人舌脉证诊为饮证，给予茯苓泽泻汤原方治疗，三天痊愈，追踪十年未再发病，当年花费仅十几元钱，类似的病例举不胜举。

在浩瀚的历史长河中，历代的大医治疗无数疑难杂症，有些至今仍是医学难题，而祖国医学很早就探讨出了独特的诊疗思路、治疗的方法，为人称赞。中医的神奇震撼了后世人们，为什么中医能把功能状态出现的问题进行巧妙的调整？如肾气不足，肾不纳气，喘促不止，补肾纳气平喘，喘促即停，病人的疾病，有一个从量变到质变的过程，在出现功能下降时，及时调整，这是多么科学的治疗，中医从另一种角度看问题，值得我们思考。从《黄帝内经》《伤寒论》等经典著作中我们发现，人体有太多看不见的生命现象，而《黄帝内经》却道出了这些现象的本质，让人感到震撼，我们没有理由不崇拜中医。类似的例子太多了，从诊疗疾病中我们看到了经典的魅力，再拿饮证呕吐来说，治疗饮证的呕吐有很多方子，为什么单单选茯苓泽泻汤呢？吴茱萸汤、小半夏汤、大半夏汤同为治疗饮证呕吐的方子，它们有什么不同？细分析，吴茱萸汤治寒饮上逆，呕吐涎沫；小半夏汤治胃寒停饮，呕吐口不渴，伴眩晕胸闷；大半夏汤治气虚阴伤，呕吐涎沫。由此可见，张仲景的辨证治疗多么精确，这就是经典的魅力，典型的病例举不胜举，但治疗当需注意几点：

（1）确立治法，法以统方。如本病病人，因饮冷伤胃气，脾不运化津液聚而为饮，饮停于胃致吐水，治法以温阳补脾为主兼祛饮邪，茯苓泽泻汤对证。《医学心悟》云："论病之源，以内伤、外感四字括之。论病之情，则以寒热虚实表里阴阳八字统之。而论治病之方，则又以汗、和、下、消、吐、清、温、补八法尽之。"若以八法统经方，则提纲挈领，心中了然。

（2）评脉辨证，把握病机。曾治疗一名5岁肺炎患儿，高热不退，喘促不止，胸部CT提示大叶性肺炎，给予抗生素、激素治疗，配合中药清肺化痰平喘，仍不见效。因呼吸急促，喘促不能平卧，欲送往重症监护室上呼吸机，家长因患儿反复住重症监护室，拒绝进监护室。诊患者高热不退，喘促不止，呼吸急促，唯评脉则寸脉浮，尺脉沉细无力，脉沉邪在里，脉迟邪在阴。观患者，虽大热，但面色苍灰，大汗不止，脉证并参，此病乃外热内寒，上盛下虚之证，加之一味清热泻下，大伤元气，毒邪如决堤之洪水势不可挡，这与现代医学所说重感染造成细胞因子风暴一样，免疫系统瞬间坍塌。急予大量人参恢复元气，生龙牡收敛精气，制附子大补命门，取参附龙牡救逆汤汤意，配合代赭石、葶苈子、沉香平喘及清解外热之大叶性肺炎方，一方服下，当晚病情缓解，喘促明显好转，未上呼吸机，三天喘促症状基本缓解。如上这种例子还有很多。

当下世人都认为中医是慢郎中，而历代大医治垂危病人无数，起死回生，妙手回春，正如《灵枢·九针》所说："疾虽久，犹可毕也，言不可治者，未得其术也。"可见伤寒论的六经辨证，能使我们洞悉病源，统病机而执万病之牛耳，则万病无所遁形。病有千种，病机不出四诊八纲，临证之时，析症候，明病机，按病机立法、遣方、用药。如此虽不能尽愈诸候，然大方向正确，错误就少。

（3）据证选方，变专为通。一患儿，15岁，感冒发热，浑身酸痛，头痛，虽感风寒，但用麻黄汤等药无效，小柴胡汤也无效，在西医院怀疑风湿病等准备用激素，当下患者有外感症状，高热头痛，咽腔充血，浑身疼痛，头痛不止，寸脉浮、关尺沉涩。诊为气血亏虚的外感，给予黄芪桂枝五物汤加减，黄芪、桂枝、当归、生白芍、细辛、白芷、葛根、秦艽、羌活、防风、荆芥、桔梗、牛膝、千里光、一枝黄花、银柴胡、甘草，一剂药，四小时后体温下降，浑身疼痛缓解。

黄芪桂枝五物汤本为治疗血痹之方，《素问·五脏生成》说："卧出而风吹之，血凝于肤者为痹。"人体虚,腠理开,风邪闭阻肌肤而发疾病。《素问·阴阳应象大论》云:"形不足者,温之以气,精不足者,补之以味。"血痹虽是形气不足,血行涩滞,但究其因,是气虚感邪之后导致血行不利,所以用补气法活血,温煦法补虚,虽是外感,但外感者体质不同,所选方药也不同。临床症候变化多端,必审证求因,晓病性,明病机,定病位,运用经方,变专为通,信然投之,多获效应。

2. 清空大脑,深读经典

中医的四大经典奠定了中医文化的基础,它几乎成了中医文化的基因,流淌在每一位中国医生的血液里,所有的智者无不从中汲取它的精华。当我们读《黄帝内经》时,总认为阴阳五行很古老,《黄帝内经》所讲的三焦、经络、气、五脏、神等很玄妙,真正走进去时发现中医十分伟大,十分神奇,中医早就是一个完整的体系,中医道出了人的本质,论述了很多肉眼看不到的功能状态,如经络的三焦、气、灵魂等。

经络几千年来没有人证实它的存在,解剖不能发现它的实体,有些人认为它可能是一股电子流或者是离子流,活时在流动,死了就停止流动。其实《灵枢·经脉》早就说得很清楚,曰:"人始生,先成精,精成而脑髓生,骨为干,脉为营,筋为刚,肉为墙,皮肤坚而毛发长,谷入于胃,脉道以通,血气乃行。"人出生后进食经络才通,但是我们头脑里有一种固定的思维,没有想到中医在几千年之前对人体的认识已经达到了我们今天用先进科学技术都不能证实的高度,所以中医不是保守落后而是早已看到了生命的真相,达到了相当先进的地步。当我们清空头脑,摆脱人类的盲从,真正走进《黄帝内经》的世界时,才能发现只有中医才真正道出了人体的本质,中医理论的神奇足以颠覆我们的世界观,让我们震惊,中医的实际用途、神奇疗效,对疾病的辨证个体化治疗更是让人叹为观止,阴阳五行才是哲学的最高境界,秦伯未老先生也说:"要做一个好的中医临床医生,每年要拿出三个月的时间去温习经典。经典的魅力无法用语言表达,不管事情多么复杂,万变不离其经。"它非常神秘,揭开了,却至道不繁,这就是老子讲的大道至简。所以王冰说:"《内经》其文简,其意博,其理奥,其趣深,天地之象分,阴阳之候列,变化之由表,死生之兆彰,不谋而遐迩自同,勿约而幽明斯契,稽其言有征,验之事不忒,诚可谓至道之宗,奉生之始矣。"

3. 熟读古书,博采众方

医圣张仲景说:感往昔之沦丧,伤横夭之莫救,乃勤求古训,博采众方,撰用《素问》《九卷》《八十一难》《阴阳大论》《胎胪药录》并平脉辨证,为《伤寒杂病论》合十六卷。

大医孙思邈曰:"世有愚者,读方三年,便谓天下无病可治;及治病三年,乃知天下无方可用。故学者必须博极医源，精勤不倦，不得道听途说，而言医道已了。"熟读古书，辨疾病，才能知病虽发于五脏，则五色为之应，五声为之变，五味为之偏，十二经脉为之动，如此其详，然而犹惧其失之。所以视疾，必察其声色，举动，肤理，情性嗜好，问其所为，考其所行。正如孙思邈所说："今以至精至微之事，求之于至粗至浅之思，岂不殆哉。"

古代之大医，无不勤求古训，博采众方，医德高尚，孙思邈谈大医治病，当安神定志，无欲无求，大医之体，欲得澄神内视，望之俨然，宽裕汪汪，不皎不昧。

曾治疗一位大叶性肺炎、肺坏死、肺空洞的患者，一侧肺叶完全实变、坏死、空洞，经几个月的治疗病情没有改变，最终医生建议手术切除肺叶，听到这个消息，不得已来求医。诊患儿，形体消瘦，发热不退，自汗盗汗，咳吐黄色脓痰，时而喘促，时而咳嗽不止，CT片检查左肺实变、坏死并有一巨大空洞。根据症状，结合检查，中医诊为肺痈，部分肺已经坏死。《医宗金鉴》在论肺痈时，将肺痈分为几个阶段：①肺痈脓未成、未溃时，宜射干麻黄汤疏散之；②脓欲成，千金苇茎汤吐之；③脓已成，桔梗汤排余脓；④痈脓不尽，兼里虚，宁肺桔梗汤主之；⑤溃而未敛，紫菀茸汤清补；⑥脓痰不尽，形体羸瘦，清金宁肺丸主之。结合《广瘟疫论》所述，瘟疫乃天地之疫气，从中道而变，自里出表，先中中焦，后变久传。再诊患者，肺痈已溃，余脓未尽，溃而未敛，元气大伤，余热留恋，用古人之千金苇茎汤清肺化痰，逐瘀排脓，给予大补元气之人参，收敛创面之天花粉，去脓除腐之薏苡仁、冬瓜仁，清肺解毒之公英、金荞麦等，边服边调，两个月后，患者肺实变、肺坏死、肺空洞完全愈合。

学古人要学到精处，要结合病情，采多家之长，为我所用。

（五）成淑凤学术思想

在近40年的临床工作中，受黄明志老师学术思想启发，理论结合实践，临床无论何种病症始终以中医理论为基石，在此基础上辨证用药，多收到良好效果，以治疗慢性咳嗽为例，从肺脾肾三脏论治，以表明此学术思想。

1. 从肺论治

肺为五脏六腑之华盖，外合皮毛腠理，肺脏娇嫩，卫外不固，则易为外邪所侵，邪侵于肺，肺气郁闭不宣，清肃之令不行，肺气失宣发为咳嗽，若肺气尚能祛邪外出，配合适当治疗，咳嗽可很快痊愈。若肺气郁闭不解，或邪伤肺阴，或肺气虚弱，不能祛邪外出或药物伤及肺气，均可致久咳不愈。

（1）肺郁久咳。本症由始感风寒，久而不去，邪留肺脏，肺气郁闭，宣降无权所致。临床表现为久咳不愈，咳声不利，痰多而稀或稍黄，或痰饮喘咳，胸痞喘咳，神困肢倦，无发热、恶寒，或有低热，舌质淡红，苔白滑，脉滑。方用射干麻黄汤加减，于方中加陈皮、白前、佛手开胸理肺，化痰止咳。

（2）肺伤久咳。本症为感受燥热之邪，燥热灼津成痰，伤及肺脏，燥痰不化，阻碍肺气的肃降而发病，临床症见：呛咳不已，咳出黄痰，稠厚胶黏，或咳痰不利，咽喉干燥，烦躁口渴，喉痒声嘶，或痰中带血，或伴发热，或小便短赤，大便干结，舌质红，苔黄燥，脉滑数，治以清肺化痰，润肺止咳，方用贝母瓜蒌散加减。若喉痒突出，加牛蒡子以宣肺利咽；声哑突出并痰中带血去橘红加沙参、仙鹤草以养阴止血。注：肾阴虚，虚火上炎亦可见痰喘、咽干等症，宜滋阴降火，不宜用本方。

（3）肺虚久咳。本症由肺气虚弱，肺为气之主，肺虚则气无所主，气逆不降，导致久咳不愈，肺虚子盗母气，导致脾脏也虚。临床症见：咳嗽反复不已，以清晨为主，咳而无力，痰白清稀，面色苍白，自汗畏寒，气短懒言，语声低微，食欲不振，舌淡嫩，苔白，脉微细。方用人参五味子汤加减，若痰多者加半夏，以助止咳化痰之力；自汗懒言甚者加黄芪、桂枝、白芍以补气和营；挟寒饮者加干姜温化寒饮。

2. 从脾论治

脾为后天之本，主运化水谷精微，为气血生化之源，肺之气赖脾之精微而充养，脾胃健旺则肺卫自固，脾气不足肺气亦虚。再者脾主运化水湿，脾虚失运则痰湿内生，痰湿阻肺，肺气失宣，故有"脾为生痰之源，肺为贮痰之器"之说。小儿脾常不足，若感受外邪留而不去，则脾失健运，不能运化水谷精微，肺无以充养，则肺气虚弱；脾不能运化水湿，痰湿内阻，肺失清肃等均可致久咳不愈。

（1）脾困久咳。本症由于感邪日久，邪困中焦，脾失健运，水气不化，聚湿成痰，痰饮内停，上凌心肺，肺寒不宣所致。临床症见：久咳不已，咳嗽痰多，喉中痰声漉漉，或短气而咳，胸闷纳呆，神情困倦，舌质淡，苔白腻，脉弦滑，或脉沉迟。治以健脾温肺，祛湿化痰。方用苓甘五味姜辛汤加减，若咳嗽甚者加杏仁、款冬花、紫菀以降气止咳；若冲气上逆者加桂枝以平降冲逆；若气滞脘胀者加砂仁，以行气消胀；若纳呆腹胀，苔厚腻加焦三仙、莱菔子消食除胀。

（2）脾虚久咳。咳不已，咳而无力，喉间痰鸣，无力排出，声怯气短，体虚多汗，面色㿠白，大便稀溏，舌质嫩，苔白，边有齿痕，指纹淡或脉沉细。治以健脾益气，化痰止咳。方用四君子汤合二陈汤加减，若大便稀，次数增多加白扁豆、生山药；若虚中挟实，症见纳少腹胀有积滞者可酌加炒麦芽、生山楂、莱菔子、枳壳等；若顽痰不化，积久有化热之象者加海蛤壳、海浮石以攻逐沉积深伏之痰，使邪祛而正复。

3. 从肾论治

肾为先天之本，肾中元阴元阳为生命之根，关系到人的禀赋体质与成长，各脏之阴取之于肾阴的滋润，各脏之阳赖于肾阳之温养。小儿生长发育，抗病能力及骨、脑、发、耳、齿等的正常发育和功能都与肾密切相关。小儿初生正处生长发育之时，肾气未盛，气血未充，肾气随年龄增长而逐渐充实。在生长发育过程中若肾气虚弱或肾之阴阳失衡均可导致久病不愈。

（1）肾阴虚久咳。本症由肾阴不足，阴不济阳，水不制火，虚火上炎而致久咳。症见：干咳无痰，或痰少而黏，不易咳出，或痰中带血，口渴咽干、口唇干燥、手足心热，或午后潮热盗汗，舌红少苔或无苔，脉沉细。治以滋阴降火，方用大补阴丸加减。若盗汗明显，加牡蛎、浮小麦以滋阴敛汗；虚劳咳血加仙鹤草、侧柏叶、阿胶以养阴止血；低热可加银柴胡、青蒿、地骨皮以滋阴退热。

（2）肾气虚久咳。本症由肾气虚弱导致肺气虚弱，肾虚不纳，肺虚不降，肺肾虚衰，痰热内蕴，气逆不降所致。症见：反复感冒，久咳不已，或伴喘息，咳痰不利，或痰稠色黄，或咳吐脓血，胸中烦闷，或气喘无力，或自汗盗汗，或遍身浮肿，脉浮虚。方用人参蛤蚧散加减，若无热象且四肢不温有寒象者，去川贝、桑白皮、知母，加附子、干姜、细辛。

以上以慢性咳嗽为例，表明在临床中始终以中医理论为基石的学术思想。在此学术思想的指导下，对病毒性心肌炎的治疗，同样以中医理论为基石，中医学认为，小儿病毒性心肌炎的病因是感受风热邪毒，内损于心。其病机为心脉痹阻，心血运行不畅，痰瘀为其病理产物。疾病的发生发展过程为外感风热邪毒从口鼻而入，蕴郁于肺胃，以致痰瘀互结，气血瘀滞，因而使心脉痹阻，心血运行不畅，最后将会出现心气不足、气阴两伤等正虚之证。因疾病的不同时期其病理改变不同，治病方法也各异。将病毒性心肌炎急性期分为四型，即：邪毒内侵型，心血瘀阻型，气阴两虚型，阴虚火旺型。根据中医的理法方药组成经验方，收到了良好的临床效果。具体方药见用药特色及验方章节。

（六）李兴永学术思想

1. 治未病，重养护

李兴永主任认为：中医的核心思想在"治未病"，治未病的重中之重在"未病先防"，小儿机体娇嫩，抗病力差，一旦受邪，调治失误会瞬间由腠理入脏腑，预后难料。他一直遵循《黄帝内经》思想："故邪风之至，疾如风雨。故善治者治皮毛，其次治肌肤，其次治筋脉，其次治六腑，其次治五脏。治五脏者，半死半生也。"他一直告诫患儿家长，对于小儿疾患养护重于治疗，具体到穿衣、饮食、运动要顺应自然规律。在诊室里挂着他亲笔书写的条幅"要想小儿安，常带三分饥与寒"，家长要想孩子平安健康少生疾病，就不要喂得太饱，不穿太暖，如此才能不生积热（内热）。中医认为无内热不受外寒，小儿无内热时，受凉或变天时，一般不易发病。

2. 调脾胃，司升降

李兴永主任常说"病好治，证难辨"，特别是小儿内无七情六欲之刺激，外无大风大寒之相侵，多是先天不足或后天喂养不当造成的，病情变化细微，故而临证之时多从脾胃着手。他常常强调"脾胃不仅是生病的源头，又是患儿病愈的关键"，因为喂养不当多导致疾病丛生，但是治疗疾病所用的药物必须靠脾胃的充分吸收才能发挥其治疗作用。在调理脾胃用药方面，李兴永主任遵循《颅囟经》"三岁以内，呼为纯阳"和《小儿药证直决》"小儿纯阳，无烦益火"之说，认为小儿生长发育旺盛，其阳气当发，生机蓬勃，为纯阳之体；故而在发病过程中，表现热病症状的概率较高，但因寒凉药物易阻遏阳气，影响脾胃运化，所以治疗上不宜过用寒凉药，反而多用温热药；比如"黄疸"之患，发为湿热之象，究其原因，李兴永主任认为：热因湿蕴所生，湿由脾虚而化，虚乃寒中所伤；故温中则寒去，寒去则脾健，脾健则湿化，湿化则热消。虽为热象，仍以温中健脾为本。李兴永主任经常劝诫年轻医生治病必求于本，不能一味"见热治热"，对于"小儿哮喘"之疾，李兴永主任认为疾病最终大多由医生初期用药"过于寒凉"所致，应该遵循先师仲景"夫痰饮者，当以温药和之"的理论。另外李兴永主任特别反对小儿过度"输液"，认为"输液"使过多"寒凉之类"直接进入体内，会大量损伤机体阳气，破坏小儿纯阳之体，从而导致疾病丛生。

3. 理气机，顺趋势

在治则方面李兴永主任受《道德经》影响较大，他经常指出中医和"道家思想"联系密切，治病思路一定要遵循"道家"思想："顺势而为"。《黄帝内经》和《伤寒论》《道德经》思想是一脉相承的。比如《素问》关于治则的论述："其高者，因而越之；其下者，引而竭之；中满者，泻之于内；其有邪者，渍形以为汗；其在皮者，汗而发之；其慓悍者，按而收之；其实者，散而泻之。"所以在治则方面一定要顺势而为。他经常告诫大家多读经典书籍，会读经典书籍，比如《伤寒论》不能一味地读条文，有时要跳出来看看，仲景在条文后面八篇关于"汗""吐""下"三法，"可"与"不可"才是仲景先师整个思想的灵魂，即顺势而为。在调理脾胃方面要特别重视脾胃自身的特性"脾升胃降"。比如脾胃的补泻方面，尤其强调对于胃虚之体，需要"补胃"之时并非一定要用参、芪之类，要顺应脏腑自身的特性，"承气""三黄"之品对胃实和胃热来看也属

"补益"之剂。

4. 善配伍，煮散剂

李兴永主任认真思考中医药在儿科方面的优势和特长，充分发挥中医药在儿科的治疗优势，面对一直以来小儿应用中药存在诸如家长煎煮不便，不易接受；医生剂量难控，浪费药材等方面的问题，李兴永主任全身心推行儿科煮散剂，通过半个世纪的临证经验，研制出了30多种儿科煮散剂应用于临床，在研制过程中，所有药均亲自服用过，服用后药味的反应都一清二楚。由于用药量小，煎煮容易，配伍方便，小儿易服用，疗效好，深受医生和家长的信任，在李兴永主任的带领下，科室在成长中不断壮大。2005年该儿科被河南省中医管理局评定为河南省重点专科，2007年被国家中医药管理局评定为"十一五"国家重点专科，2012年经河南省中医管理局批准增挂"平顶山市中西医结合儿童医院"，2013年又被国家卫生计生委评定为"国家临床重点专科"。

李兴永主任在发展科室的同时还特别注重中医的传承，为了自己的临证经验能够长久地延续，两位女儿继承了自己的衣钵，通过她们自己不懈的努力和李兴永主任的精心指导，均取得不凡的成绩，成为平顶山市中医院儿科的中坚力量。同时他还毫无保留地把自己毕生的经验传授给科内其他优秀的中医医师，在他的悉心指导和带教下，经过李兴永主任两代人的努力，近年来儿科一步一个脚印，跨入国家先进行列，成为豫西南唯一一家国家临床重点专科。

（七）马丙祥学术思想

1. 病证结合，中西合璧

小儿神经系统多疑难杂症，且许多疾病在古医籍中记载较少，故临证之时需要病症结合，中西合璧。即运用中医的辨证论治体系，并借助现代医学方法对疾病进行诊治，中医和西医相融合，短期治愈和远期调摄相结合，扬长避短，加强疗效。如癫痫和抽动障碍虽是两种不同疾病，但"诸风吊眩，皆属于肝"，若可辨为一证，所选主方相同，这和目前西医认为两者发病机制部分重叠，故可选择同一种西药进行治疗的认识一致。而在治疗癫痫方面，抗癫痫西药可快速抑制神经放电，控制抽搐发作，故其优势在于大多可在短时间内控制症状，但药物的副作用也不容小觑。而马教授从本病的中医病因病机出发，予中药调理阴阳及脏腑气血功能，一方面缓解临床症状，另一方面改善患儿体质、认知及脑功能，通过中医与西医结合进行诊治，逐渐形成了独具特色的治疗方法和思维模式，也体现了中医的整体观。

2. 继承与创新，重视中医传统疗法

中医的继承与创新一直是推动中医事业发展的动力，发掘是为了秉承精华，要充分挖掘并充分利用中医的传统治疗方法，马教授在临床工作中不断践行这一理念。脑性瘫痪是神经系统的疑难疾病，影响患儿生活质量，也给家庭带来沉重负担，但此类患儿脾胃柔软，容受性差，喂药困难。因此马教授创立了适用于脑性瘫痪的中药熏蒸、疏通矫正手法、俞募穴针刺等中医特色疗法，显著提高中西医结合方法治疗该病的临床疗效。如中药熏蒸治疗将中药的功效和蒸气的温热刺激相结合，使药物成分透过皮肤、孔窍、腧穴等部位直接被机体吸收，可改善血液及淋巴循环，增强新陈代谢，增加肢体血容量和血管弹性，从而达到缓解肌肉痉挛，降低肌张力的治疗目的，实践也表明这种治疗方法疗效显著，患儿配合度好，家长接受度高，是一种能被长期坚持的中医特色疗法，尤其适用于痉挛型脑性瘫痪，即五迟中的肝肾亏损证。同时，针对这一证型马教授在传统推拿按摩基础上创立了疏通矫正按摩手法，通过循经推按、穴位点压、异常部位肌肉按摩、姿势矫正等达到活血化瘀、通经活络之功效，可显著改善患儿的运动功能，降低肌张力，提高日常生活能力。在长期的脑性瘫痪诊治过程中马教授发现大部分患儿存在身高增长缓慢、体重低、免疫功能低下等问题，使康复训练不能持续进行，不仅延长了康复治疗周期，且增加了家庭经济负担。故基于长期实践和理论探索，他在传统腧穴针刺治疗的基础上，将俞募穴速刺法引入该病的康复治疗中，快速针刺不留针，缩短针刺操作时间。一方面可有效促进患儿体格生长，增加体质量，降低感染次数，提高运动功能，为脑瘫患儿进行长期、系统的康复训练提供保障；另一方面也克服了患儿因年幼、易哭闹、不能长时间保持固定体位的弊端。

3. 治病求本，强调辨证及顾护脾胃

《素问·阴阳应象大论》曰："治病必求于本。"马教授认为其精髓主要体现在辨证论治和顾护脾胃。一方面，辨证论治反映了中医同病异治、异病同治的思想，探究其病因病机，辨是证便可用是药，其中辨证要基于儿童的体质特点及钱乙的五脏辨证理论体系。马教授认为不同年龄群体具有不同的体质类型和体质特征，如抽动障碍的基本病机为肝风内动，但因体质有别，不同儿童临床症状、体征不同，所累及脏腑不同，故病因病机、理法方药各异。因此，正确认识患儿的体质特点，结合五脏辨证理论，进行"因质制宜"的治疗及喂养护理指导，临床疗效较好，这同时也体现了同病异治思想。此外，马教授擅长运用小柴胡汤作为主方治疗少阳经相关疾病，如乳蛾、抽动障碍、癫痫、鼻炎等，他认为少阳主枢，邪易传变，病症变化多端，因此辨病要抓主证，查证审因。只要见到能反映病传少阳，枢机不利，肝失条达，肝胆郁热，邪正纷争这一少阳病

基本病机的一部分主证，便可运用柴胡剂，不必拘泥于古方诸证，以免延误病情，这正是异病同治思想。另一方面，"正气存内，邪不可干"，中医的"正气"与现代免疫防御、免疫自稳功能相似。故马教授认为治病求本的另一层含义是固护正气，通过调理肺、脾、肾三脏功能，以扶正固本、扶正祛邪，其中尤其强调要增强脾胃这一后天之本，而调理脾胃正是中医药的优势所在，具有诸多可广泛使用的特色疗法。此外，标与本的关系不是固定不变的，在一定条件下标本可相互转化，只有抓住促其转化的关键因素，才能找到疾病的根本矛盾，做到治病求本。

4. 立足辨证，善用经方

所谓经方，为古代经验方的称谓，是中国传统医学中的一个学术分支，张仲景的《伤寒论》《金匮要略》被医家视为医学之经典，仲景方便由古时的"经验方"变经典方，即"经方"，徐灵胎说："古圣治病之法，其可考者惟此两书，真所谓经方之祖。"马教授临证采用经方为其临床特色，他强调在应用时要方证相应，重视药物及其配伍的研究，重视临床医学的研究，学术个性十分鲜明。其中在经方治疗抽动障碍方面尤为突出，他强调临证需立足辨证，以病机为论治之核心，不必囿于经方原有之主治，准确选方，对症灵活加减用药，则往往可达预期疗效，如在治疗脾虚肝亢证抽动障碍时便能体现。小儿具有"脾常不足""肝常有余"的生理特点，故临床脾虚肝亢证患儿最为多见。小儿脾常不足，饮食不节，脾主运化功能失健，故痰湿内生。肝常有余，情绪易有波动，家长若宠惯溺爱，或来自社会、学习、生活的压力大，则肝郁不舒，气郁化火，肝风内动。脾虚不能制约肝木，土虚木亢，气机郁滞，风痰阻络，则见摇头、耸肩、鼓肚、甩腿等；肝开窍于目，风入于目，儿不能任，可见眨眼、斜眼、挤眼等症状；肝气暴郁上逆，可见喉中异常声音。故此类患儿辨证为脾虚肝亢，临床选用四逆散加减，该方药仅四味，但组方精妙，配伍奇绝。柴胡、甘草即为小柴胡汤之雏形，方中柴胡味苦平，入肝能条达肝木，提升肝气；甘草味甘平，入脾土"能缓其中气不足"，脾气充盛既能制约肝木，又能减少痰湿生成；芍药、甘草相伍酸甘化阴，以生津血，甘草又助芍药入肝木脾土，条达肝脾，行血分郁结；枳实苦酸微寒，入脾胃泻滞消积、破气，其酸味又能入肝，奏行气解郁之效。四药相合，可疏升肝木，理通脾滞，则气机条畅，抽动症状缓解。若兼外感风邪、肺失宣肃者，合用苍耳子散；若心脾不足者，可与归脾汤或甘麦大枣汤合用；若肢体抽动症状重者，加平肝息风药，如天麻、钩藤、全蝎、蜈蚣。由上可知，马教授临证之时强调方证、证药、合方三个方面要准确把握。

四、中西医结合支脉

高智铭学术思想

高智铭从医 50 余载，遵经据典，精研医术，擅长以中西医结合方法防治儿科病，治学严谨，立法用药，颇多创见。其学术思想体现在以下几个方面。

1. 治病必求于本

高智铭诊治儿疾首先强调，医者治病，必从各种表象中找出疾病之本，这个本即是病机，是疾病发生、发展、变化的机制，是病因、病位、病性、病态和邪正双方变化的本质概括。《素问·至真要大论》曰："谨守病机，各司其属，有者求之，无者求之，盛者责之，虚者责之，必先五脏，疏其血气，令其调达，而致和平，此之谓也。"高智铭也指出：见痰休治痰，见血休治血，无汗不发汗，有热莫攻热，喘生防耗气，明得个中趣，方为医中杰。比如在治疗小儿气管支气管炎、肺炎时，疾病极期之痰多为肺失宣肃，痰热互结，祛痰当为急务，但必配清宣肺气，肃畅气机之举。而当肺炎恢复期，喉中痰声漉漉，或双肺痰鸣音、啰音持久难消，或大便干秘，或大便稀溏，此时之痰或为肺失肃降，或为脾失运化，或为阳明腑气失和所致，当以畅肺气，助脾运，通阳明，温阳化气，祛痰浊。再如治疗小儿过敏性紫癜，患儿可表现有皮肤、黏膜、关节等出血，但不能见血止血，一意孤行。过敏性紫癜是一种系统性的免疫性的血管炎症，有风热伤络、血热妄行、阴虚火旺、脾不统血、痰瘀阻络等病机证型，绝非见血止血之可为。另外，治疗温热病时，高智铭尤其注意小儿正邪交争之态势，有无气津损伤，有无合邪为患，尤其是湿热互结，痰食互结，因为热病用药多苦寒峻烈，易伤气耗津，热入气营之时多有营阴耗伤，故热病无汗也不可妄自发汗，若妄用汗法，更损阴津，非但热难退，尚恐引动肝风，心神被扰而发抽搐。热病之邪，若为湿合，若为食滞互结，徒清热则湿食不祛，徒化湿消食则热难退，必当分利湿浊，清化湿热，消食导滞，遣方用药故不可苦寒峻猛，这就是无汗不发汗，有热莫攻热之机制。高智铭说：论治必须以辨证明理为基础，以证候为客观依据，治病求本就是运用中医基础理论和辨证方法分析疾病证候的具体病机之本而进行论治。证象显现各有异同，治其根本；寒热虚实真真假假，辨本为先。

2. 重视小儿体质特点对临证思辨的指导意义

高智铭认为，小儿的体质对辨识和论治小儿疾病有重要的指导意义。关于小儿体质历来有"纯阳之体"和"稚阴稚阳"之争，归根结底，说明了小儿生理功能发育迅速，生机旺盛，但又形体未充，脏腑娇嫩的双重特点，这就决定了小儿代谢快，机体变化多端，传变迅速。表现在小儿脾常不足，肺常不足，肾常虚，心常有余，肝常有余。热病易伤津，易劫阴动风，易邪陷心营，易寒热不自调，易积滞化火化热，易虚易实等，均是对小儿体质的概括，而这些体质特点在诊治疾病的过程中具有很大的指导意义和应用价值。高老师指出，要做到"精、准、狠、全"，既要准确地分析病机，又要截断病情，扭转病势，同时还要时时顾护正气。处方时要考虑时间问题，剂数以 3 ~ 5 天为宜，根据病情变化随时调整药味和剂量。小儿阳常有余，阴常不足，选用补药时，应气阴双补，多以太子参代人参，徐徐渐进。治疗温热病时，自始至终，喜用粳米为引，正是基于小儿稚阴稚阳之体，防寒凉之药伤胃耗气之虞。

3. 对小儿免疫的认识

高智铭从事中西医结合儿科临床与教研数十载，对小儿免疫的认识，有其独到见解，从以下四个方面阐述：

（1）正气与免疫。高智铭认为人体正气根据分布部位不同，有"卫气""营气""元气"等不同称谓，有肺气、心气、脾气、肝气、肾气等脏腑归属。卫气有保护皮肤黏膜的屏障作用，而元气是指人体生来就有的免疫功能，元气藏于肾，肾主骨生髓，与机体生长发育有关。现代医学认为免疫活性细胞 T 淋巴细胞和 B 淋巴细胞的前身是位于骨髓的干细胞，则免疫活性细胞的化生与骨髓有关，与元气和脾肾之气盛衰相关。机体的卫外防御机能，主要是通过免疫应答来完成的，与卫气、营气、肺脾之气的功能紧密相连。

（2）正虚与小儿免疫。人体的正气与肺脾肾有关，肺主气，脾主运化水谷精微，肾藏精。三脏不足，可致小儿正虚，卫外机能不固，加之寒温不调，乳食不节，易感六淫、疫疠、内伤饮食而生病。根据现代对肺脾肾虚的实验研究，也证实肺脾肾虚与免疫功能低下程度相一致。由于小儿皮肤黏膜发育不全，结缔组织疏松，易引起细菌性皮肤感染。小儿无鼻毛，气管和支气管黏膜纤细，而血管和淋巴管都很丰富，稍有炎症即现肿胀鼻塞，对呼吸道的净化作用不利。此外，小儿内分泌腺发育不全，分泌物所含的溶菌酶、黏多糖等抗微生物物质较少，故易引起皮肤、呼吸道及胃肠道的感染。

（3）治未病与预防接种。由于小儿易感性极强，故使用预防接种的方法可提高小儿对某些传染病的免疫力。高智铭一直主张和支持小儿应接受正规化的预防接种，并指出现代预防医学实际是《黄帝内经》"治未病"思想理论的延续和深入，后世医家有所发扬光大。

（4）补虚和免疫增强剂。高智铭认为由于小儿脏腑柔嫩，气血未充，易虚易实，邪盛可伤正，加之临床识证不明，误用苦寒攻伐，大辛大热之品，皆能伤正，故治疗应重视补虚扶正。临证喜用补益的中药如黄芪、黄精、党参、鸡血藤、当归、女贞子、枸杞、沙参、白术、茯苓等，而上述诸药都有免疫调节作用，有的能促进巨噬细胞的吞噬功能，增强 T 细胞活力和促进抗体形成，并诱导干扰素产生；有的还有抗放射、抗肝细胞坏死等作用，起到增强免疫的效能。

4. 对小儿外感发热证的辨识

小儿感冒发热，是一年四季特别是冬春季节多发的一种疾患，此病治疗，一般来说收效极快，但由于幼稚之体，耐受力差，治疗稍一疏忽，易生他变。因此，必须辨证准确，用药果断，方能得心应手，庶不致误。高智铭辨治外感发热有以下主张和思想。

（1）微辛微苦以疏其表，苦辛通降以清其里。小儿感冒最大的特点是感受"六淫"之后，易于传里化热，不像成人之感冒"六经""三焦"辨证那样泾渭分明，一旦发病之后，除具有发热、鼻塞流涕、咳嗽之外，常伴有唇红、面赤、咽痛等气分里热，若单以"桑菊饮""银翘散"之辈治疗，收效甚微，甚至因循入里，高老师多以银翘散、小柴胡汤、大柴胡、柴葛解肌汤、白虎汤相互化裁，以微辛微苦，苦辛通降为治，取得满意的效果。

（2）邪伏膜原，壮热不已宜开达膜原，辟秽化浊。小儿感冒，除了上述易于化热，入里传变之外，还有一个特点，即食积化火，湿邪痰浊阻于膜原。其临床表现，除持续高热以外，常伴有胸脘痞满，烦扰不宁，腹胀呕吐，舌红，苔白而垢。此类患儿，高智铭多以"达原饮""加减正气散""小柴胡汤""六一散""黄芩滑石汤"化裁。大便秘结，多用川军，以釜底抽薪，通导腑热。

（3）体虚外感发热，益气扶正祛邪。高智铭在诊治先天禀赋不足，或后天脾胃失调，诸如早产、喂养不当的小儿时指出，这些患儿一旦感受时邪之后，每每发热不休，缠绵不已，此为正虚邪恋，祛邪无力之故，一般临床表现多为发热无汗，鼻塞声重，咳嗽无痰，形体多为疲惫乏力，面色㿠白少华，此类病儿多以"钱氏人参败毒散""东垣升阳散火汤"化裁，可起到"逆流挽舟"之效。

5. 善用"通"法，炎症须用活血化瘀

高智铭认为，祖国医学整个理论体系都贯穿着一个"通"字，"通"与"不通"是健康与疾病的交点，并对"通"法进行了深入的研究和实践。

从病因方面看，《灵枢·经脉》指出："人始生，先成精……脉道以通，气血乃行。"最先揭示了生命的本源是由"精"——物质基础，在"通"——必要的条件下，

逐步演化而成。《素问·上古天真论》中又指出："女子……二七，而天癸至，任脉通，太冲脉盛，月事以时下，故有子……七七，任脉虚，太冲脉衰少，天癸竭，地道不通，故形坏而无子也。"进一步说明了生命过程中由逐步地"通"而日渐成熟，又逐步地"不通"而走向衰亡。新陈代谢为生命活动的基本特征，其必备条件就是"通"。气要通、血要通、经脉脏腑组织要通、窍要通、表里要通，上下、内外、左右都要通。

从病机角度看，《素问·至真要大论》总结的病机十九条，其要点仍是"疏其血气，令其调达"，还是个"通"字。所有脏腑组织器官的通道，都是气、血、津、液及浊气、糟粕排泄运行的通路，一旦由于各种致病因素的影响，导致这些通路发生障碍，即发生疾病。因此，"不通"是疾病的总机制。

从治疗方面看，中医有治疗八法，汗、吐、下、和、温、清、补、消，其实质都是"通"的意义。汗法是疏通皮毛、肺气，使邪从汗解之法，吐法是疏通食道、胃腑，使邪从口排出之法；下法是疏通二便，使体内积水、宿食、痰浊、热邪从二便排出之法；和法是疏通气机，使邪气得以发越，气机得以运转之法；温法是增强脏腑功能，消除阴寒凝滞，恢复脏腑器官正常通的状态之法；清法是通过泻火、解毒、凉血消除邪热内聚、气血内壅、脏腑组织器官不通状态之法；消法是清除积滞之法；补法是通过增强机体的功能活动，改善机体的功能状态。再如针灸、按摩、拔罐、熏蒸、药熨、洗浴、导引、气功等，其治法原理是"通"，治疗目的也是"通"。近代兴起的活血化瘀热，在炎症和许多疾病的治疗上取得了不少奇特的疗效，更是"通"法的具体体现。

五、其他老中医支脉

陈和学术思想

在医学理论方面，陈和老师崇尚岐黄，以此为指导，注重人体整体调整。在具体病情方面，不放过每一个细节，理、法、方、药从严从简。为了把这一思想体系付诸实践，在具体操作中把握三个层次：第一层次，注重患者的衣食起居、生活习惯、喜恶志向、文化背景、工作环境、性格特点、言语表情等，其目的是知其人；第二层次，对患者病情大框架分类，如阴阳、八纲、卫气营血、脏腑、六淫、伤寒、温病、疫病、时病等，其目的是抓住纲目；第三个层次，对患者的症状做翔实观察，不放过每一个疑点，其目的是洞察病情。这种规范性的操作形式和方法，体现了中医整体观念、辨证论治的精髓，达到了理论和实践的有机统一，具有明显可操作性。

在医学理论方面，陈和老师对扶正祛邪有独到的见解。他认为所谓扶正着重在于合理的饮食、调适的情绪、劳逸结合、不妄酒浆，而不单单依靠药物之补，这样扶正无助邪之虑。所谓祛邪不在于攻伐太过，而在于邪之所得而攻之，顺势而行，邪有出路以防伤正，久病难愈。

在医学理论方面，陈和老师认为：内科杂证之虚证，诸补不如一收。气、血、阴、阳、脏腑之虚，补不胜补，补无尽处，妄补无功。所谓收就是收涩、固守、固汗、固精、固血、固气、固津、固带、固脱等。以此用之自汗、盗汗、虚喘、久咳、遗精、带下、阳痿、虚呃、久泻等证，每能起到一拨千钧之力，防止滥用补药之习弊。

陈和老师特别注重治病求本溯源。主张人以胃气为本，内伤脾胃，百病由生，脾胃元气是人生之本，善调和脾胃以治病求本。本源于患者饮食习惯，爱好喜恶，主张药补不如食补，以补为纲。嘱之，重用五谷：麦、粟、米、粳、豆、荍、莲、芡等；兼以五果：橘、桔、榴、樱、桃、李、杏、枣等；兼以五畜：牛、羊、豚、犬、鸡、鸭、雀、鱼等；兼以五菜：芹、茄、椿、韭、葱、姜、蒜、藿等，以上是治病的基础。在消补之间以香砂六君子汤为主旨拓展应用，或主配以参、芪、术、草、芡、莲、枣、斛，或次配以杏、蔻、橘、桔、佛、壳、楂，于主次之间加以权衡。脾胃病最棘手处为渴而不能饮、饥而不欲食等证，前者多用干姜、半夏、附子、吴茱萸兼化兼温，或以西瓜、冬瓜、车前子、猪苓兼利兼渗，此治渴证之乞巧也。后者或以参、芪、术、草以补代消，或以枳、朴、槟以消代补，此治胃常法也。铭迅曰：舌诊是脾胃的一面金镜子，望而可知之，当此非经文读透不可！

在儿科时令病方面，陈和老师认为：小儿稚阴稚阳之体，具春风杨柳之生机；脏腑娇嫩之躯，有花蕊苞萼之柔弱。小儿极易受四气变化之影响发病。提出病之所发前因为主，后因为辅，并引申出春之病变冬之故也，秋之病变夏之故也，四季气候相关联，不是孤立的。认证上：春日多内热外感并冬季伏热于里，多表现风热证兼口舌生疮、尿赤涩、口臭等症，以银翘散加导赤散主导思路调治。秋日多中寒于里兼暑夏季湿热郁蒸三焦，多表现里寒泻下兼郁热难解等证，以"理中""达原"主导思路调治。至于夏季、冬季为阳极阴极之时，多以逆治法治之。在具体病例中调整方和药的关系，谨防有方无药、有药无方之弊端。这样把复杂多变的时令外感病，从中理出一个简明的头绪，起到执简驭繁的作用。

在儿科杂症方面，陈老师经常讲的一句话就是："纵观古今名医大家之方药，增一味嫌多，去一味嫌少，恰到好处，再无动手之处。"故多年行医治病，远从仲景，近仿叶桂，严以制方，准确用药，一丝不苟，从不迁就了事。尤其是在儿科用药中慎之又慎。他把儿科治疗用药分四大层次：第一层次，非药物层次，即日常普通食品。认为一般食物亦有寒热温平、四气五味之分，如绿豆、荞麦之甘寒，鹅肉、羊肉之甘热，籼米、糯米之甘温，小麦、高粱之甘平，韭叶、大蒜之辛温，芝麻之凉润，苦瓜之寒泻皆是也。第二层次，亦药亦食层次，相对第一层次其四气五味作用更加明显，如小茴香、乌梅、山楂、玉竹、白果、扁豆、龙眼肉、百合、佛手、杏仁、芡实、赤豆、大枣、生姜、薏苡仁、紫苏子、藿香等类是也。第三层次，普通药物层次，这类药物无明显的毒副作用，如人参、女贞子、丹参、天冬、车前子、生地黄、杜仲、麦冬、首乌、香附、桑枝、菊花、槐米、蜂胶、鳖甲皆是也。第四层次，即毒性药物，如八角莲、千金子、天仙子、关木通、羊踯躅、牵牛子、雷公藤、生半夏等类是也。这一类多具有明显的毒副作用，不是重症危症一般不动用。陈和老师在儿科中着重使用第一、第二类，少许用第三类，第四类有数可查。这正符合天人合一、以人为本、正气为本、回归自然的主导理念。陈老认为人之发病离不开自然环境、社会环境、人文环境的影响，他敏锐地观察到当代生态环境的变迁和恶化，社会竞争机制的激烈和压力，其负面作用不可轻视。在接诊中一再嘱咐患者注重精神调养，平衡淡化饮食，适当体能锻炼，特别强调绿色、环保、无公害、纯天然、原生态饮食结构的重要性，以防止多种"现代病"的发生。

六、王氏支脉（安阳）

（一）王瑞五学术思想

1. 幼苗怯霜，临证多施清消和

王瑞五熟读钱乙的《小儿药证直诀》，十分赞同钱乙关于小儿生理特点的论述"五脏六腑，成而未全，全而未壮"，王瑞五认为小儿"脏腑娇嫩，形气未充"。小儿初生之时，五脏六腑，成而未全，全而未壮，需赖先天元阴元阳之气生发、后天水谷精微之气充养，才能逐步生长发育，直至女子二七、男子二八左右，方能基本发育成熟。因此，在整个小儿时期，都是处于脏腑娇嫩、形气未充状态。而且，脏腑娇嫩、形气未充的生理特点在年龄越是幼小的儿童，表现越是突出。脏腑娇嫩，形气未充：脏腑即五脏六腑；娇，指娇弱，不耐攻伐；嫩，柔嫩；形是指形体结构，即四肢百骸、肌肤筋骨、精血津液等；气指各种生理功能活动，如肺气、脾气等；充，指充实。脏腑娇嫩，形气未充，是说小儿时期机体各系统和器官的形态发育都未成熟，生理功能都是不完善的。

王瑞五常说："峻泻则伤脾败胃，骤补则壅塞中焦。"故临证善用清法、消法、和法，清法可清除里热，祛痰除湿，防痰火之害而不伤诸脏；消法消积导滞，化解宿食，促进运化而有益脾胃；和法和解表里，调和肝脾，畅通气机而除郁滞。此三法若运用得当对小儿有益无损，故为临证常用之法。

王瑞五遣方用药非常灵活，很难用方剂学教科书之框架对十六剂进行分类。如清法，有清热散、香连散、牛黄散，而临证时常以小量泻下剂三一散、利水散，清实热而不泻下。再如消法，有消导散，但对香连散、牛黄散、沆瀣散、一捻金等，改变用量后也具有消导作用。又如和法，有顺气散、游山散、活血散，而泻下方剂三一散，减其常量，也起和解作用。他说："奇方之外有奇方，活法之外有活法"，主张不仅在书本上，而且在临证实践中理解，体会方药功能。又说："药性在天，巧用由我"，在十六剂范围内，通过配伍、用量变化，可制出适用于不同年龄、病情、体质的各类处方，达到了运用自如而不逾规矩的高超水平。先生善用清法、消法、和法，却不拘泥于此。在用其他法时，多以清、消、和配合，以有益稚嫩之脏腑，保护先天；促进脾胃受纳运化，培补后天。

2. 组方严谨，独辟蹊径，自成一家

在王瑞五创制的十六剂中，七味白术散系《小儿药证直诀》之七味白术散；沆瀣散系《幼幼集成》之沆瀣丹；一捻金来自《卫生宝鉴》消积集香丸加减；益元散来自《医学六书》；止泻散、牛黄散分别是《医宗金鉴》之诃子散、牛黄夺命丹减味而成；香连散为《兵部手集方》香连加味丸而成；游山散据传是诗人苏东坡游山时腹痛，遇仙道授此方治愈得名。其余方剂，系王瑞五根据师传及本人经验所创制。

十六剂中，汗、下、温、清、补、消、和俱备，每法立若干方，以应不同见症。因小儿脏腑幼嫩，脾气未充，故弃吐法而不用。诸方均制为散剂，处方时再以散剂配伍，自成体系，儿科常见病症均可用来配伍治疗。各方组方简洁，法度严密，君臣佐使，各适其位。

王瑞五除创制十六剂之外，还有其独特临证经验。他常说："咳嗽不止金樱子，高烧不退白芍将，泄泻不止丁香用，一剂即去附子详。"金樱子为涩肠止泻、敛气固脱药，历代药书均未载此药有止咳作用。然先生以其纳肾敛肺，可收失散之气，故治久咳无效时，加本品可使咳嗽立止。小儿高热，久治无效，断勿滥增苦寒，宜加白芍酸甘敛阴，壮水之主，以制阳热。久泻滑脱，肾不关也，加丁香暖肾以司开合，久泻可止矣。但若初泻，为脾虚湿泛，阴阳不分，水走谷道，应利水健脾为治。先生云："利水乃止泻之妙法。"小儿稚阳，热病居多，但确为虚寒需附子者，一剂即止，不可再剂，久用必酿

大祸。

王瑞五还主张：小儿不可多用药，无病不可滥用药。"无热用凉药，伤气；无虚投补药，腻脾"。用药应中病即止，过则反害。

（二）王大璋学术思想

王大璋在继承了父辈世家中药散剂理、法、方、药的基础上，也在不断地创新，研制出新的中药散剂，如"葶苈散""改良白氏口粉方""珍珠散""母子散"等重要散剂。并为继续发扬王氏中医儿科的"简、便、验、廉"的用药理念，精心配伍，与子共同努力，通过不断的实践，终创研出经典外治名膏——"安肺膏"。

1. 谨守庭训，严格育人

当年王瑞五老先生凭过硬的中医功底，崇高的医德，名噪一时，慕名而来拜师学医者，更是数不胜数。作为王氏家族中长子，既要继承家业，秉持家风，传承父辈医术，亦要精心培育后人，有承前启后的重要作用。其父王瑞五在世之时，对其来学之徒皆一并授之，从未有所保留，故所授指教之人，更是无法统计。

其父深知治学、治家的道理。王大璋医师在其父督导下，自15岁起，专门攻习中医儿科，博览群书，在继承前人积累的宝贵经验之后，更加注重汲取古今诸家之学说，以及新观点、新药物，集众家之所长为己用，这也正是王瑞五老先生的习医之路。在医学的道路上，更是没有捷径可走，必须要勤学苦练，多加实践，才能打下扎实的基础，才能在今后行医过程中少走弯路、错路。

回顾王大璋医师的一生，充满坎坷，也更是为后人做出了榜样，兢兢业业工作，勤勤恳恳付出，认真、耐心接诊病患，不负父辈之重托，无私地传道、授业、解惑，更是培育了众多有志中青年医师，让其在今后的工作岗位上为更多的患儿提供优良的服务，用确切的疗效服务群众，为中医儿科的发展奉献了自己的力量。

2. 精简方药，发挥中西医特长

在传世的验方中不难发现，配方用药味数均不多，多则七八味，少则一二味，虽药味少，但药力十足，足有四两拨千斤的力量。但王大璋医师仍在先人的基础上，提倡精简用药，用药更为轻灵奇特。王大璋虽用药精简，但绝不是用药简单得越少越好，是在其精通医理、熟识药性的基础上，针对疾病辨证、治法上对应用药，使其所用药物的药效全力发挥出来。

中医特别强调辨证论治，整体观念，既要保证药物对症，也要保证治根固本。中医临床治病的优势和特色，最根本的还是以简、便、验、廉为特征。在中医理论指导下，常常用单方、验方就能起到良好的治疗效果。在王大璋医师的诊疗记录中看到，有些患者治疗中，有些就施以简单的捏脊、药浴、外贴膏药治疗，并未处以方药口服，做到真正的简化治疗方案，但是治疗效果皆十分满意。

王大璋医师行医之时，西医早已扎根于国内，西医的许多认识和中医截然相反，孰优孰劣，在当时各家持有不同的观点。但是，在当时西医理论知识、使用经验、书籍匮乏的那个年代，其作为一名中医儿科医师，积极参加各种由政府组办的中学西的进修班，从西医中获取有用的知识、观点，及时更新自己的知识。乐观、积极、向上的学习和接受态度，在今后王大璋医师从业道路中发挥了重要的作用。

3. 膏药外治，化繁为简

王大璋医师在临床中发现，由于小儿用药困难，吃药怕苦，打针怕疼，是家长们共同的烦恼，虽有苦口良药利于病一说，但这也是中药治病的现实问题。有些家长觉得中药药苦难喂，惧怕看中医，更无法让患儿喝下难以吞咽的中药汤剂，限制了中药的应用范围。王大璋医师在行医过程中善于观察，善于思考，很快就发现了这些临床问题，经过翻阅大量的经典古籍，印证了自己想开拓外治领域的可实践性。《理瀹骈文》是我国第一部专门研究膏药的专著。除膏药外，还有敷、熨、罨、涂、熏、浸、洗、擦、搭、抹、嚏、吹、吸、捏、呬、坐、塞、踏、卧、刷、摊、点、滴、烧、照、缚、扎、刮痧、火罐、按摩、推拿等数十种外治方法，它不仅用于痈疽疔肿、风湿痹痛、跌打损伤等外科疾患的治疗，还广泛地用于内、妇、儿、外、五官等科各种疾患的治疗，被后人尊称为"外治之宗"。王大璋运用本书"内病外治"的中医理论，根据"内治之药即外治之药，内治之理即外治之理"的理论观点，苦研古籍，找出关于外治法的中医临床经验，细心筛选并优化治疗方案，去其糟粕，在院内率先开展了内病外治疗法，如捏脊、针刺四缝穴治疗小儿积滞；针刺少商与商阳穴、推拿天河水穴治疗小儿外感发热。先后配制了安肺膏、涌泉散，治疗小儿咳嗽、泄泻，改变了小儿给药途径，既对前人的经验有了总结和创新，优化了治疗方案，又解决了现实患儿喂药难、打针痛的问题。

（1）精简用药，中病即止。与成人相比，小儿体重偏轻，年龄偏小，所以在遣方用药时就选用精当，而不应以药味众多，药性多杂，以多入手，而没有针对性选取药物，不仅造成患儿服药时痛苦，且会加重病情，以延误最佳治疗时机。药味以少，用量以小，以轻取胜。药味要少，一般 2～5 味即可，多选用平和之药，小儿脏腑娇嫩，不应久服大寒、大热之品，若病情需要时，应先保护好胃气，多于服药前以米粥喂服，正所谓保留一分胃气，便有一线生机之理。小儿用药剂量和服药频率应根据患儿的年龄、体重、病情等变化灵活多方面调整。

（2）顾护脾胃，注重调养。名医李杲有言"内伤脾胃，百病由生"，以强调保护脾胃的重要性。更曰："……元气之充足，皆由脾胃之气无所伤，而后能滋养元气。若胃气之本弱，饮食自倍，则脾胃之气既伤，而元气亦不能充，而诸病之所由生也。"在临床治疗中，对于虚损之证要时时保护脾胃，在遣方用药的基础上要注意扶中。保护好脾胃，才能使脾胃运化正常，气血生化有源，气血经脉功能得以正常发挥。正如李杲之言："善治病者，惟在调和脾胃。"

（三）张淑琴学术思想

张淑琴擅长中西医结合治疗儿科常见病、多发病、疑难病症，灵活运用中药散剂、中草药、针灸、推拿、中药外敷治疗肺炎喘嗽、咳嗽、腹泻、夜啼、厌食、疳积、痫证等病症，临床经验丰富，疗效较好。

1. 精研中医典籍，承扬儿科散剂

张淑琴精研中医典籍，不断汲取丰富的中医理论素养，包括《黄帝内经》《伤寒论》《金匮要略》《温病条辨》《医学三字经》《药性赋》《汤头歌诀》《濒湖脉学》《小儿药证直诀》等。特别是北宋医学大家钱乙，其所著之《小儿药证直诀》是中医儿科首本专科教材，确立了小儿五脏辨证纲领，以五脏为基础，以证候为依据，辨别其虚实寒热，以作为论治的准则，是中医儿科医家必须精心研读的著作。张淑琴通过持之以恒地读经典，勤临床，跟名师，悟医道，逐渐形成了具有自己特色的学术风格。

张淑琴继承了先师河南名中医王瑞五先生中药煮散剂运用的经验。中药煮散剂由王老首创，使用方便，疗效卓越，深受患者喜欢。张淑琴经长期临床，灵活运用散剂治疗儿科各种疾病。通过不断临床实践创新，又研制了治疗新生儿黄疸的"消黄散"；治疗呼吸道感染的"银菊散""玄桔甘露散"；治疗积食外感的"清热化滞散"等，临床疗效较佳。

2. 注重小儿望诊，特别是审苗窍和看指纹

张淑琴注重小儿的望诊，一方面因其不能正确叙述病情，另一方面小儿肌肤娇嫩，反应灵敏，故脏腑病变每能形诸于外。《灵枢·本脏》说："视其外应，以知其内脏，则知所病矣。"儿科望诊可分为总体望诊和分部望诊，总体望诊包括望神色、望形态，分部望诊包括审苗窍、看指纹、察二便。张淑琴特别重视审苗窍和看指纹。

（1）审苗窍。苗窍是指舌、目、鼻、口、耳及前后二阴。苗窍与脏腑关系密切，舌

为心之苗，肝开窍于目，肺开窍于鼻，脾开窍于口，肾开窍于耳。脏腑有病，每能从苗窍反映出来。

1）舌象：望舌，主要观察舌体、舌质、舌苔三方面的变化。具体舌象随证变化。

2）察目：首先要观察眼神的变化。健康小儿黑睛圆大，神采奕奕，为肝肾气血充沛的表现；反之，则目无光采，两目无神或闭目不视，均为病态表现；若见瞳孔缩小或不等，或散大而无反应，病必危重。

3）察口：应仔细观察口唇的颜色、润燥和外形的变化。如唇色淡白为脾虚气血不足；唇色青紫为血瘀或寒证。

4）察鼻：主要观察鼻内分泌物和鼻形的变化。如鼻塞流清涕，为风寒感冒；流黄涕，为风热感冒；长期流浊涕，气味腥秽，为肺经有伏热；鼻翼煽动，伴呼吸急促，为肺气郁闭，见于肺炎喘嗽。

5）察耳：耳的外形是判断小儿体质强弱的一个标志。小儿耳壳丰厚，颜色红润，是先天肾气充沛、健康的表现；反之，则属肾气不足或体质较差。

（2）察指纹：小儿正常指纹应该是淡紫隐隐而不显于风关以上；察指纹时，应结合患儿无病时的指纹状况，以及患病后的证候表现，全面分析。若生疾病，尤其是危重病证，指纹的浮沉、色泽、部位等可随之发生变化。当指纹与病证不符时，当"舍纹从证"。病情轻者指纹的变化一般不著，故也可"舍纹从证"，不必拘泥。

3. 小儿患病，外感积滞兼夹为患

张淑琴认为小儿为"纯阳"之体，阳气旺盛，往往贪凉，故常易感受外邪，且外邪入里很快化热，出现发热、咽痛。小儿脏腑娇嫩，热邪伤于胃肠，常常引起饮食积滞内停，又加重发热。或因长期饮食不调，积滞内伤，热邪内蕴，患儿燥热易致外感。所以在临床中注意观察外感及积滞的兼夹，兼顾二者，清热解表，消积化滞，疾病易于康复。

4. 小儿肺脾肾三脏多不足，尤重视顾护小儿脾胃

小儿脏腑娇嫩，形气未充，这是其生理特点，小儿出生之后，五脏六腑都是娇柔嫩弱的，其形态结构、四肢百骸、筋骨肌肉、气血津液、气化功能都是不够成熟和相对不足的。如《灵枢·逆顺肥瘦》中早有论述："婴儿者，其肉脆血少气弱。"清代吴鞠通在前人论述的基础上，将这种生理现象归纳为"稚阳未充，稚阴未长"，创立了"稚阴稚阳"学说。张淑琴认为小儿脏腑形气未充，尤其以肺、脾、肾三脏不足更为突出。

（1）肺常不足。肺主一身之气，外合皮毛腠理。肺脏娇嫩，则卫外不固，而易为外邪所侵。肺之气赖脾之精微而充养，脾胃健旺，则肺卫自固，而小儿脾亦不足，故肺气

亦弱。

（2）脾常不足。脾为后天之本，主运化水谷精微，为气血生化之源。小儿发育迅速，生长旺盛，对营养精微需求较成人相对为多，但小儿脾胃薄弱，饮食稍增，易引起运化功能失常，故曰脾常不足。

（3）肾常虚。肾为先天之本，肾中元阴元阳为生命之根，关系到人的禀赋体质与成长，小儿初生正处生长发育之时，肾气未盛，气血未充，肾气随年龄增长而逐渐充盛，故小儿"肾常虚"。

肺脾肾三脏中，脾胃居于中焦，气血生化之源，上输布精微于肺，肺气得养；下滋养后天之本肾，肾气充实。故张淑琴尤其重视顾护小儿脾胃，药物治疗中病即止，以免克伐脾胃。此观点在临床应用中颇有疗效。

5. 针对病机，用药精而专

张淑琴在临床用药中主张药味少而精，这样可以功效专一。根据具体病情，针对病机，辨证施治，效如桴鼓。如药味庞杂，相互牵制，反而疗效欠佳。如咳嗽病，看到咳嗽，就一味堆砌大量止咳药，当时可能有效，停药后即复作。如果针对病因病机，先辨外感还是内伤，再辨寒热虚实，外感是风寒、风热，内伤是痰热、痰湿、气虚、阴虚，选用相应方剂，再酌情加减止咳药，看似方小药简，因其切中病机，故能咳止病愈。

6. 辨证论治，把握病势

张淑琴临证先判断病情的轻重、进退，依据患儿病势变化及气候、时令特点，选择方药的运用。如辛凉诸剂治疗外感发热，如患儿身热不甚而咳嗽明显，其病势较轻浅者，则用辛凉轻剂桑菊饮，适用于外感风温病势较轻者。病势再重，但热不恶寒，或微恶寒，午后热甚，头痛，自汗而渴，咳嗽，宜辛凉平剂银翘散，其清热透表之力较桑菊饮为强。若患儿苔黄，渴甚，大汗出，面赤恶热者，其热势又胜银翘散证一筹，应予辛凉重剂白虎汤，方药寒凉之性远胜于银翘散。临床中判断其病势轻重，故治法有轻重之别。

7. 母婴同服药物，提高临床疗效

对于在哺乳期的婴儿，张淑琴建议母婴同服药物，这样药物通过乳汁哺乳给婴儿，加之给患儿直接喂服的药物，疗效更好。如胃苓散、正气散治疗婴幼儿腹泻，消黄散治疗新生儿黄疸等，母婴同服优于单独喂服给婴儿。

8. 久病用活血通络之品

张淑琴认为久病入血入络，用活血通络软坚之品才能促进有形之肿结消散于无形。

常用的药物有三棱、莪术、蜂房、威灵仙、鳖甲等。对于风邪为患的风咳，在疏风解痉止咳的同时，加用活血之品，如当归、赤芍等，取祛风先活血之意，临床疗效较佳。

9. 内外合治，针药并用

对于小儿疾病，张淑琴主张内服药物和外治法配合使用，往往能起到很好的效果。常用外治法包括体针、灸法、穴位贴敷、推拿、外洗等，在数十年的临床实践中，坚持"内外合治"的观点，善于创新、摸索、总结出许多综合治疗儿科疾病的方法，如中药散剂内服，外敷神阙结合少商刺血治疗小儿外感发热、咳嗽；内服中药散剂结合四缝刺血治疗小儿厌食；内服中药结合体针、灸法及中药散剂外敷神阙治疗小儿腹泻；内服中药结合中药散剂外敷神阙治疗便秘；内服中药散剂结合外洗中药（苦参、蛇床子、黄柏、当归、夏枯草、明矾等）治疗小儿湿疹；内外结合，针药并用，疗效显著。

（四）杨之藻学术思想

杨之藻主任医师长期在豫北地区生活和行医，在长期的中医儿科诊疗工作中，积累了丰富的临床经验，形成了有独到"豫北"特色的学术思想，做出了突出的贡献。

1. 首先提出"肺胃肠相关疾病"的概念，以"脏象学说"分析"肺胃肠相关疾病"

杨之藻每年诊治儿科患儿近2 000人次，其中肺胃肠相关疾病（既有上呼吸道感染等呼吸系统症状，又有厌食、腹痛、便秘等消化系统病症及反复交替发病的便秘患儿）则占约1/3人次。在对这部分患儿的诊治中，杨之藻体会到"象学说"有三方面的实际含义：一是经络与相关脏腑在生理上有着密切联系；二是脏腑病理变化可通过"有诸内，必形诸外"的理论，提供相应部位临床指征，丰富中医儿科诊断的内涵和依据；三是"经络脏腑相关"与"脏腑同治"是提高中医疗效的探索途径。

"脏象学说"是我们祖先长期与疾病做斗争的实践经验总结，是祖国医学宝库中整体观念的精髓。经脉脏腑相通，脏腑表里相连，"司外揣内"治病，数千年来，一直指导着中医临床的实践。《灵枢经》云："肺合大肠"，"肺手太阴之脉，起于中焦，下络大肠，还循胃口，上膈属肺。"《素问·咳论》云："肺咳不已，则大肠受之"，都明确指出了肺、胃、大肠脏腑相关的经络关系。

（1）肺胃肠相关疾病在儿科临床上的表现：①反复呼吸道感染。发热、流涕、咳嗽、喘憋、鼻炎、扁桃体肿大、支气管炎、肺炎……肺系病症，经用抗生素及激素退热后，肺胃肠症状仍不除。咳嗽多在早晨、晚上，季节交替、气候多变之时极易发病。②

经常性厌食、便秘。厌食蔬菜，喜食雪糕、冷饮、甜食（包括恶食、不嗜食、不饥不纳等）。大便数日1次，颇似羊粪，重者合并肛裂、便血等其他消化道症状。大便稀溏，一日数次占少数；大便完谷不化者占多数。③面上证。多面黄、消瘦、毛发作穗、发柔细偏黄、目下青，便秘、扁桃体化脓者多见。④舌苔白腻满布或薄白苔满布征。其分布尖薄根厚，有的出现地图舌，大小形态不一；舌质红或红带微绛；舌下静脉瘀阻。也有光亮无苔者，偏阴虚火旺者居多。儿童有齿痕者占多数。⑤腹痛证。在儿童中多见，自述痛在胃口者居多，绕脐痛者也有之，婴幼儿多喜俯卧。⑥多数扁桃体增大，呈慢性增生性改变。形态不一，凹凸不平，粘连充血者多见，化脓者占1/5。⑦夜间头汗频频，重者如蒸笼。⑧夜卧不安、磨牙、呓语、蹬被、辗转反侧；婴幼儿夜啼。⑨婴幼儿指纹、虎口部位多见紊乱，分支入掌。

（2）肺胃肠相关疾病的立方用药。由于近年来过多强调中医理论的现代实验研究，冲击了对中医理论自身规律的研究。值得注意的是，依据西医理论，根据想象和实验室所得指导应用中药的现象也屡见不鲜。譬如肺系感染引起的高热、咳喘等用清热解毒药，与西医的消炎、抗病毒、抗感染等被看作同义词，或理解为作用相似。众所周知，中药的疗效首先取决于中医组方配伍，要依据立法方药辨证理论，不可能与西药相提并论。其次，中药的质量问题（包括产地、炮制、制剂等），与疗效关系至关重要。如常用的麻黄、杏仁、枇杷叶、紫菀、款冬花、山楂、神曲、麦芽等，是生用还是炒用，是酒炒还是醋炒，是炙用还是焦用，作者或编者均省去注解。桑叶、菊花、薄荷、生石膏，是先煎还是后入，不少论文缺乏交代。杨之藻多年临床中深刻体会到：严格遵循中医辨证论治的法则，再加上应用质量好的道地中药，是提高临床疗效的关键。

杨之藻关于肺胃肠相关疾病治疗中医的立方用药，首先在确立中医辨证论治的前提下，本着"宣肺勿忘解表，清肺勿忘清肠，止咳勿忘化痰，化痰勿忘运脾，润肺勿忘养胃，标去勿忘培本"的治则，在反复的临床实践中对比、观察、求索，方能灵活地将上述治则结合患儿的具体情况，使理、法、方、药结合得丝丝入扣，提高对疾病的治愈率。有些实验课题所得到的结论以及所研制的新药，其临床疗效远不如辨证施治疗效突出，这是值得进一步研讨的。

杨之藻治疗肺胃肠相关疾病采取"宣肺解表与消导泻下同步"的方法，是在中医"天人合一""肺合皮毛"的理论指导下，经过长期用人体做实验得出的结论。张仲景的无汗脉浮紧用麻黄，有汗脉缓用桂枝；以及叶天士"温邪上受，首先犯肺"，"上焦之病，当属表中之里"，都是通过反复的临床观察、比较、总结得到的理论升华。对上呼吸道感染等肺系疾病，由于胃肠功能失调而频繁发病的"复感儿"，在宣肺解表的同时，加入消导助运之品，以其"表里双解"可使退热更快，其他症状也随之消失。值得注意的是，春暖、夏热、秋凉、冬寒，"长夏多湿，秋季多燥"，随着季节的不同，在选方用药时，应当"按时论治"灵活变通，根据地域气候不同而用药各异，正是中医的特色。

在初春隆冬，或秋冬气候交替之时，应用张仲景的"六经"学说，结合脏腑辨证治疗小儿肺胃肠相关疾病，往往取得满意的疗效。如麻黄汤、桂枝汤、小青龙汤、麻黄杏仁甘草石膏汤、葶苈大枣泻肺汤、桂枝龙骨牡蛎汤、竹叶石膏汤、白虎承气汤等方剂，若能参透其制方精仪，不拘病之命名，唯求证之切当，确有圆机活法之妙。在季春暑夏孟秋季节，用仲景方的同时，根据肺胃肠相关疾病的不同表现，灵活使用时方中的桑菊饮、银翘散、杏苏散、三仁汤、止嗽散、藿香正气水、甘露消毒丹、清燥救肺汤等常用方剂，更能彰显出中医药辨证论治的丰富多彩。不论经方、时方，不分季节先后，在主方中加入焦三仙、鸡内金、砂仁、白豆蔻、陈皮、炒枳壳等开胃、醒脾、理气之品，对小儿脾胃功能的改善能得"知""已"之效。肺胃肠相关性疾病"清肺与清肠并举"，是在"肺与大肠相表里"的理论指导下，经常对便秘型患儿施用的治疗方法。降肺火必须通大肠，清心火必须利小肠。肺火不降必上攻咽喉，大便干结必邪无出路。在便秘型"复感儿"中如何保持大便通畅，是防止复发的关键所在。杨之藻在用药中，酒军泡水另入，瓜蒌伴玄明粉是常用之法。至于食积宿食用二丑，顽痰寒凝用巴豆，也间或用之，"有故无殒，亦无殒也"。肺胃肠相关疾病"止咳化痰与健脾和胃交替应用"是巩固疗效、防止复发的关键。

杨老十分赞同江育仁教授提出的"健脾不在补，贵在运"的治疗原则。故所云"脾为生痰之源，肺为贮痰之器"，痰、咳、喘与中医所指的脾胃有着密切的关系，运脾即是化痰，和胃亦可止咳，其理均来自《素问·经脉别论》："饮入于胃，游溢精气，上输于脾，脾气散精，上归于肺"，以及"肺朝百脉""肺主一身之皮毛"的理论，肺胃肠相关病"巩固治疗"是当前值得深入研究的课题之一。扁桃体反复感染如何使之复常，过敏性鼻炎如何控制其发作，咽源性咳嗽如何得以迅速缓解，都是脏象学说和人与自然环境的统一（即天人合一）在小儿疾病中的表现。随着社会的进步，儿童神经、精神、心理疾病的增多，与肺胃肠相关疾病又有内在的联系，巩固治疗是研究的重点，扶正培本是巩固的关键。肺、脾、肾三脏，胃、小肠、大肠三腑"发病治标，平时培本"，内治、外治结合是今后继续研究的方向。外治法通过经皮治疗、贴敷、热熨、雾化、耳穴放血、扁桃体局部用药、肛门给药退热等方法和途径已经取得了一些经验，但尚需进一步研究。

2. 继承前辈经验，改革创新发扬光大"煮散剂"
河南省安阳市中医院儿科煮散剂以疗效卓著，施治灵活和"简、廉、便、验"的特点在全省乃至全国享有盛誉。杨之藻在承古创新研制"煮散剂"方面，做出了突出贡献。杨之藻在治疗用药上，特别擅长和注重使用中药散剂。儿科煮散剂由豫北名老中医王瑞五老先生首创，经过诸多儿科前辈不断总结、完善，逐步发展成治疗儿科多发病、常见病的系列固定组方（多为经验方）。儿科煮散剂制作工艺简单，煎煮方便，疗效确切，价格低廉。应用时可根据病情辨证进行二次组方配伍，仅需加适量水煎煮 2 ~ 3 分钟，经过滤便可服用。因服药量少，煎煮方便，不仅增加了患儿对中医的依从性，并且传承了传统中药辨证论治的特色优势。

（1）杨之藻根据自己多年的临床工作经验，创出许多新的散剂。如针对小儿百日咳发病率较高的临床现状，经过 2 年的探索研究，制定了猪胆汁、大蒜、黄连、百部等药物组成的"顿咳散"（猪胆汁、黄连、葶苈子、炙百部、大蒜、甘草）。取猪胆汁清热解毒之性，配以黄连、大蒜增强解毒之力，佐以葶苈子、炙百部、甘草润肺止咳，主要功效为解痉止咳，清热解毒，主治百日咳和气管炎、肺炎中的痉咳。又如川贝止咳散（川贝母、制半夏、葶苈子、竹沥油），方中川贝母化痰止咳，制半夏燥湿化痰，葶苈子泻肺平喘消痰，竹沥油清热化痰，四味共奏化痰止咳之功，主治痰鸣咳嗽，在临床中往往有神效。

（2）煮散剂在儿科临床中的应用经验。在临床工作中，既可以一味散剂单独使用，也可以多味散剂和单味中药灵活配伍应用，使遣方用药更加灵活，适用于儿科常见病、多发病和急危重症的治疗。例如，在泄泻病治疗中，由于小儿脏腑娇嫩，形气未充，有"脾常不足"的特点。外邪致泻以暑、湿、风、寒、热较为常见，其中尤以湿邪最为关键。故本病的关键在脾胃，调理脾胃为总治则。若患儿有饮食不节史，大便酸臭夹不消化之物，便前哭闹泻后哭止，舌质红、苔黄腻，指纹紫滞之象，可用消导散、牛黄散、胃苓散，腹胀腹痛者加顺气散；伴呕吐者加止呕散；粪质稀者加车前子。若发生于夏秋季节，泻下急迫，便质稀薄如水带黏液，大便量多，次数频繁，日行数次至数十次，伴发热、口渴引饮，小便短赤，舌质红、苔黄腻，指纹紫之征，以清热利湿止泻为法，用香连散、益元散，伴高热者加清热散；小便短赤者，重用益元散。若患儿久泻不愈，呈时泻时止大便稀色淡不臭，多见于食后作泻，伴面黄肌瘦，神疲倦怠，舌淡、苔白，指纹色淡，可用七味白术散、消导散、止泻散；久泻不止加补正散，必要时配合针刺足三里、长强、四缝等穴。又如对小儿肺炎的治疗，若患儿发热，恶寒，鼻塞流清涕，咳嗽气急，苔薄指纹浮，两肺听诊呼吸音粗糙或可闻及干湿性啰音等，治以解表宣肺，可选用三拗散、消风散；发热者加汇雪散；呕吐者加止呕散；纳差者加消导散。若患儿发热，咳嗽气促，口渴咽红，舌红、苔薄黄，指纹紫，重者出现鼻煽痰鸣，烦躁，口唇发绀，呼吸困难，有明显三凹征，两肺散在中、小水泡音或伴有哮鸣音，治以辛凉解表或清热宣肺，化痰止咳，可用清热散、消风散、化痰散、止咳散；咳喘甚者加葶苈子。若患儿面色灰白，体质虚胖，体温高或不高，舌淡、苔腻，指纹淡，起病即有咳嗽，痰鸣，气喘，口周发绀，鼻根发青，腹胀，烦躁明显，两肺以哮鸣音为主，同时伴有少量湿啰音，治以理气化痰，温肺燥湿，选用三拗散、半夏散、化痰散、葶苈子；腹胀甚者加顺气散、瓜蒌仁；腹泻者加胃苓散。若患儿体质虚弱，消瘦，面色苍白或灰滞，毛发枯干，皮肤干燥弹性差，咳嗽并不严重，常伴有长期腹泻、食欲不佳、恶心、呕吐等胃肠功能低下症状，患儿肺部体征逐渐加重，病程较长，治以扶正健脾，和中理肺，可用七味白术散、参苓散、半夏散等；久咳者加金樱子；肺部啰音不消者，用白芥子末外敷；阴虚者加养阴散。

3. 推崇小儿生理特点为"纯阳之体"的学术思想

杨之藻认为，安阳地处河南北部，与山西省毗邻，属暖温带大陆性季风气候，一年四季分明，春季多风，夏季炎热，秋冬季节寒冷，气候偏干燥，冬季多用暖气或煤炉取暖。饮食习惯以面食为主，多盐多油，新鲜水果蔬菜相对摄入不足。所以小儿患病以热证、实证居多。临床多见上呼吸道感染，如急性（化脓性）扁桃体炎、疱疹性咽峡炎等伴有发热性疾病，冬春季节下呼吸道感染多见毛细支气管炎、支气管肺炎。人口密度大，导致支原体感染的传播和流行，支原体肺炎多见。

基于豫北区域的地域、气候、饮食习惯、社会风俗等因素，杨之藻在治疗上，擅长以"清"法、"下"法为主，遣方用药以药味少、剂量轻、中病即止见长。

4. 四诊合参

《难经·六十一难》曰："望而知之谓之神，闻而知之谓之圣，问而知之谓之工，切脉而知之谓之巧。"杨之藻尤其注重"望诊"之"审苗窍"。注重望舌象、看指纹，以此来推断疾病的性质、轻重及病势的进退。问诊经验不是根据"十问歌"所提出的逐项询问，而是在望诊基础上对患儿病情有基本认识后，一语击中患儿病情要害。如此有利于迅速抓住患儿及其家属的心理，增加患儿及其家属对医者的信服感和对治疗的依从性，这也是其临诊经验丰富和行医高明的具体体现。

5. 特色药物用法

杨之藻在治疗儿科疾病方面有许多行之有效的独特理念。他认为，咳嗽日久不愈，必耗伤肺气，治疗上宜加金樱子等以收敛肺气；腹泻日久，必损伤脾胃之阳气，宜加丁香等药物以温补脾肾、"久咳不止金樱子，久泻不止用丁香"，体现了其治疗久咳、久泻积累的独到见解和宝贵的学术思想。杨之藻认为，对泄泻之病，不论新旧虚实，辨证加用收敛止泻药物，既可收到显著疗效，又无闭门留寇之虞。

（五）王梅花学术思想

王梅花医师从事儿科临床工作 50 余年，深谙岐黄之道，颇得安阳市儿科名医王瑞五老先生真传，中西通用，学验俱丰，在豫北中医儿科界有较高的名望，其学术思想大致可归纳为以下三点。

1. 勤求古训，注重临床

王梅花医师在求学时期就非常重视对医学经典的学习，日常研习中医经典，从《黄帝内经》《伤寒论》《温病条辨》《药性赋》等经典著作入门，到钱乙的《小儿药证直诀》、陈文中的《小儿病源方论》等，先后广泛涉猎了历代医家代表著作，尤其注重儿科经典著作的学习。王梅花医师认为中医经典著作正如中医殿堂的基石，是临床治病关键所在。她曾反复翻阅《小儿药证直诀》，抄写其中经典原文及药方，对于其中小儿"脏腑柔弱，易虚易实，易寒易热"的论点非常认同，在临床遣方用药时注重"寒温适度，补泻并用，扶正祛邪兼顾"。王梅花医师常讲在临床成长的不同阶段每读一次此书就会有新的心得体会，对于临床的指导意义的理解就更加深入。王梅花医师早年跟随安阳儿科名医王瑞五老先生侍诊，有"豫北儿科王"之称的王瑞五老先生一生投身于儿科医学事业，治疗儿科疾病疗效神奇、医德高尚，其受到《颅囟经》"小儿纯阳"学说启发，结合自己临床实践，在张仲景辨证施治的基础上，摸索出一套适应小儿临床的"五脏辨证"法；将其多年理论经验及效方、验方等编撰为《中医儿科临床概要》《中医儿科散剂的应用》等。王梅花医师深得王瑞五老先生的学术思想真传，对王老先生的著作更是烂熟于心，时常翻阅王瑞五老先生流传下来的书籍及读书笔记等，深得王瑞五老先生的赏识，王老先生对其临床工作、治病疗效及医德医风都给予了高度评价。

王梅花医师强调医学理论对临床的指导，更加重视临床实践的意义。她主张条件允许时应该多临床、早临床，在临床工作中体会书本中的理论知识，她涉足杏林 50 余年，能融古训、新知与实践为一体，不断总结，反复探索，从而总结出一套得心应手的诊疗方法，擅长治疗儿科慢性咳嗽、小儿腹泻、五迟五软等病症。

2. 用药简验，内外合治

王梅花医师从业之初跟随安阳市儿科名中医王瑞五老先生学习，始终牢记王老先生"处处为患儿着想"的叮嘱，在长期的中医儿科诊疗工作中临床选方用药时力求"辨证准，用药简，疗效验"。王梅花医师善于辨证时抓主要矛盾，患儿家长就诊时往往叙述多而长，且由于为人父母的慈爱之心，往往将患儿的不适症状有所夸张，以期求得医生的高度重视，所以需要从家长繁杂的叙述中过滤出有效信息，注重收集四诊信息，对于舌苔、指纹等仔细察看，患儿哭闹甚时能耐心反复辨别，力求辨证辨病准确；在临床用药时多选用王瑞五老先生自制的中药儿科散剂，应用时可根据病情辨证进行二次组方配伍，仅需加适量水煎煮 2 ~ 3 分钟，经过滤后便可服用，增加患儿服药依从性的同时也保持了中药辨证论治的特色。临床应用时应考虑患儿"脏腑娇嫩，形气未充""易虚易实，易寒易热"的生理病理特点，常选 2 ~ 3 味儿科中药散剂，3 天的用量便能药到病除。患儿家长们常常反馈"治病拿药的钱还没有来回交通费多""3 天的小中药还没有 1 盒西药贵"等，这些都说明了其用药之简验。

同时，王梅花医师亦考虑到患儿年龄普遍偏小，服用中药困难，故常常选用内外合治的方法以减轻患儿服药的痛苦。中药外治法也是祖国医学丰富瑰丽的治疗方法之一，能够避免中药内服口感苦涩难闻等弊端。而事实和实验也证明改变给药途径，局部用药，可加大药物浓度，直接作用于病变区靶组织，除药理作用外尚有经络效应，与内服药物同用达到殊途同归之效。以敷脐疗法为例，其认为脐部原为胎儿与母亲联系的枢纽，断脐之时真元之气聚于脐下。脐部为任脉所过之穴，与督冲脉"一源三歧"，且脐为五脏六腑之本、十二经脉之根，呼吸之门，三焦之原，由此可见脐为联系全身经脉气血，五脏六腑之要穴。故王梅花医师格外注重敷脐疗法在儿科的应用，比如其治疗小儿夜啼时除了辨证选用儿科散剂口服外，经常配合中药敷脐疗法，疗效颇佳。

3. 遵师求"中"，与时俱进

王梅花医师的学术思想虽与个人临床总结密不可分，然更多亦依赖儿科名中医王瑞五老先生的指点。王老经常教导王梅花医师治病要通过"四诊"进行"八纲"辨证，抓住八纲中的"阴阳"这个总纲，用药调理方可取效，才可避免失误。《黄帝内经》有云"阴阳匀平，以充其形，九候若一，命曰平人""谨察阴阳之所在，以平为期"，治病始终贯穿求"中"的平衡观点，小儿脏腑娇嫩，辨证用药不可太过与不及，应以"中"为期。这对王梅花医师影响颇深，数十年来这一观点一直指导着王梅花医师的临床实践工作。

由于历史条件限制等因素，中医药也存在诸多不足之处，需要借助于现代医学手段加以阐明。王梅花医师认为在学习传统医学的基础上，也要注重西医理论的学习。结合血常规、胸片、CT、彩超等现代医学检查检验手段，从而力求辨证与辨病相结合，尽可能确定病位病性，精准治疗，中西医互补，为患儿的健康保驾护航。例如，她观察到常服抗生素的患儿，容易久泄不止，究其原因是抗生素的使用在抑制病原菌的同时对肠道正常菌群亦有杀灭作用而致肠道菌群失调，此时若不能拓宽思路，只选用涩肠止泻等中药，往往疗效欠佳。又如微量元素疗法，西医学认为微量元素与人类健康及生物学问题关系非常密切。王梅花医师也很注重这一论点，在治疗五迟五软、反复喘嗽、厌食等疑难疾病时考虑该因素往往能取得奇效。

（六）郑启仲学术思想

郑启仲教授从事儿科临床 50 余年，其学术思想可以概括为：中医经典源泉，钱乙思想传承，导师思想发扬，"从肝论治"的儿科学术思想。

1. 中医经典源泉

《黄帝内经》是我国现存最早的医学经典，为中医学理论之源，是中医各科形成与发展的理论基础。郑启仲教授几十年如一日，苦嗜经典，他提出的每一个新的学术观点都是在《黄帝内经》理论指导下形成的。如在《素问·咳论》等篇的指导下，提出了"顿咳从肝论治"的学术观点；在《素问·至真要大论》"阳明司天，燥淫所胜……民病……腹中鸣，注泄鹜溏……"等运气学说理论指导下，提出了"小儿秋季腹泻因燥起"的独特见解等。

郑启仲教授十分尊崇仲景之学，20 世纪 80 年代参加了中国工程院院士、国医大师王琦教授主编的《伤寒论讲解》一书的编写工作。王琦教授在其序言中说："书之所成，欣得郑启仲、阎艳丽两君通力合作，而有今日之貌。"2016 年又出版了《郑启仲经方名方应用经验》一书，首届国医大师李振华教授在序言中写道："《郑启仲经方名方应用经验》是一部学习、应用、传承经方名方的力作，作为一部儿科应用经方名方专著尤为难得，全书充分展示了郑启仲教授深厚的理论造诣和丰富的临证经验。更当点赞的是吴茱萸汤治高血钙症，可见其经方应用之匠心逸群矣。"

2. 钱乙思想传承

儿科鼻祖钱乙以《黄帝内经》理论为渊源，提出"全而未壮"的小儿生理特点，小儿患病"易虚易实，易寒易热"，虚实寒热，变化迅速的病理特点。首创儿科"五脏论治"体系，将风、惊、困、喘、虚归纳为肝、心、脾、肺、肾的主要证候，用虚实寒热判断脏腑病理变化，创制了泻青丸、导赤散、泻黄散、泻白散、六味地黄丸等有效方剂，被推为"小儿经方"。郑启仲教授继承钱乙儿科学术思想，博采儿科医家之长，发扬王志成、王瑞五等多位导师的学术思想，结合自己 50 余年临床实践而逐步形成了五脏论治，突出治肝的儿科学术思想。

3. 导师思想发扬

郑启仲教授虽学医道路坎坷，却深得王志成、王瑞五两位导师真传。王志成老师为清丰王氏儿科第三代传人，以擅治小儿惊风、痘疹而医名远播。急惊风：清热解毒，平肝息风；慢惊风：养血活血，柔肝息风；慢脾风：健脾温阳，暖肝息风，这对郑启仲"从肝论治"儿科学术思想的形成产生了重要影响。

王瑞五老师熟谙中医经典，博采众家之长，擅长小儿望诊。郑启仲十分推崇王瑞五老师望诊经验，几十年深入研究，细心感悟，反复实践，深入挖掘整理"小儿风池气池望诊法"，成为其望诊的一大特色。郑启仲儿科学术思想的形成从不同角度继承和发扬了两位导师的儿科学术思想，一脉相承。

4."从肝论治"的儿科学术思想

郑启仲教授"从肝论治"的儿科学术思想，简要归纳如下。

（1）四个特点。①阳常有余，热病居多。"襁褓小儿，体属纯阳，所患热病最多"（清代叶天士《临证指南医案》）。明代儿科医家万全在钱乙"五脏虚实辨证"的基础上提出了"肝常有余"的观点。"肝常有余"说发展了钱乙五脏虚实理论，准确揭示了肝的生理特点，对指导儿科辨证极有临床意义。郑启仲教授认为，小儿体禀纯阳，无论外感内伤极易化火，所以小儿热病居多，正如万全所论："肝主风，小儿病则有热，热则生风。"所以治肝之法当放首位。因郑启仲教授擅治小儿温热病，临床上清肝泻火、清热镇惊、平肝息风等为其常用之法。②逼子成才，肝易抑郁。肝属木，主疏泄，喜条达而恶抑郁。郑启仲教授认为，人类疾病谱的变化是与社会的发展密不可分的。我国当今社会，独生子女甚多，在家备受溺爱，同时家长逼子成才，学业压力很大，成绩略有下降，轻则训斥责骂，甚则棍棒相加，致使不少小儿肝气抑郁，导致疾病丛生。这类疾病都与肝气抑郁有关，必须用好治肝之法方能收到良好疗效。他用其经验方"疏肝乐食汤"治疗厌食症，"升清降浊制动汤"治疗小儿抽动症等，都是"从肝论治"思想的具体体现。③诸脏之病，多与肝系。肝主疏泄，主藏血，体阴而用阳，喜条达，恶抑郁，与心、肺、脾、肾诸脏关系密切，在生理上互相促进，病理上相互影响，如临床常见的木横乘土、木不生火、木反侮金及土反侮木、火旺木焚、水不涵木等病症。郑启仲教授认为，从肝论治可以收到事半功倍之效。如他在《素问·咳论》等理论指导下提出"顿咳从肝论治"，创镇肝止咳汤取得确切疗效，在业内产生了较大影响。④从肝论治，莫忘理脾。郑启仲教授一贯重视小儿脾胃在其生长发育和疾病中的作用，提出"小儿百病，胃气为要，有胃气易治，无胃气难疗。遣方用药，不可伤胃，从肝论治，莫忘理脾"。所以，他在"从肺论治""从心论治""从肾论治"中也时时不忘顾护脾胃。主张小儿用药三毋："解表毋过汗，清热毋过凉，泻下毋过量。"方小量轻是其追求的境界，他认为方小量轻不但不易损伤脾胃，而且便于小儿服用。

（2）五种机制。①肝常有余，木动风摇。郑启仲教授认为，小儿为"纯阳"之体，"阳常有余，阴常不足"，无论外感内伤，患病多从热化，极易引动肝风。临证多见壮热、惊悸、抽搐、昏迷，甚至角弓反张等"有余"之症。郑启仲教授认为，肝木易化火，木动则生风的病理机制，即"木动风摇"，从肝论治应为儿科之首法。他在临床每遇发热之证常用平肝息风法，以防肝风于未然。②脾常不足，土壅木郁。"脾常不足"是小儿又一重要的生理特点，郑启仲教授认为，当今父母或片面强调高营养饮食，滥服滋补之品；或过于溺爱，投其所好，恣意零食、偏食、冷食；或贪食无度，过食肥甘、煎炸炙煿之品，均可损伤脾胃，脾胃纳运失职，属脾病及肝，称"土壅木郁"，亦叫"土反侮木"。因此，在健脾和胃的同时，加用疏肝之品，以使肝脾调和，各司其职。他的经验方疏肝乐食汤即是从肝治脾的代表方之一。③心常有余，木火相煽。肝属木，主疏泄，主藏血；心属火，主血脉，主神志，木生火，二者属相生的母子关系。小儿心常有余，肝常有余，阳常有余，决定了最常见者为"木火相煽"的病理机制。郑启仲教授十分重视小儿家庭环境，性格特点，学业情况，情志如何，对多发性抽动症、多动症、学习困难、强迫症、发作性睡病、性早熟等多种疑难杂症注重从肝论治，肝心同调，疗效显著。④肺常不足，木火刑金。肺属金，主气；肝属木，主疏泄，金克木，二者属相克关系。郑启仲教授认为，肝气郁结，气郁化火，循经犯肺，即可形成"木火刑金"的病理机制。他在《素问·咳论》"五脏六腑皆令人咳"理论指导下，提出了"顿咳从肝论治"的观点，立"镇肝止咳"一法，拟"镇肝止咳汤"一方，此方成为其"从肝论治"思想的典型代表。⑤肾常不足，水不涵木。肝主疏泄，主藏血；肾主藏精，主水，为先天之本。肝属木，肾属水，水生木，二者属相生关系。郑启仲教授认为，当今社会学习压力、社会压力导致大部分年轻夫妇选择过晚孕子，孕期仍从事繁重工作，可致小儿先天禀赋不足，肾精亏虚，五脏不足，气血虚弱。小儿肾常虚，先天不足，易于形成"水不涵木"的病理机制，而致小儿注意力缺陷、多动障碍、抽动障碍、性早熟等病的发生。他常用滋水涵木法治之而收良效。

（3）六种方法。郑启仲教授"从肝论治"儿科疾病的学术思想体现在儿科常见病和疑难疾病的治疗之中，常用者有如下六种。

1）清肝解热法：小儿"肝常有余"，无论外感六淫，内伤乳食，多从热化，易引肝风。所以，"清肝解热法"为其常用之法。郑启仲教授说："小儿多热证，热极易生风，清热防动风，儿科第一功。"临床常用清肝解热法，加入平肝清热、化痰解痉之品治之。如蝉蜕、僵蚕、羚羊角粉等，以防肝热动风。

2）平肝清心法：小儿五脏六腑，成而未全，全而未壮，心气未充，怯弱未定，"肝常有余"，肝失疏泄，易于化火，扰动心神，常致夜卧不宁，惊惕哭闹。郑老师常用

"平肝清心法",凡属肝郁化火,心火内扰之证均可用之。

3)镇肝息风法:肝体阴而用阳,先天肾阴不足,热病日久,或肝火久郁,耗伤肝肾之阴,则导致肝肾阴虚,肝风内动之证。郑启仲教授用镇肝息风法主要治疗小儿惊风、痫证、狂证、多动症、抽动症等。对于多动症的治疗郑老师常用此法,主方为镇肝熄风汤合孔圣枕中丹加减。

4)镇肝止咳法:郑启仲教授在"五脏六腑皆令人咳"理论指导下,发现百日咳痉挛性咳嗽的病机属"木火刑金",提出"顿咳从肝论治"的观点,创拟了"镇肝止咳"一法和镇肝止咳汤,用于百日咳痉挛性咳嗽的治疗,取得了满意的疗效。郑启仲教授用镇肝止咳法不仅可治疗百日咳,凡辨证属"肝咳"者,均可用镇肝止咳法治疗。

5)疏肝和胃法:肝主疏泄,胃主受纳,肝与胃生理上相互促进,病理上相互影响。肝的疏泄有助于胃气的下降,反之,若肝失疏泄,则会横逆犯胃,使胃失和降,而出现呕吐、呃逆、嗳气、纳呆、腹胀等症。郑老师常用疏肝和胃法治疗上述病症,选四逆散加减,胃热呕吐加苏叶、黄连;烧心、泛酸合左金丸;伤食呕吐合保和丸加减;肝气上逆加代赭石等。

6)疏肝理脾法:肝属木,脾属土,肝与脾关系极为密切。若小儿所欲不遂,情志失调,肝气郁滞,可致木乘脾土,形成肝脾不和之证,常致患儿腹痛、泄泻等。故提出"厌食从肝论治"的观点,并创拟了"疏肝乐食汤",应用于临床取得满意的疗效。

(七)许靖三学术思想

1. 名师引路,善于创新

许靖三医师学术思想虽源于家学,但亦有幸得到安阳市已故儿科名医王瑞五老先生的指导。1956年许靖三医师经推荐至安阳市中医院工作,并拜师于王瑞五老先生门下。跟师学习期间,详细记录总结先师之验方经方,非常认同王瑞五老先生的"审苗窍"等学术思想,对于应用老先生所创的儿科散剂治疗儿科常见病、多发病等更是得心应手。比如许靖三医师临床"望闻问切"四诊中特别注重小儿的"望诊、切诊",正如钱乙所说小儿"脉难以消息求,证不可言语取"。但小儿病有诸于内,必形诸于外,且许靖三医师认为小儿肌肤柔嫩,反应灵敏,凡外感六淫、内伤乳食,以及脏腑自身功能失调,或气血阴阳偏胜偏衰,易从面、唇、舌等苗窍各部显现出来,其反映病情的真实性较成人更为明显,不易受到患儿主观因素的影响。望诊内容又可分为整体望诊和分部望诊,许靖三医师继承王瑞五老先生学术思想,望诊中更加注重分部望诊中的"审苗窍",夏禹铸在《幼科铁镜》中说"五脏不可望,惟望五脏之苗与窍""小儿病于内,必形于外,外者内之着也，望形审窍，自知其病"。如正常小儿耳壳丰厚，颜色红润，是先天肾气充沛的表现；若耳壳薄软，耳舟不清，则提示小儿先天肾气未充；耳内疼痛流脓，为肝胆火盛之证；耳垂为中心的腮部漫肿疼痛则是儿科常见病痄腮（流行性腮腺炎）的表现。又如察指纹，指纹是婴幼儿食指掌面靠拇指一侧的浅表静脉，《幼幼集成》指出："小儿自弥月而至于三岁，犹未可以诊切……不若以指纹之可见者，与面色病候相印证"，若发生疾病，尤其是危重病候，指纹的浮沉、色泽、部位等可随之变化，指纹辨证纲领可归纳为"浮沉分表里，红紫辨寒热，淡滞定虚实，三关测轻重"，如常见危重患儿指纹常可纹达指尖，透关射甲等。

许靖三医师在继承王瑞五老先生的基础上不断创新、拓展儿科中药散剂的种类，还探索出了单方单药的规律，使得辨证施治更加灵活。比如许靖三医师在长期的临床实践中，根据自身经验并结合中医药典籍《本草纲目》而研制的"青黄散"在治疗锁口痈、鹅口疮等疾病中取得了良好的效果，青黄散由大青叶、生蒲黄、炮姜组成，《本草纲目》记载大青叶"主热毒痢、黄疸、喉痹、丹毒"，生蒲黄"凉血和血，止心肤诸痛"，炮姜"走血分，善祛脏腑之沉寒，发诸经之寒气"，三药合用共起清热凉血解毒，引火归元之效，其余如小儿腹泻方、肝炎散、消肿汤、夜啼汤等不胜枚举。许靖三医师另一项重大的创新体现在对单方单药的规律研究及应用上。安阳市中医院儿科煮散剂大部分是王由瑞五老先生的经方、验方研制而成，在治疗儿科常见病及多发病上常显奇效，然而对于治疗病情、体质复杂的患儿，中药散剂往往不能更好地实现辨证施治，许靖三医师面临这些情况时根据医圣张仲景"观其脉证，知犯何逆，随证治之"的指导，首先提出单药单方的观点，临证使用时随证加减，更能灵活辨证。比如许靖三医师创制的芒硝散，即由单味芒硝研末而成，在治疗小儿疾病兼有便秘时，加减应用，中病即止，方便而效佳；又如生石膏散，由单味石膏研末而成，由于生石膏性大寒，临床医家尤其是儿科医家对其应用较为保守，而许靖三医师在小儿外感热病、高热烦渴、肺热喘咳、胃火亢盛、头痛、牙痛等疾病时大胆应用生石膏之重、之准为常人所不及。正如《药征》所言：《名医别录》言石膏性大寒，自后医者怖之，遂至于置而不用焉。仲景氏举白虎汤之证曰，无大热，越婢汤之证亦云，而二方主用石膏，然则仲景氏之用药，不以其性之寒热也可以见已。余也笃信而好古，于是乎为渴家而无热者，投以石膏之剂，病已而未见其害也；方炎暑之时，有患大渴引饮而渴不止者，则使其服石膏末，烦渴顿止，而不复见其害；石膏治渴而不足怖也，斯可以知已。其余尚有丁香散、葶苈子散等不一一列举。

2. 辨证施治，注重兼证

辨证论治是中医学诊断和治疗疾病的基础和特色，许靖三医师认为辨证当区分主证、次证与兼证。主证体现疾病的主要矛盾，是辨识病机的核心，主证所反映出的病机就是疾病的主要病机。次证伴随主证而出现，其所代表的病机与主证相同，其症状是对主证的补充。"兼证"一词出现在金代刘完素《伤寒直格》中，意在说明修正伤寒传足经不传手经的观点。《伤寒论》的合病并病说，实质上是在六经之间论兼证，如"三阳合病，腹满身重，难以转侧，口不仁而面垢，谵语遗尿。发汗则谵语，下之则额上生汗，手足逆冷。若自汗出者，白虎汤主之"。主证是阳明实热证，而兼太阳少阳经证。而现代中医则认为兼证是指一组证候之上又出现其他证候。兼证是以主证、次证的存在为前提的。兼证有广义和狭义之分，广义的兼证认为其他证候病机可与主证并不关联，只需同时出现。许靖三医师认为由于兼证常常反映着疾病的复杂性，临床中单单掌握主证是不全面的，必须同时认识到兼证，才能实现辨证施治的灵活性，从而体现出祖国医学的整体观念。临床医师在治疗疾病时往往忽略对兼证的认识，许靖三医师认识到兼证往往能反映疾病的变化与转归等，故在临床辨证选用时多用药周全。

如许靖三医师应用中药儿科散剂辨证治疗婴幼儿腹泻病，其认为本病的病位之本在脾胃，无论感受外邪、内伤饮食抑或脾胃虚弱引起的腹泻，都将导致脾失运化，因而多兼积滞，故消积导滞应是各型的最基本的治法，临床辨证灵活选用清热散、活血散、牛黄散、胃苓散、消积散等。辨证属湿热证型兼咳嗽者，乃复感外邪，加止咳散以宣肺止咳；兼咳嗽甚者加止咳散、葶苈子散；兼咽喉红肿或化脓或口舌生疮者，乃外邪熏腐口舌，加生大黄去腐生新；呕吐甚者，乃胃失去和降，当降逆止呕，加吴茱萸外用；脱肛者，大肠湿热下迫，当收敛提升，加月石头、五倍子、芒硝外洗；身有毒疖者，乃热盛化毒，加解毒散以清热解毒；若毒疖、疮疡溃脓者，常致毒泄正伤，宜益气生肌，加胃苓散；身有风疹、丘疹者，属热毒搏结气血，加小儿疡毒散外用，重者内服药再加解毒散；身有湿疹或黄水疮者，属湿毒蕴内，加解毒散，外用黄柏面，枯矾面；鼻塞重者（三个月以内的小婴儿），多属风寒束肺，加艾尖另服，疏风解表；夜啼甚者，乃心肝火盛，加僵蚕、蝉蜕肚、灯芯草（另煎）口服，平肝清心；若黏液臭味，目眵，眼睑，睡眠及精神状况五项中有三项或三项以上属虚寒证者，多兼脾虚，加胃苓散。单湿热泻之兼证许靖三医师就列举了 14 种之多，此处尚未列举湿热并重、湿重于热、脾虚等证，由此可见许靖三医师重视中医的兼证及辨证论治的整体观念。

3. 以通为用，善于通泻

中医认为小儿脏腑娇嫩，形气未充，易虚易实，易寒易热，故临床多数儿科医者难用通药，恐伤正气。但许靖三医师认为小儿肝常有余，受邪易化热动风，化痰；又因脾常不足，小儿饮食多不能自节，加之家长对患儿多予溺爱，饮食常不加节制，乳食无度积滞于中，即阻碍运化，损害脾胃，导致大积大聚，大实大秘；且小儿为稚阴稚阳之体，受邪后易化热入里。故许靖三医师常以通为用，选用大黄、芒硝等药物通腑泄热来治疗儿科常见热病、急危重症等。且许靖三医师临床应用通泻法时常不拘泥于有大便干结、苔黄厚腻等胃肠实热证候，只要临证有肺热、肝火、痰热时，均可斟酌加减应用。肺与大肠相表里，热结大肠，腑气不通，不仅影响肺气宣发、肃降，或致咳嗽、喘息等不适；肝以疏泄为主，腑气不通，肝失疏泄，而致高热、神昏、角弓反张等疾病。《中华本草》云大黄"攻积滞，清湿热，泻火，凉血，祛瘀，解毒。主食积便秘……用于食积便秘，为泻下通便要药，凡大肠积滞，大便不畅或秘结者，均可应用……以其性味苦寒，善泻火泄热，故更适于热结便秘"。现代药理研究表明大黄有导泻、抗菌、抗病毒、抗炎作用。芒硝，苦咸性寒，首载于《名医别录》："主五脏积聚，久热胃闭，除邪气，破留血，腹中痰实结搏，通经脉，利大小便及月水，破五淋，推陈致新。"《本草再新》曰："涤三焦肠胃湿热，推陈致新，伤寒疫痢，积聚结癖，停痰淋闭，瘰疬疮肿，目赤障翳，通经堕胎。"许靖三医师在治疗痰热实火所致小儿高热惊厥时选用清热解毒药物配合大黄、生石膏等通腑泄热之品，使得肠腑实热燥屎通腑而泻，热退转危为安。临床类似病例不胜枚举，但许靖三医师强调该类药物应中病即止，不可长期应用以免损伤正气。

（八）王启明学术思想

王启明医师从事中医儿科40余年，其在大专院校毕业后，先后跟随爷爷王瑞五、父亲王大璋习医，王启明作为王氏中医儿科世家的长孙，亦是今后的中医世家正统接班人，故在其学医期长辈们对其要求甚为严格，先由传统必备四大经典入手，简单《汤头歌诀》《医学三字经》等更是顺口即来，后由各家之学说和临床经验集到自家中医儿科世家经验、经方的学习，王启明都在慢慢汲取先辈们的经验，浓厚的理论基础在其今后临床诊疗中起到了很重要、关键的作用。王启明是王瑞五老中医儿科派系第三代世家传承人，深得其父辈真传，加之临床行医40余年，积累了宝贵的临床诊疗经验和独特的诊疗模式，其治疗的病患更是不计其数。

1. 恪古训，学经典

王氏中医儿科，由王瑞五老中医首创。王瑞五自幼起跟随中医大家学习医术，在其学习成长过程中，中医经典早已深入人心，以前书籍较为匮乏，学习中医知识的来源较少，主要还是在其老师的口述中学习记录，在老师藏书中摘抄、背诵，遇到不懂、难懂的地方多向各中医大家请求指教，王瑞五老中医对经典的认识更为深刻。其后又学习各家学说，对各家之所长熟读、熟记于心，在行医中又积累了自己的临床经验心得。这也见证了传统中医在学习过程中的艰辛，更是对中医经典是入门必备之书的认可。王启明为王氏中医世家的长孙，在学习并传承世家中医的道路之初，长辈对其严格教育，时刻对其中医经典的学习进度进行把控。在这种严格的教育环境下，也成就了王启明医师。在正式成为中医儿科医师后，王启明仍不断努力，完善自己的不足，又系统复习了宋代中医儿科大家钱乙的《小儿药证直诀》、清代陈复正的《幼幼集成》等专科著作，对中医儿科的理论基础认识和临床施方用药经验又有了新的认识，所以中医经典需要不断地、反复地研读。因中医儿科中以热证居多，又对吴瑭的《温病条辨》不断地学习研究，从而对吴氏创立的温病学习体系有了更深刻的认识。

2. 重视小儿指纹

该诊法的起源较久，现称为望小儿食指络脉。自《黄帝内经》起已有这种诊法的记载，王启明在接诊三岁以下幼儿时，望指纹是必查项，也是要求掌握的基础诊断中医必备技能之一。小儿查体多不配合，多因见到医生后惧怕心理，加之患病后易哭闹躁动不安，且小儿脉部较短小，常致使切脉无法进行，或切脉诊断出现偏差而影响后续治疗。小儿生性爱动，对周边事物充满好奇，常可用玩具等来安抚情绪，在患儿进行伸手抓拿玩具之时，趁机轻抚食指络脉。因小儿肌肤比较细嫩，皮肤薄透，食指的脉络更易于显露，临床中常常依脉络的隐露、色泽、形态、淡滞等观察疾病的性质、深浅，判断疾病的病势进退，对预后的情况也可判别。除了望指纹，在临床诊疗疾病过程中，王启明不只偏某一种诊断方法，还四诊合参，综合起来分析概括，尽可能避免误诊。

现代医学也对指纹进行了相关研究。如中医认为，小指食指络脉色紫红，主内热；现代医学认为，当患儿出现高热时，机体所消耗的氧量增多，随着疾病的进展，此时静脉中的二氧化碳含量也会逐渐增加，此时的血液颜色就会变得更深，表现于外的食指络脉就可呈现出紫红色。

3. 内外兼治，重视调护

王启明医师在长辈的引导下，在中医经典的经络理论指导下，苦心钻研，精究经典方药，再根据多年的行医经验，逐渐完善自制配方，精心研制出自制外用膏方，如"一贴消""安肺膏""健脾膏"等，一经临床使用，深受广大患儿及其家长喜爱。

王氏中医儿科发展成熟之时，以中药散剂见长，王瑞五老中医在世时精心研制的12种中药散剂闻名于世，以"简、便、验、廉"的中医理念所得在临床中大量地使用。

在广泛使用之后，也发现一些问题所在，如中药散剂的储藏、有些家长在煎煮散剂方法上难以掌握、儿童难以喂药等问题，故他在此迫切需求基础上，学习与传承旧时理、法、方、药之上，研制出中医外治膏药，以达内外兼治的目的。

安肺膏外贴背部双侧肺俞穴及膻中穴位之上，膻中位两乳之中间，属奇经八脉的任脉，任脉起于小腹内胞宫，下出会阴毛部，经阴阜，沿腹部正中线向上经过关元等穴，到达咽喉部（天突穴），再上行到达下唇内，环绕口唇，交会于督脉之龈交穴，再分别通过鼻翼两旁，上至眼眶下（承泣穴），交于足阳明经，被称为阴脉之海，总任一身之阴经，调节阴经气血。手太阴属肺，肺居胸中，为五脏六腑之华盖，主一身之气，而司呼吸，散营卫于肌表，布精津于五脏六腑。膻中位胸部正中，八会穴之一，古有"气会膻中"之说。肺主气而又会于膻中，故二者关系甚为密切。肺俞穴，本穴为肺之背俞穴，归属于足太阳膀胱经，为足太阳膀胱经循行路线上位于背部的背俞穴之一，在背部，当第3胸椎棘突下，旁开1.5寸。背俞穴适用于治疗相应的脏腑病症及有关的组织器官病症，故肺俞穴是治疗肺脏疾病的要穴，善于治疗肺系疾患如感冒、咳嗽、气喘等。因此安肺膏药贴于膻中、肺俞穴位之上，能止咳平喘，调理气机，化痰除满，以达安肺之功，故取名安肺膏。

儿科外治法结合了经络学说的理论，因小儿脏腑娇嫩，形气未充，容易感受六淫之邪气，遂发为外感病症，出现咳逆气喘，肺为娇脏，也更易侵袭肺系。小儿外治法结合小儿的生理、病理情况特点，从中医的整体观念出发，通过经络直达病所，达到调整阴阳，治愈疾病的目的。在此同时，方便患儿用药，减少喂药痛苦，减轻患儿就医心理压力，便于操作。

小儿有脏腑清灵，易趋康复的特点，小儿易为外感病邪气之所作，其恢复也较成人快。正如《景岳全书》曰："第人谓其难，谓其难辨也；余谓其易，谓其易治也。设或辨之不真，则诚然难矣。"小儿生机蓬勃，发育迅速，精力充沛，无七情五志之所伤，病因单纯，故康复较快。

俗话讲"三分治，七分养"，故应注意调护得当，是避免患儿疾病复发的重要认知。小儿年幼，大多不能准确地表达自己的需要和不适的感觉，更难以做好自身的防护，故精心照顾护理，细致地观察病情及变化，甚为重要。王启明在诊疗时，在予患儿诊查、施方之后，用大量的时间交代其家属在日常照护的注意事项，以免出现纰漏，延误病情。

七、段氏支脉（南阳）

段星三学术思想

段星三熟读经典，汇通伤寒温病，对《伤寒论》《金匮要略》理解深刻，形成中医儿科经方辨证论治思维和体系，系统总结了"经方辨证论治小儿肺炎系统"，并以此为基础形成了国家中医药管理局"十一五"重点专科特色病症管理——"肺炎喘嗽诊疗规范"。他学习温病学说以《温病条辨》为主，对小儿湿热病颇有心得，以三仁汤辨证论治小儿发热、咳喘、吐泻等积累了一定经验。以经方为基础，化裁伍用后世方药，用于儿科热、咳、痰、喘、吐、泻、惊、抽，见效快捷，疗效显著。

1. 辨证以六经为纲

他熟谙仲景学说，以六经为纲，融会脏腑辨证、八纲辨证、卫气营血辨证、三焦辨证，形成新的六经辨证体系。例如，脉浮为太阳病，有伤风（桂枝汤证）、伤寒（麻黄汤证）、风热（桑菊饮证）、燥火（桑杏汤证）、风湿（麻杏薏甘汤证）五类；脉弦者为少阳病，有火郁（小柴胡汤证）、气郁（四逆散证）两类；脉滑实而大者为阳明病，有火热证（白虎汤证）、腑实证（承气汤证）两类；脉濡者为太阴病，有气虚（理中汤证）、湿热（三仁汤证）两类；脉微者为少阴病，有阴虚（猪苓汤证）、阳虚（真武汤证）、阴阳两虚（地黄饮证）三类；脉沉细而弦者，为厥阴病，有阴阳两虚（乌梅丸证）、血脉瘀滞（血府逐瘀汤证）两类，并在全国各地讲学50余场，听者顿感豁然开朗，思路清晰。

2. 诊断以脉诊为先

指纹诊法是中医儿科的知识点，滥觞于唐代王超的《仙人水镜图诀》，光大于清代陈复正的《幼幼集成》，但其对中医儿科诊断辨证的价值，尚存异议。清代夏禹铸《幼科铁镜》说："望小儿指端筋纹，乃异端邪说。"长久以来，医家们多认为指纹诊法的价值，远不如脉诊的价值大，逐渐形成了不看指纹号脉象的技术特征。并根据"少阴之为病，脉微细，但欲寐也"的理论，从微脉入手，把仲景的猪苓汤用于婴儿夜啼、咳喘、吐泻，利用补肾之法，用地黄饮治疗脑瘫、自闭症和哮喘等证，均取得较好疗效，充分诠释了小儿"肾常虚"的理论内涵。

3. 崇尚表里之同治

段老深受仲景影响，崇尚表里同治、扶正祛邪、祛邪顾正、寒热并用的原则，并以此创制了一系列经验方，如柴葛大青龙汤、风热感冒方、加减奔豚汤、解表消食汤、麻黄附子地黄饮、加味葛根芩连汤、猪苓下气汤等，彰显中医见效迅速的一面。临床常见一类外寒里热的"寒包火"发热，患儿有手足背冰凉、恶寒怕冷、高热无汗的太阳风寒外感表证，又有手心灼热、口渴、烦躁、唇舌红赤之阳明炽热之里证，根据《伤寒论》"太阳中风，脉浮紧，发热恶寒，身疼痛，不汗出而烦躁者，大青龙汤主之"，合用陶节庵《伤寒六书》柴葛解肌汤，用麻黄、桂枝、羌活、川芎、柴胡、葛根辛温解表，石膏、知母、黄芩清解阳明里热，可一药而退。

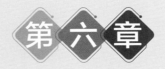

临证经验

一、肺系疾病

（一）小儿发热

1. 李晏龄治疗小儿外感高热的用药特色

小儿外感高热，是儿科临床最常见的急症之一，对于本病的研究，李晏龄有其独到之处。

在病因方面，李晏龄指出小儿特殊的生理、病理，决定了小儿外感高热具有不同于成人的特点。小儿为"纯阳之体"，其病"唯热居多"，虽初感风寒，亦每多化热，或转为热证，即风热表证。此起于风寒而终于风热，或为外寒里热，即寒包火证，此里热已成而表寒犹存，而单纯风寒者，于小儿则鲜见。现代医学证明，外感高热是机体感染病毒、细菌等病原微生物的病理反应。中医学从宏观角度出发，认识到是邪毒作用的结果，"毒"作为病因学概念，已引起人们的重视。李晏龄认为，邪毒是导致高热最基本的因素，高热就是邪毒内侵的外在表现。感受邪毒，无论风热、风寒或温邪，均易致小儿高热。

积热是小儿所特有的一种病理现象，由于小儿内伤乳食，停聚中脘，积滞不化而郁

171

久生热。《黄帝内经》云："饮食自倍，肠胃乃伤。"因此，大量乳食停滞胃肠，积久酿湿生热，此即"积热"，是小儿外感高热的一个不可忽视的致病因素。

综上所述，"毒""热""积"是小儿外感高热的主要病因病理。"毒"，致热之原，为病之因；"热"，邪从热化，热由毒生，为病之主；"积"，内伏之积热，为病之从。"毒"能致"热"，"积"可助"热"，以"热"为要，凡此三者，临证之时皆宜详察。

在辨证方面，李晏龄认为小儿外感高热分为外感风热型和表寒里热型，颇切儿科临床实际。外感风热型多见于春季或久晴不雨、气候干燥之际，乃感受风热温邪所致，临床表现为壮热、微恶风或不恶风、有汗或无汗、鼻流浊涕、咳嗽、吐痰黄稠、咽红而痛、口干而渴、舌质红、苔薄白或黄燥、脉浮数或指纹浮紫。表寒里热型多见于患儿素蕴积热，复感风寒之邪，或由于表寒化热迅速，虽热已成而表寒犹存，临床表现既有恶寒、无汗、鼻流清涕的表寒之象，又有口鼻气热、咽红而痛、咳吐黄痰、便秘溲赤、舌红、苔黄厚的里热证候。

在治则方面，李晏龄根据小儿外感高热的病因病理特点，结合自己多年的临床经验，制定了治疗小儿外感高热的基本原则。

（1）解毒清热并重，标本同治"毒"，病之由也，"毒"若不除，"热"势难清。《黄帝内经》云："必伏其所主，而先其所因。"因此，解毒是治本之法，就是要直捣病巢，祛除病原，从而解除"毒"对机体的致热和损害作用，切断疾病的自然发展和迁延。"热"，病之急也，热极则生风，生风而易折。《黄帝内经》又云："急则治标"，所以，清热乃临床之要务，力可顿挫热势，救危截变，促使病情由急转缓，由危转安，实则治本之法。如此，"毒"解"热"清，其病自愈。临床实践表明，解毒清热是治疗小儿外感高热最有效、最重要的治则。

（2）解表清里并重，表里双解小儿外感高热，临床上每以表里同病者多见，一则由于小儿为"纯阳之体"，感邪之后，化热甚速，往往表邪未解而里热已炽；二则小儿胃肠素有积热，受外邪引动而发。因此，在治疗时，如若单纯解表而里热易炽，外邪亦不得畅达；单纯清里而表邪不解，反伐生生之气，此时最宜解表清里，表里同治，表邪得解则里热易清，表邪里热俱去，病体遂安。正如明代秦景明在论及仲景治伤寒时指出："若见纯表症者，纯用表药；见纯里症者，纯用里药；表里兼见者，则以一半发表，一半清里，双解表里之邪。"以此推之，其理相通。

在组方用药方面，李晏龄根据中医学理论，结合多年的临床经验，治疗小儿外感高热时，喜用辛凉药物，配以苦寒，不拘吴瑭"夫苦寒药，儿科之大禁"之戒。她精选治热良药，方用柴胡、葛根、黄芩、板蓝根、大黄等。柴胡、葛根、黄芩功专解肌退热；板蓝根等清热解毒；大黄、黄芩清泄里热，共奏清热透表、解毒泄热之功。全方组方严谨，师古融今，主次有序，相与宣摄，集个体之特长，奏合群之妙用，且历经多年之验证，特别切合小儿之实际。后改革剂型制成小儿热速清口服液，对外感风热型和表寒里热型患儿均有极好疗效，对病毒感染性及细菌感染性高热均有效，尤以病毒感染性高热最佳。

2. 高智铭治疗小儿外感病

小儿外感多由时邪病毒引起，但由于小儿的生理病理特点及小儿多为"纯阳之体"，感受外邪易化热化火，易夹痰、夹食、夹惊，易邪陷心营，易动风神昏。故小儿外感虽为常见病，但辨治之时不可小觑，高智铭认为"治外感如将，治内伤如相"，小儿外感之治当辨证准确，用药果敢，截断病势，扭转病程，预防传变。

（1）外感风寒。症见发热、无汗、头痛、清涕、咽不红、舌淡、苔薄白，病程短，轻者以葱豉汤加食疗，重者用麻黄汤。《伤寒论》第35条曰："太阳病，头痛，发热，身疼，腰痛，骨节疼痛，恶风，无汗而喘者，麻黄汤主之。"高智铭认为此为麻黄汤八大证，患儿但据其二三证便可用之，并且描述了用麻黄汤的体质：体格虚柔、面色黄暗无泽、皮肤干燥粗糙、恶寒喜热、易着凉、易鼻塞、易气喘、无汗发热、喜卧少动、反应不灵敏。高智铭特别喜用麻黄，但为防麻黄辛散发汗太过，常常佐以银翘散或白虎汤或五味消毒饮，并喜用粳米为引，以防汗过伤津。

（2）外感风热。症见发热重，汗出，涕浊或黄，咽红。高老师特别推崇银翘散，认为银翘散虽为辛凉平剂，但应用广泛，且常重用柴胡24g，石膏30～60g，在平常抗毒之剂基础上，借柴胡辛凉疏散以祛邪外出，借石膏清气凉营以防病变入里。

（3）寒包火。症见发热重，头痛无汗，鼻塞流涕，咽痒咽痛，咽红，苔厚，大便干，小便短少。高智铭认为此型在小儿外感病中最常见，选用大青龙汤、三拗汤合五味消毒饮。大青龙汤主风寒表实兼有里热，其石膏用量多为40～60g，粳米一把，另佐大黄少许以通便泄热。三拗汤辛温解表，五味消毒饮清热解毒，消散疔疮，为外科常用药，但其辛凉清解，卫气两治，温热火毒，可一网打尽。

（4）暑邪外感。证见发热或身热不扬，历时稍长，多伴呕恶倦怠，纳差，头痛头晕，或泻下，舌淡，苔腻，此型辨治重点为"清化湿热"。高智铭指出治湿多有玄妙，若热重湿轻，举方三石汤或黄芩滑石汤；若湿重热轻，选三仁汤；湿热并重，选甘露消毒丹；湿热在表，选新加香薷饮；湿热在里，选茵陈五苓散、蒿芩清胆汤、加减正气散。伴有胃肠道症状明显者，尤喜用蚕沙、竹茹、陈皮、白蔻之味；其中青蒿用量多在30～60g；若湿热在下，宜清利为主，冬地三黄汤、八正散化裁。

（5）热病后期。高智铭特别关注外感热病恢复期之调理，指出热病后期或耗气伤津，或胃气失和，或余邪留恋，症见乏力少神、纳差、头晕不适、脉细数，此时宜甘凉清宣，益气和胃生津，大赞竹叶石膏汤，并以粟米或粳米一把加生姜三片佐服调理。

（6）外感热病兼夹证。①夹痰：痰白量少合二陈汤；痰白量多合三子养亲汤；痰黄合小陷胸汤；必用生姜为引，和胃化湿、祛痰。②夹食：根据纳食、呕恶、大便情况选方派药，举荐保和丸、小承气汤，喜用大黄、炒莱菔子、炒槟榔，必用生姜，且内外兼治，采用外治手法，实则针刺四缝，虚则捏脊，不虚不实则推拿理疗。③夹惊：主张未雨绸缪，未惊先防，早用清气凉营之药，如重用石膏，及早应用清营汤、牛黄承气汤等，喜用珍珠粉、羚羊角、熊胆粉和中医三宝——紫雪丹，自拟"清热合剂"灌肠；惊搐之时，必用针刺人中、涌泉、十宣穴。

3. 黄明志用经方治疗儿科常见疾病

（1）运用达原饮的感悟。"达原饮"首见于明末吴有性所著的《温疫论》，主要用于"邪在膜原"（即湿热疫初期），以后清代医家多有发挥，如薛雪、雷丰、俞肇源等，他们在吴有性研究的基础上，又有各方面的创见，包括理论的发展、病种的扩大、症状的补充、用药的加减变化等，使该方不仅应用于许多外感热病及疑难病的发热，也可应用于湿热性质的内伤杂病。已故名中医黄明志教授，在继承前人特别是清代诸医家经验的基础上，在运用该方治疗儿科疾病方面有所发挥，特总结其经验如下。

1）外感发热：小儿脏腑娇嫩，形气未充，机体抵抗力较差，加之饮食不知自节，冷暖不知自调，易于感触外邪，感邪之后，又极易从阳化热，同时黄老通过几十年的临床观察，认为儿童外感邪气，大部分兼有积滞内停，郁而化湿酿热之证，即俗语所谓"没有内伤，不得外感"之意，故治疗外感热病，应配消积和胃之品，以达益胃气而祛邪之目的。在继承前人经验的基础上，善用达原饮治疗小儿外感发热。方中重用薏苡仁健脾渗湿，清热和胃；柴胡、葛根以解肌；佐黄芩以清热；草果、槟榔健脾燥湿；川厚朴、番泻叶以助运化传导，促进体内毒素排泄。

适应病症：阵阵发热，或午后潮热，或入夜热甚，汗出，咳嗽，胸闷，脘腹胀满，矢气腥臭，小便黄，大便溏或腹痛，或恶心呕吐，口不渴，舌苔厚腻，脉滑或数。

若系外感风寒兼上述症状者，在该方基础上加羌活、荆芥以辛温解表。

若系外感风热兼上述症状者，在该方基础上加薄荷、金银花以辛凉解表。

若系暑湿外感兼上述症状者，在该方基础上加香薷、滑石以清暑利湿。

若系阳明热盛而大便秘结者，在该方基础上加用金银花、连翘、大青叶以清热解毒，大黄、牵牛子以釜底抽薪。

2）疑难病及内伤杂病：除以该方治疗小儿的外感发热病，而且能熟练应用该方治疗许多疑难及内伤杂病，如儿童类风湿病、无名发热、肾病综合征、重症肌无力、乙脑、小儿夏季热、癫痫、肥胖症、厌食等，他讲到运用该方的关键在于，只要有脾胃失和，痰湿壅阻或湿热内蕴，内外上下气机不畅的症状之一，均可应用本方，但若温病入营血则不宜用。

（2）应用败毒散的感悟。败毒散源于钱乙《小儿药证直诀》，其主治为"伤风、瘟疫、风湿、头目昏暗、四肢作痛、憎寒壮热、项强睛疼，或恶寒咳嗽、鼻塞声重"。历代医家对该方有很高的评价。如《幼幼集成》云："……此方辛平升散，为咳门第一神方。"黄师儿科临床十五余载，将该方应用于治疗儿科外感疾病和部分消化系统疾病。

小儿脏腑娇嫩，形气未充，发病容易，易为六淫邪气所伤；饮食不知节制且恣食生冷、肥甘，脾胃易为饮食所伤。发病之后，病情变化较快，又有寒热虚实的变化，故应用该方应灵活加减，不可拘泥于成方。现将常用的加减法介绍如下。

1）风寒感冒：在原方基础上加荆芥、防风；咳嗽加杏仁、炙百部、白前；头痛、鼻塞加细辛。

2）风热感冒：在原方基础上加金银花、连翘、黄芩，去羌活、独活、川芎；若头痛甚者加生石膏、葛根；若咳嗽痰黄者，加僵蚕、浙贝、桑皮等；若大便秘结者加大黄、炒牵牛子；若热较甚，体温持续过高热者当加服羚羊角或加减紫雪丹。

3）伤食停积：伤食停积乃小儿恣食不节所致，除节制饮食外，服该方也可酌加焦三仙、陈皮、炒槟榔等。

4）胃气上逆：胃气上逆主要表现为恶心、呕吐，湿热者可加藿香、佩兰、姜竹茹；痰湿者合用二陈汤。

5）痢疾：上方加木香、陈皮、黄连、砂仁等。

方义：羌活、独活解表、散风除湿，治疗风湿外袭引起的头痛项强、肢体酸痛等症；柴胡透表泻热；薄荷疏散风热；川芎活血祛风，助羌活、独活以祛湿止痛；党参益气健脾、扶正祛邪外出；茯苓淡渗利湿；前胡、桔梗、枳壳理气宽胸、止咳化痰；生姜辛温以助解表；甘草调和诸药。共奏益气解表、祛风除湿、止咳化痰之功效。黄师认为：方中羌活、独活配伍，羌活善治上身疼，独活善理下身疼，二者合用，则善治周身之疼痛；柴胡与前胡配伍，一升一降，既能疏散解热，又能降气止咳；桔梗与枳壳有升降开泄作用，对胸闷、咳嗽者尤宜。

通过大量的临床实践，败毒散确为治疗体质素虚、外感发热、咳嗽及食积中焦的良方。

4. 翟文生提出重视咽红在小儿感冒中的辨治

翟文生提出了咽红在感冒辨证中的新价值，提高了中医辨证的准确性和临床疗效。翟文生指出咽红作为感冒热证的辨证依据已为人所共知，但是否一见咽红便认为是热证，需要仔细推敲。咽红是受西医影响后提出的辨证依据，一定要和全身其他表现相结合，即四诊合参，方能更准确地描述感冒的症状属性。通过临床观察表明：咽红不能作为热证的唯一依据，必须四诊合参，这也符合中医传统的辨证施治规律。

5. 张炜治疗外感证临床经验

（1）手足背冰凉是婴幼儿风寒外感的临床特征。关于风寒外感，《伤寒论》讲到"尺寸俱浮者，太阳受病也，当一二日发。以其脉上连风府，故头项痛而腰脊强""太阳之为病，脉浮，头项强痛而恶寒""太阳病，或已发热，或未发热，必恶寒，体痛，呕逆，脉阴阳俱紧者，名曰伤寒""太阳病，头痛，发热，身疼，腰痛，骨节疼痛，恶风，无汗而喘者，麻黄汤主之"。总结起来：发热或不发热、恶寒恶风、无汗、头痛身痛关节痛、头项腰脊强直疼痛、呕逆、咳嗽、喘息、脉浮紧。但在儿科，婴儿无言、幼儿表达不清，恶寒恶风、头痛身痛关节痛、头项腰脊强直疼痛这些症状，就不具备辨证的价值，实践中，张炜发现手指手背、足趾足背冰凉是风寒外感的临床特征，或者说是麻黄汤证的婴幼儿临床特征。这对诊断婴幼儿的风寒外感、外寒里热，有十分重要的指导意义。

（2）发散伏寒，温肾纳气，化瘀平咳喘：肺主气司呼吸，肾纳气定吐息。张炜深研脉诊，凡遇脉微，便根据《伤寒论》"少阴之为病，脉微细，但欲寐也"，诊断为少阴病，舌体瘦红者辨为肾阴虚弱证；舌淡而胖大者辨为肾阳虚弱证；舌质淡红者辨为肾气虚弱证。清代刘吉人《伏邪新书》云"寒邪伏于手太阴肺经，咳喘，甚则哮咳，吐寒饮白沫"，故而认为哮喘病人、侵袭性肺部真菌病人，日久不愈，当有风寒内伏，如果舌淡脉微，咳喘日久，则从肾气虚弱、风寒内伏、痰瘀阻络立论，创制麻黄附子地黄饮，疗效卓著。

6. 王瑞五治疗小儿热证临床经验

在治疗小儿热证方面，王瑞五常用中药散剂结合卫气营血辨证治疗。辨证分为热在卫分(表)、热在气分、热在营血。

（1）热在卫分(表)。由于风为阳邪，善行而数变，常与寒、热、暑、湿、疫疠等邪气相挟侵入机体，出现风寒热、风温热、疫疠热以及挟暑、挟湿等类型的表热证。除对在表者"汗而发之"之外，常遵"祛风先活血，血行风自灭"之意，适当配用活血之品。

1）风寒热：风寒侵于太阳之表，引起发热、恶寒、头痛、项强、鼻塞、声重，舌苔薄白，脉浮紧，治疗应祛风散寒，以消风散、活血散为主。若风寒入肺，肺气失宣，肃降失职，引起咳喘，甚者张口抬肩，不得平卧，谓之风寒喘咳，应加止咳散、白芥子末、苏子末，年岁稍大者服小青龙汤或射干麻黄汤。

2）风温热：风温侵入肺卫，发热、微恶寒、汗出、流涕、头痛，苔微黄，脉浮紧，应祛风清热，以消风散、清热散为主。若风温入肺，肺气失宣，肃降失职，引起发热、咳嗽、喘促、痰黄、张口抬肩、口渴喜饮，谓之风温喘咳，加化痰散、葶苈子末、苏子末、瓜蒌子末，年岁稍大者用桑菊饮或麻杏石甘汤。

3）疫疠热：如瘟疫、瘟毒，表证较甚，毒性反应较重，除予消风散外，再根据不同兼证予以加减。在夏秋之季，表证常有挟暑、挟湿的症状，应加解暑祛湿之剂，常用益元散。表证若不能很好治疗，加上小儿"神志怯弱"，脾胃未健，常引起挟惊、挟食的合并症。①挟惊：热传心包或高热生风，引起神志不宁，烦躁不眠，甚则惊厥，应加镇惊散、紫雪丹冲服。如高烧的患儿，在未发生惊厥之前，加入镇惊散或紫雪丹疗效更为满意。②挟食：若邪热影响脾胃功能，或风木乘脾，常引起停食的症状，如乳食停滞中焦，恶食、腹胀，应加消导散；若胃气不降，上逆作呕，应加止呕散、生姜皮；脾运失职，大便溏泄，应加四逆散；风热入里或风寒化热、化燥，引起大便燥结，应加牛黄散。

（2）热在气分。由于风热或风寒入里化热及外感暑湿或素有食积，化热化燥，引起气分发热证。在临床上可分为温热、暑热、湿热、食积热等类型。王瑞五以"热者寒之"为治疗原则，并特别注意大小便是否通畅，他说："大小便通利，热自消"，故常加通利大小便之剂治之。

1）温热：温热病毒侵入阳明，不恶寒反恶热，口渴汗出，喜饮，大便干，小便短赤，颜面潮红，苔黄，脉数，给予清热散。大便燥结加牛黄散，小便短赤加益元散。年岁稍大者用白虎汤、凉膈散，兼腑实者给予白虎承气汤。

若风热袭于少阳气分，出现半表半里证，兼寒热往来者，予解热散，偏表者加消风散，偏里者加牛黄散。汤剂用小柴胡汤加减；如温热病毒内迫于肺，火热刑金，使肺气受阻，气不得降而上逆作喘，鼻煽抬肩，谓之肺热喘咳，加止咳散、葶苈子末，年岁稍大者予汤剂泻白散；若痰阻气道，以致痰鸣漉漉，加化痰散；热迫于大肠，肠燥腑实，加牛黄散、三一散，年岁稍大者、以礞石滚痰丸为主。

2）暑热：在夏季，暑热之邪侵入机体，而发热汗出，口渴喜饮，或长期发热不退，朝轻暮重，谓之"中暑"，重用益元散、清热散。若暑热不解，内迫足厥阴肝经而致惊厥者，加镇惊散、紫雪丹少许内服；暑热困脾，脾运失职，乃成暑热泄泻加益元散。

177

3）湿热：湿热蕴积气分，身热不扬，口渴不饮，脉象濡数，苔黄而腻，予清热散、益元散或导赤散，汤剂用三仁汤。若湿热不解困脾，脾运失健，津液不布，乃成泄泻，下利恶秽，呈酱红色，味奇臭，小便短赤，苔黄腻，谓之湿热泄泻，加导赤散。在泄泻早期，可"通因通用"，给牛黄散或三一散，后期调理给予七味白术散、消导散、清热散。湿热内蕴肠胃，气血阻滞化为脓血而成痢疾，出现腹痛、里急后重、大便脓血等症，谓之湿热痢疾，治疗以香连散为主。白痢加牛黄散；赤痢加活血散；腹痛甚者加顺气散。湿热移于小肠，下输膀胱，小便短赤，下淋作疼，谓之湿热下注，重用益元散、导赤散；湿热熏蒸，胆液外泄，溢于肌肤而为"黄疸"，小便短赤发黄，眼球、全身皮肤如橘子色，恶食者谓之阳黄，加茵陈蒿汤；湿热化燥，便秘者加牛黄散。

4）食积热：乳食过量，脾胃受伤，食滞不运，郁久生热。症见恶食，苔黄而腻，高热不退或身热夜甚，大便秘结或呈蛋花样便，给予清热散、牛黄散，年纪稍大者用调胃承气汤。

（3）热在营血。温热、湿热、疫疠等热邪陷于营血，营阴被灼，血热妄行，可见夜热甚，白昼轻，口不甚渴，心烦，身出斑疹，舌绛，脉细数，甚或衄血、咯血、便血等症，给予凉血散、解毒散，汤剂用清营汤、犀角地黄汤等清营凉血之品。如邪热病毒不解，内传心包，神昏谵语者，加安宫牛黄丸；热极生风，抽搐、惊厥者加紫雪丹、镇惊散。若温邪病毒稽留营血，灼阴伤血，阴虚火旺，症见舌干口燥、五心烦热、神倦面赤、盗汗、烦躁不眠，脉细数，舌红绛者，给予凉血散，配伍应用。如阴虚不能养木，虚风内动惊厥者，谓之阴虚生风证，加镇惊散。小儿神志怯弱，若暴受惊吓，引起高热或惊厥，称为惊热，症见不眠或昏睡，予清热散、镇惊散。

7. 王梅花谈生地黄、玄参、麦冬在外感热病中的应用

王梅花认为，春冬季节出现的外感热病早期辨病多属于温病学中风温肺热病，辨证多属邪犯肺卫证，遣方用药多选金银花、连翘、荆芥、薄荷、淡豆豉之类以清热疏风解表。其强调治疗温病应熟知疾病传变过程，正如吴瑭在《温病条辨》中所讲"温病由口鼻而入，鼻气通于肺……则为心包。上焦病不治则传中焦，胃与脾也；中焦病不治，则传下焦，肝与肾也。始上焦，终下焦。"指出了温病"上焦病不治传中焦，中焦病不治传下焦"的规律，故在温病早期要时刻顾护患儿津液元气，"留得一分津液，便有一分生机"，不可发汗太过，故常在治疗上焦肺卫热盛之时，少佐生地、玄参、麦冬等清热养阴生津之品，提前顾护中焦脾胃阴液，做到未病先防。

（二）咳嗽

1. 黄明志治疗小儿咳嗽的临床经验

小儿咳嗽是儿科临床上最常见的肺系病症之一，常见于多种呼吸道疾病，一年四季皆可发生，尤以秋冬两季居多。黄明志运用中医理论辨证论治该病，收效明显。

（1）外感咳嗽，善用"程氏止嗽散"。该方系清代名医程钟龄先生所创。方中紫菀与百部性温润相同，味苦亦相同。但紫菀味辛，百部味甘，皆可理肺止咳，既有辛甘发散为阳之功，又有甘苦肃降为阴之用，对于新旧咳嗽都可使用；白前与桔梗性平相同，都有辛味，但白前味甘，桔梗味苦，桔梗能升提肺气排脓利膈，白前能下气开壅而止咳嗽，不论寒温皆可使用。这四味药俱有升降出入双重功效，故能调整肺的气机；佐以橘红祛痰化湿、荆芥散风解表、通窍利咽，甘草缓急止咳。这七味温而不燥，润而不腻，苦不过寒，辛不过热，既有辛甘为开，又有甘苦为降，可适用一切外感咳嗽，加减灵活运用，收效甚佳。

（2）寒性咳嗽，拟立"三三二一散"。组成有炙麻黄、炒杏仁、生甘草、炒卜子、紫苏子、白芥子、广陈皮、清半夏、白茯苓、辽细辛、五味子、干姜。

该方系三拗汤、三子养亲汤、二陈汤加细辛、干姜、五味子而成。方中三拗汤宣肺止咳平喘，重点用于肺气不宣的外感咳嗽；三子养亲汤降气平喘，化痰消食；二陈汤燥湿化痰，理气和中；干姜、细辛温散开肺；五味子敛肺止咳。该方遵仲景"病痰饮者，当以温药和之"之训，治疗外感寒证之咳嗽，令外寒得以辛散，痰湿得以温化。

（3）热性咳嗽，创用"理肺止咳散"。组成有白僵蚕、浙贝母、炙麻黄、炒杏仁、桑白皮、条黄芩、射干片、广陈皮、清半夏、白茯苓、粉桔梗、生甘草。

该方系定喘汤化裁而成。方中白僵蚕、浙贝母清肺热，化痰浊；三拗汤散肺平喘，止咳化痰；桑白皮、黄芩清泻肺热，止咳平喘；射干清热利咽，止咳，祛咽痒、咽痛；粉桔梗升提中气排脓利膈；二陈汤化痰止咳，燥湿健脾。本方是宣、清、降三法合用，共奏宣降肺气、化痰止咳及清热肃肺之功。该方开敛并施、寒温并用、升降结合，若热象明显者，可合用麻黄杏仁甘草石膏汤以增清热之功。

2. 闫永彬提出分层辨证论治小儿咳嗽

咳嗽是小儿常见的一种以咳嗽症状为主症的肺系疾病。外感咳、内伤咳及五脏六腑咳之间联系密切且层次感较强，应用分层辨治法辨治咳嗽，现把临证经验详述如下。

咳嗽分层辨治法：咳嗽证见多端、病机复杂，分层辨证论治是临床较实用方法，先辨病性、再辨主/次证、最后辨外感兼夹证，三个层次的分层辨治法既符合中医辨治规律又验效于临床。

（1）先辨病性。先辨病性就是辨咳嗽之外感与内伤。外感、内伤的辨别有三个要点：第一，据病史，外感咳嗽多有外感病史，内伤咳嗽多有内伤病史。第二，时间，小于半个月多为外感，大于1个月的多属内伤，病程处于之间的皆有可能。第三，有无表证，有恶寒发热、鼻塞喷嚏、脉浮等脉证表证者为外感；反之，为内伤。临证内伤咳嗽复外感邪气者亦不少见。

（2）再辨主、次证。盖咳嗽病位在肺，如《素问·宣明五气》云"肺为咳"，《灵枢·经脉》言"是主肺所生病者，咳，上气喘渴"等。故从肺论治之咳嗽多为主证，除肺以外之五脏六腑咳多为次证。

1）辨主证之外感咳嗽（三证）。张景岳曰："六气皆令人咳，风寒为主。"虽然六淫邪气均可引起咳嗽，但是临床的外感咳嗽主要有风寒、风热、风燥三种。

①风寒咳嗽。症见：咳嗽，咽喉痒，痰稀白，伴恶寒发热、鼻塞喷嚏、口不渴，苔薄白，脉浮紧。治疗：宣肺疏风，止咳化痰。方用止嗽散。若是风寒咳嗽重症，恶寒明显，咳痰稀白而多，往往是外寒与内饮相结合，治须散寒化饮，用小青龙汤。②风热咳嗽。症见：咳嗽，咳痰黄稠，伴恶寒发热、黄涕、脉浮、咽痛、口渴，舌苔薄黄，脉浮数。治疗：宜疏风清热止咳。方用止嗽散加生石膏、金银花。发热加柴胡，咽痛加当归、玄参。③风燥咳嗽。症见：咳嗽，痰少而黏，或痰中带血，或咳而无痰，伴恶寒发热、鼻塞喷嚏、咽干、口干，舌红少苔，脉浮数。治疗：宜疏风润燥止咳。方用桑杏汤或桑菊饮。吴瑭在《温病条辨》中曰："感燥而咳者，桑菊饮主之。"闫永彬喜用止嗽散合二冬二母汤。

2）辨主证之内伤咳嗽（六证）。

①痰湿咳嗽。症见：咳嗽痰多，色白而稀，伴胸闷，口淡不渴，背部畏冷，舌苔白腻或白滑，脉象濡滑。治疗：燥湿化痰止咳。方用二陈汤。用二陈汤时注意两点：首先，半夏量不可小，一般 12 ~ 18g；其次，不可忘加乌梅，本药可制半夏等之燥性，又可敛肺止咳。②痰热咳嗽。症见：咳嗽痰多，色黄而稠，甚或痰中带血，伴胸闷，口干、口苦，舌苔黄腻或黄滑，脉滑数。治疗：宜清热化痰。方用麻黄杏仁甘草石膏汤合小陷胸汤。注意三点：首先，应用麻黄杏仁甘草石膏汤时，注意麻黄与生石膏比例，至少 1∶10，较大儿童或高热者可达 1∶15；其次，证见寒热往来，为邪入少阳，合用大、小柴胡汤；最后，肺炎喘嗽重症兼肺气不足者、阴虚者加西洋参，心功能不全者加红参。③肝火咳嗽。症见：咳嗽而呛，连声而咳，甚则咳血，伴胸胁胀痛，口苦易烦，面红目赤，舌苔薄黄，脉弦数。治疗：清肝泻火。方用黛蛤散合泻白散。④阴虚咳嗽。症见：干咳，或痰少而黏，伴口咽、鼻干燥，五心烦热、午后潮热，舌红少苔或无苔，脉

细数。治疗：滋阴润肺。方用沙参麦冬汤或二冬二母汤。吴鞠通《温病条辨》云："燥伤肺胃阴分，或热或咳者，沙参麦冬汤主之。"⑤气虚咳嗽。症见：咳而无力，痰白清稀，伴气短懒言，面色苍白，自汗畏寒，舌淡嫩，边有齿痕，脉细无力。治疗：健脾补肺，益气化痰。方用六君子汤（气虚）、参苓白术散、人参五味子汤（气虚兼阴虚）。注意三点：首先，气虚鼓动无力而见血瘀者，合桂枝茯苓丸加穿山甲（尤其适用于肺炎后期吸收欠佳者）；其次，用参苓白术散时万不可去桔梗，此为肺经引经药，否则入中焦补脾气矣；最后，久咳不忘脾，因"脾为生痰之源，肺为贮痰之器"，尤其是小儿嗽（有痰无声之嗽），健脾以绝生痰之源每获良效。⑥上实下虚（肺实肾虚）。症见：咳嗽日久，动则益甚，遇冷咳甚，伴痰多、清涕，或肢冷，舌淡苔白，脉滑。治法：降气疏壅，祛痰止咳，引火归元。方用苏子降气汤。加减：气浅者加白果、蛤蚧；痰热者加黄芩、川贝母；肺肾俱虚合参蛤散。

3）辨次证咳嗽：分别为肝咳、肾咳、胃咳、胆咳、大肠咳、小肠咳、三焦咳。

（3）最后辨外感兼夹证（四证）。相对于成人咳嗽，儿童外感的特点就是多有兼夹证，闫永彬临证发现，小儿外感易夹湿、夹积、夹痰、夹倒涕。①夹湿：咳嗽见证外，伴恶寒发热，无汗，头痛项强，肢体酸楚疼痛，口苦微渴，舌苔白或微黄，脉浮或浮紧。治疗：疏风散寒，除湿止咳。方用九味羌活汤。②夹积：咳嗽见证外，伴纳差，腹胀，口臭，大便不调，舌红苔厚，脉滑数。治疗：消积化食。方用保和丸。③夹痰：咳嗽见证外，伴痰多，舌红苔滑，脉滑数。治疗：化痰止咳。方合二陈汤、小陷胸汤或川贝母、海浮石等。④夹倒涕：咳嗽，晨起加重，有痰，伴鼻塞，清嗓子，爱吸鼻子。治疗：疏风解表，通窍利咽。方合苍耳子散或白及、射干、菖蒲等；咽后壁淋巴滤泡增生加浙贝母、穿山甲（可用其他药代替）。

3. 宋桂华对慢性咳嗽治疗的两点新认识

（1）慢性咳嗽治疗中少佐活血化瘀药物。随着生活环境的变化及饮食结构的改变等诸多因素，慢性咳嗽在儿童中的发病率越来越高，在门诊就诊患儿中所占比重也在逐渐升高。临床中所见慢性咳嗽患儿，在辨证分析时病因多从风邪着手，痰邪为病理产物，归结为肺、脾、肾三脏功能失调或不足，临床只要辨证得当，均可取得满意疗效。但也有部分患儿在治疗过程中疗效很慢或显效不明显，有时会让人百思不得其解。肺主气，司呼吸，主宣发肃降；肺朝百脉，肺之生理功能正常，则机体吸清呼浊，贯注心脉，气血津液散布全身。久咳易致肺气、肺体损伤，肺虚治节功能失职，则血行涩滞，循环不利，瘀血内生，肺络瘀阻，肺之宣发肃降之权失司而咳嗽。瘀血与痰浊共阻于肺络，仅重视化痰止咳，瘀血不消，则咳嗽难愈，诚如《普济方》说："人之一身不离乎气血，凡病经多日疗治不痊，须为之调血。"故处方用药时常辅以桃仁、赤芍、红花、当归等药以求肺络通畅。正如唐容川在《血证论》所说："盖人身气道，不可有塞滞，内有瘀血，则阻碍气道，不得升降，是以壅而咳……须知痰水之壅，由瘀血使然，但去瘀血，则痰水自消。"

（2）麻黄、桂枝两药及补阳药物的应用心得。小儿为纯阳之体，感邪易从热化，且小儿肺脏嫩弱，阴常不足，咳嗽日久不愈，正虚邪恋，化热伤及肺阴。治疗当遵循《内经》"虚则补之"的原则，滋补肺阴。肺为清虚之脏，虽有喜润恶燥之特性，如过用一派滋养肺阴之药，则恐滋腻太过妨碍肺主气之生理机能，故在处方时常加用少量麻黄、桂枝，两药皆入肺经，一则防滋腻太过，二则两药同用，通阳化气助肺络之通畅。宋桂华认为阴阳本是互根互用，"无阴则阳无以生，无阳则阴无以化"，故在滋肺阴基础上常佐以菟丝子、淫羊藿以求"阴得阳生，而泉源不竭"。正所谓滋阴不忘通阳化气，补阴善用阳中求阴。

4. 朱珊治疗咳嗽的经验

咳嗽的发生外因有邪气侵袭，内因为肺脾虚弱，她认为肺脏外合皮毛，且主气司呼吸，六淫之邪，不论是从口鼻而入，还是从皮毛而受，均首先犯肺，加之小儿脏腑娇嫩，肺常不足，易致咳嗽的发生；脾为后天之本，气血生化之源，营养物质的提供均依赖于脾脏的运化，但小儿脾常不足，运化无力，又易饮食不节、喂养失当而出现运化功能的异常。从中医五行的观点来说，肺脾为母子关系，二者常常相互影响，互为因果，小儿咳嗽常常伴有食积的症状。朱珊在治疗咳嗽时强调辨证论治，明确病因，辨别疾病的虚实、寒热，随证施治；同时注重标本同治，顾护肺脾二脏，达到治病求本、扶正祛邪的目的。

（1）风热咳嗽。小儿脏腑娇嫩，形气未充，卫外不固，易为外邪侵袭。"风者，百病之始也"，风邪致病，首犯肺卫，而其他病邪又可随风邪侵袭人体。又因小儿属"纯阳之体"，且"阳常有余，阴常不足"，邪从热化，而发为风热咳嗽。朱珊治疗本证时以清肺化痰、止咳平喘为主要治疗原则，同时结合小儿"脾常不足"，易运化无力的特点，酌情配伍健脾消积类药物，并兼顾护脾胃，防止过用寒凉药物而损伤脾胃，重视整体机能的调节，基于此创制了"清肺止咳方"。

"清肺止咳方"全方由黄芩、大青叶、桑白皮、瓜蒌、莱菔子、乌梅、射干、甘草组成。其中黄芩、大青叶为君药，黄芩、大青叶苦寒，前者入肺经，清泻肺经之实火及上焦之湿热；后者为气血双清之要药，善清热解毒、凉血消斑，二者合用，共奏清热泻肺之功效。桑白皮、瓜蒌为臣药，桑白皮泻肺平喘，瓜蒌清热化痰、润肠通便，二药合用，既祛痰止咳平喘，又可润肠通便，使腑气通畅，邪热得以排出。乌梅、射干、莱菔子为佐药，乌梅防止咳嗽过甚耗伤肺气；射干苦寒，清肺火，降气消痰，以止咳平喘；莱菔子消食除胀，降气化痰，三者合用，上清肺火，中健脾土，下温肾元，消补兼施。甘草调和诸药，益气补脾，顾护脾胃。全方用药精简，配伍巧妙，切中小儿咳嗽之病机，君臣佐使各司其职，配伍严谨，共奏清肺化痰、止咳平喘、健脾消积之效，临床治疗小儿风热咳嗽效果显著。

（2）风寒咳嗽。小儿外感风寒，肺卫失司，腠理开合失常，卫阳被遏，肺气闭塞不宣，闭则水液输化无权，停滞肺络，久之聚而成痰，致肺失宣降；加之小儿"脾常不足"，在风寒袭肺时，易导致脾失健运，水谷不能化生精微物质，反而酿成痰浊，上犯于肺，壅滞气道，肺气不宣，发为咳嗽，即"脾为生痰之源，肺为贮痰之器"。因此朱珊在治疗小儿风寒袭肺型咳嗽时，以疏风散寒、宣肺止咳、化痰平喘、健脾消积为基本治则，创制了"温肺止咳方"。全方由炙麻黄、炙紫菀、款冬花、桔梗、炒莱菔子、荆芥、蝉蜕、甘草组成。方中以炙麻黄为君，炙麻黄辛、微苦、温，有解表散寒、宣肺止咳平喘的功效。紫菀苦、辛、甘、微温，归肺经，有润肺化痰止咳之效，本品性温而不热，质润而不燥，长于润肺下气，开肺郁，化痰浊而止咳，常与款冬花同用，两者均可润肺化痰止咳，而款冬花重在止咳，炙紫菀尤善祛痰，二者同用，止咳化痰之效益彰；桔梗宣通肺气，炒莱菔子消食健脾，降气化痰，以绝生痰之源。四药合用为臣药，宣中有降，助君药止咳平喘、健脾化痰。荆芥辛、微温，长于祛风解表，助君药开皮毛而逐邪；蝉蜕甘、寒，归肺、肝经，疏风散热，有息风止痉之效，既可解痉平喘，又可防全方过于燥热，两者共为佐药。甘草生用，取其清热解毒之效，既可助麻黄利气祛痰，又合桔梗利咽止咳，还调和诸药，为使药。诸药合用，温中有清，宣中有降，共奏疏风散寒、宣肺止咳、化痰平喘、健脾消积之功。

（3）用药特色。

1）疗热以寒，解表清里：小儿乃稚阴稚阳之体，脏腑娇嫩，形气未充，藩篱疏薄，易受外邪侵袭而发病。小儿"阳常有余"，感邪之后，化热迅速，往往表邪未解而里热已炽，加之小儿肠胃素有积热，受外邪引动而发。在治疗时，单纯解表而里热易炽，外邪易不得畅达，单纯清里而表邪未解，反伐生生之气，治宜解表清里，表里同治。在临床上治疗小儿外感发热时常用柴胡、葛根、黄芩之品。柴胡微寒、味苦、辛，善于祛邪解表退热和疏散少阳半表半里之邪；黄芩味苦、性寒，能清中、上焦之热，和以柴胡以清半表半里之热，共收和解少阳之功。葛根性凉，味甘、辛，发汗解表，解肌退热，无论风寒风热皆可选用，同时葛根主升脾胃清阳之气，可生津止渴，防止阴液耗伤。若阳明热盛，壮热持续不退者，予石膏、羚羊角粉主之。石膏味辛甘寒，辛寒解肌透热，甘寒清胃热，除烦渴，为清泻肺胃气分实热之要药，石膏性寒易伤正气，往往中病即止。羚羊角咸寒，主入肝心经，寒以胜热，能气血双清，清热凉血散血，泻火解毒，又能平肝息风，镇静解痉，尤适用于热极生风所致急惊风，可预防高热惊厥。

2）宣降散收并行：肺为"娇脏"，不耐寒热燥湿诸邪之侵，加之小儿"肺常不足"，临床小儿肺系疾病多发，多以咳嗽、咯痰、喘息等为主要表现。朱珊认为肺系诸病究其原因终归于气机失调。肺为华盖，主司清肃，肺气郁闭，清肃失司，气机上逆，或痰阻气逆，而为咳喘。临床治疗肺系疾病时，多从调畅气机出发，升降散收并行，使气机调畅，而咳嗽自止。临床擅长用炙麻黄、桑白皮、陈皮、乌梅等药治疗小儿肺系疾病，宣降散收，开肺利气以止咳平喘。炙麻黄辛散苦泄，温通宣畅，主入肺经，可外开皮毛之郁闭，以使肺气宣畅，内降上逆之气，以复肺司肃降之常，为治疗肺气壅遏所致喘咳的要药。桑白皮为钱乙治疗小儿肺热咳喘之泻白散之主药，味甘辛而性寒，甘可生津，寒可泻热，故可泻肺热，润肺体，消痰喘。陈皮性温，味辛苦，能燥湿化痰，且辛行苦泄而宣肺之咳，辛香而行，善疏理气机，调畅中焦而使之升降有序。乌梅，以酸为主，味酸能收，上敛肺气，入肺补肺，既能补肺脏之气，又有敛肺止咳之效，治疗久咳虚喘之症。

3）理气化痰不忘活血：肺主行水，宣发肃降，通调水道。若肺气宣发肃降失常，则水液输布道路失畅，津液运行障碍，水停气道而发为痰饮。痰阻气道，则气机不畅，然气为血帅，血为气母，气能行血，血能载气，若气机不利，则血行不畅，以致瘀血内生。血脉瘀阻又可影响肺之宣发肃降，进一步促使肺主气功能失司，气机逆乱，周而复始，恶性循环。又因"肺为贮痰之器"，痰瘀互结，出现痰阻气道，咳嗽、喘息不止。临床常用葶苈子、陈皮、丹参理气化痰兼顾活血。葶苈子，为手太阴经正药，苦降辛散，性寒清热，通利邪气，专泻肺中水气及痰火而定逆止喘除胸中痰饮，又能泻肺气之壅闭而通调水道，利水消肿。陈皮温，辛、苦，辛善散，苦性开泄，遂可行其痰涎，其气温和，善于通条畅达，故既能开肺气以止咳，又能行肺气以化痰，为治痰之要药。丹参性微寒，味苦，能通行血脉，对血热瘀滞之证尤为适宜，能祛瘀以生新，善疗风散结，性平和而走血，古书云："一味丹参，功同四物。"三者合用可调畅气机，气行则血行，气血运行通畅，则痰瘀自消也。

4）燥润醒脾兼顾：脾主升，喜燥恶湿；胃主降，喜润恶燥。脾为阴土，胃为阳土，一脏一腑，一阴一阳，一升一降，互为表里，相互制约，脾胃调和，则脾胃枢纽转运正常，正气存内，邪不可干。小儿"脾常不足"，加之饮食不知自节，易伤脾胃。脾胃病变时，若用苦香辛燥以健脾，必伤胃阴而致虚火上炎，投甘寒育阴以泻胃热，必伤脾阳而下利不止。朱珊认为脾虚宜健醒，胃热宜清润，然小儿脾胃柔弱，润燥不当即伤阳。在临床上多用白术、北沙参、木香等燥湿健脾、养阴和胃。白术为"补气健脾第一要药",其性甘温,补脾家之元气而健脾,味苦又能燥湿、利尿以除湿邪;北沙参,性甘,味微苦寒,能补胃阴而生津止渴,兼能清胃热,与白术同用,燥清润并行,相得益彰;木香辛行苦泄而温通,善通行脾胃之滞气,既为行气止痛之要药,又为健脾消食之佳品,气芳香能醒脾开胃,又能防止腻胃和滞气之弊。

5. 杨之藻治疗咳嗽经验

咳嗽是儿科常见多发的肺系病证,一年四季均可发病,以冬春季节尤为多。杨之藻诊治咳嗽经验丰富,擅长应用散剂及穴位贴敷,疗效显著。

（1）诊断经验。

1）辨咳嗽声音,别内脏所属。《病机式要》中指出:"咳嗽谓有声有痰,因肺气受伤,动乎脾湿而然也。若只有声而无痰,是咳之名,肺气伤而不清也。有痰而无声,谓之嗽,脾湿动而为痰也。"说明咳嗽虽然是一种症状,但咳和嗽的含义是不同的,且与肺脾两脏密切相关。杨之藻诊治小儿咳嗽重视声、痰之辨,根据咳与嗽的轻重,判定脏腑病变的主次。凡咳嗽频剧,咳时面红耳赤,甚至咳吐乳食者,属咳重嗽轻,当责之于肺,病变以肺失宣肃、肺气上逆为主,治疗当以宣肺降逆为主,辅以化痰止咳;凡咳嗽不重,痰壅苔腻者,属嗽重咳轻,当责之于脾,病变以脾不健运、湿聚成痰为主,治疗当以燥湿化痰,辅以宣肺止咳。因小儿咳嗽热证居多,常辅以清热之品,变宣肺止咳为清热宣肺,变燥湿化痰为清热化痰。

2）察舌象指纹,判证型疗效:儿科素有"哑科"之称,婴儿不会言语,较大儿童也多不能正确叙述病情,寸口部位短小,就诊时多不能与医者合作,常影响气息、脉象,故杨之藻十分重视小儿望诊,认为"小儿病于内,必形于外",尤其重视通过诊察患儿的舌象、指纹或脉象来辨别病变属性和判断疗效。小儿咳嗽,凡舌淡苔薄,指纹浮淡在风关者,多为外感时邪,肺失宣肃;凡舌苔厚腻,指纹郁滞达气关者,多为痰湿内壅。治疗后观察舌苔指纹的变化,苔厚变薄,指纹由滞变淡,由气关退至风关,咳嗽渐减表明病势减轻,治疗得法。若舌苔由薄变厚,指纹由淡变滞,咳嗽加重有痰者,表明病邪入里。

（2）用药经验。初期宜疏风解表。咳嗽是儿科常见的肺系病症,冬春为多,多因外感六淫之邪所致。而风为六淫之首,以风邪侵袭为主,加之小儿为"纯阳之体",即使外感风寒,往往迅速热化,故小儿外感咳嗽以风热咳嗽为多见。咳嗽的病变部位在肺,肺为娇脏,外合皮毛,上连咽喉,开窍于鼻,感受外邪,首先犯肺,肺气郁闭,失于宣肃,发为咳嗽。杨之藻主张咳嗽初期宜疏风解表,宣肺止咳。

症见：咳嗽不爽，咽红，流涕伴发热，舌质红、苔薄黄，脉浮数或指纹浮紫。

治法：疏风解表，宣肺止咳。

方药：消风散、止咳散。

加减：若咽喉红肿，加清热散；发热、口渴者加生石膏；咳重者加葶苈子；咳嗽有痰者加化痰散；痰液黏滞者加川贝止咳散；大便干者加牛黄散；大便稀溏者加车前子。

1）宣散与祛痰并举：小儿感受外邪后，首先犯肺，肺气不宣，津液不化，聚湿生痰，加之小儿脾常不足，易为乳食、生冷所伤，导致脾失健运，水谷不能化生精微，痰湿内生，上贮于肺，痰热交结，发为咳嗽。杨之藻将小儿因痰致咳的病机归纳为肺失宣肃，津停生痰和脾失健运，水谷不化，凝而生痰。即所谓"脾为生痰之源，肺为贮痰之器"。其强调了痰在小儿咳嗽中的重要作用，指出痰既是引起咳嗽的重要病因，又是其病情演变过程中的主要病理产物。临床上所谓"无痰者"非确实无痰，只不过痰多痰少、易咳难咳而言。他认为咳嗽最难治者莫若其痰，痰扰肺气则更上逆，气不降则痰不除。小儿咳嗽多为痰作祟，无痰不作咳，咳也多生痰。所以宣散勿忘祛痰，以保护肺的清肃之性。治疗中应予邪以出路，痰邪排出，咳嗽乃愈。他主张在清热宣肺之时，与祛痰并举。散剂多选用半夏散、瓜蒌仁、炒苏子、胆南星等。

2）宣肺化痰不忘健脾导滞：杨之藻在治疗小儿咳嗽过程中，尤提倡肺脾并治、肺肠并治。肺与大肠相表里，肺失肃降，气机郁滞，大肠传导功能失常而见排便不畅，腑气不通，气机升降失常，肺气上逆，则咳嗽加重。加之小儿脾常不足，脾失健运，水湿运化失司，食积郁久化热为火。一则培土生金，益肺气；二则运脾行气，痰消咳止。常常在疏风解表、清热化痰基础上健脾消积导滞。若患儿仅大便干，可无须专用攻下之药，许多祛痰药都兼有润肠通便之效。杨之藻常选用瓜蒌仁、炒苏子、莱菔子等此类具有双重功效的药物，使痰邪从大便排出。若患儿咳嗽痰多而黄，伴腹胀腹热，手足心热，夜卧不宁，睡中头额汗出，口热、口臭，大便秘结，舌质红、苔厚腻。轻症多采用消导散、鸡内金末；重症多加沆瀣散、牛黄散。对于咳嗽患儿的日常护理，杨之藻嘱慎起居，适寒温，尤重视调护脾胃，认为发病时小儿脾胃运化较平日更弱，不宜进食寒凉之品，亦不宜进肥甘厚味辛辣之品以刺激脾胃，加重脾胃运化负担。

3）咳嗽日久益气收敛：小儿久咳不愈，咳嗽持续1个月以上者，大多是由于病初感时，热邪较甚，伤阴耗津，肺阴受损；或患儿素体虚弱，肺脾不足，病后缠绵不愈，反复发作；或发病后治疗不彻底，或治疗不及时，致使患儿咳嗽不止。杨之藻认为此时祛邪的同时要扶正。患儿咳嗽迁延日久，咳嗽低沉无力，神疲面白，易出汗，舌质淡者为气虚；干咳少痰或无痰，夜间咳甚，午后潮热，夜寐多汗，舌红、舌体瘦小、少苔或剥苔者为阴虚。气虚者加七味白术散；阴虚者加养阴散。杨之藻对于久咳者，常不拘泥于常法，加用金樱子收敛肺气，每收奇效。正如《医门法律》所言："凡邪盛咳频，断不可用收涩药，咳久邪衰，其势不脱，方可涩之。"

4）善用散剂，分证论治：小儿咳嗽多病轻邪浅，加之小儿年幼体薄，喂药困难，不宜服用汤剂。杨之藻根据自己的临床经验，将经常配伍使用的药物按一定比例调配在一起，制成粗末散剂，临证时将需要用的几种散剂混合调匀，加水煮沸取汁服用。小儿散剂具有制作简单，配伍灵活，服用方便，价格低廉的特点。

小儿咳嗽多因外感六淫之邪所致，正如《河间六书·咳嗽论》所云："寒、暑、燥、湿、风、火六气，皆令人咳。"而风为六淫之首，外感六淫时邪以风为先导，杨之藻认为，小儿"阳常有余"，感邪后多从热化，即使外感风寒，大多为时短暂，往往迅速热化，因此小儿外感咳嗽以风热咳嗽为多见，纵有风寒表象，但见咽喉红肿，亦为寒包热郁之证。"脾为生痰之源，肺为贮痰之器。"其认为，肺主皮毛，小儿外感时邪后，首先犯肺，致肺气不宣，津液不化，聚液生痰。小儿脾胃薄弱，易为乳食、生冷、积热所伤，致脾不健运，痰湿内生，痰湿贮肺，肺气不得宣畅，发为咳嗽，因而痰湿咳嗽在小儿也极为多见。杨之藻根据小儿咳嗽多热、多痰、多湿的特点，将咳嗽分为风热咳嗽、痰湿咳嗽辨证论治。

风热咳嗽症见：咳嗽不爽，流涕，咽红，或伴有发热，苔薄白或薄黄，指纹浮紫。

治法：疏风清热。化痰止咳。

方药：消风散、止咳散。

加减：若咽喉红肿者，加清热散；发热，口渴者加生石膏；咳重者加葶苈子；咳嗽有痰者加川贝母；痰液黏滞者，加川贝止咳散；痰液黏滞且大便干者加化痰散；有风寒表证者，加香苏散；纳呆腹胀者，加消导散；大便干者，加牛黄散；大便稀溏者，加车前子。

痰湿咳嗽症见：咳嗽痰多，痰白而稀，纳呆，舌淡红，苔白腻，指纹郁滞。

治法：健脾除湿，化痰止咳。

方药：半夏散、胃苓散、炒紫苏子。

加减：夹风寒表证者，加三拗散；夹风热表证者，加消风散、止咳散；腹胀纳呆者，加消导散；舌苔厚腻者加六一散。

5）用药轻清，不忌收涩：小儿脏器轻灵，随拨随应，对药物的反应往往比成人迅速灵敏。杨之藻治疗小儿咳嗽，用药轻、清，主要表现在选用散剂少，剂量小，服药量少，用药以清宣肺气、清热止咳为主，选用散剂往往4～5种（其中包括单味中药散剂）。选用药物剂量小，且中病即止。其强调宣通肺气为主，祛邪为要。但对于小儿久咳不止，体虚不愈者，也不拘泥于常法，加用金樱子收敛肺气，每取奇效。

6）内病外治：小儿服药困难，往往不配合治疗，杨之藻根据小儿咳嗽多痰多湿的特点，选用生半夏、生南星、橘红、茯苓等中药制成外敷膏药，取名"安肺膏"。用时贴敷于肺俞穴、膻中穴，利用药物和穴位的双重作用起化痰宣肺止咳之功。穴位贴敷可单独使用，也可同时配合其他治疗。

6. 王黎明治疗过敏性咳嗽

小儿咳嗽为临床常见病症，前来王黎明门诊求治者甚多，其根据多年的临床实践，对咳嗽病的治疗提出了新的治疗思路和新的观点，研究并发展了有关"风咳"的新认识。针对诊断明确的儿童过敏性咳嗽，取得了很好的临床疗效。现将相关病例分析如下。

治疗过敏性咳嗽主方解析：

炙麻黄，味辛、微苦，性温，疏风散寒、宣肺平喘、宣中有降，为止咳平喘的主要药物。

炙杏仁，味苦，微温，归肺、大肠二经，本品苦降，温散，质润，既有下气止咳平喘之功，又有疏散肺经风寒痰湿之能。故取本品疏风宣肺止咳之功，尤为适宜。且可润肠通便，一药而兼能。

苏叶，味辛，性温，归肺、脾、胃三经。苏叶功能疏风以祛邪，宣肺而利气滞，与麻黄同可疏散风邪，又可开宣肺气，主药非二者莫属。

五味子，味酸，性温，归肺、心、肾经。本品五味俱全，唯酸独胜。且温而能润，上能敛肺气而止咳喘，下能滋肾水以固盈下焦，内能益气生津。

地龙，性寒，味咸，归肝、肺、肾三经。咸寒泄降，解痉平喘。

蝉蜕，性寒，味甘，能入肺、肝二经，本品甘寒清热轻浮宣散，可除肝经风热。蝉蜕甘凉轻透，驱风邪外出，又可平肝，以防肝风内动。

紫菀降气止咳，前胡宣肺止咳，两者宣降结合，止咳之力大增。

王黎明所制主方配伍之特点：麻黄为散风除寒之大药，疏风宣肺，散寒平喘，效力最宏。方中取用炙麻黄，取其疏风宣肺之功，为主药。杏仁、紫菀降气止咳，前胡宣肺止咳，宣降结合，通调气机；麻黄辛散，以驱邪外出，所谓"肺欲辛，急食辛以散之"，苏叶宣散肺气，五味子酸敛，所谓"肺欲收，急食酸以收之"，散收结合，相反相成，调节气机；地龙、蝉蜕为虫类药，解痉散风之力雄，且地龙能缓急平喘，蝉蜕能解表。综观本方以散发为主，兼顾收敛，散敛、宣降结合，通调气机，选药精当，疗效不俗。

王黎明提倡中西医并重，两者对疾病的治疗均居重要地位。作为现代中医，要关注现代医学的发展，了解疾病的新进展、新思路。目前针对慢性咳嗽，仅从风论治，与西医相关的疾病主要以过敏性咳嗽为主，而目前临床上咳嗽变异性哮喘、上气道咳嗽综合征、鼻后滴漏综合征、食管反流等从风论治尚缺乏临床有效病例，仍应深入学习，不断总结，不断创新才是发展的首要目标。

7. 孟牛安治疗慢性咳嗽病

慢性咳嗽属于中医"咳嗽"范畴，依据其性质及时间可归属于中医"久咳""久嗽""顽咳""内伤咳嗽"等范畴。肺为华盖，主治节，司呼吸，肺主宣发与肃降，无论是外感六淫之邪，还是脏腑内伤等诸多因素，均可影响肺之功能，表现为外感咳嗽或内伤咳嗽。"脾为生痰之源，肺为贮痰之器，风为百病之长。"外感咳嗽经久不愈耗伤正气，致肺气亏虚，脾虚失健，难以运化水谷精微，无以充养，肺气虚弱；脾虚尚不能运化水湿，痰湿内阻。肺脾互为母子，风痰困阻，胶结难清，互为因果，肺失宣降而为咳嗽。清代沈金鳌在《杂病源流犀烛·咳嗽哮喘源流》中提出"盖肺不伤不咳，脾不伤不久咳"，指出了肺脾损伤乃久咳的根本原因。

孟牛安认为小儿久咳以肺脾气虚，风邪留伏多见，病性属本虚标实。治疗上应以补益肺脾之气为主，兼清热化痰，临床以中药煮散剂补正散、七味白术散、川贝止咳散治疗小儿久咳。补正散、七味白术散中主要方药有人参、黄芪、白术、茯苓、陈皮、薏苡仁、山药、藿香叶等。方中人参甘温，能补肺中元气，肺气旺则四脏之气皆旺，精自生而形自盛，肺主诸气故也；人参益气生津，补益脾肺，与白术、茯苓、甘草共取四君子汤之意，为健脾益气，治疗脾气虚的基础方；黄芪味甘，性微温，归脾、肺经，补气升阳，补脾肺之气，为补气要药，用于脾肺气虚和中气下陷之证。"脾为生痰之源"，久咳治肺不愈，宜先治脾土，培土以生肺金。所谓"欲治其咳，首当健脾"，在治疗小儿慢性咳嗽时适加益气健脾之品，以杜绝生痰之源，增强机体抗病能力。选用川贝止咳散，方中半夏"入手太阴……下冲逆而除咳嗽"，为治咳嗽之要药；葶苈子泻肺平喘止咳；加川贝止咳化痰。补正散、七味白术散、川贝止咳散中诸药合用，共奏健脾益气、止咳化痰之效。该药在小儿慢性咳嗽中具有很好的临床应用效果。全方肺脾同调治疗肺脾气虚型小儿慢性咳嗽，以扶正为主，兼以养阴润肺、止咳化痰，体现了中医从整体观念出发，标本兼治的治疗原则。

小儿服药困难，往往口服中药依从性欠佳。根据小儿久咳多肺脾气虚兼痰湿为患的特点，选用党参、茯苓、生半夏、生南星、橘红等中药制成外敷膏药，以醋调制。用时可贴敷于肺俞穴，利用药物和穴位的双重作用以取补益肺脾、化痰止咳之功。穴位贴敷可单独使用，也可同时配合其他治疗。

8. 张淑琴治疗小儿风咳的临床经验

小儿风咳的概念古代早有提及。《保婴撮要·咳嗽》曰："一小儿伤风咳嗽发热，服解表之剂，加喘促出汗。"《小儿药证直诀·咳嗽》曰："十一月、十二月嗽者，乃伤风嗽也，风从背脊第三椎肺俞穴入也，当以麻黄汤汗之。……若伤风咳嗽五七日，无热证而但嗽者，亦葶苈丸下之，后用化痰药。"患儿感受外邪之后，往往会出现邪去风留的症状。患儿来诊时以咳嗽为主诉，兼有鼻塞、鼻痒、流涕、喷嚏、肤痒、揉眼睛、抠鼻子等具有风之特性的症状，多有湿疹、过敏性鼻炎等过敏性疾病史，张淑琴在临床中从风论治此类咳嗽，往往颇多效验。

张淑琴认为小儿风咳病因分外风和内风两大类。外风多因风邪袭肺，肺宣发肃降功能失常，肺气上逆，致使咳嗽、咽痒、肤痒等症状；风邪犯肺，日久可致气道挛急，见气道反应性增高。内风多因机体内部的病理变化致脏腑功能失调，影响脏腑的功能而出现心咳、肝咳、脾咳等症。

小儿风咳的临床表现以咳嗽为主，晨起、夜间、活动后，遇冷则咳，无痰或有痰，伴有鼻塞、鼻痒、流涕、喷嚏等症状；常因冷空气、花粉、异味等致敏因素而诱发或加重。症状表现类似于咳嗽变异性哮喘、感染后咳嗽、过敏性咳嗽、上气道咳嗽综合征、胃食管反流性咳嗽等。风具有"善行数变""风性挛急"的特点，所以小儿风咳具有阵发性、急迫性、挛急性，突发、突止，遇异味或冷空气加重，主要表现为气道的反应性增高。

张淑琴认为小儿风咳因风邪引起，治疗上应以宣肺止咳、祛风解痉为主。对兼热者，加入清肺化痰之品；兼寒者，辛温散寒；兼燥者，养阴润燥；咽痒咳嗽剧烈者，应用缓急收敛之品，或加入敛肺止咳的药物；"久病入血入络"，兼瘀者，兼以活血通络；咳久及肾者，兼顾调补肺肾以金水相生。

常用方：三拗汤合过敏煎加减。药物组成：炙麻黄、杏仁、前胡、银柴胡、牛蒡子、荆芥、防风、苏叶、地龙、蝉蜕、乌梅、五味子、生甘草。

方中麻黄为本方之君药，配伍荆芥、防风、苏叶，有疏风宣肺、散寒平喘之功。杏仁、前胡宣肺止咳，与麻黄宣降结合，通调气机；乌梅、五味子酸敛，所谓"肺欲急，急食酸以收之"，有散有收，相反相成，调节气机；地龙、蝉蜕为虫类药，解痉散风之力强，且地龙能缓急平喘，蝉蜕能散表热。有热者，可加生石膏以制之，仿麻黄杏仁甘草石膏汤之意；肺热盛，加黄芩、浙贝母、瓜蒌；久病瘀滞，加用当归等；咽喉肿痛者，加北豆根、僵蚕、玄参等；兼燥者，加沙参、麦冬、川贝母等；鼻塞者，加苍耳子、辛夷；肺肾虚亏者，应注意调补肺肾，视情况加太子参、山萸肉、淫羊藿等。

张淑琴还指出，咳嗽是机体驱邪外达的一种表现，治疗时不能单纯止咳，应究其病因，因势利导；其次，本病以干咳为主，应注意辨别是否有津伤肺燥，以免滥用滋腻之品影响肺气机的宣降。

9. 王梅花因时制宜治疗小儿咳嗽的经验

小儿咳嗽是指肺失宣肃，肺气上逆作声，咳吐痰液，为肺系疾病的主要证候之一。分别言之，有声无痰为咳，有痰无声为嗽。王梅花指出随着城市发展，环境变化，小儿咳嗽病的发病率逐年上升。其认为小儿肺常不足，肌肤柔嫩，藩篱疏薄，肺脏尤娇，卫外不固，易为外邪侵袭；小儿脾常不足，易为饮食所伤，脾虚易生痰湿，上贮于肺，皆易发生咳嗽。咳证虽多，无非肺病。正如《景岳全书·咳嗽》记载："外感之咳，其来在肺，故必由肺以及脏……内伤之咳，先因伤脏，故必由脏以及肺。"从而指出咳嗽病位主要在肺，其病因无外乎外感、内伤两类。《医门法律》有"凡治病，而逆四时生、长、化、收、藏之气，所谓违天者不祥，医之罪也"的论述，指出在治疗疾病时，应注意四时季节气候的变化。其认为小儿咳嗽的论治也不例外，尤以外感咳嗽为著。咳嗽一年四季均可发病，但因时节不同，其病因病机也有所区别，在治疗当中也应辨证选药。如春季咳嗽多因感受风温，夏季咳嗽易患风热，秋季多因燥邪伤肺而咳，冬季咳嗽以感受风寒之邪为主。现将王梅花因时制宜辨证治疗小儿咳嗽经验总结如下。

（1）春季咳嗽。春季小儿咳嗽以感受风温之邪为主，温热之邪合风邪侵袭肺卫，风为阳邪，风性主动，轻扬开泄，善行而数变，温也是阳邪，可灼热伤津。

症见：发热、恶风、咳嗽等不适，春季时令属木，属肝，故咳嗽常伴有两胁肋疼痛，舌红，苔黄，脉浮数或指纹浮紫。

治法：辛凉解表为主，佐以疏肝理气之品。

方药：银翘散、消风散、止咳散为主，少伍顺气散。方中以银翘散中银花、连翘气味芳香，既能疏散风热，清热解毒，又可以辟秽化浊，在透散卫气表分的同时，兼顾了温热病邪易蕴而成毒及多挟秽浊之气的特点；消风散中薄荷叶、紫苏叶味辛而性凉，疏散风热，清利头目，又能解毒利咽；止咳散中麻黄、杏仁宣肺止咳，在一派辛凉解表药中，增强其宣肺止咳功效，是"去性存用"之意；春季肝木生发太过，肝木制约肺金，肝火犯肺金，少佐以顺气散中青皮、木香等疏肝理气。全方共用以起到疏风理肝、解表止咳之功效。

（2）夏季咳嗽。夏季阳盛，风热之邪易侵袭人体。风热袭肺，肺失清肃，肺气不宣，上逆而咳。

症见：咳嗽、发热，常伴有头痛、咽喉肿痛、口渴、便干等。王梅花指出夏季气候炎热，时令主火，在脏属心，在咳嗽的同时常伴胸痛等不适，舌红、苔黄腻，脉浮数或指纹浮。

治法：疏风清热，宣肺止咳为主，佐以清心降火之品。

方药：桑叶散、银翘散、导赤散等。方选桑叶甘苦，性凉，疏散上焦风热，且善走肺络，能清宣肺热而止咳嗽；菊花辛甘，性寒，疏散风热，清利头目而肃肺，二药轻清灵动，直走上焦，以疏散肺中风热见长。导赤散中生地凉血滋阴以制心火；木通苦寒，上清心经之火，下导小肠之热。若心火旺盛灼伤阴液也可加天花粉以生津润肺。夏季尚易感受暑湿之邪，可少量配伍香薷饮等以解表清暑。

（3）秋季咳嗽。秋季燥邪当令，燥邪常与凉邪合并而成凉燥，凉燥之邪袭肺，肺卫失和，肺气失宣而致咳嗽。

症见：干咳为主，唇干咽燥。王梅花认为因燥邪易伤津耗液，故临床尚可见皮肤干燥等不适，舌干，苔薄白，脉浮或指纹浮。

治则：温润止咳为主，佐以润肺之品。

方药：杏苏散、桑叶散、养阴散等。取《素问·至真要大论》"燥淫于内，治以苦温，佐以甘辛"之旨，选苏叶辛温不燥，发散表邪，宣发肺气，使凉燥之邪从外而散；杏仁苦温而润，降利肺气，润燥止咳；选麦冬、沙参等养阴生津，润肺止咳。

（4）冬季咳嗽。冬季寒邪当令，风邪易兼寒邪侵袭肺卫，肺卫失宣，肺气壅遏而咳嗽，故临床常见咳嗽，发热恶寒，痰清稀色白。王梅花常讲寒为阴邪，易伤阳气，加之小儿"稚阴稚阳之体"，损害小儿先天肾阳而致小便清长、大便稀薄等不适，舌淡红，苔白，脉浮紧或指纹浮红。

治则：解表散寒止咳为主，佐以温阳之品。

方药：止咳散、三拗散、祛寒散等。方中麻黄苦、辛，性温，善开腠发汗，祛在表之风寒，宣肺平喘，开郁闭之肺气；杏仁降利肺气以止咳，与麻黄相伍，一宣一降，以恢复肺气之宣降，加强宣肺平喘之功效。附子祛寒散中，干姜温脾肾助阳，补先后天之阳气，使阳气生发有源。全方共奏疏风散寒、温阳止咳之效。

10. 郑启仲从肝论治顿咳经验

百日咳，中医称为"顿咳"。郑启仲运用《素问·咳论》"五脏六腑皆令人咳"等理论，结合自己的临床实践，于1986年提出了"顿咳从肝论治"的见解。

（1）其感在肺，其病在肝。郑启仲教授研究发现，百日咳系时邪为患，虽肺先受邪而症多系肝。百日咳多在春季农历三四月发病。《素问·咳论》曰："五脏六腑皆令人咳，非独肺也……五脏各以其时受病，非其时各传以与之……乘春则肝先受之。"发病季节正应肝气。

百日咳发作多在午后至半夜为重，半夜后至午前发作明显减少，这与《素问·脏气法时论》中"肝病者，平旦慧，下晡甚，夜半静"相符。百日咳多在三四月起病，而痊愈则多在六七月，这也与"病在肝，愈于夏"（《素问·脏气法时论》）相一致。咳嗽发作时辰、病愈季节均与肝关系密切。

（2）木火刑金，风痰相搏。郑启仲认为小儿肝常有余，患病极易化火生风，顿咳初感在肺，继则化热化燥，引动有余之肝火，肝火循经犯肺，火灼肺金，炼液成痰；肝热则生风，风痰相搏，痰阻气机，气机不利，则痉咳剧作。阵咳之后，痰与胆汁呕出，则肝火得泄，气机暂畅，故咳休止。肝火再逆，风痰再动，则痉咳再作，这就形成了百日咳之典型见证。基于以上观点郑启仲于1986年提出了"顿咳从肝论治"的观点，把顿咳的病因病机概括为：其感在肺，其病在肝；木火刑金，风痰相搏；其咳在肺，其制在肝。

11. 杨颖中药内服加小儿推拿联合治疗顿咳的经验

顿咳现代医学称为"百日咳"，是小儿时期常见的一种急性呼吸道传染病，由百日咳嗜血杆菌引起，四季都可发病，冬春季节尤多。以5岁以下小儿多见，年龄越小，病情越重。本病病程较长，可持续2～3个月以上。随着百日咳疫苗接种的加强，"百日咳"的患儿逐渐减少，但"类百日咳综合征"的患儿临床上还时有见到。

（1）病因病机。本病主要由内蕴伏痰、外感时行戾气侵入肺系而致。小儿肺脏娇嫩，时行戾气从口鼻而入，邪伤肺卫，外则卫气郁闭，内则肺气受伤，若与伏痰搏结，阻遏气道，肺失清肃而致肺气上逆为患。故初起可见肺卫表证，继而痉咳阵作，甚至数十声不已，必待痰涎吐出，气机得畅，咳嗽方可暂缓。痉咳发作时，由于气机失调，除肺气受损外，常常影响他脏。犯胃则胃失通降，而见呕吐乳食；肾与膀胱、肺与大肠相表里，故咳剧则二便失禁；若引动心、肝之火，则衄血、咳血等；若痰热壅盛，闭阻于肺，则可见发热喘促；若痰热蒙闭心包，扰动肝风，则又可见昏迷抽搐之变证。

（2）辨证论治。

1）初咳期：

主症：可见咳嗽发热、流涕、喷嚏等外感症状；两三天后咳嗽症状加重，痰稀白，量不多，或痰不易咳出；咳声不畅，咳嗽以夜间为重，但尚未出现阵发性痉咳，舌苔薄白，指纹红。初期病邪表证明显，宜从表解。宜发皮毛，疏通脉络，鼓舞正气，驱邪外出。

治则：疏风宣肺，理气化痰。

推拿处方：推攒竹，推坎宫，揉二扇门，清板门，清肺经，揉掌小横纹，运内八卦，推揉膻中，推天柱骨。

方义：推攒竹、推坎宫、揉二扇门疏风解表；清板门、清肺经健脾和胃，止咳化痰；揉掌小横纹、运内八卦、推揉膻中清热散结，宽胸宣肺；推天柱骨清热止呕。

中药处方：止咳散、华盖散加味。

2）痉咳期：

主症：一般从发病的第二周开始，病程长短不一。症见咳嗽阵作，日轻夜重，咳时连声不已，咳至尾声时，伴有深吸气样鸡鸣声，并吐出痰涎或食物后，痉咳方可暂止，不久又复发作，同时伴见涕泪俱作、弯腰曲背、胸胁疼痛、头额出汗，眼胞浮肿，甚则面红耳赤，或出现鼻衄或痰中带血，舌偏红，舌苔黄腻，脉滑数，指纹紫红而滑。此期痉挛性咳嗽已成，痰涎内积，邪已深入，但正气尚盛，宜镇咳化痰，解痉蠲饮。

治则：清热化痰，平肝和胃。

推拿处方：清天河水，清板门，清胃经，清肝经，清肺经，揉小天心；运内八卦，揉掌小横纹、揉肾纹、开璇玑、按弦走搓摩、按揉肺俞、肾俞。

中药处方：射干麻黄汤、二冬汤。

3）恢复期：

主症：顿咳症状缓解，发作次数减少，程度减轻，咳而无力，神祛气弱，困倦乏力，纳少而烦，舌质淡红，苔少或光剥无苔，脉细数，指纹淡滞。顿咳已久，气虚津耗，邪仍未尽，须扶助正气，滋益津液，兼祛邪气。

治则：补肺健脾，益气育阴。

推拿处方：分手阴阳，补脾经，清补肺经，补肾经，揉二马，推三关，摩中脘，膻中推至中脘，推脊，揉涌泉。

方义：分手阴阳以调和阴阳；补脾经、推三关、摩中脘健脾益气；清肺补肺、揉二马、补肾经润肺育阴；推膻中至中脘顺气化痰；揉涌泉、推脊清余热，润肺滋燥。

中药处方：麦门冬汤、金土汤、补肺阿胶散加减。

（三）肺炎喘嗽

1. 郑颉云治疗咳喘经验

（1）治疗咳喘证的临床经验。

1）以整体恒动观为指导，辨证灵活：根据不同的类型和时期，执以宣、清、补、固四法为要。宣，即宣发肺气，祛除肺卫之邪；清，即清解肺胃大肠之实热；补，有补阳、补阴、补气之不同，临床视证而易；固，寓敛肺固肾之意。郑颉云运用四法，重证、重理，守法而不泥方，灵活而变通，常相兼施，法中有法。

2）病在肺脾肾三脏：郑颉云认为，咳喘之证与肺、脾（胃）、肾诸脏有着密切关系。盖肺主气，为五脏之华盖，司呼吸，其性喜润恶燥，喜温恶寒，又为娇脏而不耐寒热。肺司开合，主升降。当外邪侵袭或从口鼻而入，或从皮毛而受，伤其肺卫，宣发不利，病发咳喘。若因内伤者，多由他脏受病累及于肺。或痰湿内阻，蕴郁气道，肺失肃降而发咳喘；更有内外诸邪合伤于肺，导致肺气胀满，开合不利，呼吸不顺而咳，气逆不降而喘。若肺虚者，气无所主，亦可少气不足以息而为喘。总之肺气不利，咳喘始发，故经云"诸气膹郁，皆属于肺"。脾居中州，而主运化，脾气健运，中气自强，肺气得以充养，故治气虚咳喘，健脾培土为其本。同时水湿的运行，全赖脾肺两脏的协调。脾不化湿，肺不宣降，水聚为痰、为饮，痰浊壅郁气道亦可发生咳喘。肾为气之根，与肺同司气之出纳。若肾气衰弱，可影响津液之输化，也能影响肺气之升降，由肾及肺，或肺气虚无所主，致肾失固摄，纳气不归元，阴阳不相接续，气反逆于肺而为咳喘。总之，咳喘之证，发于肺、脾、肾三脏。临床每多两脏相兼，交错出现。以虚实而论，小儿罹患热实之证，邪多在肺，久病致虚；老年所发，多累及于肾。正是"虚喘在肾，实喘在肺"。郑老强调治脾至关重要。虚则培土金，实则调胃导滞，畅通大肠，以利肺气之宣通。

3）重视治痰：痰湿在咳喘证中有其特异性，它存在于病变之始终，是促使证候变化的重要因素。痰之生成亦是肺、脾、肾三脏功能失调的结果。"脾为生痰之源，肺为贮痰之器"，肾阳不足，不能蒸化水液，则聚而生痰。故郑颉云认为，痰与肺脾肾三脏有着十分密切的内在联系，临床常有内伏之痰遇诱因而发咳喘者，痰随气升，气因痰阻，相互搏结，阻塞气道，常使咳喘加剧。因此清涤痰涎对治疗咳喘证至关重要。郑老指出咳喘证治痰之要，首当分清寒热和脏腑。其痰色白而清属风湿邪所致病多在肺；痰色黄而黏稠，为湿热相兼，当治肺胃；痰色黄白相兼为寒热错杂，治疗较难，理当兼治；清稀泡沫痰，痰量较多，喉中痰声漉漉有缠绵不尽之势，属脾肾双虚，结合临证，辨何脏为主，予以调治。郑颉云为治痰的法则虽多，但终不离标本两端，急则治标，宣肺涤痰为其要；缓者当标本兼顾，健脾化湿为其法，同时不论缓急，佐以少量理气之品，使气机升降畅通，得以开达，有助痰湿的化解，使痰无留滞之地，此为治痰的要则。

（2）以整体恒动观做指导思想治疗临床病，以咳喘为例进行论证。

1）郑颉云临床治疗咳喘证治法尤多，执宣清补固四法为要，应用灵活变通，随证化裁，可法中有法。

A.宣法。即宣发肺气。驱除外邪之法，临床多用于新感初起之证。若为伏邪引动则兼治其内。风寒外束，腠理壅遏，致肺气郁阻，需宣肺解表。汗而越之，邪从表解。

用宣消散（自拟方：薄荷、荆芥穗、杏仁、麻黄、焦三仙、苏叶、番泻叶）、止嗽散治之；外寒束表兼痰盛者用温肺定喘汤（自拟方：干姜、细辛、杏仁、苏叶、麻黄、五味子、薄荷）；兼有内热者用大青龙汤；若外感风热或风寒郁化热，应辛凉宣透，其热重咳喘轻者，用桑菊饮加减；咳嗽重热轻者，用麻黄杏仁甘草石膏汤加全瓜蒌、贝母等。小儿脾常不足，咳中多兼内伤积滞，积久化热，常加大黄、焦三仙、大白等消滞泻热之品，以利肺气之宣通。

B. 清法。其重点在清解肺胃六肠之实热。清肺平喘用泻白散；喘重兼痰者用定喘汤；肺经郁热，痰盛壅阻于肺，咳喘频作不息，用清热平喘汤（自拟方：生石膏、杏仁、麻黄、甘草、松罗茶、大枣）；热毒内攻，脓浊阻塞于肺，咳喘吐脓血者用千金苇茎汤；阳明腑实，大肠不通，顺经上干于肺，发作咳喘，用牛黄散（自拟方：大黄、牵牛）；若久病不已或因跌扑损伤或因小儿啼哭暴怒，伤及血络，气滞血瘀，阻滞气机，而致咳喘者用活血破瘀、理气止咳法，方用活瘀理气汤（自拟方：桃仁、三棱、莪术）治之。清法运用，依证候变化特点，可兼用他法。与宣法同用，组成宣清之剂；与下法同用，组成清下之剂。临证应随症变通，不可拘泥一端。

C. 补法。咳喘用补，有补阳、补阴、补气之不同。当寒邪袭肺，气逆不降，宜温肺降逆，方用小青龙汤，重用干姜温阳散寒，脾得温而运，使之散精，上归于肺，肺能肃降，通调水道，下输膀胱，水液在体内运行无阻，不使停蓄，此为温脾肺而从其本。咳喘属阴虚者，多为肺肝肾三脏津伤液乏所致，每两脏相兼而病，虚损劳瘵，伤及肺肾，当滋阴润肺，止咳定喘，方用滋补定喘汤（自拟方：白干参、寸冬、五味子、辽沙参、枸杞子、熟地），方中用白干参以补气，其味纯力专速。若温热病后期，或风燥伤肺，津液被灼，用清燥润肺法，方选沙参麦冬汤、清燥救肺汤等随证应用。咳喘气虚证，应调补脾肺两脏，尤重补脾培土生金，常用四君子汤、参苓白术散。若中气下陷，上焦空虚而咳喘者，用补中益气汤。久病气虚，阴损及阳者，用人参蛤蚧散。气阴相关，气虚易伤阴，阴虚易耗气，终致气阴两虚，治宜滋补气阴，方选生脉散。

D. 固法。用于久病无表邪者，寓敛肺和固肾之意。久病不已，肺气不固，宜敛肺止咳，方用九仙散，取养中有敛。若元气不足，肾气不固，应滋阴补肾，佐以酸涩固本。方用都气丸或麦味地黄丸。其重症者，郑颉云用固本定喘汤（自拟方：白果仁、细辛、龟板胶、五味子、干姜）。若兼见真阳亏损之候，常配以紫河车粉服用。

宣清补固四法，为郑颉云临床治疗咳喘的主要法则。咳喘有寒热虚实之分，临证应以辨证论治为准绳。郑颉云运用四法，重症重用药，守法不泥方。如治疗小儿顿咳分为三期。早期（炎证期）宣肺止咳，多用七味饮（自拟方：前胡、紫菀、百部、款冬花、车前子、白及、白前），内有痰热者加天竺黄、蝉蜕、生石膏。中期（痉咳期）乃为热邪郁肺犯血，咳嗽加剧宜清泻肺热，佐以凉血之法，常用麻黄杏仁甘草石膏汤加葶苈子、全瓜蒌、天竺黄、白茅根。若合并肺炎或脑病者按温疫处理，急者可用安宫牛黄丸、至宝丹。末期(恢复期)健脾和胃，方用参苓白术散加味，若病后阳虚甚者，酌加干姜、鹿茸；阴虚者加沙参、麦冬、石斛、知母等以善其后。

2. 高智铭治疗肺炎喘嗽经验

"肺炎喘嗽"始见于《麻科活人全书》，是小儿常见的呼吸道疾病，也是临床住院率最高的疾病。多由外邪犯肺，肺气郁阻生热，炼津为痰。痰热痹阻，壅滞气道，宣肃失常。在上表现为发热、咳逆喘急、胸闷痰鸣，在下表现为腹胀、便秘，且肺炎易生变证、逆证，易致肺气闭塞，喘闷不已，易扰乱神明，神昏惊搐。高智铭在辨治小儿肺炎时主张"辛开苦降"，非一般清肺化痰之举取效。

（1）肺炎初期。邪在肺卫，郁闭肺气，灼津成痰，阻于气道，治宜清宣肺气，调畅阳明。麻黄杏仁甘草石膏汤、大青龙汤、小青龙汤，应视证之寒热加减，必关注大便之通调，喜用大黄、炒莱菔子苦降肺气，通泄腑实，善用细辛、麻黄辛开肺气。

（2）肺炎极期。病邪入里化热，或呈毒热炽盛，患儿常常高热不退，咳喘憋闷，痰浊气促为主症，此期最易生变证和逆证。指出极期治疗，决断应快，用药宜准宜狠，病邪以"痰""瘀""热""毒"为患，以肺气郁闭，痰瘀阻络，营阴耗伤，神明易扰，腑气不通为病机，选清气化痰丸、泻白散、清瘟败毒饮加减，常用羚羊角和紫雪丹，特别指出，痰湿瘀内蕴作为伏邪，是肺炎难愈或加重之因，故应重用祛痰理肺，早用化瘀通络。自拟"清宣理肺汤"：麻黄、杏仁、生石膏、炙桑皮、地骨皮、黄芩、鱼腥草、瓜蒌、椒目、姜半夏、炒莱菔子、大黄、丹参。方中含麻黄杏仁甘草石膏汤、泻白散、清气化痰丸，麻杏石甘汤辛凉宣泄，清肺平喘。泻白散清泻肺热，平喘止咳。清气化痰丸主痰热内结，可清热化痰、下气止咳。加入鱼腥草，毒菌兼杀。椒目、炒莱菔子、大黄合用可清肺、胃、肠之痰热浊邪，宣畅气机。丹参用药其意深妙，一则化瘀活血，瘀消痰少，气通纹理畅；二则药理研究证明，丹参具有广谱抗病毒之功。"清宣理肺汤"蕴含辛开苦降之理念，由于是肺炎极期，热毒痰瘀，壅阻肺气，举苦寒清降之力显著，故必用粳米为引，以和润胃气，清养气津。

（3）肺炎后期。邪热渐解，气阴来复，或呈正虚邪恋。正虚多为胃肺气伤，邪恋可有痰瘀遗留，故应扶正祛邪，自拟"颐养理肺汤"：淡竹叶、人参、麦冬、金银花、连翘、生石膏、鱼腥草、姜半夏、丹参、红景天、炒神曲、陈皮、茯苓，全方含竹叶石膏汤、二陈汤。竹叶石膏汤主热病后期，气阴两伤，邪热遗患，可益气养阴，清热除烦；二陈汤和胃化痰，配伍鱼腥草、二花、连翘，清解余毒；丹参、红景天，祛痰瘀理肺气，佐神曲、陈皮和胃消食。

总之，高智铭认为，小儿肺炎辨证施治既要掌握温热病的变化和辨治规律，又要结合脏腑辨证的特点。"热""毒"和"气阴"是肺炎正邪交争的两个方面。紧紧把握"热""毒"的变化和传变规律，注意气阴存亡，注意派生伏邪"痰瘀"是始终存在的隐患。在热盛气阴受损时，应清热解毒、益气养阴并用，稍佐祛痰化瘀。若热盛气阴将竭，则首应补气，回阳救逆，待病情趋稳，仍须清热解毒，有一分瘀热便要清解一分，不留后患。若邪退正虚，则以益气养阴为主，少佐化瘀通络、和胃消食之味，这些是高智铭治疗小儿肺炎的基本原则和经验。其"清宣理肺汤"和"颐养理肺汤"也是高智铭治疗小儿肺炎的常用效方。

3. 赵坤治疗闭塞性细支气管炎经验

（1）早期。先期诊断，调摄为先。临床中达到闭塞性细支气管炎（BO）的诊断标准时，往往患儿的细小气道已经发生部分纤维化，致临床治疗难度较大。在BO窗口期，多有影像学改变，可以提前干预，重视辨证辨病，病证结合。大多BO患儿病程较长，多有呼吸机使用史，耗伤正气，即使临床中症状完全消失也并不代表疾病告愈，结合疾病的特点预知疾病的发展趋势，治病于未然。正如《素问·阴阳应象大论》所言："善治者治皮毛，其次治肌肤，其次治筋脉，其次治六腑，其次治五脏。治五脏者，半死半生也。"

（2）中期。化瘀祛痰，防止进展。BO的主要病理改变为细小气道慢性炎症，中医认为"脾为生痰之源，肺为贮痰之器"，脾失健运，所生之痰皆上注于肺；肺朝百脉，主治节，一身之血液皆流经于肺，若血行郁滞而成瘀，痰瘀互结，阻于气道，不得宣通，而咳喘并见。该期为疾病治疗的关键期，若失治误治，进一步进展，则成BO，治疗中重视化瘀祛痰之法。如桃仁、红花皆辛、苦而温，"血得寒则凝，得温则行"，且桃仁尚有润肠通便、止咳平喘之功，BO患儿大多大便干结，艰涩难行，予桃仁则有一举两得之妙。久病凝痰败瘀混处络中，非草本类药物可以获效，必借虫类搜剔窜透，方能使浊去凝开，经行络畅，邪除正复，如地龙具有平喘通络之功；蜈蚣其药性走窜，攻毒散结，剔邪搜络。现代药理研究也表明，活血化瘀类中药具有改善血流动力学及血液流变学异常、改善微循环障碍、抗血栓形成等药理作用。地龙、蜈蚣均具有抗血栓形成等作用。

新痰治在肺，老痰、顽痰在脾肾，如紫苏子、莱菔子降气化痰，化新痰；皂角刺涤痰效佳，涤老痰；青礞石坠痰下气，坠顽痰。研究表明，皂角刺具有抗菌、抗炎、抗病毒、免疫调节、抗凝血等药理作用。临床治疗中青礞石广泛用于顽痰胶结的精神性疾病、癫痫、咳嗽、小儿抽动症等顽痰痼疾。

（3）迁延期。温补肾阳，以资先天。小儿虽为纯阳之体，但肾常虚，尤其是 BO 患儿，咳喘愈久，阳气耗损愈甚，且大多 BO 患儿经西医激素，输液治疗，更加损耗人体阳气，使本藏于肾中命门真阳起而攻之，致肾中命门真阳衰微，正如《景岳全书·传忠录》言："命门为元气之根，为水火之宅，五脏之阴气非此不能滋，五脏之阳气非此不能发。"而麻黄附子细辛汤中附子温补命门，其性走而不守，上煦头项，下固元阳，内温脏腑，外暖皮腠，通行十二经脉，无所不至；麻黄外解表寒，开腠理，透毛窍；细辛温化寒饮，以其气味辛温雄烈而走窜，专入肾经，搜剔寒邪，能入髓透骨，启闭开窍，既助麻黄之散，升上焦之清窍，启玄府之闭，又助附子启动肾中机窍。三药合用，温少阴之经而发太阳之表，温阳中兼发散，解表中兼补虚，阳气得复，水饮得化，咳喘自平。研究表明，麻黄细辛附子汤具有抗炎、抗变态反应、调节机体免疫力、镇痛止咳等药理作用。

小儿稚阴稚阳之体，易伤，易过，宜兴阳不宜补阳，宜温阳不宜壮阳，宜起阳不宜泻阳。煅赭石性微凉，质重坠，善镇逆气，降痰涎，张锡纯在《医学衷中参西录》中言其"色赤，原质为铁氧化合而成，……生服则养气纯全，大能养血"。阳起石专入命门，禀纯阳之气以生，能补命门相火，于阳之不能起者。煅赭石与阳起石，一收阳一起阳，加之附子温阳补阳，使一身上下阳气通畅，正气足则驱邪于外。

总之，闭塞性细支气管炎以肺、脾、肾三脏阳气虚衰为本，痰瘀互结为标，运用麻黄附子细辛汤为主方，扶阳蠲饮，温化痰湿。小儿稚阴稚阳之体，用太子参补气健脾，生津润肺，补气而不生燥热；桂枝、白芍配伍以调和营卫；杏仁、麻黄配伍以调节肺气宣降；配以性温之五味子，五味俱备，其酸能敛肺，咸可滋肾；紫菀、款冬花辛温润肺，化痰止咳；橘络行气通络，取象比类；葶苈子大泻肺中水气，使其下行膀胱，且具有强心作用，配以桃仁活血化瘀，清热结、利肺气；鱼腥草、芦根清泻肺热，消痈排脓；淫羊藿专入命门，补肾壮阳，性温不寒，能益精气，乃手足阳明三焦命门药也，真阳不足者宜用之；炙甘草调和诸药。全方温阳、补阳、起阳、兴阳，痰化瘀去而咳喘自平。

4. 马淑霞肺炎喘嗽以验

应用温病理论卫气营血辨证，分期论治儿童社区获得性肺炎。儿童社区获得性肺炎的临床表现和发病季节特点，属于中医学的"温病""风温""风温肺热病""肺热病"范畴。温热袭肺，肺经热盛，肺气郁闭，宣肃失常是儿童社区获得性肺炎的主要病机。温病整个病程发展演变，就是卫气营血病理变化相互影响、相互转化的具体反映。卫气营血传变特点，与现代医学感染性肺炎临床病变分期相吻合，所以叶氏的卫气营血理论，可以指导"温病""风温肺热病"的辨证论治。根据卫气营血理论将儿童社区获得性肺炎分为卫分证（热在肺卫）、气分证（痰热壅肺）、营分证（营热内盛或热入营血）、正虚邪恋（气阴两虚、余邪未清）四型论治。

1）热在肺卫，辛凉清解以透热：热在肺卫（肺炎初期），临床表现为发热，恶风，口微渴，少汗，咳嗽痰少，咽痛，鼻塞，流涕，舌质红，苔薄白，脉浮数。应用叶氏"在卫汗之可也"，但绝非应用汗法，而要宣通卫分，辛凉透邪，使郁热透达，方选银翘散。但此时患儿病情重，传变迅速，很快传入气分，卫气同病，出现高热不退症状，可合用麻黄杏仁甘草石膏汤以辛凉宣泄，清肺解毒，配合僵蚕、蝉蜕以助肺气宣降，加鱼腥草、川贝母、陈皮、姜半夏以清肺透热，理气化痰，调和脾胃。两方共奏辛凉清解以透热之功，往往收到较好疗效。但此期应注意大寒清气之品不可过多使用，否则容易寒凝郁遏，不利于邪气透出。

2）痰热壅肺，清热化痰以透邪：邪入气分，痰热壅肺（肺炎中期），临床表现为高热不退、寒战、咳嗽、痰黄黏稠，胸痛，喘促憋闷，口渴，咽红，舌质红，苔黄腻，脉滑数。叶氏谓"到气才可清气"，热炽气分，里热亢盛，外蒸上炎，需用辛寒之剂以达热出表，使里热外透。此期痰热内盛，热壅于肺，肺气郁闭，宣肃失常，瘀阻不通。治以清热解毒，化痰逐瘀，通畅气机，方选白虎汤、千金苇茎汤及经验方鱼蛤石花汤加减。白虎汤清肺胃之热、透气分热邪。千金苇茎汤清肺化痰、解毒逐瘀。鱼蛤石花汤中鱼腥草、金银花清泻肺热；杏仁、前胡宣肺止咳；海蛤粉、川贝母、橘红化痰止咳平喘。可加金荞麦清肺解毒。三方共奏清热化痰、逐瘀透邪之功。此期救治得当，病情向愈，若邪热内盛或正不胜邪，则病情加重传入营分。

3）营热内盛，清营凉血以透热：营热内盛（肺炎重症期），邪热内盛，正不胜邪，逼邪内陷，热陷心营，病机为营分热盛而血中津液耗伤，表现为身热夜甚，咳声重浊，咯黄黏痰，口反不渴，烦躁哭闹不寐，甚者可见斑点隐隐或出疹，舌绛而鲜艳润泽，舌上无苔等。叶氏提出"入营犹可透热转气，如犀角、元参、羚羊角等物"的治法，吴又可在《温疫论》曰："邪气内郁，阳气不得宣布，积阳为火，阴血每为热搏。"治应采用清营凉血，泻肺涤痰，方以清营汤合经验方解毒清肺汤加减，羚羊角、生地黄、玄参、牡丹皮、天花粉等清营凉血，养阴生津；僵蚕、蝉蜕二药皆升浮宣透，可透达郁热；大青叶、鱼腥草、金荞麦、海蛤粉等清肺涤痰；款冬花、紫菀、炙枇杷叶等化痰止咳；桃仁、红花活血化瘀通络。热陷心营加石菖蒲、郁金以开窍醒神；病重者加服安宫牛黄丸。若邪在营不解，进一步入里，深入血分，以神志昏狂，谵语，或发斑，各部位出血等为辨证要点，此时病情深重，危及生命，应及时抢救。

4）正虚邪恋，清养活瘀以祛邪：正虚邪恋（肺炎恢复期），恢复期正气已虚，毒邪留恋，气阴两虚。临床表现为低热，偶咳，少气乏力，口燥咽干，面色萎黄，舌红少苔，脉细数等。吴又可在《温疫论》中说"暴解之后，余焰尚在，阴血未复"，叶氏提出"救阴不在血，而在津与汗"，综合二者理论，生津应以甘寒药为主，治以清肺养阴、活血化瘀，方以沙参麦冬汤、泻白散加减，配合活血化瘀药以促进炎症吸收。方中南沙参、北沙参、麦冬、五味子以益气养阴；地骨皮、桑白皮、天花粉、鱼腥草清肺余热；紫菀、款冬花、炙枇杷叶以润肺化痰止咳；桃仁、红花、当归以活血化瘀通络，促进炎症吸收。气虚明显者加黄芪、白术、防风以益气固表。

5. 宋桂华对儿童闭塞性细支气管炎的新认识及自拟温阳通闭平喘汤的创立

（1）对儿童闭塞性细支气管炎的中医病因病机新认识。儿童闭塞性细支气管炎（BO）属儿童疑难重症疾病，西医目前尚无公认的治疗指南。多数儿科医师以糖皮质激素、支气管扩张剂治疗为主，辅以其他方法。而在长期临床诊疗中，宋桂华发现中医药治疗本病更能凸显中医整体辨证思想的精华，在跟随汪老学习后，对其病因病机则又有了更深一步的认识，BO 在中医文献中无与之对应的病名，但有很多类似的记载。《灵枢·胀论》中的"肺胀者，虚满而喘咳"符合 BO 反复咳喘的临床表现。《医宗金鉴·幼科杂病心法要诀·喘证门》中有"暴喘传名马脾风，胸高胀满胁作坑，鼻窍煽动神闷乱"，与 BO 重症发作时的表现相一致，依据 BO 的临床表现，可将其归属于中医"喘咳""马脾风""喘病""肺胀"等疾病范畴中。

BO 初期，多有发热、咳嗽、喘息、气促等同肺炎喘嗽病相同的表现。病初多为外感风寒或风热之邪，五脏之中，肺脏最为娇嫩，且小儿肺常不足，卫外功能不健全，邪气易于首先犯肺，导致肺失清肃、肺气闭郁，郁久生火化热，炼液为痰，痰火壅阻气道，阻滞气机，气的升降出入异常，以致肺气上逆。BO 的发生，在儿童以感染因素最常见，其中腺病毒、麻疹病毒及呼吸道合胞病毒最为常见。而西医学中的各种致病病毒则多涵括于中医学的"风邪"之中。故本病初期病机多为风热闭肺或痰热郁肺或毒热闭肺，阻于气道，气道不通，肺气闭阻。

BO 后期多表现为反复咳嗽，喘息，气促，呼吸困难，病程达数月或数年。"肺为气之本""肾为气之根""脾为气血生化之源"，且小儿五脏六腑，成而未全，全而未壮，存在肺常不足、脾常不足、肾常虚的生理特点，病情迁延日久更损脏腑之气，肺主出气、肾主纳气的功能失司，则肺气上逆、肾不纳气而见咳嗽、气喘。脾气不足，则生气之源匮乏。而肺、脾、肾三脏之不足，则致病情迁延，易反复发作。且大多数患儿由于长时间使用抗生素及糖皮质激素治疗，多伴有阳气不足或阴虚火旺的临床表现。

本病日久难愈，迁延反复，除与肺脾肾三脏不足有关外，病理产物痰、瘀也是关键因素。病程初期，外感之邪入里，邪郁而化热，闭阻于肺，热灼肺津炼液为痰；痰浊停滞经脉，妨碍血行，血液运行不畅，则出现瘀血，致脉络瘀阻，血瘀阻络，又使津液难行，聚为痰浊，痰浊与瘀血互为因果，终成"痰夹瘀血，遂成窠囊"之表现；咳喘反复发作，日久肺气必虚，气虚无力推动血液运行，而致气虚血瘀，亦即有虚必有瘀，久病必瘀。故《医学入门》曰："肺胀满，即痰与瘀血碍气，所以动则喘急。"BO 患儿因肺气郁闭、肺气耗损，导致肺司宣发肃降失常，气机失调，气不行则血瘀，发作时往往伴见口唇发绀，重者面色青紫，舌质紫暗，舌下静脉屈曲色暗，甚者唇舌青紫的瘀血，指纹紫滞达气关，说明 BO 非独痰作祟，还与经络瘀闭有关，且痰、瘀贯穿整个病程。

本病初期临床表现与肺炎喘嗽相同，但病情与一般肺炎喘嗽相比更加严重，且病程长、易于反复。本病可为重症肺炎发展而来，因此在重症肺炎的恢复期应提前干预，追踪随访，预防其演变成 BO 的可能性。本病由于其表现为咳喘，有反复发作的特点且都有顽痰、宿痰的宿根，容易被误诊为哮喘，但如《幼科发挥·喘嗽》说："或有喘病，遇寒冷而发，发则连绵不已，发过如常。"哮喘患儿在缓解期如常人，而本病常有持续性的咳喘，且对支气管扩张剂反应性差，如果结合西医辅助检查如肺部高分辨率 CT 可鉴别。

（2）自拟温阳通闭平喘汤的创立。鉴于上述对病因病机的新认识，结合临床治疗经验，对辨证为肺脾肾虚兼痰瘀的患儿，临床症见咳喘迁延不已，精神倦怠，纳少，汗出多，眼眶周围色黑，平时易感冒，肺部听诊可闻及湿啰音及喘鸣音，肺高分辨率 CT 改变为"马赛克灌注征"，同时显示支气管壁增厚，支气管扩张，肺不张，肺通气不均等，舌红、苔薄白或白浊，脉象无力或指纹淡紫等。治疗以补肺益肾、健脾益气、通闭平喘为总治则，可选用自拟温阳通闭平喘汤加减。具体药物：太子参 10g，茯苓 10g，炒白术 10g，葶苈子 10g，淫羊藿 10g，制附子 3g，赤芍 10g，红花 6g，苇茎 15g，薏苡仁 10g，车前子 15g，紫苏子 10g，地龙 10g，金荞麦 15g，炒僵蚕 10g，蝉蜕 10g，甘草 6g。阴虚证明显者，表现为手足心热、盗汗等，以温阳通闭汤合沙参麦冬汤（沙参 10g，玉竹 10g，麦冬 10g，天花粉 15g）；痰浊证明显，表现为喉间痰鸣者，加用二陈汤（姜半夏 6g，茯苓 10g，陈皮 6g）；表现为阴虚明显者可加用沙参麦冬汤，同时根据肺、脾、肾三脏偏虚之不同，辨证调整用药。方中淫羊藿、制附子温肾助阳，助肾气化水液；太子参、炒白术补气健脾、生津润肺。四药合用，共奏补益肺、脾、肾三脏之功。葶苈子、车前子、紫苏子合用泻肺化痰平喘；苇茎入肺经善清透肺热；炒僵蚕、蝉蜕、地龙善入肺络，疏散肺络邪气之药以祛除深伏肺络之风、痰；赤芍、红花活血化瘀使瘀血得消而肺络通畅。BO 病本在肺、脾、肾三脏不足，标在痰浊、瘀血阻肺，故在治疗上化痰祛瘀通络的同时要注重补肺、健脾、益肾。BO 后期常见证中多有阴虚火旺证，但之所以强调温阳，一则是恐前期清热解毒类药物使用过多，损伤阳气；二则久病顽痰瘀血胶固，多用滋阴之品则不利于痰消瘀散；三则于滋阴之品中加用补阳之药，可取阳中求阴之功。温阳通闭平喘汤在临床应用过程中已取得满意疗效，在今后的临床中，有待于进一步观察其疗效。

6. 宋桂华有关大叶性肺炎中医辨证分型研究

结合河南中医药大学第一附属医院呼吸病区病种特点，宋桂华从中医证候因素方面对大叶性肺炎的中医辨证分型进行总结。大叶性肺炎是现代医学病名，属于病理解剖学名词，从临床表现上类属中医学"风温""肺热病""肺炎喘嗽""肺痈"范畴。因无明确古今病名对照，故临床上中医辨证分型更是不尽相同。本研究基于临床回顾性调查对其中医证候因素及分布、结合规律进行探讨。在本项儿童大叶性肺炎的中医证候因素研究中，总计提取了 11 个证候因素，囊括病位、病性、病因等，然后根据中医证型构成方法，归纳出病性要素，主要包括热、风、痰（饮）、血瘀、毒、气虚、阴虚等；将病位证候因素提炼后作为证候靶点进行分析，结果提示在儿童大叶性肺炎的中医病位证候因素（证候靶点）中以肺、脾为主。从证候因素分布的特点看，儿童大叶性肺炎的临床病机特点以热邪为主，患病途径以风为媒介，外感起病，入里则因个体差异而表现的证候侧重点不一。单纯虚证较少见，多为久病所致阴液亏耗或是正气不足。

河南中医药大学第一附属医院儿科二区对大叶性肺炎的研究成果，认为大叶性肺炎的病机为外感温热之邪，入里灼津成痰，痰热互结壅堵肺络，肺失宣降，气血运行不畅，痰瘀互结，阻塞脉络。痰瘀、毒瘀及证候因素相互交错使儿童大叶性肺炎的诊治越来越复杂。故治疗上要解毒、清热、祛瘀、通络、散结，多法并用。而五证素及六证素组合的形式，更是在近两年临床辨证中频繁出现，间接证明了对于儿童大叶性肺炎的中医诊疗愈来愈复杂，但也愈来愈精准。另外儿童大叶性肺炎除具有发热、咳嗽、痰壅等肺系疾病的临床证候，同时也具有起病急、传变快、病情重、成批出现等风温病的特性，且易迁延不愈造成气阴两虚，正虚邪恋的病理状态，故临床上归属于风温肺热病更为合适。而临床也急需相应的中医临床指南来更加规范化地指导辨证、分型、治疗，从而能够促进传统医学更好、更全面地发展。

近年来，儿童大叶性肺炎发病率日益增高，且年龄更趋于低龄化，随着目前诊断技术、检查方法逐渐增多，尤其是肺部 CT、支气管镜等应用，使儿童大叶性肺炎诊断更加准确。近 5 年，河南中医药大学第一附属医院儿科呼吸病区诊治大叶性肺炎病例逐渐增加，占儿童社区获得性肺炎的 11.3%～15.2%。在对儿童大叶性肺炎中医证候分布及优化方案研究中，通过临床研究建立儿童大叶性肺炎中医辨证分型标准，完成证候及用药规律的研究，验证了中药自拟方清肺解毒汤治疗儿童大叶性肺炎临床有效性及安全性。

在儿童大叶性肺炎证型分布特点及用药规律的研究中得出结论：儿童大叶性肺炎证型分布以痰热闭肺型多见，各证型中夹有血瘀证者为最多，说明痰热、瘀血是本病的重要病理因素。药物频数分析结果证明宋桂华老师用药相对比较集中，使用频数最多的前15味药物，依次为僵蚕、蝉蜕、芦根、桃仁、川贝母、金荞麦、红花、款冬花、紫菀、橘络、鱼腥草、葶苈子、橘红、海蛤壳、金牛根。所选药物的药性以寒、凉为主，药味以苦、甘、辛三味最常用，药物归经以肺经为主。高频药物药类分析显示常用清化热痰药、止咳平喘药、清热解毒药及活血化瘀药治疗本病，体现了宋桂华清热解毒法、化痰祛瘀法并用的用药规律，这与大叶性肺炎急性期"热""毒""痰""瘀"的病机特点相照应。聚类分析共得出常用药对8个，药物组合3组，多以清热解毒、活血化瘀、理气化痰法为主，这与药物频数分析及药类分析结果相一致。在清肺解毒汤治疗儿童大叶性肺炎临床疗效及安全性研究方面，采用临床随机对照的研究方法，验证了清肺解毒汤治疗儿童大叶性肺炎的临床疗效。清肺解毒汤能够缩短大叶性肺炎患儿发热、咳嗽时间，减轻咳嗽、咳痰症状，促进肺部炎症吸收。

7. 孟牛安治疗小儿肺炎喘嗽的临床经验

肺炎喘嗽是儿科常见的肺系疾病之一，临床以气喘、咳嗽、发热、痰鸣为主要表现。本病相当于现代医学支气管肺炎、毛细支气管炎、喘息性肺炎等疾病。一年四季都可发生，尤以冬春两季为多，好发于婴幼儿，年龄越小，发病率越高，病情越重。本病在唐宋以前多称为"马脾风""肺痹""肺胀"等。目前西医治疗多以抗感染、化痰平喘等为主。中医药在小儿肺炎的治疗中有很大的优势。具体分型如下。

（1）肺炎初期以宣、以散为主。风热闭肺证症见：身热，头汗，恶寒，咳嗽，喘急，鼻煽，喉中有痰或伴鼻塞流涕、喷嚏，舌质红，苔薄白或薄黄，脉浮数或指纹紫红于风关。

治则：疏风清热，宣肺开闭。

方药：消风散、止咳散、葶苈子（煮散剂）。

加减：发热重者加生石膏；咳嗽剧烈者加川贝止咳散或顿咳散；挟积滞者可加入消积散、牛黄散；大便干结可加入牛黄散、芒硝或三一散；大便稀者可加用胃苓散、车前子。

汤剂：银翘散合麻杏石甘汤加减。炙麻黄、生石膏、杏仁、甘草、银花、连翘、薄荷、桑叶、桔梗、前胡。

加减：发热，头痛，咽痛，加牛蒡子、蝉蜕、板蓝根清热利咽；咳嗽剧烈，痰多者，加瓜蒌皮、浙贝母、天竺黄清热化痰；热重者，加黄芩、栀子清宣肺热；便秘者加瓜蒌。

叶天士指出"温邪上受，首先犯肺"。肺与皮毛相合，外受温邪，肺胃内应，表为邪闭，肺气不得宣散，郁结为热。肺热宜凉，表邪宜散，适宜于辛凉宣肺疏表的方法。在这个阶段，治疗主要以轻清宣肺为主，忌用滋腻敛邪之品，以免妨碍外邪表出，阻碍气机通畅。

（2）肺炎中期以清为主。

1）痰热闭肺证：

症见：咳嗽痰多，喉间痰鸣，呼吸急促，发热，胸闷纳呆，泛吐痰涎，舌红苔黄厚，脉滑数或指纹紫于风关。

治则：清热涤痰，泄肺开闭。

方药：清热散、止咳散、川贝止咳散、葶苈子（煮散剂）。

加减：发热重者加解毒散或生石膏；咳嗽甚者加顿咳散；热盛便秘者加牛黄散或芒硝，也可用三一散；喘甚者加苏子；挟积滞者可加入消积散、牛黄散。

汤剂：五虎汤合葶苈大枣泻肺汤加减。炙麻黄、生石膏、杏仁、葶苈子、鱼腥草、瓜蒌壳、桑白皮。

加减：热甚者，加栀子、虎杖清泻肺热；热盛便秘、痰壅喘急者加生大黄涤痰泻火；热盛者加浙贝母、天竺黄、鲜竹沥清化痰热；喘促而面唇青紫者，加紫丹参、赤芍活血化瘀。

2）毒热闭肺证：

症见：高热不退，咳嗽剧烈，气急喘憋，便秘溲赤，面赤唇红，烦躁口渴，舌红而干，舌苔黄腻，脉滑数或指纹青紫。

治则：清热解毒，泄肺开闭。

方药：清热散、止咳散、川贝止咳散、解毒散（煮散剂）。

加减：热盛便秘者加生石膏、芒硝或三一散；口渴甚者加养阴散；挟积滞者可加入消积散、顺气散。

汤剂：黄连解毒汤合三拗汤加减。炙麻黄、杏仁、枳壳、黄连、黄芩、栀子、石膏、甘草、知母。

加减：热毒重者加虎杖、蒲公英、败酱草清热解毒；便秘腹胀者加生大黄、玄明粉通腑泄热；口干鼻燥，涕泪俱无者，加生地、麦冬、玄参润肺生津；咳重者加前胡、款冬花宣肺止咳；烦躁不宁者加白芍、钩藤清心安神。

此两证为病情较重阶段，表邪化热入里，热邪弥漫于上中二焦，以致肺胃热盛，津液伤耗。此时用药不宜太过苦寒，或中病即止，因苦寒易伤津液，同时表邪已入里化热，肺津已伤，辛温宣散之剂更当禁用。

（3）肺炎后期以健、以养为主。

1）肺脾气虚证：

症见：咳少痰多，神疲倦怠，面色少华，自汗食少，大便稀溏，唇舌淡红，脉细弱无力或指纹淡红。

治则：健脾益气，宣肺化痰。

方药：参苓散、川贝止咳散（煮散剂）。

加减：痰多者加半夏散；汗多无力气虚甚者，加补正散；面色萎黄、贫血者可加用补血散；挟积滞者可加入消积散、顺气散、牛黄散；大便干结可加入芒硝。

汤剂：人参五味子汤加减。人参、白术、云茯苓、五味子、麦冬、炙甘草。

加减：咳嗽多痰去五味子，加半夏、陈皮、杏仁化痰止咳；咳嗽重者加紫菀、款冬花宣肺止咳；虚汗多，动则汗出者，加黄芪、龙骨、牡蛎固表止汗；若是汗出不温者，加桂枝、白芍温卫和营；大便不实者加怀山药、炒扁豆健脾益气；纳差者加焦山楂、焦神曲和胃消食。

2）阴虚肺热证：

症见：低热不退，咳嗽少痰，盗汗，面色潮红，唇红，舌红少津，舌苔花剥、苔少或无苔，脉细数或指纹紫。

治法：清热宣肺，养阴益胃。

方药：养阴散、川贝止咳散（煮散剂）。

加减：发热者视病情酌加清热散；挟积滞者可加入消积散、顺气散、牛黄散；大便干结者可加入芒硝。

汤剂：沙参麦冬汤合养阴清肺汤加减。北沙参、玉竹、麦冬、天花粉、扁豆、桑叶、玄参、贝母、生甘草。

加减：余邪留恋、低热反复者，加地骨皮、知母、黄芩、鳖甲滋阴退热；久咳者加百部、百合、枇杷叶、诃子敛肺止咳；汗多者加龙骨、牡蛎、酸枣仁、五味子敛阴止汗。

恢复阶段，有些患儿缠绵难愈，尤其有些肥胖儿，喉中痰鸣难以消退。古籍云"脾为生痰之源，肺为贮痰之器"，此类患儿多属脾虚痰湿体质，此时以健脾利湿化痰为主，多能取得不错的疗效。

8. 王大璋用珍珠散治疗小儿肺炎临床经验 17 例

小儿肺炎是婴幼儿时期常见的疾病，一年四季均可发生，好发于冬春季节。小儿肺炎在中医文献中的病名多为"咳嗽""肺闭""肺风痰喘""马脾风""风温"等。常见病因主要是外感风邪，内蕴痰浊。病因病机多是外邪袭表犯肺，致使肺气瘀阻，日久生热，肺热熏蒸，灼津为痰，痰阻肺络，壅塞气道，不得宣通，肺气闭塞而上逆。民间素有麻疹内陷用珍珠治疗气憋鼻煽的验方，王大璋几年来用珍珠治疗小儿肺炎 17 例获得较好的效果。

治疗方法：珍珠有泻热定惊、镇心下痰等功用。《中国医学大辞典》中因珍珠质硬，研磨粉碎与豆腐同煮，取出研磨成粉或用火煅研磨成粉备用，6 个月至 1 岁每日服用 0.1 ~ 0.15g，1 ~ 3 岁口服 0.2 ~ 0.25g，每日 3 次，口服。连服 3 天，病不愈者再服两天。

疗效观察：用珍珠治疗小儿肺炎 17 例，最小者 7 个月，最大者 3 岁。因药物较贵，未应用于较大儿童。患儿治疗前均有发热气急，咳喘或鼻煽，肺部听诊有湿性啰音，有的经 X 线检查有肺炎病灶。治疗时一般不配合其他药物，严重者也可和其他疗法结合。17 例中治愈 13 例，好转 2 例，无效 2 例。

9. 杨颖治疗支气管肺炎临床经验

支气管肺炎是小儿时期最常见的肺炎，以冬、春寒冷季节较多。由于小儿寒温失宜，外感风邪，侵犯肺卫，肺失宣肃，化热灼津，炼液成痰，痰热互结，阻于气道引起，可见发热、咳嗽、气促、痰壅等症。

（1）杨颖提倡按"热、咳、痰"分期治疗小儿支气管肺炎。肺炎是儿科最常见的肺系疾病，杨颖提出临床上使用抗生素的同时加用中药治疗，提倡按"热、咳、痰"分期治疗，往往可以起到事半功倍的效果。在肺炎的初期，以高热持续不明显为主症，咳嗽，痰鸣，治法为清热开肺、通闭化痰，方药选麻黄杏仁甘草石膏汤加减。治疗 2 ~ 3 天后，体温渐降，以咳嗽为主症者，治法为宣肃肺气、清肺止咳，方药选泻白散加减。同时喉中痰鸣逐渐增多，一般初期宜温化痰湿，可用小青龙汤加减；极期宜豁痰开窍，可用苏葶滚痰汤加减；后期应健脾化痰，可用枳桔二陈汤加减。肺炎后期，耗气伤阴，久咳无力，自汗，纳差，大便溏，治法为补肺益气、健脾化痰，方用人参五味子汤化裁。

（2）巧用宣降肺气药治肺疾。在治疗小儿肺系疾病中，杨颖擅长宣发与肃降之药配伍使用，与肺呼吸之机相合，可以达到事半功倍之效。宣发肺气常用麻黄、桔梗、桑叶、薄荷等，肃降肺气常用杏仁、炙枇杷叶、旋覆花、芦根、前胡等。例如，炙麻黄配杏仁、炙麻黄配炙枇杷叶、桑叶配炙枇杷叶、薄荷配前胡等，均可起到宣肃肺气、缓解咳嗽之妙用。

10. 张淑琴治疗肺炎喘嗽的临床经验

肺炎喘嗽是小儿时期常见的肺系疾病，以发热、咳嗽、痰壅、气急、鼻煽为主要症状，重者涕泪俱闭、面苍发绀。肺炎喘嗽的病名首见于《麻科活人全书·气促发喘鼻煽胸高》，其在叙述麻疹合并肺炎症状时，若出现"喘而无涕，兼之鼻煽"称为"肺炎喘嗽"，并指出其病机为"多缘肺热不清所致"。清代之前关于小儿肺炎喘嗽的症状描写多散在于肺胀、马脾风各章节中。如《小儿药证直诀·肺盛复有风冷》中说："胸满短气，气急咳嗽上气。"《全幼心鉴》载有"马脾风"候，症状描述详尽，治疗方法迄今仍有临床价值。

张淑琴认为肺炎喘嗽多因感受风邪，肺脏娇嫩，卫外不固所致。邪热闭肺是肺炎喘嗽的基本病机，"热、咳、痰、喘"是肺炎喘嗽的典型症状。

肺炎喘嗽病初与感冒相似，均为表证，但肺炎喘嗽表证时间较短暂，很快入里化热，主要特点为咳嗽、气喘。

初期应分清是风热还是风寒，风寒者多恶寒无汗，痰多清稀；风热者则为发热，咳痰黏稠。痰阻肺闭时应辨清热重、痰重，热重者高热稽留不退，面红唇赤，烦渴引饮；痰重者喉中痰鸣，胸高气急。若高热炽盛，喘憋严重，为毒热闭肺重证。若正虚邪盛出现心阳虚衰，热陷厥阴，为病邪猖獗，正气不支的危重变证。

肺炎喘嗽治疗上以宣肺平喘、清热化痰为基本原则。若痰多壅盛者，首先降气涤痰；喘憋严重者，治以平喘利气；气滞血瘀者，治以活血化瘀；病久气阴耗伤者，治以补气养阴，助正达邪；出现变证者，随证施治。

（四）哮喘

1. 李晏龄治疗哮喘缓解期肺脾气虚型用药特色

哮喘是小儿时期一种常见的反复发作的哮鸣气喘性肺系疾病，临床以反复发作性喘促气急，喉间哮鸣，呼气延长，重者不能平卧，张口抬肩，摇身撷肚，唇口青紫为特征。严重影响患儿的日常生活和生长发育。

李晏龄认为，哮喘的反复发作是内外因共同作用的结果。外因包括感受外邪，接触异物、异味等；内因主要责之于肺、脾、肾三脏功能不足，导致痰饮留伏。肺、脾、肾三脏功能失调，水液代谢输布障碍，导致伏痰生成，酿成喘之夙根。夙根屡因外邪、异物、异味等非时之感所触，导致哮喘反复发作。李晏龄从"治未病，寓治于防"出发，认为预防哮喘发作的关键环节在于哮喘缓解期的有效治疗。哮喘缓解期患儿貌似无恙，实则正虚痰伏，此时争取体质的根本改善，从而截断外感途径，是阻断哮喘发作的重要环节。她结合小儿生理病理特点，对哮喘缓解期的认识有独到见解，认为患儿肺、脾、肾三脏不足，或因多次反复发作后，肺气耗散，伤及阴血，或寒痰伤及脾肾之阳，或痰热消灼肺肾之阴，则由实转虚，痰饮留伏，瘀血内生，哮喘反复发作，故哮喘缓解期表现为肺、脾、肾三脏气血阴阳虚损之象。

李晏龄结合小儿肺脾二脏功能不足的特点，加之"脾为生痰之源，肺为贮痰之器"，故认为哮喘缓解期以肺脾气虚型较为常见。其主要病机为小儿肺脾二脏功能不足，脾虚运化无力，气不行津，湿聚成痰，上贮于肺，肺气虚弱，失于宣发肃降，水津输布失常，液聚成痰，痰阻气道，气机不畅，则血行受阻，以致瘀血内生，进而又使气血津液运行不畅，再次凝聚化为痰浊，两者互为因果，形成恶性循环。另一方面，反反复复出现的咳嗽喘息，耗气伤津，"气为血之帅"，气虚则无力推动血液的运行，同样造成瘀血生成；然津血同源，津液亏虚，无以充盈血脉导致血虚，血虚则致血脉不利而出现血瘀，加之"血为气之母"，血虚则气无主而生，加重气虚，二者循环反复，致使病情迁延难愈。因此，痰瘀为其病理产物，痰瘀气血互搏，以致喘息、喉中哮鸣痰吼，从而出现的虚实夹杂之证。此为本虚标实之证，其本是肺脾气虚，其标是痰瘀内停，加之痰瘀皆因气虚、血虚而生。故提出了治疗本病时应以肺脾为主、痰瘀为辅，以健脾益气、化痰平喘为基本治则，佐以敛肺止咳、养血化瘀之法，基于此创制了益气平喘方，从根本上调理患儿体质，使肺气充则正气得固，邪不可干，脾运健则伏痰得化。

方中太子参性味甘、平，以补气健脾为主，兼有生津润肺之功，是补气药中上乘之品；白术味甘能补，苦温燥湿，益气健脾，兼能固表止汗，使肺气补而不散，与太子参共为君药。二者相互配伍，内可补肺脾之气，外可祛散风邪，气旺则血生，血生则痰瘀自化，有培土宁风、补气散瘀之效，意在截断生痰之源。五味子味酸能收，入肺补肺，以补肺脏之气，又有敛肺止咳之效，既助君药补气健脾，又治气虚咳喘之证；陈皮、姜半夏味辛行散，性温能燥，有燥湿化痰之效，治已生之痰，而前者亦能理气健脾，后者亦能和胃降逆，二者同用有气顺则痰消之意；茯苓淡能利窍，甘以助阳，以健脾为主，可利水渗湿化痰，兼益肺气，有培土生金之效，与五味子、陈皮、姜半夏共为臣药，既治已生之痰，又绝生痰之源。丹参味辛发散，能养血活血、祛瘀生新；蝉蜕质轻上浮，能疏散肺经风邪，又能息风止痉，缓解气道痉挛；炒苏子、炒莱菔子均味辛行散，皆能降气化痰、平喘止咳，治疗痰壅气逆之证，而后者又有消食导滞之效，与蝉蜕、丹参共为佐药。四者相互配伍宣中有降，使肺气调达，从而达到痰饮化、瘀血除、喘咳平的目的。白芍、炙甘草共为使药，二者互相配伍，既能和中益气，又能缓急疏痉，调和诸药。全方益气与健脾并用，宣肺与降气结合，养血活血与化瘀消痰共举，补中有散、散中有收，以健脾益气、化痰平喘为主，兼以养血活血、行气散瘀，诸药合用，相辅相成，标本同治，使肺气得益、脾气得健、气血得行、痰瘀得消，诸症除而病自愈。

2. 黄明志治疗小儿哮喘的经验

小儿哮喘是儿科临床中常见的呼吸系统疾病，黄明志教授根据中医理论，辨证治疗该病，取得较好的临床疗效。

（1）痰热壅肺，喜用定喘。治疗总以清热宣肺，化痰止咳平喘为首务。定喘汤甚为合拍，黄明志教授认为小儿为纯阳之体，生机蓬勃，在疾病过程中易于生热，又小儿脾常不足，脾虚易于生痰，故易痰热内蕴，方中药味针对本证痰热之间的因果标本而清温并举，不因用热而忘却"病痰饮者，当以温药和之"之古训，由于痰湿不除，热势难孤，肺壅不宣，病诚难愈；反之，不清肺热，任其留恋，则势必炼津为痰，更之痰热胶结，喘壅亦难自已。定喘一方，黄明志认为其实是糅合宣肺、肃肺、清肺、敛肺、化痰诸法为一体的止咳平喘良方。

（2）寒痰伏肺，独善青龙。顽固性咳喘的患儿易反复发作，临床上常有阳气亏乏表现。阳气不足，可促使肺脾肾功能失调。气机失畅愈甚，肺气壅塞不已，外邪反复入侵，如此周而复始，致使咳喘反复发作。故治疗此类哮喘时，在宣肺、化痰、止咳平喘的同时，应予以温阳化瘀，以达阳气充足，脏腑功能正常，防御外邪入侵，祛除生痰之根，肺气得以宣畅，痼疾始得平息。

（3）久喘难愈，益气填精。久喘的病人，黄明志认为病变在肺，病根却在肾。如景岳云："其有元阳下亏，生气不布，以致脾困于中，肺因于上而为喘促。"又云："肾水不能制火，所以克金，阴精不能化气，所以病燥，故为咳嗽喘促。"足见久喘之病，实乃根系于肾，病变于脾，病发于肺。黄明志治疗此类病人，善用之方源于《傅青主男科》。傅山在阐述此方时论曰："人有喘而且嗽者，人以为气虚而有风痰也，谁知是气虚不能归源于肾，而肝木挟之作祟乎，法当峻补其肾，少助以引火之品，则气自归源于肾，而喘嗽俱止。"

3. 闫永彬谈"伏风、暗瘀、宿痰"为小儿哮喘核心病机

小儿哮喘是儿童时期常见的一种以痰鸣、气喘为临床特征的异质性肺系疾病，具有反复发作、病情迁延的特点。闫永彬提出了"小儿哮喘病发，伏风为触发之扳机，暗瘀为迁延之祸首，宿痰为复发之凤根"的哮喘中医病机新假说。

（1）"伏风"为哮喘触发之扳机。哮喘的触发多因于"风"。触发哮喘之"风"实为"伏风"。哮喘常反复发作，长年不愈，甚至终生发作，故认为哮喘"风邪"病因非

一般之风邪，而是久病内伏入络之邪（伏风）。小儿"肝常有余"，肝风易动，风性走窜，风邪袭表入肺，内外相引，同气相求，则"久病入络"，风邪入里，内伏络脉，与瘀痰相搏，气道挛急，肺气上逆，发为哮喘。因风邪深伏肺络而不在肺卫之表，故疏风解表罔效且迁延，又因与宿痰等邪搏于络脉，病属阴分，故缠绵不愈且哮喘夜间发作。按照中医取类比象思维方式，可知伏风为哮喘触发之扳机。

（2）"暗瘀"为哮喘迁延之祸首。瘀血也是小儿哮喘病理演变的关键因素。哮喘之瘀乃为"暗瘀"。小儿哮喘存在暗瘀：①哮喘久咳久喘伤气，气虚则鼓动无力，瘀血阻滞，暗瘀自生；②肺病日久，肺脾俱病，脾虚失运，气机郁滞，血行不畅，即成暗瘀；③过食肥甘厚味，又少运动，运化排泄不及，碍血畅行，内生暗瘀。暗瘀伏风、宿痰相搏，肺气上逆，肺失宣肃，发为哮喘。

（3）"宿痰"为哮喘复发之夙根。"脾为生痰之源，肺为贮痰之器"，成为哮喘发病"夙根"。小儿哮喘主要病因责之于"痰"：痰为哮喘之"夙根"，"无痰不成哮"。

最终，伏风、暗瘀、宿痰相搏，气道挛急，肺气上逆，发为哮喘。

4. 马淑霞分期辨治小儿哮喘，辨证与辨病论治相结合

哮喘，是儿科常见病，以发作性哮鸣气促、呼气延长为特征，有反复发作、难以根治的特点，其发病与体质因素及调护不当有关。哮喘的发病，多由外因作用于内因造成。其机制在于痰饮久伏，外因引动，一触即发，反复不已。发作时痰随气升，痰气搏结，阻塞气道，肺气逆而不降，以致呼吸困难、气促喘息。由于素体与感邪不同，临床表现各异。因此，在急性发作期当辨清寒热，分型论治；缓解期则培本以调节脏腑功能为要。

（1）发作期。

1）热性哮喘：热性哮喘多由素体阴虚，痰饮久伏，痰热郁肺而致。症见咳喘哮鸣，痰稠色黄，发热面赤，渴喜冷饮，大便干，小便黄，舌红苔黄腻，脉滑数等。治以鱼花石蛤汤清热理肺，化痰平喘。药用：鱼腥草、海蛤粉、金银花各 10g，生石膏 30g，杏仁、前胡、北沙参各 10g，木蝴蝶 5g，川贝母、橘红各 6g，炙麻黄 4～8g。方中鱼腥草、金银花、生石膏清泻肺热；海蛤粉、杏仁、川贝母化痰理肺平喘；北沙参养阴润肺；炙麻黄宣肺平喘，共奏清热理肺之效。

2）寒性哮喘：寒性哮喘多由外感风寒，内伤生冷，寒伏肺脾，通调失职而聚液生痰；或由素体阳虚，气不化津而致寒痰内伏所致。症见咳喘气促，喉间有哮鸣声，咳痰清稀色白，呈黏沫状，形寒无汗，面色晦滞带青，口不渴或渴喜热饮，舌苔薄白或白腻，脉浮滑。治以冬花五炙饮温肺化痰，止咳平喘。药用：炙款冬花 12g，炙紫菀 6g，炙枇杷叶、炙杏仁各 10g，枳壳 6g。喘甚者加细辛、五味子各 3～4g；四肢发凉者加桂

枝 3 ~ 6g。水煎取汁，每日分 3 次温服。方中款冬花、紫菀润肺下气，化痰止咳；枇杷叶、杏仁宣肺止咳平喘；枳壳行气，调畅气机。因药性温偏燥，燥伤肺阴，故用蜜炙。

（2）缓解期。哮喘反复发作，可导致肺气耗散，波及脾肾。脾虚不运，停湿生痰，痰阻气道则呼吸不利。肾为先天之本，肾虚则脾阳不振，湿痰内生。肺肾同源，肺主呼吸，肾主纳气，肺肾气虚则出纳失职，故在缓解期可表现肺脾肾三脏气虚之证。脏腑虚损又是造成伏痰难消，病情迁延的主要原因。症见面色㿠白，气短懒言，心慌汗出，倦怠乏力，四肢欠温，大便稀溏，小便清长，舌淡有齿痕，指纹青暗，脉细弱或沉细无力等。治疗应以益肺健脾固肾为法。方以山药纳气汤。药用：生山药 30g，熟地黄 15g，炒白术、冬虫夏草、炙款冬花、炙远志各 10g，黄芪 15g，小茴香、川牛膝、五味子各 10g（因冬虫夏草价贵，可用紫菀代替）。水煎取汁，每日分 2 次温服。疗程 1 个月，必要时可重复 1 ~ 2 个疗程。方中黄芪益肺固表；白术健脾益气；山药平补三焦；熟地、五味子、川牛膝补肾纳气；冬虫夏草补益肺肾；炙款冬花、炙远志化痰平喘；小茴香行气，调畅气机。诸药合用，共奏益肺健脾固肾、化痰平喘之效。上述药物药性平和，扶正为主，补而不燥，且兼顾“伏痰”以祛邪，符合小儿用药原则。

总之，本病的治疗，根据急则治其标、缓则治其本的原则，急性期宣肃并施，相互为用，调畅气机，痰去喘自平。缓解期则培本以调节脏腑功能，减少发作。

5. 宋桂华谈儿童哮喘的辨体质论治与辨证

儿童哮喘近几年发病率有明显上升趋势，与多种因素有关。因其病程较久、易反复发作，治疗难求速效，可严重影响患儿的健康发育，故历来受到医家的高度重视。现代医学认为哮喘的发生，有其特定的体质背景，即所谓过敏性体质，与遗传基因有关，也与接触过敏原有关。中医学认为哮喘患儿体质的形成、发展和演变，既与遗传和先天禀赋有关，又受后天喂养、保育等因素的影响。通常认为哮喘的发生有外因、内因两大类，内因责之于肺、脾、肾功能不足，导致痰饮留伏，为哮喘之夙根；外因责之于感受外邪，接触异物、异味及嗜食咸酸等。在临床中将中医体质学说应用到儿童哮喘的治疗中，辨证论治结合辨质论治，通过改善体质寒热虚实的偏盛偏衰、调整脏腑气血阴阳的盛衰虚实，达到“阴平阳秘”的效果，对儿童哮喘的防与治起到更加显著的作用，也能更充分地发挥中医特色。

近年来许多医家对小儿体质有很多论述，也有不同的分型，宋桂华根据多年临床实践将儿童哮喘的体质分为虚寒质、痰湿质、痰热质、阴虚质、阳虚质 5 种常见类型，根据发作期的寒热虚实辨证与缓解期肺脾肾三脏气虚、阳虚、阴虚的不同而辨证论治，同一种体质在发作期和缓解期的用药有区别，而在发作期和缓解期不同的体质用药也要有不同，使辨证论治与辨质论治相结合。

（1）虚寒质。虚寒体质小儿多为平素肺脾气虚，易感受风寒，症见恶寒，鼻流清涕，咳嗽阵阵，以夜间及凌晨为主，气喘，喉间少许痰鸣，痰少色白清稀，自汗，畏寒肢冷，纳差，大便稀溏，面色少华，唇淡，咽不红，舌质胖嫩淡红，舌苔薄白，脉微紧；幼时有湿疹史，伴过敏性鼻炎，平时易感冒。发作期治法：温肺散寒，降逆化痰平喘。方用小青龙汤、三子养亲汤加减。药物组成：炙麻黄、杏仁、桂枝、半夏、干姜、五味子、细辛、苏子、白芥子、莱菔子、射干、炙紫菀、炙款冬花、僵蚕、蝉蜕、炙甘草等。病情平稳后继服以温肺祛寒之品，调理体质。虚寒体质在发作期多辨证为寒性哮喘，在缓解期多为肺脾气虚之证，而肺脾气虚证的形成还是由体质虚寒所致。

（2）痰湿质。痰湿体质小儿平素嗜食生冷、肥甘厚味，形体肥胖，平时可有气短息促、饮食不化、大便黏滞不爽，或有湿疹，常因过食肥甘、生冷而引发哮喘、皮炎等过敏性疾病。咳嗽痰多，气喘息促，咳声重浊，晨起咳甚，咯痰色白，痰出咳缓，伴胸脘痞闷，喉中痰鸣，体倦而重，腹胀纳呆，大便溏或黏腻不爽，舌苔白厚腻，舌体胖大，脉濡缓。发作期治法：燥湿化痰，理气止咳平喘。方用二陈汤、三子养亲汤加减。药物组成：半夏、陈皮、茯苓、苍术、白术、厚朴、全瓜蒌、苏子、白芥子、莱菔子、葶苈子、薏苡仁、杏仁、炙甘草等。水煎服，每日1剂。病情平稳后再服以健脾化湿之品，调理体质。痰湿质则为脾虚湿盛，酿痰蕴湿之体质，辨证为脾虚痰湿蕴结。

（3）痰热质。痰热体质小儿平素爱动，活动后汗出多，运动后诱发咳嗽气喘，耐寒怕热，多喜饮冷。咳嗽喘息，气息粗促，声高息涌，喉间痰吼哮鸣，咯痰黄稠，面赤身热，口干欲饮，咽部红肿，小便短赤，大便燥结，舌质红，苔黄腻，脉滑数有力。发作期治法：清热涤痰，清肺止咳平喘。方用定喘汤、麻杏石甘汤、苏葶丸加减。药物组成：麻黄、生石膏、黄芩、知母、桑白皮、浙贝母、地龙、海蛤壳、瓜蒌、橘红、款冬花、紫苏子、葶苈子、甘草等。病情平稳后可间断服用清肺化痰之品。痰热质在发作期多辨证为热性哮喘，痰热质小儿既有先天体质因素，又与后天调养不当有关，改变饮食习惯可有助于调整体质。

（4）阴虚质。阴虚体质小儿多形体消瘦，性情急躁，平素口燥咽干。多数患儿早期以反复咳嗽为主症，渐为咳嗽变异性哮喘，后期部分患儿有典型哮喘症状；还有部分患儿平素情志抑郁不爽，善太息，对精神刺激适应能力差，兼有气郁体质之性格。症见反复咳嗽，气急喘促，痰少而黏，呛咳难咯，咳声短促或嘶哑，胸闷不舒，伴手足心热，午后潮热颧红，心烦不寐，口干夜甚，大便干，舌红，少苔，脉细数。发作期治法：滋阴润肺，止咳平喘。方用沙参麦冬汤、百合固金汤加减。药物组成：南北沙参、麦冬、玉竹、生地黄、玄参、川贝母、百合、白芍、地龙、当归、天花粉、桑白皮、白果、五味子等。病情平稳后服以滋阴敛肺纳肾之品，调理体质。

（5）阳虚质。阳虚体质小儿以脾肾阳虚为主，平素形寒肢冷，手足不温，性格沉静不爱运动，耐夏不耐冬，多见于先天发育不良或久咳久喘或常用激素等患儿。症见面色苍白，咳喘哮鸣，汗出而凉，动则气短，痰涎清稀量多或白色泡沫痰，大便稀溏，小便清长或遗尿，或伴腰膝酸软无力，舌质淡嫩，舌体胖大，苔白而润，脉细弱。发作期治法：温阳散寒，固摄纳气平喘。方用金匮肾气丸加减。药物组成：附子、肉桂、熟地黄、山药、山茱萸、五味子、诃子、胡桃肉、银杏、冬虫夏草、蛤蚧、补骨脂、细辛、女贞子、紫河车粉等。病情平稳后辅以补肾温阳实脾之品，调理体质。阳虚体质辨证为脾肾阳虚，阳虚日久而成瘀，痰饮久停也作瘀，阳虚质可兼瘀血体质，瘀血体质小儿多为久咳久喘迁延不愈，咳喘气促，面色发暗，口唇爪甲青紫，舌质紫暗，或有瘀斑、瘀点，舌下静脉迂曲怒张，脉涩或结代。多为久病重症哮喘患儿未经正规治疗或治疗不彻底，反复发作。

哮喘患儿素体肺脾肾不足，受外感、接触异物等因素影响易于诱发哮喘，体质辨证对儿童哮喘的治疗有重要意义。体质受先天禀赋、年龄、性别、饮食、情志、地理环境、劳逸、疾病、针药等诸多因素的影响，在治疗时要因人制宜；将体质学说应用到哮喘的治疗中能提高辨证的准确性，从而提高疗效。辨证与辨体质是临床诊疗疾病过程中必不可少的两个步骤，两者有机结合，才能相得益彰。辨质论治也决定临床处方用药，辨清不同的体质类型，是机体病后用药原则的依据。《景岳全书》云："禀有阴阳，则或以阴脏喜温暖，而宜姜桂之辛热；或以阳脏喜冷，而宜芩、连之苦寒。或以平脏，热之则可阳，寒之则可阴也。"阐述了各种体质类型的不同用药原则。因此，体质虽是相对的个体特性，但却具有可变性、可调性。对哮喘患儿辨证与辨质结合，才能"因质制宜"，辨质论治与辨证论治在儿童哮喘的治疗中密切结合有助于拓展思路、提高疗效，对防止哮喘复发有重要意义。

6. 张春萍谈中医和现代医学对咳喘病因病理的认识

清代名医陈复正在《幼幼集成》一书哮喘证治篇中言："夫喘者，恶候也。肺金清肃之令，不能下行，故上逆而为喘。"《黄帝内经》曰："诸气膹郁，皆属于肺。"故而，中药治喘，有下气平喘、降气平喘、补肾纳气平喘、宣肺平喘等。现代医学揭示支气管哮喘的病理变化是Ⅰ型肥大细胞介导的变态反应，这种变态反应引起气道平滑肌收缩，炎症细胞在气道内聚集，出现黏液分泌过多、黏膜水肿等气道炎症反应。发病时患儿的气道由于炎症和收缩是狭窄的，导致吸入的气体呼出受阻，出现呼气相延长，呼气相哮鸣音。古人认为哮喘的发生是肺气上逆，肺气不降。现代的研究是肺气呼出不利，气出不来，当然吸气也不利。因此，治疗的重点在于让气道通畅。应当采取清热化痰、宣肺平喘或燥湿化痰、宣肺平喘的治法。在众多治疗咳喘的方药中明确选择宣肺之品平喘，不用沉降的矿物质药降逆平喘，临床效果显著，而且这些药对胃肠刺激不明显，患儿服药后无呕吐。

（1）婴幼儿哮喘的诊断治疗。张春萍认为婴幼儿哮喘不等同于年长儿的支气管哮喘，治疗不要长期吸入糖皮质激素和支气管扩张剂。

文昭明先生［我国变态反应学方面的专家，曾任中国医学科学院、中国协和医科大学（现北京协和医学院）、北京协和医院变态反应科教授，历届中华微生物和免疫学会变态反应学组成员］在《变态反应性疾病的诊治》一书中这样讲：虽然婴幼儿哮喘和年长儿哮喘，在发病上有一些共同的危险因素，但相当多的资料说明它们之间有相当重要的不同之处：①绝大多数2岁以内的哮喘婴儿与特应性无关。相反，大多数患支气管哮喘的学龄儿童具特应性。在这个年龄组其严重性和特应性程度有明显的联系。②哮鸣幼婴的气道反应性与对照组相同，不增高，3岁时还略有下降。而学龄儿童支气管哮喘常伴有气道高反应性，具特应性和气道高反应性是学龄儿童哮喘的两个标记。她的阐述揭示了两种哮喘的不同病理变化，拟为发病机制完全不同的两种类别。GINA方案中提到，婴幼儿哮喘通常分为两种类型：①有特应性体质如湿疹、过敏性鼻炎者，其喘息症状往往持续整个儿童期直至成人，这些患儿在幼婴儿期已出现气道特应性炎症。②无特应性体质及特应性家族史者，其反复发作喘息多与急性呼吸道病毒感染有关，这种喘息症状通常在学龄前期消失，以后也没有发生哮喘的迹象。婴幼儿哮喘不等同于年长儿的支气管哮喘。多数的婴幼儿哮喘的气道炎症不是变态反应性炎症。

GINA方案在我国已推广到基层医院，在执行GINA方案中，要杜绝滥用抗生素，避免对喘息的患儿过度使用抗生素，以鼓励采取抗哮喘的措施。很多儿科医生忽略了两种哮喘的区别，对咳喘的患儿都用上了长期吸入的气雾剂，这是儿科医生应该纠正的。

多年临床观察，绝大多数2岁以内婴幼儿哮喘是由病毒感染诱发，与特应性无关，预后好，年长后其喘鸣消失。少数患哮喘的婴幼儿为IgE介导，具有特应性，症状持续时间较长。

就诊的患儿中，有很多家长拿着买来的气雾剂说不会用，也不愿用。这些患儿基本都是婴幼儿哮喘，经过临床观察，病愈后不用气雾剂，喘息也没有频繁发作，经过几次中药治疗之后，患儿不再发生哮喘，即便有呼吸道感染，咳嗽明显，肺部也没有哮鸣音。说明发病时的中药治疗，较彻底地消除了气道炎症。以后随着实验室检查技术水平的提高，会进一步证实中药这方面的疗效；对于婴幼儿哮喘用中药治疗，不必长期吸入气雾剂。

（2）治疗婴幼儿哮喘。婴幼儿哮喘在因咳喘就诊的患儿中占很高的比例，这些患儿多数在2岁以内，就诊时一般不发热，三凹征阳性，精神还好，两肺可闻及呼气相的哮鸣音，没有明显的细湿啰音。或是首次发病，或发病两次以上，部分患儿婴儿期有湿疹病史。这类患儿可以诊断为喘息性支气管炎，也可以诊断婴幼儿哮喘。它们是一种病，生命的早期很难将它们分开，重要的是通过治疗可以阻止哮喘的反复发作。张春萍在多年的诊治中，用中药不仅可以使咳喘得到缓解，还能治愈。

7. 杨之藻治疗哮喘经验

哮喘治疗辨标本缓急、寒热属性，分期治疗。发作期祛邪定喘，缓解期补虚固本。本着急则治其标、缓则治其本的原则，发作期辨清寒喘、热喘，分别施治，缓解期要着重温补脾肾，增强体质，防止发作，得到根治。

（1）寒喘。症见：除哮喘的共同症状外，多不发热，咯吐带泡沫的稀痰，口不渴而喜热饮，鼻痒并流清涕，打喷嚏，舌苔薄白，脉浮紧，或指纹浮红。

治法：温肺化饮，抗敏定喘。

方药：麻黄附子细辛汤加味。常选用：制附子、麻黄、细辛、黄芪、蝉蜕、地龙、杏仁、苏子、蚤休、甘草等。

散剂：香苏散、三拗散、半夏散、苏子末等。

（2）热喘。症见：除哮喘的共同症状外，大都伴有发热、痰黄而黏稠难咯，咽部充血，或咽扁桃体肿大，烦躁口渴，小便黄赤，脉浮数。

治法：清肺解毒，抗敏定喘。

方药：麻杏石甘汤加味，常选用：麻黄、杏仁、生石膏、黄芩、百部、金银花、蝉蜕、地龙、僵蚕、蚤休、桔梗、大贝、射干、细辛、甘草等。

散剂：沆瀣散、三拗散、生石膏、葶苈子等。

（3）肺气亏虚。症见：平素怕冷恶风，肤色欠华，四肢欠温，多汗，舌脉无热象。

治法：益气固表。

方药：玉屏风散加龙骨、牡蛎、白芍、五味子固精潜阳，相得益彰。

（4）脾气亏虚。症见：不思饮食，脘腹气胀，大便溏薄，咳嗽痰多。

治法：健脾益气化痰。

方药：六君子汤加味主之。

（5）肾气亏虚。症见：动则心悸气促，形寒肢冷，下肢不温，脚软无力。

治法：温肾助阳，用肾气丸加减。

（6）肾阴亏虚。症见：形寒消瘦，面赤唇红，口干，手足心热，腰膝酸软。

治法：滋阴补肾。

方药：六味地黄丸为主。

（7）肺脾肾不足。症见：哮喘久病而致肺脾肾三脏亏虚，在缓解期某脏偏虚之症不明显，只用一方统治，以《景岳全书》的六君煎加减。杨之藻多用制附子、菟丝子、淫羊藿、麻黄、细辛、五味子、地龙、蝉蜕、百部、川贝、天竺黄、僵蚕、当归等组方。上述药物可制成丸、散剂，坚持服一段时间，以控制复发，达到根治。儿科散剂常用七味白术散、胃苓散、补正散、金樱子散等。

另外，还要注重缓解期的调治，包括药物、饮食调护、适当的体育锻炼等。如饮食方面，要乳贵有时，食贵有节；副食营养又不要过于滋腻，少食糖果、年糕等，勿过咸，少食鱼虾等海货；忌寒冷饮食，特别夏季要控制或不食冷饮等。用药方面，要考虑本病患儿的肾虚体质，平时用药勿过用寒凉苦物。服用治疗哮喘病的药物时，一定要在临睡前即晚9点左右加服1次，以合自然界阴阳消长规律的变化，遏制夜间阴盛阳衰、阳不制阴的现象，以利于早日恢复。

总之，杨之藻认为缓解期治疗，是缓解本病的一个重要阶段。本期患儿大多无明显临床表现，但必须根据本病表现在肺而本质在于肾虚，以治肾为主，治肺为辅，治痰在脾，根据临床表现随症治疗。

8. 杨颖治疗哮喘经验

杨颖治疗哮喘坚持"分期论治"哮喘的辨治方法。一般哮喘分为哮喘发作期、间歇期和缓解期三期，进行分期论治哮喘。杨颖认为，在这三期论治的基础上，还应加一个"喘前期"。尤其注重喘前期，认为该期肺气虚弱，卫外不固，稍遇风寒则鼻窍不利而鼻塞、鼻痒、喷嚏、流涕发作。如能在该期治疗适宜，可以避免发展到以后各期，出现咳嗽、喘息等症状。

急则治其标，缓则治其本。喘前期有鼻咽不利、肺风咳嗽、阴虚燥咳诸证，方剂分用加味银花乌梅紫菀汤、加味芎蝎散和百合固金汤加减。发作期有寒哮和热哮不同，方用小青龙汤和麻黄杏仁甘草石膏汤合苏葶丸加减。间歇期分寒热夹杂和上盛下虚两证，方用定喘汤和射干麻黄汤合苏子降气汤加减。缓解期有肺气虚弱、脾气虚弱、肾气虚弱和肺脾气虚之别，分别予玉屏风散、六君子汤、金匮肾气丸和人参五味子汤加减。

9. 杨颖治疗咳嗽变异性哮喘经验

咳嗽变异性哮喘（Cough Variant Asthma，CVA）是以慢性咳嗽为主要或唯一临床表现、不伴明显喘息的一种特殊类型的哮喘，大部分医家认为，因其病程日久、延绵不愈、反复发作的特点，提出"正虚邪实"是其基本病理机制，发病在外以风为主，于内多因五脏虚损。外因多从风邪犯肺、燥邪伤肺考虑，内因多从肺脾气虚、肝阴不足致阴火扰肺、肾虚、宿痰内伏、肺络瘀阻考虑。在治疗上诸多医家大致采用以下方法进行治疗：传统辨证论治、分期辨证论治、专方专用治疗以及外治法。

在长期临床实践中杨颖逐渐认识到"风痰瘀互结致咳"是咳嗽变异性哮喘发病的基本病理机制。"风邪"为标，是咳嗽变异性哮喘发病的主要诱因，痰瘀互结为本，壅阻气道，是导致咳嗽变异性哮喘的病机。现代研究认为风邪侵袭是咳嗽变异性哮喘发病的重要因素之一，"风盛则痉"是本病的病理改变之一。由于咳嗽变异性哮喘病程较长，而"久病多瘀"，《血证论·咳嗽》曰："盖人身气道，不可有塞滞。内有瘀血，则阻碍气道，不得升降，是以壅而为咳。"同时，"胶痰内伏"是小儿咳嗽变异性哮喘的主要病理基础之一。痰瘀既是咳嗽变异性哮喘病程中出现的病理产物，又是重要的致病因素，贯穿于整个病程始终。

临证采用"祛风活血、化痰止咳"治法。在临证时紧扣"风痰瘀互结致咳"的基本病理机制，抓住风、痰与瘀互结壅阻气道的基本病机，采用祛风、活血、化痰、止咳的治疗原则治疗咳嗽变异性哮喘，取得了良好的临床疗效，亦即所谓"治风先治血，血行风自灭；止咳先祛痰，痰祛咳自止"。咳嗽变异性哮喘一般预后良好，可通过调治获得治愈或症状缓解，但若失治、误治，病情迁延可导致典型支气管哮喘发生，后果严重。

（五）反复呼吸道感染

1. 张静亭治疗反复呼吸道感染经验

张静亭认为，儿童反复呼吸道感染后，会引起邻近器官的炎症，如鼻窦炎和腺样体增生是其中之一。患儿鼻塞，流浊涕，打鼾的症状长期存在。中药治疗会收到很好的疗效。鼻窦炎，中医称之为鼻渊，服清热解毒、通窍化痰剂，可以根治。腺样体增生中医认为是热毒侵犯，气血瘀滞所致，服清热化痰、活瘀散结剂，打鼾等症状很快就可消失。

目前诊病，采用现代医学的病名诊断和中医的证来诊断，前者明确了是什么病，后者分析病症是什么性质。张静亭对于小儿反复咳喘的诊治是病证结合，用中药根治。反复咳喘常见于哮喘和肺炎。目前婴幼儿哮喘的诊断有所修改，主要还是根据病史和临床症状，排除其他疾病引起的咳喘，结合家族史、过敏史综合评判，缺乏可以确诊的实验室检查依据，因此要排除感染后的咳嗽。张静亭特别提出小儿呼吸道感染后，气道出现多种炎症细胞（中性粒细胞、嗜酸性粒细胞及T淋巴细胞）浸润，其呼吸道的炎症反应与哮喘炎症反应类似。因此有呼吸道急性炎症表现，每次发作都伴有呼吸道急性炎症表现的咳喘患儿，诊断和治疗上应区别于 I 型变态反应病变引起的哮喘，可以暂诊断为喘息样支气管炎。这种咳喘在急性炎症控制后缓解，可以不依赖长期吸入激素和支气管扩张剂，这是小儿咳喘的一个特点。这一类咳喘属中医肺热咳喘证，外邪由口鼻而入，热灼肺络，炼液为痰，阻塞气道，而至咳喘。用清肺化痰、宣肺平喘之法。经过中药治疗，不仅咳喘得到控制，逐渐喘息也不再反复出现，达到完全治愈。

婴幼儿哮喘反复发作，没有急性炎症的表现，突发突至，属中医痰涎壅盛，痰阻肺络证，"脾为生痰之源，肺为贮痰之器"，宜采用健脾燥湿、宣肺祛痰之法，亦能收到很好的疗效。婴幼儿哮喘服用中药，很少发展至成人时期。

由于小儿呼吸系统生理解剖上的特点，肺炎也是婴幼儿时期的常见病。治疗肺炎要根据病原体选择治疗方案。病毒性肺炎，主要用中药治疗，以口服为主。患儿出现发热、咳嗽、咯痰，甚至喘息等症，属病邪闭肺，肺气失于宣发肃降，痰热壅盛于肺所致。治疗采取清热解毒，宣肺祛痰之法，频频服用，能收到很好的治疗效果。细菌性肺炎，在抗生素缺乏的年代，死亡率很高，有效的抗生素在临床应用后，病儿的肺部感染得到控制，治愈率很高。同时服用中药，能缩短病程，现代中药药理研究证实了中药的疗效。

反复或长期咳嗽也是小儿最常见的疾病，其病因主要有两方面，即反复呼吸道感染和气道的高反应性，后者即是咳嗽变异性哮喘。区别在于有没有呼吸道感染的征象，要排除呼吸道的各种感染后再考虑过敏性咳嗽。而且在感染存在时，用抗过敏药效果不明显。反复呼吸道感染导致的咳嗽常不发热，主要症状是咳嗽，伴有咽痒或咽痛，属于中医的燥邪伤肺，又有热燥和凉燥之分。热燥致病者，是由于感受热燥之病邪的侵袭，或燥邪入里化热，病在肺络，宜清热养阴，润肺止咳。若还未化热，则用宣利肺气、疏风止咳之法。不需要其他的治疗就可药到病除。

2. 翟文生治疗小儿反复呼吸道感染经验

翟文生从事儿科医、教、研工作 30 余年来，积累了扎实的理论基础和丰富的临床经验，在中医临床和理论研究中提出了一系列的新理论、新方法，发展了中医理论，提高了临床效果，主要学术思想总结如下。

（1）气阴不足是小儿反复呼吸道感染发病的重要机制。翟文生经过长期临床工作，结合中医"脾主卫"的基本理论，指出脾与机体的卫外功能有赖肾精的滋养，二者互根互生，养肾即能助脾，而小儿多有阴虚之证，从而提出了"气阴不足为小儿反复呼感的关键病机"的学术观点，并探讨了益气养阴法治疗小儿反复呼吸道感染的新方法，验之临床，效果突出。

（2）过敏性咳嗽从肝论治。翟文生提出了肝郁与血瘀为引起过敏性咳嗽的两大基本病机，而肝郁是导致血瘀的根本原因，进而提出了过敏性咳嗽从肝论治的新思路，翟文生指出过敏性咳嗽的发病和病因病机与肝存在着直接或间接的关系，肝主疏泄，与人体的气机运行和情志变化直接相关，肝郁易致气滞，进而导致血瘀；结合中医"久病入络"的理论，久咳之后也可导致气滞血瘀。

3. 任献青治疗反复呼吸道感染经验

任献青多年从事中医儿科教学、临床工作，对小儿反复呼吸道感染的中医辨证治疗有独到认识。对反复呼吸道感染、长期咳嗽等呼吸系统疾病，认为积热已成为小儿复感发作的主导因素，主张从肺胃论治，提出肺气不足、胃肠积热是其主要病因病机，倡导虚实夹杂辨证，补虚与泻实同治的治疗思路。任献青教授认为该病为本虚表实之证，该病治疗重在明察邪正消长变化，感染期以邪实为主，恢复期则以正虚为主。初期多有外感表证，当辨风寒、风热、外寒里热不同，夹积、夹痰之异，治疗应契合本虚标实之病机，驱散外邪、化痰消积的同时，不忘固表扶正、健脾补肺。任献青临床常善用炙麻黄、防风、连翘等疏散外邪，苦杏仁、葶苈子、清半夏、浙贝母、白前、前胡、鱼腥草、白屈菜之类化痰，以炒麦芽、炒莱菔子、鸡内金消食化积，兼用炒白术、黄芪、党参益气扶正固表。恢复期正暂胜而邪暂退，肺脾肾虚象明显，肺虚者气虚，脾虚者运艰，肾虚者骨弱，尤以肺脾气虚多见，治疗宜补肺健脾、益气固表，临床多选用玉屏风散、四君子汤等加味。在治疗手段上，除了药物内服，还根据经络腧穴理论，采用穴位敷贴治疗。

4. 张春萍治疗反复呼吸道感染预防经验

婴幼儿由于呼吸系统生理解剖的特点，呼吸系统中免疫球蛋白的含量均较低，乳铁蛋白、溶菌酶、干扰素等数量不足，肺泡巨噬细胞的功能不足，容易患呼吸道感染，佝偻病、贫血、微量元素缺乏也可导致反复呼吸道感染。5岁以上儿童多由消化不良、便秘、睡眠不足，室外活动少等原因引起。张春萍主任结合中医分析认为，婴幼儿多由于气血不足，卫表不固，而为虚证；5岁以上多由于积滞内停，或大便秘结，致肠胃热盛，上行于肺，或肝火旺盛，阴虚阳亢而为实证。对于气血不足，卫表不固者，方用黄芪、当归、沙参、党参、白术、白芍、五味子、炙甘草等。要纠正易感患儿的贫血、佝偻病、微量元素缺乏等。对于实证者，方用枳壳、槟榔、鸡内金、番泻叶、菊花、栀子、沙参、黄芩等。间断服消食导滞清热类药，平时不要太过贪食，尤其不要长期服用参芪类补药。

5. 孟牛安治疗反复呼吸道感染经验

小儿反复呼吸道感染为临床常见病，若治疗不当，容易导致一系列的并发症，严重影响小儿的生长发育与身体健康。在小儿反复呼吸道感染的治疗中，西医在治疗急性发作期疗效尚可，但对于缓解期的治疗缺乏相应的治疗手段。中医对于小儿反复呼吸道感染非急性感染期的治疗有极大优势，正如《黄帝内经》所言"正气存内，邪不可干"，中医通过辨证论治、治病求本的治疗体系，起到调理患儿的体质、增强免疫功能、改善疾病症状等作用，从而对该病的治疗起到较好的治病固本的疗效。

古代医籍无"反复呼吸道感染"病名的描述，但根据该病的症状、病因、病机等可归属于中医学"虚人感冒""伤风"等疾病范畴。孟牛安认为该病的发生与肺、脾、肾虚弱关系尤为密切，小儿体质以"阳生"为主导，生机蓬勃，发育迅速。但同时以稚弱为特点，脏腑娇嫩，形气未充，且五脏六腑皆不足，肺、脾、肾三脏尤为突出，御病能力较差，易于感邪。明代万全已提出小儿"脾常不足""肾常虚""娇肺遭伤不易愈"的生理特点。肺主一身之气，外合皮毛，肺脏娇嫩则卫外不固，而易为外邪所侵，且脾肺为母子之脏，肺气之充沛赖于先后天之本——脾肾之气的顾护与充养，小儿"脾常不足"，故肺常不足，"肺脏尤娇"。小儿稚阴稚阳，脾胃的形质与功能均未臻完善成熟，同时小儿生长发育对营养物质的大量需求，又使原来脆弱的脾胃功能承受较大的负担，因此小儿极易形成脾胃虚弱的病理状态。小儿肾之阴阳均未充盈、成熟，故曰"肾常虚"。

复感患儿多素体虚弱，以肺脾气虚为主，肺脾阴不足为次，病久则可涉及肾。孟牛安结合临床认为小儿复感最常见的病因是脾胃虚弱，土不生金，致肺脾胃虚弱、卫外失司，外邪容易侵袭而致病，提出该病的治疗关键不是抗感染，而是把患儿肺、脾、肾三脏功能调理好，使患儿恢复正常生理功能，从本质上阻断机体的恶性循环状态。临床治疗中孟主任通过分期论治，重视调理肺脾肾之功能而治疗本病，取得了较好的临床疗效。

孟牛安将小儿复感分为急性感染期和恢复期，提出急性感染期邪多在表，治宜宣散表邪，调和营卫，但应注意小儿反复的呼吸道感染，体质多虚，加上久病缠绵，若用药发散太过，汗出过多，易耗伤津液，造成日后正气难复，抗病力弱，病情反复。所以治疗应以轻清发散、微汗为度，并佐以扶正之品，治疗代表方为黄芪桂枝五物汤加减：炙黄芪、桂枝、白芍、炙甘草、煅龙骨、煅牡蛎、大枣、生姜等。兼有咳嗽者加杏仁、炙款冬花宣肺止咳；身热未清者加柴胡、黄芩清宣肺热；咽红、扁桃体肿大未消者加射干、连翘、桔梗利咽化痰消肿。缓解期以虚证为主，可分为肺脾气虚、营卫失调、脾肾两虚、肺脾阴虚等证型，应分别采取健脾益气、调和营卫、补肾健脾及养阴益气的治法，以达到培土生金、扶正固表、提高抗病能力的目的，代表方有七味白术散、玉屏风散、六味地黄丸、沙参麦门冬汤等。此外，反复呼吸道感染多与风邪入于血分、风血相搏有关，故临证可配合活血散风法，疏风药可选用蝉蜕、防风、薄荷叶、浮萍、辛夷花等，活血药可选用当归、丹参、郁金等。孟牛安依据小儿脏器清灵、皮肤角质层及黏膜均较薄的特点，认为小儿对外治中药的吸收较成人强，其也注重中医外治法对小儿疾病的诊治，通常采用中药汤剂配合中药穴位敷贴治疗小儿复感，通常取得较好疗效。

（六）鼻鼽

1.高雅治疗过敏性鼻炎经验

过敏性鼻炎在儿科发病率很高，春、秋、冬季高发，季节变换时也高发，甚者是常年性鼻炎，患儿鼻塞、鼻痒、鼻流清涕或浊黏涕为主。过敏性鼻炎在其发作过程中除典型的鼻部症状外，常因患儿的体质及感受外邪属性的差异伴见不同的兼夹证，临证以肺气不宣、风寒束卫、营卫失和、太阴脾寒多见，但又常兼少阳郁热、阳明滞热、肺经伏热和肾气不足证等，总之，证型表现交错复杂，分型施治应抓住病机核心，标本缓急，虚实兼顾，寒热平衡。

（1）感受风寒，营卫不和。这类患儿鼻部检查可见：鼻腔黏膜苍白，下鼻甲水肿，可见大量清涕存留，双侧鼻翼呈粉红色，鼻塞难忍，夜晚尤其严重。鼻为清空之窍，肺经所属，由于肺经宣降失司，浊阴闭窍，故以辛温开窍，调和营卫论治，又视其风、寒之轻重，方用麻黄汤或桂枝汤化裁：麻黄、桂枝、白芍、甘草、生姜、大枣。清涕多难止者，加苍术、羌活、苍耳子、乌梅等；鼻塞重者加辛夷、细辛、菖蒲；鼻痒甚者加蝉蜕、蜂房、地龙、当归；素体虚弱者加党参、茯苓、黄芪、白术等。

（2）风湿泛鼻，清窍受扰。此型鼻部检查：双鼻腔黏膜呈粉红色或正常，下鼻甲肿大明显，可见清涕或浊涕滞留鼻腔，常伴头痛、头晕，甚则并发中耳炎。风湿蕴结，阻络闭窍，治以祛风除湿，升清降浊。方用苍耳子散合九味羌活汤、小青龙汤化裁。清涕多者加诃子肉、乌梅；浊涕多者加藿香、佩兰、菖蒲；鼻痒者加蝉蜕、蜂房、地龙、川芎。

（3）肺经伏热，内外合邪。这是过敏性鼻炎一个常见但是易被忽视的病因和证型。因肺经伏热多为既往之伏邪或者久宿之邪，临证时风、寒、湿、热新感之邪易明辨，而肺经伏热不易明识。伏热循经上凌鼻窍，可致鼻痒、喷嚏连连；肺经伏热，邪势炎上，肃降失职，不能通调水道，水液泛滥，借伏热之势，循经溢窍，致鼻流清涕不止，因是清涕而非黄涕，易认为风、寒、湿为患，而误治反治。临床表现为狂嚏不止，对寒冷刺激不太敏感，接触到香烟、热气等异味刺激时，即可马上发作，鼻涕呈淡黄色或清稀如水，鼻黏膜可有明显充血现象，舌质红，体质一般较好。治当清肺泻热，疏风利窍，自拟清宣通窍方：辛夷、黄芩、薄荷、蝉蜕、蜂房、地龙、防风、乌梅、通草、路路通等。

（4）肺脾气虚，易感易变。此证患儿晨起遇凉或感风受寒，或接触有刺激性的物质后，表现尤为严重。全身症状可见面色不华，眼睑瘀浮或睑下青暗，倦怠乏力，食少纳差，恶寒怕冷，无汗或自汗，偶有发热，舌苔薄白，脉象或浮或细小。鼻腔检查：鼻黏膜苍白，甚至水肿，以双下鼻甲为甚。此为肺脾气虚，卫外不固，风寒外袭，内外失和，故出现鼻塞、流涕等症状。治疗主要以补益肺脾、发散风寒之法。方选七味白术散、玉屏风散加辛夷、细辛、蝉蜕、地龙、乌梅等。

（5）肾气不足，寒水凌金，少阴太阴两经并病。症见：鼻塞，头痛，面色㿠白，鼻黏膜紫暗，下鼻甲水肿，鼻腔有清白色鼻涕，咳嗽咽痒，舌苔薄白，脉沉细无力，治以温肾助阳、益气固表之法。方用麻黄附子细辛汤、真武汤合玉屏风散。

（6）关于兼夹证的辨治加减。过敏性鼻炎症状表现不单一，实则证型交错兼夹，除以上证型可以虚实互现、寒热错杂外，最常见的兼证为：阳明滞热，少阳郁热。阳明滞热多以胃肠之痞、满、燥、实为主，表现纳食和大便异常，辨治之时，可在以上各证型方药基础上，选加小承气汤、大承气汤、宣白承气汤等；而少阳郁热则以性情急躁，脾气乖戾，眠差多动之火热、湿热证为主，可选加栀子豉汤、茵陈蒿汤、甘露消毒丹等。

2. 杨颖治疗过敏性鼻炎经验

儿童急性鼻炎发作时和普通感冒的症状相似，诊断有一定的困难，会给儿童带来很大危害。儿童会出现头痛、鼻塞、打喷嚏、咽痛等症状。儿童时期机体各器官的形态发育和生理功能的不完善，造成儿童抵抗力和对外界适应力较差，因此儿童更容易引发鼻炎。儿童脏腑娇嫩、形气未充，故比成人更易患鼻炎，而且患鼻炎的危害更大，但若能及时正确地治疗鼻炎，加上儿童脏器清灵、易趋康复的生理特点，使儿童比成人鼻炎的治愈率要高。儿童一旦患有鼻炎，可导致鼻腔狭窄而影响通气，从而导致氧气吸入受到阻碍而引起血氧的饱和度降低，使全身各个组织器官出现不同程度缺氧，并出现周期性头昏、头痛、视力下降、智力下降、记忆力减退、学习成绩下滑等表现，长期的张口呼吸不仅会因为空气刺激咽腔导致咽炎，还会使孩子形成面部畸形，医学上俗称"鼻炎面容"。儿童鼻炎可根据具体表现的不同，按中医内容分别诊断：伤风鼻塞指风邪犯及鼻窍所致，以鼻塞、流涕为特征的急性鼻病，相当于急性鼻炎；鼻窒是因脏腑虚弱，邪滞鼻窍所致，以长期鼻塞、流涕为特征的慢性鼻病，主要指慢性鼻炎；鼻槁是因津液不能上濡鼻窍所致，以鼻中干燥、黏膜萎缩为特征的慢性鼻病，主要指萎缩性鼻炎；鼻鼽是因禀质特异，邪犯鼻窍所致，以阵发性鼻痒、连续喷嚏为特征的疾病，相当于变应性鼻炎（过敏性鼻炎）；此外还有鼻渊、鼻衄等病。另外，儿童鼻炎的发病率逐渐上升，可能与环境因素关系密切，但是因患儿自身较难描述症状，家长不易发现，往往延误病情。同时一些儿科医师对该类疾病的认识不足，没有关注鼻炎的诊断与治疗。临床中往往因和其他感冒、咳嗽、肺炎喘嗽、反复呼吸道感染、腺样体肥大等病混合，而按照其他疾病的诊断进行治疗。

（1）治疗鼻炎首应注重肺鼻同治。"肺开窍于鼻"，鼻乃肺之外窍。正如古人云"攘其外必先安其内"，从根本上治疗鼻炎，应用调肺益气、清利鼻窍之法，首应注重肺鼻同治，不但有利于缓解鼻炎的症状，更重要的是减轻或杜绝了呼吸道疾病的重症，如支气管哮喘、支气管炎等。

（2）小儿肺系疾病多，望鼻窍十分重要。鼻炎，尤其过敏性鼻炎，可谓是儿童咳嗽变异性哮喘、哮喘发病的前驱，所以治疗鼻炎对于预防哮喘发病有重要意义。鼻乃肺之窍，小儿肺系疾病多，故望鼻窍十分重要，所以对鼻腔黏膜望诊来分析治疗鼻鼽的进展情况。鼻鼽的病因病机乃是素有肺热，复感风邪，风邪羁留于肺，上犯鼻窍而成。风邪常与寒邪、热邪相伴，风寒相合，则鼻塞、流清涕、鼻腔黏膜苍白；风热相合，则鼻塞、流浊涕、鼻腔黏膜发红或充血。

（3）辨别脏腑的寒热虚实。杨颖尤为重视望色和察鼻窍。正常小孩的面部气色，无论肤色如何，均应红润明亮有光泽，这正是气血充沛、健康无病的表现。若病邪侵袭机体则面色就会随疾病的性质不同而发生相应的变化。面部气色主要是观察五色生病，而徐荣谦观察更细、分辨更清。红而发紫，内热炽盛；面色萎黄，脾气虚弱；金气浮浮，中常积滞；面色惨白，寒邪所伤；面色㿠白，气血亏虚；天庭青暗，惊风将至；鼻准青色，肝气犯脾。

（4）儿童鼻腔望诊法检查。基本要求：诊室布置以贴心温暖、安静舒适、空气清新、光线柔和、自然采光为宜。受检儿童取正坐位，正对检查者，年龄较小儿童则由成人抱扶以固定其头部。光源为手电筒即可，其应置于受检儿童鼻腔的前下方 3cm 左右处。检查方法：受检儿童头向后倾斜达 30°，左手拿手电筒，将光源照射于受检儿童的鼻腔内部。右手放置于受检儿童的一侧鼻腔下方的边缘处，轻柔向外侧用力，以便扩大前鼻孔观测鼻腔内部。

（5）儿童鼻腔望诊的意义。儿童传统的中医望诊，常常只局限于望神色、望形态、察目望舌苔、察鼻形及鼻腔分泌物等。杨颖对于儿童呼吸系统疾病的望诊，尤为重视对儿童鼻腔内部的望诊。主要观察儿童鼻腔内部形态的改变和鼻黏膜色泽的变化；鼻道内是否有肿物、异物及分泌物的积留；鼻甲有无充血、肥大、肿胀、萎缩等改变。从颜色分有鼻腔黏膜苍白、发红和充血；从肿胀程度分一度肿胀、二度肿胀和三度肿胀；从分泌物来看，清涕为寒，浊涕为热，黄则为火。在发作期鼻黏膜多为灰白色或淡蓝色，亦可充血色红，鼻甲肿大，鼻腔有较多水样分泌物。在间歇期以上特征不明显。进一步对儿童鼻腔内部望诊，可以对儿童呼吸性疾病的诊断依据更加充分，判断证型更加准确。通过鼻部望诊来辨别临证疾病的轻重，更好地用药，并能更好地鉴别病情的进展程度和治疗效果。

（6）望儿童鼻腔黏膜及鼻甲。儿童鼻腔黏膜及鼻甲颜色淡白、积涕清稀者，多属于寒证。新病者多属风寒犯鼻；久病者多见于气虚、阳虚，寒湿滞鼻。鼻黏膜色淡者多为过敏性鼻炎。鼻腔黏膜及鼻甲颜色发红者，多属于热证。新病鼻腔黏膜色红肿胀，鼻甲肥大者，多见于实证、表证，多由风热犯鼻，鼻、肺、肝胆、胃火热上蒸鼻窍所致；久病鼻腔黏膜及鼻甲肥大、色红增厚者，多见于里热证，多由肺经郁热或肝肾阴虚、虚火上炎导致，故应用清泻肺热法治疗。此外，对于鼻甲肥大的儿童，可根据下鼻甲肿大的程度将其分为三度：若下鼻甲肥大占满鼻道的1/2以内者，记作Ⅰ度；下鼻甲肥大占满鼻道1/2以上，但未充满整个鼻道者，记作Ⅱ度；下鼻甲肥大充满整个鼻道者，记作Ⅲ度。

（7）望儿童鼻涕五液之——鼻涕。中医认为"肺在液为涕"，肺开窍于鼻，鼻涕由肺所主。正常鼻道内，少量鼻涕是保护身体的一道屏障，具有防止鼻腔黏膜干燥、净化气息的功效。望鼻涕主要应观察涕液的量、色、质等几个方面，以辨其寒热虚实。望鼻涕包括望鼻外流出之败涕与鼻窍内积留的涕液，故主要应从以下几个方面望诊：鼻流清涕质稀者多为寒证，寒为阴邪，易伤阳气，阳失温化，寒滞于鼻道，寒水外泄，导致涕质清稀。故风寒犯鼻多见于新病，阳虚或气虚寒盛者多为久病。若涕液量多不止则为寒盛，为肺气虚弱，上源不利，不能约制。湿为阴邪，湿性黏滞，儿童鼻涕白黏多为湿热所致，由于湿盛于鼻道，故涕液质黏而色白。此多见于湿邪犯鼻、脾虚湿困或痰湿滞鼻之证。若涕液白黏量多则湿盛，白黏如脓则湿腐。热证者鼻涕多为黄稠，因热为阳邪，火热犯鼻，伤津肉腐，易灼伤肌肉筋膜气血或迫津外泄，而多见儿童涕质黄稠，故多属湿热、风热、火热犯鼻之证。若为风热者则鼻涕黄稠量少；湿热、火热炽盛者则鼻涕黄稠如脓或黄稠量多。若长期浊涕并伴有鼻塞属肺经郁热，为鼻渊；鼻孔生疮、糜烂为肺火上炎或胃有郁热；鼻翼煽动伴呼吸困难为肺气闭塞。

处方用药：麻黄汤加减。此处用麻黄汤的用意在于轻宣肺气、解表散寒，使营卫通畅、毛窍开畅。"治上焦如羽，非轻不举。"

加减：咽部不利者，加桔梗、蝉衣以清利咽喉；脏腑热盛者，加金银花以清内热，消鼻腔肿胀，外可驱散留恋表之风邪，同时配以消肿散结之连翘、莪术、川贝母、猫爪草等，以纠正寒热错杂的病理状态；夜间打鼾明显、鼻塞、鼻黏膜肿胀者加煅牡蛎、穿山甲等化痰散结；大便干结者加瓜蒌以通腑清肺化痰等；配合大剂量的清里苦寒之生石膏、蒲公英以表里双解，内可清肺胃之热。再根据各个疾病的不同，适当进行加减化裁，亦可兼顾其他变证，治疗本病其他证型及相关变证。

1）紧扣"风痰瘀互结致咳"之病机，临床采用加味芎蝎散。"芎蝎散"是宋代陈文中《小儿病源方论》的家传累世之名方，原方为川芎、荜茇各一两，蝎稍去毒尖一钱，细辛、半夏各二钱，具有祛寒痰冷涎的功效，主要用于治疗痰满胸喉、眼珠斜视证；或用于治疗痰气壅塞不能咽药者。明代万全在《幼科发挥》中用"芎蝎散"治疗脾虚上气喘息急、呕吐痰涎足胫冷者。

2）在药物使用上，吸收中医儿科先贤使用"芎蝎散"之宝贵经验。杨颖经过多年临床实践的验证，在"芎蝎散"的基础上加白前、当归、桃仁，组成"加味芎蝎散"，并且辨证施治，在此方基础上进行加减，用于治疗咳嗽变异性哮喘，具有良好的临床疗效。其基本方：川芎、全蝎、细辛、荜茇、半夏、白前、当归、桃仁。川芎祛风活血行气，全蝎搜风通络以散肺风，细辛、荜茇、半夏温肺化痰，白前温肺降气祛痰，当归、桃仁活血化瘀。

3）随症加减：若患儿咳嗽明显，加百部、紫苏子、款冬花、炒杏仁等，加强止咳功效；若痉挛性咳嗽明显或伴喘息，加白果、五味子敛肺化痰定喘，蛤蚧、沉香补肺益肾，纳气平喘；若痰热壅盛明显，加桑白皮、冬瓜子、枇杷叶、葶苈子、胆南星、天竺黄、瓜蒌、煅蛤壳、浙贝母或川贝母等，意在加强清热化痰泻肺之功用，其中煅蛤壳可合青黛为黛蛤散，浙贝母合枇杷叶有川贝枇杷露之意，均为清肺化痰之名方；若寒痰、水饮伏肺，合小青龙汤、三子养亲汤等温肺化饮，也可适当使用小茴香、木香、花椒等辛温之药以达温肺化痰之功用；若病情迁延，日久不愈，胶痰、老痰蕴肺难消，可加青礞石、大黄、黄芩、沉香，即礞石滚痰丸，可软坚清热、下气坠痰，也可加煅牡蛎、皂角刺等软坚化痰；久病多瘀，故病久可加红花加强活血化瘀通络之功效。此外，此病为外风引动内风，故临床常使用僵蚕、蜈蚣、蛇蜕、白花蛇、乌梢蛇、蕲蛇等虫类药物，以达搜风通络之功效。若在此病基础上有外感症状，可合大青龙汤加减以表里双解。

4）临证注重鼻、咽部望诊：杨颖强调治疗鼻炎、咽炎，意在清鼻利咽、清利肺之门户、截断邪气内传之通路。若咽部红肿、扁桃体红肿明显，可治从少阳，加柴胡、黄芩，以及金银花、野菊花、蒲公英、紫花地丁、天葵子、牛蒡子等，即小柴胡合五味消毒散以清热解毒利咽；若伴慢性咽炎，咽后壁淋巴滤泡增生，也可加木蝴蝶、蝉衣清咽利咽，或合五味消毒散加强清热解毒功效；若伴鼻炎之患儿，加辛夷、桔梗、荆芥、白芷通利鼻窍，重者可加蒲公英解毒散结；若扁桃体平素肿大或腺样体肥大，夜间打鼾患儿，可加猫爪草、蒲公英、莪术、醋三甲、土鳖虫、煅牡蛎等软坚散结。

3. 郑春燕治疗鼻窦炎经验

近年来，随着大气污染问题的出现，儿童患呼吸道疾病逐渐增多，鼻炎、鼻窦炎患病率陡增，由于鼻咽腔周围的慢性炎症刺激导致腺样体、扁桃体增生，肥大的腺样体、扁桃体阻塞气道，随之而来的是小儿鼾病也日益增加，严重困扰着儿童的健康。鼻腔的炎症，使鼻部防御作用降低，导致儿童反复感冒，鼻塞流涕，诱使鼻窦炎发作，形成恶性循环，严重的出现呼吸睡眠障碍，夜间打鼾、憋气、缺氧，甚至不得不手术治疗，对孩子造成了负面影响，郑春燕运用中医内服外治等特色疗法，有效控制病情，避免手术治疗的弊病，深受患儿家长的称赞。

在中医学中，鼻窦炎属于"鼻渊病"范畴，鼻渊病是指以鼻流浊涕，如鼻下渗，量多不止为主要特征。常伴有头痛，鼻塞，嗅觉减退，甚至头晕目眩等。《黄帝内经》有"脑渗为涕"的论述，故又有"脑漏""脑渗""历脑""控脑痧"等病名，与急、慢性鼻窦炎相类似。鼻窦炎有虚实之分，实证起病急，病程短，症状较为严重；虚证病程长，缠绵难愈。因本病发病率高，严重影响着儿童的身体健康，甚至可引起严重并发症，故应积极预防，彻底治疗。

（1）病因病机。

1）肺经风热：肺主皮毛，开窍于鼻。风热邪毒外犯，留滞鼻窍；或风寒侵袭，郁而化热，壅遏于肺，致使肺失清肃，邪毒循经上犯，结滞鼻窍，损伤鼻窦肌膜发病。

2）热毒壅盛：或因肺胃热盛循经上犯，或肝胆郁热化火，毒邪循经上蒸，灼伤鼻内肌膜，化腐成脓，或外感热毒之邪直犯鼻窍化腐成脓而为鼻渊。

3）脾肺虚弱：饮食不节，劳倦过度，思虑郁结，损伤脾胃，致使脾胃虚弱，运化失健，气血精微生化不足，导致肺气虚弱，鼻窍失于气血之养，邪毒久困，肌膜败坏，而成浊涕，形成鼻渊；或因脾虚湿困，湿浊上泛，困结鼻窍，浸淫鼻窦，腐蚀肌膜为病；或久病脏腑虚弱，脾肺气虚，无力抗邪外出，致使邪毒久滞，留滞鼻窍而发病。

（2）诊断要点。本病以鼻流浊涕而量多为特征，伴有头痛，鼻塞，嗅觉减退，鼻内肌膜红肿或淡红肿胀，眉间或颧部可有压痛。必要时可结合 X 线片、CT 辅助诊断。

（3）辨证施治。

1）肺经风热：涕白或黄，量多，从鼻道上方流下，间歇或持续鼻塞，嗅觉减退，鼻内肌膜红肿，眉间或颧部有叩压痛。全身症状可见发热，恶寒，头痛，胸闷，咳嗽，痰多，舌质红，苔微黄，脉浮数。治疗原则：疏风清热，辛香透窍。可选用银翘散加减：金银花、黄芩、菊花、芦根、连翘、鱼腥草、荆芥、桔梗、防风、白芷、辛夷、紫苏叶等。

2）肺胃热盛：鼻流黄脓涕而量多，持续性鼻塞且重，嗅觉消失，鼻腔内红肿、胀痛。全身症状可见发热，头痛较剧，头晕，口苦咽干，体倦乏力，脘胁胀闷，食欲不振，小便黄，舌质红，苔黄厚腻，脉数。治疗原则：清热解毒，排脓透窍。自拟解毒清鼻汤加减：蒲公英、金银花、黄芩、栀子、连翘、虎杖、荆芥、防风、白芷、辛夷、藿香、胆南星、肿节风等。

3）脾肺虚弱：涕白黏或略黄，量较多而无臭味，鼻塞，嗅觉减退，鼻内肌膜淡红，全身可见肢困乏力，食少腹胀，便溏，面色萎黄，舌质淡，舌苔白，脉缓弱。治疗原则：健脾益气，清利湿浊。可选用参苓白术散加味：黄芪、党参、白术、茯苓、薏苡仁、泽泻、白芷、辛夷、当归、川芎、藿香、白豆蔻等。

（4）常用药物。依据鼻鼽（过敏性鼻炎）的发病机制和证型表现，中医学认为，鼽嚏始发，多外邪为患，即所谓"外有非时之感"。然肺位至高，为脏腑之华盖，通过气道直接与外界相通，其在体系皮毛，皮毛为一身之表，易感外界风邪、寒气、湿气及疫疠之气，故肺脏受邪，肺气被伤，失于宣肃，鼻窍不利；或肺脾气虚，卫表不固，腠理疏松；或肺肾同病，生发温煦之气不足是发生鼻鼽的主要内在原因。又"风为百病之长，善行而数变"，表现为发病迅速、时作时止、反复发作，故有发作时鼻痒、喷嚏频作等症状，均符合风邪的致病特点，而风邪又多易兼夹寒、热、湿之邪，因此，治疗本病之发作期以祛除风邪、调和营卫、通利窍道为关键；而缓解期则以调理肺脾肾，固本疏表透热为主。临证常用祛风药有苍耳子、蝉蜕、蜂房、地龙、防风；兼表寒则用麻黄、桂枝，里寒配干姜、附子；兼热多用黄芩、连翘、胆南星；夹湿用羌活、苍术、滑石、通草；通窍必用细辛、辛夷。此外，无论何种证型均应稍予活血药，以当归、川芎、路路通佐用，所谓"治风先治血，血活风自灭"之理。

（5）临床治疗。发作期证偏风寒者，此型临床最多见，用苍耳子散合小青龙汤加减；证偏风湿者以苍耳子散合九味羌活汤加减；证偏风热者选苍耳子散合银翘散加减。缓解期根据肺气虚寒、脾气不足、肾气不足之个体不同，分别选用玉屏风散或七味白术散或真武汤合栀子豉汤加减。苍耳子散以苍耳子甘缓不峻、祛风除湿为君；辅辛凉之薄荷，以疏散风邪、清利头目；佐芳香质轻、气味俱薄之辛夷花以走气入肺，又助胃中清阳上行；再以辛温芳香之白芷，散风止痛，消肿排脓。四药相合，以达祛风散热、宣通肺窍之效。小青龙汤出自《伤寒论》，方中麻黄善于宣肺气，散表寒，开腠理，透毛窍；桂枝化气行水温里饮；干姜、细辛温肺脾，通鼻窍；佐以半夏燥湿化饮；五味子性温味酸，能收敛固涩、益气生津、补肾宁心，又可防辛温太过两方并用，伤气耗津；白芍补血和营；炙甘草既可补益肺脾，又可调和诸药辛散酸收之性。苍耳子散、小青龙汤两方合用，既能针对鼻衄的发病部位进行有效疏通，又能清除体内的风、寒、湿、热邪毒之气，临证此二方合用最多。缓解期千古名方玉屏风散应用尤效。玉屏风散由生黄芪20g、炒白术15g、防风10g组成，益气固表，补散兼施，主治自汗、鼻塞、卫阳不固之体虚外感证，药理实验研究证实，其能有效改善过敏体质，预防过敏症状。栀子豉汤源自《伤寒论》，由栀子、淡豆豉两味药各等量组成，栀子苦寒清透，解郁除烦，清三焦之热，且导热下行；淡豆豉气味俱轻，清宣郁热，和降胃气，配合玉屏风散，集补、散、泻、透于一体，对鼻衄缓解期肺脾气虚证兼有伏热甚妙。

（6）自创外治法和鼻炎操。

1）中药熏洗：

制法：取白芷、黄芩、辛夷（用纱布包煎）、藿香各10g，麻黄、防风、紫草各6g。将以上药物加水煎煮两次，合并药液，趁热用药液蒸气熏鼻，熏时患儿尽量深吸气，以使药气进入鼻腔内。需要注意鼻与药液保持距离，以免被烫伤。药液变温后，再用棉签蘸药液清洗鼻腔。每日2次。

2）鼻炎保健操：

A. 按摩式。采用小儿推、拿、点、按、摩、揉、搓等手法，简单有效，方法如下：①开天门150次，推坎宫150次，揉太阳穴1~2分钟；②按揉迎香穴1~2分钟；③从上到下揉搓鼻翼两侧，来回50~100次；④手上取穴可以按揉合谷穴200次，双手两侧都可以按，坚持一到两周时间。

B. 呼吸式。嘴巴闭紧，鼻子深吸气，使吸入之气下沉丹田，然后鼓起腮，用力慢呼气。如此反复10次。

二、脾系疾病

（一）鹅口疮

王大璋治疗鹅口疮的简便外用疗法

鹅口疮又名雪口病、白念菌病，由真菌感染引起，是儿童口腔的一种常见疾病，临床多见于虚弱消瘦的小儿和长期应用广谱抗生素的患儿。以口腔内满布白屑，状如鹅口，口腔黏膜出现乳白色，微高起斑膜为主要表现，周围无明显炎症反应。好发于口唇部、颊、舌、软腭等处的黏膜，白色的斑块不易用棉棒或湿纱布擦掉，重力擦拭可见出血现象，伴有疼痛、口水增多，不能饮食为其特征。可单独发生，也可继发于全身性疾病。若治疗不当，延绵不愈，影响健康。王大璋认为此病是由于患儿本弱，胎热蕴于心、脾、胃三经，因舌为心苗，足太阴之脉络于舌，三经有热循经上熏。其病变脏腑主要在心脾。诊治此病时可使用中药煮散剂：清热散、解毒散、健脾散、牛黄散、活血散、凉血散等，酌情使用。并配以外用药物：生石膏9g、山慈菇4.5g、青黛3g、生龙骨4.5g、硼砂3.5g、冰片3g。以上药物共研为细粉，撒于患处。

"鹅口"之名首见于《诸病源候论》，"小儿初生，口里白屑起，乃至舌上生疮，如鹅口里，世谓之鹅口。此由在胎时受谷气盛，心脾热气熏发于口故也"。明确指出鹅口疮是由心脾积热所致。之后在《幼幼集成》等典籍中均有比较详尽的描述。王大璋认为此病的病因与外感邪毒和喂养不当等因素有关。小儿感受邪热之毒，火热之邪循经上炎，熏灼口腔，发为鹅口疮。内服清热散、解毒散、凉血散泻心脾积热，配牛黄散或导赤散，使热从二便中出。外用生石膏配伍青黛，清热泻火敛疮，与生龙骨、硼砂、冰片合用，共起生肌敛疮之用。内外兼治，以达病愈。

（二）泄泻

1. 马荫笃治疗泄泻经验

（1）小儿观肛识病（泄泻）。肛门红而不肿为伤食泻，因小儿为"纯阳之体"，阴常不足，阳常有余。积食停滞，极易化热，热胜则红。"谷道、肛门、大肠之候也。大肠虚热，其气热结肛门"，故肛门发红。治应消食化积，健脾开胃，佐以清热除湿。方用加味三甲散，佐以达原散治之。

（2）治疗秋季腹泻时应注意"三慎""三宜"。

1）三慎就是慎热、慎涩、慎补：

A. 慎热。因为小儿腹泻之中属湿热下注与伤食致泻者居多。临床症见发热，泄泻，腹胀，大便色绿黄，夹黏液、乳瓣，或有脓血，气味腥臭，肛门周围红或红肿，啼闹不安，或伴有呕吐、咳嗽，口气酸臭，脉象滑数，指纹红紫等，大便常规提示有红、白细胞，脓球或脂肪球、黏液等，血检可见白细胞与中性粒细胞增高。若病毒性肠炎时，白细胞偏低，淋巴细胞高于中性。此类秋季腹泻属于湿热证，若误以为是寒证，投以桂附、干姜、吴茱萸等，实乃抱薪救火。

B. 慎涩。有的医生认为腹泻俗称滑肠，滑者涩之，用涩药治疗就好。于是将石榴皮、赤石脂、禹余粮、诃子、乌梅、罂粟壳等杂投，不料涩而不止，即使缓解一时，随即泻下加重，试想盗贼闭室内，岂不破器毁物？病邪内蕴，无从排出，即导致腹胀如鼓、恶心呕吐、烦躁不安，甚者热性惊厥。

C.慎补。秋冬季腹泻发病时虽气候较凉，日便4～5次多至10余次，面现萎黄，目胞微陷，精神不振，似有轻度脱水体征。此时往往误认为是虚证，更不详查指纹、舌脉与肛色，即投以黄芪、白术、枸杞，甚至人参、鹿茸大补之品，岂不知邪之不除，正焉能复？何况参芪之类易于助邪，邪盛则正更虚，泄泻虽能暂停，但内热循经上炎，多见口舌糜烂，目赤烦躁，泄泻复作，较前更频，而成热结旁流之势，甚者导致严重脱水，所以在采用补药时，一定要全面详查。余热未尽时应先清除余热，待邪去尽，然后议补不迟。

2）三宜就是宜清、宜利、宜平：

A.宜清。因小儿秋泻实热证居多，故宜以清热为主，临床常选用金银花、黄芩、马齿苋、败酱草等。若伴有发热者，可加银柴胡、连翘。"肺与大肠相表里"，腹泻时大肠之热往往循经上熏于肺致令咳嗽，可加鱼腥草、桑白皮。

B.宜利。古医云"无湿不作泻""治湿不利小便，非其治也"。利小便为治疗秋季腹泻的有效方法，临床常选用白茅根、茯苓、车前草、益元散等。益元散系滑石、甘草、朱砂组成。朱砂为"镇心之主药，安神之妙剂"，兼有解毒之功，故优于"六一散"止泻之效。

C.宜平。腹泻日久，虚证明显，且病邪大衰，不扶正难以祛邪时，可采用平补药，如太子参、生山药、生薏苡仁、大枣等。若泻久阴伤，轻度失水者，可加入蒸山萸肉、北沙参、百合等。食疗可用藕粉做粥，放入桂圆肉数枚食之。若确系脾肾阳虚，虚寒证突出，桂附理中汤、十全大补汤也在所必投。同时可用白胡椒3～5粒，研为细粉纳脐中，外用暖脐膏或胶布贴之，并配合针刺长强穴，可收良效。

（3）小儿泄泻。腹泻是儿科最常见的疾病，尤以婴幼儿易罹患此病，一年四季均有发生，夏秋季节发病率最高。腹泻的主要症状是排便次数增多，粪便溏薄或呈蛋花汤样或水样。由于泄泻最易耗伤津液正气，失治、误治往往导致有脱水、气脱液竭的危险。马荫笃临床将腹泻分为脾虚泻、湿热泻、伤食泻、脾肾两虚泻与惊泻共5种类型，主要采用散剂治疗，现介绍如下。

1）脾虚泻：脾胃虚寒，运化力弱，不能输布水谷之精微于周身。临床表现：精神倦怠，肌肉瘦弱，不思乳食，面色萎黄，大便色白或淡黄，食后即便，完谷不化，排出无力，多无气味，肛门不红，小便色清，腹软不胀，指纹隐淡或脉象细缓，舌质淡红，舌苔薄白。泻久者两目下陷，睡时露睛，气脱液竭而至危。

治疗以补虚健脾为主，主方用参苓白术散。若虚中挟滞而呈现肚腹虚胀，大便气酸，舌苔白腻者，加达原散消导化滞；小便短少色黄，入寐不安者加益元散清利安神；若久泻不愈者配针刺长强穴。

2）湿热泻：湿气内蕴，外伤暑热，湿热下注，水谷不分。临床表现为泻下急迫，大便臭秽，色绿黄，气腥臭，肛门红肿，小便黄赤短少，腹胀、厌食、烦躁、口渴不喜多饮，指纹暗紫滞，脉象滑数，舌质红，舌苔白腻或黄腻，甚至伴有呕吐，发热，惊厥，囟陷目凹，哑啼无泪等危候。

治疗以清热渗湿为主，主方用达原散。体强腹胀，肛门红肿者，加清导散以涤荡湿热，外用黄柏 10 ~ 15g，水煎外洗肛门，以防溃烂感染；小便黄赤、短少者加益元散分利之；发热惊厥，烦躁不安者加紫雪丹以镇惊安神；若囟陷目凹，啼哭无泪，Ⅲ度脱水者应配合补液支持综合治疗。

3）伤食泻：乳食不节，杂进瓜果，肉腻厚味，停滞不化，运化失职，清浊不分。临床表现：腹胀作痛拒按，大便黄褐气味臭秽，便中夹黏液，肛门红而不肿。小便淡黄，纳呆拒食，频作嗳气，指纹青紫滞，舌红苔厚腻，脉象细数。若泄下日久，容易导致皮毛焦枯，形瘦骨立，而成疳泻。

治疗以消导健脾为主，主方用三甲散。若腹胀作痛者，小便短赤者加益元散；大便臭秽，舌苔厚者加清导散；泻久腹虚胀，不思食者加参苓白术散；呕恶嗳气者另煎砂仁、佩兰各 3g，水煎频服。若成疳者，又需培补肾阴，兼理脾胃之汤剂治疗。

4）脾肾两虚泻：久泻不止，脾阳受损，肾阴耗伤，元阳不固，气陷洞泄，临床表现：精神萎靡，肌肉消瘦，面枯无华，寐时露睛，泻下清谷，便似鸭溏，色青如肉冻，气微腥，肛门暗乌，小便清长，腹软不胀，四肢发冷，指纹青暗，脉象沉细无力，舌淡苔薄白失润，甚者闭目垂头，面晦唇青，腹塌囟凹，额出冷汗如油，啼不出声，脉现七绝，乃元阳将脱之兆，应中西医结合救治。

治疗以温补脾肾为主，主方用桂附理中散。偏于脾虚者加参苓白术散；偏于肾虚者加金匮肾气丸温补肾阳，外用胡椒暖脐法（白胡椒 5 粒，研成细粉，放入脐内神阙穴，用暖脐膏或伤湿止痛膏敷贴），以温补"命门"，并可配合针刺长强穴，固脱止泻，如脱肛者，另用五倍子 15g，水煎熏洗后托入即愈。

5）惊泻：脾胃素虚，偶因惊恐，"惊者气乱，恐者气下"，临床表现：大便青白，睡醒即便，小便清长，时时惊啼，神困倦怠，或身微发热，指纹青，舌尖红。

治疗以安神健脾为主，主方用琥珀清热散。脾虚不思食者加参苓白术散，同时可配合针刺神门穴（双侧）。

上文讨论了小儿腹泻的主要病机，是脾阳不振、运化力弱、水湿内蕴所导致的病理反应。论述了 5 种类型腹泻的主要临床症状，观察腹泻患儿肛门的颜色对诊断和治疗有重要的参考价值。古医书说"散者散也"，有速达病源之意，尤其是小儿用汤剂用量大又难喂服，不如散剂量小，喂服简便，且药价低廉，值得推广。长强为足少阴、足少阳之会，督脉络别走任脉，小儿腹泻乃阴盛制阳之象，如乌云之蔽日，刺此一穴能鼓动阳气，克阴强阳，又如拨云雾而见阳光。胡椒暖脐法乃民间验方，脐中名曰"神阙"穴，胎儿在母腹经由此汲取营养，与胃肠关系颇为密切，白胡椒性热，有温胃散寒之功能。凡小儿虚寒久泻不止者均可使用此法，简便有效。

2. 黄克质治疗湿热痢疾经验

此疾以夏秋季节发生居多，多因饮食不洁兼感湿热邪气而引起，起病初期身热，腹痛，里急后重，下痢频频，或部分小儿未见下痢之症，而见高热抽搐者，此病危重，治之不及，可致患儿死亡。《万病回春》曰："痢疾不分赤白，俱作湿热治之明矣。赤属血、白属气，赤白相兼，脓血杂痢，皆因脾胃失调，饮食停滞，积于肠胃之间多。其暑湿伤脾，故作痢疾。"

黄克质善治湿热痢疾，认为就湿热病的病位而言，既可湿热病邪郁于肌表，发为表证；又可病邪逐渐深入，导致脏腑气血功能紊乱，发为里证。湿热病的病机关键在于以脾胃内伤所致的水液代谢失常为基础，再外感湿热病邪而发病，其强调内外因素相引而发病。就治法而言，湿热痢疾应采用泻脏腑热，即针对热邪停滞脏腑时，采用的清热方法，"泻"有大量的急速排出的意思，旨在恢复脏腑的正常生理功能，但同时不能过于攻伐脾胃。故常以下方治之，疗效较好。方选当归、白芍、木香、槟榔、黄连、秦皮、黄柏、白头翁、二花、焦山楂、熟大黄、甘草。方中当归、白芍以养血调肝，缓中止痛。用木香、槟榔行气导滞，调中止痛，消脘腹胀满，除里急后重。白头翁清热凉血解毒，善治热毒血痢；黄连清肝火，入肠胃，清热燥湿止痢；黄柏走下焦，泻火燥湿；秦皮清肝热，止热痢。四药合用，大苦大寒，苦能燥湿，寒能胜热，使得湿热毒邪尽解，则血痢下重得愈。焦山楂味酸甘，性微温，酸能敛阴，甘能补中，消食健胃去积滞，行气散瘀而不伤正，正合治痢"行血则便脓自愈，调气则后重自除"之大法；熟大黄比生大黄药性略缓，泻热不伐正气；甘草健脾化湿，调和诸药。若服一二剂即因临床症状消失而停药，疗程过短，则易复发。病程中注意节制饮食，进食清淡。病愈后，忌冷饮发物，以防复发。

3. 黄明志治疗小儿腹泻经验

黄明志从医 50 余年，精于儿科，兼通内科及妇科，对《黄帝内经》《伤寒论》《脾胃论》《温疫论》等著作颇有研究，善于从古方中悟出新意，开创新疗法。儿科鼻祖钱乙首创"五脏证治"，后人在继承和总结的基础上完善了脏腑辨证体系。黄教授认为无论内伤、外感，临床症状纵有万般，皆系脏腑病变的表现。主张"疗疾祛病，勿伤脾胃"，中医学以脏腑理论为中心，"脾居中央，灌溉四旁"，脾为气血生化之源，脏腑经络之根，是人体赖以生存的根本，《黄帝内经》指出："五脏六腑皆禀气于胃。"同时，脾胃又有防御疾病的功能，在预防和治疗上起着决定性的作用，早在《黄帝内经》中就有"脾为之卫"的说法；张仲景也提出"四季脾旺不受邪"的观点；直至李东垣将脾胃学说发展完善，他认为"诸病由脾胃生"。小儿生机蓬勃、发育迅速，对水谷精微的需求大，但由于其脏腑娇嫩，形气未充，故脾常不足。加之小儿饮食不知自节，饥饱无度，更容易损伤脾胃，故黄明志提出"疗疾祛病，勿伤脾胃"的学术思想，认为在治疗小儿疾病的过程中，顾护脾胃为一条主线，贯穿于终始。

腹泻是幼儿时期常见的消化道疾病，如下黄明志教授对小儿腹泻的辨证论治，有其独特的见解及用药经验，疗效显著，特整理其经验。

（1）泄多因湿起，秋泄独由燥。小儿为稚阴稚阳之体，生长发育迅速，然所需水谷之精微，均赖脾胃之化生，小儿乳食不知自节，且"脾常不足"，又易感外邪，导致脾胃纳运功能紊乱，升降失调，水反为湿，谷反为滞，清浊不分，并走肠间而为泄泻，故有"湿气盛，五泄成"和"无湿不成泄"之论。黄明志提出：泄泻多由湿邪困脾所致，此为共识。但秋泻却是因燥而起，认为秋泻乃因肺燥不能通调水道，下输膀胱，而使水液趋于下焦发为泄泻。因此临证时主张：湿泻治脾，秋泻治胃。脾为太阴阴土，喜燥而恶湿。胃为阳明阳土，喜湿而恶燥。故东垣有"太阴阴土，得阳始运；阳明阳土，得阴自安"之论。据此认为"泄泻之本，虽皆由于脾胃，但疗泻当辨孰湿孰燥，不可盖以湿治之"。

（2）治泻善用梅，内外兼施治。根据患儿"肝常有余"的生理特点，小儿泄泻，除脾胃为饮食所伤，外感六淫邪气外，肝木克脾土也是小儿泄泻的一个主要原因。故用乌梅以达敛肝的目的。肝敛则脾舒，脾舒则泻止。同时认为乌梅味酸生津以养阴，以防暴泻所致的阴伤，此为其一。乌梅酸涩敛肠以止泻，且1岁以上儿童用乌梅炭仿西药药性炭之用，此为其二也。乌梅性平偏味有养阴清除虚热之功，可疗因脱水而致的发热症状，此其三也。"一药三用"收效甚佳。

4.黄牲运用经方治疗小儿泄泻

（1）外感风寒湿泻，内服散寒除湿。风寒湿邪外客脾胃肠道，困阻中阳，脾失升清，胃失和降，升降乖戾，故呕吐，泻下稀水；风寒之邪郁闭肺卫之气，则鼻塞明显。方用藿香正气散加减。药用藿香辛温解表，芳香化湿，且可辟秽和中止呕；苏叶、白芷辛温助藿香解表，苏叶兼可健脾理气，宽中止呕，白芷可燥湿化浊；炒苍术、陈皮、姜半夏燥湿，苍术兼可解表，姜半夏兼可止呕，陈皮兼可健脾理气；脾胃升降失常，中焦气机不利，选厚朴、大腹皮行气化湿，畅行中焦气滞；茯苓健脾渗湿；小便量少，药用泽泻、猪苓，使水走前阴，利小便以实大便，分清泌浊，从而达到止泻目的。

（2）寒湿水泻当分利，妙用胃苓汤渗之。脾土受湿，不能渗化，致伤阑门元气，不能分别水谷并入大肠而成泄泻。黄牲曰："湿盛则濡泻，脾胃湿盛，以致清浊不分，而成水泻之症。"且古人云："治湿不利小便，非其治也。"故治湿泻当以清利分化为大法，胃苓汤主之，因寒湿困脾，脾胃运化不及，故加焦山楂、麦芽消食化积；李东垣在《脾胃论》中提出"湿寒之胜，当助风以平之"，配以防风胜湿止泻，全方共成祛湿和胃之效。

（3）湿热痛泻需合方，清利同时兼扶土。葛根黄芩黄连汤出自《伤寒论》，乃治疗湿热下利的效方。小儿泄泻究其原因多因脾胃所伤，脾常不足，肝常有余，土虚木乘，故痛泻不止。叶天士在《临证指南医案》中提出"治胃佐泄肝，制其胜也"，故选葛根黄芩黄连汤合痛泻要方治疗。葛根解肌退热、升阳止泻。黄芩、黄连清中焦湿热。厚肠止泻。药用防风，升清燥湿，散肝抑木，《医方集解》云："防风辛能散肝，香能舒脾，风能胜湿。"白术健脾燥湿。陈皮健脾理气、燥湿止泻。白芍柔肝缓急止痛。全方共奏清热利湿、抑木扶土之功。

（4）内伤乳食积滞，保和泻心导滞。患儿以大便夹杂不消化食物残渣，气味酸臭，脘腹胀满，夜间哭闹不舒，不思饮食，时有呕吐为主要表现，乃属伤食，结合舌质红，苔黄厚腻，指纹紫滞，知食滞已夹湿化热。《黄帝内经》云"饮食自倍，肠胃乃伤"，脾胃运化失常，内生痰湿，郁久化热，困阻中焦气机，湿热两邪互恋，保和丸消食导滞之功可，但清热化湿浊之力欠佳，故合半夏泻心汤，辛开苦降，清热祛湿，一升一降，胃肠得和，升降复常，则吐泻止。李东垣曰：胃中元气盛，则能食而不伤，可知伤食之根本乃脾胃虚弱，故加党参补脾益气阴；车前子利水而不伤阴，两方相合，既能消食导滞，又可清化湿热。黄牲曰：针对易于伤食的小儿，平素可取白萝卜煮水，频服，取其顺气消胀除满之功。

（5）虚泻益脾肾，固本以培元。久泻脾虚，累及肾气，泻多滑利，稀薄不臭，若肠滑明显，有时自遗者，当固涩止遗，盖此时既无积滞可除，又无湿热可清，当以补中兼涩，培元固本，扶正固脱。选以参苓白术散健脾祛湿，因久泻不已，损及肾阳，土失火暖，泻下清稀，甚则完谷不化，加附子、炮姜温阳散寒，顾护肾中元阳之气；合肉豆蔻、五味子以涩肠止泻，且肉豆蔻可入中焦，温脾胃，五味子酸甘可益气养阴。叶天士《临证指南医案》提出"脾胃之病，虚实寒热，宜燥宜润，固当详辨，其于升降二字，尤为紧要"。祛湿勿忘健脾，久泻慎用苦寒，扶正兼以固脱，时刻防护气阴。

5. 王瑞五巧妙运用泻法

（1）行泻剂意在健中。在王瑞五先生创制的十六剂中，含有泻下药的方剂有三一散、牛黄散、沆瀣散、一捻金、利水散、香连散、化痰散等，由此可见其对泻法的重视。王瑞五先生常云："大小便通利热自消。"认为小儿诸病，热病居多，通其大便，内热泻出，病已愈半矣。婴幼小儿，脾胃薄弱，不耐受邪，稚阳之躯，又易从阳化热。其脾胃宜健不宜伐，邪热宜清勿多攻。王瑞五巧妙地将益气健脾、调气和中、运化消导、祛痰利湿之品与泻下药大黄、牵牛子、槟榔、枳实、厚朴等配伍，制成了调和气机、清热止痢的香连散；清热利尿、健脾消导的利水散；清化痰热、健脾涤饮的化痰散；泻火解毒、清里导滞的沆瀣散和清热解毒、健脾益气的一捻金。此五方虽含泻下之品，却清邪热而不泻，或仅缓泻，主要起清热、止痛、健脾、消导、利痰、化湿等作用。牛黄散（由牵牛子、大黄组成）是王瑞五最常用的泻下剂，在用量上有不同层次，可产生不同效果：大量（每岁每日 2 ~ 3g）有攻坚去滞、涤荡胃肠宿垢之功，多用于伤食、便结；中量（每岁每日 1 ~ 2g）有清热泻火、祛痰涤饮之用，多用于内热、痰饮；小量（每岁每日 1g 以下）有清热厚肠、健脾止泻之效，多用于脾盛内热成泻。先生用泻法之原则：确系胃肠实满不通者，必果断泻下，但须适可而止，需要再下者，必待胃气来复；一般实热证，采用清而不泻，或仅缓泻；虚热则用轻清厚肠健脾之法，行泻法与理气健脾有机结合。先生在运用泻法时，如此注重保护脾胃，以趋利避害，确实是独具技巧，高人一筹的。临证处方中又有十之六七是以健脾调中为原则的，由此可窥见王瑞五重脾胃思想之大略。

（2）泄泻不止丁香用。王瑞五治疗小儿泄泻，对于病程长，久泻不止的患儿常加一味丁香，每岁每日 1g，入中药水煎服，每收奇效。

王瑞五常说：小儿发育未成，脏气未充，极易受邪致病，尤以脾胃当先。《幼幼集成》中说："夫泄泻之本，无不由乎脾胃。"脾主运化，胃主纳谷，脾胃运化失职，则水湿不能正常运行而泄泻，泄泻日久，耗气伤阳，故有"久泻必损脾阳"之论，脾阳伤则不能温运腐熟水谷，湿浊停留不化，清浊相混，升降失司，更使泄泻难愈。

王瑞五治疗小儿泄泻，初期以利水健脾为法，先生常说"利水乃止泻之妙法"，对泄泻不止，久泻滑脱，必加一味丁香以温中暖肾，久泻可止矣。久泻脾肾阳虚，以丁香温中健脾，补肾助阳，方能收敛止泻。

丁香为桃金娘科植物丁香的干燥花蕾，性味辛温，归脾、胃、肺、肾经，具有温中降逆、补肾助阳之功，常用于脾胃虚寒、心腹冷痛、呃逆呕吐、食少吐泻、肾虚阳痿及宫冷等病症。《雷公炮炙论》云："凡使（丁香），有雌雄，雄颗小，雌颗大，似枣核。方中多使雌，力大，膏煎中用雄。"《开宝本草》云："可入心腹之药尔。"《药性论》云：

"主冷气腹痛。"《日华子本草》曰:"治口气,反胃……疗肾气,奔豚气,阴痛,壮阳,暖腰膝……杀酒毒,消疰癖,除冷劳。"这些论述都说明丁香的主治与消化系统疾病相关。

现代药理研究表明,丁香水浸出液具有刺激胃酸和胃蛋白酶分泌,使胃液酸度增加、消化功能提高的作用;丁香水煎液对胃肠活动的影响表现为抗胆碱样和抗组胺作用;丁香通过抑制花生四烯酸代谢发挥抗炎作用;2%丁香挥发油体外对产酸克雷伯菌、肠炎沙门氏菌、痢疾志贺氏菌、大肠杆菌、表皮葡萄球菌和金黄色葡萄球菌有显著抗菌作用;丁香水提取液可能通过抑制磷酸二酯酶活性从而提高了细胞Ca^{2+}释放,加强了肥大细胞膜的稳定性,起到抗速发型过敏作用;丁香醚提取物和水提取物都有抗溃疡作用。

6. 马淑霞应用温运脾阳法治疗儿童慢性腹泻

马淑霞重视脾胃,脾胃为后天之本,在治疗用药中注意祛邪扶正,顾护脾胃,尤其在治疗小儿泄泻方面,重视脾阳,"脾贵在运而不在健",应用温运脾阳法在治疗儿童泄泻方面有独到之处。小儿后天以脾胃为本,脾胃功能的正常,则依赖脾阳的温煦和推动。凡泄泻迁延不愈者,均有不同程度的脾阳受损的表现,可适当加用温运脾阳之品,如理中丸等,常用药物为党参、白术、炮姜、砂仁、益智仁、肉豆蔻、芡实等。

7. 王梅花运用消风散及食疗法治疗腹泻

西医将小儿腹泻分为感染性腹泻及非感染性腹泻,治疗多是补液治疗、对症治疗等。王梅花认为中医病因不外内伤、外感两类。外感多感受外邪,以湿邪为主,常夹有风、寒、暑合而为病。如中医经典《黄帝内经》曾记载:"湿多成五泄……飧泄之完谷不化,湿兼风也。"其认为小儿脏腑肌肉娇嫩,营卫顾护不健全。而风为百邪之长,湿、寒、燥、暑、热等多依附于风而入侵人体,临床见腹泻患儿大便次数稀而多,夹杂泡沫者,辨证多属感受湿邪夹风证,故此时在清热利湿基础上稍佐以消风散,往往可以取得奇效。消风散中所含薄荷味辛,性凉,归肺、肝经,有疏风清热之效,现代药理研究表明薄荷油有健胃作用,对溃疡有治疗作用,有较强的利胆作用,还有保肝作用;所含紫苏叶能行气宽中,调理脾胃之气,现代研究也表明其对痢疾杆菌、葡萄球菌等有抑制作用;《本草经疏》曰:"水萍,其体轻浮,其性清燥,能祛湿热之药也。"故三者合用,在治疗外感湿邪兼风证时,疗效颇佳。

食疗方法:对于腹泻的患儿,王梅花常常叮嘱患儿家长将小麦面粉干炒至黄色,做成稀面糊代替母乳或辅食让患儿服用。其常讲炒面糊进入胃肠道后可以固定、黏附细菌及毒素等,同时又可以补充能量,配合药物治疗效佳。

8. 杨之藻治疗泄泻经验

泄泻是儿科常见的脾系疾病，杨之藻在治疗泄泻病方面积累了大量的临床经验和心得，现总结如下。

（1）辨别大便性状，审证求因。小儿泄泻的发病原因，多为感受外邪、饮食内伤、脾胃虚弱。杨之藻诊治小儿泄泻，从辨别大便性状开始，结合其他临床表现，辨明其寒热虚实。杨之藻认为，凡小儿大便清稀多泡沫，色淡黄而不臭，伴鼻流清涕、咳嗽咽痒，或恶风寒，舌淡，苔薄黄者为外感风寒；大便稀薄如下，泻下急迫，色黄褐，味臭秽，或呈蛋花汤样，伴烦热口渴，肛周红赤，小便短黄，苔黄腻者为湿热内侵；大便稀烂夹有食物残渣，气味酸臭，伴腹胀、腹痛，不思饮食，嗳腐吞酸，苔厚腻或垢浊者为乳食停滞；大便清稀，完谷不化，色淡不臭，伴神疲体倦，舌淡苔白者为脾胃虚弱或脾肾阳虚。

（2）淡渗利水去其湿。婴幼儿腹泻的病变脏腑在于脾胃。脾主运化精微，胃主腐熟水谷，如脾胃受病，则饮食入胃，水谷不化，精微不布，合污而下，而成泄泻。小儿系稚阴稚阳之体，易受六淫侵扰，尤以湿邪碍脾为甚，或因小儿乳食不节，内生寒湿，均可湿邪困脾而致泻。临床可见小儿大便每日数次或数十次，呈蛋花汤样或水样便，伴有口干口渴，小便量少，肌肤弹性差，舌淡苔腻，指纹色滞等表现。根据《黄帝内经》"湿胜则濡泄"，《幼科全书》"凡泄泻皆属湿""湿多成五泄"之说，杨之藻认为治疗婴幼儿腹泻，祛除湿邪是一个重要环节，临床常用茯苓、猪苓、泽泻、苍术、车前子、六一散等淡渗利水之品。其认为湿邪得除，脾气得健，从而收到较好的疗效。在中药煮散剂的选择上，首选四苓散、车前子等利湿健脾之品。若风寒泄泻，加香苏散、消风散以疏风散寒；湿热泄泻，加香连散以清热利湿；热重于湿，加解毒散；湿重于热，重用四苓散、益元散；伤食泄泻，加消导散以消食导滞；脾虚泄泻，加七味白术散以健脾利湿；脾肾阳虚泄泻，加理中散、丁香、肉桂温补脾肾。

（3）消导化积涤其滞。由于调护失宜，乳哺不当，饮食失节，皆能损伤脾胃。脾伤则运化功能失职，胃伤则不能消磨水谷，宿食内停，清浊不分，并走大肠而成泄泻。杨之藻认为，小儿不知饥饱，加之家长溺爱有加，肥甘生冷恣意添加，致使脾胃为饮食所伤。常见小儿纳差，呕恶，大便酸腐或如败卵，腹胀、腹痛，苔腻，指纹滞等症。常用神曲、山楂、炒谷芽、炒麦芽、鸡内金、莱菔子等消食导滞。积滞得除，脾胃健运，泄泻自止。对于体壮病实者，杨之藻往往根据"六腑以通为用""通因通用"的原则，选用槟榔、牵牛子、大黄等药涤荡肠胃，消积化滞，使宿食得除，脾胃得运，常收到事半功倍之效。但此法应中病即止，不可滥投。

（4）收涩止泻治其标。由于小儿具有"稚阴稚阳"的生理特点和"易虚易实"的病理特点，加之婴幼儿泄泻易出现呕吐、腹泻、发热、尿少等症状，更易出现损气耗液的病理变化，病情较重者，常可发生"伤阴""伤阳"的变证。

历代医家治疗小儿泄泻，多强调利湿为主，非虚泻、久泻不可妄用收涩之品，否则有闭门留寇之弊。故长期以来，收涩止泻剂多局限于久泻滑脱不禁者。杨之藻治疗小儿泄泻，无论初泻、久泻，或属寒、属热，每在常规治疗方中加入止泻散收敛固涩，均取得满意疗效。杨之藻认为，暴泻多见于病初，发病急、病程短，以稀水样便为主。泻下无度，极易伤阴伤阳，甚至出现阴竭阳亡的危候。泄泻患儿又往往纳呆食少，生化乏源，阴竭难续，如不能及时控制病情，必耗津竭液，故治疗小儿泄泻，必须特别重视救急治标，保津留人，不可考虑其暴泻、初泻不用固涩而延误治疗。在利湿同时兼以固涩，不仅不会敛邪生乱，而且还可固守津液，此法含有现代中医截断扭转的学术思想。久泻脾虚肠滑，失其固涩之权，仅补脾虚，不用固涩，往往滑脱之症不能制止，必收敛止泻，方可奏效。对于暴泻久泻无实证者，杨之藻常用丁香、诃子、肉豆蔻、石榴皮、赤石脂等收涩止泻之品，但其往往用量小，时间短，中病即止。其目的是"留得一分津液，便赢得一分生机"，防止暴泻、久泻伤阴、伤阳，水液耗损，津伤液脱，出现"亡阴""亡阳"，甚至阴阳离绝之证。

现代研究也表明，止泻散中肉豆蔻（煨）、诃子、赤石脂等药物能有效保护胃肠黏膜，减轻致病微生物对胃肠的损害，且对肠道致病菌有一定抑制作用。使用收敛之剂尚需注意，凡表邪未解、发热不退，或积滞未消、腹胀坚满者均不宜使用。临床体会，只要辨证准确，遣方用药得当，早用收涩止泻之剂，并未见留邪之弊，为其他治法赢得时机，但此法毕竟为治标之法，不可常用久用。

（5）益气健脾治其本：小儿先天禀赋不足，脾胃虚弱，脾虚则健运失司，胃弱不能腐熟水谷，因而水反为湿，谷反为泻，清阳不升，乃合污而下而成泄泻。杨之藻认为脾为后天之本，只有脾气得升，脾运得健，才能使小儿正常生长发育。若因先天不足，后天失养失治，可致脾虚不健，小儿可见纳差，神倦，面黄肌瘦，便泻时作时止或便泻不止，完谷不化，舌淡，指纹色淡。治疗总以健脾益气为本，常用七味白术散、参苓白术散等方化裁加减。杨之藻尤喜欢选用七味白术散方，该方系宋代儿科先师钱乙之方。他根据儿科生理、病理特点，在用参、术、苓、草健脾益气的同时，加用了木香、藿香、葛根三味药，具有芳化、理气、鼓舞脾胃的作用，使其补而不腻，疗效显著。杨之藻在治疗婴幼儿泄泻时，除辨证使用清热解毒、淡渗利水、消积化滞诸法，总要以健脾益气收功。

（6）擅长使用散剂，灵活论治。因小儿服用汤剂困难，杨之藻根据自己的临床经验，将经常配伍使用的中药分组调配制成散剂，临证时将需用散剂混合，加水适量，武火煎沸约1~2分钟，取汁服用。用药简便灵活，服用方便，疗效可靠，在豫北地区享有盛誉。

（7）擅用针刺穴位贴敷，内病外治。

1）针刺：杨之藻治疗虚泻久泻患儿，加用针刺疗法，取效迅速。取穴：足三里、天枢。呕吐者加内关，腹胀者加下脘。暴泻用泻法，久泻用补法。因小儿不配合针刺疗法，故应用时多强刺激，不留针。杨之藻认为，足三里为足阳明胃经的强壮要穴，胃之合穴，针刺足三里有助于恢复胃运化水谷的功能。天枢穴为手阳明大肠经之募穴，针刺天枢有调整大肠传导功能和减轻腹泻的作用。

2）穴位贴敷：患儿不配合服药、针刺，给治疗带来一定困难。杨之藻根据小儿泄泻脾虚湿盛的特点，选用利湿健脾之药制成膏药，用于小儿泄泻的治疗。药物组成：苍术、茯苓、陈皮、厚朴、丁香等。制作方法：上药按比例配制，加入香油内文火炸枯，过滤去渣，再徐徐加入黄丹，离火后，摊于1寸见方的白布上备用。用法：将药膏加温贴敷于中脘、关元两穴，胶布固定，3天更换1次。此方法简便易行、无痛苦，易被患儿接受。外治疗法可单独使用，也可配合其他方法治疗。

9.许靖三治疗婴幼儿泄泻经验

泄泻是以大便稀薄、便次增多或如水样为特征，是婴幼儿时期的常见病、多发病，原因比较复杂。小儿脏腑娇嫩，形气未充，有"脾常不足"的特点，又因生活水平的提高，独生子女成了家庭的中心，饮食多膏粱厚味，不易消化，家长常又想方设法让其多食，以致积滞，发生腹泻，因此临床所见实证多、虚证少，即便出现虚证也多虚实夹杂，寒热相兼。但其本病机不外内伤和外感两大类，病理变化则在脾胃，许靖三根据婴幼儿的生理、病理特点，治疗婴幼儿腹泻时，常以消食导滞、通因通用为基本法则，并在此基础上，根据具体情况因人、因时、因地制宜。

（1）病因病机。

1）感受外邪：泄泻的发生与气候有密切的关系，尤以夏秋季节暑湿时令，最易发病。盖夏秋季节，气候酷热，若卧湿热之地，或嬉戏于烈日之下，热邪内伏，以致邪热内侵，迫于肠胃，而致泄泻。其他如冬春之风寒，夏秋之解衣乘凉，夜卧当风，邪气直中也可导致泄泻。故《黄帝内经》云："是以春伤于风，邪气留连，乃为洞泄。""多寒则肠鸣飧泄，食不化。"

2）内伤饮食：小儿泄泻中，伤于饮食者最为常见。"饮食自倍，肠胃乃伤"（《素问·痹论》），由于小儿脾常不足，运化功能尚未完善，而生长发育迅速，所需水谷精微较成人更为迫切，加上小儿饮食不能自节，调护失宜，喂养不当，饮食不节，或过食生冷瓜果、肥甘油腻等不消化食物，则易伤脾胃，脾伤则不运，胃伤则不能腐熟水谷，从而水谷混杂而下，并走大肠而致泻。

3）脾胃虚弱：小儿若先天禀赋不足或病后失调，或因风寒凉攻伐伤脾，皆能使脾胃虚弱，运化失职，水谷不能化生精微，水反为湿，谷反为滞，水谷不分，并走于下而致泄泻，若治不及时则导致气虚下陷和脾肾阳虚之滑脱重症。

此外，因小儿"肝常有余""脾常不足"，故脾胃虚弱之小儿受到惊吓，每致肝木横逆乘犯脾胃，也可导致泄泻。

（2）辨证论治。因婴幼儿腹泻的病因病机主要是感受外邪、内伤饮食和脾胃虚寒，故表现出了很强的季节性特点，常因季节气候的变化而出现不同的病理机制。许靖三据此辨证分型，其认为多见实热型、湿热并重型、湿重于热型。因泄泻本在脾胃，感受外邪、内伤伤食及脾胃虚弱引起的腹泻，都将导致脾失运化，因而多兼积滞，此乃本证最基本的病机，故消积导滞法应是各型最基本的治法。

1）实热型（多见于冬春之际）：

主症：大便稀薄或水样腹泻或便溏，多有黏液，味臭，多眵或眼睑红，睡眠不佳或烦躁，哭闹不安，舌红或舌微红或舌尖红，苔黄厚或黄微厚或白厚，指纹紫或鲜红。次症：腹胀，干呕，小便短少，口渴喜饮，咽喉红，指纹位于风关或气关或风气关之间，肛门红。

治法：通腑泄热。

方药：清热散、消风散、活血散、牛黄散、芒硝散、胃苓散。

加减：咳嗽者乃复感外邪，加止咳散宣肺止咳；咳甚加葶苈子散；咽喉红肿者或化脓或口舌生疮者，乃热邪熏腐口舌，加生蒲黄祛腐生新；鹅口疮者加生薄荷散；呕吐者乃胃失和降，当降逆止呕，加吴茱萸面外敷涌泉穴；若毒疖疮疡者，宜益气生肌重用胃苓散；若脱肛者，大肠滞热下迫，当收敛升提，加月石、五倍子、芒硝外洗；鼻塞重者，多属风寒外袭，加艾叶尖另服，疏风解表；夜啼甚者，乃心肝火盛，加僵蚕、蝉蜕肚、灯芯草另煎服，平肝清心。

2）湿热并重型（多见于春末夏初或秋末冬初季）：

主症：大便稀薄或水样或便溏，量较多，味腐酸或味臭轻，眼睑淡红，目眵少或无，烦躁或口渴不欲饮，小便短少，纳呆，腹胀，苔黄厚或白厚，指纹鲜红或白。次症：神疲，干呕，肛门红，指纹位于风关或气关，舌微红或舌尖红。

治法：清热利湿，健脾消积。

方药：清热散、消风散、活血散、胃苓散、消积散。

加减：腹痛（便前哭闹）或大便不爽，便时用力者，属肠道气滞，去清热散换香连散，增理气导滞之力；若出现眼睑红，大便臭秽，多眵，睡眠不佳等，则为热重于湿，去消积散换牛黄散；咳嗽痰鸣者属外感内饮，加止咳散、葶苈子散宣肺泻痰；脱肛无痛痒或脱肛较久不易自行托回者证属气虚下陷，加补正散，同时用月石，或五倍子、芒硝外洗；中度以上发热者，属热邪较重，用生石膏、芦根、粳米另煎服。

3）湿重于热型（多见于夏秋之季）：

主症：大便多水泻，稀薄，便溏者少，眼睑淡红，目眵少或无，味酸腐或味臭，睡眠不佳，烦渴不多饮，纳呆，呕恶，腹痛。苔白厚腻或黄微厚或白微厚，指纹鲜红或白。次症：神疲倦怠，腹泻，肛门红，指纹位于风关或气关，舌淡或舌尖边红。

治法：清暑利湿，健脾消积。

方药：香连散、消积散、胃苓散、益元散。

加减：伴有流涕或喉中痰鸣或大便夹泡沫多或印堂青者，属风寒之邪相侵，加消风散、活血散以疏风解表。余加减均同湿热并重型。

4）脾虚型（以上三型均可导致）：

主症：大便稀薄或水样或便溏或乳食不化，病程较长，反复发作，时发时止，无味或臭味轻，面色萎黄，眼睑淡，神疲倦怠，甚者睡时露睛，形体消瘦，指纹淡红，舌质淡，苔薄白。次症：腹胀，纳呆，指纹位于风关，舌质淡。

治法：温中补虚，健脾利湿。

方药：不同季节各型的主方上加减（注：同实热型）。

A.冬春季。实热型之方去芒硝散加胃苓散或四苓散，肉桂散或公丁香。

B.春末夏初或秋末冬初之际：湿热并重型之主方加四苓散、肉桂散或公丁香。

C.夏秋季。湿重于热型之主方，加四苓散、肉桂或公丁香。

5) 脾肾阳虚型：

主症：大便稀薄或水泻或便溏，或因泻势暴急，而出现面色灰白，精神萎靡，表情淡漠，四肢厥冷，目眶凹陷，呼吸表浅，或因久泻不愈而出现面色㿠白，眼睑淡白，或五更泻，舌淡白。

治法：回阳救逆。

方药：在不同季节各型的主方上进行加减。

A.冬春季，实热型主方去牛黄散、芒硝散，加补正散、胃苓散、四苓散。

B.春末夏初或秋末冬初之际，湿热并重型之方加补正散、四苓散。

C.夏秋季。湿重于热型之主方加补正散、四苓散。

辨证要点分析：治疗腹泻，区别其虚实寒热之属性，在辨证论治中至为重要，上述各型主症表现，许靖三辨泄泻之属性，是以眼睑、目眵、精神、睡眠状况、大便味臭之轻重和有无黏液六个方面为其要点的。其中前四个方面属心肝二经之病症，它们不仅是腹泻的辨证要点，也是临床辨证多种疾病的基本要点，何以如此？钱乙《小儿药证直诀·五脏病》曰："肝病，哭叫目直，呵欠顿闷，项急。心病，多叫哭惊悸，手足动摇，发热饮水。脾病，困睡，泄泻，不思饮食。肺病，闷乱哽气，长出气，气短喘息。肾病，无精光，畏明，体骨重。"非常明确，钱乙新论述的五脏主病中，出现实证、热证者，多见心肝二脏。后朱丹溪在此基础上进行了概括，提出了小儿"肝常有余"这一大特点，并论述到："小儿易怒，故肝病最多，肝只有余，肾只不足。"（《丹溪心法治要》）。后世医家根据小儿患病容易出现发热、惊风的特点，认识到此是由于小儿具有肝常有余的特点，因而常常导致木旺生火，风火相煽而成，因心主火，故"心火易炎"，提出了小儿病的又一大特点，纵观历代医家，在论述小儿实热证之病因病机时，无不涉及心肝二脏。许靖三从事中医儿科工作40余年，据前人之说，观之临床，辨证之属性，常以心肝二经之证为基本要点，道理于此，其据有二：①根据儿科"以施为主，问继之""望形审窍，自知其病"（《幼幼集成》）的诊法特点而选择。②受启迪于历代医家辨证之属性多从肝之窍道，心主神明之症。如明代万全曰："眼角眵生肝热。""心主热分不得眠，惊悸饮水口舌干。"因此经多年临床摸索总结，这是辨证论治的基本要点，它具有反映病情准确，临床便于检查之特点。泄泻一证，即在此基础上加其特有病症，如大便味臭之轻重、有无黏液来进行辨证，味臭轻无黏液者多属虚寒，味臭重、有黏液者多属实热，然后参其舌象、指纹，证之属性，即可以辨，殆无误也。

10. 张淑琴治疗泄泻经验

（1）泄泻（寒湿证）。正气散（藿香、大腹皮、紫苏梗、陈皮、茯苓、苍术、厚朴等）煎煮5分钟，留取药汁，与炒面（面粉炒黄）混合微加热调成糊状，喂服患儿。哺乳期母亲可以服药汁后哺乳，疗效更佳。外敷方：丁香、白胡椒、荜茇各等份，研细粉，以姜汁或醋调，外敷神阙穴。每次两小时，每日两到三次。注意皮肤变化。

（2）急性腹泻。（湿热型、寒湿型）针灸法：湿热型针刺关元穴、水分穴；寒湿型艾灸关元穴、水分穴。

11. 孟牛安运用四苓散加味治疗泄泻经验

泄泻病是以大便次数增多，粪便稀薄或如水样为特征的常见脾系病症。病因虽有感受外邪、内伤饮食、脾胃虚弱之别，但其病机关键为脾困湿胜，升降失司，水反为湿，谷反为滞，清浊合而下行，发为泄泻。孟牛安治疗小儿泄泻重用四苓散，分型论治。属湿热者，加清肠散（葛根、黄芩、黄连等）；属风寒者，加香苏散（藿香、苏叶、陈皮、茯苓等）；属伤食者，加消导散（神曲、山楂、麦芽、槟榔等）；属脾虚者，加七味白术散（人参、茯苓、白术、葛根、藿香等）；属脾肾阳虚者，加祛寒散（人参、附子、干姜等）。

（三）腹痛

孟牛安治疗腹痛经验

腹痛是指以腹部疼痛为主的病症，是小儿的常见病，可见于任何年龄和季节。孟牛安辨证治疗小儿腹痛强调"寒则温之""塞则通之"，积累了一定的经验。

（1）病因病机。孟牛安认为，小儿腹痛的诸多病因中如外寒入侵、饮冷伤中、饮食积滞、蛔虫内扰、肝木侮土、脾胃虚寒、湿热内蕴等均可导致胃脘以下、耻骨以上发生疼痛。其中以寒、实证多见，虚、热证次之。临床多见以寒湿内阻、食积、肝脾不和为主。孟牛安还推崇清代汪昂《医方集解》之说，认为胃脘以上之大腹，脾胃、大小肠受病多属食积外邪；脐下少腹，多属厥阴肝经受病，属寒或瘀血，或溺涩；绕脐疼痛，喜吐清水，多属虫扰；病在小腹，多为肾与膀胱受病。将小儿腹痛归纳为寒、热、虚、实四大类，又细分为腹部中寒、乳食积滞、湿热中阻、蛔虫内扰、脾胃虚寒等数个证型。临床所见以腹部中寒、乳食积滞、肝脾不和3个类型为多见，其中腹部中寒和乳食积滞两型占的比例最大。寒又分虚实，腹部受寒，为实寒，为寒邪由外直接侵犯腹部。如小儿冬季衣薄，寒风侵袭腹部；或夜寝袒腹而眠，寒邪直侵腹部；或饮食大寒大凉之品，由口直入腹内胃肠，而发腹痛。虚寒则由脾胃虚弱引起，因小儿的生理特点有"脾常不足"，脾为后天之本，脾有运化功能。因此，健脾养胃，温中助运是治疗脾胃虚寒型小儿腹痛的重要手段。此外，食积脾胃、肝脾不和均可导致中焦气机不畅，从而引发腹痛。

（2）辨证治疗。

1）腹部中寒：多有外感寒邪、饮食生冷史，其腹痛特点为腹部拘急疼痛，得温则缓，得寒痛甚。痛甚时汗出呻吟，腹胀肠鸣，腹泻，小便清长，面色苍白，手足欠温，唇淡或青，舌淡苔白，脉沉弦。

治法：温中散寒，理气止痛。

散剂：理中散、逐寒散、丁香散。

汤剂：良附丸合痛泻要方为主加减。组方为高良姜、香附、紫苏梗、防风、白芍、木香、乌药、厚朴、甘草。

加减：寒甚者加制附子、川椒理气逐寒；痛甚者加延胡索理气止痛；呕吐可加吴茱萸、丁香温胃止呕；腹泻加藿香、白术、砂仁健脾燥湿。孟牛安同时认为寒性凝滞，滞涩气血，不通则痛，可重用辛温散寒之品如干姜、高良姜、桂枝、木香等。

2）食积腹痛：起病前均有伤乳或伤食的病史，以脘腹胀满，疼痛拒按，不思乳食，舌红苔厚腻，脉弦滑为辨证要点。呕吐酸臭，大便臭秽，痛则欲泻，泻后痛减皆为伤食之候。

治法：消食导滞，理气止痛。

散剂：消导散、一捻金散、莱菔子散。

汤剂：保和丸加减，其组方为山楂、神曲、莱菔子、砂仁、厚朴、陈皮、麦芽、枳壳、白芍、连翘等。同时中焦食滞重在通塞，应灵活运用玄明粉、枳实、瓜蒌仁等通下药，大便一下迅即停用，此为中病即止，以免重伤脾胃。

3）肝脾不和：该证病机为肝失疏泄，脾失健运。由情志不遂，郁怒伤肝，劳倦伤脾，饮食不当而导致。临床多见情绪不稳，急躁易怒，脘腹疼痛，食欲不振，腹痛腹泻，大便不调，舌质淡，苔薄，脉弦等。

治法：疏肝理脾。

散剂：顺气散、游山散。

汤剂：柴胡疏肝散加减。组成有柴胡、白芍、枳壳、甘草、陈皮、香附、川芎。

加减：可加太子参、白术健脾益气，加广木香、乌药以加强行气止痛之功。因白芍疏肝解郁，因此白芍用量要大。

同时，在治疗腹痛的全过程中，孟牛安认为行气药的应用十分关键，无论寒或积，均可导致气机阻滞，所以在以上各型的主方中可适当加入行气之品，如陈皮、木香、佛手、枳壳等，可使疗效更显著。

（四）厌食症

杨之藻治疗小儿厌食症经验

厌食症是指小儿较长时间食欲不振，纳差，纳呆，甚至拒绝饮食的一种常见病症。厌食日久，对儿童的身心健康、生长发育、营养状况及智力发育均可产生影响。杨之藻擅长运用中医药诊治儿科脾胃疾病，尤对小儿厌食症的治疗有独到之处。现将其治疗小儿厌食症的经验简介如下。

（1）内治法。厌食症病位在脾胃。胃主受纳，脾主运化，脾胃为后天之本，气血生化之源；脾为阴土，喜燥恶湿，得阳则运；胃为阳土，喜润恶燥，得阴则和。杨之藻认为本病的发病原因多为先天禀赋不足，脾胃虚弱；后天喂养，调理不当，过食肥甘厚味，饮食生冷，使脾胃运化失司；或施用寒凉或温燥攻伐太过，耗伤津液，损伤脾胃，元气大伤；以及当今父母过于娇溺孩子，使其养成不良的用餐习惯，餐时不进，饭后乱食，干扰了脾胃的正常运化；或有的家长对孩子打骂或强行饮食，进而产生逆反心理而拒食。其根据小儿脾胃的生理、病理特点及发病原因，将小儿厌食症概括为饮食积滞，脾失健运；体弱病久，虚实夹杂两型。

1）饮食积滞，脾失健运：杨之藻认为小儿厌食多因喂养、调护不当，过食肥甘厚味引发，或饮食习惯不科学，或饮食过多，或饮食偏嗜，加重了脾胃的负担，超过了脾胃的运化能力，饮食积于肠胃则使脾胃受损，从而导致厌食，即所谓"饮食自倍，肠胃乃伤"。

症见：面色正常或少华，食欲不振，胸腹痞满，腹胀时痛，嗳腐吞酸，厌食呕恶，夜卧不安，苔厚腻，脉滑或指纹色紫。

治法：消滞和胃。

方药：消导散（神曲、山楂、枳壳、麦芽等）、牛黄散（牵牛子、大黄）、鸡内金末。

加减：若腹胀甚者加顺气散（青皮、木香、香附、沉香等）；若兼有流涕，咽红者加香苏散（藿香、苏叶、木香、陈皮、茯苓、枳壳、厚朴等）。

药用神曲、山楂、麦芽等健脾消食，散积和中；枳壳、黑白二丑、大黄等清热泻下，消积导滞。

2）体弱病久，虚实夹杂：患儿长期饮食不节，或偏食、挑食，或久病体弱，致使脾气渐损，宿食停滞。

症见：面色无华或面垢，发结如穗或干黄，纳差，或嗜食异物，形体消瘦，脘腹胀满，嗳腐吞酸，大便干燥或便溏。舌质淡，苔白腻，脉沉涩或指纹色紫。

治法：健脾益气，消积祛滞。

方药：七味白术散（人参、茯苓、白术、甘草、葛根、藿香叶、木香等）、消积散（使君子、麦芽、陈皮、山楂、芜荑、川楝子等）、鸡内金末。

药用参、术、苓、草以健脾益气，槟榔、三棱、使君子等消积涤滞，共奏健脾益气、消积去滞、攻补兼施之功。

加减：若大便干燥不通，加牛黄散；若病久者可酌加祛寒散（人参、附子、干姜、白术等）。

（2）外治法。

1）针灸疗法：杨之藻喜欢选四缝、中脘、足三里、胃俞、天枢等穴位。针刺以上穴位，均用中等刺激，不留针，隔日1次，5次为1个疗程。四缝穴为必用穴位，针刺四缝穴多用5分针速刺，挤出少量黏液后酒精消毒，疗效得到肯定。

2）捏脊疗法：捏脊疗法治疗小儿厌食症，具有疗效显著、简便易行、患儿容易接受等优势。其手法：术者用双手的中指、无名指和小指握成空拳状，食指半握，拇指伸直，并对准食指的前半段。施术时从患儿尾椎下的长强穴开始，术者用双手的食指与拇指合作，在食指向前推患儿皮肤的基础上，与拇指一起将长强穴的皮肤捏拿起来，然后沿着督脉旁开各 1.5 寸，由下向上，左右两手交替合作，按照推、捏、捻、放、提的先后顺序，自长强穴向前捏拿至脊背上端的大椎穴。此为捏一遍，如此循环，根据病情及体质可捏拿 6 ~ 9 遍。从第二遍开始的任何一遍中，术者可根据患儿出现的不同症状，采用"重提"的手法，有针对性地刺激某些背部的脏腑腧穴，以便加强疗效。最后一遍捏拿结束后，术者可用双手的拇指腹部采用揉、按同时并作的手法，对腰部的腧穴揉按数次，到此施术全部结束。隔日 1 次，6 次为 1 个疗程。经过 1 个疗程治疗，患儿病情均会得到不同程度的改善。

杨之藻认为，小儿厌食的病因复杂多样，病程较长，临证常虚实夹杂，寒热互见。故强调必须辨证得当，选方用药，精细审慎。药物治疗还需与针灸、外敷膏药、捏脊等其他治疗方法，或一法或多法配合应用，才能收到捷效。在重视药物和其他治疗方法的同时，杨之藻还十分重视小儿在治疗中或平时的饮食调养，强调小儿饮食宜均衡多样，切忌偏食、挑食，培调小儿后天，以固长效。

（五）积滞

高智铭治疗小儿积滞经验

小儿积滞多表现为纳差、腹胀或腹痛，大便或干或泄，日久面黄成疳。高智铭辨治积滞多以"脾胃"为核心，立治疳积七法：补脾益气，醒脾和胃，健脾杀虫，运脾导滞，温脾化湿，理脾疏肝，滋阴润胃。脾为后天之本，主运化水谷，布散精微，润养肌肉百骸，故脾主运化之功对小儿的生长发育尤为重要。治疳积七法正是高老师对"脾主运化"多角度、多层次的阐述和运用，尤其强调脾和不在"补"而在"运"。俗话讲"要想小儿安，常带三分饥与寒"，治疗小儿疳积既要运脾和胃，又要使"痰""食""湿"三物不得内存，同时也要畅达小儿情志，调理气机，三方面结合是疳积治疗之重要机制。选方用药颇具匠心：多用健脾醒胃助运法，善用党参、黄芪、白术的同时必伍以陈皮、木香、砂仁、香附、柴胡之属。而对于脾胃湿热者，则先以生薏苡仁、藿香、佩兰、云茯苓、川连、竹茹、陈皮、白豆蔻之属清化湿热，待脾胃湿热退消之后再用运脾大法。

（六）疳证

马荫笃治疗小儿疳证经验

小儿厌食是儿科临床常见疾病，其表现是纳呆食减，见食烦恶，甚至拒食。此症类似疳积，多见于 1～6 岁儿童。近代医学认为与缺乏某些微量元素，尤其是与缺锌有关。本病多因喂养失当，饮食不节，偏嗜肉酪，拒进菜蔬，恣进甜点、冷饮、瓜果，日久伤及脾胃所致。脾胃乃后天之本，气血生化之源，脾不健则食不化，胃失和则食不消。脾失其运化，则水谷精微不能四布以滋养周身，故而呈现面色黄，毛发稀疏，肌瘦体弱，厌食急躁，发育迟缓等症。现将马荫笃临床经验以 5 种证型分述于下。

（1）食滞型。

病因：乳食不节，停积胃肠。

症状：面色萎黄，心烦性急，毛发失润，嗳气拒食，进食欲呕，脘腹胀满，口中气臭，寐喜俯卧，不时错齿，口流涎水，二便秽臭，脉滑数，指纹暗紫滞，舌红苔白腻。

治法：消食化滞。

初病用散剂治疗。三甲散：炙鳖甲、炙龟甲、炙穿山甲、鸡内金、炒槟榔各 30g，砂仁 12g，龟甲、番泻叶 3g，共研细粉，1 岁每服 1g，每日 3 次，开水冲服。配针刺四缝穴，每次 1 侧，3 日针 1 次。

病久用汤剂治疗。化食饮（经验方）：炒山药 10g、莱菔子 6g、小茴香 3g、厚朴花 5g，水煎服。若呕吐者加砂仁、佩兰；腹痛者加豆蔻、香附、五灵脂；腹胀、便秘者加大黄、炒槟榔；心烦不寐者加柏子仁、生龙齿、琥珀，并可配针刺神门穴。

方解：化食饮有健脾消导、理气祛滞之功能。方中山药入脾味甘性平，补脾胃而益肺肾，属平补剂，最适宜小儿脾虚；莱菔子消食祛胀，下气化痰；厚朴花、小茴香芳香化浊，和胃中且止痛。四味合用补中有消，消中寓补，滞去则脾胃健运，纳食自增，诸症可除。

（2）化热型。

病因：食磨肠胃，郁结化热。

症状：两颊发红而热，纳差腹胀，口渴便燥，鼻孔红痒，目多眵泪，牙龈红肿，口角糜烂且出气臭秽，夜寐拒被而汗出，手足心与腹部发热，烦躁多动，睡中惊啼，小便色黄，指纹红紫，舌红少苔或舌苔黄腻，脉象细数或沉数有力。

治法：清热、化积、导滞。

处方：散剂治疗用清热散。滑石、甘草各 45g，柿子霜 30g，钩藤、紫蔻仁各 15g，朱砂 24g，琥珀 9g，薄荷脑 3g，共研细粉。合达原散：炒薏苡仁 24g，炒槟榔、厚朴、草果仁、柴胡、黄芩各9g，葛根6g，番泻叶1.5g。共研细粉，1岁每服1g，每日3次，开水冲服。

汤剂用清导饮（经验方）。生白芍6g，银柴胡、黄芩、麦芽、炒槟榔各10g，大黄6g。水煎服。若发热咳嗽者加金银花、鱼腥草、薄荷叶；汗出甚者加生牡蛎、生地黄；便秘溺赤者加玄明粉、白茅根；舌口糜烂者用冰硼散合珍珠粉敷患处。

方解：清导饮有清热、消积、导滞的功能。方中生白芍养血柔肝，滋阴降火，且小量和胃；银柴胡、黄芩退骨蒸兼退疳热；麦芽、槟榔化食消积；大黄攻积导滞且泻火。六味配合，攻中有和，祛邪不损正。

（3）脾虚型。

病因：脾胃气虚，运化力弱。

症状：面色苍白，精神憔悴，皮肤干枯，体倦乏力，肌肉瘦，腹软不胀，腹痛喜按，得温热则止，大便完谷不化，嗜食泥土、纸屑、爪甲，寐时蜷卧，指纹淡隐，舌质淡红，苔薄白、少津，脉象细缓或沉细。

处方：散剂用参苓白术散。党参、炒白术、山药、茯苓、炒白扁豆、陈皮、炙甘草各48g，莲子肉、薏苡仁、砂仁、桔梗各24g，共研细粉，1岁每服1g，每日3次，开水冲服。

汤剂用益气饮（经验方）。炙黄芪12g，太子参、枸杞子各10g，炒白术、当归各6g，炙甘草3g，大枣2枚，水煎服。若腹痛者加五灵脂（与太子参相畏而相助）、草豆蔻、生姜；泄泻完谷者加煨肉豆蔻、白果仁；异嗜者加炒榧子、使君子。

方解：益气饮有健脾益气养血之功能。方中黄芪补气生血，蜜炙健脾；太子参益气补脾；脾喜燥而恶湿，白术正为脾所喜；当归养血；枸杞子滋补肾，肾阳盛，肝阴充则土旺；更有大枣、炙甘草温中和胃，脾胃健则进食倍增。

（4）虚寒型。

病因：脾阳亏虚，胃气虚寒。

症状：面色青黄，畏寒喜暖，手足发凉，寐中露睛，食后欲吐，腹凹如舟，肌瘦无力或虚胖嗜卧，精神疲怠，沉默寡言，便频稀溏，小便清白，指纹青紫，舌淡苔薄白，脉象沉迟或细缓。

治法：温中、健脾、补气。

处方：散剂用理中散：焙紫河车粉、党参、炒白术各30g，茯苓15g，干姜、熟附子各10g。共研细粉，合参苓白术散，1岁每服1g，每日3次，开水冲服。

汤剂用温中饮：党参15g，炙黄芪10g，熟地黄10g，炒白术、熟附片各6g，补骨脂3g，生姜2片，大枣2枚，水煎服。若食后呕吐者加甘松、丁香，四肢冰冷者加桂枝，腹泻稀溏者加炒山药、茯苓，虚胖畏寒者加上肉桂、巴戟天。

方解：温中饮有补气健脾、温中祛寒的功能。方中党参、黄芪、白术补气而健脾；熟附子、补骨脂温中而助阳；熟地黄滋肾可开胃纳；更有生姜、大枣暖胃和中。虚得温补寒自散，脾健运矣。

（5）瘦矮型。

病因：气血耗损，脾肾两亏。

症状：面色㿠白，头大颈细，四肢逆冷，肋有串珠，纳差易惊，目呆乏神，肌肉羸瘦，唇口干裂，体重不增，发育迟缓，智力低下，尿频尿床，指纹淡隐或青暗，舌淡苔剥或舌光无苔如镜面状，脉象微弱时有结代。

治法：温补脾胃，滋养肝肾。

处方：丸剂用河车大造丸（《扶寿精方》）。紫河车1具（焙干），炙龟甲60g，生地黄7.5g，高丽参30g，杜仲、黄柏各45g，麦冬、天冬、川牛膝各36g，共研细粉，炼蜜为丸，每丸重3g，每次1~2丸，每日2~3次。

汤剂用补气养血饮（经验方）。高丽参3g，熟地黄、蒸山茱萸、肉苁蓉各10g，黄芪、当归各8g，鹿茸0.3~0.6g（研粉冲服），水煎服。若四肢厥冷者加肉桂、淫羊藿、干姜；脱毛者加阿胶、蒸何首乌；尿频遗尿者加益智仁、升麻、覆盆子；智力低下者加百合、远志、石菖蒲。

方解：补气养血饮有滋阴助阳、补脾益肾之功能。"肾为先天之本，脾为后天之本"，厌食日久脾肾双亏，气血渐耗，水之精微不足以荣养四肢百骸，故身小羸瘦。方中人参、黄芪补气健脾；熟地黄、当归以养血；有鹿茸、肉苁蓉助阳，滋阴有山茱萸、熟地黄，且鹿茸与熟地黄合用能填补肾精；山茱萸、当归同投能滋养肝血。阳气强，阴血充，疳疾自消矣。

三、心肝系疾病

（一）汗证

黄明志治疗小儿汗证经验

小儿汗证是指以患儿全身或局部汗出过多为主要表现的一种病症，好发于婴幼儿。小儿体质娇嫩，外感湿气，或内有湿郁，阻碍气机，令气化失常，津液不循常道而令汗出；或外感六淫，犯及少阳，令枢机不利，表里不和，卫气不固，津液运化失常而致汗出。当脾胃失调，津失固摄，外泄而为汗；或脾胃积热，内蒸津液，蒸津外出而为汗；或瘀血阻络，津液布化失常而为汗；或表虚不固自汗出；或阴虚内热，蒸津外出而盗汗。总之，发生汗证的原因很多，不可以自汗、盗汗统论小儿汗证，临证时应从虚实两端论治。

（二）病毒性心肌炎

1. 成淑凤治疗病毒性心肌炎经验

病毒性心肌炎似无特定的病名与本病相对应，目前国内临床上仍以病位结合病性或以主症来确立中医诊断。若系急性感染起病者，可从温病论治；若以心律失常为主者，可归属心悸、怔忡范畴；若以胸闷、胸痛为主者，则可按胸痹论治；若合并心功能不全者，又与心水相仿。此外，还与汗证、虚劳、猝死相关。

成淑凤将病毒性心肌炎急性期分为四型：

（1）邪毒内侵型。外感六淫、疫毒之邪，留恋不解，心气阴受损。表现为低热不退，或反复发热，咽痛咳嗽，胸闷，气短，乏力，心悸等，或伴皮疹、肌痛，舌红绛，苔薄黄糙，脉滑数或无力，心音低钝，安静时心率快。病程多在1个月之内，一般不超过3个月。

治则：清热解毒，养心祛邪。

（2）心血瘀阻型。血瘀心脉，阴血亏虚。表现为面色苍白或黯滞，胸闷、气短，心前区不适或疼痛，心悸，乏力，盗汗，舌紫暗或瘀斑，苔薄白，脉弦细或结代，心音低钝，心律不齐。病程常在3个月以上。

治则：活血祛瘀，调心复脉。

（3）气阴两虚型。气阴亏损，心脉失养。表现为心悸，气短，乏力，懒动，纳差，汗出，面色苍白，舌质淡，苔薄白，口唇淡，指纹淡，脉细弱或结代。

治则：益气养阴，养心复脉。

（4）阴虚火旺型。阴血不足，心失所养，阴虚火旺，心被所扰。表现为心悸，烦躁，头晕，失眠、胸闷或痛，或腰酸、耳鸣，舌红少苔，脉细数或结代。

治则：滋阴降火，养心安神。

本病的发生多是由于正气不足，感受外邪而致气血不和，阴阳失衡。根据体质的不同而表现为以上四种类型。其中心血瘀阻型多见于肥胖患儿，阴虚火旺型多见于消瘦患儿，气阴两虚型多见于体弱患儿，邪毒内侵型则见于一般患儿及各种类型的早期。现代医学认为本病是由于感染了"亲心脏病毒"（如柯萨奇病毒）后遇到条件因子而诱发，如感染、发热、精神创伤、剧烈运动、过劳、缺氧、接受放射线、受凉、过热、用激素、营养不良等易引起心肌炎发病。本病虽为病毒感染所致，但至今尚无肯定药物。中医药在提高机体免疫力、抗病毒、改善心肌细胞等方面占有一定的优势。

2. 马淑霞应用益气养阴、活血通脉法治疗小儿病毒性心肌炎经验

小儿病毒性心肌炎属中医"心悸""怔忡""胸痹"等范畴，其发病是由于正气不足，感受内热或湿热邪毒而致，小儿脏腑娇嫩，形气未充，易为外邪所侵。热毒内侵，首犯肺卫，内及于心，消灼心阴，耗伤心气，心气虚则鼓动无力，血脉不充，心脉瘀阻。故发病表现一般先有发热、咽痛、头痛、咳嗽、流涕等症。随之出现乏力、心悸、气短、脉结代等症。马淑霞主任医师主张治疗应以扶正为本，祛邪为辅。采用益气养阴，活血通脉法，贯穿始终，并在此基础上根据标证的不同，随症加减。

基本方：太子参15～30g，麦冬10～15g，五味子6～10g，玄参10～12g，苦参、丹参各10～15g，赤芍6～8g，远志6g，炙甘草7～9g。急性期：表证明显、咽红者，加桔梗、金银花、防风、板蓝根等；热毒内盛者加黄连、黄芩、生石膏、莲子心等；早搏频繁者加苦参、炒槟榔、淫羊藿等；心动过速者加龙骨、牡蛎；心烦失眠者加栀子、酸枣仁、茯神等；心悸乏力、多汗明显者加玉屏风散。

临床观察结果表明，本方配合西药治疗其临床疗效、心电图改善情况及显效时间等明显高于单用西药组。故益气养阴、活血通脉法配合西药治疗小儿病毒性心肌炎的方案，有一定参考价值。

（三）夜啼

张炜运用滋阴清热法治疗婴儿睡眠障碍

小婴儿睡眠障碍，多表现为夜间睡眠不安，甚至哭闹惊啼，可归为中医儿科之"夜啼"，每到夜间，哭闹不止，昼日易惊睡眠浅，睡眠时间不足，睡眠质量差，与儿童的孤独症、学习困难、抽动症、注意缺陷多动障碍有一定关联。张炜根据《伤寒论》"少阴病，得之二三日以上，心中烦，不得卧，黄连阿胶汤主之"及"少阴病，下利六七日，咳而呕渴，心烦，不得眠者，猪苓汤主之"的论述，用黄连阿胶汤、猪苓汤加味，组成猪苓阿胶汤，治疗小婴儿睡眠障碍，三至五天即可安然入睡。

（四）多动症

黄明志治疗小儿多动症临床经验

儿童注意缺陷多动障碍，又称轻微脑功能失调，以小儿活动过度和注意力不集中为主要表现，也可伴有情绪不稳、任性冲动等症状，是一种常见的儿童行为异常性疾病。黄明志教授善用小柴胡汤化裁治疗该病，取得满意的临床疗效。

（1）禀赋不足心肾伤，后天失养肝阳亢。儿童注意缺陷多动障碍，中医虽无此病名，但有关疾病的论述和描绘，早已有之。如《素问·举痛论》云："惊则心无所倚，神无所归，虑无所定……"又如《寿世保元》云："徒然而忘其事也，尽力思量不来，为事有始无终，言谈不知首尾。"这些描述与注意缺陷多动障碍患儿临床表现十分相似。黄明志教授通过长期的临床观察，并结合文献对该病的认识，总结该病的发生与以下两个因素有关：一方面与患儿母亲妊娠时有疾或暴受惊恐、产伤有关，从而累及胎儿，形成先天禀赋不足，心肾亏损，神智不安，髓海失养等；另一方面责于当今家庭多为独生子女，家长对孩子宠养备至，溺爱过度，一旦被责罚训斥或索要不遂，易气滞肝郁，郁而化热，令肝阳偏亢，肝风内动，从而出现注意缺陷多动障碍的临床表现。

因此，本病的发生，与心、肝、肾等有密切关系，但因该病最突出的表现为"多动"，结合传统中医理论，黄明志教授认为，该病属中医的"肝风"证。

（2）虚则补之，实则泻之，疗疾独崇小柴胡汤。黄明志教授认为，对于该病，首先应掌握肝脏的生理特点及喜恶，万不可一见该病就用镇肝伐肝之品，因为肝为"将军"，性喜条达而恶抑郁。黄老曾形象比喻：将军之职，宜用其勇猛，又须防其刚复，故对其宜刚柔并济，方可驾驭；同时，遵循"见肝之病，知肝传脾，当先实脾"之古训，采用肝脾同调的治疗方法。具体到用药，宜采用镇摄与柔静兼进之品，选方喜用小柴胡汤化裁。他认为该方不仅仅为和解少阳之主方，且具有"升清降浊，通调经腑，和其表里"之功能。

在化裁运用小柴胡汤的基础上，黄老还加用镇摄与柔静之品，镇摄喜用龙牡、石决明，柔静喜用白芍、首乌。他常讲："龙骨、牡蛎，乃化痰之圣品，平肝潜阳之绝配。""首乌能补阴血，遵治风先治血，血行风自灭之古训，以首乌之补阴而息风。"若肝肾阴虚者，黄老还常用二至丸以滋水涵木，若心肝阳盛者，常合用甘麦大枣汤，他认为甘麦大枣汤非补益心气之方，实为泻心之剂。叶天士曾云："内风，乃身中阳气之动变，甘酸之属宜之。"

对于该病，黄明志教授不仅用中药内服治疗，还十分强调家庭教育，家庭教育需要在耐心、启发、和谐等条件下逐步进行，药物治疗配合适当的家庭教育方能取得良效。

（五）惊风

黄克质疗慢惊，善用温阳

慢惊风又称"慢脾风"，首见于宋代《太平圣惠方》，是由多种原因引起的，临床以形神疲惫，面色萎黄，四肢不温，手足瘛疭，似搐非搐，睡卧露睛，口鼻气冷，脉沉迟无力等为主症，属儿科重症，先生擅治此病，常用《福幼编》之田氏逐寒荡惊汤治之。

先生运用温阳之法治疗该病，源于先贤对该病的认识。儿科鼻祖钱乙在《小儿药证直诀》中说："小儿慢惊，因病后或吐泻，或药饵伤损脾胃……此脾虚生风无阳之证。"治疗当温阳。先生认为：慢惊多因久泻伤脾，令土虚木乘而致病。此"风"和"惊"均乃假象，而"脾肾虚寒"实乃本质，故在田氏《福幼编》中有："治风而风无可治，治惊而惊无可治。"此乃脾肾虚寒，虚阳外越，元气无根之证也。

针对慢惊风发生的病因病机及临床表现，先生以脾肾双补，固养回阳之法，实为治疗慢惊风之妙法。曾治睢州名士罗氏男婴：2岁，腹泻五月余，曾服中药消导攻伐之品不效，反致病重，又服参苓白术之类也难见功。终至下利不止，神疲肢怠，昏睡，肢冷、口鼻气凉，手足瘛疭，脉若有若无，濒至危重，邀先生诊治，诊为慢惊，予以逐寒荡惊汤加减，一剂病减，三剂而愈，后以理中汤调理，竟收全功。

（六）癫痫

1. 黄明志治疗小儿癫痫经验

癫痫是一种病因复杂的神经系统常见病，儿童发病率较高，严重危害小儿身心健康。黄明志教授治疗小儿癫痫，颇有经验。

（1）病因多端，重肝脾及瘀血。黄明志教授勤求古训，博采众方，数十年如一日，博览历代医典及名医著作，理论深邃，临床上胆大心细，常扶危拯急，屡起沉疴。对于癫痫，他认为病因虽较复杂，但总括起来，分先天和后天两种。先天因素主要是"胎惊"，即《素问·奇病论》云："……此得之在母腹中时，其母有所大惊，气上而不下，精气并居，故令子发为癫疾也。"胎儿因母体受惊而气乱，恐则精却而肾亏，而小儿出生后易患痫证。后天因素多为风、火、痰、食、惊、瘀血等，其病理关键在于"内伏胶固之痰"，一遇侵扰，遂致气机逆乱而触动伏痰，痰浊上扰清窍，壅塞经络而发痫证。黄明志教授根据小儿的生理特点，认为病变脏腑虽与心、肾（脑）相属，然与肝脾关系尤为密切，因小儿"肝常有余"，若遇邪扰，气机逆乱，肝风内动，《临证指南医案》曰："内风，乃身中阳气之动变。"小儿"脾常不足"，有两种情况：一是相对不足，因小儿在生长发育过程中，营养物质需要量较大，而脾胃运化功能尚未健旺；二是由于小儿乳食不知自节，寒暖不知自调，令脾胃运化功能失常，中焦积滞，酿生湿热，聚而为痰。"肝常有余易动肝风，脾常不足易生痰，痰郁易化火，风、痰、火相搏，内舍于心窍，外闭于经络，癫痫由是作矣。"同时，他通过长期的临床观察，瘀血也是癫痫发作的一个主要原因，小儿由于跌仆或产伤，头部形成瘀血，头为精阳之府，期间瘀血内停，血流不畅，则神明逆乱。血瘀不行，筋脉失养而致痫，即《医林改错》云："抽时正是活人死脑袋。"

（2）医药针灸并用，重视间歇期治疗。黄明志教授不仅精于辨证，知药善用，而且还精于针灸，临床辨证取穴，颇有独到之处。现将其治疗癫痫的常用穴位介绍如下：在癫痫发作期，多取"风池"以疏风醒脑开窍；"神门"以安神镇惊；"丰隆"以祛湿化痰；"百会"以平肝息风。在癫痫间歇期，常取"鸠尾"以和中降逆、清心化痰；"膻中"以宽胸理气、宁心安神；"腰奇"为治痫之奇穴，对癫痫之发作有缓急之殊功。通过长期临床实践，黄明志教授提出：治疗癫痫，重在间歇期治疗，因间歇期，患儿肝风未动，脏气尚平，此时疗痫，药物易于发挥作用，同时使用针灸通经络，调气机，更可起到较好的治疗效果，达到根治的目的。

2. 马丙祥治疗癫痫临床经验

（1）善用虫药。马丙祥在治疗癫痫时除了必要的西医抗癫痫药物外，还常用大量虫类药物，常用的药物有全蝎、蜈蚣、地龙、僵蚕等。很多癫痫发作时常有强直阵挛、肢体强直等发作形式，且多为慢性病程，久病入络，依据中医药理论，当属风之范畴，兼有瘀血证。《素问·痹论》提出"病久入深，荣卫之行涩，经络时疏，故不通"，即所谓久病及络，久病生瘀。叶天士说："病久则邪风混处其间，草木不能见其效，当以虫蚁疏络逐邪。"动物类药多具有较好的化痰息风、化瘀通络、清热镇惊之功效，并可分消有形无形之邪。马丙祥认为动物类药多为血肉有情之品，其清热平肝、活血化瘀、开窍化痰、搜风剔经之功较草木之品作用峻猛效佳，具有独特的治疗效果，非草木类药物所能及。

（2）注重健脾化痰。痰是造成癫痫的中心环节，而脾虚不能运化津液又是痰产生的主要根源，"无痰不作痫"。马丙祥教授常于抗癫痫方剂中加健脾化痰之药。"病由痰致，痰自脾生，脾虚痰伏"是小儿痫证的主要病理基础，因此理脾是治痰的根本之法，若能使脾气渐充，则痰将不治自去。同时由于癫痫属肝系病症，肝亢则脾虚，根据《金匮要略》"见肝之病，知肝传脾"的预防思想，也需先健脾后化痰。癫痫患儿大多反复发作，缠绵难愈。病延时久必伤其正气，加之小儿脾常不足的生理特点，从而更导致脾运不健，升降气化失司。马丙祥认为痰是癫痫发作的重要病因和病理产物，痰除了可以引起癫痫发作症状外，尚可引起患儿认知障碍、反应迟钝、性情急躁、智力低下、表情淡漠等。癫痫治疗的目的之一就是能让患儿更好地融入社会，因此，如何改善患儿的认知功能等社交能力，是一个重要的环节。马丙祥教授在临床中对癫痫患儿治疗时就注重健脾化痰，常用药物有党参、白术、黄芪、石菖蒲、远志、郁金、胆南星、天竺黄、陈皮、半夏、茯苓、橘红等。

（3）重用重镇。"诸暴强直，皆属于风"，风善行而数变，癫痫抽搐突发突止，来去如风，风当属内风、属肝风范畴，结合部分患儿应用某些西医抗癫痫药物有引起性情烦躁、易怒等副作用，治疗时重用重镇之药以平肝息风。常用药物包括金石类矿物药，潜镇、安神、定惊效果佳，如珍珠母、龙齿、磁石、琥珀、龙骨、牡蛎、石决明、青礞石等；另加草木类平肝息风药，如天麻、钩藤、白蒺藜、菊花等；有时候应用动物类镇惊药，如羚羊角粉。

（4）酌用疏肝。肝为刚脏，将军之官，性情本暴躁，喜温良之言而恶激烈之辞。专以重镇压制肝风，则逆肝之性，肝脏受制，反令病情加重。马丙祥仿镇肝熄风汤中川楝子、麦芽、茵陈等之义酌加疏肝之品，如郁金、柴胡之属以疏肝理气，防止重镇之品镇肝不成，反引肝气上逆。

（5）重温阳，善桂附。《黄帝内经》云："阳气者，精则养神，柔则养筋。"说明阳气能濡养全身，能使人神志清明、耳聪目明、肌肉坚实、筋脉柔和。马丙祥在临床工作中发现部分癫痫患儿常表现为精神差，四肢不温，行动缓慢，智力低下，多静少动，睡眠多，反复外感，小便清长，舌质淡，苔白滑，脉沉细无力，辨证为脾肾阳虚证。多因先天不足或者误用寒凉药物，以及病程漫长，久累脾肾，最终导致阳气虚弱、阴阳失和。阳气不足，气血津液运行不畅，生痰生瘀，痰瘀作为病理产物又反过来影响气血运行，气血逆乱则风动于内，"内风乃身中阳气之动变"，故发作时可见神志丧失、肌肉抽掣、筋脉挛急等神失风动之症，发作间期可见反应呆滞、四肢不温、自汗、流涎等症状；若脑窍、肌肉失养，则可见精神萎靡不振，神气怯弱，生长发育迟缓；"阳虚则阴胜""阳虚则寒"，阳失温煦则见畏寒、肢冷、溲清等阴偏胜症状；气能固摄，气虚则见自汗、多尿、流涎等固摄失司之症。因此，阳气不足，阴阳失衡，痰瘀内生，是癫痫反复发作的关键病因，急性发作期以气血逆乱、风动于内、神志失明为主要病机，治疗本证应遵循"益火之源，以消阴翳"，总的治疗原则为温阳散寒，在急性发作期则应同时调和气血。其中温阳散寒就是应用补火助阳之药，提升人体阳气，驱散寒邪，并鼓动人体正气以抗邪。若肾阳充沛，可滋养脾阳，加上此类患儿阳气尤虚，因此二者不可偏倚，同时温补脾肾之阳才是治病求本之利剑。张介宾指出："癫痫证无火者多，若无火邪……且复有阴盛阳衰及气血暴脱，而绝无痰火气逆等病者……或干姜桂附之类，皆所必用。"故临证时常用附子理中汤加减进行治疗。

3. 郑宏治疗癫痫临床经验

癫痫是一种发作性疾患，是神经系统常见疾病之一，小儿癫痫患病率为4‰~7‰。其中30%的患儿将发展成难治性癫痫。难治性癫痫具有反复发作，缠绵难愈，影响患儿认知发育的特点。历代中医对于癫痫进行了较深入的研究和经验的积累。但是，目前对难治性癫痫的中医病因病机及治疗尚无统一的认识。

郑宏教授提出"脏腑失调，痰瘀伏络"是难治性癫痫的核心病机，痰瘀久伏是难治性癫痫的主要病因，病位在心、肝、脾、肾与脑，痰瘀伏络、气逆动风是癫痫发作的病机。

（1）脏腑失调，痰瘀胶结是难治性癫痫的核心病机。痰为致病之源，古今素有"无痰不作痫"之说。脏腑功能失调可导致痰浊内生。痰浊黏滞，易阻气机，或痰浊阻络，血运不畅，因痰致瘀，形成痰瘀胶结。若瘀血内停，气机失调，津液输布代谢失调，致痰浊内生，因瘀致痰。痰瘀内阻，气血运行不畅，脏腑失于濡养，或痰瘀病邪阻滞脏腑经脉，加重脏腑功能失调，痰瘀病邪更盛，因果循环，如此反复，痰瘀病邪趋里入深。

痰瘀属阴邪，黏腻重浊，易结络脉，痰瘀入络，痰瘀胶着，邪气更盛，正气更虚，如此反复，终致缠绵难愈，因此，痰瘀伏络是疾病恶化的夙根。正所谓"经年宿病，病必在络"。

（2）痰瘀伏络、气逆动风是癫痫反复发作的病因。痰瘀伏络，经络不通，气机不畅。一旦有视听觉刺激、睡眠不足、精神刺激、饮食不当、发热惊风等诱因触动，均可致气机逆乱，痰瘀上逆，蒙蔽清窍，发为昏仆；阻滞经络，引动肝风，发为抽搐。因痰气聚散有时，故轻症的癫痫时作时止，发作次数相对较少，容易控制。一旦痰瘀胶结，伏于脑络，滞络损脉，病络形成，形成固定的致痫灶，反复发作，经久不愈。因此，伏痰留瘀、痰瘀胶结是造成难治性癫痫的夙根。

（3）标本兼治，痰瘀同治，调畅气机最重要。针对脏腑失调，痰瘀伏络的病机，治疗方面主要采取标本兼顾，痰瘀同治的方法，痰瘀的形成与脏腑功能失调密切相关，尤与心、脾、肾、肝关系最为密切。难治性癫痫常常反复发作，病程日久，气血耗伤，致脏腑失调，脾肾两虚，顽痰内伏，气虚血瘀，痰阻血瘀。综上所述，脏腑失调，痰瘀伏络均与气机是否调畅有关。如《丹溪心法》曰："善治痰者，不治痰而治气，气顺则一身津液亦随气而顺矣。"《血证论》曰："凡治血者必调气，使气不为血之病，而为血之用，斯得之矣。"因此，以扶正固本，涤痰息风，化瘀通络为治法，同时辨病与辨证相结合，重视标本缓急。发作期以涤痰息风，豁痰开窍为主；缓解期以温补脾肾，杜绝生痰之源。疏肝理气，化瘀通络，痰消瘀散，以防复发。

（七）抽动障碍

1. 马丙祥基于五脏辨证论治，尤善于从肝脾肺三脏出发治疗小儿抽动障碍

《小儿药证直诀》提出心主惊，肝主风，脾主困，肺主喘，肾主虚，又提出"肝病，哭叫目直，呵欠顿闷，项急。心病，多叫哭惊悸，手足动摇，发热饮水。脾病，困睡泄泻，不思饮食。肺病，闷乱哽气，长出气，气短喘息。肾病，无精光，畏明，体骨重"。马丙祥认为书中用虚实寒热来判断脏腑的病理变化，用五行来阐述五脏之间以及五脏与气候时令之间的相互关系，立五脏补泻诸方作为治疗的基本方剂，是五脏辨证的具体实施。书中用"风、惊、困、喘、虚"来归纳肝、心、脾、肺、肾五脏的主要证候特点，虽然强调了五脏分证，但同时需重视五脏之间的相互影响以及四季气候对脏腑的影响，如《小儿药证直诀·肝有风》中关于抽动障碍的描述："目连扎不搐，得心热则搐。治肝，泻青丸；治心，导赤散主之。"说明若单由肝风尚不致为搐，得心热后，热盛而发搐，因此治疗应清泻心肝之热，这是五脏辨证的内涵所在。

因此，马丙祥认为本病病位主要在肝，与心、肺、脾、肾相关。肝体阴而用阳，喜条达而主疏泄，为风木之脏，主藏血、藏魂，其声为呼，其变动为握，开窍于目，故不自主动作，如挤眼、噘嘴、皱眉、摇头、仰颈、耸肩，以及怪声秽语等，均与肝风妄动有关。无论何种因素，导致肝的功能失调，均可触动肝风而形成本病，但要准确把握病理因素、病机演变和证候特点进行五脏辨治。风邪犯肺，宣降失调，不能克制肝木，外风引动内风，出现肺失宣肃证；肝气旺盛，气郁化火，肝失疏泄，阳热亢盛，出现肝火亢盛证；脾气虚弱，运化功能失司，水谷不能化生精微，反聚成痰，出现脾虚痰聚证；脾虚则肝亢，肝亢则风动，结合小儿脾常不足、肝常有余的体质特点，则出现脾虚肝亢证；痰郁化热生风，或肝旺生风生热，肝亢无制，出现痰热动风证；先天禀赋不足，后天失养，肾之精气不足，不能涵养肝木，出现肝肾不足之证；素体真阴不足，或热病伤阴，肾阴虚亏，水不涵木，出现阴虚风动之证。一旦辨证准确后，可分别选用熄风静宁汤、泻青丸、二陈汤合涤痰汤、四逆散合甘麦大枣汤、黄连温胆汤、六味地黄汤、大定风珠等作为主方进行加减。

小儿肝常有余，易兴奋激动，若情绪宣泄失常，则肝气郁结，肝失疏泄，气机不畅，气郁化火，火极生风，致肝风内扰。小儿脾常不足，饮食不节，使脾运化失健，痰湿内生，脾又开窍于口，其华在唇，主肌肉四肢，若脾虚肝旺，肝风挟痰上扰，可见四肢、唇部肌肉、头颈部抽动，因此马教授认为脾虚肝亢证为抽动障碍最常见证候，对于抽动症状较轻者，予四逆散合甘麦大枣汤以疏肝解郁、调和肝脾兼养心安神；对于精神倦怠，面色无华，食欲不振，大便溏薄或干结等脾胃气虚者，治以健脾益气、息风止痉，方选钩藤异功散加减。从肝脾论治小儿多发性抽动障碍同时，马教授在临证之时发现抽动患儿常在上呼吸道感染后症状反复甚至加重，故其认为这是"外风引动内风，由肺及肝"，辨证为肺失宣肃、肝亢风动，若伴鼻塞，常在熄风静宁汤基础上合用苍耳子散。由上可见，马教授治疗时在五脏辨证治疗的基础上尤其善于从肝脾肺出发进行诊治。

2. 周正根据儿童体质辨证论治抽动障碍

抽动症也称抽动障碍，是儿童少年期常见的神经精神性疾病，中医属"肝风症"范畴，以慢性、波动性、多发性运动肌快速抽动为临床特点。其病因复杂，与先天（禀赋不足、产伤、窒息）和后天（感受外邪、情绪失调）等多种因素相关，证候多样，缠绵难愈。周正主任医师通过长期临证实践，融会名师经验，发掘五脏证治理论，运用体质辨治，配合症状辨证治疗抽动障碍。把患儿分为痰火质体质、脾虚痰湿质体质、脾虚肝亢质体质、阴虚质体质。痰火质体质方选黄连温胆汤合天麻钩藤饮加减；脾虚痰湿质体质方选半夏厚朴汤合芍药甘草汤加减；脾虚肝亢质体质方选柴胡疏肝散合归脾汤加减；阴虚质体质方选大定风珠合天麻钩藤饮加减。"体质辨治为本，症状辨证为标"，遣方施药，疗效倍增。"急则治其标，巩固治其本"，标本同治，减少复发。

（1）理论依据。

1）小儿体质的特殊性：《灵枢·寿夭刚柔》中提到，"人之生也，有刚有柔，有弱有强，有短有长，有阴有阳"。已指出人有体质差异。《小儿药证直诀》中记载："五脏六腑，成而未全，全而未壮。"万全在《万氏家藏育婴秘诀·五脏证治总论》中指出："五脏之中肝有余，脾常不足肾常虚，心热为火同肝论……"吴瑭在《温病条辨·解儿难》中说："小儿稚阳未充，稚阴未长者也。"小儿体质的特点决定多种因素均影响到小儿体质异常，体质偏颇是其内因，是其发病的基础。纵览古今，无论是从"稚阴稚阳"到"纯阳"之体，还是"脏腑柔弱，易虚易实，易寒易热"到"三有余，四不足"理论的创立，无不渗透出体质学说的特征。

体质学说阐明了小儿对疾病的易感性，阐释其发病病因、病机、证候的不同表现，体现其正气的强弱、疾病转归，并指导临床辨证治疗。体质论治是治病求本的核心，也是对同病异证与异病同证的诠释。由于体质的差异，同一疾病可表现出不同的证候，采用不同的治法；不同的疾病也可因体质相同，表现出大致相同的证候，采取一致的治法。

2）抽动障碍患儿的体质特点：抽动障碍多发于儿童，是由其体质的特殊性决定的。刘弼臣教授认为"本病的发病原因为先天禀赋不足，素体虚弱，或因五志过极，或过食肥甘厚味，或外感六淫之邪，内外之因相合而成"。汪受传教授提出"本病是先天不足，精血不充，稍有感触即产生阴阳偏颇而出现抽动诸证"。本病虚实夹杂，"实"即风、火、痰、湿，"虚"即肝脾肾三脏不足。其病因复杂，无论是先天禀赋异常还是后天失养，其本质是体质偏颇。小儿体质各异，且在某一时期相对稳定，当平和质出现偏倾，遇外因诱发而病，患病体质短期内难以改变，故致病情反复，时轻时重，绵延不愈。儿童抽动障碍病位在肝，肝体阴而用阳，喜条达而主疏泄，其动在握，故引动肝风见频发眨眼、皱眉、摇头、耸肩、清嗓子等不自主动作。如素体脾虚之人，脾虚气弱，运化失健、水湿潴留，聚液成痰，痰阻气滞，气郁化火而生风，脾开窍于唇，主肌肉，见噘嘴、吸腹等症状表现。

（2）临床应用。抽动障碍患儿体质有其特殊性，辨证论治，标本同治，核心是体质辨治。

1）痰火质体质抽动障碍：症见摇头、耸肩、皱眉或喉中发声，怪叫秽语等抽动，多动表现，多伴面红气促，烦躁口渴，喉中痰鸣，夜眠不安，性格冲动，溲黄便干。察其舌质红，苔黄腻，脉弦滑或滑数。其特征是：抽动有力，频繁发作，病程较短，属实证、里证、热证、阳证病候。治以泻其有余，以化痰泻火为主，疏肝息风为辅，方选黄连温胆汤合天麻钩藤饮加减。取茯苓、半夏健脾燥湿化痰，天麻、钩藤平肝息风，陈皮、枳实理气化痰，黄连、栀子清热泻火。抽动严重者加全蝎、白芍；痰浊壅盛者加白附子、青礞石；怪叫秽语者加胆南星、郁金。

2）脾虚痰湿质体质抽动障碍。症见摇头、皱眉、清嗓子、吸腹等抽动、多动表现，伴面黄虚胖，神疲少动，胸闷作咳，食少纳呆。察其舌淡，苔白厚腻，脉沉滑或弱。其特征是素嗜肥甘厚腻，喉中声响，胸闷作咳，大便黏滞，病程较长，发作反复。属虚证、里证、无热病候。治宜健脾化痰理气为主，疏肝息风为辅，方选半夏厚朴汤合芍药甘草汤加焦三仙、桔梗、牛蒡子加减。取半夏、茯苓燥湿健脾，厚朴理气化痰，焦三仙消食化积，桔梗、牛蒡子清痰利咽，白芍、甘草缓痉解急。乏力、气虚重者加山药、黄芪；大便溏者加苍术、薏苡仁；抽动吸腹者加全蝎、白附子、大腹皮。

3）脾虚肝亢质体质抽动障碍。症见皱眉、噘嘴、耸鼻、眨眼、吸腹或"吭吭"秽语等抽动、多动表现，多伴精神倦怠，情志不畅，面黄或青，纳呆胸闷，夜卧不安，溲清便溏。察其舌淡，苔白或腻，脉多弦细。其特征是：病程较长，性格多内向或娇生惯养，性格急躁，症状有点头耸肩，甩手，吸腹时多伴喉中发声，发声后胸闷症状减轻。属里证、本虚标实证病候。治宜扶土抑木，息风定痉，方选柴胡疏肝散合归脾汤加大腹皮、山豆根加减。取柴胡、香附、枳壳疏肝理气，茯苓、白术健脾祛湿，龙眼肉、酸枣仁养心安神，大腹皮下气宽中，山豆根利咽化痰。肝气过亢者加钩藤、龙骨；脾虚纳呆者加焦三仙、鸡内金；抽动频作者加天麻、葛根；眠差不安者加珍珠母、煅石决明等。

4）阴虚质体质抽动症。症见耸肩摇头、眨眼皱眉、清嗓子等肢体抽动、多动少静表现，多伴形体消瘦，两颧潮红，寐差惊悸，五心烦热，头晕耳鸣，自汗盗汗，察其舌红，苔少，脉细数。其特征是：病程较长，抽动幅度较小，肢体震颤。属虚证、里证、虚热证候。治宜滋阴潜阳为主，疏肝息风为辅，方选大定风珠合天麻钩藤饮加减。取龟甲、鳖甲、生牡蛎滋阴潜阳，生地黄、鸡子黄、白芍柔肝息风，天麻、钩藤平肝息风。虚火过旺，烦热盗汗者加知母、黄柏、夏枯草；寐差惊悸者加珍珠母、琥珀；急躁易怒者加柴胡、郁金。

3.郑启仲运用升清降浊法治疗儿童多发性抽动障碍经验

多发性抽动障碍，是一种儿童期起病，以慢性多发运动性抽动和（或）发声抽动为特征的慢性神经精神障碍性疾病，常伴有强迫、多动等行为和情绪障碍。近年来发病率有明显升高趋势，且治疗困难，难治性病例增多。郑启仲认为，多发性抽动障碍病机为痰邪内扰，气机失调，升降失常，肝风内动。其理论依据如下。

（1）症多怪异，当责之于痰。

其一，发病无明确病因，发作无明显诱因，抽动无规律，运动抽动或发声抽动可单独或同时存在，一天可发作多次，也可间歇发作。

其二，多发性抽动障碍患儿常见眨眼、耸鼻、噘嘴、甩头、抖肩、怪叫、秽语、咒骂，以及强迫、自闭、抑郁、精神恍惚、幻觉等怪症百出。

其三，症发多端，无处不到且多离奇古怪，故多责之于痰。

（2）脾常不足，多痰之源。

其一，小儿脾常不足，易为饮食所伤，特别是城市小儿"洋餐"日多，膏粱厚味，常致胃肠积滞，升降失常，脾失健运，水谷不化精微，聚湿生痰。

其二，小儿为"稚阴稚阳"之体，无论外感内伤，患病易从热化，而临床用药则多寒凉，常致药过病所而损伤脾胃，脾虚失运，痰浊内生。

其三，小儿肝常有余，家庭望子成才，学习压力较大；小儿肝气郁结，脾失健运，聚湿生痰，形成日久化火，引动肝风，诱发抽动、喉中异声等一系列多发性抽动症症状。

（3）升降失常，抽动乃作。郑启仲教授把多发性抽动障碍的病机概括为"痰邪内扰，气机失调，升降失常，肝风内动"。治当以"升清降浊，化痰息风"为要，并在此观点指导下创拟了升清降浊制动汤（简称升降制动汤）一方。

升降制动汤组成：炒僵蚕 6g，蝉蜕 6g，姜黄 6g，生大黄 3g，白附子 3g，全蝎 3g，生白芍 10g，穿山龙 10g，莲子心 3g，甘草 3g。水煎服，日 1 剂。此为 5～7 岁用量，可随年龄增减。

升降制动汤是由升降散、牵正散、芍药甘草汤三方化裁而成。方中升降散升清降浊，牵正散化痰息风，芍药甘草汤平肝止痉，穿山龙化痰通络，莲子心交通心肾。全方配伍，共奏升清降浊、化痰息风、平肝止痉之效。

4. 孟牛安治疗抽动障碍

抽动障碍是一种慢性神经精神障碍性疾病，其临床表现为慢性、波动性、多发性，运动肌突然、快速、重复地抽动，并伴有不自主发声和语言障碍。本病还伴发多种多样的行为症状或精神障碍，可不同程度地干扰损害儿童的认知功能和发育，影响社会适应能力，病程持续时间长。孟牛安认为本病属肾阴不足，肝风内动，从肝论治，采用滋阴平肝法治疗本病，可取得明显疗效。

中医学无多发性抽动障碍之病名，根据多发性抽动障碍的临床表现，可将其归为中医学"慢惊风""梅核气""肝风证"等范畴。早在《黄帝内经》中就有"诸暴强直，皆属于风""风盛则动"，以及"诸风掉眩，皆属于肝"的论述。孟牛安认为本病"肾阴亏虚，肝风内动"为多见。临床表现为形体偏瘦，五心烦热，大便秘结，挤眉弄眼，甩手、耸肩、踮脚、抖腿、蹬足、腰部肌肉抽动，喉中发声，性情急躁，有时口出秽语，睡眠不宁，舌红或红绛，苔少或光剥，脉细数或弦细。小儿"肝常有余"，肝主风，属木。无论是外感六淫、内伤饮食，还是责罚训斥，皆可因受邪或气滞郁热而导致肝木旺盛。阳亢阴虚，筋脉失养而出现不能自抑的抽动。其病位在肝，然肝肾同源，肾阴不足，肝阴也虚，阴虚则阳亢风动。孟牛安运用补肾平肝法以平肝潜阳，滋补肝肾，达到阴阳平衡，经脉得养而抽动停止。补肾平肝法药物组成：百合、生地黄、枸杞子、生龙骨、珍珠母、僵蚕、全蝎、钩藤、白芍、葛根等。其中，百合、生地黄、枸杞子滋养肝肾之阴，百合与生地黄相配，另有经方百合地黄汤之意；生龙骨、珍珠母、僵蚕、全蝎、钩藤平肝潜阳息风；白芍酸甘敛阴、养血柔肝；《神农本草经》中关于葛根论述：主消渴，身大热，呕吐，诸痹，起阴气，解诸毒。葛根药性升发，提升阳气上升，使津液上行而舒筋，其配于滋阴养血、平肝息风之药中，可减少颈部抽动发生。以上药证相合，故可取得满意疗效。眨眼者加菊花、夏枯草；吼声重者加射干、山豆根；有痰者加天竺黄、法半夏、胆南星；胸闷不畅者加瓜蒌、薤白；多动者加石菖蒲、郁金、远志、柏子仁；病程长者加桃仁、水蛭等活血化瘀药。

另外，孟牛安对抽动障碍的治疗尚重视脾虚的病机，因肝主疏泄、主藏血；脾主运化、主统血。在五行生克关系中，肝与脾是相克的关系，相互制约以发挥正常的生理机能。因小儿"脾常虚"，肝木气太旺则横逆犯脾土，引起脾虚肝旺，脾虚不运则痰湿内生。风为阳邪，其性善行而数变；痰为阴邪，易聚易散，随气运行，无处不到，内至脏腑，外达肢体皮毛，其致病广泛、变幻多端，故抽动部位多变、病情缠绵。当患儿出现脾虚痰浊症状，如食欲不振、脘腹胀痛等，在治疗上尚应佐以健脾化痰之法，临床可予补肾平肝，灵活合用六君子汤、四逆汤、半夏白术天麻汤等，亦可酌情加入党参、白术、茯苓、法半夏、胆南星等健脾化痰之药。

中医药治疗是一种较好的方法，但应与良好的教育、环境和正确的心理指导相结合，医生、患儿、家长、老师要密切配合，让儿童轻松愉快地生活，不可用强迫方法，使一时宁静，其实难以根治。本病病程较长，常见抽动与异常发声同时或相继出现，其临床表现不一，有时一组症状消失，又出现另一组症状，反复无常。然本病预后绝大多数良好，但应坚持长期治疗，尤其是症状消失后应继续服药巩固临床疗效，减少复发。

5.杨颖治疗抽动障碍经验

抽动障碍是常见的儿童神经精神障碍之一。本病的病因病机尚不十分明确，目前普遍认为与个体的遗传易感性及环境有关。西医多采用多巴胺受体抑制剂治疗，因其不仅具有锥体外系副反应，而且一旦复发，即使加大药物的使用剂量也往往难以奏效，从而使其临床应用受到限制。中医药具有较好的临床疗效，而且具有毒副反应低的优势，因而日益受到青睐。广大患儿家长纷纷转求中医药治疗的意愿日渐增强。现将临床经验介绍如下。

（1）病因病机。疾病的致病因素往往很多，但都必须经过一定的"基本病机"才能引发疾病。儿童抽动障碍病因很多，临床表现此起彼伏、变化多端。诸如挤眉、弄眼、耸鼻、咧嘴、摇头、抖肩、鼓肚子、踢腿，以及喉中怪声等。杨颖主任医师认为，"抽动责之于风，秽语责之于痰"。其基本病机则是"风痰扰动"，治疗应以息风化痰为大法。抓住了"风痰扰动"，立法、用药就如探囊取物，水到渠成。善用虫类药息风止抽动，如全蝎、蜈蚣、蕲蛇、乌梢蛇、白花蛇等；善用金礞石、青礞石、清半夏、天竺黄、胆南星等药物化痰除怪声，配合钩藤、络石藤、石楠藤等藤类药物以增强息风的效果。

（2）辨证分型。

1）脾虚肝亢证予扶土抑木，息风止抽：有些患儿时常病情反复，病程较长，抽动或怪声轻重不一，并伴有"脾虚肝亢"的临床表现，如精神疲乏，食欲不振，性情孤僻或脾气急躁，任性不服管教，舌边红、有齿痕，苔白腻，脉弦细等。治疗宜扶土抑木，息风止抽，方用白术芍药散加味：防风、炒白术、陈皮、蕲蛇、天麻、远志、炙甘草、白芍、酸枣仁、蕤仁、全蝎、蜈蚣、钩藤、木瓜、伸筋草。体虚多汗者，加煅龙牡固涩止汗；眨眼加菊花、桑叶祛风清热。方解：白术芍药散在健脾平肝的基础上，加全蝎、蜈蚣、蕲蛇搜剔经络风痰；天麻、钩藤、酸枣仁、蕤仁、远志平肝息风、安神定魄，稳定情绪；木瓜、伸筋草疏通经脉；炙甘草调和诸药。全方共奏缓肝理脾、祛风化痰止抽之效。

2）风痰阻络证予温胆宁神，祛痰止抽：患儿有时抽动或怪声表现比较集中、突出，病程长短不一，并伴有"风痰阻络"的其他表现，如头昏沉，夜卧不安，喉中有痰、吭吭作响，舌质红，苔白腻，脉弦滑等。其中抽动症状为风动之象；喉中痰鸣、头昏沉为痰阻气道、蒙蔽清窍之候。治疗宜温胆宁神，祛痰止抽，方用温胆汤加减。陈皮、茯苓、炙甘草、竹茹、柴胡、黄芩、石菖蒲、郁金、半夏、天竺黄、钩藤、枳实、全蝎、青礞石、酸枣仁、蕤仁。方解：运用温胆汤理气祛痰、温胆宁神，加柴胡、黄芩清肝胆郁热、舒畅气机；石菖蒲、郁金、天竺黄清热豁痰开窍；钩藤、全蝎平肝息风通络；青礞石逐顽痰；酸枣仁、蕤仁养肝阴清肝热，使热清痰化、神宁抽止。

3）从肺论治，肝肺平衡：肝应东方青龙、肺应西方白虎，肝升肺降，龙虎回环，则气机平调，诸病不生。然而儿童抽动障碍常因感冒、遭受精神刺激、食用海鲜等发物、劳累等引发肝肺升降失调、风痰横窜经络而致病。因此，恢复肝肺升降平衡、息风化痰成为治疗关键。遵从师祖刘弼臣教授从肺论治的宝贵经验，同时结合从肝论治，即通过祛邪调肺，平肝息风，使"龙虎回环"、气血调和，达到治病目的。具体用药如下：辛夷、玄参、板蓝根、清半夏、蕲蛇、天花粉、芦根、苍耳子、全蝎、木瓜、伸筋草、酸枣仁、蕤仁、生龙齿、珍珠母、金礞石。其中辛夷、苍耳子、玄参、板蓝根调肺利窍、截邪内传，体现了从肺论治的基本思想；生龙齿、珍珠母镇肝息风；全蝎、蕲蛇、木瓜、伸筋草息风通络；酸枣仁、蕤仁同用，一养肝阴一清肝热；清半夏、礞石化痰；天花粉、芦根防风药过燥伤津。全方祛风痰、畅气机、平调肝肺、止抽动。

6. 郑宏治疗抽动障碍经验

郑宏认为，"本虚标实，气机失调"是儿童多发性抽动障碍的核心病机，"脾虚痰伏"是该病反复发作的根源。

儿童多发性抽动障碍是一种以运动性抽动和/或发声性抽动为主要表现，伴随心理行为症状的儿童常见的神经精神疾病。中医学无多发性抽动障碍病名，历代医家多把其归属于"瘛疭""慢惊风""梅核气""肝风证"等范畴。郑宏继承家父郑启仲教授多年临床经验，提出本病为本虚标实之证，病位在五脏，主要表现在肝，病机为痰邪内扰，气机失调，升降失常，肝风内动。痰、风、火、瘀为其病理产物，亦为致病因子。本病病机错综复杂，其中气机失调、升降失常是其核心。创立升清降浊之法，运用升降散加减治疗该病，方中僵蚕、蝉蜕升阳中之清阳，姜黄、大黄降阴中之浊阴，一升一降，阴阳相配，升降并施，调畅气机，通和内外，正切该病本虚标实、气机失调之病机，实为相得益彰。分析患儿反复发作，时作时止与伏痰有关，痰动则风起，痰伏则风息。痰是气机失调、升降失常的病理产物，又是一个致病因素，贯穿于疾病的始终。怪病多痰，久病多瘀，小儿脾常不足，脾为生痰之源，因此郑宏提出脾虚痰伏，气机失常是多发性抽动障碍反复发作的根源。治疗上缓解期重在"益气健脾，化痰息风"，同时加用行气化瘀之品，以防痰瘀互结，导致病情缠绵。常用六君子汤合升降散加减治疗。

（八）自闭症谱系障碍

马丙祥治疗自闭症谱系障碍经验

儿童自闭症谱系障碍是一种以社会交往障碍、沟通障碍、狭隘兴趣及刻板行为为特征的广泛性发育障碍。本病患儿除在感觉、交往、语言、自理方面存在明显缺陷外，也多合并有情绪与行为障碍，包括冲动、多动、攻击、破坏、焦虑、易怒、自伤等。合并行为障碍者不仅严重影响患儿的社会生活质量，且其破坏性行为具有一定的危险性，目前发病率呈逐年上升趋势。中医古代文献中无"孤独症、行为障碍"的名称，根据其临床表现可归属于"五迟""痴呆""脏躁"的范畴。马丙祥教授认为本病病位在脑髓，涉及心、肝、脾、肾四脏，临床多见虚实错杂之证。先天禀赋不足，气血不能上荣脑髓；后天失养，心、肝、脾、肾脏腑功能失调，阴阳失衡，痰、瘀、火等病理因素互结，上扰脑窍，神机失用而发病。马丙祥教授以"健脾、化痰、活血、理气"为法，旨在调节阴阳平衡，而非一味予苦寒、重镇之品；强调开窍益智，而非过用滋补之品，重视扶正固本、调理体质。方药以四君子健脾，补益后天之本；半夏、陈皮化痰；枳实、木香理气；川芎、丹参、当归活血化瘀，引药上行头目；石菖蒲、远志、益智仁开窍益智；龙骨、牡蛎、珍珠母安神定志；神曲一味以和胃助运。痰热盛者加胆南星；心火旺者加焦山栀；肝郁者加郁金；风痰盛者加制白附子；气虚者加黄芪；心血虚者加酸枣仁、龙眼肉。马丙祥教授认为小儿脏气清灵，方药宜简不宜繁，病久长服，用量不宜过大，可制成散剂，便于服用。在服用药物的基础上，结合康复训练对孤独症伴行为障碍患儿的治疗作用亦不容忽视。综合康复训练包括行为、认知、语言训练，经颅磁刺激、脑电治疗等物理疗法，头皮针灸、穴位封闭、耳穴压豆等中医外治法，以及家庭治疗等方面。除此之外，马丙祥教授认为保持良好的家庭环境，避免不良因素影响，家长的耐心引导而非打骂、惩罚等家庭治疗对自闭症患儿的康复起着重要的作用。

四、肾系疾病

（一）肾病综合征

1. 李晏龄治疗小儿难治性肾病综合征经验

难治性肾病综合征（refractory nephrotic syndrome，RNS）是指肾病综合征，经泼尼松治疗 8 周无效或部分效应和频繁复发或激素依赖者，可理解为是一类对于治疗反应性不佳的肾病综合征，是目前儿科肾病领域的一个难题。

中医学无"难治性肾病综合征"之名，根据其临床特点，多归属于"水肿"的范畴，且以"阴水"居多。其临床特征为：反复发作的全身明显浮肿、大量蛋白尿、低蛋白血症和高脂血症，或伴有血尿、高血压、尿素氮增高等，多呈慢性反复过程，是小儿肾系常见疑难疾病。

目前，现代医学对 RNS 的发病机制尚不十分清楚，诊断尚缺乏统一的认识。

李晏龄教授多年来以中医理论为指导，采用中医辨证与西医辨病相结合，突出中医特色的同时，兼顾中西医结合，配合现代医学诊疗等综合疗法，突破了中医传统的治疗方法，对本病的机制和治疗方法进行了探索，积累了丰富的临床经验，形成了系统的诊疗方案，创立了治疗肾病的基本方——肾病汤，临床取得了治愈率高且复发率低的满意疗效。

中医学认为人体正气不足，肺、脾、肾三脏功能虚弱，气化失调，是本病发生的根本原因。如《景岳全书》记载："凡水肿等证，乃脾肺肾三脏相干之病。盖水为至阴，故其本在肾；水化于气，故其标在肺；水惟畏土，故其制在脾。今肺虚则气不化精而化水，脾虚则土不制水而反克，肾虚则水无所主而妄行。"喻昌也云："然则水病，以脾肺肾为三纲矣。"也有医家重点强调脾肾功能障碍为水肿形成的原因，如《诸病源候论》指出："水病者由肾脾俱虚故也，肾虚不能宣通水气，脾虚又不能制水，故水气盈溢，渗液皮肤，流遍四肢，所以通身肿也。"朱丹溪也持有相同观点，认为"惟肾虚不能行水，惟脾虚不能制水……故肾水泛溢，反得以浸渍脾土，于是三焦停滞，经络壅塞，水渗于肤，注于肌肉而发肿矣。"历代儿科医家都强调脾虚在水肿发生和治疗上的重要性，如《小儿卫生总微论方》记载："水肿之证，脾土受亏，不能制水。"钱乙指出："脾胃虚而不能制肾，水反克土，脾随水行，脾主四肢，故流走而身面皆肿也。"清代著名医家陈飞霞曰："夫肿满之证，悉由脾胃之虚也……治肿者，当以脾胃为本，而以浮肿为标。"

中医学在强调脏虚致病的同时，也十分重视邪气在水肿发生及转归中的作用。张景岳云："凡外感毒风，邪留肤腠，则亦能忽然浮肿。"《幼幼集成》曰："或胎禀不足，卒冒风寒，……皆能作肿。"《中藏经》谓："三焦壅塞，荣卫闭格，血气不从，虚实交变，水随气流，故为水病。"说明外邪乘正虚而入侵，邪实和正虚可以互相影响。

李晏龄根据小儿的生理、病理特点和多年的临床经验，认为小儿水肿发生与肺脾肾功能失调有关，其中与脾肺的关系更为密切，同时强调水湿停留、瘀血内阻在本病病理机转中的重要作用。

267

（1）脾肺气虚是小儿水肿发生的主要原因。脾为至阴之脏，属土，脾气主升，喜燥恶湿，与胃相表里。脾的生理功能主运化、升清、统血，主肌肉四肢等。张仲景谓："四季脾旺不受邪。"李东垣在《脾胃论》中提出"百病皆由脾胃衰而生也"。唐容川《血证论》也云："人之既育，以后天生先天。"故有"得胃气则生"之说。正因为这样，人体诸精元气均为水谷入之于胃，经过脾的生化而成。如若饮食不节，劳倦过度，七情内伤就可影响到脾胃生理功能，导致元气不充，精血不足，从而出现内不足以供养五脏六腑、四肢百骸，外不足以抗御病邪的侵袭，形成了内伤虚劳易感外邪的特点。其次由于脾主运化，脾与水液的气化关系十分密切，《素问·玉机真脏论》云："脾脉者土也，孤脏，以灌四傍者也。"由此可见，饮入之水，在胃中必赖脾气的作用才得以吸收，并转输至五脏六腑，如果脾气虚弱必致运化功能不足，水液停滞，泛滥而为水肿。有人研究脾与代谢系统的关系，在水液代谢方面，脾虚患者 24 小时尿量较正常人为少，从而认为脾虚而致水液输布不利，代谢失调，造成水湿内停致尿量减少而出现水肿。

从脏腑的五行相关学说来看，脾属土、肾属水，脾土健旺则可以制肾水，使肾水不致泛滥，故张景岳云："水惟畏土。""水肿之疾，其制在脾。"如脾土虚弱，失去对肾水的制约能力，水湿泛滥，浸溢肌肤而为水肿。可见脾的健旺与否，不仅关系到人体元气之盛衰，抗病之强弱，而且与水肿的发生息息相关。临床上从水肿发生机制来看无不由脾虚所致者，特别是对于小儿而言，表现更为突出。正如《慎斋遗书》所云："诸病不愈，必寻到脾胃之中，万无一失。"

肺为阳中之阴，属金，肺朝百脉，主一身之气。《素问·六节脏象论》曰"肺者，气之本"，《素问·灵兰秘典论》云"肺者，相傅之官，治节出焉"，可见肺有治理调节体内气机的作用。肺开窍于鼻，喉为其系，外合皮毛，外邪袭人，首先犯肺。外邪犯肺的途径有二：一是六淫之邪，从口鼻而受，壅结咽喉，入侵于肺；二是肌肤痈肿，湿疮风毒，从体表皮毛，内归于肺，从而导致肺气失于肃降，治节之令失司致三焦气化不利，不能通调水道下输膀胱而见尿少，其结果是水湿泛滥横溢形成水肿，故有肺为水之上源之说，可见水肿的发生与肺卫受邪宣降失司有着密切的关系。反之，水肿形成后又可影响肺的宣发肃降功能，不能通调水道下输膀胱，而使水肿加重。再则水谷精微不能上布于肺而使肺气不足，卫外不固，易于遭受外邪的侵袭，而使肺的宣发肃降功能失调，使病情反复发作而不愈。

李晏龄认为，肺脏受邪，主要是肺气不足，而肺气的盛衰又与脾脏的运化功能有着密切的关系，这是因为脾脏有运化水谷精微不断上归于肺，以营养肺气的作用，故脾的健运与否，对维持肺的正常生理功能有着重要的意义，脾的转输水湿亦需要肺气的肃降才能通调水道下输膀胱，故肺气的强弱，同脾的健运与否有直接的关系。而脾的运化功能，需肺的协助，才能顺利完成。

（2）水湿停留，瘀血内阻是小儿水肿的主要病理产物。叶天士云："湿为重浊有质之邪，若从外而受者，皆由地下之气升腾，从内而生者，皆由脾阳之不运。"说明湿性重浊属阴，既可从外而受，也可由内而生。"湿之为病……为浮肿……为按肉泥不起。"湿邪外侵或从内生，脾为湿困，运化不健、水湿不得下行，溢于肌肤而为水肿，可见湿邪是产生水肿的一个重要因素。水湿停留可阻碍脾阳，顾松园曰："内因地湿，故然必伤脾胃。"缘湿为阴凝板滞之邪，脾为阴土，喜燥恶湿，由于同气相感，因此湿留体内，常先伤脾，甚则损伤脾阳，脾阳一伤，则更加导致水湿内停，从而加重本病。

李晏龄特别强调"瘀血"，它是疾病过程中形成的病理产物，又是某些疾病的致病因素，水肿多因气虚、水湿而致。而气为血帅，气虚则推动无力，血行迟缓而致血瘀。正如《读医随笔》所言："气虚不足以推血，则血必有瘀。"水湿停留，水停气滞，气滞则血瘀，即唐容川《血证论》所云："水病不离乎血，血病而不离乎水。"瘀血形成后，又可诱发和加重水肿。由此可见，水湿停留、瘀血内阻既是水肿的病理产物，又是水肿发生的致病因素。

（3）借助现代研究，提高认知水平。传统认为肾病综合征以肺脾肾三脏脏气亏虚为本，以血瘀、风邪、水湿、湿热、湿浊为标，但李晏龄认为血瘀有其特殊性，风邪、湿热、水湿、湿浊为肾病过程中感受外邪或出现水肿、肾功能不全的合并证候，而血瘀是肾病本身所固有的证候，并非外来因素所致。中医认为本病以肺脾肾三脏脏气亏虚为本，是根据肾病发生后多表现为面色㿠白、四肢乏力、水肿，易感外邪或五心烦热、盗汗等脏气亏虚之症，但上述虚证症状往往见于水肿发生后或为肾病治疗过程中出现的药物副作用，而血瘀是贯穿肾病综合征自始至终的病机变化。从微观辨证看，血瘀是肾病的基本病理改变，尤其是增生性肾小球肾炎更是如此，血瘀是在上述虚证出现之前就已经存在的病理改变。而从肾病综合征的临床治疗角度来看，活血化瘀法贯穿始终，并多获满意疗效，说明血瘀在肾病综合征的发生、发展中起着非常重要的作用。

从现代研究可以看出，符合中医血瘀特征的病理改变还存在于肾脏的一些急性、慢性、原发性和继发性病变中。在急进性肾小球肾炎等疾病的过程中，病理可见球囊壁层上皮细胞增生形成新月体，可呈细胞性、细胞纤维性及纤维性，继而出现肾小球硬化。慢性肾小球肾炎的病理为增生性和硬化性病损并存，肾脏正常组织纤维化、脂代谢紊乱及实验室检查多有高凝状态是大多数慢性肾衰竭发展的共同特征。狼疮性肾炎是由于大量自身免疫抗体与抗原形成免疫复合物沉积，使基膜增厚，出现细胞增生、细胞型新月体形成、微动脉和毛细血管呈纤维素样坏死、透明血栓等狼疮活动的病理变化，在慢性过程中出现肾小球硬化、纤维性新月体、间质纤维化、小管萎缩。以上病理组织学改变和病理过程均符合中医血瘀的病机。

（4）益气利湿，活血化瘀是治疗小儿水肿的重要法则。李晏龄根据以上小儿水肿的病因病机特征，确立了益气利湿、活血化瘀为主要治则的"肾病汤"，由黄芪30g，党参12g，石韦15g，白茅根15g，玉米须15g，川芎12g组成（剂量为7～10岁儿童量，临证时根据儿童具体年龄增减）。方中黄芪甘、微温，入脾、肺经，补气升阳，益卫固表，利水退肿。党参甘、平，补益中气，调和脾胃，得黄芪实卫。黄芪、党参益肺固表，健脾益中，二药相辅，力宏效著，而小儿肾病者，脾肺气虚为本，又常因外感而诱发，是故药中病机，所以二药为本方之主药。石韦苦、微寒，入肺、膀胱经，利水通淋，凉血止血。玉米须甘、平，入膀胱、肝、胆经，利水退肿，止血。现代药理研究，单用玉米须煎服，对周身性水肿、胸水、腹水有明显的利尿作用。白茅根甘、寒，入肺、胃、膀胱经，凉血止血，清热利尿。特别对肾性水肿效果更佳，故用其利水湿以治标。川芎辛、温，归肝、胆、心包经，活血化瘀、行气，切合本病之病因病机。六药合用，甘温补气，苦寒利水，寒热并调，补虚扶正，故可达到益气利湿、活血化瘀之作用。

《张氏医通》指出："水病莫不本之于胃……使脾足以转输水精于上，肺足以通调水道而下，则胃无病水之虞矣。"说明健脾能使"脾强则水去而肿消矣"。张景岳云："故凡治肿者必先治水，治水者必先治气，若气不能化，则水必不利。"也强调治疗水肿，补益肺脾的重要性，使"脾气得实，则能自健运，自能升降，运动其枢机，则水自行"。治疗水肿还必须加用清利水湿之品，《医宗金鉴》记载："治水肿证，宜导其水，以杀其势。"即所谓"治湿不利小便，非其治也"。鉴于本证病冗长，除正虚水湿之外，又有瘀血作祟。在治疗上反证"瘀可致水"的记载，仍不鲜见。《素问·汤液醪醴论》指出"开鬼门，洁净府，去菀陈莝"为治疗水肿之大法，《灵枢·小针解》补充到"菀陈则除之者，去血脉也"，可资佐证。李晏龄根据多年的临床经验，常在利水方药的基础上加入活血化瘀之品，以治其本，多获奇效。

在具体的用药过程中，还应根据病之缓急、水肿之轻重、正邪之强弱、有无兼证而随时调整治则。在益气利湿、活血化瘀的前提下，辨证与辨病相结合，从整体调节出发，兼顾局部的变化，才能提高本病的疗效。

随症加减：尿蛋白多者，加蝉蜕10g、土茯苓20g；尿中红细胞多者，加茜草根、肉苁蓉各10g，旱莲草15g；尿中白细胞多者，加金钱草、车前草、蒲公英各15g；水肿甚者，加茯苓、薏苡仁各15g；舌苔白厚腻者，加藿香10g；苔黄厚腻者，加黄柏9g、胆草6g、瓜蒌15g；水肿消退后出现阴虚者，如舌刺明显，下午两颧发热等，可加女贞子、知母、枸杞子各10g；血中白细胞增加者，加金银花、蒲公英各15g；白细胞减少者，加当归、阿胶各 10g，黄精 12g，鸡血藤 15g；血中胆固醇持续增高不退者加决明子 15g、何首乌 10g。尿蛋白消失后 2 周后，可用生黄芪 15 ~ 30g，石韦、玉米须各 30g，水煎服，日 1 剂。连用 3 ~ 6 个月，以巩固疗效，预防复发。

（5）肾病汤治疗难治性肾病综合征的机制探讨。中药肾病汤治疗肾病的机制十分复杂，通过大量的实验研究，揭示了肾病汤治疗微小病变型肾病（MCD）及系膜增生性肾炎（MsPGN）的部分作用机制：

1）能改善和恢复肾病大鼠肾小球上皮细胞足突的融合，减轻水肿，减少尿蛋白的排出，降低血清胆固醇，提高血浆白蛋白。

2）对免疫功能具有双向调节作用，既能抑制免疫亢进，又促使受抑制的免疫功能恢复正常，如能提高血中 IgG、IgM 水平及胸腺、脾淋巴细胞的数量，提高小鼠腹腔巨噬细胞的吞噬功能。

3）具有防治肾小球内系膜细胞增生及基质增殖的作用，并能抑制循环免疫复合的生成，减少在肾小球系膜区的沉积，促进系膜细胞对免疫复合物的清除。

4）拮抗强的松对免疫器官、内分泌腺体的毒副作用，减轻或消除强的松对肾病大鼠肾小管所致的退行性病变。

实验研究证明肾病汤对免疫功能紊乱具有双向调节作用，是一个有意义的发现。更重要的是，为临床中医药治疗小儿肾病提供了可靠的用药依据和理论基础。

2. 对肾病综合征序贯治疗经验

肾病综合征是小儿之常见病，临床有原发和继发两大类。原发性肾病综合征的原因尚不明确，继发性肾病综合征则由多种全身性疾病引起。

高智铭在诊治肾病综合征时强调，肾病综合征不是一个独立的疾病，而是由多种原因引起的临床症候群，采用中西医结合是非常有效和值得进一步研究总结的治疗途径和方法。在肾病综合征的中医辨治过程中，采用"序贯治疗"，未用激素治疗和联合激素治疗是有区别的。未用激素治疗者，在水肿明显时，病情多以邪实为主，治疗以治标为主，或兼以治本。治标常以宣肺利水、利水化湿、化气行水、温阳利水、化瘀利水等法。水肿消退后，多以长期反复蛋白尿为主者，病情多虚实夹杂，本虚标实，治疗常以健脾补肾、益肾固精、清湿化浊、解毒去浊、化瘀通络等法。联合激素治疗者，一般分三期施治。大剂量激素治疗期（足量期和大剂量冲击期）：临床上多以毒热内盛、湿热内蕴、阴虚火旺、肝肾阴虚为主证，治疗宜清热解毒、滋阴降火、清化湿热。激素减量期：多以气阴不足、湿毒留恋为主，治疗以补益气阴、解毒通络、清化湿热为主。激素维持期：临床多以气阳虚弱、脾肾不足、肾虚不固、络脉瘀阻为主证，治宜补益阳气、补肾固摄、活血通络。从选方用药而论：补肾固精以金锁固精丸、五子衍宗丸、地黄丸类加减，喜用菟丝子、金樱子、山萸肉、女贞子、桑螵蛸、龙骨、牡蛎、生地黄、山药、芡实；健脾益气以参苓白术散、薯蓣丸加减，善用黄芪、党参、山药、芡实、莲肉、扁豆、升麻、白术、炙甘草等；化湿解毒，选用五味消毒饮、八正散、荆防败毒散，常用金银花、玄参、土茯苓、白花蛇舌草、萆薢、黄柏；化瘀利水选方桃红四物汤合五苓散加减，多用红花、牡丹皮、云茯苓、猪苓、玉米须、泽泻。尤其善用水蛭是其用药特色。

3. 丁樱治疗小儿肾病临床经验

（1）提出扶正祛邪序贯疗法辨治小儿肾病的理论。

1）本虚标实，序贯演变：肾病，属中医学的"水肿"范畴，病机交织，证见多端，临床难以适从。基于多年临证经验和理论研究认为，肾病病机本质属本虚标实，正气虚弱为本，邪实蕴郁为标。正虚是指气虚、阳虚、阴虚或气阴两虚，结合脏腑又可分为肺脾气虚、脾肾阳虚、肝肾阴虚等，为病之本。邪实是指外感、水湿、湿热及瘀血等病理产物，故为标。肺、脾、肾三脏功能正常才能"水精四布"。《诸病源候论》曰："水病无不由脾肾虚所为，脾肾虚则水妄行，盈溢皮肤而令身体肿满。"可见，水肿的发生主责之于肺、脾、肾三脏虚弱之本。正虚于内，则易出现外感、湿热、血瘀、湿浊等邪实之标，可谓"因虚致实"。

肾病临床上表现分别为肺脾气虚、脾肾阳虚、肝肾阴虚、气阴两虚4个本证和外感、水湿、湿热、血瘀和湿浊5个标证，因其其合临床实际和可操作性强，故对指导肾病治疗有极大实用价值。且本证和标证自身及相互之间皆遵循邪实兼正虚期、正虚邪实期、正虚兼邪实期3个临床分期的明显规律的多层次（立体）序贯演变。

本病病机呈典型而复杂的虚实、三焦、脏腑、气血阴阳演变。虚实此消彼长，演变有序；三焦以上、中、下序贯演变；脏腑表现为由肺及脾再至肝肾；气血阴阳以由气及阳、由阳及阴的序贯演变。且上述序贯演变呈多层次性、交叉性，故称立体序贯演变。但标本虚实之间不可机械理解，例如，邪实兼正虚期之正虚以肺气虚为主要矛盾，但亦可兼夹脾和（或）肾虚弱，标实亦是如此，临床不可不察。

2）扶正祛邪，序贯辨治：扶正祛邪是中医临床治疗的一个重要法则。在疾病过程中，正邪双方的主次关系不断发生变化，因此运用扶正祛邪治则时，要分析正邪双方的消长盛衰情况，并根据正邪在矛盾斗争中的地位，掌握正虚与邪实孰多孰少，确定补虚及祛邪的比例，解决主要矛盾。而对于正虚邪实的病证，要扶正与祛邪相兼，根据正邪主次的矛盾演变情况，采用"祛邪兼扶正、扶正祛邪、扶正兼祛邪"三种治法，做到

"扶正不留邪，祛邪不伤正"。

肾病病机演变的多层次序贯性决定了其中医辨治方法的序贯性。也就是说中医辨治疾病必须紧扣病机、审机论治，尤其对于诸如肾病等病因病机演变复杂者，更是如此。所谓审机论治，即通过审察病机，以确定疾病的治疗方法，即抓住病因病机这个基点来预测病症、判断病情、防其传变的中医辨治方法。若病症复杂多变，出现标本主次之异，特别是出现正气和邪气病机多层次演变时，就应采取扶正祛邪立体序贯疗法，唯此才能"谨守病机，各司其属"，从系统高度把握肾病复杂的病机演变，防其迁延，促病痊愈。

（2）倡导激素疗法配合中药序贯辨治。

1）阴平阳秘，精神乃治，谨调阴阳，以平为期：阴阳学说是中医学的基础和灵魂，中医的生理、病理、诊断、治疗和预防保健等皆根植于阴阳学说。简言之，生理上，阴阳动态平衡是人体正常生命活动的保证，如《素问·生气通天论》曰"阴平阳秘，精神乃治，阴阳离决，精气乃绝"；病理上，阴阳的偏胜偏衰是疾病产生的根源，如《素问·阴阳应象大论》言"阴胜则阳病，阳胜则阴病"，即阴阳失调；诊断上，阴阳辨证是八纲辨证之首，是中医辨证体系的本源，如《素问·阴阳应象大论》云"善诊者，察色按脉，先别阴阳"；治疗上，如《素问·至真要大论》曰"谨察阴阳所在而调之，以平为期"，达到阴平阳秘，即阴阳平衡，为中医论治之最终目的。

2）标本虚实演变，壮火少火互用，终致阴阳失调：肾病病机本质属本虚标实，正气虚弱为本，邪实蕴郁为标。正虚是指气虚、阳虚、阴虚或气阴两虚，脏腑辨证表现为肺脾气虚、脾肾阳虚、肝肾阴虚等，为病之本。如《景岳全书》曰："凡水肿等证，乃肺脾肾三脏相干之病。"邪实是指外感及水湿、湿热、瘀血及湿浊等病理产物，故为标。肾病除本身标本虚实演变而导致阴阳失调外，本病壮火与少火的相互作用也是导致阴阳失调的重要动因。激素是治疗肾病的重要药物，为阳刚燥热之品，谓之"壮火"，正如马莳在《素问注证发微》中云："气味太厚者，火之壮也。用壮火之品，则吾人之气不能当之而反衰矣。"丁师认为，激素为药食气味的纯阳者，故为壮火，久用则壮火食气，耗气伤阴，可导致气阴两虚。少火为生理之火，此主要指肾之阳气，如张介宾《类经·阴阳类》云："火，天地之阳气也。天非此火，不能生物；人非此火，不能有生。故万物之生，皆由阳气。"激素小剂量维持时，由于外源性激素对内源性"少火"产生的抑制，所以"少火生气"作用减少，又逐渐表现出脾肾气虚或阳虚证候。现代研究表明，大量外源性激素对下丘脑—垂体—肾上腺皮质轴有明显的反馈调节作用，通过影响皮质醇的分泌来影响肾上腺功能，从而临床表现为肾阴阳亏虚的序贯演变。

综上，小儿肾病的中医病机本质是阴阳失调。而形成阴阳失调的原因乃肾病本身标本虚实演变和壮火与少火相互作用，随着肾病本身标本虚实的演变和激素量的变化而呈现演变有序的阴阳失调变化，即呈现规律的阳虚水泛、阴虚火旺、气阴两亏和阳气虚弱的序贯演变。

（3）论"清源洁流"法辨治小儿尿浊：蛋白尿可见于各种肾脏疾病的进程中，尤其是肾小球疾病的常见临床表现，在肾脏疾病中，蛋白尿是演变为肾衰竭的最危险因素，因此减少蛋白尿对保护肾脏至关重要。中医将蛋白尿归类为"尿浊"。尿浊属水液代谢异常的一种情况，其病机不但责之于脾肾，而是关乎肺脾肾三脏，且与肺的关系更为密切。现代研究认为，小儿肾系疾病如急慢性肾炎、原发性肾病综合征及过敏性紫癜肾炎等的发病，与感染诱发的免疫损伤有关。据国内报道，40% ~ 50% 的小儿肾炎起病前1 ~ 3 周有感染史，尤以呼吸道感染居多，"清除感染灶"常可很快控制蛋白尿，缓解病情。中医临证常以疏风、清热、解毒等从肺论治法治疗尿浊取效，甚合西医之"清除感染灶"疗法，但此法缺乏中医基础理论的支撑，似无源之水、无本之木，难以融入中医诊疗体系。据此，提出"风激水浊"为尿浊的中医关键病机的新观念，此论为中医疏风清热解毒等法治疗尿浊提供了中医基础理论支撑，突破了"清源洁流"法中医理论瓶颈，有望丰富和发展小儿尿浊的中医诊疗体系。

水与浊同源同流，风激水浊，源不清则流不洁。中医传统理论认为尿浊为脾虚及肾，脾主摄精，肾主封藏，脾肾两虚，脾失摄精，肾失封藏，固摄无权，精微漏出，出现蛋白尿。即言尿浊主要责之于脾肾两脏气虚失摄，病在脾肾，而少延及肺腑。尿浊病机分虚实，临证分为风邪犯肺期和脾肾亏虚期，中医病机类同水肿，故其发生不但责之于脾肾，而是关乎肺脾肾三脏，且与肺的关系更为密切。关乎脾肾者为脾肾失司、固摄无权、精微漏出，发为尿浊，责之于虚；关乎肺者为肺因风窒、水由风起、风激水浊，发为尿浊，责之于实。简言之，肺为五脏之华盖，外合皮毛，为水之上源；若六淫之邪外袭，首先犯肺；风为百病之长，多首先由表犯肺，肺因风窒，水由风起，风激水浊，源不清则流不洁。临床所见，风邪又有夹寒、夹热、夹毒之不同。

尿浊与水污，名异而实同，以中医取类比象思维方式，治浊（尿浊）如治污（水污），只有清其源方能洁其流，源清流自洁，实属治病求本之法，临证根据风邪夹寒、夹热、夹毒之不同灵活选用清源洁流三法。

（4）从瘀论治小儿肾病。肾病属于中医学"水肿"范畴。《黄帝内经》对水肿的病因病机提出了"其本在肾""其末在肺""其制在脾"的重要论点。如《金匮要略·水气病脉证并治》曰："血不利，则为水。"后代医家根据水和血的密切相关性，认为血与水二者是相互影响的，水肿可致血瘀，反过来，血瘀又可加重水肿。对于水肿的治法，《素问·汤液醪醴论》所举："平治于权衡，去菀陈莝……以复其形。开鬼门，洁净府，精以时服。"诸多治疗方法中，"去菀陈莝"实际上已经蕴含活血化瘀之意。《仁斋直指方》正式提出活血化瘀法治疗水肿，并创立了桂苓汤等活血利水方剂。

在肾病的发生与发展过程中，本虚与标实之间是相互作用、相互转化的。如正虚之本易感外邪，化热致瘀，而成标实之瘀；标实血瘀反过来又进一步耗伤脏腑之气，使正气更虚，并加重水湿、湿热，又成疾病之本，完成了"瘀"之标本转化，从而使瘀血表现出亦标亦本的特点。可见，瘀血既是贯穿于病程始终的病理产物，成为损伤人体正气的主要因素，同时又是进一步碍水阻气，使水肿形成，推动疾病发展的重要病理环节。

一般情况下，要遵循"治病必求于本"的原则，但若病证复杂多变，出现标本主次之异，治疗上就应有先后缓急之变通。其实，"标"和"本"是相对的，它们之间是相互作用、相互转化的。就肾病而言，瘀血不仅是正虚之本导致的"标"，反过来，此病理产物又损伤人体正气，并进一步碍水阻气，使水肿形成，形成病机的恶性循环，又成为治病之"本"，贯穿于肾病病程之始终。故从标本论治原则而言，活血化瘀法应得到重视，并贯穿于肾病治疗的始终。

肾病血瘀病机复杂，故遣方用药要谨守病机，做到法随证立、方随法转、机圆法活，正如《黄帝内经》所言"谨守病机，各司其属""必伏其所主而先其所因"。鉴于此，临床常灵活运用理气活血、养阴活血、温阳活血、凉血散血四法，每收桴鼓之效。此外，鉴于肾病病机复杂，故常以本法结合他法应用，不可偏废。

（5）从脾治疗小儿肾病。

1）调治脾胃的病理基础：病位在肺、脾、肾，重点在脾、肾。脾胃居中焦，为人体气机升降及水液代谢之枢纽。脾主运化水液并升清和输布精微物质。若脾失健运，升降失常，一则水液泛滥而为水肿；二则清气不升，精微不能归藏而下泄，成为尿蛋白。故脾胃失调与慢性肾病密切相关。如《素问·经脉别论》所言："饮入于胃，游溢精气，上输于脾，脾气散精，上归于肺，通调水道，下输膀胱，水精四布，五经并行。"若肺、脾、肾三脏虚弱，功能失常，必然导致"水精四布"的功能失调。水液输布失常，泛滥肌肤则发为水肿；精微不能输布、封藏而下泄则出现蛋白尿。

概括肾病的病情演变，初期及恢复期多以脾阳虚、脾气虚为主，对于难治病例，病久不愈或反复发作或长期使用激素者，可由阳虚转化为脾肾阴阳两虚或肝肾阴虚。而阳虚（尤其是脾肾阳虚）乃病情演变之本始。如本病早期或未用激素治疗之前，多表现为浮肿明显、面色苍白、畏寒肢冷、乏力纳差、腹胀便溏、舌质淡胖、苔白或白腻、脉沉无力等症，此属脾阳虚或脾肾阳虚所致。患病日久，尤其在使用足量激素以后，患儿出现面色潮红、盗汗、烦躁易怒、头痛眩晕、手足心热、舌红少苔、脉细数等症，则属阴虚，此多为病久不愈，阳损及阴；或激素助阳生热，或湿热郁久，热盛伤阴致肝肾阴虚所致。

2）调治脾胃的临床基础：在临床常见的5个分型中，小儿肾病与脾相关的证候占4个。脾肾之实证经治疗，实邪渐去而出现脾胃虚弱之象，脾胃虚弱（气阴两虚）证持续时间较久，往往以乏力倦怠、纳少等症为主，甚至贯穿于肾病之始终。如顽固性重症水肿，以腹水甚、屡用利尿药无效为特征，用中药益气行气利水之剂（属湿热者以中满分消饮化裁，属寒湿者用中满分消汤加减）每获良效。再如尿蛋白屡治不消，用益气养阴兼清热利湿法，或补气健脾、益胃升阳法常可收功。临床如益气活血、益气利湿、益气解毒等疗法配合益气健脾药，较单纯活血利湿、解毒法疗效更佳。

总之从脾论治小儿肾病，当注意以下几点：急则治标，兼顾脾胃；缓则治本，调补脾胃；无证可辨，治以脾胃；防止复发，培补脾肾。临床治疗此类案例甚多，不胜枚举。

（6）从肝论治小儿肾病。水肿的发病非仅关乎肺、脾、肾，与肝尤为密切。因肝主疏泄，调畅人体气机，若疏泄失常，则气机紊乱，脏腑功能失调，百病丛生，如周学海《读医随笔》曰："凡脏腑十二经之气化，皆必藉肝胆之气化以鼓舞之，始能调畅而不病。凡病之气结、血凝、痰饮、跗肿、鼓胀……皆肝气之不能舒畅所致也。或肝虚而力不能舒，或肝郁而力不得舒。"故肝失疏泄，必将影响肺脾肾三脏的功能，从而影响水液的代谢，也是水肿发生的根本原因，因此肝在水肿发病中占有重要地位，从肝论治也是水肿基本的治疗大法。

从肝论治的治法举例：把从肝论治作为水肿的治疗大法之一，肝气郁滞者，治宜疏肝解郁；肝阴不足者，宜滋养肝阴；肝虚寒凝者，宜温肝散寒；肝胆湿热者，宜清肝利胆；肝血瘀滞者，宜活血散结；肝阳上亢者，宜平肝潜阳，使肝之气血阴阳得调，疏泄得宜，水液运行输布正常；由肝而及肺脾肾功能失调者，则予扶土抑木，或佐金制木，或肝肾同治，使肝与肺脾肾功能协调而达到治疗水肿的目的。具体治法列举如下：疏肝解郁法适用于肝气郁滞证，症见肢体浮肿，伴见胸胁窜痛，少腹胀闷，胸闷喜太息，情志抑郁，急躁易怒，女孩乳房胀痛，月经不调，舌淡苔白，脉弦，常选柴胡疏肝散加利水消肿之品，以疏肝理气、利水消肿。

（7）治疗蛋白尿证治经验。蛋白尿是各种原发性或继发性肾小球疾病的主要临床表现之一，不但短期内难以控制，而且容易反复，即使一般症状减轻消失后，尿蛋白也可长时间存在。部分患者，隐匿起病，在发病之初毫无任何自觉症状，仅以蛋白尿为早期表现。蛋白尿尤其是大量的蛋白尿，具有不少危害，不但能引起水肿、体腔积液、营养不良、血栓形成等并发症，而且还能促进肾小球硬化及肾纤维化，加速肾损害进展。因此，积极治疗蛋白尿，减少尿蛋白排泄，可以保护肾功能，防止肾小球硬化，延缓慢性肾衰进展，从而改善患儿的预后。中医药在此方面有独特的优势。

1）匠心独运，从肝论治：各种肾脏疾病蛋白尿日久难消，宜从肝论治，灵活应用调肝的药物，使肝气得舒，疏泄功能正常，常能获得佳效。水肿、蛋白尿发病与肺脾肾关系最为密切。其具体机制在学术思想中已做描述。临床治疗，肝气郁滞者，治以疏肝理气，利水消肿，常选逍遥散或柴胡疏肝散加减；肝阴不足者，治宜滋养肝阴，柔肝利水，常选一贯煎或滋水清肝饮加减；肝虚寒凝者，治宜温肝散寒，疏肝利水，常以暖肝煎、温胆汤或天台乌药散加减而取效；肝胆湿热者，治宜清肝利胆，清利湿热，每以龙胆泻肝汤或泻青丸加减而收功；肝血瘀滞者，治宜活血散结，化瘀通络，善用新绛散、当归芍药散或血府逐瘀汤等加减；肝阳上亢者，治宜平肝潜阳，疏肝利水，喜用天麻钩藤饮、知柏地黄汤等取舍。另外，还要强调理疗法，使患儿心情舒畅，忘掉疾病所带来的痛苦，对肾系疾病的恢复有明显的促进作用。

2）善用藤类，畅通肾络：各种原发性或继发性肾脏疾病，蛋白尿往往反复发作，或长时间不消失，病程长，缠绵难愈。中医学有"久病入络"之说，认为邪入络脉是造成疾病迁延难愈的主要原因。外感六淫、水湿、湿热及瘀血等病邪，久居体内，阻遏气血，使气血不畅，络脉瘀滞不通，是导致水肿、蛋白尿经久不消，甚至出现肾功能衰竭的关键所在。现代研究表明，各种慢性肾脏疾病迁延不愈，最终均可导致慢性肾衰竭。肾间质纤维化和肾小球硬化是慢性肾衰竭的主要病理特征，而肾间质纤维化和肾小球硬化的主要原因是系膜细胞（MC）的增生和细胞外基质（ECM）的进行性积聚。系膜细胞和基质大量增生和积聚，属于邪阻肾络、肾络瘀阻的范畴。因此，小儿肾系疾病，特别是蛋白尿久不缓解的患儿，治疗上应予以通经活络。祛除络中病邪，使肾络通畅，是肾系疾病的重要治法。通过多年临床实践，丁樱教授观察到藤类药物常能够深入络脉，畅通肾络，逐出滞留其间的病邪。《本草便读》云："凡藤蔓之属，皆可通经入络。"藤蔓之属，缠绕蔓延，犹如网络，纵横交错，无所不至，为通络之佳品，临床常辨证使用雷公藤、忍冬藤、青风藤、海风藤、络石藤、鸡血藤等。对于外感风邪，伏于肾络，每因外感诱发或加重者，常用青风藤、海风藤以祛风通络，除肾络伏风；湿热内蕴，阻于肾络者，以忍冬藤、络石藤清热利湿，解毒通络；瘀血阻滞，肾络不通者，以鸡血藤祛瘀活血，化瘀通络；病程日久耗伤气血，血虚致瘀，阻于肾络者，以鸡血藤、首乌藤养血补血，活血通络。雷公藤为所有藤类药物的代表，可应用于各种证型之中。目前其提取物雷公藤多苷广泛应用于临床，具有较强的抗炎、抗自由基、抗氧化及免疫抑制作用，抑制肾小球系膜细胞和基质的增生，对免疫介导的肾小球疾病可发挥抗炎和免疫调节作用，因而可减轻肾脏病理改变，减轻蛋白尿。

3）活血化瘀，贯穿始末：肾病患儿由于肝脏合成有关凝血的物质增加（如纤维蛋白原，第 V、Ⅷ辅助因子增加），抗凝血酶Ⅲ自尿中丢失，血浆纤溶酶原活性下降，高脂血症时血黏稠度增加、血小板聚集性增强，感染或血管壁损伤激活内源性凝血系统，皮质激素的应用促进高凝，利尿剂的应用使得血液浓缩等多种因素，均可导致患儿普遍存在明显的高凝状态，甚至出现血栓、栓塞等合并症。高凝状态严重影响机体各脏器组织的微循环，而使本病病程长、易复发、病情缓解缓慢，从而严重降低肾病的治疗效果。肾病的高凝状态，属于中医"血瘀"范畴，如前所论，肾病形成瘀血的病理环节很多，如水湿内停，水停则气阻，"水病及血"；阳气虚衰，无力推血运行，血行瘀阻；气虚失于统摄，血溢脉外，留而不去；脾肾阳虚，失于温煦，寒凝血脉而为瘀；病久不愈，深而入络，脉络瘀阻；阴虚火旺，灼伤血络，血失常道而为瘀；阴虚内热，煎熬熏蒸，血凝为瘀等都可导致血瘀。瘀阻肾络，肾络不通，精流不畅，塞而外溢，从而形成蛋白尿，并使蛋白尿顽固难消。因此，活血化瘀应贯穿于肾系疾病蛋白尿治疗的始终。常在辨证施治的基础上全程加入活血化瘀药物，常选方剂有桃红四物汤、血府逐瘀汤、抵当汤、大黄䗪虫丸等，常选药物有当归、丹参、桃仁、红花、牡丹皮、赤芍、川芎、泽兰、益母草等。尿血者以三七、蒲黄炭、茜草为佳，化瘀止血，止血而不留瘀；瘀血重者予水蛭、虻虫、制大黄以破血逐瘀；血中胆固醇过高、高凝血瘀者喜用既有消肉食积滞又有活血化瘀功效的生山楂；气滞血瘀者常加入既有活血又有行气作用的郁金、三棱、莪术等。现代研究也证实，活血化瘀药具有改善血液黏稠度，扩张肾血管，提高肾血流量，改善微循环，降低肾动静脉血栓发生率的作用，同时可明显提高肾病蛋白尿的缓解率，缩短缓解时间，降低复发率。

（8）血尿证治经验。血尿是指尿中红细胞排泄异常增多，若尿液中红细胞≥3个/HP，离心尿红细胞>5个/HP，均示尿液中红细胞异常增多，则称为血尿。轻者仅镜下发现红细胞增多，称为镜下血尿；重者外观呈红色或呈洗肉水样或含有血凝块，称为肉眼血尿，它是小儿常见的泌尿系统症状。根据尿中红细胞的形态，可以鉴别是肾小球性血尿，还是非肾小球性血尿。

肾性血尿是指血尿来源于肾小球，临床上表现为单纯性血尿，或血尿伴蛋白尿，多见于原发性肾小球疾病，血尿长期反复发作，病程缠绵，如果治疗不彻底，反复迁延或失治、误治，病情不能得到切实有效的控制，最终会导致肾功能衰竭，是临床比较顽固的病症，目前仍无特殊的治疗方法。丁樱教授在多年治疗肾脏病的临床实践中，治疗肾性血尿的具体临床经验如下。

1）明晰血尿的病机特点：血尿的病机特点，体现在热、虚、瘀三个方面。热证有虚实之分，风热伤络及湿热内蕴属于实热之证，阴虚内热、阴虚火旺属于虚热之证；虚证则有阴虚、气虚、气阴两虚、脾虚、肾虚之分。"离经之血即是瘀血"，瘀血亦有虚实之分，有因风热湿热之邪，阻滞肾络致瘀者为实；有脾肾气虚，无力运血摄血致瘀者，或阴虚火旺、煎熬血液致瘀者属虚。临床上热、瘀、虚往往两两并见，或三者并见，表现为本虚标实，虚实夹杂之证，治疗上应明辨虚实、分清孰轻孰重，不要拘泥于一方一证，要善于变通，灵活用药，才能取得好的疗效。

2）重视咽部的辨证：肾病多继发于感染之后，包括呼吸道感染、皮肤感染、泌尿系统感染及消化道感染，其中呼吸道感染最为常见，咽部充血、疱疹、扁桃体糜烂、化脓等炎症刺激可诱发或加重肾病，出现镜下血尿或肉眼血尿，咽部症状轻则血尿轻，咽部症状重则血尿重，咽部感染的程度与血尿的轻重密切相关。临床上很多肾病患者常有不同程度反复发作的扁桃体炎，尤其是 IgA 肾病患者，往往在上呼吸道感染的同时出现血尿。中医学认为咽喉是足少阴肾经的循行部位，《灵枢·经脉》曰："肾足少阴之脉……其直者，从肾上贯肝膈，入肺中，循喉咙，挟舌本。"可见咽喉是外邪侵犯少阴、扰袭肾脏的重要渠道。外邪侵袭，经皮毛或口鼻而入，化热化火，壅结于咽喉，可致咽部充血，咽后壁滤泡增生，热盛则肉腐，可致扁桃体化脓。咽喉热毒结而不散，循经下行，灼伤肾络，从而诱发或加重血尿。常在辨证治疗的同时，加入凌霄花、猫爪草、冬凌草、桔梗、木蝴蝶等，以清热解毒，清利咽喉。对于咽喉部的感染，要遵循"祛邪务尽、善后务细"的原则，务必彻底清除咽部感染灶，有利于肾性血尿的恢复，减少血尿的复发。

3）血尿治疗不能一味止血：血尿属于血证的范畴，血证的治疗，先贤有"急则治其标"之谓，对于出血急症首先要立即止血，以免气随血脱形成脱证，危及生命，止血是血证治疗的重要治法。对于血尿的治疗不能单纯地见血止血，一味地堆砌止血药物。大量止血药的应用，出血虽止，往往有留瘀之弊，瘀血留滞，脉络受阻，反而会加重出血，或使出血反复。治疗血尿之证，应治病求本，治本求源，本病祛除，痼疾立愈。正如《医宗必读》所云："见痰休治痰，见血休治血，无汗不发汗，有热莫攻热，喘生毋耗气，精遗勿涩泄。明得个中趣，方为医中杰。"明代医家周之干亦说："见病医病，医家大忌。盖病有标本……若见一证，即医一证，必然有失。"只有针对病机，辨证准确，有的放矢，才能收到预期的疗效，针对血尿不同的本质，虽仅用 1～2 味止血药，亦能取得理想效果。

（9）难治性肾病中西医诊治经验。难治性肾病综合征是指原发性肾病综合征：①经强的松的标准疗程治疗无效者；②经强的松的标准疗程治疗缓解，但 6 个月内 2 次或 1 年内 3 次或 3 次以上复发者。有上述一种情况即视为难治性肾病。通过对本病数十年的临床观察和理论研究，认为对本病的治疗首先要分析难治性肾病的病因，然后才能进行针对性治疗，并主张中西医结合治疗，从而扬长避短，提高疗效，其中中医治疗方面需要特别重视谨守病机，多法并举，方收良效。

1) 难治性肾病的病因：

A.基因因素。遗传种类常见的有：单基因病，如 Alport 综合征、先天性肾病综合征；多基因病常见的肾病有 IgA 肾病（IgAN）、狼疮性肾炎（LN）；染色体病，如肾发育不良、马蹄肾、局灶性节段性肾小球硬化（FSGS）。

B.病理因素。原发性肾病综合征激素疗效与患儿肾脏病理类型密切相关。

C.医源性因素。治疗不规范，肾病综合征状态长期不缓解，使用激素、免疫抑制剂及其他药物治疗，伴用药物的影响，等等。

2) 难治性肾病的西医治疗：

A. 规范用药。即采取规范用药量，规范疗程，规范减药的方法。对以下几种易于复发和发生激素依赖的情况，减药尤应谨慎，速度可适当减慢：①初治时激素效应，但 6 个月内已有 2 次复发者；②初治激素足量诱导阶段已有反复者，其后 18 个月内常为频复发；③激素治疗前及用药 8 周时肾上腺皮质功能低下者有复发倾向。

B. 处理并发症。并发症包括感染及低免疫状态；低蛋白血症及低血容量；高凝状态及肾静脉血栓；高脂血症；低钙、多种维生素及微量元素的缺乏。

C. 及早肾活检。明确病理类型，以便选择合理方案。

D. 免疫治疗方案。甲基强的松龙冲击疗法、环磷酰胺（CTX）、苯丁酸氮芥、环孢霉素 A、霉酚酸酯（MMF）及雷公藤多苷。目前，临床上应用雷公藤多苷治疗肾病较普遍，南京总院报道用双倍剂量雷公藤多苷治疗成人及儿童难治性 NS 均取得了较好的短期疗效。丁教授及课题组成员也通过临床观察认为双倍剂量的雷公藤多苷是治疗儿童难治性 NS 的可选择的有效方法之一。常规剂量：1 ~ 1.5mg/（kg·d），分 2 ~ 3 次服。也可用：2mg/（kg·d），疗程 1 个月后减为常规量。总疗程多为 3 个月，部分延长至 3 ~ 6 个月。

3) 中医辨治体会：

A. 辨别本证与标证，把握本虚标实之主次。小儿肾病反复、迁延难愈的重要因素是病变涉及肺、脾、肾、肝四脏，其病机变化常阴阳交错、虚实夹杂、本虚标实。因此在治疗上应首先辨别本证与标证，把握本虚标实之主次是提高疗效的关键。故治疗应以益气、健脾、滋补肾之阴阳为主要方法，同时必须标本兼顾、扶正祛邪，适时予以宣肺、清热、活血化瘀，方能取得满意疗效。临证常用的治疗难治性肾病的肾必宁冲剂即根据这一原则而组方。本方由黄芪、太子参、淫羊藿、刺五加、生地黄、知母、白花蛇舌草、丹参、川芎、郁金等组成。方中太子参、黄芪、淫羊藿、刺五加益气健脾补肾以顾其本；太子参气阴双补，配生地黄、知母滋补肾阴兼以清热；白花蛇舌草清热解毒；

丹参、川芎养血活血；郁金开郁行气以增强活血化瘀之功。全方温阳与滋阴并举，扶正与祛邪兼顾，恰中难治性肾病本虚标实、寒热错杂之病机，故经多年临床应用获得较好疗效。常取如下临证加减：阴虚甚者加五味子、玄参、石决明；阳虚偏重去知母加肉苁蓉、菟丝子；兼外感者加金银花、连翘；兼湿热者加黄柏、黄芩；血瘀突出者加水蛭等。

B. 调整阴阳失衡。本病初期多为阳虚，病久后，尤其长期和大剂量应用糖皮质激素后则阳损及阴，出现阴虚或气阴两虚之证。激素副作用所表现的库欣综合征症候群如满月脸、痤疮、口干、烦热、高血压等，表面上属阴虚阳亢证，而实质是阴阳两亏证。因此，应根据患儿的不同病程阶段，始终坚持调整阴阳平衡这一关键点。在本病早期及水肿明显阶段以益气温阳为主，兼以养阴；在中期，尤其是用激素之后，则重在滋养肾阴兼以扶阳；恢复期则又以益气温阳兼以养阴使阴平阳秘，脏腑功能得以相对平衡。常用的益气温阳药有黄芪、刺五加、肉苁蓉、菟丝子、淫羊藿等；养阴之药有生地黄、太子参、山茱萸、五味子、知母等。

C. 辨证与辨病相结合。辨证与辨病相结合治疗可以提高疗效。为提高本病的缓解率，常须合理应用激素及细胞毒药物，因此，如何运用中药配合治疗，最大限度地发挥激素及细胞毒药物的疗效，防止或降低其副作用是临床应注意的问题。一般来讲，在激素治疗诱导期及巩固期，中药多以益气养阴为主，维持治疗期则以益气温阳为主。大量研究证实，中药补阴药可拮抗外源性激素对肾上腺皮质功能的抑制作用，补阳药则有兴奋下丘脑—垂体—肾上腺皮质轴之作用。因此，适时地滋阴补阳，对防止或降低激素的副作用及巩固疗效有重要意义。

4. 任献青治疗肾病综合征临床经验

儿童原发性肾病综合征采用苦欲补泻理论辨证治疗，其原理是根据脏腑所喜恶之性味来补泻，调整脏腑之偏以治疗疾病，治疗以苦味坚肾、淡渗利水、甘寒养阴、甘补中焦、甘温益肾。在饮食上急性期嘱患儿多食用苦味食物坚肾、燥湿、利水肿，勿多食咸味食物以防伤肾加重病情，稳定期多食用甘味食物健脾益气，增强体质以抵御外邪。任献青教授继承并发扬丁樱教授序贯辨证思路，主张从少阴相火、序贯辨证思路进行儿童原发性肾病综合征的治疗，认为目前西医应用激素、免疫抑制剂等治疗副作用较大，激素的应用分别在疾病初期、激素诱导期、激素减量期、激素维持期会引起少阴相火的规律变化，从而形成阳虚水泛、阴虚火旺、气阴两虚和阳气虚弱的证候、证型序贯演变。中医辨证及中药应用可针对以上 4 个阶段少阴相火的变化调节阴阳，缓解激素副作用，提高临床疗效。

任献青教授认为，血尿为儿科临床上患儿常见的症状，可见于多种疾病中，严重者可累及肾脏。中医认为血尿本质病因以热为主，病程中又常夹湿、瘀、虚等兼证或变证。气味配伍理论经历史发展较为成熟，是中医临床用药的基础。该理论是运用药物的气味偏性来调节阴阳五行，达到恢复脏腑平衡的目的，可从根本上辨治儿童血尿，并根据气味配伍理论归纳出苦寒甘淡清下焦、苦寒甘酸降虚火、苦辛甘酸固脾肾、辛苦甘润通血络4个主要治法，以辨治临床常见的血尿证型，为临床治疗提供新的思路。

5. 翟文生治疗小儿难治性肾病经验

（1）小儿肾病综合征病因复杂，病机多变，病邪缠绵。翟文生教授认为，本病之所以迁延难愈，关键在于病因复杂，病机多变，病邪缠绵，难以祛除。翟教授认为虚、热、瘀是本病的关键。

1）虚：小儿难治性肾病多由于病程日久导致阴、阳、气、血虚衰，脏腑功能紊乱，虚指正气虚弱，其病因有气虚、阴虚和阳虚，正虚结合脏腑多以脾肾阳虚、肺脾气虚、肝肾阴虚及气阴两虚为主。

病之初期，患儿表现为浮肿明显，面色苍白，畏寒肢冷，乏力，纳差，腹胀便溏，舌淡胖，苔白，脉沉细无力等，多由脾肾阳虚所致；激素维持治疗阶段，患儿多表现为全身浮肿，以面目浮肿为甚，小便减少，气短，乏力，纳呆，便溏，自汗，多由肺脾气虚引起；患病日久，尤其在用足量激素以后，患儿出现面色潮红，盗汗，烦躁易怒，头痛眩晕，手足心热，舌红，苔少，脉细数等，多属病久不愈，阳损及阴；或激素助阳化热，或湿热郁久，热盛伤阴致肝肾阴虚所致。阴阳相互依存，相互制约，阳损可伤阴，阴损可伤阳，病情反复发作，迁延不愈，则会出现气阴两虚、阴阳两虚之证。

翟文生教授概括肾病的病情演变，初期及恢复期多以阳虚、气虚为主；难治病例病久不愈，或反复发作，或长期用激素，可由阳虚转化为阴虚或阴阳两虚。而阳虚（尤其是脾肾阳虚）乃病情演变之本始，常见于水肿期或激素停药期。

2）热：翟文生教授认为，湿热是肾病发生、发展、迁延反复的重要因素，其可因外感风热外邪，首先犯肺，肺为脏腑之华盖，司呼吸、主皮毛、通调水道，因此，一旦肺脏受邪，失清肃，则水道不通，水湿内停、郁久化热而成湿热；或肾病日久，真阴亏虚，虚热内生，热与湿互结而成湿热；更有因长期用激素而助火生热，并易招致外邪热毒入侵，致邪热与水湿互结，难解难分。湿热内蕴，气机壅塞，水道不利症状进一步加重，从而使病情反复，迁延难愈。现代研究认为，湿热证与感染密切相关。因肾病过程中，反复发作的主要因素是感染，无论是上呼吸道感染、肺部感染、口腔感染、皮肤感染、尿路感染，患儿多呈现不同程度的湿热证候表现。而肾病的反复感染，也反映了湿热之邪缠绵难解的特点。

③瘀：翟文生教授认为，血瘀是导致肾病发病及缠绵难愈的又一重要病理因素，且存在于肾病整个病程之中。《素问·针解》云："水肿必血瘀，瘀行水易退。"瘀血与水湿互结，就使得水肿的消除更为困难。因此，血瘀是导致难治性肾病发病及缠绵难愈的又一重要病理因素，且存在于整个病程之中。患儿病程日久导致脏腑之气匮乏，气血运行无力，凝滞不畅成瘀；精不化气而化水，水停则气阻，气滞则血瘀；湿邪有形，阻碍气机，气滞而血瘀；阳气虚衰，无力推动血液运行，血行瘀滞，均可导致血瘀；病久不愈，深而入络，致脉络瘀阻；阴虚生火，灼伤血络，血溢脉外，停于脏腑之间而成瘀；阴虚津亏、热盛血耗，使血液浓稠，流行不畅而致瘀；因虚或长期应用激素，使卫外不固，易感外邪，外邪入侵，客于经络，使脉络不和，血涩不通，亦可成瘀。《血证论》指出："血与水本不相离。""病血者未尝不病水，病水者未尝不病血。"本病一旦发病，即产生了水湿和血瘀，瘀血加重水肿，水肿阻碍血行，则导致病情的发展。而现代研究认为，肾病综合征普遍存在高凝状态，此与辅助因子水平显著增高、血浆纤维蛋白原水平增高、抗纤维蛋白酶活性降低、血小板增多等有关。目前，比较一致的观点是把高凝状态归属于"血瘀证"范畴。

（2）治疗注意虚实，活血化瘀贯穿始终。

1）注意虚，更重视实：以往的治疗经验认为，难治性肾病以虚为本，治疗以补虚为主。

翟文生教授依据临床经验提出：小儿难治性肾病的治疗要注意虚，更要重视实。即临床治疗时既要注意补肾健脾，更要注意清除湿热、血瘀、外邪等实邪。湿热是肾病病情持续进展和反复发作的重要因素。"六气皆从火化"，故水湿之邪停留日久，或从阳化热，或从阴化寒，可转为湿热证或寒湿证。小儿纯阳之体，阳常有余，故更易热化。湿伤气，热耗阴，湿热日久必致气阴暗耗，正气内虚，脾肾之气亏损，封藏失职，造成脾不敛精，肾不固精，蛋白尿顽固不愈，病情反复发作。湿热还可与外邪相召，使外感丛起，引动宿疾，致病情反复不愈。可见湿热留于体内，一方面耗伤正气，另一方面变生他邪。使正气愈虚而邪气愈实，形成恶性循环。湿热既是脾肾气虚、水湿内停的病理产物，反过来，它的持续存在又作为致病因素，不断耗伤正气，终致肾气衰微。故治疗时宜重视清热祛湿。在辨证方药的基础上常加黄芩、蒲公英、半枝莲、白鲜皮、薏苡仁、车前草等清热利湿药物，往往取得较好效果。中医学把激素的毒副作用等古代无记载又不可言喻的病因称为"毒邪"或"药毒"等。翟教授认为，热之极为火，火之极为毒，毒邪一般都具有火热之性。不仅耗气伤阴，且易与湿合，湿热毒邪相召，使病情反复。故翟教授在辨证的基础上加用金银花、连翘、紫花地丁等清热解毒药物，以防热制热，减少病情反复。

2）活血化瘀贯穿始终：肾病综合征常有高凝状态，使用激素又可增加高凝状态及并发血栓形成。肾病综合征的高凝状态、高黏血症、纤维蛋白在肾小球内沉积、毛细血管内血小板聚集、肾静脉微血栓形成等病理改变，正是中医学血瘀证的内涵。四诊中有血瘀证者，多可见微循环障碍及血液流变学异常，但无血瘀症者并不意味着无微循环障碍及血液流变学异常。肾病本身为免疫性疾病，多由于原位或循环免疫复合物形成，在肾小球内沉积，补体系统激活，产生多种生物活性物质，从而增加肾小球毛细血管的通透性，促进免疫复合物在血管壁沉积，加重肾脏损伤，而此又恰恰与中医学血瘀证的特征和形成机制相吻合。翟教授认为，血瘀是导致肾病发病及缠绵难愈的又一重要病理因素，且存在于肾病整个病程之中，故治疗时活血化瘀药物贯穿病程的始终。药物多选丹参、益母草、当归、赤芍、桃仁等，往往能加速疾病痊愈，同时有助于预防各种并发症的发生。瘀血的形成会使小儿难治性肾病的病情更为复杂，治疗应用治水先治血之法，选择桃红四物汤加减；瘀血重者加水蛭、鬼箭羽、三棱、莪术；血胆固醇过高，多从痰瘀论治，常选用瓜蒌、半夏、生山楂。现代研究表明，活血化瘀药有抗血小板凝聚、抑制凝血、扩张血管、改善肾血流量的作用，不仅可促进水肿、血尿、蛋白尿的消退，更能提高激素敏感性，使难治性肾病得到缓解。研究表明鬼箭羽破瘀通络，使瘀去络通肾宁。且鬼箭羽具有雷公藤样作用，但无雷公藤的不良反应，可抑制体液及细胞介导的免疫反应，使病变程度减轻，而且具有降低血黏度、纤维蛋白原水平等作用。而丹参一味功同四物，具有活血化瘀凉血功能，配伍桃仁加强活血祛瘀之功，可改善肾脏微循环，降低血黏度，改善血液高凝状态。

3）清热解毒，防治并举：《格致余论·慈幼论》云："小儿十六岁以前，禀纯阳气，为热多也。"患儿在发病初期常有外感发热之病史，常见发热、咳嗽、头痛、咽痛、舌红、苔黄、脉浮数等症状，治宜辛凉解表、清热解毒，方用银翘散加减。现代医学认为，本病的发病或复发与感染密切相关，大约2/3的患儿在发病前有上呼吸道感染病史。因此，预防感染是防止本病复发的关键。湿热为肾病患儿常见的标证，可出现于病程各个阶段，尤多见于大量、长期使用激素和大量使用温阳药之后。临证上焦湿热以皮肤疮毒为特征，治疗以五味消毒饮加减；中焦湿热以口苦口黏，脘闷纳差，苔黄腻为主症，治疗以甘露消毒丹加减；下焦湿热以尿路感染常见，多选八正散加减。另外，过用中药温补剂或肾病日久蛋白流失过多，阳损及阴，导致气阴不足者，治疗以益气养阴为主，可选用山茱萸、生地黄、麦冬等。

4）分阶段辨证，序贯治疗：中医药在增进和巩固治疗效果、防治激素的副作用和减少复发次数等方面有着不可替代的作用和优势。将激素使用及中医药的应用分为3个阶段。

A. 激素大剂量诱导治疗阶段。糖皮质激素的应用会造成患儿医源性肾上腺皮质功能亢进，出现满月脸、痤疮、向心性肥胖及易发生感染等表现。翟文生教授分析，患儿有颜面潮红、五心烦热、口舌干燥、多食易饥、舌红少苔、脉沉细数及容易出现外感等症状，属阴虚内热或阴虚火旺之证。此阶段中医药治疗的重点在于增强疗效和防治激素带来的副作用，结合临床表现和存在的高凝状态等病理生理改变，以育阴清热、凉血活血为法，药用生地黄、玄参、麦冬、旱莲草、赤芍、牡丹皮、丹参、黄芩、连翘等。瘀血表现重者加用川芎、当归；湿热明显者加用地锦草、土茯苓等。

B. 激素减量阶段。随着治疗的进展，患儿病情得到缓解或好转，运用足够疗程后，激素开始撤减。由于长期大量激素的应用，容易出现病情"反跳"及激素撤减综合征。此时中医药应用的目的在于提高患儿自身调节能力，增强其对激素的敏感性。随着激素用量的减少，患儿将逐渐出现神疲乏力、腰腿酸软、少气懒言等气虚表现，甚至畏寒肢冷、纳少便溏等阳虚的表现，意味着证候向气阴两虚或阴阳两虚转化。因此，治疗方法亦应根据症状和舌脉予以相应的改变。常在第一阶段方药的基础上，随激素用量的减少，逐渐增加方中益气温阳药物的比重，而减少清热药物的剂量，常用益气温阳的药物有黄芪、太子参、黄精、党参、白术、杜仲、菟丝子等。

C. 激素维持治疗阶段。激素减至维持量时，副作用已经较小，但病情常常在此时因外感等因素而复发，因此，这是治疗能否成功的关键阶段。此时治疗的目标是提高机体免疫力，增强体质，防止复发。此时患儿阴虚表现逐渐消失，而肾元亏虚，卫外不固，血脉瘀阻的征象愈加明显，治法应以益气固肾、健脾活血为主，在第二阶段的基础上进一步加强温阳药物的强度。常用方药为黄芪、白术、防风、淫羊藿、巴戟天、墨旱莲、当归、丹参、金樱子等。

持续巩固治疗，可明显提高难治性肾病的缓解率。难治性肾病往往病程较长，病情易反复。翟教授在长期的临床经验中发现，在患儿病情稳定，停止服用强的松之后，继续给予益气固肾、健脾活血的中药有利于巩固治疗，所用方药在激素维持治疗阶段的基础上逐渐减少药量和服用剂量。在减少药量上可逐步减少益气固肾药物的量，服用剂量可由每天 1 剂逐渐改为 2 天 1 剂。继续服中药治疗约半年时间，可明显提高患儿长期缓解率，减少反复。

（二）紫癜性肾炎

丁樱治疗过敏性紫癜及紫癜性肾炎经验

过敏性紫癜是西医的病名，是一种常见的血管变态反应导致的全身性毛细血管炎。

以皮肤紫癜、消化道黏膜出血、关节肿痛和血尿、蛋白尿等肾脏损伤为主要临床表现，属于中医学"血证"范畴，历代医籍所论的"葡萄疫""肌衄""紫癜风"等病症，与本病有相似之处，其内容虽然非独指过敏性紫癜一病，但其病机、治则对于今天认识和处理过敏性紫癜有着重要的指导价值。目前对过敏性紫癜尚无特效治疗，多数患儿难以查出明确的过敏原，糖皮质激素虽可以改善消化道及关节症状，但不能防止皮肤紫癜复发，也不能防止肾炎的发生。目前运用中医药治疗本病尤其是紫癜性肾炎的报道日益增多，亦取得了较好的临床效果。

（1）注重中西医结合治疗过敏性紫癜。对于顽固性紫癜，西医学认为是由于反复接触过敏原激发机体产生相应抗体，沉积在小血管壁，引起血管炎性改变的结果。这与出现肾脏病变及预后密切相关，因每次皮疹复发都可能诱发或加重肾脏病变，导致疾病迁延不愈，甚至最后出现肾功能不全。因此，如何预防和控制皮肤紫癜复发及肾脏损伤一直是临床研究的热点、难点。西医认为适当给予抗感染治疗，消除病灶，有助于控制病情反复。糖皮质激素、H_2受体阻滞剂皆能在一定程度上阻止血管炎的发生，从而防止紫癜复发。但是，由于过敏性紫癜的机制并不完全清楚，上述药物作用靶点局限，对一些顽固性过敏性紫癜患者效果并不明显。中西医结合治疗过敏性紫癜，能在改善微循环、修复病灶等多靶点上发挥作用。因此，临床可根据中医学理论辨证施治，中西医结合防治紫癜反复及肾脏损伤已成为研究趋势。

（2）重视过敏性紫癜患儿长期随访的研究，是否出现肾脏受累及肾脏受累程度是决定过敏性紫癜预后的关键因素。临床上常通过对病例的长期随访以了解过敏性紫癜的发展转归如何，以及影响预后的可能因素，而要观察中医药治疗过敏性紫癜对远期预后的影响必须通过长期追踪随访来实现。近年来，过敏性紫癜（紫癜性肾炎）病例的随访研究虽已开始受到关注，但文献报道仍较少，中医药治疗远期疗效的随访尤其是中西医严格对照治疗后的随访患者研究更少。因此，今后的病例随访研究应该是一个重要的研究方向，长期随访对评价病情的远期疗效、药物副作用及转归、指导临床诊疗计划的制订及提高疗效均有重大意义。但该项工作相当费时，而且需要得到患儿家长的配合，故需加强对本病的宣传教育，增加家长对本病的认识，才能较好地配合研究。中医儿科临床工作者应当加强对该病的随访工作。

（3）加强过敏性紫癜临床分型、疗效及疗效判定标准的研究。由于本病病因复杂，轻重悬殊，病程长短不一，尤其出现肾脏病变后变化各异，各位学者对病机认识不尽相同，所以辨证分型亦相对较多。致使本病缺乏规范辨证分型，没有统一疗效判定标准，因此难以比较不同研究报告中的实际疗效水平。鉴于此，今后需有针对性地在统一诊断、辨证分型及疗效标准方面加强研究，开展大样本、多中心、前瞻性临床研究，开展真实世界的大数据研究，在大数据支撑的基础上，总结既往治疗经验，建立规范的辨证分型及统一的疗效判定标准。相信随着国家专病及科技专项研究的进一步深入，对于中医药治疗过敏性紫癜将有广阔的前景。

（三）狼疮性肾炎

1. 郑建民治疗红斑狼疮性肾炎临床经验

系统性红斑狼疮是一种多器官损害的慢性全身结缔组织炎症性疾病，皮肤、心、肺、脑、肾皆可受损，机体自身免疫系统异常，病因及病理机制不完全清楚，可能为内、外因素激发存在遗传易感的个体，导致其免疫系统紊乱而发病，好发于生育年龄的女性，病情缓解期和急性发作期交替进行。全身症状包括乏力不适、发热、精神萎靡、嗜睡等，临床症状呈多样性，表现差异较大，早期症状往往不典型。当肾脏受损时即为狼疮性肾炎，表现为蛋白尿、血尿。

系统性红斑狼疮类属中医学的"蝴蝶疮""阴阳毒""热痹""虚劳"等范畴，系统性红斑狼疮导致的狼疮性肾炎易反复发作，治疗颇为棘手，西医采用激素、免疫抑制剂等治疗方法，但是毒副作用明显，且易反复。郑建民经过长期临床实践验证，筛选出疗效显著的方药，为多名红斑狼疮性肾炎患儿解除了疾病的痛苦，值得临床推广应用。

（1）病因病机。

1）禀赋不足，先天易感：本病存在着先天易感性，好发于女性，且有一定的家族遗传倾向。患儿体内存在多种自身抗体，不仅影响体液免疫及细胞免疫，且补体系统亦有改变，郑老认为此应归属于先天禀赋不足而易感。

2）脏腑气虚，邪盛正虚：由于脏腑气血亏虚，不能抵御邪毒，驱邪外出，致使邪毒留滞，内而脏腑筋脉、骨骼关节，外而肌表腠理，无所不达。邪毒郁闭于皮肤络脉则发为毒斑；邪毒淫蚀骨骼关节则疼痛；邪毒闭阻，胸阳不振，则胸壅满闷、咳唾胸痛；邪毒伤肾，肾失封藏固摄之职，则精微外泄，发为蛋白尿、血尿。

3）毒瘀阻络，肾脏损伤：郑建民认为本病由于迁延不愈，耗伤气血，久病必虚，因虚致瘀，邪毒内蕴，与瘀相合，致使脉络瘀阻，伤及肾络，所以肾络瘀阻是本病的重要病理基础。

（2）治疗原则。

1）益气养血，健脾补肾：病情长期反复发作，耗伤气血，脾肾气虚，无力抗邪外出，反易被邪侵，邪毒久滞，治疗当益气健脾，补养五脏，扶正祛邪。

2）解毒祛邪，以助康复：邪毒浸淫，无所不达，内蚀关节骨骼、五脏六腑，外犯肌肤脉络，必驱邪外出，方得转归。

3）活血化瘀，保护肾脏：毒瘀相合，阻滞气机，肾络血行不畅，更为留邪之地，故治疗必当化瘀通络，荡涤瘀毒，祛瘀生新，使气血复而周流，则邪无居所。

需要强调的是，在临床治疗本病过程中，郑建民在辨证治疗的基础上始终强调活血化瘀药的运用。郑老认为本病的治疗如单纯滋补，则易使气血壅滞反助邪实；若单纯祛邪，必伤正气，必当扶正祛邪同举，化瘀解毒并重，方可获良效，此体现了郑老治疗此病益气养血、解毒祛邪、活血化瘀的学术思想。

2. 翟文生从"热、毒、瘀"论治狼疮性肾炎

翟文生教授认为根据系统性红斑狼疮的临床表现，可归属中医"日晒疮""蝴蝶丹""阴阳毒""温毒发斑"等范畴，病机复杂，症状繁多。《金匮要略·百合狐惑阴阳毒病脉证治》指出："阳毒之为病，面赤斑斑如锦纹，咽喉痛，唾脓血，……阴毒之为病，面目青，身痛如被杖，咽喉痛。"《诸病源候论》云："肿之生也，皆因风邪寒热毒气，客于经络，使血涩不通，壅结皆成肿也。"一般认为，由于先天禀赋不足，肝肾阴亏，或病后体虚，而致热毒之邪侵入体内；或由饮食劳倦、七情过极、服药不当等，扰动机体阴阳而内生虚火，火热毒邪郁于脏腑经络，气血失调，煎熬津液，酿生瘀热，发为本病。热毒病有外感与内生之分，属外感者多是直接感受温热邪气的侵袭，病毒、紫外线等即属此类外感病邪，这与现代医学研究系统性红斑狼疮的发病和复发病因多与感染、日晒有关一致。而饮食劳倦、情志过极又可化火而内生热毒，如恣食发物，或服药不当，导致阴阳气血紊乱，可蕴生热毒；劳倦过度，调养失当，阴血精气耗伤，脏腑功能失调，则虚火内生；五志过极，郁而化火而致血热火盛等。狼疮性肾炎中的自身抗体、免疫复合物及其产生的一系列细胞因子和炎症介质，可视为内生之热毒，将促使本病进一步发展。翟教授提出狼疮性肾炎解毒三法：一是使用解毒药。此处解毒药主要是指清热解毒药，如金银花、连翘、板蓝根、蒲公英、紫花地丁、白花蛇舌草等。热毒的产生，既可由火热积久而生，又可由湿浊郁久化毒而成，因此临床又可加用化湿利水之泽泻、车前子、石韦、猪苓等。二是使用攻毒药。所谓攻毒药，是指常规祛邪药中之重药、猛药，如清热泻火之黄连、黄芩、黄柏、山栀等。三是使用排毒药。如淡竹叶、蝉蜕、大黄、车前子等，有使毒邪从外、从下（皮毛、二便）排出的作用。

热毒为患，可波及营血，致使气血壅郁；也可劫灼营阴，耗伤阴液，使血液稠浊，停滞为瘀；热毒也可致血热妄行，血液溢于脉外，而致瘀血形成。瘀血是贯穿疾病始终的主要病理因素，也是直接伤肾并促使疾病进展的关键因素。而"瘀血"的形成也有其一定的现代医学基础，在免疫炎症反应的过程中，由于血小板及凝血系统激活，可形成

毛细血管祥内的透明血栓，或因局部炎症反应引起细胞外基质不断增多，导致肾小球硬化和肾间质纤维化，以及血液高黏滞状态等，均与中医的"瘀血"病理有一定关联。

狼疮性肾炎的发生发展过程复杂，翟文生教授强调分期辨证，中西合参，根据西药应用的不同时期分阶段辨证治疗，如患儿初期应用大剂量激素时多有阴虚火旺之候，宜配合中药滋阴降火之品，如知母、黄柏、生地黄、玄参等；激素减量过程中要注重益气养阴，选用太子参、麦冬、党参、沙参、黄芪等；激素维持阶段要注重平补阴阳，选用桑寄生、熟地黄、山萸肉等，切忌用温燥偏烈之品。在清热解毒、活血化瘀的同时，亦注重养阴，因热邪最易伤阴，故在本病治疗中无论在邪盛或邪退正虚之时，均需注意护阴。他提出狼疮性肾炎阳虚之证少见，即使有阳虚症状，亦是寒热夹杂之证，用温阳药时也要配以护阴之品，除非有明显的阳虚水泛证，非必要时不可投附、桂等辛燥之品。

（四）IgA 肾病

宋纯东治疗 IgA 肾病（IgAN）临床经验

（1）IgA 肾病的中医病机。IgA 肾病的中医核心病机为正虚邪实。临床观察，IgA 肾病患儿中医证候以气阴两虚证最多，且该证型多为临床及病理均较重、病程较长，并长期反复使用激素及免疫抑制剂治疗者，对此有众多益气养阴的中药治疗 IgA 肾病的临床研究。然而在临床观察进一步发现：以血尿或（和）少量蛋白尿为临床表现得更为常见，并且这类患儿多有反复呼吸道感染或（和）慢性腹泻，中医辨证多为肺脾两虚证，治疗采用标本兼治，即在补肺固表、健脾的基础上予以解毒、活血。

本病的发生由先天禀赋不足，肺气不足亏虚，卫表失于顾护，风热毒邪入侵肺卫，蕴结肺经，下传客于肾络，迫血妄行而成血尿；或因平素脾虚肠弱，失于运化，湿热蕴肠，借肠络浸淫于肾，损及肾络，血渗外而见血尿。湿热蕴结于肾，封藏失职，精微下泄而发为蛋白尿。病情久延，或反复发作，湿热久蕴成毒，耗气伤阴，导致气虚益甚，脾不统血，血随气陷，肾气亏虚，固摄失职，精微随尿液下泄而成蛋白尿。此外，病程日久，热毒煎灼其血，或湿热壅滞气机，或久病入络，均可致血行不畅，瘀血内阻，从而导致全身和肾脏局部的血瘀证，形成湿、热、瘀、虚互结之势。纵观 IgA 肾病的发生和发展，先天禀赋薄弱，气虚卫外不固或脾弱纳化乏力是其发生的始动因素，并且是其迁延不愈的主要原因。脾属土、肺属金，脾健则肺气足，健脾即可补肺。

（2）IgA 肾病从肺论治的理论基础。中医认为，因先天禀赋不足，而肺气不足、卫表失于顾护、外感风热毒邪是 IgA 肾病发生发展的重要机制之一。吴仪洛在《成方切用》中指出："肺主气，肺气旺则四脏之气皆旺。"《素问·病能论》云："肺者，脏之盖也。"以上均说明肺的重要性,肺气充足则布化精气,四脏安定。于临床发病时,凡外邪袭入,或从皮毛而客,或由鼻窍而入,常易犯肺而为病,如温热邪气,就有"温邪上受,首先犯肺"之说。因此,肺气亏虚是各类疾病发生的基础。李潆在《身经通考》就指出:"肾病必先求之于肺。"另外《景岳全书·肿胀》说:"凡水肿等证,乃脾肺肾三脏相干之病。盖水为至阴,故其本在肾;水化于气,故其标在肺;水惟畏土,故其制在脾。今肺虚则气不化精而化水,脾虚则土不制水而反克,肾虚则水无所主而妄行。"故 IgA 肾病可"从肺论治"。

(3) IgA 肾病从脾论治的理论基础。IgA 肾病还需"从脾论治"。脾主运化,为后天之本,脾气不足,健运失职,则水湿内停,郁于中焦,化热生毒,湿热阻滞,更伤脾气,致脾不统血,加之热邪深入血分,以致血离经隧而溢于脉外,渗入膀胱,迫血妄溢故而发生尿血。《金匮要略·脏腑经络先后病脉证》载:"四季脾旺不受邪。"《素问·刺法论》载:"其气不正,故有邪干,正气存内,邪不可干。"因而脾气健旺是维持机体正常生理功能正常运行的必备条件。《素问·至真要大论》又指出"诸湿肿满,皆属于脾",IgA 肾病患者起病之前多伴有脾气亏虚症状,脾胃健运,肾气充沛,既改善气虚乏力,亦可改善水肿、尿血等症。现代医学指出,肠道黏膜相关淋巴组织作为外周免疫器官,不仅对大便性状有重要的调节作用,而且与 IgA 肾病的发病机制密切相关,因此补脾、健脾可有效治疗 IgA 肾病。

IgA 肾病最常见的 5 个中医证候群,即脾肾阳虚兼瘀血证、脾气虚兼痰湿证、肝肾阴虚证、肺气虚兼风热证和气阴两虚兼湿热证。但临床观察,前三个证型多为 IgA 肾病病程较长,并且反复使用糖皮质激素及免疫抑制剂所致证型;而脾虚泄泻及肺气虚反复感冒是导致 IgA 肾病反复或加重的最常见的因素。

(五)急性肾小球肾炎

翟文生治疗小儿急性肾小球肾炎临床经验

翟文生教授提出血瘀是急性肾小球肾炎的根本病理改变,气虚是血瘀的继发变化,脏腑不足是次生改变,与肾病以气虚为本、血瘀为标的传统认识不同,其提出活血化瘀是治疗急性肾小球肾炎的基本方法,对急性肾小球肾炎的标本认识提出了全新观点,对临床辨证用药起到了很好的指导作用。

在此理论指导下,采用活血化瘀方法治疗小儿急性肾小球肾炎取得了理想效果。并在临床实践中认识到活血化瘀在急性肾小球肾炎治疗中占有非常重要的地位,尤其是对于增生性肾小球肾炎几乎是基本治法,并对活血化瘀药对系膜细胞增殖的影响进行了初步研究，已经发现活血化瘀药物有更强的抑制 MSC 增殖的作用，MSC 增殖、ECM 积聚是肾病的基本病理变化，从微观辨证看应属血瘀范畴，而气虚表现往往是水肿发生后或药物治疗后出现的问题，血瘀应是其根本的病理变化。这一理论在临床推广后明显提高了中医药治疗肾病的效果，据此理论和长期的临床经验筛选的基本方（黄芪、党参、水蛭、川芎、大黄）临床效果理想，在肾病的标本理论上有进一步创新，并为新药研究奠定了基础。在此基础上成功立项国家自然科学基金面上项目 2 项。

（六）五迟五软

1. 郑颉云治疗解颅临床经验

郑老对治疗一些小儿疑难之症，颇有经验，持之以恒。如治疗小儿解颅，不拘泥于历代医家多持以肾阴亏损，髓海不足而成，施以滋补肾精法的观点，提出此病乃由于阳衰阴盛，真阳不足，不能化生精髓，以致寒湿笃实，阴寒水浊积于脑腑而成。在治法上，其主张兴阳抑阴，温肾暖脾，活络利水。所用方药，最初是以兴阳活络散（附子、萆薢、牛膝、木瓜、巴戟天、菟丝子、蜈蚣、僵蚕、全蝎、肉苁蓉、天麻、杜仲、土元、乌梢蛇、肉桂、制马钱子、鹿茸）为主，或服以加味三甲散配紫河车粉。外用导水丹（苦丁香、白丁香）吹鼻。后经临床研验，兴阳活络散药味减少在十味以内（附子、蜈蚣、僵蚕、全蝎、土元、乌梢蛇、肉桂、制马钱子、鹿茸），体现了郑老组方灵便、遣药精当的特点。

2. 黄明志治疗大脑发育不全经验

黄明志教授多年来对小儿大脑发育不全进行了深入研究，认为本病的发生与脾、肾关系最为密切。故在治疗上独重脾、肾，采用食疗、药治相结合的方法，取得了较好的效果。

（1）药治方。三甲鹿茸散。制龟板、炮山甲、制鳖甲、鸡内金、炒槟榔、大砂仁、番泻叶、鹿茸，共为细末，每服 1 ~ 3g。

若肝风内动者以钩藤、天麻煎汤冲服；若脾胃虚弱者，以太子参煎汤冲服；涎多不收者用益智仁、车前子煎汤冲服；语迟者用菖蒲、郁金煎汤冲服；行迟者以牛膝、鸡血藤煎汤冲服；痰多者以胆南星、天竺黄煎汤冲服。

（2）食疗方。兔脑海参汤。野兔脑、山羊肾、海参、银耳、青盐适量、味精（后下）、白酒、荷叶蒂，加水炖服，2 ~ 3 日一剂，频服。

若上肢运动不灵者加螃蟹爪 1 对；下肢运动不灵者加猪蹄筋 1 对；腰部活动差者加

猪脊髓 1 条；语迟者加公鸡头 1 个；若无兔脑可以狗脑代替，万不可用猪脑。

黄明志教授认为：二方同用，有阴得阳升而泉源不竭，阳得阴助而化生无穷之妙。因该病病程较长，故需长期坚持治疗。食疗与药治并举方能取效。若能配合针刺、语言功能训练、智能教育训练则效果更佳。

人的脑髓所生，虽然禀赋于先天肾气，既生之后则赖于脾胃所化生的精微滋养，《医林改错》曰："灵机记性在脑者，因饮食生气血，长肌肉，精汁之清者，化而为髓，由脊髓上行于脑，名曰脑髓。"因此，黄明志教授强调健脾补肾并重，以后天养先天，先后天并调，是治疗小儿大脑发育不全的关键。

3. 都修波治疗小儿五迟五软临床经验

（1）补养肾元，填精益髓。肾为先天之本，先天是禀受于父母的"两精相搏"之精，以及由先天之精化生的先天之气，与生俱来，为人体生命的本源。都修波教授认为肾藏精之多少是决定小儿先天禀赋之强弱、生长发育之迟速、脏腑功能之盛衰的根本。《素问·调经论》曰："夫心藏神，肺藏气，肝藏血，脾藏肉，肾藏志，而此成形。志意通，内连骨髓，而成身形五脏。"肾精充足，才可能表现为意志坚强，思维清晰，行为敏捷。肾藏志，心藏神，肾藏精，精可以化血，脑髓赖精血以充养，只有精血充足，脑髓充盈，人的精神活动才能正常维持。肾主骨，小儿的骨骼成形，生长发育有赖于肾气的充沛。《小儿药证直诀·五脏所主》云"肾主虚，无实也"，指出肾病多虚，肾脏中的元阴、元阳相互依存，一方不足亦会损及另一方，阴损及阳，阳损及阴，导致阴阳偏胜偏衰，或阴阳俱损。由于肾阳虚衰，失去其对有关脏腑的温养作用，因而可以出现水液代谢失常，出现水肿，小便不利，遗尿，生长发育迟缓，出现五迟五软之现象。如果肾阴亏损，脏腑失养，就会发生一系列的病理改变，如水不涵木，出现肝阳浮亢，虚风内动，故肢搐头摇，精不生髓，髓海空虚，而现眩晕、健忘、骨骼发育迟缓、智力发育落后等症。都修波教授临床上注重补养肾元，填精益髓，常以六味地黄丸加减。常用熟地黄、山萸肉、山药滋养肾中之阴；牡丹皮、茯苓、泽泻泻肾中之浊。阳虚生寒者则加附子、肉桂、肉苁蓉之属，以温阳散寒；阴虚生热者则加入知母、黄柏之类以滋阴清热；肝肾阴虚、阳亢生风者加龙骨、牡蛎、珍珠母以平肝潜阳；肾精不足、筋骨柔弱者加牛膝、杜仲、桑寄生以强筋壮骨；肾精不固者加益智仁、菟丝子以益肾固摄；心肝血虚者加酸枣仁、远志以养心安神，临床上不一而足，在于灵活加减耳。

（2）补肾健脾，培本固元。小儿生长发育阶段对水谷精微的需求相对较大，且脾常不足，易加重脾胃负担；加之智识未开，饮食不知节制，家长常有喂养不当，故饮食失宜是重要致病因素。脾胃居于中焦，为后天之本，气血生化之源，脾升胃降是全身气机运动的枢纽，影响其他各脏腑的阴阳升降。中焦脾胃是机体的核心，主运化水谷精微，化生气血，濡养五脏六腑，正如《医学三字经》所云"中央健，四旁如"，《素问·上古天真论》云"肾者主水，受五脏六腑之精而藏之，故五脏盛，乃能泻"，说明脾胃健运，五脏六腑盛壮，肾精才能得到源源不断的充养，肾主骨生髓，肾精充足则精充髓满，脑得其养，则耳目聪明，思维敏捷，生长发育正常。因此，都修波教授认为脾胃失于健运，气血生化无源，五脏六腑之精，不能泻藏于肾，而致肾精不足，精不生髓，髓海失充，故可见生长发育迟缓、五迟五软、智力低下、语言落后；肾精又是肾阴的物质基础，肾精亏虚则肾阴不足，阴虚不能制阳，阴主静而阳主动，阴静不足则阳动有余，故可出现多动、冲动、注意力不能集中等注意缺陷障碍的表现；肾阴不足，水不涵木，肝亢风动，故可出现惊风瘛疭、肢体抽动等多发性抽动障碍的表现。故诸多小儿神经系统疾病不仅与肾有关，诸多情况是由于脾失健运，由脾及肾所致。因此，都修波教授认为补肾须健脾，先天赖后天所养，补后天脾胃以培固先天肾精，脾健而肾精自足。当肾虚为重时，以补肾为先，兼以健脾。至于脾肾皆虚，则经常采用脾肾同治之法，兼筹并顾。在治疗上，在补肾的基础上要注重健脾和胃，培本固元，常用人参、白术健脾益气；山药、薏苡仁健脾化湿；茯苓健脾渗湿；焦三仙、鸡内金消食化积；陈皮、半夏理气降逆。

4. 孟牛安治疗脑瘫临床经验

脑性瘫痪是一组持续存在的中枢性运动和姿势发育障碍、活动受限症候群，这种症候群是由发育中的胎儿或婴幼儿脑部非进行性损伤所致。脑性瘫痪的运动障碍常伴有感觉、知觉、认知、交流和行为障碍，以及癫痫和继发性肌肉骨骼问题，是一种严重影响儿童身心健康发展的疾病。目前我国小儿脑瘫发病率高，该病对患儿及其家庭造成很大的精神负担。其基本表现为立迟、行迟、发迟、齿迟、语迟或头软无力、不能竖头，手足无力，不能握拳，步履蹒跚，口唇无力，皮肤松缓，肌肉痿软等。脑性瘫痪是一个西医病名，在中医学中没有专有病名，属于"五迟""五软"范畴。现代医学对其病因、发病机制等研究较透彻，但其治疗缺乏良策，是儿科疾病中相对棘手的病症。脑瘫的治疗方法很多，治疗手段包括中药口服、中药洗浴、中药熏蒸、推拿按摩、头皮针、穴位注射等。

孟牛安认为本病的根本原因在于先天禀赋不足及后天养护失宜，脾胃运化不充。《诸病源候论》曰："骨是髓之所养，若禀生血气不足者，即髓不充强，故其骨不即成，而数岁不能行也。"《张氏医通》认为："五迟者……良由父母精血不足，肾气虚弱，不能荣养而然。若长不可立，立而骨软，大不能行，行则筋软，皆肝肾气血不充，筋骨痿弱之故。"肝肾受损，髓海不充，筋失濡润，则肢体不用；脑髓不充，则见语言迟缓，智力低下。《保婴撮要》曰："手足软者，脾主四肢，乃中州之气不足，不能营养四肢，故肉少皮宽，饮食不为肌肤也。"后天喂养不当，脾胃损伤，气血生化乏源，脏腑、四肢百骸不得营养，故见四肢迟软、肌肉皮肤无力。除了肝肾不足、脾胃亏虚外，血瘀也是一个重要的病理改变。脑瘫病程多长，中医讲久病生瘀。《黄帝内经》曰："病久入深，荣卫之行涩，经络时疏，故不通。"周学海在《读医随笔》提出："病久气血推行不利，血络之中必有瘀凝。"血瘀，既是病理产物，又是新的致病因素，阻滞气机，阻碍气血运行。结合多年的临床经验，孟牛安将小儿脑瘫分型论治，现分述如下。

（1）肝肾不足证。

症状：多伴随有智力低下，生长发育迟缓，反应迟钝，形体瘦小，翻身、坐、爬、立、行等均迟于正常同龄儿童。舌质淡，苔白，脉细弱。

治则：填精益髓，补肾健脑。

方药：左归丸加减。熟地黄、山药、山茱萸、菟丝子、枸杞子、鹿角胶、龟板胶、当归、杜仲。

加减：伴有智力低下者，加紫河车、郁金、石菖蒲；伴有视力低下者加蒺藜。

（2）脾肾亏虚证。

症状：四肢瘫痪，少气懒言，咀嚼乏力，流涎不禁，手不能举，足不能立，舌伸口外，面色萎黄，神情倦怠，喜卧少动，智力迟钝，肌肉消瘦，舌淡苔白，脉细弱。

治则：益气健脾，补肾壮骨。

方药：补中益气汤加减。人参、白术、黄芪、甘草、茯苓、当归、山药、熟地黄、山萸肉。

口服中药配合推拿按摩、头皮针刺等治疗2个月后，患儿竖头、流涎明显好转，会翻身，手抓握有力。后因患儿实在难以配合中药口服，改为口服中成药龙牡壮骨颗粒。

（3）瘀血阻络证。

症状：关节强硬，屈伸不利，运动落后，或下肢交叉，脚尖着地，手紧握拳，头反张，语言不利，或失聪失语，舌质暗，苔腻，脉滑。

治则：活血通络。

方药：通窍活血汤加减。桃仁、红花、当归、赤芍、丹参、川芎、黄芪、枸杞、地龙、熟地黄。

加减：伴有癫痫者，加全蝎、钩藤、僵蚕；伴有语言蹇涩者加远志、石菖蒲；上肢瘫者加桂枝；下肢瘫者加牛膝。

中药配合综合康复治疗1个月后患儿下肢肌张力较前明显下降，尖足较前改善，双侧足背屈角达 80°，内收角达 100°。

脑瘫属儿科痼疾，先天肝肾不足、后天喂养失当是本，故治疗以补益脾肾为主。但因其病程缠绵难愈，中医有"久病必有瘀，怪病必有瘀"之理论，孟牛安结合多年来治疗小儿脑瘫的经验，在小儿脑瘫的治疗中多加用活血化瘀药物，来改善脑瘫患儿的血液循环和微循环障碍，取得了不错的疗效，值得借鉴。

（七）遗尿

1. 姚献花治疗遗尿临床经验

根据脏腑功能辨证论治小儿遗尿症。小儿遗尿又称尿床，是儿童及青少年时期常见的泌尿系与精神心理性疾病，中医自古就称之为"遗尿"或"遗溺"。临床上以儿童在夜间睡眠中出现不自主漏尿的症状为特点。其病因复杂，与遗传因素、精神因素、环境因素、发育延迟、内分泌因素和中枢神经系统神经递质及受体异常等有关；中医认为多与肺、脾、肾三脏功能不足有关。通过长期临证实践，根据脏腑功能及脏腑之间的表里关系，运用中医的整体观念，辨证论治理论及精神心理疏导、饮食行为干预等综合治疗遗尿症，疗效倍增，复发率低。

（1）理论依据：

1）小儿脏腑功能的特性。小儿脏腑功能的特性有两点，其一在生理方面主要表现为脏腑娇嫩，形气未充；生机蓬勃，发育迅速。其二在病理方面主要表现为发病容易，传变迅速；脏气清灵，易趋康复。由于小儿出生之后处于不断的生长发育过程中，需要肾气的生发与推动，脏腑功能才能逐渐地成熟与完善。《素问·上古天真论》说："女子七岁，肾气盛，齿更发长；二七而天癸至，任脉通，太冲脉盛，月事以时下，故有子……丈夫八岁，肾气实，发长齿更；二八，肾气盛，天癸至，精气溢泻，阴阳和，故能有子。"《小儿药证直诀》中记载："五脏六腑，成而未全，全而未壮。"这些足以说明小儿虽与成人相同，五脏六腑俱全但功能相对不足，在其成熟的过程中对肾气生发、脾气运化、肺气宣发的功能状况要求更高。因此，常常出现肾、脾、肺气之不足，表现出肺脏娇嫩、脾常不足、肾常虚的特点；不仅如此，小儿心、肝二脏同样未曾充盛，功能未健。心主血脉、主神明，小儿心气未充、心神怯弱未定，表现为易受惊吓，思维及行为的约束能力较差；肝主情志，小儿对外周环境认识的角度不同于成人，若长时间所欲不遂，缺少关爱，容易导致忧思，思虑损伤心脾；或家长对子女的过于溺爱，使儿童心理承受能力差，或者学习负担过重，家长期望值过高，都易于产生精神行为障碍，正如《景岳全书·遗溺》中云遗尿之病有志意之病者，令人耳目一新："其有小儿从幼不加检束，而纵肆常遗者，此惯而无殚，志意之病也。当责其神，非药所及。"说明有的小儿过于娇惯所导致的不良行为，解释遗尿与精神意志有关。《景岳全书·遗溺》又云："凡因恐惧辄遗者，此心气不足，下连肝肾而然。"但是，小儿为"纯阳"之体，生机蓬勃，发育迅速，虽有"遗尿"，治疗时较老年之"夜尿症"尤为单纯易效。诚然，纵览古今，对小儿脏腑之特性的描述无论从"稚阴稚阳"到"纯阳"之体，还是"小儿神情怯弱，脏腑柔弱，易虚易实，易寒易热"，都说明了小儿的体质在生理与病理特点上都展现出与成人的不同。

2）遗尿症患儿的体质特点：遗尿症多发生在儿童期，是由其体质的特殊性决定的，历代医家均认为小儿遗尿多系虚寒所致，与膀胱和肾的功能失调有关；"下元不固，膀胱虚寒"是本病的主要病机；病位主要在肾与膀胱。《诸病源候论》曰："遗尿者，此由膀胱有冷，不能约于水故也。"《针灸甲乙经》曰："虚则遗溺。"《幼幼集成》认为："此皆肾与膀胱虚寒也。"《金匮要翼》又有"脾肺气虚，不能约束水道，而病为不禁者"，均阐述了遗尿的发生多与虚、寒及肺、脾、肾三脏功能不足有关。正如《素问·经脉别论》云："饮入于胃，游溢精气，上输于脾，脾气散精，上归于肺，通调水道，下输膀胱。"其中任何一个环节出现障碍都可以引起遗尿的发生；此外，又有肝经郁热，相火妄动，或寒热交杂而致遗尿者。明代王纶于《明医杂著·小便不禁》中书："小便不禁或频数，古方多以为寒，而用温涩之药。殊不知属热者，盖膀胱火邪妄动，水不得宁，故不能禁而频数来也。"因此，临床上是根据主症遗尿以辨病，按其兼症以辨证，常分为肺脾气虚证、肾气不足证、心肾不交证及肝经郁热进行施治。其肝经郁热者多为急证、实证，与湿、热、郁病邪有关。

（2）临床应用。遗尿症患儿体质多以虚、寒为主，在脏为肺、脾、肾三脏不足所致，所以治疗的核心是以温、补为大法，配合调理情志、心理疏导等，重视综合调护提高疗效。

1）肺脾气虚型：症见夜间遗尿，日间尿频而量多，伴有平素易于感冒，面色少华无力，食欲不振，大便溏薄，舌质淡，苔薄白，脉沉细。此型特点是不但夜间尿床，白天小便频数而量多，神疲乏力，易于外感之一派气虚之象。治疗以补肺益脾、固涩膀胱为法。方药选用补中益气汤合缩泉丸加减。方中党参、黄芪、白术、甘草补气；陈皮理气；升麻、柴胡升提中气；益智仁、山药、乌药温脾固涩；夜寐难醒者加炙麻黄、石菖蒲开窍醒神；纳呆者加焦三仙以开胃消食。

2）肾气不足型：症见夜间遗尿，小便量多或者频次较多，面色少华，神疲乏力，肢冷畏寒，个别患儿智力反应迟钝，舌质淡，苔白滑，脉沉细无力。本型特点是以夜尿次数较多，病程往往较长，多有手足末端较凉之肾阳不足、肾气亏虚之象。治疗以温补肾阳、固涩小便为法。方选菟丝子散或金匮肾气丸加减。方中菟丝子、巴戟天、肉苁蓉、附子温补肾阳以暖膀胱；山茱萸、五味子、牡蛎、桑螵蛸滋肾敛阴以缩小便；桂枝辛、温，入肺、膀胱经，温阳化气，有利于膀胱的气化作用；山药健脾补肾，入肺、脾、肾三经，能够固涩肾精。诸药合用，共奏温补肾阳、固涩小便之功，以助膀胱之气化。

3）心肾失交型：症见梦中遗尿，寐不安宁，烦躁叫扰，多动少静，难以自制，或五心烦热，形体消瘦，舌质红，苔白乏津，脉沉细数。本型特点以多动少静，白天过度活动导致夜间睡眠深沉难醒，小便自遗。若伴有烦躁易怒或口渴喜饮者为肾阴不足表现，治疗以清心滋肾，安神固脬为法。多选用导赤散合交泰丸加减。若以阴虚明显伴有虚烦上扰者可选用知柏地黄丸加减；若梦中自遗者为阴阳失调所致，可以选用桂枝加龙骨牡蛎汤加减以调和阴阳，潜阳摄阴。方中生地黄、淡竹叶、通草、甘草清心火；黄连、肉桂交泰心肾。

4）肝郁化火型：症见夜间遗尿，睡眠不安，肢体抖动。或易惊多梦，学习困难、孤僻、暴力倾向、注意力集中困难，舌质红或暗红，脉沉弦。本型的特点以睡眠不安，肢体抖动，情绪不稳，或默默不语，或急躁易怒之肝气郁结，肝郁化火为表现。治疗以疏肝解郁或疏肝泄热，固涩小便为法。方选柴胡疏肝散、丹栀逍遥散和缩泉丸加减。选用牡丹皮、炒栀子、柴胡、白芍、薄荷以疏肝清热；益智仁、山药、桑螵蛸、龙骨（先煎）以固涩小便；茯苓以利湿安神。

姚献花主任通过长期的临床实践，以及工作中不断地向老专家、老前辈们学习，提高理论水平，总结经验，挖掘中医之"整体观念、辨证论治"之玄妙，根据五脏所主，遵循脏腑、经络的表里关系，辨证治疗小儿遗尿，每多收效。其感悟小儿遗尿的特点除睡中遗尿不能自醒外，最突出的是多难以叫醒、昏睡不知，这类患儿治疗时加入菖蒲、麻黄二物以开窍醒神，有画龙点睛之妙，现代药理研究表明麻黄具有兴奋中枢神经作用，对于一部分有脊柱裂的患儿重用补肾固涩之品，意在"肾主骨，生髓，通于脑"。现代医学认为遗尿与遗传因素、抗利尿激素分泌节律失调、膀胱功能不良、家庭环境及心理因素有关，实与中医脏腑功能相吻合。临床中发现小儿遗尿多与下元虚寒，肺、脾、肾三脏功能失司有关，尤其是脾、肾两虚更为显著，故治疗以"健脾补肾"为原则，随证施治为法治疗遗尿，疗效显著，复发率低。其总结经验，写成《健脾补肾治遗尿108例临床观察》一文发表于《中国中医基础医学杂志》2014年第20卷第6期，便于后人借鉴。

中医早就很重视预防医学，在《黄帝内经》中记载"不治已病治未病"，是中医药的精髓理论，此观点广泛应用于儿科临床。由于小儿体质的特殊性常表现为"肝常有余，脾常不足，肺常虚"，以及"阳常有余，阴常不足"之特点，儿科多以外感和积滞同见，故有"无积不外感"之说，因此，在治疗外感的同时重视消积导滞、调理脾胃，以防积而生热，热盛动风而传变他脏；在养育方面重视饮食调护、养胎保育，起到了未病先防，有病早治的作用。

在脑病康复方面，主张现代康复与传统康复相结合，医院康复与家庭康复相结合，主动康复与被动康复相结合，整体康复与局部康复相结合；在具体实施中要因人而异，特别是在运动疗法项目中，要做到训练有度，不要盲目过度用力，避免造成肌肉、筋骨继发性损伤，要按年龄大小之不同、体质强弱之区别，把握好训练"度"是非常关键的，做到精准施策，以防不及而无效，以防过度而损伤，才能事半功倍，提高疗效。

2. 黄明志治疗小儿遗尿的经验

遗尿又称遗溺、尿床，指3岁以上儿童夜间或白天在睡眠中小便自遗，醒后方觉的一种病症。病因多因下焦肾气不足，下元虚冷，令膀胱气化功能失常所致。另外久病体弱，肺脾气虚，不能调节和制约水道也可致遗尿的产生。同时，通过大量的临床观察，发现许多患儿有沉睡之中不易唤醒，或似醒非醒，神志昏蒙，考虑神志不清可能与心窍被蒙有关。

黄明志教授认为：此病乃中医"水气病"的范畴，认为人体的水液代谢与肺、脾、肾、三焦功能有关，故该病与以上脏腑有着密切的关联，同时也可久病累及于心，但主要与脾、肾亏虚有关。故此，黄明志教授方以温肾健脾宣肺、固敛止遗为治法。

3. 任献青治疗小儿遗尿经验

任献青教授认为，小儿遗尿的病机特点为本虚标实，虚证居多。不仅与肾气不足、肺脾气虚、三焦气化无能、膀胱摄纳无权（本虚）有关，而且与心窍不开（标实）紧密相关。

小儿脏腑娇嫩，形气未充，肺、脾、肾常不足。肾为先天之本，主水，开窍于二阴，司二便。先天不足，下元虚冷，不能温煦膀胱，膀胱气化功能失调，闭藏失司，不能约束水道而发生遗尿。肺为水之上源，通调水道，下输膀胱，脾主运化水湿，肺、脾功能正常，可维持机体水液的正常输布和排泄，肺脾气虚，水道制约无权而致遗尿，即所谓"上虚不能制下"。标实证主要责之于小儿清窍不开，遗尿患儿多有睡眠较深，难以唤醒或醒后神志蒙眬等现象，上窍失司，不能治下，而致自遗。

小儿遗尿的治疗常予培元补肾，健脾益肺，佐以固涩之法。但在临床实践中，任献青教授认为，遗尿之症必调其神。因此治疗中在补肾壮髓的基础上加以醒脑调神之品来开心窍出神明，以达治愈目的，而石菖蒲、远志则为开窍醒神之良药。睡中遗尿，呼之不醒，或醒而朦胧不清者，可见于各型遗尿之中，用药均可加用石菖蒲、远志，用以开窍醒神止遗，临床疗效可靠、稳定。往往经过 2 个疗程的治疗，患儿病情即可得到控制。除此之外，任教授嘱咐患儿生活中可予鸡肠子煮水服用，以形补形，临床疗效甚佳。

五、传染性疾病

麻疹

黄克质治麻疹，善用清凉之法

麻疹是儿科急性传染病，在老先生在世时，由于麻疹疫苗尚未面世，故每年都有流行，先生治疗该病也积累了丰富的临证经验。近年来，由于麻疹疫苗的推广普及，发病率明显下降。但每年仍有零星的发病者，故对于该病儿科同仁仍不能忽视。

（1）麻疹初起。与伤风感冒相似，发热咳嗽，鼻塞流涕，喷嚏，眼睛畏光流泪，或兼恶心吐泻等，此时应注意患儿两耳后、耳根、口腔咽峡部，若有两三粒红点，如蚊咬状，即是麻疹的标点，俗称"报标"，若有滑氏斑（口腔黏膜斑）也是麻疹初起的标志，此时宜以辛凉解毒透疹为主。用小儿麻疹初出方：金银花、连翘、薄荷、甘草、玄参、浙贝、葛根、牡丹皮、赤芍、木通、鲜苇根，淡竹叶为引，水煎服。加减法：呕者去甘草加枇杷叶，万不可用竹茹；自泻者加泽泻；耳下颈疼者加龙胆；发痉者加白羚羊角汁；手脚凉者加通草；鼻衄者加茅根，茅花亦可；生地、大黄不可早用。

（2）麻疹出齐。继发热后，疹由头颈逐渐向躯干四肢显露，此为透疹期，患儿常伴有高热、眼红、鼻干鼻衄、口干唇焦、呼吸急促，便秘溺赤，治宜辛凉解毒，运用麻疹出齐方：玄参、麦冬、浙贝母、牡丹皮、薄荷、金银花、连翘、赤芍、天花粉、知母、甘草，鲜苇根为引。加减法：喘者加蒌仁霜；咯痰不清者加蒌皮、竹沥油；肋疼者加枳壳、郁金；腹疼不泄者加大黄；眼红肿者加菊花、密蒙花。

（3）麻疹收谢。疹点透达于全身肌表后，开始收谢，患儿体温逐渐降至正常，精神、食欲逐步恢复正常。由于麻疹系温病，多伤阴津，故此时应以清热养阴为主，用麻疹退后方：沙参、玄参、桑叶、枇杷叶、麦冬、薄荷、牛蒡子、荆芥、地骨皮、川贝母、知母、瓜蒌仁。

上述为麻疹之顺证，若系逆证重症，则治疗较为棘手，危笃者多，死亡率较高，先生经验丰富，往往起危重于举手之间，临证时更是活法圆机，不拘一格，当清、当补，自有法度。一般的麻疹用清透解毒为常规的治疗之法，若遇重危之症，温补一法也不可少，故临证时应灵活运用。

六、新生儿疾病

黄疸

1. 陈文霞从中焦脾胃论治新生儿黄疸

皮肤黏膜黄染是胎黄的主要症状，可见于各种类型的胎黄，临床治疗胎黄多采用辨胎黄之病性，其寒热虚实与脾胃、肝胆、肾脏腑相结合，同时要了解孕母体质情况，综合辨证治疗胎黄，现将经验总结如下。

（1）阳黄。病性属阳，为热、实证，脏腑在脾胃、肝胆，孕母多为湿热或热性体质。

1）胎禀湿热，孕母所传，受禀发黄：孕母素有湿热邪毒，传于胎儿。孕母产前，家人忧其食养不足，以肥甘厚腻之品使之多用，本已身兼，加之过食，脾胃运化不足，则见食积酿热，久则脾气被遏，健运失调，而见湿浊内生，热与湿合，困阻于身，待儿生，则传之于儿，湿热熏蒸，气机失常，血行不畅，湿热瘀交织，肝胆疏泄不畅，逼土外显，故见目黄、身黄、小便黄等阳黄之色。《幼幼集成·胎病论》曰："胎黄者，儿生下面目浑身皆黄如金色，或目闭，身上壮热，大便不通，小便如栀子汁，皮肤生疮，不思乳食，啼哭不止。此胎中受湿热也。宜茵陈地黄汤，母子同服，以黄退为度。"陈复正指出"小儿黄病……黄稍退，即速健脾，不得屡用消耗，面谓有是病用是药也。"新生之儿，五脏六腑成而未全，全而未壮，故当黄稍退即健脾胃，以固中焦，防其就变，以四君子汤微和之；既是湿热酿生而发黄者，也不可忽视，通利肝胆之品亦应酌用，如通草、郁金、鸡内金、金钱草之品。

2）胃热毒盛，热炽发黄：《临证指南医案·疸》指出："（黄）病以湿得之，有阴有阳，在腑在脏。阳黄之作，湿从火化，瘀热在里，胆热液泄，与胃之浊气共并，上不得越，下不得泄，熏蒸遏郁，侵于肺则身目俱黄，热流膀胱，溺色为之变赤，黄如橘子色，阳主明，治在胃。"阳黄者，因湿多成热，热蕴为毒，毒盛生黄，其证必身热烦渴，或躁扰不宁，或消谷善饥，或小便热痛，或大便秘结，脉实而有力，"中气实则病在阳明"，胃热毒盛，溯源可见母素体胃热偏盛，善饥而恶热，传之于儿，小儿之体"心肝有余"，故胃热引动肝阳，熏蒸于胆而疏泄失司，症见身目黄染，黄色鲜明如橘子色，发热、口渴、蜷卧抱腹，小便黄如浓茶，大便秘结，伴见倦怠纳呆，脘腹胀满等，是以胃热毒盛。治以清热通腑降浊，解毒通利退黄，以茵陈蒿汤加清热解毒、通利肝胆之药，如板蓝根、败酱草、黄芩或配伍柴胡石膏汤等；胃热毒盛发黄用药多寒，故当适时健脾，以防他变。

3）脾虚胆热，郁而发黄：《灵枢·经脉》曰"是主脾所生病者……黄疸，不能卧"，脾乃"中央土"，"以灌四旁"，且脾气足则气机畅，脾气虚则湿停，湿停困脾更致气虚，肝木愈旺，疏泄失常，胆气受之，胆汁外溢，无有出路，郁久而成瘀热，发为黄疸。若小儿脾胃虚弱，禀赋不足，肝木偏旺，横克脾土，土虚木郁，胆汁外溢，逼土外显，故见黄色；正如从母之体质寒热而发病，湿、热、瘀为标，本虚标实，使湿无出路，彰显于外而为黄色。故脾虚胆热，郁而发黄者，症多见身目俱黄，高热烦躁，口苦咽干，恶心呕吐，倦怠，纳呆，脘腹胀满，大便秘结等。治宜健脾清肝利胆，清热化湿退黄，方以清胆汤加减。

4）脾虚胃热，蒸郁发黄：此乃脾虚为主，而见胃热相对偏盛，脾胃同居中焦，维持机体正常运行、水液代谢各司其职，全赖脾胃之水谷纳运相得、气机升降相因、阴阳燥湿相济，然婴儿之体，全而未壮，肺脾肾之气尚不足，形气未充，忽入于人世，未及育养，胃已受纳，脾不及运化而郁于肝胆，以致食积发热，而生胃热，由胎禀而来，盖母体脾气本虚，不能为胃行其津液水谷，以致内生湿热，《温热论》曰"热病救阴尤易，通阳最难，救阴不在血，而在津与汗，通阳不在温，而在利小便"，而脾虚胃热者，通阳是谓健脾，救阴乃为清热。

故脾虚胃热之证，以脾虚为主，胃热蒸郁为动力而见发黄，虽见发黄，不如阳黄之鲜明，多见苍黄之色，症见身目发黄、低热缠绵、头痛身困、脘腹胀满、纳呆食少，或恶心呕吐，大便稀溏或呈糊状，口渴不多饮，治宜健脾祛湿利胆，疏肝清热退黄，以茵陈五苓散为主方加减。

（2）阴黄。病性属阴，为寒、虚证，脏腑在脾肾、肝胆，孕母多为寒湿或阳虚体质。

1）脾胃虚弱，阴被其寒：《临证指南医案·疸》曰："阴黄之作，湿从寒水，脾阳不能化热，胆液为湿所阻，渍于脾，浸淫肌肉，溢于皮肤，色如熏黄，阴主晦，治在脾。"若孕母之身，本为太阴虚寒，儿禀于母，缓缓发为黄疸者，因脾主腹而司运化，运化失常，寒湿滞腹，而见腹胀满，虚而人身不荣，见晦黄而不润泽，寒湿阻滞郁而发黄者，可见黄色晦暗，此属后世所说阴黄，久黄不退，损伤脾阳或热退而湿盛之新生儿黄疸，也可见阴黄，常以温中为要。正如叶氏所云："阴黄一证，外不因于六淫，内不伤于嗜欲，惟寒惟湿，譬以卑监之土，须暴风日之阳，纯阴之病，疗以辛热无疑。"

故脾虚寒湿之证，见黄疸色晦暗犹如烟熏，神疲懒动，纳呆食少，恶心呕吐，四肢欠温，大便稀溏或灰白，治宜温中扶阳化湿、健脾疏肝和胃，以茵陈术附汤加减。

2）脾虚血亏，败而发黄："阴黄证，全非湿热，而总由气血之败。盖气不生血，所以血败；血不华色，所以色败。凡病黄而绝无阳证、阳脉者，便是阴黄。或因大病之后，或脾胃久亏，故脾土之色自现于外，……速救元气，大补脾胃"，又见寒湿伤阳，脏腑功能失调，气血生化不足，而导致气血亏虚，常见病情反复，缠绵难愈之症。胎儿之生，禀父母之气，母孕期间，营养不足，胎之受供虚亏，而致生后脾虚，临床多见于孕母孕期贫血者，又可见于湿邪偏盛日久耗伤脾胃阴阳者。

症见阴黄日久不退，面色苍黄而色淡，精神萎靡，纳食不佳，头目眩晕，大便溏薄者。因是病久所见，以虚为主，治宜温中扶阳，补养气血，扶阳以补气，补血以养肝，方以小建中汤加减。

3）脾虚血瘀，积而发黄：清代张璐《张氏医通·杂门》指出瘀血发黄，大便必黑，腹胁有块或胀。脾虚则统血行血化血之力弱，瘀血不去，新血不生，郁结入里，湿结日久，复与血相合，滞塞气机，肝气郁结，不能条达，热结日久，煎熬津血，身不得荣，而发为瘀血黄疸。

脾虚血瘀者，临证身目发黄而晦暗，逐渐加深，面色黧黑，胁下有积块胀痛，皮肤可见赤纹丝缕，或见瘀斑、衄血，此期病程较长，呈逐渐加重之势。此应行气化瘀泄热、消积健脾补血为治，主以血府逐瘀汤加减。

4）脾肾虚衰，阳虚发黄：脾肾虚衰者，多由胎禀肾虚，而致先天不足。胎儿之既生而见肾气虚衰者，脾虚不能免，此多见于不足月之早产儿，脾虚则不能制水，肾虚则不能涵养肝木，以致肝胆疏泄失常，生风动风，而见胎黄动风，脾肾虚甚者可见胎黄虚脱，此期先后天之气已衰败，大多预后不良，需谨慎辨证。

脾肾虚衰者，见生风动风者，治宜息风止痉，疏利退黄，以羚角钩藤汤加减。临证见面色苍黄，浮肿，气促，神昏，四肢厥冷，胸腹欠温等，多属于阴黄黄疸危重之证，治宜健脾温肾扶阳，解郁化湿退黄，方以茵陈四逆汤、参附汤合生脉饮加减。

胎疸之识，治法总以脾胃为出发点，疏肝为退黄出路。辨病性之阴阳、虚实、寒热，结合脾胃肝胆肾之脏腑和孕母体质特点，综合辨证论治胎黄，脏腑功能正常，以达截源开流，使湿无以生，生有出路。

2. 许靖三治疗小儿肝炎（黄疸）经验

肝炎是西医病名。肝炎的许多症状都和中医的黄疸、胁痛证相近。以婴儿出生后皮肤面目出现黄疸为特征，因与胎禀因素有关，故称"胎黄""黄疸"，西医学称新生儿黄疸。其症状早在《黄帝内经》中就有记载，并明确指出其病变部位在肝。后经长期的医疗实践，祖国医学对此病的认识逐步完善，在治疗上多根据黄疸胁痛证的病理分型去辨证论治。许靖三临床治疗"胎黄""黄疸"，多根据其病理病因。中医认为本病的发生，常由于感受时邪、饮食不节（洁）、脾胃虚寒、内伤不足等，损坏于肝，导致肝失疏泄，出现气滞血瘀，横犯脾胃，湿热蕴蒸或阴虚内热等一系列病理变化，表现出相应的临床症状。小儿乃"纯阳之体"，发病后，多易化热，多见湿热蕴蒸之黄疸。

诊断：一般"胎黄""黄疸"（急性黄疸性肝炎），当出现黄疸时，应对流行病学、临床表现、实验室及其他检查等各方面资料进行综合分析后方予诊断。

辨证论治：对于小儿肝炎的辨证论治，许靖三先生根据长期的临床观察发现，其病变在肝胆、脾胃，其发病机制主要为脾胃湿热或寒湿内蕴，肝失疏泄，胆汁外溢而致发黄，日久则气滞血瘀，尤以湿热型最为多见，故治疗上常以清热利湿为主，在此基础上加减治疗，常收到较快清除毒素，恢复肝胆、脾胃功能的效果。

（1）肝胆湿热型。

症见：身黄，目黄，小便黄，纳差，口苦，或见低热，啼哭，精神欠佳，舌苔黄腻，指纹紫或脉弦数。

治法：清热利湿退黄。

方药：清热散、牛黄散、胃苓散、芒硝散、消风散、活血散。

加减：热盛者重用清热散、牛黄散；湿盛者重用胃苓散；热毒炽盛者加用生石膏、芦根；热入营血者加用水牛角粉、玳瑁。

（2）瘀血停滞型。

症见：身目发黄而晦暗，面色青紫暗滞，胁下有癥块且疼痛不舒（肝脾大），皮肤可见蛛纹丝缕，纳差，乏力，大便不实，舌质青紫，指纹紫，脉弦涩或细涩。

治法：活血化瘀。

方药：活血散、消风散、芒硝散、牛黄散、胃苓散、清热散。

加减：在利湿清热的基础上重用活血散；肝脾肿大重者，可配合洗药Ⅰ号，水煎外洗以助活血消肿之力。

（3）寒湿阻遏型。

症见：黄疸晦暗，食少纳呆，脘腹胀满，神疲，大便不实，舌质淡，苔白腻，指纹淡红。

治法：温中健脾化湿。

方药：公丁香、胃苓散、四苓散、消风散、活血散、清热散、牛黄散。

（4）脾胃虚寒，内伤不足型。

症见：倦怠乏力，食欲不振，心悸气短，大便溏薄，面色及肌肤发黄而不泽，舌淡，苔薄白，指纹淡红，脉濡细。

治法：健脾温中，补养气血。

方药：补正散、七味散、胃苓散、活血散、消风散、牛黄散、清热散。

加减：症状重者，减用牛黄散、清热散，加重补正散、七味散。

许靖三治疗肝炎，自拟"肝炎散"被《古今儿科临床应用效方》收载。肝主疏泄，喜冲和条达，恶抑郁阻塞，归纳其疏泄的具体表现主要有三个方面，①情志方面：肝之疏泄功能具有调畅气机，调节情志的作用。②消化方面：肝主疏泄功能，具有协助脾胃之升降，调节胆汁分泌助消化的功能。③血液循环方面：肝主疏泄，调畅气机，又主藏血，肝主疏泄功能正常，"气为血之帅"，"气行则血行"，其藏血及调节血液流量的功能才能正常。简而言之，肝主疏泄的功能，即调和气血的功能，不论是外来因素或内伤七情导致肝病，均可损伤肝之疏泄功能。因此恢复肝主疏泄功能，采用疏肝——调畅气机，疏肝——调达血气的治法，是治疗肝病的两大基本法则，许靖三治疗小儿肝病，散剂中常配伍少量消风散、活血散，即寓宣泄疏通之意。

3. 王梅花用中药煮散剂联合单味中草药治疗新生儿黄疸的经验

（1）病机多属湿热。中医称本病为胎黄，以婴儿出生后皮肤、面目出现发黄为主要临床表现，因病因常与胎禀有关，故又称"胎疸"。隋代《诸病源候论·胎疸候》曰："小儿在胎，其母脏气有热，熏蒸于胎，到生下小儿体皆黄，谓之胎疸也。"这是对本病病因及症状的最早记载。宋代儿科名医钱乙在《小儿药证直诀·黄相似》也有类似描述，称"自生而身黄者，胎疸也"。王梅花认为随着生活水平提高及生活条件的改善，孕母怀孕期间喜食辛辣、油腻、肥厚之物或其情志郁滞、肝气郁结等使患儿在未产之前禀受孕母内蕴湿热之毒，遗于胎儿；或因胎产之时，出生之后，护理不当，婴儿感受湿热邪毒，湿从热化，湿热郁蒸，肝失疏泄，胆汁外溢而发黄，此为本病病机关键所在，中药治疗应以清热利湿退黄为治则，而这亦为王梅花治疗本病组方用药的关键着手点。

（2）用药多选清热利湿健脾，顾护脾胃。王梅花根据自身多年儿科临床经验，以张仲景的经方茵陈蒿汤为方义指导，结合王氏儿科治病用药特点，应用儿科中药煮散剂治疗新生儿黄疸，组方大致如下：清热散、解毒散、活血散、四苓散、茵陈（另包）。其清热散、解毒散中包含有栀子、黄芩、黄连等清解三焦里热，使黄疸患儿体内蕴积的湿热或从母体内遗带之胎毒减退，即利湿热而退黄疸。王梅花认为胎黄的病位主要在肝胆，但与脾胃关系密切，故在治疗本病时每每添加四苓散。小儿脾胃本弱，湿热之邪又易阻遏脾胃，用药若只选清热之品，苦寒克伐，脾失健运，清阳不升，易遗留泄泻之疾，故祛除患儿体内湿热的同时选用四苓散中白术、茯苓等健脾益气。《医学启源》记载白术"除湿益燥，和中益气，温中，去脾胃中湿，除胃热，强脾胃，进饮食，止渴，安胎"。《本草纲目》："茯苓气味淡而渗，其性上行，生津液，开腠理，滋水源而下降，利小便，故张洁古谓其属阳，浮而升，言其性也；东垣谓其为阳中之阴，降而下，言其功也"，从而避免了黄疸患儿黄退后出现腹泻症状。经方茵陈蒿汤本是古代名医张仲景治疗湿热黄疸经典名方，其中茵陈药性苦而能泻火下降，善清热利湿，同时现代药理学研究也表明其具有利胆保肝、镇痛消炎、抗病原微生物、调节免疫等功效。王梅花在这里选用单味中药茵陈，是依据幼儿"心肝有余、脾肾不足"的生理特性，而舍弃了仲景茵陈蒿汤中具有苦寒泻下之性的大黄以护患儿脾胃，不使之清泄过度。从此可以看出王梅花组方的严谨性及用药周全的特点。

（3）注重乳母护理。在患儿治疗黄疸疾病期间，王梅花常常嘱咐，母乳喂养的患儿，其母亲应尽量保持心情愉快舒畅，多进食富于营养而易于消化的饮食，禁食辛辣、油腻、酒热之物，防止助湿生热；人工喂养的患儿要按需喂养，不可过量。

4. 孟牛安治疗胎黄经验

胎黄即新生儿黄疸，表现为婴儿出生后皮肤面目黄染。《幼科概论·论婴儿胎黄症》中记载"由娠母感受湿热……蒸为黄色，传于胞胎。故婴儿在胎元时，已蕴藏湿热之毒"。孟牛安在胎黄病理论和治疗方面颇有建树，总结如下。

（1）病因病机。孟牛安认为黄为脾之色，当脾病时其色即显于外，而脾喜燥恶湿，为湿所困时脾即为病，其色显于外而为黄。早期新生儿黄疸时黄色鲜明，面红、唇红、舌红，为热象、阳黄的表现，舌苔白厚腻则为湿象。任何疾病的产生均由内因和外因相结合而产生，胎黄也不例外，湿热为外因，而小儿脾常不足的生理特点成为致病之内因，脾虚运化水湿功能不足，以致弥漫于体内之湿热无路可出。小儿纯阳之体，最易化热，故临证胎黄小儿常常热多寒少。

（2）治疗原则。

1）清热利湿：胎儿感受孕母之热毒，五脏并受，皆可化火而伤阴，火热耗气，则五脏气弱，气阴两伤，故气滞血瘀，水湿不运；五气相生，五运相克，邪热熏蒸，则生气耗竭。五脏之中，脾居中，余四脏受热，皆责于脾，使脾更弱，因脾主水湿。而脾无肺之宣发肃降，气血之行，膀胱蒸腾，水道之利，不能独运水湿之邪，脾色必黄，此黄疸故一也。肝受热化火，必及于胆，湿热邪气阻滞经脉，使疏泄失常，肝气不升，胆气不降，火热上行，胆汁逆行溢于血脉，渗于肌肤，面目肌肤皆黄。肝火旺盛，必及于心，心与小肠相表里，故小肠亦病，清浊不分，升降失常，胆气不降而逆行，此黄疸故二也。治则或子或母，从于子，肝子为心，心与小肠相表里，治当清心利小便；或从于母，肾与膀胱相表里，治则清热利水。《金匮要略·黄疸病脉证并治》明确指出治黄大法是"诸病黄家，但利其小便"。中药散剂中以退黄散为代表方，加用四苓散、车前子，若热重于湿者，加清热散。汤剂中茵陈蒿汤是治黄要方，其中茵陈能清热治黄疸而利水，栀子善清三焦湿热而利水，即朱丹溪所谓"小便利白，其黄自退"。从西医角度讲，利尿可以使导致黄疸的主要因素胆红素以尿胆原、尿胆素的形式从尿液排出，从而治疗黄疸。其他中药如车前子、泽泻、通草、金钱草、胆草、滑石等，均可随症添加。如大便不通，可用大黄通腹泻热，使肺及肝胆之湿热，从大便而出，湿热得解。腹胀重者加大腹皮、枳壳，呕吐者加竹茹、柿蒂，小便短赤者加车前子，气虚者加太子参。

2）健脾利湿："治黄不忘脾"，后世医家也都继承了这一观点。小儿脾常不足，兼受湿困，更易受伤，致乳食积滞。湿为阴邪，使脾阳不振，水湿运化失司，而成此患。孟牛安在临证施治时，喜欢选用七味散、退黄散。对湿重热轻的病例，以健脾为主，辅以清热利湿退黄；热重湿轻者，通过望诊，观其舌象，舌红无苔或苔黄者，属胃热之象。方中予小剂量健脾温通药物，化解清热利湿药的寒凉偏性，以防伤脾，舌苔白腻或薄白者，则可适当加重健脾药物剂量。根据患儿病情，使用扁豆、藿香、木香、豆蔻、苍术等品，以温脾助阳，利湿祛浊。但应注意，使用温通宣散之品，一是剂量宜小，二是不可过燥，因小儿最易化火，且黄疸本是湿热致病，过犹不及。临证要根据辨证、小儿体质的寒热虚实，灵活运用。

5. 王启明以活血法治疗胎黄的临床经验心得

胎黄，是以婴儿出生之后全身的皮肤、黏膜、巩膜发黄为特征。在隋代《诸病源候论》中对胎黄的病因、症状已有论述，并在其书中提出病因为"其母脏气有热，熏蒸于胎，到生下小儿体皆黄，谓之胎疸也"。《幼幼集成》曰："胎黄者，儿生下面目浑身皆黄如金色，或目闭，身上壮热，大便不通，小便如栀子汁。皮肤生疮，不思乳食，啼哭不止。此胎中受湿热也。宜茵陈地黄汤，母子同服，以黄退为度。"在《婴童百问》中曰："又有初生而面身黄者，胎疸也。诸疸皆热，色深黄者是也。若淡黄兼白者，胃怯不和也。茵陈汤、栀子柏皮汤、犀角散、连翘赤小豆汤主之。通治黄疸，茵陈五苓散尤为稳也。"在众多医家中论述黄疸均从湿、从热治之，而王启明提出治黄疸，不仅从湿热治之，更从血证入手。

在经典古籍《伤寒论》中也有黄疸的论述。按其病因而分，大体可归纳为四类，即湿热发黄、火逆发黄、瘀血发黄、寒湿发黄。前三者都具有瘀热在里和邪热伤血的特点，都是热证、实证。《金匮要略·黄疸病脉证并治》有四处均以瘀热论及发黄，证明发黄与邪热伤血直接有关，并阐明了湿热闭郁脾胃气机，邪热郁结于血分，导致湿热发黄的道理。王启明指出仲景在使用治黄的方药中均兼有活血散结的功效，他启发我们在黄疸的治疗过程中，尤其在阳黄的治疗中，应用活血化瘀之法，即所谓"黄疸必伤血，治黄要活血"。现代肝病专家关幼波在讲述治疗黄疸病相关临床经验时，总结为："阳黄的治疗仍以清热利湿为常法，重视疏肝利水之惯例，以治中焦为要害，突出活血、解毒、化痰"，并总结出"治黄必治血，血行黄易却；治黄须解毒，毒解黄易除；治黄要化痰，痰化黄易散"的治黄总则，也把"治黄必治血"的治法提到了黄疸施治要点的首位。方中清热散、解毒散以黄芩、黄连、栀子为主药，以清三焦内热。方中四苓散以猪苓、茯苓、泽泻、白术之药以健脾利湿，利湿自小便去。方中活血散用法更为精妙，活血散为世家验方，配方严谨，药味虽简，但功效不减。活血散中以当归、川芎补血活血。郁金辛、苦、寒，入心、肝、胆经，有清心活血，利胆退黄，凉血解郁之功，如《本草经疏》有言："郁金，本入血分之气药。其治以上诸血证者，正谓血之上行，皆属于内热火炎，此药能降气，气降……则血不妄行。"并应用茜草，其药专入肝经，凉血行血化瘀，在《本草求真》中早已有描述，其"功用略有似于紫草，但紫草则只入肝，使血自为通活。此则能入肝与心包，使血必为走泄也。故凡经闭、风痹、黄疸，因于瘀血内阻者，服之固能使瘀血下行"。在临床遣方用药中，活血散也常用于一些儿科常见的出疹性疾病、外感风邪之疾，其有言"治风先治血，血行风自灭"，是其理也，疗效奇特。

七、其他疾病

（一）过敏性紫癜

1. 黄岩杰治疗过敏性紫癜临床经验

（1）黄岩杰教授在治疗过敏性紫癜及紫癜性肾炎中力求溯本求源、谨守病因病机。过敏性紫癜是一种以小血管炎为主要病理改变的变态反应性疾病，该病属于中医"血证"范畴，以血溢于皮肤、黏膜之下，主要表现为皮肤出现瘀点、瘀斑，压之不褪色，不同程度伴有腹痛、关节痛和肾损害。黄岩杰教授通过对过敏性紫癜病因病机的分析，总结临床观察结果并结合既往文献报道，抓住该病病因病机的核心内容，确定本病的本证为血热妄行、肺脾气虚、肝肾阴虚；标证为风热、湿热、热毒、水湿、血瘀。采用本证与标证联合辨证的辨证方法，确定治则。在治病过程中治病求本，标本兼顾，疾病的初期宜清热凉血以治本，疏风散热、清热利湿以治标，后期宜益气、滋阴以治本，且以滋阴为主，避免益气助热。同时，活血化瘀贯穿疾病治疗的始终。其在临床遣方用药时尤其注意以下几点：①彻底清除外感之邪，积极防治肾脏损伤。大部分过敏性紫癜和紫癜性肾炎患儿存在慢性扁桃体炎、鼻炎、鼻窦炎等上呼吸道慢性炎性反应，需在治疗中彻底清除感染灶，中医采用疏风清热、宣肺利咽之法，可避免因感染因素诱发的异常免疫反应的持续存在，对防止肾脏损伤起到积极的作用。②在临床用药时注重顾护脾胃，脾为后天之本。黄教授认为，过敏性紫癜患儿在治疗过程中要时时顾护脾胃，这是由过敏性紫癜的发病特点决定的。过敏性紫癜易伴发脾胃损伤，因此，在过敏性紫癜伴发胃肠道症状时，顾护脾胃尤为重要。同时，小儿脾常不足，在治疗过敏性紫癜的过程中常需用清热凉血药，且为了防止肾脏损伤，疗程往往较长，清热日久势必会损伤脾阳。黄教授在治疗过敏性紫癜时常常加入陈皮、茯苓、薏苡仁、山药等健脾益胃之药以顾护脾胃，有效地避免了患儿在服药过程中出现纳差、腹泻等不良症状。③谨记活血化瘀。血瘀贯穿过敏性紫癜发病的整个过程，黄教授认为在整个过敏性紫癜治疗过程中需适时合理使用不同类型的活血化瘀类中药。

（2）结合"玄府气液说"理论提出了过敏性紫癜的微观病因病机学说。由于过敏性紫癜涉及多个脏腑组织，宏观上难以确定其病位，因此黄岩杰教授结合"玄府气液说"理论探讨过敏性紫癜的发病机制，从中医微观病因病机阐述了本病的病位核心在玄府，玄府是指既幽微难见又广泛存在于各脏腑组织的微观结构。病机为热郁玄闭、津停湿生、水淫玄府、神机失用，甚者可累及三焦、脾、肾等脏腑，认为热邪与湿邪的产生及玄府功能异常可能是过敏性紫癜发生发展的始动因素。治疗上强调开通玄府怫郁的重要性，"以辛散结""令郁结开通，气液宣行"是治疗过敏性紫癜的大法，除了辛以开玄外，针对相应致病因素如水湿、湿热、瘀血等，灵活采用清热开玄、理气开玄、活血开玄、运水开玄等；至紫癜恢复期邪气已去大半，但机能尚未恢复，根据辨证酌情益气开玄等。

（3）以叶天士的透热转气理论为指导，提出"透热转气"是治疗过敏性紫癜血热妄行证重症的重要治法。过敏性紫癜血热妄行证重症涉及多个脏腑组织，与温病热入营血的病机传变规律有相似之处。过敏性紫癜病情重者辨证多为热入营血，迫血妄行形成血热妄行证。黄教授据此提出"透热转气"是治疗血热妄行证重症的重要治法，将透热转气具体治法归纳为宣通三焦以透热转气、养阴活血以透热转气。由于温邪具有向外、升散、疏泄的特点，这种特点决定了在治疗紫癜重症时需要顺应邪势，借助人体自发透邪的能力，畅气机，调气血，令邪外透，此乃治疗营分证的关键。

根据叶天士"透热转气"理论，黄岩杰教授总结形成了"凉血解毒活血方"，可有效治疗过敏性紫癜血热妄行证，亦可临证加减治疗风热、湿热、热毒、瘀血等兼证。采用凉血养阴以散血消瘀和宣通三焦以解毒祛湿的治则，方中水牛角、生地黄、牡丹皮清营凉血养阴；小蓟、茜草凉血止血；紫草、大青叶凉血消斑；黄芩、徐长卿清热解毒；川芎、赤芍、三七活血化瘀；茯苓利水祛湿；甘草益气补中、调和药性。诸药合用，可使三焦湿热清，瘀血除，以达透热转气之效。"入血就恐耗血动血"，过敏性紫癜血热妄行证患儿其瘀血贯穿疾病的全过程，瘀热相搏，胶结为患，致使本病反复发作或病情复杂多变，凉血解毒活血方中赤芍、川芎、三七具有显著的活血化瘀功效，临床在运用此方时发现患儿的瘀血症状明显改善，且降低了肾脏损害的发生率，在减少肾脏损伤中发挥了良好疗效。血热妄行证中上焦湿热证持续时间最长，较难祛除，是治疗的难点。湿热蕴结上焦，多表现为咽腔充血、乳蛾肿大、长期鼻塞、呼吸不畅、鼻渊等慢性感染症状，凉血解毒活血方中紫草、黄芩清上焦湿热，加木蝴蝶、牛蒡子可增强此功效，结于中焦，加用藿香、黄连以清中焦湿热；结于下焦，可配伍黄柏、金钱草清利下焦湿热。

2. 郭庆寅治疗过敏性紫癜临床经验

（1）通利鼻窍、清热凉血。紫癜病的发生和外感关系密切，风热邪毒，自口鼻而入，郁蒸肌肤，与气血相搏，灼伤脉络，导致血溢脉外，形成紫癜。故发病早期注重祛除外邪，外邪易于从鼻侵入，故此时鼻部症状明显，治疗过程中注意鼻部辨治。并且临床上，过敏性紫癜患儿中慢性鼻窦炎多见，治疗时更宜注重鼻部治疗，减少反复感染的发生。辨证分型有：①风邪袭鼻。因外感风邪侵袭，肺失宣降，邪壅鼻窍所致，常有风寒袭鼻证与风热犯鼻证。②脏腑湿热熏鼻证。表邪入里，或饮食失调，脏腑积热，熏蒸鼻窍而成，主要有肺胃实热熏鼻证、肝胆湿热熏鼻证等。根据病因不同，临床治法各异：a. 解表法。对于风寒侵鼻证，治宜疏风散寒、辛温解表法，方如荆防败毒散、辛夷散；药物如荆芥、防风、白芷、辛夷、细辛、生姜等。风热犯鼻证，治宜疏散风热、辛凉解表，方如银翘散；药物如金银花、连翘、薄荷、牛蒡子、芦根等。b. 清热法。对于肺胃实热证，治宜清肺胃热；方如麻黄杏仁甘草石膏汤、黄芩汤；药物如黄芩、栀子、鱼腥草、石膏等。肝胆实热证，治宜清肝胆热，方如龙胆泻肝汤；药物如龙胆草、黄芩、栀子、夏枯草、茵陈蒿等。c. 通利鼻窍。风寒袭鼻所致的鼻塞，配合辛温通窍法，于主方中酌加辛夷、细辛、白芷、川芎等辛温通窍之品；风热犯鼻或郁热熏蒸所致的鼻塞，于主方中酌加薄荷、连翘之类辛凉通窍。辛夷、白芷虽属辛温之品，然以辛夷入肺经、白芷入阳明经，有通利鼻窍之专功。d. 清热凉血、活血化瘀。紫癜辨治中，风热、血热密不可分，治疗中兼顾血热，加强清热凉血之功，给予生地黄、牡丹皮、紫草清热凉血。同时，活血化瘀贯穿疾病治疗的始终，给予川芎、赤芍等活血化瘀。

（2）利咽护咽。外感时咽喉为必受邪之地，故疏风解表的同时，要重视咽部诊查，不忘利咽、护咽，辨证辅以清热解毒、泻热通腑、祛痰通窍、润燥生津等法。临证时咽红者，病初多风热袭表，宜疏风散热，宣肺利咽，银翘散加减，药用金银花、连翘、大青叶、薄荷、牛蒡子、桔梗、甘草等；病中若咽红明显，提示风热入里，肺胃火盛，治当清热解毒利咽，药用板蓝根、大青叶、玄参、连翘、牛蒡子、柴胡、栀子、黄芩等清热泻火；若咽红伴肿者，予鱼腥草、蒲公英、浙贝母、连翘等清热化痰；红肿甚者，多为热毒炽盛，痰火凝聚于咽喉，伴大便秘结，直须泻热通腑，凉血利咽，予生大黄、玄参、牛蒡子、瓜蒌仁、枳实等；咽红干燥无津、咽痒者，为燥邪所致，宜润燥利咽，予玄参、生地、麦冬、天花粉、南北沙参、玉竹等；若咽喉不红，风寒为主，予荆芥、防风、佛耳草、羌活、白芷等。咽与鼻窍相通，故加薄荷、苍耳子、辛夷、白芷等通窍利咽之品。

（二）免疫性血小板减少症

1. 黄明志治疗免疫性血小板减少症临床经验

免疫性血小板减少症是一种免疫系统疾病，主要表现为自发性出血，血小板减少，属中医学的"虚劳""肌衄""血证"等病的范畴。

（1）根据黄明志教授的临床经验，临证一般分三型。

1）血热妄行型：症见皮肤斑点（斑），颜色深紫，量多成片，或伴鼻衄，面赤心烦，舌质红绛，舌苔薄黄，脉滑数。

2）脾不统血型：症见紫癜反复发作，瘀点或瘀斑颜色较淡，病程较长，面色不华，神疲无力，或腹隐痛，大便潜血试验阳性，唇舌淡红，脉沉无力。

3）肝肾阴虚型：症见皮肤紫癜，下肢尤甚，时发时止，或伴头晕，耳鸣，低热，盗汗，面色淡红，手足心热，舌红少津，脉细数等。临床上以肝肾阴虚型较为多见，也有两型同时兼见的。

（2）黄明志教授认为对于本病的治疗，重在肝、肾，治疗关键亦在肝、肾，应用大剂量的养阴补血汤为基本方，随症加减。在紫癜初出之际，配伍祛风活血药；在紫癜较多之际，配伍活血化瘀药；在紫癜未消之前，佐以止血祛瘀之品；在紫癜消失之后，重用滋补肝肾、养血活血之品。用药上主张多用甘寒滋补、清热凉血药，而不用苦寒温补药，以免伤及小儿稚阴稚阳之体。

在紫癜初起之际，黄明志教授善加水牛角粉、白茅根、赤芍、生地黄、牡丹皮等清热凉血、活血化瘀之药；在紫癜较多时，善加当归、赤芍、川芎、三七等活血化瘀之品；在紫癜消失之后，善用阿胶、龟板胶、鱼鳔胶等血肉有情之品以养血补血。

黄明志教授善以丹参和田三七合用，在紫癜未消失之前，丹参用量大，三七用量小。前者活血养血力量大，后者祛瘀力量大，活血力量小。二者合用则祛瘀又补血，止血而不留瘀。

2. 翟文生治疗小儿免疫性血小板减少症辨治方法

翟文生教授认为免疫性血小板减少症在中医学归属于"血证、肌衄、紫斑、虚劳"等范畴。本病病机属本虚标实，临床上多表现为虚实夹杂，以诸虚为本，瘀热为标。临床辨治多采用益气养血、滋补肝肾之法以治本；清热解毒、活血化瘀治标，且往往贯彻治疗始终；而在治疗过程中祛邪安络也很重要。治疗方法总结为以下 10 种：清热解毒法、凉血止血法、活血化瘀法、降气泻火法、益气养血法、补脾固摄法、滋补肝肾法、温补肾阳法、安络宁血法、养心宁络法。

3. 张炜治疗小儿免疫性血小板减少症临床经验——散伏火清伏毒，凉血化瘀，增加血小板

大多数原发性免疫性血小板减少症（ITP）经丙种球蛋白、糖皮质激素等治疗后不复发，但 10% ~ 20% 可转化为慢性 ITP（CITP），成为疑难疾病。针对 CITP 治疗，张炜特别强调"伏邪学说"，认为伴随上半身紫癜的 CITP，与风火内伏、热毒内伏、血热血瘀有关，从疏散风火（荆芥、薄荷、桑叶、蝉蜕、川芎）、清热解毒（板蓝根、黄芩、蒲公英、草河车、金银花）、凉血止血（茜草、仙鹤草、地榆、小蓟、紫草、牡丹皮）、化瘀（桃仁、红花、地龙）入手，湿热内蕴者（手心出汗，舌苔黄腻）加虎杖、薏苡仁；脾胃气虚者（面色少华，头晕乏力，纳呆便溏，舌淡脉缓）加山药、白术、薏苡仁、党参、黄芪；肾阴虚者（两颧潮红，口渴烦热，手足心热，大便秘结）加知母、鳖甲、生熟地黄、麦冬、枸杞、二至丸；肾阳虚者（腰酸腰痛、尺脉微）加淫羊藿、菟丝子、鹿茸、炮附子，取效甚佳。

（三）湿疹

黄明志治疗小儿湿疹的临床经验

婴幼儿湿疹是常见的皮肤病之一，往往缠绵不愈，反复发作。黄明志教授对该病的治疗，有十分丰富的经验。他认为该病多属"胎毒"，故治疗多采用表里同治，祛风与活血并用，解毒与除湿并施，内服与外治同行。

（1）内服方。金银花、菊花、茯苓、薏苡仁、赤小豆、益元散、苍术、陈皮。每日一剂，水煎加糖服。

（2）外敷方。腊月猪板油、黑槐皮、白矾、雄黄、冰片。配制方法：将猪板油以火煮沸，加入黑槐皮炸黑之后，去渣，入白矾、雄黄、冰片，离火冷却后置冰箱2天（去火毒）后而成，每取适量，外敷患处。

婴幼儿湿疹多与胎毒、胎热及饮食有关。由于母亲在孕育胎儿时，恣食鱼虾海鲜、辛辣炙煿，致血热遗于胎儿，出生后受风湿热邪，引起胎毒，外发肌肤所致。故《医宗金鉴·外科心法要诀》云："疮始发头眉间，胎中血热受风缠，干痒白屑湿淫水，热极红晕类火丹。"另一种情况为出生后，因喂养不当，致小儿脾胃功能受损，从而化湿热酿毒而为此病。故治疗该病当以祛湿解毒为大法，佐以祛风活血之品。

湿疹膏外敷方系黄明志教授从民间收集治疗湿疹之特效方。方中猪板油为药物之赋形剂，有润肤祛风、清热解毒之功；黑槐皮为主药，有清热解毒、凉血活血之用，且以皮走皮；白矾收敛消炎，使细胞发生脱水收缩，减少炎症渗出，从而使创面干燥，且有止痒之功；雄黄清热解毒，祛湿止痒；冰片解毒兼有透皮剂的作用。该方流传民间，医家多视为珍宝，不轻易外视。在治疗的同时，患儿母亲需忌食辛辣、肥甘腥荤之品，患儿局部皮肤不宜使用肥皂等，尽量不用含激素的外用湿疹药。

（四）暑温

王启明辨治小儿暑温经验

暑温为夏季感受暑热邪毒所致，临床表现为初起即见壮热，烦渴，头痛，甚至出现昏迷、抽搐，直至危及生命。其特点为发病急，热势盛，变化速，易伤津气，为小儿夏季常见症候之一。

暑为夏季之主气，乃火热所成，《素问·五运行大论》曰："其在天为热，在地为火……其性为暑。"所以暑温有明显的季节性。杨士瀛《仁斋直指方论·暑》言"暑气自口鼻而入"，故暑当外邪，独见夏令。王孟英言："是暑即热也，寒即冷也。暑为阳气，寒为阴气，乃天地间显然易知之事，并无深微难测之理。""设云暑有阴阳，则寒亦有阴阳矣。不知寒者，水之气也；热者，火之气也。水火定位，寒热有一定之阴阳，寒邪传变，虽能化热而感于人也，从无阳寒之说。人身虽有阴火，而六气中不闻有寒火之名。""暑分阴阳，是寒热界限不清，寒乃水之气，热乃火之气，二者分之有别，至于阴暑一说实为夏月饮冷贪凉，而生寒湿之证，虽在暑令，并非暑证。"彼所谓阴者，即暑月之伤于寒湿耳。故暑无内伤、阴暑之分。

由于小儿质薄娇柔，纯阳之体，感受暑热之邪，既不堪时邪之稽留，又难耐高温之燔灼，又因暑邪酷烈，变化迅速，易陷营血，耗气伤津，损营动血，故每易邪气枭张而见壮热，临证辨之，当以清热养阴为主，在施治时不可墨守成规。喻昌在《医门法律》中云："凡治中暑之病，不辨外感内伤，动静劳逸，一概袭用成方者，医之罪也。"王孟英云"辨证为医家第一要务"，反对执一方而疗百病，古代医家十分重视和强调"温热存阴，最为紧要"，"温热为病，法在存阴"，更有"若留得一分津液，便有一分生机"的警语，故在治疗暑温时应"刻刻顾护津液"，王启明遵守其理，结合临床辨证论治，每获良效。

（五）外治法在儿科的应用

王黎明在儿科应用外治法经验

外治法是祖国医学宝库中的一个重要内容，是与内治法同等重要的一种治病方法。外治法的范围很广，方法很多，形式和内容丰富多彩，除内服以外，举凡针灸、推拿、按摩、刮痧、捏脊指压、火罐、贴膏药、牵引等均属于外治法的范围。具体使用的方法有擦法、熨法、揉法、敷法、涂法、熏法、浴法、蒸法、洗法、贴法、撒法、扑法、发泡法、吹法、点法、塞法、导法、嚏法、含漱法、兜法、扎法、刷法、枕法、坐法、踏法、夹握法等。

外治法是以中医理论为基础，以整体观念和辨证论治为原则。外治法与内服法的奏效原理并无两样，其辨证论治，理法方药的原则是一致的。只不过是给药途径不同，服药须先入胃，经过消化道分别清浊后再输送到全身。《理瀹骈文》言："切于皮肤，彻于肉里，摄入吸气，融入渗液。"也就是说，贴敷之药切近皮肤，能彻于肉里之中，也同样能将药之气味透过皮肤直达经脉，摄于体内，融化于津液之中。并随其用药，能祛邪，拔毒气以外出，抑邪气以内消，扶正固本，通营卫和气血，调升降理气机，皮肤隔而毛窍通，不见脏腑，恰直达脏腑，诛伐无过，治适其所，脾胃无伤，生机无害，治无贻患。虽有攻伐，但不直接连及脏腑，因小儿稚弱不能纳药者尤需，有时病与药气相格拒，药入即吐，医者束手无策，而外治法则不经于胃，直达病所，故无此虑。外治法的优点很多，归纳有以下几点。

外治法多种多样，一种病有多种治法。如口疮局部可用冰硼散外搽，也可以黄连水含漱，用细辛末涂脐治疗复发性口疮效果良好，也可用附子、肉桂贴涌泉穴。又如哮喘可用背部俞穴贴膏法，也可用药贴脐，洋金花香烟吸入有一定疗效，割治大鱼际、膻中穴也有良效。

可按病位用药，使药直达病所。适用于不肯服药的病儿和不能服药的病种。小儿服药比较困难，如腹泻、消化不良，可用胡椒末贴脐；腮腺炎局部可用紫金锭涂敷，也可用吴茱萸、胡黄连、大黄及胆星研末，以醋调敷足底治疗。

经济方便，可就地取材。如腰部扭伤用硼砂末点眼，有立竿见影之效。

适用于急救和预防疾病。通关散治疗中风、痰厥、突然不省人事；行军散辟秽开窍，治中暑头晕目眩，神志不清，这都是中医常用急救药品。

外治法比较安全，可随时停用。外治法使用得当，一般无副作用，即使出现问题，亦可随时停用，不会造成重大医疗事故，比内服药安全。

关于外治法发展前途：

（1）必须以中医理论为指导来掌握运用。鉴于外治之理即内治之理，外治之药即内治之药的认识，选择运用外治必须贯彻中医整体观念与辨证论治的原则。

（2）中西医互参，共同探讨其疗效机制。如敷贴止咯血，按照中医理论，肉桂、硫黄辛入肾经，冰片辛凉入肺经，借大蒜泥辛散使药入肾经之始穴涌泉，达到引火归元之目的。现代医学认为病人敷药后下肢温热而胸部的闷胀及血上冲感均消失，可能系下肢温热充血后胸部充血减少，肺循环压力降低而产生的即时止血的效果。

（3）确定适应证，完善治疗方法。实践证明，硼砂点眼治疗腰部扭伤效果很好，也可治疗落枕。

（4）大力发掘，整理提高。外治法来源于实践，并行之有效，不可低估，它在临床中的作用地位更无须怀疑。同时，在继承前人经验的基础上，还需勇于进取，不断创新，方能使其更加完备并发扬光大。

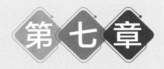

第七章

验方验药

一、肺系疾病

（一）感冒

1. 经验用药

（1）柴胡、葛根（史纪）。

柴胡

【性味归经】苦、平，微寒，归、肝、胆、肺经。

【功能】疏风散邪、和解退热、疏肝解郁、升举阳气。

【主治】柴胡功能很广泛，不仅有解表退热作用，还有升散开郁、和解表里之功，可宣发半表半里之邪，疏解肝胆气郁、邪热，宽胸理气、调经止痛。李时珍"治阳气下陷"，李东垣"凡诸疟以柴胡为君"。《神农本草经》曰："主心腹，去肠胃中结气，饮食积聚，寒热邪气，推陈致新。"现代研究表明，柴胡具有镇静、安定、镇痛、抗炎、解热镇咳，以及抗肝损伤、利胆、降低转氨酶、抗脂肪肝等作用，同时还有一定的抗肿瘤、增强免疫力的功能。

葛根

【性味归经】辛、甘，凉，归肺、脾、胃经。

【功能】升阳发表、解肌透疹、疏风退热、生津止渴、升阳止泻。

【主治】一般多用于热性病的初中期，诸如各类感冒、湿热痢、泄泻、麻疹、风疹、猩红热等发疹性热病。汪昂言"开腠发汗，解肌退热，为治脾胃虚弱泄泻之圣药。疗伤寒中风，阳明头痛，……肠风痘疹"。葛根性凉，对表证发热，无论风寒、风热均宜。另外对于项背强痛，不管是风寒、风热，或者其他原因引起者亦能使用，所以葛根为治项背强痛的要药。

【解析】柴胡与葛根同为解表升阳之品，但柴胡性升散，退热力较强，为表证发热以及寒热往来发热的要药，葛根长于解肌退热，为肌酸肌痛、头项强痛的要药。二者配伍组合成药对，解肌退热能力更强，颈背酸楚疼痛消解更快。柴胡、葛根药对在临床治疗各种热证时经常使用。

（2）辛夷、白芷、苍耳子（郭庆寅）。

辛夷

【性味归经】辛，温，归肺、胃经。

【功用】散风寒、通鼻窍。

【主治】风寒头痛感冒，鼻塞流涕，鼻衄，鼻渊。

白芷

【性味归经】辛，温，归肺、胃、大肠经。

【功用】解表散寒、祛风止痛、通鼻窍、消肿排脓、燥湿止带。

【主治】风寒感冒，风湿痹痛，鼻渊，疮痈肿毒。

苍耳子

【性味归经】辛，苦、温，有毒，归肺经。

【功用】发散风寒、通鼻窍、祛风湿、止痛。

【主治】风寒感冒，风湿痹痛，鼻渊。

【解析】白芷、苍耳子与辛夷，三者均味辛、性温，皆归经于肺，为芳香发散之品，具有祛风散邪、通窍止痛之功效，用治于风寒感冒，时气瘟疫，窍闭不通，风湿痹痛等证。白芷兼入大肠与胃经，兼能燥湿止带，消肿排脓，外可治皮肤瘙痒及虫蛇咬伤。苍耳子味苦有毒，具有散风除湿、通窍止痛之功效。用治风寒头痛，鼻渊头痛，风湿痹痛；又有杀虫止痒作用；又上通颠顶，善治眩晕目暗，耳鸣耳聋；又能通利血脉，消肿止痛，用治疗疮肿毒，跌打损伤。但血虚头痛、痹痛忌服。辛夷兼入胃经与肺经，味辛、性温，可发散风寒，宣通鼻窍止痛，用治风寒鼻塞头痛及鼻渊头痛。三者均为治疗鼻渊头痛及上呼吸道感染之要药，但临床阴虚火旺者不建议多用。且现代药理研究证实，上药均具有抑制细菌感染的作用。其他以上呼吸道感染为诱因的病症，临床应用同时酌情配伍清热凉血、活血化瘀药物，如生地黄、牡丹皮、赤芍、当归、丹参等，充分体现"治风先治血，血行风自灭"的古训。

（3）麻黄（姚献花）。

【性味归经】辛、微苦，温，归肺、膀胱经。

【功用】发汗解表、宣肺平喘、利水消肿。

【主治】风寒感冒，咳嗽，水肿，风湿痹症等。

【解析】《本草正义》曰："惟麻黄轻清上浮，专疏肺郁，宣泄气机，是为治感第一要药。"《本草纲目》曰麻黄"散目赤肿痛，水肿风肿，产后血滞"。《药性论》曰："麻黄善治顽痹。"现代临床多用于治疗感冒、咳喘、急性肾炎、黄疸、痹症、遗尿、耳鸣、慢性腹泻及中风后遗症等。现代药理研究表明，麻黄不仅有发汗止咳平喘的作用，更可抗炎、抗肿瘤、调节免疫，且具有拟肾上腺素能神经作用，可兴奋心肌 β_1 和血管平滑肌 α_1 受体而呈现正性肌力作用，并能使血管收缩，血压升高，升压反应可产生快速耐受性。麻黄碱在中枢兴奋作用等领域中取得一定进展。

（4）柴胡、黄芩（马淑霞）。

柴胡

【性味归经】苦、辛，微寒，归肝、三焦和胆经。

【功能】透表泻热、疏肝解郁、升举阳气。

【主治】邪入少阳证，肝气郁结证，气虚下陷证。

黄芩

【性味归经】苦，寒，归肺、胆、脾、小肠、大肠经。

【功能】清热燥湿、泻火解毒、止血、安胎。

【主治】湿热郁结证，肺热咳喘证，血热妄行证等。

【解析】柴胡、黄芩是柴胡类方的重要组成部分，历代均有含柴胡、黄芩药对的方剂，其配伍用量均有考究，近代也多有该药对的实验研究。临床上，小儿长期发热，以邪在少阳居多，临证喜用小柴胡汤，柴胡、黄芩为小柴胡汤的君臣药物，治疗发热时柴胡用量要大于黄芩。柴胡疏肝解郁，对于儿童抽动症、抑郁症配伍应用效果较好。黄芩用于肺热咳喘与桑白皮配伍应用效果较好。

2. 经验方

（1）三阳透解汤（丁樱）。

【组成】柴胡、葛根、青蒿、川芎、黄芩、白芍、金银花、连翘、生石膏、防风、冬凌草、甘草。

【功用】疏风清热，表里兼治，透解三阳。

【主治】主治外感发热，证属风热未解、入里化热、三阳合病者。

【加减】咽痛甚者加山豆根、射干以解毒利咽；口渴者加麦冬、天花粉养阴生津；心烦者加栀子、淡豆豉清心除烦。

【方解】本方即柴葛解肌汤去羌活、川芎、桔梗、生姜、大枣之发散太阳风寒之品，加金银花、连翘、青蒿、防风、冬凌草、川芎疏清太阳风热之药。方中以葛根、柴胡、青蒿为君药。葛根味辛、性凉，辛能外透肌热，凉能内清郁热；柴胡味辛、性寒，既为"解肌要药"（《明医指掌》），且有疏畅气机之功，又可助葛根外透郁热；青蒿苦寒，清退虚热，凉血除蒸，与柴胡相配，透解少阳，使气不郁，相火达。金银花、连翘气味芳香，助君药疏散风热；黄芩、石膏清泻里热，且生石膏用量为 30 ~ 60g（柴葛解肌汤原方为 12g），正如国医大师张琪所云"治疗急性热病，石膏须用生者，更须大剂量方效"，四药俱为臣药。其中葛根配石膏，清透阳明之邪热；柴胡配黄芩，透解少阳之邪热，尤其强调的是，治疗热病临证柴胡必配黄芩，认为柴胡配黄芩，解肌退热力尤强。如此配合，三阳兼治，并治阳明为主。冬凌草解毒利咽；白芍敛阴养血，防止疏散太过而伤阴；防风一取其疏风解表之意，二取其"火郁发之"之意；川芎辛温升散，能"上行头目"，祛风止痛，为治头痛要药，无论风寒、风热等头痛均可随症配伍用之，故李东垣言"头痛须用川芎"，共为佐药。甘草调和诸药而为使药。诸药相配，共成疏风清热、表里兼治、透解三阳之剂。本方药少力专，药证相符，紧扣病机，故拈来即效。

（2）黄花双解汤（马淑霞）。

【组成】黄芩、金银花、连翘、生石膏、柴胡、薄荷、炒槟榔、枳壳、大黄。

【功能】清热解毒、疏风消导、表里双解。

【主治】外感发热夹滞。

【方解】方中生石膏、金银花、连翘、黄芩、薄荷等清热解毒、宣透解表，配柴胡和解少阳之郁，透邪以外达，大黄通腑导滞以泻阳明之热；枳壳行气宽中除胀；炒槟榔行气消积以导滞。诸药共奏清热解毒、疏风消导、表里双解之功能。多年儿科临床，在对小儿外感发热辨证中认为感受外邪、乳食积滞、蕴化内热、表里同病者居多，因小儿"脾常不足"，加之当今独生子女多受溺爱，家长想方设法给予高营养、高热量食物，致使积食滞中者更为常见。可先有积滞而后感外邪；或因外邪伤脾而致乳食停滞、蕴积肠胃而致发热。故风热夹滞、表里同病是小儿外感发热的特点，临床表现发热为主，体温在 38℃ 以上，流涕、咳嗽、咽部红肿疼痛，并见腹胀、便秘或大便不调、口气秽臭、纳差、舌质红、苔黄腻、指纹紫滞、脉滑数等症状。以经验方黄花双解汤治疗，收效较好。马淑霞曾观察黄花双解汤治疗小儿风热夹滞型外感发热的临床疗效。将 118 例患儿随机分为两组，治疗组 60 例用清热导滞、表里双解法，以黄花双解汤治疗，由医院制剂室用进口煎药机统一浓煎，每日 100~200mL。根据年龄每次服 20~50mL，分 3~5 次服完。对照组 58 例，给予利巴韦林片 10mg/（kg·d），并口服清热解毒口服液：2~3 岁每次 10mL、4~7 岁每次 15mL、8~12 岁每次 20mL，每日 3~4 次口服。两组体温超过 39℃ 者可给予对乙酰氨基酚每次 10mg/kg 口服，可适当采用支持疗法，治疗中不用其他中西药物，治疗 3 天后统计疗效。治疗组在临床疗效、退热时间及咽红疼痛、腹胀、纳差等症状改善方面均优于对照组（$P<0.01$），值得临床参考应用。

（二）咳嗽

1. 经验用药

（1）葶苈子、紫苏子（史纪）。

葶苈子

【性味归经】辛、苦，大寒，归肺、膀胱经。

【功能】泻肺行水、祛痰定喘。

【主治】临床常用于治疗胸膜炎、胸腔积液、肺水肿等病。生葶苈子降泻肺气作用较强，长于利水消肿，宜于实证，可用于肺水肿、胸水及全身水肿；炒葶苈子较生品缓和，可用于实中夹虚的患儿，临床常用于咳嗽气逆、痉咳不休、痰喘气满者。

紫苏子

【性味归经】辛，温，归肺、脾经。

【功能】止咳平喘、下气消痰、润肠通便。

【主治】常用于咳逆痰喘，胸满气逆等病。"行者为津，停者为饮，故化痰不外令津液行。"紫苏子辛温以散肺寒，肺寒除肺气则宣，喘咳痰壅自消。所以紫苏子为下气消痰、止咳平喘要药。临床上生紫苏子用于肠燥便秘；炒苏子辛散之力减弱，主要用于咳喘等症。

【解析】炒葶苈子泻肺之力减弱，炒紫苏子辛散能力也下降，但二者仍保存有止咳平喘作用，配伍则泻肺气、泻喘满作用增强，又不至于过伤肺气，比较适合于小儿。多用于顽固性咳嗽、肺满肺实、痰涎黏稠、气促不安等证，以其取代三子养亲汤（紫苏子、白芥子、莱菔子）。白芥子易刺激胃黏膜，致干呕、胃部不适。莱菔子气窜，个别小儿不宜接受，而葶苈子、紫苏子组药对应用，既不伐胃，又不伤肺，相对安全性更好，又不减低降气止咳、平喘化痰的功效。

（2）旋覆花、代赭石（都修波）。

旋覆花

【性味归经】苦、辛、咸，微温，归肺、脾、胃、大肠经。

【功用】消痰行水、降逆止呕。

【主治】治风寒咳嗽，痰饮蓄结，胸膈痞闷，咳喘痰多，呕吐噫气，心下痞硬等。

代赭石

【性味归经】苦、甘，微寒，归肝、胃、心经。

【功用】平肝潜阳、重镇降逆、凉血止血。

【主治】治肝阳头痛，眩晕耳鸣，呕吐，噫气，呃逆，喘息，吐血衄血，崩漏下血等症。

【解析】旋覆花，归肺、胃、大肠经，素有"诸花皆升，唯旋覆独降"，因其为花，而降逆未及矿物质重，因其味辛，亦有走散之性，是有降而通达之意；代赭石，归肝、胃、心经，因其为石，降逆之力度可谓重镇，因其性寒，清热亦有止血之用。两药虽为沉降之药，然而一药降而散，一药降而潜，使气于中焦，运化归于正常，以复肝升、肺降，无过而用。

（3）金樱子（王瑞五）。

【性味归经】酸、甘、涩，平，归肾、膀胱、大肠经。

【功用】固精缩尿、固崩止带、涩肠止泻。

【主治】常用于遗精滑精，遗尿尿频，崩漏带下，久泻久痢。历代药书均未载此药有止咳作用。然王瑞五在临床应用时常用于久咳不止的患儿，用金樱子可使咳嗽立止。

【解析】"咳嗽不止金樱子"，王瑞五治疗小儿咳嗽，对于久咳不愈的患儿，常加一味金樱子，每岁每日1g，入中药水煎服，可使咳嗽立止。分析其原因，可能与中医"肺与大肠相表里"理论相关，"肺与大肠相表里"理论首见于我国最早的医学巨著——《黄帝内经》。《灵枢·本输》记载："肺合大肠，大肠者，传导之腑。"《灵枢·经脉》记载："肺手太阴之脉，起于中焦，下络大肠，还循胃口，上膈属肺……""大肠手阳明之脉，起于大指次指之端……下入缺盆，络肺，下膈，属大肠。"从此奠定了肺与大肠的表里关系。小儿咳嗽病因虽多，但其发病机制单一，皆为肺脏受累、宣肃失司而成。其病理因素主要为痰。咳嗽初起，多为外感六淫之邪，侵袭肺系，致肺气壅遏不宣；清肃之力失常，痰液滋生。咳嗽日久，多为脾虚生痰，痰阻气道，影响肺气出入，致气逆作咳。若小儿肺脾两虚，气不化津，则痰湿更易滋生。小儿禀赋不足，素体虚弱，若外感咳嗽，日久不愈，可耗伤气阴，发展为肺阴耗伤或肺脾气虚之证。咳嗽日久，肺虚则气无所主而咳嗽无力，气短懒言，声音低微；脾虚则水湿不能运化，则痰白清稀。根据"肺与大肠相表里"理论，咳嗽后期应用金樱子具有涩肠敛肺之功效，使咳嗽立止。根据现代医学研究，金樱子的药理作用主要有抗氧化、抑菌、抗炎、改善肾功能、提高机体免疫力、降血糖、降血脂、抗肿瘤等。金樱子具有抗炎的成分为总黄酮、多糖类成分，其中金樱子总黄酮对革兰氏阳性菌，如金黄色葡萄球菌、枯草芽孢杆菌等具有良好的抑菌作用；金樱子根、茎多糖能抑制白色葡萄球菌、柠檬色葡萄球菌、金黄色葡萄球菌、肺炎克雷伯菌、痢疾杆菌。而20世纪五六十年代基层医院并没有相应的抗菌药物，而咳嗽后期运用金樱子可起到抗炎抑菌的功效。

2.经验方

（1）镇肝止咳汤（郑启仲）。

【组成】柴胡、生白芍、代赭石、青黛、炒僵蚕、胆南星、硼砂（化）、甘草。

【功用】清热化痰、镇肝止咳。

【主治】百日咳之痉挛性咳嗽，因肝木化火灼金（木火刑金）而出现痉挛性咳嗽者，临床辨证属《素问·咳论》肝咳、胆咳者。常用于西医学的百日咳痉挛性咳嗽及急慢性支气管炎、支气管肺炎等属"木火刑金"者。

【加减】咳而呕吐者，加姜半夏、生姜；目睛充血者，加炒栀子、牡丹皮；伴肺胃阴虚者，加沙参、麦冬；面目浮肿者，加白术、茯苓。

【方解】方中柴胡疏肝解郁以清肝热；白芍柔肝敛阴，平肝解痉；代赭石平肝潜阳，重镇降逆；青黛清热解毒，凉血泻火；僵蚕息风止痉，化痰散结，为治风痰之圣药；胆南星清热化痰，息风定惊；硼砂清热化痰；甘草祛痰止咳，调和诸药。全方配伍，共奏清热化痰、镇肝止咳之效。

（2）消风止咳汤（郑启仲）。

【组成】荆芥、薄荷、蝉蜕、桔梗、木蝴蝶、生姜、乌梅、甘草。

【功用】疏风利咽、宣肺止咳。

【主治】伤风所致的咽痒咳嗽，无痰或少痰，病程缠绵，或兼咽部有异物感，时而清嗓而咳。常用于西医学的支气管炎、喉源性咳嗽、过敏性咳嗽、咳嗽变异性哮喘等。

【加减】咳嗽日久见肺阴虚证者，去荆芥、生姜，加沙参、麦冬；见表虚自汗者，去薄荷，加玉屏风散；若咳嗽日久且在子时以后加重者，去薄荷，加金樱子、五味子。

【方解】方中荆芥，祛风解表且可止痒；薄荷，疏散风热而利咽；蝉蜕，疏散风热，息风止痉，利咽开音；桔梗，宣肺利咽，祛痰排脓；木蝴蝶，清肺利咽；生姜，解表散寒，温肺止咳；乌梅，敛肺止咳；甘草，祛痰止咳，调和诸药。全方配伍，共奏疏风利咽、化痰止咳之效。

（3）红樱止咳汤（郑启仲）。

【组成】红景天、金樱子、北沙参、麦冬、乌梅、南天竹子、炙甘草。

【功用】养阴润肺、化痰止咳。

【主治】干咳少痰，肺阴不足。燥邪袭肺，肺失宣降，或久咳伤阴，咳多在夜间，久治不愈者，此方可治。常用于西医学的支气管炎、支气管肺炎、大叶性肺炎、咳嗽变异性哮喘等。

【加减】燥咳初起者，加桑叶；盗汗者，加地骨皮；便秘者，加当归。

【方解】方中红景天健脾益气，清肺止咳；金樱子补肾固精，"主补中，养神，益气力"（《神农本草经》）；北沙参养阴清肺，益胃生津；乌梅敛肺止咳，生津止渴；南天竹子敛肺止咳，清肝明目，治久咳喘息；炙甘草，祛痰止咳，调和诸药。全方配伍，共奏益气养阴、补肾益精、敛肺止咳之效。

（三）肺炎喘嗽

1. 经验用药

（1）瓜蒌子、大黄、红花（史纪）。

史纪教授在治疗小儿肺炎时，常将瓜蒌仁、大黄、红花三药组对，临床应用得当，能获良效。

瓜蒌子

【性味归经】甘，寒，归肺、胃、大肠三经。

【功能】润肺下气、涤痰止咳、润肠通便。

【主治】小儿咳喘。《济生方》以瓜蒌子与半夏相伍，治疗肺热痰咳，足见瓜蒌子之妙。瓜蒌子性寒可清热，质重可下气，能润能行，能清能下。润则润肺滑利，行则利气逐邪，清则清泻肺热，下则下气止咳，走肠通腑，能促使肺经的湿热痰涎外排，使湿浊走于大肠。故治疗肺炎喘嗽时，凡有热痰留肺者，皆可取瓜蒌子以涤痰下气、止咳平喘。

大黄

【性味归经】苦，寒，归大肠经。

【功能】泻火凉血、逐瘀通经、涤肠透腑。

【主治】性本降泻，善于下达，虽非肺经之药，但肺与大肠相表里，腑气闭实，则肺郁不开，腑气顺通，则肺可宣肃。然小儿肺炎喘嗽，多见燥粪内结，腑实不通，或通而不畅，下而不利，或大便不调，便下秽浊，此证正为大黄所主之候。投之可攻坚导滞、通便泻浊、泻火解毒、通腑开肺。正所谓"热淫所胜，以苦泻之""病在上，取之下"之意，其量以大便调顺为度。

红花

【性味归经】辛，温，归心、肝经。

【功能】活血通经，散瘀止痛。

【主治】可行一身之血脉，散留滞之秽邪瘀浊，又能随不同主证而辅佐使专注于不同的脏腑经络，产生不同的功效。若佐于清肺化痰之剂，则可散肺经瘀滞，化湿浊痰涎。若佐于破积导滞之剂，则可行下焦之积滞秽结。在肺炎喘嗽的治方中配以适量红花，则有利于肺气的宣发肃降、湿浊痰涎的疏化消散，可助肺强心，以避肺气郁闭、心阳虚衰之害。

【解析】瓜蒌子、大黄、红花三者，一味入肺，润肺涤痰，下气止咳；一味走大肠，通便泻浊，通腑开肺；一味归心，活血通经，促秽浊之疏泄。三者相伍，清上以走下，通下以启上，流行畅利，使邪热痰涎邪有出路，腑通气调又可护肺，邪去而不伤正，为治疗小儿肺炎喘嗽之要药。因此，凡临证所见小儿肺炎喘嗽，痰盛气壅、胸高鼻煽、啰音布肺、咳急喘憋、口唇发绀、腹胀纳少、大便不调、纹紫苔腻等风热痰邪闭肺之实证，皆可加用瓜蒌仁、大黄、红花以促使痰涎疏化，肺部啰音吸收消散以减少和避免合并心衰的发生，使病愈更快。

（2）生石膏、麻黄（闫永彬）。

生石膏

【性味归经】辛、甘，大寒，归肺、胃经。

【功用】清热泻火、除烦止渴，煅用收敛。

【主治】气分实热证，肺热咳嗽，胃火亢盛。

麻黄

【性味归经】辛、微苦，温，归肺、膀胱经。

【功用】发汗解表、通达腠理、宣肺平喘。

【主治】咳喘，感冒，水肿等。

【解析】石膏、麻黄在多个方剂中均有出现，是一组临床疗效颇佳的解表退热药对。①临证应用麻黄杏仁甘草石膏汤时，麻黄与生石膏的比例尤其关键，一般 1∶10，高热时可 1∶15。②发汗用生麻黄，止咳平喘用炙麻黄，若患儿风寒束表、肺气不宣、无汗、咳喘较重者，一般炙麻黄、生麻黄同用，效果较好。

2. 经验方

（1）清肺蠲饮汤（闫永彬）。

【组成】炙麻黄、桂枝、干姜、姜半夏、醋五味子、炙甘草、炒白芍、淡竹叶、茯苓、细辛、生石膏。

【功用】清肺散热、温化饮邪。

【主治】主治小儿肺炎喘嗽初期热饮阻肺证。

【方解】方中炙麻黄、桂枝两药相伍而为君药，以温肺、通阳、化饮，麻黄能宣肺平喘。干姜、细辛温肺化饮；茯苓、淡竹叶清热利饮；石膏辛寒，可清热、除烦、止渴，上五味共为臣药。五味子收敛肺气以止咳嗽；炒白芍养血敛阴和营，两药合用既可止咳平喘功效倍增，又可防辛散类药物太过，共为佐药。炙甘草作为使药配伍，既能益气和中，又具有对辛酸之品的调和作用。诸药合用，共奏清肺散热、温化饮邪之效。该方配伍严谨，散中有收，寒热并用，常获桴鼓之效。本研究证明，清肺蠲饮汤在治疗小儿肺炎热饮阻肺证疾病综合疗效、中医证候、证候疗效、主证积分（稀涎、肺部啰音）等方面优于对照组。退热效果与对照组相当，故本方无辛温助热之虑。以方测证，热饮阻肺证为小儿肺炎喘嗽初期的一个独立证型。

（2）温阳通闭平喘汤（宋桂华）。

【组成】太子参、茯苓、炒白术、葶苈子、淫羊藿、制附子、赤芍、红花、莪荎、薏苡仁、车前子、紫苏子、地龙、金荞麦、炒僵蚕、蝉蜕、甘草。

【功用】补肺益肾、健脾益气、通闭平喘。

【主治】对于辨证为肺脾肾虚兼痰瘀患儿，临床症见咳喘迁延不已，精神倦怠，纳少，汗多，眼眶周围色黑，平时易感冒，肺部听诊可闻及湿啰音及喘鸣音。肺高分辨率CT 改变为马赛克灌注征，同时显示支气管壁增厚，支气管扩张，肺不张，肺通气不均等。舌红苔薄白，或白浊，脉象无力或指纹淡紫等。

【加减】阴虚证明显者，表现为手足心热、盗汗等。以温阳通闭平喘汤合沙参麦冬汤（沙参、玉竹、麦冬、天花粉）为方；痰浊症明显，表现为喉间痰鸣者，加用二陈汤（姜半夏、茯苓、陈皮），同时根据肺脾肾三脏偏虚之不同，辨证调整用药。

【方解】方中淫羊藿、制附子温肾助阳，助肾气化水液；太子参、炒白术补气健脾、生津润肺。四药合用，共奏补益肺、脾、肾三脏之功。葶苈子、车前子、紫苏子合用泻肺化痰平喘，苇茎入肺经善清透肺热、炒僵蚕、蝉蜕、地龙善入肺络，疏散肺络邪气，以祛除深伏肺络之风、痰；赤芍、红花活血化瘀使瘀血得消而肺络通畅。闭塞性细支气管炎病本在肺、脾、肾三脏不足，标在痰浊、瘀血阻肺。故在治疗上化痰祛瘀通络的同时要注重补肺健脾益肾。闭塞性细支气管炎后期常见症中多有阴虚火旺证，但之所以强调温阳，一则是恐前期清热解毒类药物使用过多，损伤阳气；二则久病顽痰瘀血胶固，多用滋阴之品则不利于痰消瘀散；三则于滋阴之品中加用补阳之药，可取阳中求阴之功。温阳通闭平喘汤在临床应用过程中已取得满意疗效，在今后的临床中，有待于进一步观察其疗效。

（四）哮喘

1. 经验用药

蛤蚧（张炜）。

【性味归经】咸，平，归肺、肾经。

【功用】补肺益肾、纳气定喘、助阳益精。

【主治】虚喘气促，劳嗽咳血，阳痿遗精。

【方解】现代研究证明，蛤蚧治疗虚寒性毛细支气管炎、慢性支气管炎、哮喘、侵袭性肺部真菌病疗效较好，但不能解除哮喘持续状态，只能用在非发作期和小发作期。滋阴补肺，以其尾部最佳。现代药理研究证明，蛤蚧能增强免疫力，能增强肺、支气管、腹腔巨噬细胞的吞噬能力，有效控制体内病菌，可以有效增强免疫力，延缓衰老。抗应激反应，能显著提高自由基代谢酶的活性。补肾虚，治疗男女性功能减退症，但较淫羊藿的作用要弱，可与之同用。成人每天常用量 3 ~ 10g，可以研末冲服，或水煎服。外感风寒喘嗽及阴虚火旺者禁服。

2. 经验方

宣肺平喘方（朱姗）。

【组成】蜜麻黄、石膏、桑白皮、葶苈子、炒苏子、陈皮、丹参、甘草。

【功能】清肺平喘，化痰祛瘀。

【主治】痰热阻肺型哮喘、肺炎喘嗽。

【方解】方中麻黄辛温，宣肺平喘；石膏辛寒，清泻肺胃之热。二药相伍，清宣肺中郁热，共为君药。方中石膏用量当倍于麻黄，相制为用，使全方偏于辛凉。麻黄得石膏，宣肺平喘而不助热；石膏得麻黄，清解肺热而不凉遏。麻黄用制而不用生者，盖麻黄蜜制后，辛散解表作用减弱，而平喘止咳之效增强，用药切合病机。桑白皮甘寒入肺，清肺热，泻肺气，平咳喘，李中梓言其"辛则走西方而泻肺金，甘则归中央而利脾土"。葶苈子苦泄辛散，专泻肺之实而下气定喘，尤善泻肺中痰火，《本草经解》曰"味辛无毒，得地西方之金味，入手太阴肺经。气味降多于升，阴也"。紫苏子辛温，善于降肺平喘，为治痰逆咳喘之要药，《本经逢原》谓之"除喘定嗽，消痰顺气之良剂"。桑白皮、葶苈子、炒紫苏子三药合用，共奏清肺降气化痰之效，共为臣药。诸药君臣相合，宣降相因，共复肺脏清肃之能。痰实既成，阻滞气机，遂佐以辛苦温燥之陈皮，理气化痰行滞，乃"治痰先治气，气顺则痰消"之意。痰热胶阻，日久则致肺络瘀滞，故佐以丹参，本品性寒入血分，善通行，能活血化瘀，通行肺络。甘草既能益气和中，又防石膏寒凉伤中，更能调和于寒温宣降之间，为佐使药。诸药相配，共奏清肺平喘、化痰祛瘀之效。

二、脾系疾病

（一）口疮

经验用药

五倍子（史纪）。

【性味归经】酸，寒，归肺、大肠、肾经。

【功能】敛肺降火、涩肠止泻、敛汗、止血、收湿敛疮。

【主治】酸可敛阴，寒可泻火，收敛附着作用强，可使药物较长时间附着于创面，起到防腐、敛疮功能，常用于小儿口腔疾病，如疱疹性口腔炎/咽峡炎、溃疡性口腔炎、鹅口疮等疾病。

【用法用量】每次小量口服或含在口中几分钟，每日多次。五倍子疗效虽好，但其味道很涩，不宜量大，一般每剂 1 ~ 2g 即可，否则患儿很难接受。

【解析】口疮乃风毒湿热内侵，搏于气血，火性上炎，循经熏灼口舌而发病，或久病体弱，脏腑失养，虚火上浮所致。五倍子有收湿敛疮之效，且药理研究表明，其对金黄色葡萄球菌、链球菌等多种细菌有明显抑制和杀灭作用，五倍子中的鞣酸直接作用于病变部位，与溃疡表面的渗出物结合，形成保护膜，隔绝细菌和毒素的继续侵蚀，缓解外界刺激，减轻溃疡的症状，防止继发感染，加速创面的愈合。

（二）腹痛

经验方

（1）参灵汤（马荫笃）。

【组成】党参、五灵脂、茯苓、当归、白芍、香附、草豆蔻、炒白术、生姜、大枣、炙甘草。

【功能】温中健脾、和胃止痛。

【主治】中寒腹痛。

【用法用量】每日1剂，水煎服。

【方解】《幼科发挥》说："小儿腹痛，属食积者多，食积之痛，属寒者多。盖天地之化，热则发散而流通，寒聚而壅塞，饮食下咽之后，肠胃之阳不能行其变化转输之令，使谷肉果菜之物，留恋肠胃之中，故随其所在之处而作痛也。"小儿腹痛时作时止，缠绵不休，日久不愈者，多属脾胃虚寒，中阳不振，以致气机凝滞不通，不通则腹痛。其症面色黄青，形体瘦弱，腹痛时喜按喜暖，四肢欠温，纳差便溏，脉象沉细迟缓，舌淡，苔薄白。本方用四君子汤甘温益气，健脾养胃。当归、白芍活血平肝。香附、草豆蔻调气温胃。五灵脂甘苦咸而气温，其性属阳，善于通利血脉，散瘀止痛。五灵脂、党参合用相畏而相助，党参得五灵脂则补而不腻，五灵脂得党参则通而不破。更有生姜温中，大枣健脾，脾健胃和，虚得补，寒得温，气血条达，何腹痛之复作。马教授用本方治脾虚腹痛，包括部分腹型癫痫，久治不愈者，无不药到病除，非虚言也。

（2）腹痛散（黄明志）。

【组成】荜茇、乌药、炒元胡、小茴香（炒）、广木香。

【功能】理气散寒、活血止痛。

【主治】本方适用于食生饮冷或腹部受寒所致的腹痛。

【用法用量】诸药共为细末，混匀，每岁1g，一日3次，开水冲服。

【方解】方中荜茇、茴香温胃和中止痛；广木香、乌药顺气散寒止痛；元胡活血理气止痛。诸药药性温而止痛，是以何寒不散，何痛不止？盖天地之化，热者发散而流通，寒者聚壅塞不通，不通则痛，寒散则痛止。

（三）泄泻

经验方

（1）健脾止泻方（李晏龄）。

【组成】党参、白术、茯苓、山药、诃子肉、山楂炭、地锦草、白芍、生甘草。

【功能】健脾益气，助运止泻。

【主治】脾虚型泄泻。

【方解】本方即四君子汤加收敛止泻之品而成，专为脾虚型泄泻而设。方中党参味甘性平，健脾益气。白术健脾燥湿，既助党参补脾胃之气，又可增强脾之运化，以助后天生化之源。更以其苦燥之性，燥湿以利健脾，迎合脾喜燥恶湿之性。脾主运化水湿，脾胃既虚，则湿浊停滞趋下而成泄泻，故佐以茯苓，其味甘以健脾，淡以渗湿，尤宜于脾虚湿盛泄泻，用药甚合病机。山药补脾益肺，与以上三药相合可资健脾止泻之力。诃子味酸涩性收敛，入大肠经，善于涩肠止泻，为治疗久泻、久痢之常用药，黄元御《长沙药解》谓其"味酸、微苦，气涩，入手阳明大肠、手太阴肺经。收庚金而住泄，敛辛金而止咳，破壅满而下冲逆，疏郁塞而收脱陷"，《金匮要略》诃黎勒散即单用该药治疗泄泻。山楂入肝经，能行气散结止痛，炒用制炭后突显其收涩之功，能止泻止痢。白芍酸敛肝阴，可调肝理脾，缓急止痛。诃子肉、山楂炭、白芍均为性涩收敛之药，随症加减用于泄泻治疗，契合"滑者涩之""涩可固脱"之法。地锦草味辛性平，归肝、大肠经，李老根据《本草汇言》"凉血散血，解毒止痢"之效及现代药理研究证实该药对痢疾杆菌有抑制和杀灭作用，临证常用其治疗泻痢，每随手辄效。甘草配白芍缓急止痛，既可助参、术补中益气之力，又兼调和诸药。方中诸药相配，共奏健脾益气、助运止泻之效。

（2）猪苓止泻汤（张炜）。

【组成】猪苓、茯苓、泽泻、阿胶、滑石、黄连、黄芩、白芍、醋鳖甲、煅牡蛎。

【功能】养阴利水、固肾止泻。

【主治】主治各种稀水状腹泻，属于肾水匮乏者，表现为稀水大便，午后及前半夜哭闹，口渴，但水入即吐，小便量少，或伴咳嗽喘息。

【加减】咳喘者，加杏仁、桔梗、浙贝母；夹乳食积滞者，加山楂、神曲、麦芽；合并风寒外感者，加葛根汤；合并风热外感者，加葛根、桑叶、蝉蜕、薄荷。

【方解】本方是根据《伤寒论》"少阴病，得之二三日以上，心中烦，不得卧，黄连阿胶汤主之"及"少阴病，下利六七日，咳而呕渴，心烦不得眠者，猪苓汤主之"组合而成，是利水、养阴、止泻法的具体体现。该病发病机制是肾水匮乏，导致肾气虚弱，大肠失固，水失气化，水饮直下而泻；水失气化，肺失濡润而咳喘；津不上承而口渴；阴虚阳亢，胃气上逆而呕吐；阴虚则内热，心火上亢，水火不济，则于阴气主事之时烦躁哭闹。

（3）清燥止泻汤（郑启仲）。

【组成】蝉蜕、炒僵蚕、姜黄、大黄、黄连、紫苏叶、乌梅、甘草。

【功用】升清降浊、清燥止泻。

【主治】秋季腹泻属温燥泄泻者。症见发热，咳嗽，呕吐，腹泻，吐物酸腐，泻下臭秽如蛋花样水便，小便短黄，舌红苔黄腻，指纹紫滞。

【用法用量】每日1剂，水煎，少量频服。

【加减】病初流涕咳嗽者，加荆芥、桔梗；呕吐者，加姜半夏、生姜；发热、口渴者，加葛根。

【方解】方中蝉蜕疏风清热，息风止痉；僵蚕祛风止痉，化痰散结，与蝉蜕共同升阳中之清阳；姜黄活血行气，大黄清热泻火，与姜黄同降阴中之浊阴，使毒邪从大便出；黄连清热燥湿，泻火解毒；紫苏叶，解表散寒，行气宽中；乌梅涩肠止泻，敛阴生津；甘草补脾益胃，调和诸药。全方配伍，升降散升清降浊，合苏叶黄连汤清热和胃止呕，加乌梅、甘草酸甘化阴；紫苏叶伍蝉蜕、僵蚕，宣肺化痰止咳以清上焦之热；紫苏叶伍黄连，清热和胃止呕以安中焦；黄连伍大黄配乌梅、甘草，清热止泻敛阴以固下焦。全方配伍共奏升清降浊、清燥止泻之效。

（四）厌食症

经验方

疏肝乐食汤（郑启仲）。

【组成】醋柴胡、醋白芍、百合、醋郁金、焦山楂、佛手、炒谷芽、砂仁、甘草。

【功用】疏肝解郁、醒脾开胃。

【主治】小儿厌食症。不良饮食习惯，如高糖、高蛋白饮食，生活无规律、爱吃零食等；精神社会因素，如父母强求孩子不合理多吃、精神压力、恐惧、家庭不和、女孩怕胖、精神障碍等所致的厌食。可用于西医学的神经性厌食。

【加减】便溏者，加炒白术；便干者，加生白术；气池色赤、便秘、苔黄者，加制大黄；睡中磨牙者，加钩藤；盗汗者，加虎杖。

【方解】方中醋制柴胡疏肝解郁；白芍养血敛阴，柔肝缓急；百合滋养胃阴，清心养神；郁金行气解郁，活血止痛；焦山楂消食化积，行气，活血化瘀；佛手疏肝解郁，理气和中；炒谷芽消食和中，健脾开胃；砂仁为"醒脾调胃要药"。全方配伍，共奏疏肝解郁、醒脾开胃之效。

（五）疳积

经验方

（1）消积扶脾汤（郑启仲）。

【组成】炮穿山甲、醋三棱、醋莪术、炒槟榔、醋五谷虫、焦山楂、炒麦芽、陈皮、砂仁、炒白术、炙甘草。

【功用】消积导滞、扶脾和胃。

【主治】小儿疳积。症见：面色萎黄，发枯而疏，形体消瘦，腹部胀大，不思饮食，或有异嗜，大便或干或泻，夜卧不宁，舌淡红苔白，脉细弱等。

【用法用量】亦可用配方颗粒或制作散剂，冲服。

【加减】大便干结者，加制大黄；稀溏或泻者，去槟榔；腹胀大者，加炒莱菔子、全蝎；风池、气池色赤者，加胡黄连、地骨皮；盗汗者，加虎杖；气虚明显者，加党参。

【方解】穿山甲活血消癥；三棱、莪术破血行气，消积止痛；槟榔消积导滞；五谷虫善消积化食；山楂化食行气，善消肉积；麦芽消食健胃；陈皮理气健脾；砂仁化湿行气，为"醒脾开胃之要药"；白术益气健脾；甘草补脾益气，调和诸药。全方共奏消积导滞、健胃扶脾之效。

（2）醒脾消滞方（朱姗）。

【组成】太子参、山楂、白术、枳壳、莱菔子、神曲、木香、炙甘草。

【功用】醒脾开胃，消积导滞。

【主治】脾失健运型小儿厌食症、积滞。

【方解】本方乃由《丹溪心法》大安丸化裁而来。方中太子参健脾益气；白术被前人誉为"脾脏补气健脾第一要药"，同时有燥湿止泻之功。两者同用健脾益气之力增强。山楂能消一切饮食积滞，尤善消肉食油腻之积；神曲消食健胃，更长于化酒食陈腐之积；莱菔子消食下气，长于消麦面痰气之积。三药同用，可消各种饮食积滞。食停可阻滞气机运行，故予枳壳、木香理气和胃，畅中除满。其中木香尤善通行胃肠、三焦气滞，为行气止痛之要药，《本草求真》曰："木香，下气宽中，为三焦气分要药。"甘草调和药性为使药。正如汪昂所云："夫脾胃受伤，则须补益；饮食难化，则宜消导；合斯二者，所以健脾。"全方配伍消中兼补，即消食之中兼有健脾之功，故适用于食积兼脾

330

虚者，对小儿食积证尤宜。

三、心肝系疾病

（一）汗证

经验方

（1）益气固表止汗汤（黄明志）。

【组成】生黄芪、炒白术、大防风、浮小麦、煅龙牡、太子参、霜桑叶、麻黄根。

【功能】益气固表、收敛止汗。

【主治】体虚卫外不固所致的自汗和盗汗证。

【方解】方中黄芪、太子参益气固表为君药；臣以白术健脾气；麻黄根收敛止汗，煅龙牡镇心潜阳、收敛止汗为佐药；浮小麦养心敛汗为使药，加防风以走表而祛风邪，黄芪得防风，固表而不留邪，防风得黄芪，则祛邪而不伤正。霜桑叶乃清热凉血止汗药，黄明志教授亦常用单味霜桑叶治汗证。

（2）敛汗丹（黄明志）。

【组成】五倍子、生龙骨、朱砂。

【功能】固表敛汗、育阴潜阳、镇心安神。

【主治】适用于夜寐盗汗及夜啼、腹泻等病症。

【用法用量】以上诸药取药末 3 ~ 5g，用热醋调敷于神阙穴，每日一换。

【方解】五倍子酸涩，性寒，归肺、大肠、肾经，具有敛肺降火、涩肠止泻、固精止遗、敛汗止血的功能。《本草纲目》云："其味酸咸，能敛肺止血，化痰止渴，收汗……"现代药理研究表明：五倍子主要成分为没食子鞣质及没食子酸，能使皮肤、黏膜和溃疡的组织蛋白凝固，从而达到收敛作用；生龙骨性平，味淡、微辛、涩，归心、肝、肾经，具有镇惊安神、平肝潜阳、收敛固涩的作用,《名录别录》云："……止汗，缩小便，溺血，养精神，定魂魄，安五脏。"现代药理证实，其主要成分为碳酸钙及其他矿物质。具有收敛消炎、减轻分泌和渗出作用。朱砂甘寒有毒，有镇心安神、清热解毒之功,《神农本草经》云："养精神，安魂魄，益气明目。"本品主要成分为硫化汞，外用能抑制或杀灭皮肤细菌和寄生虫。

（二）心悸

经验用药

石菖蒲（姚献花）。

【性味归经】辛、苦，温，归心、胃经。

【功能】芳香化湿、开窍宁神。

【主治】耳鸣耳聋，失眠健忘、癫狂、痴呆、胸脘闷胀、不思饮食，咳喘等。

【解析】《神农本草经》曰："主风寒湿痹，咳逆上气，开心孔，补五脏，通九窍，明耳目，出声音……不忘，不迷惑。"现代临床用于冠心病、心绞痛、萎缩性胃炎、脑梗死、脑血栓或脑溢血后遗症、突发性耳聋、脑震荡、焦虑症、抑郁症、阿尔茨海默病等。现代研究表明，石菖蒲对神经系统、心血管系统、免疫系统、生殖系统具有调节及治疗作用，且具有抗肿瘤、抗炎杀菌、平喘、益智、增强记忆力等多种显著的药理作用。

文献报道叶天士治疗心悸方剂的常用中药种类为补虚药与安神药；叶天士治疗心悸方剂中有较高相关性的药对组合为石菖蒲、远志。

（三）注意力缺陷多动障碍

经验方

（1）珍珠百合汤（马荫笃）。

【组成】珍珠母、生百合、钩藤、玉竹、生白芍、当归、炒酸枣仁、夏枯草、熟地黄、白茯苓、蝉蜕、生地黄。

【功能】平肝息风、镇心安神。

【主治】眩晕，注意力缺陷多动障碍，健忘，智力低下。

【方解】《素问·至真要大论》说："诸风掉眩，皆属于肝。"因眩晕一证多由阴虚阳亢，肾水不足，肝风内动，上扰清窍所致。其症头目旋转，眼前发黑，轻者闭目即止；重者如坐舟车，旋转不定，立站不稳，甚至伴有恶心、呕吐等症状。本方珍珠母，味甘咸而性寒，有育阴潜阳、平肝息风、镇心安神之功；百合养心肺，充脑髓，善治百合病，为治疗神经衰弱的强壮滋补品；玉竹、生地黄、熟地黄，滋阴补肾；白芍、钩藤、夏枯草平肝降逆；酸枣仁、当归培养心之气血，使之下交于肾，心肾相交则寐安，寐安则眩晕自减；方中又妙在蝉蜕一味，善清肝经风热而镇惊安神，神安则眩晕自止。

（2）平肝潜阳抑动方（郑春燕）。

【组成】钩藤、生牡蛎、白芍、生地、玄参、牡丹皮、连翘、生栀子。

【功能】平肝潜阳、滋阴清热。

【主治】注意力缺陷多动障碍属肝阳上亢，肾阴不足之证。

【加减运用】记忆力减退，学习困难，加五味子、益智仁、九节菖蒲醒脑开窍，养心益智；躁怒多动，坐卧不安，加大黄清热泻火，加葛根、珍珠母镇静安神；脾虚纳少，减栀子、玄参，加白术、茯苓、清半夏、厚朴、槟榔、山楂等健脾和胃、消食导滞；大便秘结难解，加厚朴、枳实、大黄、全瓜蒌等行气开滞、泻下燥结；心火偏盛，口舌生疮，手足心热，小便黄赤，重用栀子，加淡竹叶、赤芍、麦冬以清心泻火。

【方解】注意力缺陷多动障碍是儿童时期一种较常见的行为异常性疾患，又称轻微脑功能障碍综合征。由于小儿生长发育迅速，需要丰富营养供给，气血津液相对不足，可有阴精不足，阴不制阳，阳胜多动的状态发生。阴阳失调，心、肝、脾、肾功能不足，动静失衡，阴亏阳躁，水不涵木，导致肝阳上亢，表现为多动，易激惹冲动，急躁易怒，注意力不集中，甚至阴虚火旺，五心烦热，大便燥结。治疗原则以调和阴阳、平抑肝阳为主。方中生牡蛎味咸，性微寒，入肝、胆、肾经，功能潜阳固涩、软坚散结；钩藤味甘，性凉，入肝、心包经，功能清热平肝、息风定惊；白芍味苦、酸，性寒，入肝、脾经，功能柔肝止痛、养血敛阴、平抑肝阳。三药合用，达到镇肝潜阳、柔肝息风之功效。生地黄味苦，性寒，入肝、肾、心经，功能清热凉血、滋阴养血；玄参味甘、苦、咸，性寒，入肺、胃、肾经，功能养阴生津、泻火解毒。生地黄配玄参，滋水涵木，育阴潜阳。牡丹皮味辛、苦，性微寒，入心、肝、肾经，功能清热凉血、活血行瘀；栀子味苦，性寒，入心、肺、三焦经，功能泻火除烦、解毒凉血；连翘味苦，性微寒，入心、胆经，功能清热解毒，消痈散结。牡丹皮、栀子、连翘合用清心肝之热，凉血除烦。

（四）惊风

经验用药

水牛角（史纪）。

【性味归经】苦，寒，归心、肝经。

【功能】清热解毒、凉血止血、定惊安神。

【主治】主要用于温病高热，神昏谵语，发斑发疹，吐血衄血，惊风，癫狂等病症。

【用法用量】每日每剂15g。温热病热入血分，症见高热神昏谵语、惊风抽搐者，可用生纯水牛角粉煮水 10～15 分钟后冲化，配伍生石膏、玄参、栀子、知母、牡丹皮、钩藤、地龙等药；血热妄行、斑疹吐衄者，可配伍生地黄、牡丹皮、赤芍、栀子、白茅根等药；痈肿疮疡、咽喉肿痛者，配牛蒡子、黄芩、连翘等药。

【方解】本品既可入气分，又可入血分，善清心肝肺胃之火，有清气泻火、凉血解毒之功，又为治血热毒盛之要药。既可用于气分热盛不退，也可用于热盛而迫血妄行之皮下血斑等多种出血类病症。水牛角是犀角、羚羊角的替代品，其药力不及羚羊角，更不及犀角，但在犀角奇缺、羚羊角价格昂贵的情况下，可选而用之。史纪教授常用水牛角配伍柴胡、葛根、黄芩、连翘、栀子、芦根等治疗上呼吸道感染、急性咽峡炎、化脓性扁桃体炎等发热性疾病，以及支气管炎、肺炎早期发热，疗效仍然很好。

（五）抽动障碍

1. 经验用药

（1）天麻与钩藤（周正）。

天麻

【性味归经】甘，平，归肝经。

【功能】平肝息风止痉，祛风通络。

【主治】用于治疗眩晕头痛，急慢惊风，癫痫抽搐，肢体麻木，风湿痹痛，关节屈伸不利等病症。

钩藤

【性味归经】甘，凉，归肝、心包经。

【功能】平肝清热，息风定惊。

【主治】用于治疗头旋目眩，头痛，小儿惊风瘛疭（手足抽动），高热惊痫，惊厥抽搐，孕妇子痫，高血压病等病症。

【解析】《开宝重定本草》记载天麻"主诸风湿痹，四肢拘挛，小儿风痫、惊气，利腰膝，强筋力"。现代临床用于治疗高血压、高血脂、血管神经性头痛、三叉神经痛、坐骨神经痛、中毒性多发性神经炎、面肌痉挛、脑外伤综合征、中风后遗症等。

《药性论》论钩藤："主小儿惊啼，瘛疭热壅。"《本草纲目》曰："大人头旋目眩，平肝风，除心热，小儿内钓腹痛，发斑疹。"临床治疗小儿发热抽搐、中风、高血压、头重眩晕、癫痫等。配天麻，平肝息风，主治肝阳化风之头晕肢麻、小儿惊风瘛疭。且钩藤减天麻之燥，而无弊害，配地龙，通络平喘用于哮喘。配蝉蜕、薄荷，可治疗小儿夜啼。

天麻甘平质润，清热之力不及钩藤，其善入肝经，长于治疗肝风内动、惊痫抽搐之证，不论寒热虚实均可配伍应用；能息风祛痰，平肝止痉，稍有温燥之弊。钩藤长于清心肝之火而定风，以热极生风和小儿热惊风使用最佳，因其轻清透达，治疗小儿高热惊风轻证，有清热息风，定惊止抽之功。两药合用，钩藤清热能减天麻之燥，平肝息风，治疗肝风内动，风痰上扰之头晕目眩，步态不稳，手足麻木，头重脚轻，对小儿惊风瘛疭也有很好疗效。因此，现代用于小儿肝风症、儿童抽动多动症治疗。表现冲动多动、急躁易怒、摇头耸肩、抖动眨眼、情绪异常患儿，取天麻、钩藤、郁金，配合四逆散加减治疗，以增强其平肝、疏肝、柔肝功效，疗效满意。

（2）柴胡与白芍（周正）。

柴胡

【性味归经】辛、苦，微寒，归肝、胆经。

【功能】疏肝解郁，解表退热，升阳举陷。

【主治】用于治疗外感发热，寒热往来，头痛眩晕，胸胁、乳房胀痛，月经不调、子宫脱垂、脱肛下利等病症。

白芍

【性味归经】苦、酸，微寒，归肝、脾经。

【功能】柔肝平肝，缓急止痛，养血和营，敛阴止汗。

【主治】用于治疗四肢挛痛，胁肋、脘腹疼痛，头痛眩晕，腹痛泻痢，痛经崩漏，月经不调，血虚萎黄，自汗盗汗，阴虚发热等病症。

【解析】《神农本草经》论柴胡："主心腹，去肠胃中结气，饮食积聚，寒热邪气，推陈致新。"喻其作用广泛，能出表入里、转动枢机、散寒泻热、透达膜原、疏泄肝气、调理气血、升阳举气，引药入经而为肝经主药。临床应用时，解热要生用，用量宜大；疏肝宜醋炒，多用中量；升阳常生用，当用小量。现代医家多用于治疗呼吸系统感染发热、病毒性肝炎、腮腺炎、疟疾、高脂血症、多形红斑、病毒性角膜炎等病。

《神农本草经》记载白芍："主邪气腹痛，……止痛，利小便，益气。"《名医别录》曰："去水气，利膀胱、大小肠。"现代多用于治疗腓肠肌痉挛、不宁腿综合征、三叉神经痛、面肌抽搐、习惯性便秘等。

柴胡气味俱轻，升而不降，常用于少阳半表半里证，能疏肝解郁，和解透邪；白芍味酸，长于敛阴，养肝血，柔肝止胁痛，有平肝缓急，和营止痛功效。两药合用，补散兼施，能疏达养阴。现代多用于肝脾失调证，如疏肝气取柴胡疏肝散、解肝郁宜逍遥

335

散、理肝脾取四逆散、清肝热用清肝饮等，均取柴胡与白芍为伍，柴胡疏肝宜调气，不宜太过伤肝阴，白芍酸敛以避之。如临证见到肝郁气滞之胁肋胀痛、妇科经病，用柴胡疏肝散；肝郁脾弱血虚所致脾失健运之纳差腹胀、月经不调，用逍遥散，多获良效。周正在临床儿科中，也采用柴胡、白芍配伍自拟柴芍制动方治疗儿童多动症，疗效满意，以四逆散、归脾汤、孔圣枕中丹合方治疗注意力缺陷多动症患儿，表现多动冲动型属脾虚肝郁证者取得很好疗效。

天麻、钩藤、柴胡、白芍均入肝经，临床多配伍治疗儿童情志行为异常疾病。当注意力缺陷多动症患儿表现为本虚标实，脾虚肝亢症状时见注意力不集中，神思涣散，小动作多，烦躁易怒，冲动任性，同时伴有消瘦乏力，神疲无华，纳呆腹胀，大便不调，舌淡苔白，脉弦而缓，当与四逆散加味，取柴胡、白芍相伍合石菖蒲、远志、浮小麦、茯苓、白术、枳壳、甘草、大枣标本同治，疏肝健脾；纳差加鸡内金、砂仁醒脾开胃；急躁加青皮、龙胆清泻肝火。所以治疗儿童多动症，核心病机是肝脾失调，脾虚为本，肝亢为标，脾藏"意"，主意念，《灵枢·本神》"心有所忆谓之意"，意与脾关系密切，当脾气健运，气血充盈，髓海得养，则思路清晰，注意力集中；反之，脾虚失运，表现少思，健忘，注意涣散。肝藏魂，主精神意识思维活动，似潜意识活动，《灵枢·本神》"随神往来者谓之魂""肝藏血，血舍魂"，当肝失疏泄，魂不能随神活动，就出现狂乱、多梦、夜寐不安等病症，多动抽动症儿童表现急躁易怒，冲动任性，摇头耸肩，肢体抖动，故从肝论治，疏肝、敛肝、柔肝立法，取柴胡、白芍配伍，天麻、钩藤共用以镇肝、平肝为法。《黄帝内经》有言"木郁达之，火郁发之"，疏肝、柔肝治标，健脾固本也十分重要。

2. 经验方

升降制动汤（郑启仲）。

【组成】炒僵蚕、蝉蜕、姜黄、大黄、制白附子、全蝎、穿山甲、生白芍、莲子心、甘草。

【功能】升清降浊、化痰息风、清心平肝、通络止痉。

【主治】小儿多发性抽动症，儿童多动综合征。

【用法用量】水煎服，每日1剂，分两次服。

【加减】大便干，舌苔黄者，加大大黄用量；有秽语者，加胆南星、石菖蒲；兼见血瘀者，加桃仁、红花；抽动在头面部者，加桔梗；抽动在颈部者，加葛根；抽动在四肢者，加桑枝；兼见肝肾阴虚者，加龟板、枸杞、生龙骨、生牡蛎；兼见脾虚者，去大黄、白芍、穿山甲、莲子心，加党参、白术。

【方解】本方由升降散、牵正散、芍药甘草汤化裁而成。方中僵蚕，息风止痉，化痰散结，为"治风痰之圣药"；穿山甲，活血通络；蝉蜕，疏风散热，息风止痉，伍僵蚕升阳中之清阳；白附子，祛风止痉，燥湿化痰，尤擅治风痰所致的头面诸疾；全蝎，息风止痉，通络散结；白芍，柔肝敛阴，缓急止痛；莲子心，清心安神，交通心肾；甘草，调和诸药，配芍药以缓急。全方配伍，共奏升清降浊、化痰息风、清心醒脑、通络止痉之效。

（六）癫痫

经验方

（1）珍石定风汤（马荫笃）。

【组成】珍珠母、生石膏、钩藤、夏枯草、生白芍、蝉蜕、柏子仁、胆南星、蜈蚣、薄荷叶。

【功能】平肝息风、通络止痫。

【主治】阳痫。

【方解】癫痫分为阳痫和阴痫。临床所见初病者多属阳痫，久病者阴痫居多。小儿阳痫者，因壮热惊恐，肝阳妄动，肝风内生，痰浊上逆，以致风痰热邪互结，壅塞经络。上窜则眩晕头痛，双目上视；滞中则心神蒙蔽，神志不清，双拳紧握，四肢强直伴抽搐；痰邪盛则喉中痰鸣，口吐白沫。病发时面色青紫，发病后面色青白，闭目昏睡，口中气臭，大便秘结，小便黄赤，脉象弦滑而大，舌红苔多黄腻。阳痫者属热证、实证，治以清热豁痰、息风定痫之法。本方珍珠母善于平肝息风，育阴潜阳，镇惊安神，是以为君药。臣以生石膏清热泻火，生津除烦，能医壮热发狂。胆南星化痰定惊，柏子仁养心安神，是以为佐药。生白芍、夏枯草、钩藤平肝散结息风；薄荷、蝉蜕疏散风热，可疗惊风抽搐；更有蜈蚣味辛性温而入肝经，味辛者能散能行，故能通经络而驱肝风，经络通则肢体清宁，肝风平则痉厥自解，癫痫可愈。

（2）黄芪四子汤（马荫笃）。

【组成】生黄芪、白附子、山茱萸、枸杞子、炒酸枣仁、钩藤、生白芍、草灵脂、当归、炒白术、玉竹、蜈蚣。

【功能】健脾益气、安神止痉。

【主治】阴痫。

【方解】小儿阴痫者，因痫病日久，气血两亏，脾阳不振，生湿聚痰，痰蒙清窍，或阻滞膻中，心神昏塞则症作矣。其症抽搐撒手，神志萎靡，面色苍白而晦，面目抽动，流泪流涎，头晕心悸，痰多，大便稀溏，小便清长，脉象细滑，舌淡苔白，指纹青滞。阴痫证属虚寒，故应以培补精气、健脾化痰之法治之。本方以黄芪为君药补气生血。白附子、枸杞子、山茱萸、酸枣仁四子为臣药。白附子温散风痰，善治头风惊痫；山茱萸、酸枣仁、枸杞子滋补肝肾，养心安神，心安神宁则阴痫自除。白术健脾、白芍平肝，当归养血，钩藤祛风以为佐药。更有蜈蚣驱肝风而解痉；玉竹育阴而定眩；草灵脂味甘辛而气温，能行肝血而利气，肝喜条达，气血畅顺则肝风自不横逆，故为治小儿惊风、痫症之妙品。

（3）癫痫丸（黄克质）。

【组成】青羊参、天竺黄、胆南星、化橘红、羌活、天麻、川芎、全蝎、羚羊角、牛黄、麝香。

【功能】平肝潜阳、活血止痛。

【主治】癫痫。

【用法用量】羚羊角、牛黄、麝香单独研细末，余药研极细末，与上药和匀，炼蜜为丸，每丸重一钱，早晚各一丸，儿童酌情减量。

【加减】若身体弱者，方中亦可加紫河车一具。

【方解】方中青羊参，其味甘性辛温，善益肾强筋，健脾和胃，祛风除湿，解毒镇静。《神农本草经》中有"补五脏，安精神，定魂魄，止惊悸，……开心益智"的记载。胆南星、天竺黄清化痰热，息风定惊；佐以化橘红理气化痰。以天麻、羚羊角平肝息风，通络定惊。羌活为风药，可上达颠顶，祛风胜湿。川芎为血中之气药，亦可上行头目，功擅活血行气，寓有"治风先治血，血行风自灭"之意，《神农本草经》谓其可主"中风入脑"。全蝎息风通络止痉，《本草纲目》提到本品可用治"小儿惊痫、风搐"。此外，牛黄豁痰开窍，麝香活血开窍，二药相伍，醒神之功倍增。诸药同用，全方共奏豁痰开窍、平肝息风、活血祛瘀、镇惊醒神之功。

四、肾系疾病

（一）过敏性紫癜

1. 经验用药

（1）紫草（丁樱）。

【性味归经】甘、咸，寒，归心、肝经。

【功能】清热凉血、活血、解毒透疹。

【主治】用于血热毒盛所致麻疹不透，斑疹紫黑，湿疹，尿血，血淋，血痢，疮疡，丹毒，烧伤，热结便秘。

【解析】《神农本草经》曰："主心腹邪气，五疸，补中益气，利九窍，通水道。"《本草纲目》曰："紫草，其功长于凉血活血，利大小肠。故痘疹欲出未出，血热毒盛，大便闭涩者用之，已出而紫黑便闭者亦可用。若已出而红活，及白陷大便利者，切宜忌之。"紫草消斑、解表、清热、凉血、化瘀止血，甚合紫癜风热伤络病机。临证常配合生地黄、赤芍清热凉血药及藤类药通络祛邪。现代药理研究表明紫草中的紫草素能降低毛细血管的通透性，抑制局部水肿，对炎症急性期的血管通透性增高、渗出和水肿及炎症的增殖期具有治疗作用。

（2）水牛角、乌梅（丁樱）。

水牛角

【性味归经】苦，寒，入心、肝经。

【功能】清热凉血、解毒定惊。

【主治】用于温病高热，神昏谵语，发斑发疹，吐血衄血，惊风，癫狂。

乌梅

【性味归经】酸、涩，平，归肝、脾、肺、大肠经。

【功能】敛肺止咳、涩肠止泻、安蛔止痛、生津。

【主治】用于肺虚久咳，久痢滑肠，虚热消渴，蛔厥呕吐腹痛，胆道蛔虫症；生用于温病高热，神昏谵语，发斑发疹，吐血衄血，惊风，癫狂。

【解析】水牛角为犀角代用品，专入血分，善清心、肝、胃三经之火而有凉血解毒之功，为治血热毒盛之要药。适用于热盛而迫血妄行的皮下血斑等多种出血。《名医别录》记载："疗时气寒热头痛。"《陆川本草》曰："凉血，解毒，止衄。"治温热病热入血分，高热神昏谵语，惊风抽搐，可以水牛角浓缩粉配石膏、玄参、羚羊角等药；血热妄行，斑疹吐衄可配生地黄、牡丹皮、赤芍等药；痈肿疮疡，咽喉肿痛配黄连、黄芩、连翘等药。

对于乌梅的记载，《神农本草经》曰："下气，除热烦满，安心，止肢体痛，偏枯不仁，死肌，去青黑痣，蚀恶肉。"《本草纲目》曰："敛肺涩肠，止久嗽泻痢，反胃噎膈，蛔厥吐利。"《本草求真》曰："乌梅酸涩而温……入肺则收，入肠则涩，入筋与骨则软，入虫则伏，入于死肌、恶肉、恶痣则除，刺入肉中则拔……痈毒可敷，中风牙关紧闭可开，蛔虫上攻眩仆可治，口渴可止。宁不为酸涩收敛之一验乎。"治疗肺虚久咳少痰或干咳无痰证，可与罂粟壳、杏仁等同用；久泻久痢，可与罂粟壳、诃子等同用；湿热痢疾，可配伍黄连；蛔虫所致腹痛、呕吐、四肢厥冷的蛔厥证，常配伍细辛、川花椒、黄连、附子等；虚热消渴，可单用或与天花粉、麦冬、人参等同用。

水牛角性寒入血分，功擅清热凉血，入心经，心火得清，则诸经之火自平；乌梅性酸、涩，功擅收敛可防血"溢"，入肝经，肝藏血，与水牛角同用可增强凉血活血之功。现代药理研究证实水牛角的主要成分为角蛋白及碳酸钙等，乌梅的酸性可提高水牛角在煎煮过程中钙的水解、角质成分的利用率，促进其吸收，且乌梅能增强机体免疫功能及对非特异性刺激的防御能力，二者皆有抗过敏之功。故两者相得益彰，每获良效。

（3）白术与茯苓（黄岩杰）。

白术

【性味归经】苦、甘，温，归脾、胃经。

【功能】健脾益气、燥湿利水、止汗安胎。

【主治】用于脾虚食少，腹胀泄泻，痰饮眩悸，水肿，自汗，胎动不安。

茯苓

【性味归经】甘、淡，平，归心、肺、脾、肾经。

【功能】利水渗湿、健脾宁心。

【主治】常用于水肿尿少，痰饮眩悸，脾虚食少，便溏泄泻，心神不安，惊悸失眠。

【解析】五脏有病，当治脾胃，黄岩杰教授依据长期临床经验提出了通过调整脾胃功能达到治疗全身各系统疾病的学术思想，尤其通过使用调理脾胃的药物治疗肾脏疑难重症，是黄岩杰教授临床经验的特点。

小儿脾胃功能尚不健全，感受外邪或饮食失调皆易伤及中焦脾胃。脾胃功能受损，则病久气血生化乏源，气虚不能摄血而致血液妄行。气虚则血瘀，血虚亦可致血瘀，血行不畅，不循常道，溢于皮肤则发为皮肤紫斑，下泄于前后二阴则出现尿血、便血等。正如张锡纯《医学衷中参西录·理血汤》所述："中气虚弱，不能摄血，又兼命门相火衰弱，乏吸摄之力，以致肾脏不能封固，血随小便而脱出也。"所以进一步提出对于小儿通过调理脾胃达到治疗全身疾病的目的。《金匮要略》提出"四时脾旺不受邪"说明了脾胃健旺，才使人体不易受外邪所侵袭。黄岩杰教授强调脾胃为后天之本，人出生后，有赖于水谷精微的滋养，才能生长发育。在治疗过敏性紫癜及紫癜性肾炎时，除使用凉血解毒活血药物外，更使用白术、茯苓两味药来健脾护胃，有效地避免了患儿在服药过程中出现纳差、腹泻等不良症状，并可缩短病程，防止肾脏损伤。

肾病综合征是多种肾脏病理损害所导致的以严重蛋白尿及低蛋白血症为主要表现的综合症候群。蛋白属中医"精微"的概念，肾藏精，肾为先天之本，若肾关不固则精微外漏；脾为后天之本，脾阳根于肾阳，脾通过健运化生的精微须赖肾阳的蒸腾温煦，肾之阴阳又要靠脾胃化生的气血来濡养，脾肾两脏在水液代谢中起着重要的作用，肾中的精气又是推动整个水液代谢的物质基础。若肾中精气失于充养，气损及阳，导致脾肾两虚，则影响水液的代谢导致水湿内停，治疗必须脾肾双补。脾在五行属土，古人有"培土封堤以固水关"的朴素哲学观念。从中医学的概念上讲，只有脾气健运，精微四布，肾关方固。因此黄岩杰教授认为，在治疗肾病综合征时，除了使用补肾药物，健脾要药也是不可少的。黄岩杰教授应用性平无毒的白术、茯苓来补太阴（脾）之气，正是中医学"气可摄精（蛋白质）"理论的具体运用。

2. 经验方

（1）凉血散瘀方（李晏龄）。

【组成】牡丹皮、地肤子、白鲜皮、防风、乌梅、升麻、鳖甲、白茅根、鸡血藤、赤芍、牛膝、生甘草。

【功能】清热凉血，散瘀止痛。

【主治】湿热痹阻型过敏性紫癜。

【方解】方中牡丹皮苦寒入血分，善于清解营血分实热，具有凉血而不留瘀，活血而不动血的特点，李中梓言其"治一切冷热气血凝滞，吐衄血瘀积血"。赤芍清热解毒，凉血散瘀，两者相配，共奏清热凉血之效，且活血散瘀以化斑，兼防凉血留瘀血。本方虽专为湿热痹阻型过敏性紫癜而设，但本病急性期多为阳证、实证，病机不离血热、血瘀，故在利湿的同时必须清热凉血，正如《济生方·血证》云："夫血之妄行也，未有不因热之所发，盖血得热则淖溢，血气俱热，血随气上，乃吐衄也。"《景岳全书·血证》亦云："凡治血证，须知其要，而血动之由，惟火惟气耳。"湿热痹阻型过敏性紫癜的典型临床表现是关节肿胀灼痛，肢体活动不便。方中地肤子、白鲜皮性味苦寒，功擅清热燥湿，祛风解毒。湿性趋下，故配牛膝活血通经，引药下行，治疗下肢湿热灼痛。佐以防风，取"风能胜湿"之义。白茅根凉血止血，清热利尿，与以上诸药相配可增强凉血、利湿之效。离经之血即为瘀，过敏性紫癜虽有风热、血热、湿热、气虚、阴虚之不同，但血瘀贯穿该病各个阶段，活血化瘀可提高本病的治疗效果。鸡血藤乃藤蔓之属，缠绕蔓延，犹如网络，纵横交错，无所不至，为活血通络之佳品，丹皮、赤芍与之相配活血散瘀之力增强。升麻味辛、甘，性微寒，归肺、脾、胃、大肠经，可发表透疹，清热解毒，升举阳气，《神农本草经》记载其"主解百毒，……辟温疾，障，邪毒蛊"。鳖甲味咸，性微寒，归肝、肾经，可滋阴潜阳，退热除蒸，软坚散结。升麻、鳖甲两药同用，取升麻鳖甲汤组方之义。升麻鳖甲汤出自《金匮要略》，用于治疗阴阳毒。在阴阳毒的论述中，主要症状是发斑，唾脓血，身疼，其专方是升麻鳖甲汤，虽然古今医家对阴阳毒的论述不一，但现代研究表明升麻鳖甲汤对血液系统的疾病有明显的疗效。《绛雪园古方选注》曰："升麻入阳明、太阴二经，升清逐秽，辟百邪，解百毒，统治温疠阴阳二病。如阳毒为病，面赤斑如锦纹；阴毒为病，面青身如被杖；咽喉痛，毋论阴阳二毒，皆已入营矣。但升麻仅走二经气分，故必佐当归通络中之血，甘草解络中之毒，微加鳖甲守护营神，俾椒、黄猛烈之品，攻毒透表，不能乱其神明。"升麻味甘，可解百毒，方中甘草亦"解百毒而有效"，故升麻配甘草清热解毒、助透火毒；火为阳邪，蕴蓄于内，必耗伤阴血、迫血妄行，故选鳖甲之咸寒直入阴分，滋阴散瘀。乌梅性酸、涩，功擅收敛可防血"溢"，《神农本草经》更谓其："下气，除热烦满，安心，止肢体痛，偏枯不仁，死肌，去青黑痣，蚀恶肉。"现代药理研究证明乌梅能增强机体免疫功能及对非特异性刺激的防御能力，且有抗过敏之功，过敏性紫癜用之甚宜。方中诸药相配，共奏清热凉血祛湿、散瘀消肿止痛之效。

（2）清热止血方（丁樱）。

【组成】生地黄、牡丹皮、丹参、墨旱莲、赤芍、三七、小蓟、茜草、甘草。

【功能】清热养阴、活血化瘀、凉血止血。

【主治】主治紫癜性肾炎之血尿属热属瘀者。

【加减】本方可随证加减，风热夹瘀型加金银花、连翘以疏散风热；血热夹瘀型加水牛角、紫草以清热凉血；阴虚夹瘀型加知母、黄柏、黄精以滋阴清热；气阴两虚夹瘀型加用黄芪、太子参、菟丝子、女贞子以益气养阴；紫癜反复加徐长卿、地肤子以祛皮肤游走之风；伴风热感冒者与银翘散合方加减以疏风清热；伴风寒感冒者与荆防败毒散合方加减以疏风散寒。

【方解】本方主治紫癜性肾炎血热妄行、瘀阻肾络证。过敏性紫癜、紫癜性肾炎的发病，内因主要为素体有热，血分伏热；外因多为感受风热、湿毒等外邪，或进食鱼虾、辛辣等燥热腥发动风之品。内因与外因相合，风热相搏，热入血分，扰动血脉，迫血妄行，血液溢于肌肤而发为肌衄；损伤肾络，血溢脉外，则见尿血；邪扰于中焦，阻滞于关节则发为腹痛、呕吐、便血、关节疼痛；反复发作，气阴耗伤，使病情缠绵难愈，伤及脾肾，致脾不敛精，肾不固精，精微外泄，则发为尿浊、蛋白尿；血液溢于脉外，留而为瘀血，从而加重病情。丁樱针对紫癜性肾炎血热、阴虚、血瘀的病机实质研制了清热止血方。方中生地黄，清热养阴、凉血止血为君药。墨旱莲凉血止血、益阴补肾，牡丹皮、丹参清热凉血、活血散瘀，共为臣药。三七既可活血散瘀，又善止血，止血而不留瘀；小蓟凉血止血、清热散瘀；赤芍善走血分，清热凉血、活血散瘀；茜草既凉血止血，又能化瘀止血，为血热夹瘀所致出血之要药，共为佐药。甘草既可清热解毒，又可益气补中、缓急止痛，调和诸药，为使药。九味药物相合，共奏清热养阴、活血化瘀、凉血止血之功。

（3）五藤通络饮（丁樱）。

【组成】忍冬藤、络石藤、青风藤、海风藤、鸡血藤、甘草。

【功能】祛风除湿、清热活血、通经活络。

【主治】主治小儿肾病、紫癜性肾炎等血尿、蛋白尿经久不消，久病入络证。

【方解】本方主治肾病迁延难愈、久病入络证。外感六淫、水湿、湿热及瘀血等病邪久居，引起气血不畅，而致络脉瘀滞，精微外泄，致使小儿肾病蛋白尿、血尿经久不消。治宜祛风除湿、清热活血、通经活络。方中忍冬藤、络石藤，清热解毒、疏风通络；青风藤、海风藤，祛风除湿、通经活络；鸡血藤，养血补血、活血通络；甘草调和诸药。诸药共奏祛风除湿、清热活血、通经活络之功。本方药物均为藤类药物，正如《本草便读》云"凡藤蔓之属，皆可通经入络"，藤蔓之属，缠绕蔓延，犹如网络，纵横交错，无所不至，为通络之佳品，用于肾病甚为契合。因此，本方对于肾病久病入络，湿热毒邪内蕴，肾络瘀阻者尤宜。

丁樱活用经验：外感风热证加金银花、牛蒡子、霜桑叶以疏风清热；湿热内蕴证加黄柏、车前草以清热祛湿；血分热盛证加水牛角、牡丹皮、赤芍、紫草清热凉血；脾肺气虚证加黄芪、党参、白术、茯苓以益气健脾；脾肾阳虚证合济生肾气丸或无比山药丸以温肾健脾；气阴两虚证加太子参、麦冬、五味子以益气养阴；肝肾阴虚证合六味地黄丸以滋阴补肾。

（4）过敏性紫癜风热伤络方（任献青）。

【组成】忍冬藤、荆芥、防风、海风藤、徐长卿、丹参、茜草、炙甘草。

【功能】疏风清热、通络解表。

343

【主治】过敏性紫癜风热伤络型。

【方解】方中忍冬藤，味甘寒，善于清热疏风通络；荆芥，入肺、肝经，长于祛风解表、透疹止血，两者共为君药，达到祛风清热通络之效。防风，质松而润，为风药中之润剂，善祛风止痒；海风藤取其比类取象之意，深入经络，祛除留滞其间的风邪，二者共为臣药，助君药加强祛风清热解毒之力。且藤类药物具有缠绕蔓延、纵横交错之意，如人之经络网络周身，配以徐长卿祛风止痒，使风邪得祛，经络通达，气血畅行。参祛瘀生新、凉血活血；茜草凉血止血、化瘀通经，两药协同，共为佐药，体现祛风先活血，血活风自灭，同时活血祛瘀，防治离经之血留滞。炙甘草泻火解毒、调和诸药，为使药。诸药相伍，使风热之邪得以疏散，同时活血通络，使紫癜得以消散。该方配方严谨，具有较好的疏风清热、活血通络功效，经近二十年临床观察研究，被证明对儿童风热伤络证过敏性紫癜具有较好的治疗效果，且复发率低，未见明显副作用。

（5）过敏性紫癜凉血退紫方（任献青）。

【组成】生地黄、牡丹皮、忍冬藤、紫草、络石藤、白芍、川芎、炙甘草。

【功能】清热凉血、活血化瘀。

【主治】过敏性紫癜血热伤络型。

【方解】方中生地黄，味甘，性寒，入心、肝血分，清热凉血、滋阴生津，以复已失之阴血；牡丹皮味苦、辛，性微寒，亦入心、肝血分，清热凉血、活血化瘀，清营分、血分之热，两药相配共为君药。臣以咸寒之紫草，清热凉血、活血解毒、透疹消斑；苦寒之忍冬藤，清热凉血、祛风通络，二药相配，助君药清热凉血、活血解毒。白芍酸、微寒，为手足太阴引经药，入肝、脾血分，与川芎相配可以生血脉而贯通营阴；血得温则行，以川芎活血行气、祛风止痛，其性善散，又走肝经，气中之血药也，且其性温，与一派寒凉药配伍，寒温并用，以防寒凉药物伤胃气，为佐制药。甘草益气调中、泻火解毒、调和诸药，为使药。诸药相伍，共成清热凉血、活血消斑之功。

（6）祛风燥湿方（翟文生）。

【组成】苦参、百部、地肤子、海风藤、白鲜皮、蛇床子、徐长卿、新疆紫草。

【功能】祛风除湿、舒经通络。

【主治】过敏性紫癜风热伤络、血热妄行证。

【用法用量】每日1剂，临方粉碎，水煎2 500mL，充分浸泡60分钟，用中火煎至1 800mL左右，过滤取汁，放置片刻，适宜水温后，外洗30分钟，每日1次。2周为一个疗程。

【加减】伴有关节痛者，加牛膝、桑枝通利关节；皮肤瘙痒者，加蝉蜕、僵蚕祛风止痒。

【方解】翟文生教授认为过敏性紫癜多因外感风热邪毒，自口鼻而入，郁于肌表，气血相搏，灼伤脉络，迫血妄行，血不循经，溢于脉外，积于皮下而发为紫癜。方中苦参，味苦，性寒，入心、肝、胃、大肠、膀胱经，清热燥湿、杀虫；百部，味甘、苦，性微温而寒，入肺、脾、胃经，杀虫止痒，两者共为君药以清热燥湿止痒。地肤子，味甘、苦，性寒，入肾、膀胱经，清热利湿、祛风止痒。海风藤、白鲜皮，味苦、咸，性寒，入肺、脾、小肠、胃、膀胱经，清热燥湿、祛风解毒。蛇床子，味苦，性温，入肾经；徐长卿，味辛，性温，入肝、胃经，二者均可燥湿、祛风、杀虫。新疆紫草，味甘、咸，性寒，入心包络、肝经，凉血活血、清热解毒。诸药归心、肝、脾、胃、肺、肾、大肠等经。本方对于风热伤络、血热妄行兼血瘀的过敏性紫癜患儿均可使用。特别对于出现大量皮肤紫癜患儿，急性发作且伴有剧烈瘙痒者，效果较好。组方共奏清热燥湿、祛风通络之功，可直达病所。

（7）凉血活血解毒方（黄岩杰）。

【组成】水牛角、生地黄、牡丹皮、赤芍、紫草、小蓟、茜草、川芎、三七、徐长卿、大青叶、黄芩、茯苓、甘草。

【功能】清热解毒、活血化瘀。

【主治】过敏性紫癜血热妄行证。

【方解】凉血解毒活血方中，水牛角，味苦，性寒，清热凉血解毒；生地黄，味甘、苦，性凉，清热生津、滋阴养血；牡丹皮，味苦、辛，性微寒，清热凉血、活血化瘀，三药合用清营凉血养阴。小蓟，味甘、苦，性凉，凉血止血、祛瘀消肿；茜草，味苦，性寒，凉血止血、活血通经，二药合用凉血止血。紫草，味甘、咸，性寒，清热消肿、解毒祛斑；大青叶，味苦，性寒，清热解毒、凉血消斑，二药合用凉血消斑。黄芩，味苦，性寒，清热燥湿、泻火解毒；徐长卿，味辛，性温，祛风止痛、止痒消肿，二药合用清热解毒。川芎，味辛，性温，活血祛瘀、行气止痛；赤芍，味苦，性微寒，清热凉血、活血祛瘀；三七，味甘、微苦，性温，散瘀止血、消肿定痛，三药合用活血化瘀。茯苓，味甘、淡，性平，利水渗湿、健脾宁心；甘草，益气补中、调和药性。若伴有湿热蕴结上焦证，如咽腔及扁桃体红肿，可配伍黄芩、木蝴蝶、金银花、牛蒡子、杏仁，以清热利咽、宣肺燥湿；若伴有湿热蕴结中焦证，如剧烈的腹痛、呕血、便血，可配伍藿香、白芍、姜半夏，以和胃化湿、缓急止痛；脾主统血，外主肌肉四肢，故可出现关节痛、肌肉痛及血管神经性水肿，可配伍黄连、苍术、薏苡仁、牛膝清热利湿、缓解疼痛；紫癜重症患儿多半有脾胃纳运失调，舌红、苔黄腻或黄厚的症状，导致紫癜缠绵难愈，可配伍陈皮、茯苓、薏苡仁健脾益气；若伴有湿热蕴结下焦证，如尿道红肿、蛋白尿、肉眼或镜下血尿，可配伍黄柏、金钱草、墨旱莲、石韦、山药清热利湿、养阴益胃。

（8）通窍消癜方（郭庆寅）。

【组成】苍耳子、辛夷、白芷、牛蒡子、连翘、紫草、生地黄、牡丹皮、赤芍、川芎、陈皮、甘草。

【功能】疏风通窍、清热凉血消癜。

【主治】过敏性紫癜外感风热证。

【方解】方中苍耳子、辛夷、白芷辛温，疏风通窍，共为君药。牛蒡子、连翘，清热解毒利咽、凉血祛风，共为臣药。紫草、生地黄、牡丹皮、赤芍清热凉血、活血散瘀；川芎辛温香散，活血行气、祛风止痛，为血中之气药，既助牡丹皮、赤芍等活血化瘀，又制其寒凉之性；陈皮辛温，有行气止痛、健脾和中之功，共为佐药。甘草，清热解毒、健脾和中、调和诸药为使。合而用之，共成疏风通窍，清热凉血消癜之剂。

（二）肾病综合征

1. 经验用药

（1）三七（黄岩杰）。

【性味归经】甘、微苦，温，归肝、胃经。

【功能】散瘀止血、消肿定痛。

【主治】用于咯血，吐血，衄血，便血，崩漏，外伤出血，胸腹刺痛，跌仆肿痛。

【解析】《本草再新》言三七"入肺肾二经"，而《本草新编》则指出："三七根，味甘、辛，气微寒，入五脏之经。"《本草纲目》指出三七"能治一切血病"。三七能够治疗的疾病十分广泛。三七兼止血活血于一身，肾脏病血瘀证患者在形成瘀血的同时，常伴有血尿，若单纯应用止血药物进行治疗，血可止而瘀不可化；若单纯应用活血药物进行治疗，瘀可化而血不可止。

黄岩杰教授结合三七具有活血和止血的双重功效，常将三七作为肾脏病血瘀证临床治疗中的首选药物。肾脏病血瘀证主要表现为血液流变学和血黏度的异常，以及凝血与抗凝功能障碍，特别是血液高凝状态，这种血液流变学的异常表现导致了肾小球损害进一步加重甚至硬化、废弃，容易造成不可逆的影响，导致肾功能紊乱或衰竭。中医古籍中虽无肾脏病之名，但根据临床表现可归于"血尿""水肿""关格"等范畴。肾主水，而《素问·调经论》指出"瘀血不去，其水乃成"，《金匮要略》提及"血不利则为水"，《血证论》言"瘀血化水，亦发水肿"，可见，肾脏病与瘀血有着密切关系。如紫癜性肾炎的病机主要在于热、虚、瘀，其中，瘀血贯穿了病变的全过程，参与了过敏性紫癜肾脏损伤的发生。因此，瘀血在慢性肾脏病的发病过程中贯穿始终，既是致病因素，也是病理产物，应用三七等活血化瘀药物治疗肾脏病血瘀证是黄岩杰教授在治疗肾脏病中的特色之一。

（2）黄芪、白术、山药（宋纯东）。

黄芪

【性味归经】甘，微温，归脾、肺经。

【功能】补气升阳、益气固表、利水消肿。

【主治】用于脾肺气虚或中气下陷之证，卫气虚所致表虚自汗，浮肿尿少。《本草经解》曰："人身之虚，万有不齐，不外乎气血两端。黄芪气味甘温，温之以气，所以补形不足也；补之以味，所以益精不足……黄芪入少阳补生生之元气，所以概主小儿百病也。"《长沙药解》曰："入肺胃而补气，走经络而益营，医黄汗血痹之证，疗皮水风湿之疾，历节肿痛最效……善达皮腠，专通肌表。"

白术

【性味归经】苦、甘，温，归脾、胃经。

【功能】补气健脾、燥湿利水、止汗安胎。

【主治】用于脾气虚弱，运化失常所致食少便溏、脘腹胀满、倦怠无力；脾虚不能运化，水湿停留，而为痰饮水肿等证；脾气虚弱，肌表不固而自汗。《雷公炮制药性解》曰："无汗因土不能生金，金受火克，皮毛焦热，既得其补脾，又藉其甘温，而汗可发矣。"

山药

【性味归经】甘，平，归肺、脾、肾经。

【功能】益气养阴、补脾肺肾。

【主治】用于脾虚气弱，食少便溏或泄泻；肺虚喘咳；肾虚遗精、尿频、妇女白带过多。《本草经解》曰："脾为中州而统血，血者阴也，中之守也；甘平益血，故主伤中。脾主肌肉，甘温益脾……肺主气，气虚则寒邪生；脾统血，血虚则热邪生；气温益气，味甘益血，血气充而寒热邪气除矣……"

【药解】《素问·经脉别论》云："饮入于胃，游溢精气，上输于脾，脾气散精，上归于肺，通调水道，下输膀胱。水精四布，五经并行。"特别强调了肺脾的重要性。宋纯东在临床上喜用黄芪、白术、山药等既能健脾又可补益肺气的药物，选用健脾补肺方药，如四君子汤、玉屏风散等，并适当加减。偏于脾虚而表现食少体瘦者，加用醒脾消食之药，如砂仁、谷芽、鸡内金、焦山楂等；偏于肺气不足而表现面白、多汗、易感者，加用益气固表敛汗之药，如防风、黄精等；偏于肝旺而见惊惕、面青者，加用炒白

347

芍、蝉蜕柔肝祛风之药。如此肺气宣发肃降，脾气健旺，则后天充足，一方面可以实先天之本，肾气足而精微固；另一方面脾气运化水液，使水液循行而水肿自去；再则肺气盛，合脾之水谷精气而宗气足。

（3）鸡血藤、益母草（宋纯东）。

鸡血藤

【性味归经】苦、甘，温，归肝、肾经。

【功能】行血补血、舒筋活络。

【主治】用于治疗月经不调，血虚萎黄，腰膝酸痛，麻木瘫痪，风湿痹痛等。

【解析】《本草纲目拾遗》记载鸡血藤能"活血，暖腰膝，已风瘫"。《饮片新参》记载："鸡血藤去痕血，生新血，流利经脉。"本品具有补血作用，能使血细胞增加，血红蛋白升高（《中医大辞典》）。

益母草

【性味归经】辛、苦，微寒，归心包、肝、膀胱经。

【功能】活血祛瘀、利尿消肿。

【主治】用于治疗妇女血脉阻滞之月经不调、经行不畅、小腹胀痛、经闭；小便不利，水肿。《雷公炮制药性解》曰："主行血养血，安胎利产，消浮肿，恶毒疔疮……"《玉楸药解》曰："活血行经，破瘀通脉，胎产崩漏……调经行血，治一切血证。"

【解析】益母草不仅能入心、肝和膀胱经，而且能直入冲、任二脉阴血之海，是行中有补、祛瘀生新之品，为妇科常用之良药。益母草的作用，根据历代方书归纳起来，主要有三种；一是化瘀生新，二是利水消肿，三是散风解毒。这三种作用，都经得起临床的验证。益母草不仅是妇科良药，而且属于血分病变的各种疾病都可用之，如小便短赤涩痛的血尿，属下焦湿热，损伤络脉，用龙胆泻肝汤加益母草治之；长夏之时，湿热交蒸，小儿全身肌肤痒疹难忍，或疮疖痈肿，以益母草配忍冬藤各适量，同煮水外洗，或配一点红共捣烂外敷，能祛毒消肿、清热止痒。益母草的用量，用在活血祛瘀时是 30 ~ 150g，多与当归、川芎之类同用。鸡血藤物美价廉，既能调经，又能活血通瘀，养血又活血。肾病综合征血瘀贯穿始终，鸡血藤与益母草搭配，养血活血，利水散瘀，临床效果颇佳。

（4）黄芪、党参（郑建民）。

黄芪

【性味归经】甘，微温，入脾、肺经。

【功能】平补脾肺之气，使肺卫得顾，机体抵抗力增加，防止外邪复入。黄芪甘益，为补气益阳之要药，脾得补则充，肺得补则卫固，故又能生血、固表。

【主治】气虚诸证、卫虚自汗、血虚证。因黄芪能补阳气，凡气血不足诸证，均可应用。刘完素曰：黄芪味甘气温性平，气薄味厚，可升可降，阴中阳也，入手足太阴气分，又入手少阳、足少阴命门。

党参

【性味归经】甘，平，归脾、肺经。

【功能】健脾益胃、益气补血、生津止渴，功似人参而力弱，性质平和，不燥不腻。

【主治】脾虚食少便溏，四肢无力，心悸，气短，口干，自汗，脱肛，阴挺。正如《本草正义》谓："党参力能补脾养胃，润肺生津，健运中气，本与人参不甚相远。其尤可贵者，则健脾运而不燥，滋胃阴而不湿，润肺而不犯寒凉，养血而不偏滋腻，鼓舞清阳，振奋中气，而无刚燥之弊。凡肾脏疾病，初发即源于气血亏虚，无力抗邪，且疾病久延，邪正相争，气血被耗，已为虚羸之身，亟待补益气血，匡复正气。"

【解析】黄芪作用有补诸虚不足，益元气，壮脾胃，活血生血等，药理研究显示黄芪有较强的消除蛋白作用。其一，通过强心利尿降压、扩张血管作用及改善肾血流量，降低尿素氮，调整免疫平衡，减轻免疫复合物对肾小球基底膜损伤，达到消除尿蛋白的作用；其二，通过增强网状内皮系统功能，促进机体产生干扰素，可显著减少尿中蛋白含量，使肾脏病理减轻；其三，还能促进细胞代谢功能，改善对抗原的清除率促进肾小球基底膜的恢复，以致尿中蛋白减少，肾功能改善。党参与黄芪配伍健脾益气以顾本，使脾气健旺，则气血生化有源，既有利于正气的恢复，又助于水湿的运化，各种肾脏病均可适用。

（5）水蛭与地龙（郑建民）。

水蛭

【性味归经】咸、苦，平，有小毒，归肝经。

【功能】破血活血、逐瘀消癥。

【主治】治疗血瘀，闭经，跌打损伤等功效，还可降血压。

地龙

【性味归经】咸，寒，归肝、脾、膀胱经。

【功能】祛风清热、通络止痛、清热利尿、降压。

【主治】治气虚血滞、经络不利所引起的诸症；还用于治疗热结膀胱所引起小便不畅；治疗肾炎高血压者。

【解析】《神农本草经》曰其"主逐恶血、瘀血、月闭，破血癥积聚，无子，利水道"。药理研究表明水蛭有改善血液流变性、祛瘀、抗栓、降血脂等作用,与补气药合用,既可避免活血化瘀药的耗气之弊,又可增强活血化瘀作用。因慢性肾炎多病程长,"久病入络",瘀血久留,津枯血燥,隐伏深潜,非草木之所及,唯虫类药物走窜搜剔,才能去其死血顽痰,因此,选用虫类药以达瘀散、络通,血行畅通。二药合用具有升、散、行、透、窜、动等多种特性,以其一药而多效,达活血化瘀、通利血脉之效。

(6)白术、茯苓、丹参、川芎(郑建民)。

白术

【性味归经】苦、甘,温,归脾、胃经。

【功能】补气健脾、燥湿利水、止汗安胎。

【主治】甘温益脾胃之阳气而能和中气,健运脾胃。白术为治脾虚证之要药,正如《本草通玄》谓白术:"补脾胃之药,更无出其右者";《新修本草》载其"利小便";《本草衍义补遗》认为其"除湿之功为胜";《脉药联珠药性考》曰:"补脾胃兼补气血,水肿宜之。"

茯苓

【性味归经】甘,淡,平,归心、肺、脾、肾经。

【功能】利水渗湿、健脾安心。

【主治】健脾渗湿利水,对脾弱又有水湿停蓄者有标本同治之功。

【解析】白术具有益气健脾、除湿益燥的功效,茯苓主要是用于利尿消肿、宁心健脾;茯苓性温,味甘而淡,气味俱薄,浮而升,阳也。白术和茯苓在临床上主要是用于消肿利尿、利水祛湿,主要是可以改善肿胀。两者同用,用于肾脏病属脏腑气虚、痰湿阻络的病理阶段,对肾病综合征反复蛋白尿、浮肿尤为适宜。

丹参

【性味归经】苦,微寒,归心、肝经。

【功能】活血祛瘀、凉血消痈、养血安神。

【主治】为妇科要药,主治子宫出血,月经不调,血瘀,腹痛,经痛,经闭等。亦治神经衰弱性失眠,关节痛,贫血等。

川芎

【性味归经】辛,温,归肝、胆、心包经。

【功能】活血行气、祛风止痛。

【主治】活血祛瘀作用广泛,适宜瘀血阻滞各种病症;可治头风头痛、风湿痹痛等症。血中气药,功专行气活血,通络止痛。

【解析】丹参入血分，活血祛瘀，化瘀生新，凉血消痈，镇静安神。《神农本草经》记载可"破癥除瘕"；《日华子诸家本草》谓其"破宿血，补新血"；《妇人明理论》云"一味丹参，功同四物"，能补血活血；《本草便读》曰："丹参，功同四物，能祛瘀以生新，善疗风而散结，性平和而走血……丹参虽有参名，但补血之力不足，活血之功有余，为调理血分之首药。"川芎辛温香燥，走而不守，既能行散，上行可达颠顶，又入血分，下行可达血海。昔人谓川芎为血中之气药，殆言其寓辛散、解郁、通达、止痛等功能。川芎与丹参合用，活血通络之功益彰，贴合于肾脏病气滞血瘀，肾络瘀阻之病因病机。

2. 经验方

（1）肾病汤（郑建民）。

【组成】黄芪、党参、白术、茯苓、当归、丹参、川芎、莪术、水蛭、地龙、蝉蜕、徐长卿。

【功能】益气健脾、活血化瘀、通络利湿。

【主治】慢性肾脏病。

【方解】方中黄芪、党参、白术、茯苓益气健脾，当归、水蛭、地龙、丹参、莪术、川芎通络活血，诸药合用具有益气健脾，活血通络之功效；蝉蜕、徐长卿本为祛风除湿药，郑教授用于治疗肾脏疾病，属于经验用药，具有调节免疫功能的作用。

本方配伍严谨，补不碍邪，攻不伤正，集益气健脾、活血化瘀、通络利湿诸法于一体，既符合肾脏病的中医病机特点，又体现了郑教授对慢性肾脏病的独特认识，该方具有改善临床症状，降低蛋白尿以及预防疾病复发等功效。

（2）补肾方（宋纯东）。

【组成】生黄芪、党参、麸炒白术、茯苓、菟丝子、巴戟天、山萸肉、山药。

【功用】益气温阳、化瘀利水。

【主治】主治肾病综合征之脾肾阳虚证。

【方解】补肾方加减应用于肾病综合征激素撤退期，方中重用甘温之生黄芪补脾益肺，肺卫之气得顺则机体抵抗力增强，脾气健旺则气血化生有源，有助于水湿运化；配党参、麸炒白术、茯苓增强益气健脾之功；佐以菟丝子、巴戟天、山萸肉、山药等温阳益阴之品，阴中求阳。长期应用激素易助火生热，热盛血耗，血液黏稠流动不畅而致瘀，酌加丹参、赤芍、牡丹皮、川芎行气活血、凉血化瘀。炙甘草调和诸药。全方共奏益气温阳、化瘀利水之效。若患者易伤风感冒，在上方基础上加防风、大枣等顾护肺气；阳虚较甚者，可加用杜仲、巴戟天等；感染者，加鱼腥草、金银花、连翘等。

（3）清漾汤（郑启仲）。

【组成】猫爪草、炒僵蚕、刘寄奴、益母草、炒地龙、黄芪、菟丝子、金樱子。

【功用】化痰活瘀、补肾固精。

【主治】肾病综合征、慢性肾炎辨证属痰瘀互结而兼脾肾气虚者。

【加减】清漾汤为治疗小儿肾病综合征的基本方，临床根据辨证加减运用。

【用法用量】水煎服，每日1剂，分两次服。

【方解】清漾汤方中，猫爪草，化痰散结、解毒消肿；僵蚕，息风止痉、化痰散结，为治风痰之圣药，与猫爪草配伍，化痰、散结、解毒。刘寄奴，性温善走，能活血散瘀、通络疗伤；益母草，活血调经、利水消肿；地龙，清热息风、通络利尿，与刘寄奴、益母草共奏活血化瘀、通络利水之效。黄芪，补气健脾、升阳举陷、利尿消肿；菟丝子，补肾益精；金樱子，补肾固精。全方配伍，共奏化痰、活瘀、补虚之效。

（三）尿血

经验方

益气养阴活血方（宋纯东）。

【组成】生黄芪、菟丝子、积雪草、生地黄、制大黄、水蛭。

【功用】益气养阴活血。

【主治】主治IgA肾病之脾虚气陷、瘀毒内蕴者。

【方解】该方是依据中医"久病必虚""久病必瘀"理论，并结合多年临床经验组成。方中生黄芪，益气健脾、补中气助肾气；生地黄，养阴生津，共为君药。菟丝子，阴阳双补、养肝益肾、填精益髓，为臣药。积雪草，活血化瘀、利湿消肿；水蛭，破血、逐瘀、通经；制大黄，攻积泻火、凉血祛瘀，共为佐使药。全方共奏益气养阴、活血化瘀之效，寒温并用，补泻兼施，使肾元得补，瘀浊得除，而诸症自愈。现代药理学研究发现，黄芪可保护肾小管上皮细胞功能，生地黄可抗血小板聚集、保护肾脏功能，积雪草可抗炎、抑制成纤维细胞增殖，菟丝子可降糖、抗氧化和调节免疫，大黄可减少蛋白尿、改善血脂代谢紊乱，水蛭可扩张肾血管、提高血流量、改善肾脏微循环。

活用经验：本方可随症加减，风热夹瘀型加金银花、连翘以疏散风热；血热夹瘀型加水牛角、紫草以清热凉血；阴虚夹瘀型加知母、黄柏、黄精以滋阴清热；气阴两虚夹瘀型加用黄芪、太子参、菟丝子、女贞子以益气养阴；伴风热感冒者与银翘散合方加减以疏风清热；伴风寒感冒者与荆防败毒散合方加减以疏风散寒。

（四）遗尿

1.经验用药

（1）五味子、金樱子（丁樱）。

五味子

【性味归经】酸、甘，温，归肺、心、肾经。

【功用】敛肺滋肾、生津敛汗、涩精止泻、宁心安神。

【主治】主治久咳虚喘，自汗，盗汗，遗精，滑精，久泻不止，津伤，消渴，心悸，失眠，多梦。《神农本草经》曰："五味子……主益气，咳逆上气，劳伤羸瘦，补不足，强阴，益男子精。"《本草备要》曰："五味子……性温，五味俱备，酸咸为多，故专收敛肺气而滋肾水，益气生津，补虚明目，强阴涩精，退热敛汗。"

金樱子

【性味归经】酸、甘、涩，平，入肾、膀胱、大肠经。

【功用】固精涩肠、缩尿止遗。

【主治】主治遗尿遗精，小便频数，脾虚泄泻，肺虚喘咳，自汗盗汗，崩漏带下。《开宝重定本草》云："味酸涩，平温，无毒。"《本草经疏》云："《十剂》云，涩可去脱。脾虚滑泄不禁，非涩剂无以固之。膀胱虚寒则小便不禁，肾与膀胱为表里，肾虚则精滑，时从小便出。此药（金樱子）气温，味酸涩，入三经而收敛虚脱之气，故能主诸证也。"

【解析】五味子味酸、甘，性温，既能宁心安神补肾，又能涩精止泻，起到标本兼治、心肾同调的作用。金樱子味酸、涩，性平，入肾、膀胱、大肠经，能够固精涩肠、缩尿止遗。二者配伍使用可加强收敛固涩功效。临床上常将五味子、金樱子与菟丝子、覆盆子等配合使用治疗小儿遗尿症、蛋白尿，与诃子相伍治疗小儿肺虚咳喘。

（2）补骨脂、桑螵蛸（姚献花）。

补骨脂

【性味归经】辛、苦，温，归脾、肾经。

【功用】补肾助阳、补脾健胃、固精缩尿。

【主治】肾虚遗精，遗尿，尿频，阳痿，腰膝酸软冷痛，五更泄泻及虚寒咳喘等。《玉楸药解》记载："温暖水土，消化饮食，升达脾胃，收敛滑泄、遗精、带下、溺多、便滑诸证。"《开宝重定本草》："主五劳七伤，风虚冷，骨髓伤败，肾冷精流，及妇人血气，堕胎。"

桑螵蛸

【性味归经】咸、甘，平，入肝、肾经。

【功用】补肾助阳、固精缩尿。

【主治】肾虚遗精，早泄，阳痿，白浊，带下，遗尿，尿频。《药性论》曰："主男子肾衰漏精，精自出，患虚冷者能止之。止小便利，火炮令热，空心食之。虚而小便利，加而用之。"《玉楸药解》："治带浊淋漓，耳痛，喉痹，瘕疝，骨鲠。"现代临床用于肾病综合征，尿道综合征，前列腺术后尿失禁，产后或人工流产后小便频数，小儿遗尿、尿频、冠心病、高血压等；注意生用与熟用之不同，如《本草述钩元》云："热水浸淘七次，焙干，炙令黄，免致泻或略蒸过用亦好。"

【解析】补骨脂与桑螵蛸两者虽性味不同，但均能止遗固涩。桑螵蛸为益肾固精药，生用令人泄泻；蒸制可消除其致泻的副作用，且经过蒸制，又将其虫卵杀死，便于贮存；炙黄研末服，可治疗小儿肾气未充，膀胱失固，夜多遗尿。可见，该药的炮制方法非常重要。补骨脂为成熟果实，两者均用于治疗肾阳虚之遗尿、尿频，腰膝酸软冷痛，肾虚遗精等，阴虚火旺者忌服。

2. 经验方

（1）宣肺固脬方（翟文生）。

【组成】桑螵蛸、黄芪、怀山药、升麻、生麻黄、益智仁、覆盆子、乌药、石菖蒲、郁金、杏仁、白果、甘草。

【功能】益气宣肺、健脾补肾。

【主治】儿童遗尿症肺实气虚证。

【用法用量】每日 1 剂，水煎 150mL，分 2～3 次服用，晚间在睡前 2 小时以上服用。4 周为 1 个疗程。

【加减】兼有里热者，加栀子以清其心火；纳呆者，加炒鸡内金、焦山楂、焦神曲以健胃消食；大便干结者，加决明子、瓜蒌子以润燥安神。

【方解】翟文生教授认为儿童遗尿症为"气虚肺郁"，病位在于膀胱，与肺、脾、肾三脏密切相关，病机责之于"肺失宣降，气机失调，膀胱开合失司"，属"虚实夹杂"之候，其本为虚。方中桑螵蛸，味甘、咸，多入肝、肾二经，补肾助阳、固精缩尿；黄芪，味甘，性微温，入肺、脾二经，补益肺脾、升阳举陷，补脾益肺以制水，使肺、脾之功能恢复正常，进而使水液代谢之功能得以恢复；益智仁，味辛，性温，入脾、肾二经，专行下焦，温脾暖肾、固精缩尿，补益同时不失收涩之性；生麻黄，味辛，性温，入肺、膀胱经，既能通阳化气，又可宣肺，也能宣通足太阳膀胱经之经气，使膀胱气化得以恢复，而遗尿自止；杏仁，味苦，性微温，入肺经，苦温宣肺，偏于降气，与麻黄相须为用，一宣一降，使肺气宣降正常；白果，味甘，性平，可敛肺气、收敛除湿；覆盆子，味甘、酸，性微温，入肝、肾经，益肾、固精、缩尿；乌药，味辛，性温，入肾与膀胱经，温肾散寒、缩尿止遗，可"止小便数及白浊"；怀山药，味甘苦，性平，入肺、脾、肾三经，功专补脾、养肺、固肾，可谓"平补三焦之良药"；石菖蒲，味辛，性温，醒脑开窍、宁神益志，石菖蒲与郁金共用以清心开窍、宣畅气机、疏通经气、制约膀胱；升麻，载药上行，升津提液，防止水湿下陷，制约水液外流；甘草，补气健脾、调和诸药。上述药物合而共用，共达"益气、宣肺、健脾"之功。本方对于临床表现为气虚肺郁证的遗尿患儿均可加减使用。特别是对于遗尿反复发作，夜间不易唤醒，缠绵难愈者，效果较佳。

（2）麻附辛苓散（马丙祥）。

【组成】炙麻黄、制附子、细辛、桂枝、云茯苓、猪苓、泽泻、白术、补骨脂、菟丝子、炙甘草。

【功用】温肾元、助气化、利水湿。

【主治】遗尿症，属下元虚寒、气化失司证。

【方解】小儿遗尿与肺、脾、肾及膀胱有密切的联系。肾气不足，气化失常，固摄失职，膀胱失于约束是本病发生的主要病机。根据小儿"稚阴稚阳""肾常虚"的生理、病理特点，马教授认为本例遗尿症患儿多因先天禀赋不足，下元虚寒。肾为先天之本，主水，藏真阴而寓元阳，下通于阴，职司二便，与膀胱互为表里，小便的排泄与贮存，全赖于肾阳之温养气化。若先天不足，下元虚冷，不能温养膀胱，膀胱气化功能失调，闭藏失司，不能约束水道，则为遗尿。治疗强调止遗，重在温补下元、宣畅气机、助膀胱气化。选用麻黄附子细辛汤合五苓散，肺、脾、肾同治，上、中、下共调，元阳得充，命火旺盛，肺气宣畅，脾湿得化，气化正常，膀胱固摄约束有力，则遗尿自止。

五、其他疾病

（一）免疫性血小板减少症

1. 经验用药

虎杖（张炜）。

【性味归经】微苦，微寒，归肝、胆、肺经。

【功能】利湿退黄，清热解毒，散瘀止痛，祛风除湿，止咳化痰。

【主治】内服能升血小板，抗肺纤维化，抗痛风。还用于肺热咳嗽、风湿痹痛、湿热黄疸，淋浊带下，经闭，癥瘕。9～15g。外用适量，用于痈肿疮毒，毒蛇咬伤，水火烫伤，跌打损伤。制成煎液或油膏涂敷。孕妇慎用。

【解析】虎杖治疗免疫性血小板减少症为上海颜德馨老中医的经验，跟诊学之。大剂量（成人30g）用于特发性免疫性血小板减少湿热证，有升高血小板作用，临床效果可见。外用可治疗烧伤、痈肿疮毒。

2. 经验方

补肾养血解毒方（翟文生）。

【组成】黄芪、党参、白术、怀山药、鹿角霜、当归、天冬、仙鹤草、茜草、连翘、白花蛇舌草、虎杖、甘草。

【功能】益气补肾、养血解毒。

【主治】免疫性血小板减少症脾肾不足、邪毒内扰证。症见：面色苍黄，紫癜色淡紫或暗红，神疲乏力，食欲欠佳。舌质淡，苔薄白，脉细弱。

【用法用量】每日1剂，水煎150mL，分2～3次服。8周为1个疗程。

【加减】面色苍白、舌淡等血虚证明显者，加阿胶、龟板胶以养血补血；兼见流浊涕、恶风、口微渴、舌红等风热表证者重用连翘，加荆芥、防风以疏风解表；性格乖戾、急躁易怒者加莲子心以清心除烦。

【方解】方中黄芪，味甘，性温，入脾、肺经，益气固表；鹿角霜，味咸、涩，性温，入肝、肾经，补肾助阳，收敛止血。二者共为君药，益气健脾，固本补肾，奏培补脾肾以治本，兼可收敛止血。党参、白术、山药为臣药，辅助黄芪健脾益气以培本。翟文生教授认为，毒邪是儿童免疫性血小板减少症发病的重要病理因素，毒邪扰动且内伏于血脉，造成紫癜反复，久治难愈。连翘，味苦，性微寒，入肺、心、胆经，清热解毒、透邪外出；白花蛇舌草、虎杖，味微苦，性寒，清热解毒利湿，二药协同祛邪解毒以治标；热毒盘踞于血脉，日久则耗伤阴津，血脉亏耗，故佐以天冬滋阴增液，当归养血活血，茜草凉血止血、活血、祛瘀通经；仙鹤草，味苦、涩，性平，入心、肝经，收敛止血兼解毒以治标；甘草佐助臣药以清热解毒，同时调和诸药。诸药合用，共奏益气补肾，养血解毒之效。

本方对于儿童免疫性血小板减少症属脾肾不足、邪毒内扰证者，不论病程长短，均可加减使用。尤其对于临床表现为紫癜反复出现，色淡紫或暗红，病程大于3个月的持续性及慢性免疫性血小板减少症疗效显著。而对于急性免疫性血小板减少症疗效一般，必要时加用生脉散以救阴生津，益气复脉，或加用参附汤以回阳固脱。

（二）扁平疣

经验方

去疣方（都修波）。

【组成】板蓝根、连翘、虎杖、木贼、薏苡仁、白芷、皂角刺、生地黄、牡丹皮、紫草、香附、甘草。

【功能】疏风清热、软坚凉血。

【主治】用于治疗小儿扁平疣风热毒蕴。

【方解】本病系肝火妄动、血燥郁结、气血不和、腠理不密、外感风邪之毒等凝集于肌肤而发。治疗重在攻邪，以祛风解毒、凉血除湿、软坚散结为主，用药简单，谨守病机。若结合外治疗法，内外合治缩短病程，疗效颇佳。方中板蓝根、木贼、连翘、紫草、牡丹皮疏风清热解毒凉血；虎杖活血散瘀；香附疏肝行气；薏苡仁健脾渗湿；白芷、皂角刺软坚散结；甘草调和诸药。

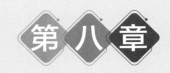

第八章

医案医话

一、肺系疾病

（一）乳蛾

【案例】患儿陈某，女，3岁6个月。南阳市公安局干警子女。以"发热9天，加重3天"为代主诉，于2012年11月18日初诊。

现病史：天气突然寒冷，发热、流涕、咳嗽，院外就诊5天，热不退，发热无规律，热峰38.7℃，复方锌布颗粒可退，过时再热，遂来本院。

体格检查：咽腔充血，两侧扁桃体Ⅱ度肿大，两侧可见大片脓苔。舌瘦红少苔，脉浮细。

辅助检查：血常规：白细胞 18.2×10^9/L，中性粒细胞81%。

西医诊断：急性化脓性扁桃体炎。

中医诊断：乳蛾。

中医证型：风热阴虚。

治则：辛温解表，清热养阴。

处方：加味奔豚汤。生葛根15g，芍药6g，生姜10g，桂枝6g，川芎6g，当归6g，半夏12g，黄芩6g，甘草6g，日1剂，水煎服。

其他治疗：应家长要求同时输液治疗（青霉素＋地塞米松、头孢噻肟钠），热退复升，嘱继续用药。谁知近3天热峰更高，昼日夜间均热，入夜尤甚，热峰40.2℃，复方锌布颗粒可退。

二诊：2012年11月19日复诊。复查血常规：白细胞10.2×10^9/L，中性粒细胞45%，两扁桃体脓苔已去，咽腔红赤，热时无汗、平时无汗，唯有退热药始能发汗，流涕黄浊、咳声轻浅，两肺清晰，舌瘦红少苔、脉浮细，但患儿指尖、腕背外劳宫至阳池、外关、三阳络处发凉。

辨证：发热虽已9天，似是两个过程，前一阶段是乳蛾所致，热退1天后进入第二个阶段。现症发热而无汗，指尖、腕背外劳宫至阳池、外关、三阳络处发凉乃风寒外袭；流涕黄浊、咽腔红赤为肺胃积热；舌瘦红少苔为阴虚之象，脉之浮细当以浮紧而论，风寒阴虚之征。合之，为风寒外袭、阴虚内热。治以辛温解表，清热养阴，停输液、停西药。

处方：柴葛大青龙汤。葛根30g，柴胡30g，麻黄6g，桂枝4g，石膏30g，羌活6g，防风6g，黄芩6g，白芍6g，玄参10g，苍耳子6g，生姜6g，甘草3g。3剂，水煎服。嘱当日中午、晚6点、晚10点各服1次。

三诊：2012年11月22日复诊。服药当晚热退，酣畅汗出，3日平稳，但咳嗽增多、咳声加深、痰黏不利，指尖、手背仍凉，舌瘦红少苔，脉浮细，两肺可闻及少许粗湿啰音。风寒去而未尽，肺热阴虚，辛温宣肺、清热养阴，以麻杏麦冬汤收功。

【按语】该例发热，退而复升，热而无汗，因其年幼，不能表述"头项强痛而恶寒""身疼、腰痛、骨节疼痛"等症状，但触诊见到指尖、腕背外劳宫至阳池、外关、三阳络处发凉，是风寒外袭之征，"体若燔炭，汗出而散"（《素问·生气通天论》），"其在皮者，汗而发之"（《素问·阴阳应象大论》），"脉浮者，病在表，可发汗，宜麻黄汤"（《伤寒论·辨太阳病脉证并治中》）。但舌瘦红少苔，阴虚内热，流涕黄浊、咽腔红赤，肺胃积热。外寒里热，又当遵仲景"太阳中风，脉浮紧，发热恶寒，身疼痛，不汗出而烦躁者，大青龙汤主之"（《伤寒论·辨太阳病脉证并治中》），辛温解表、甘凉清热。再加玄参清热养阴、利咽解毒，羌、防辛温解表，助麻桂透表散寒，柴、葛透表解肌，一汗而退。

此方体现了辛温解表、清热养阴、表里同治的原则，对于"寒包火"而阴虚的发热，病属感冒、流感、扁桃体炎、脑炎、肠道感染，屡试不爽，男女老幼皆可施之，唯对于泌尿感染者效果不佳。

（张炜）

（二）感冒

【**案例一**】王某，女，4 岁，以"发热 2 天"为代主诉，于 1996 年 3 月 26 日初诊。

现病史：患儿 2 天前发热，体温高达 40℃，伴鼻流稠涕、喷嚏、纳差、小便黄、大便稍干。

体格检查：咽腔充血，扁桃体Ⅱ度肿大。舌红，苔薄白腻，脉浮数。

西医诊断：上呼吸道感染。

中医诊断：感冒。

中医证型：风热感冒。

治则：清热透邪，解毒和胃。

处方：退热童乐浆。生石膏 30g，僵蚕 12g，薄荷、蝉蜕各 10g，滑石 15g，粉葛根 12g，紫苏叶 10g，板蓝根 15g，炒麦芽、焦山楂各 12g，粳米 10g，生甘草 6g。3 剂，日 1 剂，水煎服。药尽病愈。

【**按语**】由于小儿具"阳常有余"的生理特点，故外感六淫邪气之后，皆易从阳化热，古人曾云："……热证十居八九，寒证仅居一二。"通过长期临床观察总结，认为小儿外感发热以风热或寒郁化热居多，故拟"退热童乐浆"以疗该类型的发热。方中重用石膏以清热降火，发汗解肌，薄荷辛凉解表，协同石膏透邪外达；僵蚕、蝉蜕轻清灵透，疏达清阳，奏涤风解热毒之功，为发汗药之妙品；滑石清利柔润，能上开腠理而发表，且解肌发汗而不伤阴；葛根辛甘微寒以解肌生津；苏叶善于疏散风寒，故对里热已成、表寒未撤者用之最佳；山楂、麦芽消食导滞；板蓝根清热解毒；粳米顾护胃气，且能增加石膏在溶液中的含水硫酸钙的含量，从而增强退热疗效；甘草调和诸药。诸药共奏清热透邪之功，兼有消食化痰之用。

（黄明志）

【**案例二**】谢某，男，6 岁。以"发热 4 天"为代主诉，于 2012 年 6 月 5 日初诊。

现病史：患儿 4 天前发热，热峰 40.3℃，面唇俱红，烦躁口渴，有汗出但不易退热，热退后即又反复，无流涕、咳嗽。诉咽痛、头痛，无呕吐，发热时有寒战，浑身酸痛无力，尿黄，大便干。给予"阿莫西林克拉维酸钾干混悬剂、奥司他韦颗粒"口服 3 天，效差，仍反复高热。舌质红，苔黄，脉数。

辅助检查：血常规：白细胞正常、中性粒细胞比率增多为主；呼吸道病原检测：副流感病毒阳性。

西医诊断：上呼吸道感染。

中医诊断：感冒。

中医证型：时疫感冒。

治则：清热泻火，敛阴生津。

处方：白虎汤合芍药甘草汤加减。生石膏 20g，知母 5g，黄芩 3g，青蒿 8g，白芍 10g，地骨皮 8g，玄参 6g，牡丹皮 8g，焦栀子 8g，生甘草 3g。3 剂，水煎服。

二诊：2012 年 6 月 8 日复诊。药后第 2 日，热退至 37.5 ~ 38.5℃，头痛明显减轻，无寒战及身痛，仍有口渴，唇仍干。第 3 日，体温波动在 37.5℃左右，大便泻下软便。原方不变加麦冬 10g，石斛 10g，花粉 10g，以治热性病后期，余热未清，胃阴不足。3 剂，水煎服。

三诊：2012 年 6 月 13 日随访，药后患儿热退，体温稳定，精神好，纳佳。

【按语】诊治小儿发热症，首先要辨证明确，先分表里，再辨卫气营血和三焦，后定虚实，才能纲目清晰。治疗时要注意循经用药，丝丝入扣。此方由白虎汤合芍药甘草汤化裁而来，为李兴永主任治疗温病常用方，病入气分，热伤津液，应以生津护阴为要务。因此，组方时，主张加用芍药甘草汤补阴退热，芍药苦酸微寒，能敛阴补阴，与甘草合用，苦甘酸相合有人参之功，可补阴血。李兴永主任根据气病血亦病，气血相互依附之理，加用玄参、地骨皮、青蒿等血分药，以促气血双清。玄参能滋阴壮水，青蒿、地骨皮清热凉血，黄芩入六经清热燥湿，以加强存阴退热之功效。脾为后天之本，小儿脾常不足，保护脾胃是李兴永主任遵循的一大法则。他治疗小儿热性病，多用甘寒之药，清热泻火，用苦寒药很谨慎，药量很小，主张中病即可。他用黄芩时，周岁儿童不过钱（3g）。为了保护小儿脾胃，多使用小量的焦栀。对热性病的后期患儿，喜用石斛，一而退热，一而养胃阴，使胃阴复而能开胃进食，进而使患儿康复。

（李兴永）

【案例三】余某某，女，4 岁 6 个月，郑州市人。以"发热 1 天"为代主诉，于 1983 年 7 月 15 日初诊。

现病史：户外玩耍后回家，因太热置身于空调风口下乘凉。稍顷则鼻塞，喷嚏，头痛，恶寒，发热 38.5℃，阵阵汗出，热不退，急来就诊。

体格检查：体温 38.9℃，心率快，余无异常。舌苔薄白，质淡红，脉浮数，按之无力。

西医诊断：上呼吸道感染。

中医诊断：感冒。

中医证型：风寒表虚。

治则：解肌散寒，调和营卫。

处方：桂枝汤主之。桂枝 9g，芍药 9g，生姜 3 片，炙甘草 6g，大枣 4 枚，1 剂。

煎服法：① 将药放入药锅内，加水适量，始终以小火慢煎。第 1 次煮沸后，再煎 30 分钟，滤出余液约 100mL。② 行第二次煎煮。加水适量，煮沸后再煎 20 分钟，滤出余液约 100mL。③ 两次余液混合，分两次热服。④ 服药后盖被或加衣待汗出。⑤ 服药后约 40 ~ 50 分钟，服热稀粥 150mL 左右，一助汗出，二补益脾胃。

二诊：1983 年 7 月 16 日复诊。第 1 次服药后 50 分钟左右，汗渐出，热渐退至 37.5℃。头痛、恶风寒明显减轻。6 小时后将剩余 100mL 药液服下，再次微汗出，热退身凉，安然入睡。今症状全消。担心病情反复，家长要求再服 1 剂，巩固疗效。考虑患儿素体虚弱，不宜过汗，免伤正气，应中病即止。但基于患儿素体虚弱，反复感冒、纳差、乏力、易出汗，改服玉屏风散加味。健脾益气，固表止汗，消积和胃。

处方：黄芪 15g，炒白术 6g，防风 6g，炒神曲 6g，炒山楂 10g，陈皮 5g。15 剂，日 1 剂，水煎服，分两次服。

三诊：1983 年 7 月 31 日复诊。饮食、体力增加，自汗偶尔发生。改用中成药玉屏风散（黄芪、炒白术、防风）。服法：每次 5g/ 包，日两次，早晚空腹服。服 1 ~ 2 个月。江中健胃消食口服液，每次 10mL/ 支，早、晚饭后服。服至食欲正常即停。

随访：3 个月后家长告知，患儿服药半月后，精神、饮食佳，自汗止，且 3 个多月来未曾感冒。

【按语】患儿平素纳差，乏力，易出汗，并有 3 年反复呼吸道感染病史。此乃患儿素体虚弱，腠理疏松，玄府常开。今风寒袭表，营卫失和，发为此证。其病因为风寒袭表。病位在腠理。病机为营卫失调。

桂枝汤乃仲景为"太阳病，发热，汗出，恶风，脉缓者，名为中风"太阳表虚证特拟。所谓表虚证，是指桂枝汤证与麻黄汤证患者相比较，体质不同，有虚证表现。二者都属表寒证，可由恶寒、苔白、脉浮证明之。中医理论有"有一分恶寒，便有一分表证"之说。虚证，可有汗出，脉缓或弱。桂枝汤之所以自汗出，是因风寒袭表，卫阳不足，不能外守藩篱，邪滞肌腠。营阴受累，不能固守，外泄所致。卫为阳气，行于脉外，营为阴血行于脉中。常态下如《素问·阴阳应象大论》所说："阴在内，阳之守也；阳在外，阴之使也。"阴阳各居其位，各司其职，阴平阳秘，精神乃治，则无病可生。今风寒袭表，因卫阳不足而失守，营阴不固而外泄，则汗出。《灵枢·营卫生会》曰"夺血者无汗，夺汗者无血"是汗出伤血之意。血少营阴亏虚，无以充脉则脉缓或无力。由此，张子萍认为桂枝汤的病因病机就是风寒犯表，卫阳不足，抗邪无力，卫外失守，营阴失固，营卫失和所导致的营卫两虚之表寒证。治以解肌散寒，调和营卫，桂枝汤主之。方中桂枝辛、甘、温，能透达营卫，温通卫阳，解肌而祛风寒；芍药酸、微寒，酸能收敛，寒行营阴。二者合用，具发汗中寓敛阴，和营中调营卫之功。生姜辛温，助桂枝以发汗，尚可和中。甘草甘、平，大枣甘、温，补中益气增化源，强营卫。五味合之，共奏滋阴和阳，解肌调营卫之功。另外桂枝汤与麻黄汤煎法亦不相同，麻黄汤是大火煮沸，改小火，且煎时较短。而桂枝汤要求始终以小火慢煎，且煎时较长。为何？因麻黄取其气轻入卫表走阳分，发散肌表凝滞之风寒邪气。而桂枝取其味厚入腠理走阴分。以其温经通阳，调和营卫，解除肌腠凝聚之风寒。二者气、质不同，功能不同，故煎法自然亦不尽相同。尤其仲景对桂枝汤服法更有严格要求，即服药后，盖被或加衣2小时待汗出，并于服药后须臾，服热稀粥一大碗，一助汗出，二以谷气补中焦，增化源，强营卫，解肌而逼迫邪随汗去。桂枝汤五味药中，竟有四味具有辛温或甘温平补益之性。唯芍药味酸性寒，但仍不失敛阴益营之作用。由此，张子萍认为，桂枝汤是一首扶正祛邪之补益剂。现代药理研究证明：桂枝能使皮肤血管扩张，调整血液循环，维持人身体温，桂枝除了温阳通脉、调和营卫的功能，尚有兴奋神经、鼓舞胃肠助消化的功能；桂枝还有显著的抗菌作用，尤其是对流感病毒的抑制作用，可以增强体质，提高虚弱者的抗病能力。这与中医所述桂枝汤的功能不谋而合。

（张子萍）

【案例四】孙某，男，8岁，郑州市人。以"发热1天"为代主诉，于1981年12月20日初诊。

现病史：今日下午放学后因打雪仗脱衣受风寒，随即喷嚏，鼻塞，流清涕。稍顷感到全身发紧，恶寒，继之发热39.6℃，无汗，全身关节疼痛，头痛，不欲饮食，前来急诊。

体格检查：体温40.5℃，听诊心率快，余无异常。咽不红，苔薄白，舌质淡红，脉浮紧。

西医诊断：上呼吸道感染。

中医诊断：感冒。

中医证型：风寒表实。

治则：发汗散寒，宣肺解表。

处方：麻黄汤。麻黄9g，桂枝6g，杏仁6g，炙甘草3g。1剂。

煎服法：①每剂药均煎两次。②将药放入药锅内，加水适量。大火煮沸，改小火煎20分钟，滤出余液约150mL。③紧接行第二次煎煮。加水适量，大火煮沸，改小火煎15分钟，余液约150mL。④将两次药液混合，分两次温服。⑤服后覆被助汗出。

二诊：1981年12月21日复诊。第1次服150mL后，1小时左右汗出，热渐退，身爽，头身痛大减，欲食。8小时后将余液150mL再服下，体温未再回升，余症全部消失。

【按语】此乃风寒束表，卫阳受遏，寒凝肌肤，肺失宣肃所致。麻黄汤乃《伤寒论》表实证之主方，主治平时一般体健，突感风寒袭击，猝不及防，正气非虚，邪气非弱，两两强势，交争激烈。临床症状较重的表寒证主要表现为恶寒，头痛，身痛，发热，无汗，脉浮紧等。其病位在卫表，病机为风寒束表，腠理闭塞，玄府不通，肺气失宣所致。根据《黄帝内经》"其在皮者，汗而发之"的治疗大法，选麻黄汤。麻黄发汗散寒，宣肺解表为君药。桂枝解肌发汗，温通经脉为臣药。与麻黄为伍，一通经脉，一宣肺卫，相得益彰，增加发汗解表之力。寒随汗去则恶寒、发热、头痛、身痛自消。杏仁苦泄降气，与麻黄配伍，一宣一降，增强开闭之力为佐，闭开则鼻塞、喷嚏、流涕自止。炙甘草调和麻桂合用之峻烈之性，免过汗伤正之弊为使。故李东垣云："麻黄汤是阳经卫药也，开腠理使阳气申泄，此药为卫实也。"张子萍认为麻黄汤四药组合，快刀斩乱麻，为发汗解表祛邪之重剂，是典型祛邪无须扶正的代表方剂，充分体现古人所言"邪祛正自复"，即"祛邪就是扶正"的道理。

（张子萍）

【案例五】王某，男，3岁5个月。以"发热流涕3天"为代主诉。

现病史：症见发热，体温38～38.5℃，咳嗽，流黄涕，纳少，大便干结，2日1行，舌苔黄厚，脉浮数。

西医诊断：上呼吸道感染。

中医诊断：感冒。

中医证型：风热夹滞。

治则：辛凉解表，消积导滞。

处方：清热散10g，消风散8g，牛黄散10g。上药混匀，分3包，每日2次，每次半包，水煎服。

二诊：3日后复诊体温正常，无鼻塞及流涕，咳嗽，有黄痰，纳食可，大便正常，小便可，舌苔薄黄。

处方：清热散15g，消风散13g，化痰散15g。分3包，每日2次，每次半包，水煎服。

随访：再服3天，患儿诸症消，病情治愈。

【按语】患儿感冒，伴纳少，大便干结，舌苔黄厚，为感冒风热夹滞证，故加入牛黄散消积导滞。3剂后患儿纳食可，二便正常，咳嗽黄痰，去牛黄散，加化痰散，化痰散由礞石、沉香、黄芩、大黄组成，功效降火逐痰，3日而愈。

（王瑞五）

（三）鼻鼽

【案例一】齐某，男，5岁，以"鼻塞、清涕2年余，加重1周"为代主诉，于2010年10月15日初诊。

现病史：患儿经常鼻涕不断，清涕、浊涕或白黏涕，伴鼻塞、鼻痒，严重时不停揉搓鼻部，头痛，夜晚睡觉打鼾、张口呼吸，甚或鼻塞不通而憋醒，拍打自己鼻子，痛苦之状令家人心痛。常服用感冒药、消炎药、多种抗过敏药，鼻塞、鼻痒稍有缓解，但停药复又加重，鼻涕始终未有减少。大便干，2～3日1行。

体格检查：鼻甲稍肥大，鼻黏膜苍白，腺样体稍肥大。望患儿面色㿠白，双眼下稍乌暗，睫毛黑长，白睛灰蓝，舌边尖稍红暗，指纹紫滞。

西医诊断：过敏性鼻炎。

中医诊断：鼻鼽。

中医证型：首以肺气不宣、阳明郁滞辨治，属外寒内热之寒包火证。

治则：宣肺散寒，清解导滞。

处方：小青龙汤合小承气汤加减。麻黄6g，桂枝10g，细辛3g，法半夏10g，生姜6g，五味子10g，白芍10g，炙甘草15g，厚朴10g，炒枳壳10g，大黄5g（后下），黄芩10g。5剂，煎服。

二诊：药后鼻塞明显减轻，鼻痒好转，鼻涕仍多，二便通，舌边尖红但已不暗，指纹淡紫。

处方：小青龙汤合泽泻汤加减。麻黄6g，桂枝10g，细辛3g，法半夏10g，生姜6g，五味子10g，白芍10g，炙甘草15g，黄芩10g，茵陈10g，生薏苡仁30g，泽泻10g，生白术10g，炒枳壳10g。6剂，煎服，每日两次，口服。

三诊：来诊述已无鼻塞，鼻涕已很少，轻微鼻痒，余正常。舌淡红，指纹淡紫。大便稍干，日一行。拟调和营卫以固表，化湿清热以通窍做巩固治疗。

处方：玉屏风散合桂枝汤加减。黄芪10g，生白术30g，防风15g，桂枝10g，白芍10g，炙甘草15g，生姜5g，黄芩10g，龙胆草10g，生薏苡仁20g，辛夷10g，薄荷6g，当归10g。9剂，煎服，服3天停1天。

四诊：患儿已无不适，家人要求继服。上方予9剂，嘱服3天停2天。

【按语】①鼻为肺窍，肺气虚则鼻塞不利，少气，然其经脉所致，专属阳明，阳明经脉自山根以上则连太阳、督脉，以通于脑，故数经之病皆能及之。②鼻塞、鼻痒、鼻涕多者在外之由或因风寒或因于热或因寒包火，在内之因一般多责之于肺气虚、营卫不和，但若以涕多不收为大患者，应在此基本治则中重视"化浊利湿"法及"通络化湿"

法药物的应用，会取得事半功倍之效。如生薏苡仁、白术、泽泻、羌活、半夏、当归、莪术等。③大便干秘，多因于食滞、燥热蕴结阳明，因肺与大肠相表里，故治肺鼻之疾必应通其阳明之气。而通阳明燥结非大黄、芒硝、番泻叶类专属，对肺脾气虚，无力运化行滞者，重用生白术 30～50g 是导滞不伤正的选择。

过敏性鼻炎治疗上确实棘手，常常配合多种抗组胺药如扑尔敏、酮替芬及白三烯受体拮抗剂如孟鲁司特纳和维生素等，而中医治疗则是重视证不言其病，明确辨证，准确分型，依法立方。选方用药因人而异，抓住病位在肺、脾、肾，病因为风、寒、湿、热，治以补肺、健脾、温肾以固本，祛风、散寒、除湿、清热以治标，标本兼顾同时，又要注意个体体质之别，选药灵活，精而不杂，方能见效。

（高雅）

【案例二】贾某，女，6 岁。以"发热、咳嗽、流涕 1 周"为代主诉，于 2019 年 4 月 3 日初诊。

现病史：1 周前患儿发热、咳嗽伴流涕，经过治疗发热止，仍然鼻塞重，流黄脓涕，鼻涕倒流而感觉咽喉有痰，夜间咳嗽，鼻息粗，打鼾，有时头晕、头痛，呕恶不思饮食，腹胀便秘。舌质红，舌苔白厚，脉象平。

既往史：反复鼻塞流涕 1 年余，夜间鼻息粗，经常打鼾，一年前在外院行鼻窦 CT 检查，确诊为双侧上颌窦炎、蝶窦炎、筛窦炎。

西医诊断：鼻窦炎。

中医诊断：鼻渊。

中医证型：肺经风热（肺经风热，风痰阻络）。

治则：清肺化痰，解毒透窍。

处方：蒲公英 20g，黄芩 15g，金银花 10g，连翘 20g，白芷 10g，辛夷 6g，荆芥 10g，藿香 10g，胆南星 3g，桔梗 10g，牡丹皮 10g，栀子 10g，法半夏 9g，厚朴 10g。6 剂，每日 1 剂，水煎 200mL，分早、晚两次服。

二诊：2019 年 4 月 10 日复诊。鼻塞、流鼻涕症状减轻，黄脓涕转白黏涕，鼻涕量减少，纳少，大便秘，两日一行。治以清肺化痰，解毒透窍，兼以行气开滞。

处方：黄芩 20g，连翘 20g，金银花 15g，白芷 10g，厚朴 10g，枳壳 10g，槟榔 10g，藿香 10g，胆南星 3g，栀子 10g，辛夷 6g，法半夏 9g，生山楂 20g，牡丹皮 10g。6 剂，每日 1 剂，水煎 200mL，分早、晚两次服。

三诊：2019 年 4 月 17 日复诊。鼻流涕止，鼻塞症状减轻，夜间打鼾症状基本消失，食欲增加，大便偏秘，一日一行。治以清肺化痰，通络透窍，兼以行气开滞。

处方：黄芩 20g，连翘 20g，金银花 15g，白芷 10g，防风 10g，厚朴 10g，枳壳

10g，槟榔 10g，藿香 10g，胆南星 3g，川芎 10g，醋莪术 15g，辛夷 6g，法半夏 9g，生山楂 20g。6 剂，每日 1 剂，水煎 200mL，分早、晚两次服。

随访：此后患童数次复诊，以健脾补肺、通络透窍为治则调理后痊愈。

【按语】本例患儿患鼻窦炎历时一年而不愈，属正虚邪实，邪滞鼻窍，反复鼻塞流涕，证属肺卫不固，风邪乘虚侵袭而致病，故外感后鼻塞严重。风热邪毒袭肺犯鼻，损伤肌膜为涕，故见流黄脓涕，"急则治其标"，治疗首先清肺化痰，解毒透窍。方中蒲公英、黄芩、金银花、连翘清热解毒；白芷、辛夷、荆芥辛香透窍；藿香、胆南星、牡丹皮、栀子解毒化痰浊；厚朴、法半夏消痞散结、行气开滞。后期鼻塞流涕症状减轻，但余邪滞络，当彻底清除，故以健脾补肺、通络透窍为主治疗，意在扶正祛邪，调理体质，增强抵抗力，从根本上截断病程的反复延续，使疾病向愈。

（郑春燕）

【案例三】患者，刘某，男，12 岁。以"间断鼻塞、流浊涕多年"为代主诉，于 2016 年 1 月 10 日初诊。

现病史：患儿自幼常患感冒、咳嗽、鼻塞，纳食佳，大便偏干。每次愈后仍鼻窍不利，逐年加重，夜间常因鼻塞不通而憋醒，睡时鼾声大作，鼻涕黄稠。

体格检查：鼻腔黏膜及鼻甲色红增厚、Ⅱ度肥大，舌红、苔薄黄，脉滑数。

西医诊断：过敏性鼻炎。

中医诊断：鼻渊。

中医证型：肺胃壅热。

治则：清热宣肺通窍。

处方：炙麻黄 3g，桂枝 6g，苦杏仁 8g，鹅不食草 8g，莪术 8g，荆芥 8g，蝉蜕 6g，桔梗 6g，蒲公英 10g，连翘 8g，煅鹅管石 12g，猫爪草 8g，川贝母 3g，当归 8g，细辛 2g，生石膏 15g（先煎）。合煎取液 150mL，每日早晚饭后 30 分钟分两次温服，7 天为 1 个疗程，服药期间停止其他一切治疗。

随访：服药第 2 天，自觉症状明显减轻，第 4 天鼻塞消失，每日清晨偶有少量清涕，鼻黏膜充血水肿情况改善。为巩固疗效又坚持治疗 1 个疗程，未见复发。

【按语】本方重在轻宣肺气，解表散寒，使营卫通畅，毛窍开畅。"治上焦如羽，非轻不举"，又可兼防其化热、过汗伤津。蝉蜕、桔梗以利咽，配合大剂量的清里苦寒之生石膏、蒲公英以表里双解，内可清肺胃之热、消鼻腔肿胀，外可驱散留恋表之风邪，同时配以消肿散结之连翘、莪术、川贝母、猫爪草等，以纠正寒热错杂的病理状态。变化灵活，药味得当，解表清里，表里双解，寒温并用。再根据各个疾病的不同适当进行加减化裁，咽部不利者，加桔梗、蝉衣以清利咽喉；脏腑热盛者，加金银花以清内热；

夜间打鼾明显、鼻塞、鼻黏膜肿胀者加煅牡蛎、穿山甲等化痰散结；大便干结者加瓜蒌以通腑清肺化痰等。

（杨颖）

【案例四】郑某某，男，5岁。以"反复鼻塞，咽痛，咳嗽半年，加重2周"为代主诉，于1990年4月1日初诊。

现病史：患儿近半年来反复外感后鼻塞，咽痛，咳嗽，近两周加重。鼻塞，流黄涕，咽喉肿痛，眠时打鼾，张口呼吸，甚则憋气，体瘦乏力。舌红、苔薄黄，脉浮数。

西医诊断：①鼻窦炎；②腺样体肥大。

中医诊断：①鼻渊；②乳蛾。

中医证型：风热搏结。

治则：疏风清热，解毒利咽，通利鼻窍。

处方：桑叶10g，菊花10g，桔梗6g，连翘10g，荆芥穗6g，辛夷6g，苍耳子6g，蜂房6g，浙贝母10g，三棱6g，炒麦芽10g，赤芍10g，莪术10g，玄参10g。7剂，水煎服，日1剂。

二诊：1990年4月8日复诊。服药涕减，偶打鼾，扁桃体肿大渐消，纳可。

处方：上方加威灵仙10g。7剂，水煎服，日1剂。

三诊：1990年4月15日复诊。涕止，眠时无鼻塞，憋气，偶尔打鼾，时有咽干，精神佳，眠可，苔薄白。

处方：桔梗6g，连翘10g，炒麦芽10g，威灵仙10g，鳖甲10g，太子参15g，玄参10g，赤芍10g，陈皮6g，三棱5g，莪术5g，甘草5g。7剂，水煎服，日1剂。

四诊：1990年4月25日复诊。停药。诸症皆愈，嘱其日常调理善后。

随访：诸症未再复发。

【按语】鼻渊和乳蛾，都是小儿易发疾病，且日久缠绵难愈。张淑琴在清解利咽通窍药物中加活血软坚之品，往往于顽疾有较好疗效。久病入血、入络，必用活血软坚之品才能促进肿结消散于无形。常用的药物有三棱、莪术、蜂房、威灵仙、鳖甲等。用药较久，一定要顾护脾胃。

（张淑琴）

（四）咳嗽

【案例一】患儿，男，3岁，以"咳嗽10天"为代主诉，于2019年4月6日初诊。

现病史：咳嗽，有黄痰，鼻涕黄，无发热，伴咳甚呕吐、夜半咳甚、吐涎沫，舌红苔薄。有风热病史。

西医诊断：支气管炎。

中医诊断：咳嗽。

中医证型：痰热咳嗽。

治则：疏风清热、止咳化痰、降胃温肾。

处方：止嗽散加减。紫菀 10g，百部 10g，白前 10g，桔梗 6g，陈皮 6g，荆芥 10g，金银花 10g，生石膏 30g，代赭石 30g，枇杷叶 6g，桂枝 18g，茯苓 10g，川贝母 10g，甘草 6g。4 剂（颗粒剂），水冲服，日 1 剂。

二诊：2019 年 4 月 10 日复诊。患儿咳嗽消失，未诉不适。

【按语】辨证思路：采用分层辨治疗法。先辨病性：咳嗽时间短，有受风热病史，风热外感证候，此患儿首先辨为外感咳嗽。再辨主、次症：据临床证候特症主证辨为风热咳嗽；据"咳甚呕吐"辨证为次症咳嗽之胃咳，据"夜半咳甚、吐涎沫"辨证为次症咳嗽之肾咳。最后辨外感兼夹症：咳嗽，痰多，故辨为咳嗽夹痰。

止嗽散方中紫菀、百部、白前降气止咳化痰；桔梗、陈皮宣肺理气；荆芥祛风解表；甘草调和诸药。加金银花、生石膏而把风寒之剂变为风热之方；加代赭石、枇杷叶以降胃气止咳，肺胃同治；加桂枝、茯苓取苓桂术甘汤之意，温肾化饮，不治咳而咳自止；加川贝母以化痰止咳，恢复肺之清肃之功。祛邪复常，宣降相宜，注意清肃，故效良。此为急性咳嗽病例，看似简单，但采用分层辨证论治则可知此患儿证型比较复杂，主症、次症、兼夹症皆备，在明理基础上，遣方用药，药证相符、药少力专，取得良效。

（闫永彬）

【案例二】患儿，女，6 岁。以"咳嗽 1 月余"为代主诉，2005 年 8 月 4 日初诊。

现病史：患儿干咳、痰少，夜晚和晨起明显，阵咳不止，咽痒。已间断服阿奇霉素 11 天（连服 5 天，停 4 天，再服 3 天停 4 天，再服 3 天）。还有其他止咳药，但效果不明显。

体格检查：体温正常，咽腔充血，两肺呼吸音清。舌苔黄厚，便干。

辅助检查：血常规：肺炎支原体 IgM 抗体弱阳性，余各项正常；胸部 X 片报告：支气管炎。

西医诊断：支气管炎。

中医诊断：咳嗽。

中医证型：阴虚咳嗽。

治则：清燥润肺、化痰止咳。

处方：沙参麦冬汤加减。沙参 10g，玉竹 10g，生甘草 3g，霜桑叶 6g，麦冬 10g，天花粉 10g，浙贝母 6g，射干 6g，薄荷 3g，百部 6g，紫菀 6g，鱼腥草 15g，番泻叶 1.5g。水煎服，日 1 剂宜频服。5 剂后咳嗽消失，又服 2 剂停药。患儿数月未复发。

【按语】此方是治疗阴虚咳嗽的常用方，鱼腥草、霜桑叶清其肺热，麦冬、沙参、玉竹养阴，天花粉润肺化痰，浙贝母清热化痰，射干、薄荷清热利咽，百部、紫菀止咳，番泻叶通便。

本病是呼吸道感染，始终无发热，说明炎症主要局限在上呼吸道和支气管，长期剧烈咳嗽是炎症没有消除和气道黏膜受损没有修复所致。阿奇霉素疗程结束，还有没有支原体感染都不宜再用阿奇霉素，这个阶段用中药辨证施治。本证是热燥之邪伤及肺络，灼伤肺金，津液不布，或炼津成痰，至气道干痒而咳嗽不止。张静亭主任问病症必问大便情况，必看舌苔厚腻否，注重祛除胃肠积热。她受益于郑颉云先生的话"有病没病，先把胃肠打扫净"。因此对呼吸道疾病的患儿也注重清理肠道，使之腹气通，肺不受大肠积热的熏蒸。这个患儿治疗用的是清肺热养阴化痰的方法，如果用燥湿化痰法，咽部干痒感觉会仍然存在，咳嗽不止。

（张春萍）

【案例三】顾某，女，4 岁。以"咳嗽 1 月余"为代主诉，于 2014 年 7 月 23 日初诊。

现病史：1 个月前患儿受凉后出现鼻塞、流涕、喷嚏、发热，热峰 40.5℃，伴有咳嗽、喘息，至某院输液（具体药物不详）7 天，好转。6 月 17 日，咳嗽加重，查肺炎支原体抗体阳性，口服阿奇霉素，咳嗽稍有好转。

刻下症：患儿阵发性咳嗽，以夜间及晨起为主，鼻塞、偶喷嚏，无痰、无喘、无流涕、无发热，纳佳，寐中翻身多，寐中吃语，初寐时汗多，大便偏干，偶有大便带血，1 日 1 行，小便可。平素喜揉鼻目。

既往史：有过敏性鼻炎史、肺炎史。

体格检查：咽红，双肺呼吸音粗，舌苔薄黄。

西医诊断：支气管炎。

中医诊断：咳嗽。

中医证型：风痰咳嗽。

治则：宣通肺气，消风化痰。

处方：炙麻黄 3g，桑叶、桑白皮各 10g，杏仁 10g，前胡 10g，葶苈子 10g，胆南星 10g，广地龙 6g，辛夷 6g，炙款冬花 6g，黄芩 10g，虎杖 12g，炙枇杷叶 10g，生甘草 3g。服药 7 剂，水煎服，日 1 剂。

二诊：2014 年 7 月 30 日复诊。患儿服药后咳嗽偶作，无流涕，无喷嚏。患儿为过敏体质，家长要求调理，晨起咳数声，平素使用"糖皮质激素喷鼻"，纳寐可，大便干，日行 1～2 次，有鼻痒揉擦，易于汗出。证属肺卫不固，风痰内蕴。治以敛肺固表，消风化痰。

处方：炙黄芪 15g，白术 10g，防风 5g，煅龙骨、煅牡蛎各 15g，桑白皮 10g，辛夷 6g，全瓜蒌 6g，桔梗 6g，五味子 6g，炙百部 10g，虎杖 12g，土牛膝 12g，生甘草 3g。

【按语】患儿近 1 个月内反复咳嗽，初为外感风热之邪，壅阻肺络，气机不宣，则发热，经治后好转，但余邪未尽，又扰动宿痰，风痰热互结，阻于气道，故仍偶有咳嗽、喷嚏，病程日久，转为内伤咳嗽，热扰心胸，则夜眠不安，大便干结。故方中主以炙麻黄、杏仁宣降肺气；桑叶、桑白皮、前胡、款冬花肃降肺气；葶苈子、虎杖、胆南星、枇杷叶化痰止咳；辛夷芳香通窍；黄芩、地龙、生甘草清肺止咳。二诊时患儿症状较前减轻，已基本无咳嗽，无喷嚏，故可敛肺固表、消风化痰调理为主。小儿咳嗽发生的原因以感受外邪为主，肺为邪侵，壅阻肺络，气机不宣，清肃失司，肺气上逆，则致咳嗽，但患儿咳嗽日久，则易损伤肺卫之气，故二诊咳嗽减轻后加用敛肺固表之品。

（宋桂华）

【案例四】梁某，男，10 岁，郑州市人。以"咳嗽近 2 个月"为代主诉，于 1996 年 10 月 26 日初诊。

现病史：患儿近 2 个月咳嗽，吐白色稀薄黏液痰。伴纳差，腹胀，胸闷，头晕，乏力，精神困倦。曾用青霉素、红霉素、病毒唑、止咳化痰类中药治疗无效，反而加重，今来院就诊。无发热、恶寒，无汗，无鼻塞、流涕、喷嚏等外感症状，也无其他疾病。患儿整个夏天，天天冰糕、冰镇饮料不断，吃饭却日渐减少。

体格检查：体温 36.8℃，咽不红，舌苔白厚腻，脉滑。听诊两肺偶闻干啰音。

西医诊断：支气管炎。

中医诊断：咳嗽。

中医证型：痰湿蕴肺。

治则：温中散寒，健脾燥湿。

处方：理中散 9g（《伤寒论》原方）合苍苓散 9g。干姜、党参、白术、炙甘草、苍术、茯苓、金银花。3 剂。

煎服法：日 1 剂，加水 200 mL，微火煮沸后 5 分钟。水渣混匀，分 3 次温服。

二诊：1996 年 10 月 29 日复诊。咳嗽、吐痰次数明显减少，痰液稍稠。上方继服 3 剂。

三诊：1996 年 11 月 1 日复诊。咳嗽、吐痰已去八九。精神、饮食、胸闷好转。稍有腹胀，偶吐少量白色黏痰。

处方：二陈汤加味。陈皮 9g，制半夏 9g，茯苓 9g，炙甘草 3g，党参 9g，白术 9g，莱菔子 6g，炒谷芽 15g。3 剂。

煎服法：日 1 剂，水煎分两次温服。

随访：1 周后痊愈。

【按语】此乃饮食不节，冷饮过度，寒伤中阳，脾运失职，寒湿凝聚而生痰。痰阻气道，肺失宣肃则咳嗽。

本案诊断抓住四个要点：①无外感表证。无表证，必是内伤。内伤痰证与脾湿相关，脾湿多与饮食不当相关。故详问饮食史最为重要。②用抗生素、抗病毒西药无效，可排除感染。③明显的长期饮冷不良饮食史。④结合证、脉、舌苔，可断定病因为寒湿所伤，病位在太阴肺脾。病机是寒伤中阳，运化失常，寒湿凝聚而生痰，痰阻气道，肺失宣肃所致。诊断：痰湿咳嗽。治则：温中散寒，健脾燥湿。先除制痰之因寒湿之邪。方选本院儿科制剂理中散（《伤寒论》原方）合苍苓散。由干姜、党参、白术、炙甘草、苍术、茯苓、金银花组成。方中干姜辛热，温中阳散寒湿，以复脾升胃降运化之功为君。党参益气健脾，鼓舞清阳，振奋中气，增纳运为臣。白术、苍术、茯苓均可健脾祛湿。但白术偏补，苍术偏运，二者均可燥湿；茯苓渗湿，无湿不成痰，湿去则痰无以生，无痰则气道通，咳自止。金银花是方中唯一一味性寒之药，意在一派辛温燥烈之剂中，稍加寒凉之品，可制君、臣辛热燥烈之过以为佐。炙甘草补中益气，调和诸药为使。诸药合用温中散寒、健脾燥湿，共达湿除痰化，中焦枢机复常，病去脏安之目的。尚有一点余症而改用温和的二陈汤以燥湿化痰，理气和中。方中加党参、白术合四君子汤取益气健脾，扶正祛邪之意。加莱菔子、炒谷芽理气开胃，消食和中治其标，善其后。

（张子萍）

【案例五】张某某，男，5 岁 3 个月。以"反复咳嗽 3 个月"为代主诉，于 2017 年 4 月 9 日初诊。

现病史：患儿咳嗽，咳无定时，时轻时重，有痰，痰色稀白，无流涕、打喷嚏，无发热，纳食差，夜寐不安，大便质稍稀，小便调。

体格检查：咽淡红，扁桃体无肿大，肺部听诊呼吸音稍粗，舌质淡，苔白，脉细滑。

西医诊断：慢性咳嗽。

中医诊断：咳嗽。

中医证型：肺脾气虚。

治则：健脾益气，化痰止咳。

处方：止咳散15g，七味白术散15g，莱菔子散6g，消导散15g。分7包，每次半包，日2次，水煎服。

二诊：2017年4月16日复诊。患儿咳嗽次数明显减少，痰不多，纳食差，睡眠改善。前方去半夏，加运脾散，7包。服药后患儿基本不咳嗽，饮食增加。继续予本院参苓健脾消食颗粒口服巩固疗效。

【按语】患儿平时饮食差，形体偏瘦弱，喜静不好动，因感染后出现咳嗽，咳嗽时间长，迁延难愈。结合患儿体质、症状及体征，西医诊断为慢性咳嗽，中医诊断为咳嗽病，肺脾气虚证。治疗以健脾益气，化痰止咳为主。方选止咳散：炙麻黄、杏仁、厚朴、谷芽等。意义在于止咳的基础上加入了厚朴、谷芽同时顾护胃肠，调理脾胃。七味白术散：人参、茯苓、陈皮益气健脾；白术、藿香、广木香健脾醒脾神；半夏燥湿化痰；莱菔子健脾以化痰助运。消导散：麦芽、神曲、山楂健脾消食；枳壳走上焦；槟榔通行下焦以行气导滞。二诊患儿咳嗽减轻，仍饮食不佳，脾胃为后天之本，患儿素体瘦弱，为脾胃生化乏源导致肺气不足，因而咳嗽迁延难愈，故去半夏加运脾散健脾助运，以固后天之本。

（孟牛安）

【案例六】患儿，朱某，男，4岁。以"反复咳嗽2月余"为代主诉，于2018年7月20日初诊。

现病史：2个月前患儿上呼吸道感染后出现咳嗽，单声咳，有痰，无发热、喘息等不适，间断在院外静脉滴注抗生素，雾化布地奈德、氨溴索及口服中药（具体不详）等治疗2月余，症状时有缓解，但未能彻底治愈。现患儿咳嗽，呈阵发性，有痰难咳，夜间较重，纳眠可，大便偏干，小便正常。

体格检查：听诊患儿双肺呼吸音粗，未有明显干湿啰音，舌质淡红，舌苔黄腻，脉浮数。

西医诊断：支气管炎。

中医诊断：咳嗽。

中医证型：阴虚咳嗽。

治则：养阴清肺。

处方：清热散10g，止咳散10g，川贝止咳散10g，蒌仁散10g。

服药方法：将中药散剂混匀后分3包，每日1包，水煎温服，日3次。

二诊：2018年7月23日复诊。服用上药3日后，患儿咳嗽稍有缓解，家长诉痰量减少，大便正常，日1次。现仍呈阵发性咳嗽，夜间次数较前减少，痰黏稠难咳出，舌质稍暗，舌苔薄腻，脉浮数，二便正常。

处方：原方加活血散 4g。复诊时咳嗽症状较前有缓解，察其舌苔偏暗，根据久病多瘀特点，加用活血散以活血祛瘀，祛痰止咳。

三诊：2018 年 7 月 26 日复诊。服用上药 3 日后，咳嗽症状明显减轻，仅晨起偶有单声咳，双肺听诊呼吸音正常，纳眠正常，舌质红，苔薄黄，脉浮。嘱患儿上方继服 3 日以巩固疗效。

【按语】关于小儿咳嗽的描述首见于隋代的《诸病源候论》，书中记载除五脏咳外尚有风咳、胆咳等。本病患儿初诊时咳嗽已达 2 月余之久，辨证属痰热阴虚咳嗽，予止咳散、川贝止咳散的基础上加清热散以清解痰邪入里日久化热。复诊时虽有缓解，但咳嗽程度未见明显减轻，同时观其舌苔有暗点，考虑病久多瘀，遂加活血散以活血，祛顽痰止咳，由此可见王医师组方的严谨性。

（王梅花）

【案例七】刘某某，男，6 岁，以"发热，咳嗽 2 天"为代主诉，于 1987 年 4 月 20 日初诊。

现病史：2 天前患儿不慎受风出现咳嗽，发热，流涕，自行服感冒药后，发热、流涕症状稍减，今来医院就诊。

刻下症：患儿咳嗽，痰鸣，发热，体温 38℃，咽痛，口渴，纳差，大便干。

体格检查：两肺听诊呼吸音粗，舌质红，苔薄黄，脉浮数。

西医诊断：支气管炎。

中医诊断：咳嗽。

中医证型：风热犯肺。

治则：疏风解表，肃肺化痰。

处方：①儿科散剂：清热散 12g，消风散 10g，活血散 10g，止咳散 12g，葶苈子散 12g，牛黄散 12g，芒硝散 12g。分 3 包，日 2 次，水煎服。②双解合剂，每日 3 次，每次 40mL。

二诊：1987 年 4 月 23 日复诊。服上药后，热退，咳嗽痰鸣减轻，纳可，便通，舌质淡红，苔薄白，脉浮数。

处方：上药继服 3 天，续治余症。

三诊：1987 年 4 月 26 日复诊。咳嗽痰鸣止，诸症悉除。

【按语】小儿肺脏娇嫩，卫外不固，防护不当，易受外邪，风热犯肺，肺失清肃，气道不宣，故咳嗽流涕。风热之邪，灼津化痰，咽为肺之门户，肺热伤津，故咽痛口渴，肺与大肠相表里，热移大肠，出现纳差便干，苔黄。上药散剂，清热解表，肃肺化痰，通腑泄热。

（许靖三）

【案例八】患儿王某，男，8岁。以"咳嗽反复发作1月余"为代主诉，于2016年9月24日初诊。

现病史：患儿此期反复发作咳嗽，呈刺激性干咳，在外院查肺功能正常，予常规抗感染药物治疗后，效果欠佳。

刻下症：咳嗽呈阵发，刺激性咳，以晨起或睡前咳嗽为主，遇油烟、雾霾、运动后可加重，无胸闷憋气，无泛酸，无口干，纳眠可。舌质淡红，齿痕，苔薄黄，脉弦。

过敏史：郑州市儿童医院过敏原点刺呈阳性，对虫螨（++）、牛奶（+）过敏。

西医诊断：过敏性咳嗽。

中医诊断：咳嗽。

中医证型：风热咳嗽。

治则：疏风宣肺止咳，缓急利咽。

处方：炙麻黄10g，炙杏仁9g，地龙10g，蝉蜕10g，陈皮9g，五味子10g，炙桑皮10g，知母6g，前胡6g，紫菀9g，款冬花12g，苏叶10g，甘草3g。共以4剂，水煎服。并佐以中医穴位贴敷（膻中、双肺俞、双脾俞、大椎贴敷48小时）。

二诊：2016年9月28日复诊。服中药后咳嗽减轻，晨起或睡前咳嗽次数及频率较前好转，咽部不适明显改善，有少量黏痰，无流涕，纳可，二便调，食欲尚可。舌质淡红，边有齿痕，苔腻，脉沉细。治以疏风宣肺，止咳利咽，并佐以化痰止咳。

处方：上方加海浮石15g，半夏6g。4剂，水煎服。佐以本院穴位贴敷（膻中、双肺俞、双脾俞、大椎贴敷48小时）。

三诊：2016年10月1日复诊。现晨起或睡前偶咳，剧烈运动时咳嗽明显减轻，无咽部不适，无涕，纳欠佳，二便调。舌质淡红，苔黄，脉浮数。治以疏风宣肺，止咳利咽。

处方：上方去半夏、海浮石，加白果6g，旋覆花15g。共3剂，水煎服。

【按语】本患儿诊为过敏性咳嗽，王黎明认为属中医的风咳，将此病证临床辨为风邪犯肺，肺气失宣，气道挛急。治以疏风宣肺，缓急止咳，根据患儿服药期间病情变化，随症加减，多药取兼功，效果显著，期间佐以本院的特色穴位贴敷，通过药物、穴位、经络的联合作用，达到"正气存内，邪不可干"的目的。

"风咳"早在《礼记》中就有"季夏行春令……国多风咳"的记载。隋代巢元方在《诸病源候论》也提到："十种咳，一曰风咳，欲语因咳，言不得竟是也。"《备急千金要方》亦曰："问曰：十咳之证以何为异？师曰：欲语因咳言不得竟，谓之风咳。"《淮南子》云："民间病风，咳逆上气。"《医学入门》载："咳嗽诸证，有风嗽、寒嗽……"在临床应用中，部分患儿用一般的散寒止咳或清热止咳等治疗方法效果并不理想，而"从风论治"却获得了良好的临床疗效。

（王黎明）

【案例九】肖某，男，6岁。以"反复咳嗽5个月"为代主诉，于2014年9月15日初诊。

现病史：患儿5个月前出现发热、咳嗽，查胸片提示支气管炎，诊断为"急性支气管炎"，予口服头孢克肟片及止咳化痰药物，患儿热退，仍反复咳嗽，又予口服阿奇霉素颗粒及孟鲁司特钠片，患儿咳嗽减轻，但仍有早晚咳嗽，活动后加重。现患儿早晚咳嗽，痰少，活动后咳嗽加剧，易发怒，纳食不佳，大便偏干。舌质偏红，苔稍黄，脉弦数。

西医诊断：支气管炎。

中医诊断：咳嗽。

中医证型：肝郁化火，木火刑金。

治则：行气解郁，清肺止咳。

处方：方投定风散（史纪老师经验方）加减。柴胡6g，白芍12g，炒枳壳10g，当归6g，钩藤9g，僵蚕6g，芦根10g，浙贝母6g，甘草3g。4剂，水煎服，1日1剂。

二诊：2014年9月20日复诊。患儿咳嗽减轻，尤其是活动后咳嗽基本消失，药已中的，效不更方，继服3剂而痊愈。

【按语】肺为华盖，主一身之气，以清肃下降为顺；肝主疏泄，可调节人体气机；肝升肺降，是调节人体气机升降运动的关键之一。二者在生理上相互依赖，在病理上亦相互影响。若肝失疏泄，气郁化火，肺金被灼，肺宣肃失常而出现木火刑金之证；反之若肺肃降失常，影响至肝，肝失条达，则气机升降失常。史纪教授在"五脏六腑皆令人咳"理论指导下，提出了"肺病治肝"治疗咳嗽变异性哮喘的观点，自拟定风散治疗咳嗽变异性哮喘及属于肝咳之证的咳嗽，经过多年临床实践，取得了非常好的疗效。

《素问·咳论》云："五脏六腑皆令人咳，非独肺也。"小儿脾常不足，健运失司，水湿不能正常循布，聚而为痰，痰湿蕴于肺脏，肺失宣肃而咳嗽不已。小儿又肝常有余，肝疏泄失常则气机郁滞，肺主一身之气，气机郁滞则肺气宣降无序而反复咳嗽不已。且肝为刚脏，结合患儿活动后咳嗽加重，考虑与其气道高反应性有关。定风散切中咳嗽病机，故投之效果迅捷，即"见咳不治咳而咳自止"。

（史纪）

（五）肺炎喘嗽

【**案例一**】钱某，男，5 岁 2 个月，以"反复咳嗽 1 年余"为代主诉，于 2010 年 8 月 10 日初诊。

现病史：患儿家长代诉在近 1 年中反复咳嗽，多次被外院诊为支气管肺炎，并多次住院输液治疗，治愈不久之后病情复发。现患儿消瘦，发热，无寒战，咳嗽、咯痰，色黄量多，痰声较重。纳差，二便尚可。

体格检查：患儿精神萎靡不振，体温 38℃，舌红，苔黄厚，脉滑数。

西医诊断：支气管肺炎。

中医诊断：肺炎喘嗽。

中医证型：痰热闭肺。

治则：清热润肺化痰。

处方：生石膏 15g（先煎），杏仁 6g，金银花 10g，连翘 10g，炙麻黄 4g，黄芩 6g，砂仁 3g（后下），炒麦芽 6g，化橘红 5g。3 剂，每日 1 剂，水煎服，3 次分服。

三日后，患儿热退，咳嗽稍好减少，余症变化不大。上方去石膏，加用川贝母 3g，款冬花 6g，薏苡仁 10g，共开 5 剂，每日 1 剂，水煎服，3 次分服。

二诊：2010 年 8 月 15 日复诊。见患儿食欲好转，咳嗽咯痰减轻，修改上述处方，改为参苓白术散加减以益气健脾，滋阴润肺。

处方：山药 10g，茯苓 6g，白术 6g，沙参 10g，麦冬 6g，玉竹 6g，砂仁 3g，陈皮 3g，薏苡仁 10g，蜜炙桑叶 6g，共 7 剂，每日 1 剂，水煎服，3 次分服。

三诊：2010 年 8 月 22 日复诊。患儿无明显咳嗽、咯痰症状。另嘱患儿以玉屏风散颗粒、生脉饮常用中成药长期服用。随访一年，未见复发。

【**按语**】小儿反复咳嗽，治疗初期以止咳化痰平喘为主，后期临床症状缓解，应以培土生金，健脾益气养阴为主。中医认为，脾为后天之本，脾为生痰之源，肺为贮痰之器，后期治疗以补助正气为治则，即所谓正气存内，邪不可干。提高人体的免疫力，就能增强机体抵抗疾病的能力，对于临床常见的小儿反复呼吸道感染，迁延不愈者，加强健脾益气的认识，甚为重要。

（王黎明）

【**案例二**】患儿，男，1 岁 6 个月，以"反复咳嗽喘息 1 年余"为代主诉，于 2016 年 1 月 15 日初诊。

现病史：患儿 3 个月时，出现咳嗽、喘息，在当地医院诊断为支气管炎，给予雾化吸入、头孢类抗生素静脉滴注等治疗后疗效欠佳，后多次辗转当地各大医院，咳嗽、喘息无好转，肺部 CT 提示双肺肺炎改变。2015 年 12 月，咳嗽、喘息加重，时伴发热，至北京市儿童医院行肺部 CT 提示"马赛克灌注征"，诊断为：闭塞性细支气管炎（BO），先后予拉氧头孢、阿奇霉素、美罗培南、利奈唑胺、甲强龙等药物治疗后好转出院。出院后仍反复咳嗽、喘息，从初诊至今，平均每个月喘 1 ~ 2 次，每次均予甲强龙 25mg 静脉滴注 1 周，近期口服强的松已 1 月余，至今已做 3 次纤支镜。10 天前患儿受凉后病情加重遂至门诊就诊。

刻下症：患儿咳嗽喘息，运动后加重，喉间痰鸣，清涕，纳欠佳，大便偏稀，小便可，舌淡苔白腻，指纹色红。

西医诊断：闭塞性细支气管炎（BO）。

中医诊断：肺炎喘嗽。

中医证型：元气亏虚，肾不纳气，痰浊内阻。

治则：温补肾阳，纳气平喘，降气化痰。

处方：麻黄附子细辛汤加减。麻黄 6g，附子 6g，细辛 3g，太子参 15g，煅代赭石 30g，阳起石 6g，桂枝 6g，白芍 10g，杏仁 10g，桃仁 10g，红花 6g，紫苏子 10g，莱菔子 10g，葶苈子 10g，芦根 15g，地龙 10g，皂角刺 10g，橘红 6g，橘络 6g，紫菀 12g，款冬花 10g，五味子 6g，炙甘草 6g。4 剂，2 日 1 剂，少量频服。配合雾化布地奈德及肝素钠，日 1 次。

二诊：2016 年 1 月 23 日复诊。患儿咳喘及喉间痰鸣明显减轻，无其他伴随症状，纳眠可，二便调。听诊双肺仍可闻及细湿啰音。上方去紫苏子、莱菔子，加淫羊藿 10g，共 10 剂，3 日 1 剂，继续予原雾化吸入，日 1 次。

三诊：2016 年 2 月 16 日复诊。药后效佳，基本不咳，晨起及入睡前喉间有痰，余未诉明显不适。上方去淫羊藿，加蜈蚣 1 条、鱼腥草 15g。共 10 剂，3 天 1 剂。之后一直于门诊巩固治疗至今，咳喘未再发生。

【按语】闭塞性细支气管炎是以细小气道慢性炎症和纤维化导致气管狭窄为主要病理特征的疾病，临床特点是持续或反复的咳嗽、喘息、呼吸困难 6 周以上，肺部高分辨率 CT 有马赛克征等典型表现。早期发现、及早干预尚可发生逆转。病程拖延，反复发作终致小气道纤维化而成难以医治的顽症。目前西医多采取抗炎及激素、支气管扩张剂等和对症支持治疗，但长期应用激素致患儿免疫力低下而出现反复呼吸道感染，一方面反复喘息加重了 BO 的病理过程；另一方面，使用激素极易并发真菌感染，使气道的破坏加速加深，最终演变成不可逆的小气道闭塞。中医治疗从扶正活血化瘀着手，病情可获得明显改善，治疗值得进一步探索。

（赵坤）

【**案例三**】患儿王某，女，3岁，郑州人。以"重症支原体肺炎后反复咳嗽，喘息2月余"为代主诉，于2014年5月5日初诊。

现病史：患儿咳嗽，喉中痰鸣，时有清浊涕，喘息，时有气促，活动后明显，运动不耐受，汗出，无发热，纳一般，形体偏瘦，手足心热，小便淡黄，大便干。

体格检查：面色晦暗，精神反应尚可，鼻翼无煽动，口唇淡，口周发青，咽腔稍红，轻微三凹征，肺部呼吸音粗，可闻及中粗湿啰音及喘鸣音，无杵状指。舌质淡，舌苔白，脉细数。

辅助检查：肺功能示中重度小气道阻塞；肺部CT示肺过度通气、马赛克征、支气管管壁增厚；纤维支气管镜检查示支气管内膜炎，中性粒细胞为主；食物过敏原：牛奶、鸡蛋阳性；T细胞亚群：CD_8^+高；免疫球蛋白正常；基因检测纤毛不动及囊性纤维化基因阴性。

西医诊断：闭塞性毛细支气管炎。

中医诊断：肺炎喘嗽。

中医证型：气阴两虚证兼痰浊、瘀血、风热。

治则：疏风清热，活瘀通络，益气养阴。

处方：桑叶6g，菊花6g，桔梗5g，连翘10g，芦根10g，黄芩10g，鱼腥草10g，款冬花6g，葶苈子10g，蝉蜕10g，僵蚕10g，北沙参10g，麦冬10g，生黄芪10g，五味子6g，郁金10g，赤芍10g，紫石英15g，广地龙8g，炙甘草3g。7剂，每日1剂，水煎服。

二诊：喘息、气促减轻，咳嗽伴少量黏痰、色白，活动仍不耐受，汗出，大便糊状，舌质淡，苔白，脉细数。面色晦暗，三凹征阳性，肺部呼吸音粗，可闻及粗湿啰音及喘鸣音，腹软，无杵状指。病情有好转，继续口服14剂，水煎服，日1剂，分3次服。服药期间，复外感，出现咳嗽，呕吐，咽红，舌质红，苔薄白，脉细数，在原方上加前胡6g，7剂。每日1剂，水煎服。

三诊：精神状态明显好转，语音升高，偶有咳嗽，有痰，活动后有喘息，无憋闷，纳可，盗汗，手足心稍热，眠安，二便正常，舌质淡，苔白，脉细数。面色仍暗淡，三凹征弱阳性，肺部呼吸音粗，偶有喘鸣音及中粗湿啰音，腹软。

患儿病程近3个月，初期重症肺炎耗伤正气，现邪气去半，应平治五脏，调理肺脾肾兼活血通络、扶正祛邪兼施为主。

处方：南、北沙参各10g，生黄芪12g，防风6g，五味子6g，白术10g，白扁豆10g，紫石英15g，穿山龙8g，桑叶6g，天花粉10g，连翘10g，黄芩10g，桑白皮10g，地骨皮10g，煅牡蛎15g，丹参10g，郁金10g，赤芍10g，炙甘草3g。14剂，每日1剂，水煎服。

经过中药长期调治，患儿咳嗽、喘息症状稳定，无明显进展，近 6 个月未再住院，无静脉用药病史。体重增加 1kg，精神好转，活动耐受力增强。根据疾病变化辨证调理用药，监测肺功能和高分辨肺 CT 的变化，同时配合雾化等西医药治疗。

【按语】患儿为学龄前儿童，支原体肺炎后反复咳嗽、喘息 2 月余。传统医学认为，小儿肺常不足，肺为娇脏、不耐寒热，小儿卫表尤弱，外邪每易由表入里，肺为华盖，主呼吸，外邪入侵，肺首当其冲，肺气郁闭，不能输布精微，凝聚成痰、成饮，宣发肃降功能失常而见咳嗽、喘息、胸闷。脾常虚，病久伤及脾胃，脾虚不能为胃行其津液而聚湿为生痰之源。正如《幼幼集成·咳嗽证治》云"咳而久不止，并无他证，乃肺虚也"。《杂病源流犀烛》云"盖肺不伤不咳，脾不伤不久咳"，而"久咳之人未有不伤肾者，以肺金不能生肾水而肾气自伤也"。肺病及肾，肾虚不能蒸腾气化，温运脾阳，助肺行津，则上泛而成痰湿，痰湿闭肺，肺失肃降，也可咳嗽、喘息。小儿"肝常有余"，所欲不遂，肝火循经上逆犯肺，木火刑金，则咳嗽，甚则咯血，所谓"木叩金鸣"。"肺朝百脉，心主血脉"，肺脏受损，不能助心行脉，而心为君主之官，主危则十二官危。故本病起于肺，终于肺，但不局限于肺。正如《素问·咳论》曰："五脏六腑皆令人咳，非独肺也。"《诸病源候论》曰："久咳逆气……定后复发，连滞经久。"《血证论》曰："人身气道，不可有壅滞，内有瘀血则阻碍气道不得升降，是以壅而为咳。"结合患儿久病咳喘，耗伤五脏之精气，内有痰浊、瘀血胶固之邪，外逢非时之气，又致咳喘频复，病程迁延难愈。故肺之气阴两虚兼瘀血、痰浊、风热为主要病机，五脏不平为疾病复发之根本，因而益气养阴兼活血、通络、疏风为治疗大法，平治五脏为防复发之关键。

目前患儿为正气受损，但邪实仍然存在，结合舌脉辨证当属痰热、瘀血内阻，外邪扰动，肺络闭郁兼肺脾肾气阴两虚，治以开肺涤痰，疏风通络，兼益气养阴、平治五脏为总治则，根据急则治标、缓则治本，目前以疏风清热，活瘀通络开闭兼益气养阴为治则，恢复期平治五脏，活血通络开闭。根据外邪引动伏痰，致使痰浊、瘀血、外邪交织，肺失肃降，病位在肺，位居上焦，而治上焦如羽，故选用辛凉平剂的桑菊饮宣上焦邪气，后期重镇降逆活血通络之药固纳肾气，恢复肺主气朝百脉功能。

（陈文霞）

【案例四】舒某某，女，6 个月。南阳市卧龙区谢庄乡（现谢庄镇）人。以"咳嗽、痰鸣 2 月余，加重 20 天、闹夜 3 天"为代主诉，于 2011 年 4 月 8 日初诊。

现病史：2 个月前患儿因流涕、咳嗽、痰鸣，以肺炎于某院住院治疗 16 天缓解，但出院后仍咳嗽、痰鸣，反复就诊，近 20 天加重，患儿阵咳、痰壅、下半夜闹人不睡。发病以来，大便稀频，稀水糊状便，日 3～8 次，下午重。入我院后，经纠正心衰、抗感染治疗后睡眠转平稳，咳嗽、痰鸣减轻，面色晦暗，面部青筋暴露，手背微凉，舌淡红，苔白滑，脉微，肛门洞开。

辅助检查：查降钙素原 0.1ng/mL（正常值＜ 0.25ng/mL）、G 试验（＋）、GM 试验（－），X 线胸片：两肺大量斑片状淡影。

西医诊断：念珠菌肺炎。

中医诊断：肺炎喘嗽。

中医证型：肾气虚弱、风寒内伏、痰瘀阻络。

治则：滋阴温阳、发散伏寒、化痰活血。

辨证：脉微者，病在少阴。舌淡红、苔白滑，既非单纯阳虚又非单纯阴虚，阴阳两虚之候，肾气虚弱证。肾气虚弱，水失气化，聚饮成痰，上犯于肺而痰鸣；气失下纳，肺气上逆而咳嗽，即"肾不纳气"；肛门洞开，肾气虚弱也，肾者司二便，大肠不固而见泄泻。手背微凉，风寒稽留。面色晦暗，面部青筋暴露，血脉瘀滞。病属肾气虚弱、风寒内伏、痰瘀阻络。

处方：麻黄附子地黄饮。麻黄、炮附子、细辛、炙甘草各 4g，熟地黄 8g，山萸肉、麦冬、石斛、肉桂、肉苁蓉、巴戟天、茯苓、石菖蒲、桃仁、地龙、蛤蚧各 4g，红花、紫苏子、白芥子、五味子各 2g。免煎中药，6 剂，每剂混匀分 3 份，1 天 3 次，1 次 1 份，热水化开，空腹温服。

其他治疗：百令胶囊 0.25g，日 3 服。

二诊：2011 年 4 月 15 日复诊。咳、痰均减，大便日 1 ～ 2 次，稀糊便，两肺仍有粗中湿啰音，舌脉如前，继服上方，6 剂。

随访：此后以上方增损治疗两个月，病愈。

【按语】咳喘实证，出于肺、肝；咳喘虚证，出于脾、肾。实者，风热、风寒、燥火、痰火、肝热犯肺，肺气郁闭而上逆；虚者，阴虚肺失濡润，气虚、阳虚气失纳潜，肺气飘散而上逆。

肺主呼气、司呼吸，肾主纳气、主二便，所以《类证治裁》说"肺为气之主，肾为气之根，肺主出气，肾主纳气，阴阳相交，呼吸乃和"。虚证咳喘的肾气虚弱是因为金水相生的缘故，阳虚而风寒外袭，选用麻黄附子细辛汤是仲景的原则。本例是阴阳两虚的肾气虚弱证，故而以地黄饮子滋阴温阳，地、萸滋养肾水，麦、斛滋养肺胃，附、桂、苁蓉、巴戟天温养肾阳，肺、脾、肾同治，五味子纳气，石菖蒲温化开窍，茯苓去水。面色晦暗，面部青筋暴露，血瘀之象，自当活血化瘀，加用桃仁、地龙、红花；痰伏肺络，以紫苏子、白芥子化痰通络，用治咳喘自有其妙。

（张炜）

【案例五】患儿，男，1 岁，体重 10kg，以"第二次咳喘伴发热"为代主诉。

现病史：患儿第二次咳喘伴有发热，体温 38℃，舌苔厚腻，大便正常。

体格检查：咽腔充血，两肺闻及大量细湿啰音和哮鸣音，三凹征阳性，心率增快，无杂音。

辅助检查：血常规：白细胞 15×10^9/L，中性粒细胞百分比 70.1%，淋巴细胞百分比 28.3%，单核细胞百分比 1.6%；肺炎支原体 IgM 抗体阴性，C 反应蛋白 17mg/L。

西医诊断：喘憋性肺炎。

中医诊断：肺炎喘嗽。

中医证型：痰热闭肺。

治则：清肺化痰，平喘止咳。

处方：麻杏石甘汤加味。生石膏 10g，炙麻黄 3g，炙杏仁 3g，甘草 3g，鱼腥草 10g，金银花 10g，黄芩 6g，柴胡 6g，葶苈子 10g，细辛 1.5g，浙贝母 3g，紫菀 6g，炒枳壳 3g。每日 1 剂，频服。

其他治疗：头孢曲松 0.8g，琥珀酸氢化可的松 50mg，氨茶碱 70mg，加入 5% 葡萄糖液中分组静脉点滴，每日 1 次。

随访：用药当天体温正常，第二天喘息减轻，第四天两肺细湿啰音和哮鸣音消失。治疗 5 天停静脉注射，7 天停服中药。患儿家长诉第 1 次症状发作与此次相同，住院两周尚未痊愈。

【按语】此方含麻杏石甘汤，也是治疗肺炎的基本方。鱼腥草、金银花、黄芩解毒清热；葶苈子、浙贝母化痰；炙麻黄、炙杏仁、细辛宣肺平喘；生石膏、柴胡清热降温；炒枳壳消除膈下壅滞。

（张静亭）

【案例六】汤某某，女，11 个月，体重10kg。以"反复咳喘发作1月余"为代主诉，于 2013 年 3 月 17 日入院。

现病史：1 个月前无明显诱因出现咳嗽，未予重视治疗，1 周后出现发热，体温 39.1℃，并伴有抽搐，意识丧失，双目上视，四肢强直，急送儿童医院，后出现咳嗽加重，呼吸衰竭。诊断为：①重症肺炎；②呼吸衰竭；③中毒性脑病。予呼吸机辅助呼吸，予甲强龙、头孢他啶、利巴韦林、神经节苷脂钠治疗，治疗后热退，呼吸衰竭纠正，但咳嗽、痰鸣、喘息症状未消失，于 3 月 15 日出院。出院 2 天后再次出现发热，故收入本院。予头孢曲松、痰热清静脉滴注 2 天，仍发热咳喘。

体格检查：面色㿠白，呼吸急促，喉中痰鸣，三凹征阳性，两肺可闻及湿啰音、喘鸣音，大量痰鸣音，呼气延长。舌质淡，苔薄白，指纹淡滞。

辅助检查：血常规：白细胞 4.67×10^9/L，血红蛋白 123g/L，中性粒细胞百分比

12%，淋巴细胞百分比 74.1%。

西医诊断：支气管肺炎。

中医诊断：肺炎喘嗽。

中医证型：痰热闭肺。

治则：清肺化痰止咳。

处方：小青龙加石膏汤加减。炙麻黄 6g，杏仁 10g，生石膏 30g，桂枝 6g，白芍 10g，细辛 3g，五味子 6g，姜半夏 6g，柴胡 6g，黄芩 10g，桔梗 6g，僵蚕 10g，蝉蜕 6g，甘草 3g，地龙 10g，赤芍 10g。3 剂，每日 1 剂，浓煎至 100mL，少量频服。

二诊：2013 年 3 月 22 日复诊。患儿服药后发热退，咳喘减轻，两肺啰音好转，大便稍稀，出汗多。

处方：苓甘五味姜辛汤加减。茯苓 10g，白术 10g，桂枝 6g，杏仁 9g，白芍 10g，细辛 3g，五味子 6g，姜半夏 6g，桔梗 6g，僵蚕 10g，蝉蜕 6g，干姜 6g，甘草 3g，地龙 10g，赤芍 10g，黄芪 10g。3 剂，每日 1 剂，浓煎至 100mL，少量频服。

三诊：2013 年 3 月 25 日复诊。患儿咳喘明显好转，精神转佳，三凹征阴性，两肺少量痰鸣音。上方加川贝母 3g，淫羊藿 10g。3 剂而愈。

【按语】此患儿重症肺炎后，痰浊阻肺不消，属脾虚不运化，肺虚不宣肃，致痰饮停胸胁。复感外邪，内外合邪，闭阻于肺，郁闭化热，故热咳痰喘出现，先以祛邪，化饮兼清热，以小青龙加石膏汤加减，邪去则以苓甘五味姜辛汤加黄芪以温肺化饮，饮去喘平，加淫羊藿补肾纳气而愈。

（马淑霞）

【案例七】陈某某，男，1 岁 6 个月。以"反复咳喘 5 个月"为代主诉，于 2014 年 5 月 26 日初诊。

现病史：患儿 5 个月前重症肺炎病史，此后患儿持续咳喘，受凉外感后喘憋即加重，加重时需住院治疗，住院期间诊断为"闭塞性毛细支气管炎"。平素口服强的松片、阿奇霉素颗粒、顺尔宁及雾化吸入治疗（日 4～6 次），为求进一步治疗，就诊于门诊。

刻下症：患儿时有咳喘，稍活动、哭闹后即加重，纳食一般，睡眠不安稳，二便尚可。

西医诊断：闭塞性毛细支气管炎。

中医诊断：肺炎喘嗽。

中医证型：肺脾气虚。

治则：补肺益气，健脾化痰。

处方：温阳益气平喘汤。南沙参 10g，北沙参 10g，太子参 10g，炒白术 10g，玉竹

10g，姜半夏 10g，淫羊藿 10g，陈皮 10g，茯苓 10g，炙紫菀 10g，款冬花 10g，紫苏子 10g，葶苈子 10g，白屈菜 10g，橘红 10g，地龙 10g，川贝母 4g，黄芪 12g，防风 10g，白芥子 10g，赤芍 10g，甘草 6g。服用 14 剂。

二诊：2014 年 6 月 9 日复诊。上药服后患儿喘息有所减轻，夜间睡眠较前转稳，纳食尚可。二诊前因受凉外感后喘息较前明显，且肺部听诊湿啰音明显。

处方：去上方滋阴润肺之南沙参、北沙参、玉竹及益气健脾之炒白术、黄芪、防风，加用平喘之麻黄 6g，射干 9g，细辛 3g，白果 6g，服用 3 剂后患儿病情平稳。

三诊：2014 年 6 月 13 日复诊。患儿时有喘息，偶有咳嗽，喉间有痰，纳食欠佳，继一诊处方为主，改太子参为西洋参另煎，并加用健脾开胃之炒麦芽、焦山楂，服用月余。其间患儿面色较前转红润，夜间睡眠可，西药雾化次数可减少为 1 天 1～2 次，纳食尚可，体重较前增加。现继以上方中药加减服用。

【按语】本例患儿为闭塞性毛细支气管炎后期，患儿平素口服阿奇霉素等西药及雾化吸入治疗，虽能缓解症状，但稍有不慎外感后极易出现严重喘憋，需住院治疗。经自拟温阳益气平喘汤加减后，患儿如再次外感仅需调整中药即可控制喘息症状。三诊时患儿病情稳定，偶有咳嗽，喉间有痰，纳食欠佳，故改太子参为西洋参，因《本草从新》载西洋参可"治肺火旺，咳嗽痰多，气虚呵喘"。患儿出现胃纳欠佳的表现，提示脾胃已受损，《脾胃论》所谓"百病皆由脾胃衰而生也"，故治疗时要注重健脾开胃，继用茯苓，加用炒麦芽、山楂等以培土固本生金。

（宋桂华）

【案例八】李某某，男，4 岁，郑州市人。以"咳嗽 7 天，发热 3 天"为代主诉，于 1979 年 5 月 15 日初诊。

现病史：患儿 7 天前因受凉感冒咳嗽，家长未重视。3 天后咳嗽加重，伴发热，体温 38.5～39.0℃。在附近区级医院被诊为重感冒、气管炎，给中、西药口服 3 天。症状未见好转，反而加重。昨夜体温 39.5℃，汗出热不退，频繁咳嗽，咯痰难出，干呕恶心，偶吐少量黄色黏稠痰，呼吸急促，喘憋难寐，今来本院就诊。

患儿现症：呼吸困难，鼻煽，三凹征明显。面红目赤，唇紫，口干欲饮，精神烦躁，纳差，便干，小便短黄。

体格检查：听诊两肺满布大、中、小干、湿性啰音。测体温 39.8℃，舌苔黄，质红，脉滑数。

西医诊断：肺炎。

中医诊断：肺炎喘嗽。

中医证型：痰热闭肺。

治则：清热宣肺，涤痰定喘。

处方：自拟方麻杏石甘柴芩知母汤。麻黄 6g，杏仁 9g，生石膏 30g（另包），炙甘草 6g，柴胡 3g，黄芩 6g，知母 6g。1 剂。

煎服法：①每剂药均煎 2 次。②石膏凉水入锅先煎，水沸后改小火煎 20 分钟，余药下入再煎 20 分钟，滤出余液约 150mL。③第 2 次煎，加水适量，水沸后小火煎 15 分钟，滤出余液约 150mL。④两次余液混合，每次 100mL，日 3 次，微温服。

二诊：1979 年 5 月 16 日复诊。体温降至 38.5℃，咳喘、三凹征、唇紫、烦躁减轻。继服 2 剂。

三诊：1979 年 5 月 17 日复诊。体温 37.9℃，诸症渐减轻。

四诊：1979 年 5 月 18 日复诊。体温 37.2℃，三凹征、唇紫、烦躁消失。咳减、喘平。听诊两肺干湿啰音十去八九。效不更方，再服 2 剂。

五诊：1979 年 5 月 19 日复诊。体温正常，饮食增加，两肺听诊干、湿啰音基本消失。巩固 1 天。

六诊：1979 年 5 月 21 日复诊。肺部呼吸音正常。偶有轻咳，但咳痰易出，大便软，偶尔微溏。

处方：六君子汤。用药：党参 9g，白术 9g，茯苓 9g，炙甘草 3g。3 剂，水煎服。益气健脾，化痰止咳，出院带药以善后。

【按语】肺炎发病过程中，分常证与变证。痰热闭肺型，是常证中较为严重的证型。若治不及时，或治疗不当，常易发生心阳虚衰和邪陷厥阴之变证，而危及患儿生命。故诊断应及时，治疗要准确、果断。

麻黄杏仁甘草石膏汤是仲景治伤寒表邪虽解，但热郁于肺，耗津炼痰，痰热互结，阻于气道，肺失清肃而症见发热、汗出而喘的主方。张子萍加入柴胡、黄芩、知母是助其清热滋阴化痰之力，以达开结平喘之目的。方中麻黄是知名的发汗解表之要药。但在此方，则非其用也。主要用其强力的宣肺、开闭、解郁之功，但其辛温之性又与现证不符，故必须以二倍以上量之生石膏，使其辛温之性转为辛凉之剂，方能应证。生石膏辛、微寒，阳明经药，祛肺胃实热，泻火而止渴，与麻黄相伍，宣肺而不助热，清肺而不留邪。杏仁破壅降逆，润肺平喘。炙甘草补脾益气，调和诸药。柴胡苦、辛、微寒，能开气分之结。黄芩苦，寒，能清气分之热。故仲景言："黄芩有三耦焉，……柴胡能开气分之结，不能泄气分之热；……黄芩协柴胡能清气分之热。"这就是张子萍组方用柴胡、黄芩之理，既开痰热之结，又清肺胃之热。知母苦、甘、寒，清热生津，润肺化痰。全方合力热清痰化，滋阴润肺。令肺气宣通，清肃复常，喘自平也。

（张子萍）

【案例九】习某某，女，1岁5个月，以"咳嗽伴喘息2天"为代主诉，于2021年7月2日就诊。

现病史：患儿无明显诱因2天前出现咳嗽，逐渐加重，伴喘息，无发热。现症见：咳嗽，气喘，喉间痰鸣音明显，无发热，大便尚可。

既往史：2020年12月28日在本院查鼻咽侧位片示腺样体肥大（Ⅱ度），间断治疗。无反复咳喘病史及过敏史、家族遗传史。

体格检查：体温36.5℃，咽腔充红，两肺可闻及少量固定性细湿啰音和明显哮鸣音，三凹征可见，苔白厚。

实验室检查：血常规+CRP：白细胞8.3×10⁹/L，红细胞4.51×10⁹/L，血红蛋白128g/L，血小板346×10⁹/L，中性粒细胞百分比31.9%，淋巴细胞百分比60.1%，单核细胞百分比6.4%，嗜酸性粒细胞百分比1.2%，淋巴细胞计数5.01×10⁹，红细胞平均体积74.5fL，平均血红蛋白浓度382g/L，大型血小板比率9.9%，C反应蛋白0.7 mg/L。呼吸道五项病原体筛查：腺病毒抗体IgM弱阳性。

西医诊断：腺病毒肺炎。

中医诊断：肺炎喘嗽。

中医证型：风热闭肺证。

治则：清热宣肺，祛痰止咳平喘。

处方：热喘方加减（自拟方）。鱼腥草颗粒15g，金银花颗粒10g，连翘颗粒10g，黄芩颗粒10g，桔梗颗粒6g，蜜麻黄颗粒6g，炒苦杏仁颗粒10g，蜜桑白皮颗粒10g，炒葶苈子颗粒10g，细辛颗粒3g，蜜款冬花颗粒10g，蜜紫菀颗粒6g，甘草颗粒3g，浙贝母颗粒10g，共1剂，1剂分6包，每次1包，每日3次，水冲服。

西药予头孢地尼分散片（诺祥福），每次0.5片，每日2次。

二诊：2021年7月3日复诊；患儿症状明显减轻，偶有咳嗽，无明显喘息。

查体：体温正常，咽腔充血减轻，两肺哮鸣音、细湿啰音消失，苔白厚，便溏。

续予处方：上方去细辛，共2剂，1剂分6包，3包/日，水冲服。

西药予头孢地尼分散片继服2天停。

三诊：服药4天后随诊，咳喘止，大便正常，体温正常，咽腔无充血，苔薄白，两肺呼吸音清，临床治愈。

【按语】腺病毒可以引起上呼吸道感染，也可以引起小儿肺炎，以6个月到2岁多见。发病初期就有频繁的咳嗽，接着出现喘息，大多数有发热；血常规检查白细胞计数一般不高，通常在合并细菌感染时才会升高；X线胸片可见点片状阴影，以两下肺和右上肺多见。本病属中医肺炎喘嗽病，急性期病位主要在肺，病因为外感风热病邪之后侵犯肺脏，使肺气失于宣肃，导致发热、咳嗽、喘息。治则是清热宣肺，祛痰止咳平喘。方中鱼腥草、金银花、连翘、黄芩、桑白皮清解肺经之热；麻黄、杏仁、细辛宣肺平喘；桔梗、葶苈子、浙贝母祛痰，紫菀、款冬花止咳。服之肺热得清，痰祛，肺经得以恢复清肃，则使症消病愈。

（张春萍）

【案例十】患儿，张某之子，男，2岁。以"发热咳嗽2天"为代主诉，于2009年11月3日初诊。

现病史：2天前患儿发热，咳嗽，至他院诊为"急性支气管炎"，并于门诊输液（具体药物不详）治疗效果欠佳，今转诊我处。

刻下症：患儿急性病容，呼吸急促，干咳甚，纳差，大便干，夜眠差。

体格检查：体温38.5℃，双肺呼吸音粗糙，舌红、苔黄，指纹浮紫。

西医诊断：急性支气管炎。

中医诊断：肺炎喘嗽。

中医证型：风热郁肺。

治则：辛凉宣肺，清热化痰。

处方：清热散6g，解热散8g，活血散3g，川贝止咳散8g，牛黄散6g。将上述散剂充分混匀后共分为3包，每日1包分3次服；并予安肺膏3贴分别贴于膻中穴、双侧肺俞穴。

随访：3日后患者复诊。服药1日后热退，纳眠改善；服药2日后咳嗽减轻，大便通，质稍稀；3剂药服完后病愈。

【按语】小儿脏腑娇嫩，形气未充，易感受外感之邪，冬春季节，外感病更易多见。患儿外感风寒，加之贻误治疗时机，入里化热，处方施以清热散、解热散，以清阳明经、太阳经、少阳经三经之邪，邪尽则热退。"治风先治血，血行风自灭"，故用活血散配伍，以活血行气，清心凉血，以助驱邪。患儿咳甚，用川贝止咳散以宣肺止咳，加安肺膏外治敷于膻中穴、双肺俞穴位，以安肺气，内外兼治，共奏止咳之效。《灵枢·经脉》云："肺手太阴经脉，起于中焦，下络大肠……"这是肺、大肠经脉的直接联系。肺与大肠通过经脉的互为络属而构成表里关系，再者肺与大肠在生理上密切相关，肺主宣发，大肠得以濡润，肺主肃降是大肠传导的动力。肺主气，司呼吸，通过肺的宣发，把清气布散全身，内而脏腑，把浊气肃出体外。呼气是肃除浊气的主要途径。另外肺外合皮毛，通过气门散气，调节呼吸，同时也通过大肠传导输化将浊气（矢气）肃出体外。肺气上逆，大肠气秘，故施以牛黄散，以消食导滞，通腑以降肺气。

（王启明）

【**案例十一**】陈某，女，1岁1个月。以"咳嗽3天，加重伴发热、气喘1天"为代主诉，于2018年6月5日就诊。

现病史：患儿就诊时低热，流清黄涕，咳嗽不爽，稍气喘，纳乳减少，夜眠欠安，大便干，小便正常。

体格检查：神清，精神稍差，咽红，扁桃体Ⅰ度肿大，无脓性分泌物，三凹征（±），两肺听诊呼吸音粗，可闻及喘鸣音。心脏听诊无异常，腹胀。舌质偏红，苔白腻，指纹紫于风关。

西医诊断：支气管肺炎。

中医诊断：肺炎喘嗽。

中医证型：风热闭肺。

治则：辛凉解表，宣肺开闭。

处方：银翘散6g，消风散5g，止咳散6g，葶苈子4g，炒苏子4g，消导散6g。分3包，每次半包，日2次，水煎服。

二诊：2018年6月9日复诊。服上药3剂后患儿体温正常，气喘缓解，黄涕，咳嗽较前增多，喉中痰鸣明显，纳乳增加，夜眠好转，大便仍偏干，小便正常。查体：精神好转，咽稍红，三凹征（-），两肺听诊呼吸音粗，可闻及痰鸣音。舌质偏红，苔白腻，指纹紫于风关。病情较前好转，进入肺炎中期，以痰多为主要表现，以清热止咳化痰为主。

处方：清热散6g，止咳散6g，泻白散6g，化痰散6g，蒌仁散5g，牛黄散5g。分3包，每次半包，日2次，水煎服。

三诊：2018年6月12日复诊。再服3剂后患儿鼻涕不显，咳嗽频率下降，喉中仍可闻及痰鸣，纳眠正常，大便正常，日1行。查体：咽不红，两肺听诊呼吸音粗，仍可闻及痰鸣音，舌质略红，苔白，指纹淡红。病情进入中后期，仍以化痰为主，此时以健脾化痰为主。

处方：七味白术散6g，参苓散8g，半夏散3g，活血散5g。分3包，每次半包，日2次，水煎服。

【**按语**】肺炎喘嗽病是儿科最常见的疾病之一，婴幼儿高发。孟牛安将该病的演变分为初期、中期、后期，秉承初期以宣、散为主，中期以清为主，后期以健脾、养脾为主。该病例患儿就诊以表证为主，低热、流涕、咳嗽不爽，散剂以止咳散（麻杏石甘汤加减）为主，加用疏风解表之消风散，辛凉解表之银翘散，止咳平喘之葶苈子、紫苏子，患儿舌苔白腻，腹胀，考虑兼有积滞，给予消导散消食导滞，诸方配合，共奏辛凉解表、宣肺开闭之效。二诊时患儿体温正常，气喘缓解，咳嗽痰多，大便干、少，进入肺炎中期，散剂以清、以通为主，此期仍以止咳为主，加用清热散、泻白散、化痰散清泻肺热，化痰散结，薏仁散、牛黄散通腑泄热。此期患儿痰多，大胆选用清泻肺热之泻白散、清热散。后期患儿热象渐退，以调理肺脾为主。"脾为生痰之源，肺为贮痰之器"，散剂选用七味白术散、参苓散健脾益气，半夏散温化痰饮，加用活血散活血化瘀。后期患儿舌苔、指纹未见明显紫暗血瘀之象，然考虑病程后期给予活血化瘀药物可改善肺脏循环，促进肺部啰音吸收，往往收到很好疗效。

（孟牛安）

【案例十二】患者，李某，男，7岁。以"咳嗽发热5天"为代主诉，于2012年12月10日初诊。

现病史：患儿壮热不退，已有5天，体温最高时达41℃，给予对症处理后体温下降不理想，伴咳嗽，有痰，黏稠，难以咳出，色黄，气急鼻煽，烦躁不安，腹胀腹痛，纳食不佳，便下秘结，小便短赤。

体格检查：精神尚可，皮肤无皮疹及出血点，咽部红肿，扁桃体Ⅰ度肿大，双肺呼吸音粗，可闻及喘鸣音，腹部稍胀。舌红苔腻，两脉数实。

辅助检查：血常规：白细胞6.3×10^9/L，淋巴细胞百分比53%，中性粒细胞百分比47%；胸片：两中下肺可见散在片状阴影。

西医诊断：支气管肺炎。

中医诊断：肺炎咳嗽。

中医证型：痰热闭肺。

治则：清热化痰、宣肺开闭，兼以导滞。

处方：清热散12g，化痰散12g，止咳散12g，生石膏12g，消积散10g，牛黄散10g，解毒散10g。上药调匀，分3包，每日2次，每次半包，加水适量，武火煎沸后约2分钟，去渣留药液约30mL温服。

二诊：2012年12月13日复诊。药后患儿微微汗出，体温渐有所下降，最高时达38.5℃，给予对症处理后可退至正常，情绪稍稳定，烦躁症状减轻，气急症状减缓，咳嗽减少，纳食有所增加，大便通畅，肺部喘鸣音及痰鸣音较前减轻。患儿腑气已通，热势渐解，病已转机，再以原法。

处方：清热散12g，化痰散12g，止咳散12g，生石膏15g，消积散10g，牛黄散10g。用法同上。

三诊：2012年12月16日复诊。药后汗出热退，精神可，偶有咳嗽，痰液减少，气促症状消失，舌红苔稍黄，饮食恢复，大小便正常。肺部未闻及明显喘鸣音，偶可闻及干啰音。患儿热势已去，病情渐愈，继原方兼以养肺润肺。

处方：清热散 12g，化痰散 12g，止咳散 12g，消积散 10g，养阴散 6g。用法同上。

随访：药后患儿仅在晨起后偶有咳嗽，痰少，无气喘，无发热，饮食正常，再以清肺和胃之品调治 1 周，复查胸片，肺部炎症吸收。

【按语】患儿壮热而烦，咳逆气急，为气分热盛，痰热闭肺之证。肺气不宣，气机不畅，故而气急鼻煽；肺与大肠相表里，上不宣，则下不通，热积在腑，故而腹满便秘；病邪化燥化火渐而深入，热灼于肺，津液受灼，则痰液增多，热为阳邪，故而痰液黄黏，难以咳出；热扰神明，故而烦躁不安。故急以清热散、解毒散、生石膏以清气分之热，清肺热；止咳散以宣肺理气；化痰散以化痰止咳；牛黄散、消积散以通腑消积。药虽 3 剂，上下宣通，病势即挫，热渐缓，及时撤解毒散，留生石膏继清气分之热。三诊时热退咳减，热渐去，而肺津受耗，故去牛黄散，加养阴散以养肺润肺，渐次调养，病体渐渐康复。

（杨颖）

（六）哮喘

【案例一】张某，男，6 岁。以"哮喘反复发作 4 年余，再发加重 1 周"为代主诉，于 1996 年 8 月 6 日初诊。

现病史：患儿自 1 岁半起，反复发作哮喘，查过敏原示：屋尘螨、蛋清、牛奶、虾、贝类等均阳性。曾间断 2 年吸入"辅舒酮、沙丁胺醇气雾剂"，哮喘时轻时重，近 1 周来哮喘加重，哮时痰多发憋，不能卧，纳差。

体格检查：患儿面色黄白，唇干燥，两肺可闻及中等量哮鸣音及痰鸣音。舌质淡，苔薄黄。

辅助检查：胸片示双肺纹理增粗紊乱，双肺含气量增加。

西医诊断：支气管哮喘。

中医诊断：哮喘。

中医证型：肺虚脾弱，胃不纳气，痰热阻肺。

治则：补益肺脾，纳肾定喘，清肺化痰。

处方：党参 10g，山药 15g，白果 10g，紫苏子 8g，核桃 6g，葶苈子 6g，桑白皮 8g，白茅根 10g，莱菔子 8g，甘草 2g。4 剂。

二诊：3 日后复诊。服上方 4 剂后，哮喘减轻，痰减少，咳憋仍有，白天咳止，夜晚仍有轻喘，时有咳痰，食欲明显增加，能平卧。原方基础上加瓜蒌 6g，利气宽胸、化痰。3 剂。

三诊：患儿又服上方 3 剂后，气喘消失，偶有咳嗽咯痰，咳时无痰憋，纳眠正常。双肺呼吸音粗，未闻及哮鸣音，可闻及少量痰鸣音，再服 3 剂巩固治疗。

【按语】小儿支气管哮喘病症反复发作，肺、脾、肾虚是根本，咳嗽痰喘属标实，故应标本同治。李兴永主任以人参胡桃汤纳肾补气，方中党参补肺定喘；核桃摄纳元气；山药健脾、补益肺肾，补而不滞，且双补气阴；白果敛肺益气，化痰定喘，专治久咳；葶苈子泻肺降气定喘；莱菔子化食定喘；桑白皮治肺定喘；白茅根清肺胃热；瓜蒌利气宽胸、清热化痰。此方是治疗哮喘反复发作、迁延不愈的虚证哮喘常用的处方。

（李兴永）

【案例二】患儿，男，1 岁半，以"反复喉中痰鸣，喘息 8 个月"为代主诉，于 1986 年 10 月 16 日初诊。

现病史：患儿 10 个月时感冒后出现喘息痰多，整日打鼾，吃奶或活动后喘息明显，住院治疗后症状略有减轻。患儿精神可，便正常。血常规检查正常。

既往史：有湿疹病史。

体格检查：咽腔无明显充血，两肺有痰鸣音和哮鸣音，无明显的细湿啰音。舌苔白厚。

西医诊断：婴幼儿哮喘（发作期）。

中医诊断：哮喘。

中医证型：痰湿。

治则：健脾燥湿，宣肺祛痰平喘。

处方：二陈汤加味。清半夏 5g，化橘红 6g，白茯苓 6g，甘草 6g，炒薏苡仁 10g，川贝母 3g，桔梗 3g，炙麻黄 3g，炙杏仁 3g，细辛 1.5g，白芥子 3g，紫苏子 3g。水煎服，日 1 剂，每日 3 次。

随访：患儿服药 1 周痊愈。两岁后未再喘息，哮喘治愈。

【按语】此患儿呼吸道目前没有明显的急性炎症，是气道黏液分泌过多，吸收不良，排出困难导致的，通常见于特应性体质的婴幼儿。这种病症用抗生素无效，是中药治疗适应证。麻黄、细辛、杏仁是宣肺之品，能解除气道的收缩；半夏、橘红、川贝母、桔梗为化痰之品，能减少气道的痰涎；紫苏子、白芥子能消除脏器的积液，不仅仅用于治疗呼吸道疾病。

（张静亭）

【案例三】沈某，女，13 岁，郑州市人。以"哮喘 2 年发作"为代主诉，于 1998 年 10 月 23 日初诊。

现病史：患儿哮喘病史 2 年，本次发作因洗澡受凉，突发咳嗽，气喘喉鸣，呕吐清稀痰涎，恶寒无汗，发热不渴，遂来就诊。

体格检查：体温 38℃。咽不红，舌苔白润，脉浮数。听诊两肺满布哮鸣音。

西医诊断：支气管哮喘。

中医诊断：哮喘。

中医证型：寒性哮喘。

治则：解表散寒，温化痰饮。

处方：小青龙汤。麻黄 6g，桂枝 6g，芍药 6g，细辛 3g，干姜 6g，半夏 6g，五味子 3g，炙甘草 6g。1 剂，日 1 剂，水煎分 3 次服。

二诊：1998 年 10 月 24 日复诊。体温降至 37.3℃，恶寒、喘咳减轻。原方继进 2 剂。

三诊：1998 年 10 月 26 日复诊。热退，恶寒、呕吐止。微感口渴，欲得热饮。稍有气促，咳嗽痰多，色白易吐。表邪已祛，改用健脾燥湿，化痰理气和中。

处方：二陈汤。陈皮 6g，制半夏 9g，茯苓 12g，炙甘草 3g。3 剂，日 1 剂，水煎早晚各服 1 次。

四诊：1998 年 10 月 29 日复诊。诸症全消。家长要求提高患儿免疫力治疗，预防感冒和哮喘发作。

处方：中成药参苓白术散合玉屏风散。每次各 6g，日 3 次。服 3 个月以观后效。

医嘱：①平时忌食生冷饮食。②适当体育锻炼增强体质。③经常按摩迎香穴、合谷穴、足三里穴，以增强肺、脾呼吸和运化功能。

随访：3 个月后家长告知患儿精神、饮食、二便均好，且未发哮喘。准予停药。但体育锻炼与穴位按摩要长期坚持。

【按语】此乃患儿素有伏饮，复感风寒，寒凝饮聚，互结阻肺，气道不通，肺失宣肃，哮喘发作。《伤寒杂病论》云："伤寒，心下有水气，咳而微喘，发热不渴。服汤已渴者，此寒去欲解也。小青龙汤主之。"方中麻黄辛温发散，利水平喘；桂枝辛温，温经通阳，助麻黄宣散之力；干姜、细辛散寒化饮；半夏降逆止呕，又可化痰，为防辛散太过，耗伤正气，以五味子酸敛，收肺肾之气，助芍药酸敛营阴而防血动；炙甘草益气和中，调和诸药，扶正而祛邪。八味药配伍祛邪而不伤正。其中干姜、细辛、五味子三药配合使用，以温散肺饮，止咳平喘，乃仲景治咳喘药物配伍之一大特点也。另服小青龙汤后，有效还是无效当以服汤后"渴与不渴"为评判标准。"服汤已渴者，此寒去欲解也。"言下之意，若不渴者，则表寒、里饮均未解也。当继用小青龙汤主之。若微有渴感即说明表寒、里饮已解，不必再用小青龙汤。此时张子萍思考痰饮之来源，截其源则痰无以生，气道则无阻，呼吸顺畅喘何作也！《证治汇补·痰症》言"脾为生痰之源，肺为贮痰之器"，故此时治疗当断生痰之源。先后改用健脾燥湿，化痰理气的二陈汤；

继用益气健脾，渗湿和胃的参苓白术散合益气固表的玉屏风散。目的在于培土生金，母能令子实，扶正以祛邪，获效良好。

（张子萍）

【案例四】 患儿，王某，男，10 个月。以 "咳喘 2 天" 为代主诉，于 2015 年 11 月 15 日初诊。

现病史：2 天前患儿咳嗽，喘息，有痰，多次因咳喘住院治疗。

体格检查：体温正常，三凹征阳性，咽腔轻度充血，两肺闻及大量哮鸣音。

辅助检查：血常规检查各项正常。

西医诊断：①婴幼儿哮喘（发作期）；②呼吸道感染。

中医诊断：哮喘。

中医证型：外感风热，内蕴痰湿。

治则：清肺涤痰，止咳平喘。

处方：鱼腥草 5g，连翘 5g，黄芩 5g，桑白皮 5g，浙贝母 5g，前胡 5g，化橘红 3g，炙麻黄 3g，炙杏仁 3g，细辛 1.5g，葶苈子 5g，炒枳壳 3g，紫菀 3g，甘草 2g。颗粒剂，4 剂，每日 1 剂，分 3 次冲服。

二诊：2015 年 11 月 19 日复诊。患儿喘息止，偶咳有痰。听诊：两肺哮鸣音消失。上方继服 4 剂后完全缓解。平时患儿晨起或活动后都没有咳喘，症状缓解后没有使用吸入剂和其他药物。

三诊：2016 年 1 月 6 日复诊。主要症状是发热，咳喘。查看咽腔有明显充血，三凹征阳性，两肺闻哮鸣音，未闻及细湿啰音，体温 38℃，大便正常。血常规检查：白细胞 8.7×10^9/L，中性粒细胞百分比 32.2%，淋巴细胞百分比 66%，单核细胞百分比 1.8%，嗜酸性粒细胞百分比 0.00%。

西医诊断：①婴幼儿哮喘（发作期）；②上呼吸道感染（病毒感染）。

中医诊断：咳喘。

中医证型：痰热闭肺。

治则：清肺涤痰，止咳平喘。

处方：鱼腥草 9g，金银花 9g，黄芩 6g，生石膏 10g，柴胡 6g，桑白皮 6g，浙贝母 3g，炙麻黄 3g，炙杏仁 3g，细辛 1.5g，葶苈子 6g，化橘红 3g，甘草 2g。颗粒剂，3 剂，每日 1 剂，分 3 次冲服。

四诊：服药后第 2 天体温正常，咳喘明显减轻，仅活动后喉中喘鸣。查体：体温 36.6℃，咽腔充血减轻，两肺哮鸣音消失，无啰音，三凹征消失，大便正常。

处方：上方去生石膏、柴胡，继服 4 剂。再次复诊症状皆消。

393

随访：2016 年 9 月至 2019 年 3 月患儿因咳嗽就诊 4 次，没有伴随喘息，两肺无哮鸣音出现。现在患儿 3 岁 2 个月，平时没有喘息出现，目前有呼吸道感染引起咳嗽时，也不出现喘息。说明婴幼儿时期的哮喘痊愈。

【按语】全球支气管哮喘防治创议方案制定了哮喘的诊断和治疗及预防方案。对于 5 岁以上哮喘的治疗提倡长期使用气雾剂吸入，以改善患者的气道高反应性，这是现代医学的新进展。多年来临床治疗观察，长期吸入气雾剂未能解决婴幼儿哮喘的反复发作，用中药治疗比长期吸入气雾剂的效果好。这更加符合婴幼儿哮喘的病理变化，和年长儿的支气管哮喘不同，治疗不应采取长期吸入气雾剂。反复强调的原因是遇到太多的婴幼儿哮喘吸入气雾剂数月及年余仍反复发作，而中药显著的疗效使患儿家长如释重负。

（张春萍）

【案例五】患者，张某，男，9 岁。以"反复喘促，喉间哮鸣 7 年"为代主诉，于 2007 年 10 月 6 日初诊。

现病史：患儿气喘、喉间哮鸣，咳嗽、咳吐泡沫白稀痰、口不渴而喜热饮，鼻痒，流清涕，大便稍稀，喷嚏，睡眠不安，苔薄白，脉浮紧。

体格检查：精神差，无鼻翼煽动，咽无明显充血，三凹征阳性，呼吸 32 次 / 分，双肺听诊呼吸音粗糙，满布哮鸣音。

西医诊断：哮喘。

中医诊断：哮喘（发作期）。

中医证型：寒性哮喘。

治则：温肺散寒，化痰定喘。

处方：制附子 10g，炙麻黄 6g，细辛 2g，蝉蜕 5 个，地龙 8g，杏仁 10g，紫苏子 10g，甘草 3g。3 剂，每日 1 剂，水煎服。

二诊：2007 年 10 月 9 日复诊。3 天后诸症明显好转。但仍表现为精神差，面色㿠白，倦怠，乏力，大便稍稀，舌淡苔白少，脉细乏力。查体：呼吸 16 次 / 分，咽无充血，双肺听诊可闻及少量哮鸣音，FEV_1 在预计值的 60% ~ 80%。辨证为肺脾肾三脏亏虚，治以补益肺脾肾，纳气平喘之法。

处方：制附子 10g，菟丝子 10g，淫羊藿 10g，炙麻黄 5g，细辛 3g，五味子 10g，地龙 12g，甘草 3g。嘱其制为胶囊，每日 3 次，每次 2 粒，温水送服。配合每天吸入必可酮 200μg/ 次，日 3 次；喘康速 250μg/ 次，日 2 次。

随访：患者于 2008 年 4 月复诊，半年未发病，嘱其继续口服中药，配合每天吸入必可酮 200μg/ 次，日 2 次；喘康速 250μg/ 次，日 1 次。现停必可酮、喘康速，未再发病，嘱其继续口服中药胶囊共 3 年。

【按语】诊断为哮鸣病（发作期）寒哮证。患儿素体气虚不耐寒侵，风寒袭肺，与伏痰相搏击于气道，故而气喘、喉间哮鸣；肺失宣肃，聚而成痰成饮，故咳嗽白色泡沫样稀痰；风寒袭于咽喉而鼻痒、流涕、喷嚏；本为肺脾肾虚，故口不渴而喜热饮；苔、脉为外感风寒之证。

哮喘一案，急性期为寒喘证，给予口服汤剂并静脉滴注西药。缓解期则肺、脾、肾三脏俱虚，气虚不能上荣于面而面色㿠白，肾虚不能主骨生髓而精神差、乏力；脾虚气血生化无源，健运失职，不能升清降浊，故倦怠、大便稀；舌淡苔白少，脉细乏力为气虚之证。方用制附子、菟丝子、淫羊藿补益脾肾；麻黄、附子、细辛汤助阳解表；五味子、地龙敛肺平肝；甘草调和诸药。共奏补益肺脾肾，纳气平喘之功。临床治疗中疗效理想。杨颖主任医师认为缓解期属慢性病诊治范畴，如果由此方制成固定胶囊则可省去患儿家长的很多麻烦。

（杨颖）

（七）反复呼吸道感染

【案例一】蔡某某，男，4 岁，以"咳喘 2 年余"为代主诉来诊。

现病史：患儿平素体虚，每次发作时咳喘吐痰，痰质清稀而色淡，夹杂风沫，喉中痰声漉漉，胸闷不舒，鼻气促。入夏则轻，冬则剧，经某医院诊为小儿支气管炎。症见面色萎黄，食欲不振，肌肤赢瘦，自汗盗汗，脘腹胀满，少气乏力，精神欠佳。夜间往往被剧咳所扰。诊其脉象浮而滑，舌质淡，苔白腻。

西医诊断：反复呼吸道感染。

中医诊断：咳喘。

中医证型：肺脾气虚。

治则：补肺固表，健脾益气。

处方：温肺定喘汤加减。麻黄 9g、槟榔 9g、杏仁 9g、茶叶 9g、干姜 6g、细辛 6g、白果仁 24g、黄柏 9g、苏叶 9g、白胡椒 6g。共研极细末，每日 2 次，每次 0.9g，开水冲服。

二诊：3 日后复诊，服药后诸症缓解，坚持服药半个月，咳止痰消，闷喘平，面色红润，饮食正常。精神体质均较前好转，已不再虚汗涔涔。

为巩固疗效，又用方：白胡椒 6g、白果仁 24g、干姜 6g、细辛 9g、茯苓 15g、陈皮 15g、冬虫夏草 9g、炒槟榔 9g、黄柏 9g、五味子 9g、焦三仙各 6g、茶叶 9g，共研细末，服法同前。

一年后随访，未再复发。

【按语】脉证合参，乃为寒湿内蕴，湿痰阻络，肺气失宣所致。治宜温中健脾，宣肺化痰。本例为肺虚不能卫外，脾虚不能运化，肺脾两虚，外邪侵入，寒湿内蕴，应从肺脾同治，郑老认为，此种证候，小儿尤为突出。在治疗中，以干姜、白胡椒、细辛温中健脾；槟榔、白果仁、茯苓、陈皮、黄柏燥湿化痰；焦三仙和胃；冬虫夏草、五味子补虚敛肺；仅配伍少量止咳平喘的麻黄、杏仁便可达到咳消喘平的目的。本例制以药末，便于小儿服用。

（郑颉云）

【案例二】段某某，女，2岁3个月。以"反复呼吸道感染半年余"为代主诉，于2018年5月12日初诊。

现病史：患儿半年前因肺炎住院治疗，经治疗后病情改善出院。出院时轻微咳嗽，稍流涕，偶有打喷嚏，院外继续口服感冒颗粒等药物治疗。其间患儿反复低热，咳嗽时轻时重，流涕，打喷嚏，曾就诊于多家诊所及医院的儿童发热门诊、哮喘门诊、耳鼻喉科门诊，口服小儿感冒退热糖浆、小儿解感颗粒、百咳宁、感冒颗粒、化痰止咳颗粒、鼻渊通窍颗粒等药物，以糠酸莫米松鼻喷雾剂喷鼻，布地奈德、特布他林雾化等治疗，效不佳。

刻下症：患儿间断低热，稍咳嗽，有痰，流涕，打喷嚏晨起明显，易出汗，饮食差，睡眠一般，大便偏干，小便正常。舌质淡，苔薄白，指纹淡紫。

西医诊断：反复呼吸道感染。

中医诊断：感冒。

中医证型：肺脾气虚。

治则：健脾益气固表。

处方：固表散8g，七味白术散8g，炒薏仁4g，消导散8g。分7包，每次半包，日2次，水煎服。

二诊：2018年5月20日复诊。患儿咳嗽不多，汗出减少，无流涕，大便仍偏干，饮食不佳。则上方加内金散、莱菔子以助运健脾消食，再予以7包，患儿病愈。

【按语】患儿有肺炎病史，结合患儿平素饮食差，脾胃为后天之本，患儿脾胃虚弱，气血生化乏源，故体弱；体弱则肺气不充，卫表乏力，则易体虚易汗出；肺卫不固，则易于外感；肺气失宣发肃降则咳嗽；加上脾虚运化无力，津液不布，化生痰液，则出现咳嗽咳痰。结合舌苔、指纹，药用固表散（黄芪、白术、防风、桂枝、白芍、煅龙骨、煅牡蛎），其中黄芪、白术、煅龙骨、煅牡蛎补肺固表敛汗；七味白术散（人参、茯苓、白术、甘草、藿香叶、葛根、广木香等），其中人参、茯苓益气健脾；薏仁止咳化痰；患儿脾胃虚弱，在补脾益肺的同时加以消食健脾，方选消导散（山楂、神曲、枳壳、麦芽），其中麦芽、神曲、山楂健脾消食。

（孟牛安）

（八）失音

【案例】贾某，男，7 岁，河南省周口市太康县人。以"失音半年余"为代主诉，于 1979 年 1 月 3 日初诊。

现病史：因学校提倡小学生练习高声朗读课文，同学们终日攀比狂吼高喊，渐渐声音嘶哑，久之失音。中西医治疗日久无果，今来省城就医。患儿形体消瘦，气短懒言，言之无声。伴纳差，咽干欲饮，便干。舌苔薄黄，脉沉细。

西医诊断：慢性喉炎。

中医诊断：失音。

中医证型：肺肾阴虚。

治则：滋阴纳气。

处方：都气汤。熟地黄 15g，山茱萸 9g，山药 9g，茯苓 7g，牡丹皮 7g，泽泻 7g，五味子 6g。3 剂，日 1 剂，水煎服。

二诊：1979 年 1 月 6 日复诊。服后无不良反应，仍发不出声音。继服 7 剂。

三诊：1979 年 1 月 13 日复诊。说话已能发出微弱声音。纳差，咽干，便干好转。再服 10 剂，服法同上。

四诊：1979 年 1 月 23 日复诊。发音已正常，但不能言久，久则气短，余症均消。此肺虚及脾，子令母虚。拟益气健脾，培土生金，佐以补肾之法。

处方：四君子汤合六味地黄丸。党参 12g，白术 9g，茯苓 9g，炙甘草 6g。7 剂，日 1 剂，水煎，分早晚两次服；六味地黄丸（大蜜丸）每次半丸，日 2 次，随汤剂一起服下。后随访，痊愈。

【按语】此乃肺肾气阴两虚所致。肾阴虚，声无以生。肺气虚，声无以发，肺阴虚喉不得润，气道滞涩声无以出。中医认为声音的产生与五脏均有干系。尤以肺、肾、肝三脏最为密切。因肾为声之根，肺为声之门，肺主声，主气，声由气发，出于喉咙。肺肾经脉循喉咙而系舌本。肝主呼，肝气足则声洪亮，肝不足则声微。声哑、失音，多由外感与内伤引起。外感六淫之邪皆可致病，主要病位在肺。病机为外邪袭表，内合于肺，肺气壅塞，气机不利，清肃失令，属"金实则无声"。本例则为内伤所致，因长久狂吼大喊，耗伤肺之气阴，使肺不得养，咽喉不得润，则声无以发，此属"金破则无声"。又肺为水之上源，上源无水，则下源必涸。肾无水养，则声根不生。阴不育阳，则声根不长，此阴生阳长之理也。治以滋阴敛气。方选都气丸。方中熟地黄，甘、温，味厚，滋肾阴，益精髓；山药补脾固精，益后天以养先天，助熟地黄滋肾填精；山萸肉酸、温，养肝血，涩肾精，血可化精，精能化气，气能发声，此乃三补也，而重在补肾阴。方中泽泻，泄肾浊以防熟地黄之滋腻；牡丹皮微寒，清泻肝火以制山茱萸之温；茯苓渗利脾湿，助山药健脾，此为三泻也。三补三泻是六味地黄汤知名的组方特点，三泻可以制约三补滋腻之弊，使本方以补为主，以泻为辅，补而不滞，开合有序，使六味地黄汤成为平补肾阴的通用方剂。加五味子酸温入肺肾，在上滋肺阴以济下源，并收敛肺气；在下补肾阴，收摄真气归元。至此，使声有根生之源，肺有声发之门，喉有声出之口，一路无阻，声出顺畅而病愈。

（张子萍）

二、脾系疾病

（一）口疮

【案例】雷某某，女，住址为新疆乌鲁木齐市化工二厂。以"口腔溃疡时发时愈4年"为代主诉，于1970年5月初诊。

现病史：1967年以来患口舌溃疡，糜烂热痛，此起彼落，时发时愈，缠绵日久，饮食不爽。本次复发月余，曾用龙胆紫、核黄素、黄连上清丸、牛黄解毒丸等药物治疗无效。

刻下症：患者咽腔红肿，口热流涎，言语及进食则疼痛难忍。口渴喜饮，纳差脘胀，烦躁不寐，小便短赤，大便燥结，耳鸣。

体格检查：口腔两颊黏膜及舌、牙龈等处呈现大小不等的白色溃疡点、斑，边缘淡红。舌质红，苔黄厚，脉细数。

西医诊断：口炎。

中医诊断：口疮。

中医证型：心胃积热，郁而化火。

治则：清热解毒，通便泻火，化腐收敛。

处方：五倍子泻心汤加减（自拟方）。黄连 6g，黄芩 12g，大黄 4.5g，五倍子 6g，牛蒡子 9g，马勃 9g，硼砂 1.5g，白矾 1.5g，硇砂 1.5g，金果榄 9g。共 3 剂。

二诊：1 剂通便，胀减，纳增，口烂热痛亦减；尽剂，溃疡热肿消除，腐去生肌，诸症皆瘳。为巩固疗效，继投六味地黄丸 20 丸，以资善后。

随访：观察数月，未见复发。

【按语】口疮一症，有虚有实，虚者阴虚，实者热盛。本例病程迁延，时发时愈，查其脉证，乃为心肾阴虚，胃肠积热所致的虚实夹杂证。故先以五倍子泻心汤加减治其标实。方中三黄泻三焦之实热，荡涤胃肠积滞；硼砂、白矾、硇砂清热解毒，祛腐生肌；五倍子收敛生肌；牛蒡子、马勃、金果榄清热利咽。诸药协调，共奏泻火解毒，生肌祛腐之效。考本例以往曾以清热解毒之剂多次治愈，而后又多次复发，究其根源，乃素为阴虚阳旺之体，故终以六味地黄丸滋阴壮水，固其根本而收全功。

（郑颉云）

（二）滞颐

【案例】夏某，女，3 岁。以"反复流口水 2 年余"为代主诉，于 2013 年 10 月 15 日初诊。

现病史：系早产儿，6 个月时即出现流口水，未予重视。随着年龄增长，流口水症状未有缓解，严重时张口时口水即从口角溢出，每天需要换数次围脖，虽多次采用中医外治、口服益生菌、健胃消食口服液等药，仍无明显效果。经他人推荐至史老师处就诊。

刻下症：患儿精神萎靡，面色白少华，神疲乏力，流涎较多，涎液清稀，纳食不佳，大便偏稀，小便清长，畏寒怕冷，手足不温。舌体胖色淡，苔白腻水滑，脉沉细。

西医诊断：流涎。

中医诊断：滞颐。

中医证型：脾虚寒凝，饮停中焦。

治法：温中祛寒，健脾助运。

处方：附子理中汤加减。制附子 3g（先煎），白术 6g，人参 3g，干姜 5g，砂仁 3g，藿梗 3g，炙甘草 3g。3 剂，水煎服，日 3 次，嘱家属少喂甜食。

二诊：2013 年 10 月 19 日复诊。精神好转，流涎有减少趋势，舌苔水滑减少，原方继进 7 剂。

三诊：2013 年 10 月 27 日复诊。流涎减少，手足较前变温，纳食增加，舌体稍胖大，苔白腻，脉沉迟。

处方：制附子 3g（先煎），白术 6g，人参 3g，炮姜 3g，砂仁 3g，藿香 3g，炙甘草 3g，大枣 3g，吴茱萸 1g。3 剂，水煎服，日 3 次。

四诊：2013 年 10 月 30 日复诊。流涎基本消失，舌淡红，苔白稍腻，大便正常，予香砂六君子汤调理善后而愈。

随访：患儿 1 年多来一直在史老师处就诊，流口水未见复发。

【按语】《诸病源候论·小儿杂病诸候·宿食不消候》云："小儿宿食不消，脾胃冷故也。小儿乳哺饮食，取冷过度，冷气积于肠胃，脾胃则冷。"小儿素体中阳不足，若其母平时喜食寒凉生冷之品，儿食其乳，脾胃受寒，或患病后寒凉药物攻伐太过，冷积中脘，损伤中阳，脾胃虚寒，不能正常纳化而出现流口水、呕吐、腹痛、大便溏泄等症。史纪教授认为，脾为太阴之脏，"太阴湿土，得阳始运"，对于脾胃虚寒证，常予理中汤温运中阳，佐以醒脾、运脾之药。若脾阳虚衰日久，常累及肾阳而出现脾肾阳虚，可酌情加肉桂、附子等药振奋肾阳，肾阳为全身阴阳根本，肾阳足则全身五脏六腑阳气皆旺。

中焦脾失运化，津聚为涎而常溢口外致成是症。该患儿先天不足，后天失养，脾虚生寒，寒凝津聚而久治不愈者，乃中焦虚寒之故。史老师直投附子理中汤补脾而温阳，加砂仁醒脾，藿梗行气化湿与诸药益彰。2 年余顽症 10 剂而效显。小儿易寒易热，为防药过病所，藿梗调整为藿香，且干姜易为炮姜，加吴茱萸意在降浊。

（史纪）

（三）腹痛

【案例一】患儿王某，女，4 岁 5 个月。以"间断腹痛 3 月余"为代主诉，2017 年 10 月 13 日初诊。

现病史：患儿腹痛日久，腹痛以脐周为主，疼痛呈阵发性，每次持续时间不等，行碳 13 呼气试验阴性，腹部彩超示腹腔内可见数个淋巴结回声，较大者约 16.0mm × 5.3mm，肝、胆、胰、脾、胃肠道、阑尾均无异常。予头孢克肟、阿奇霉素口服 2 周效不佳，服药期间患儿出现恶心欲呕等胃肠道不良反应，今求治于黄师。

刻下症：患儿面色发黄，头发色泽偏枯，舌质红，苔薄白，脉弱。

西医诊断：肠系膜淋巴结炎。

中医诊断：腹痛。

中医证型：脾胃虚弱兼痰瘀。

治则：健脾补胃，化痰，活血化瘀。

处方：自拟腹痛方。太子参、白术、茯苓、陈皮、甘草、连翘、杏仁、五味子、地骨皮、枳实、白芍。

二诊：2017年10月18日复诊。予腹痛方5剂后，家长诉其腹痛减轻，复查腹部彩超示腹腔淋巴结较前减小，较大者约10.2mm×3.3mm。守方续服3剂，腹痛基本消失。

【按语】本方以太子参为君药，补肺阴、健脾胃，与其他参类相比，太子参滋补之力较弱，但药性平稳，乃清补之佳品，尤宜于小儿；白术健脾益气，茯苓健脾宁心，陈皮理气健脾，三药共为臣药，以助太子参健脾之功，且三药均有燥湿化痰之功，健脾化痰，畅中焦之气；佐以五味子酸、咸以入肝补肾，辛、苦以入心补肺，甘入中宫益脾胃，助君、臣健脾之功；地骨皮可清肺降火，《本草备要》云"地骨皮乃走表又走里之药，消其浮游之邪，服之未有不愈者"；连翘消肿散结、疏散风热；杏仁降气，还可润肠通便；枳实可下气破结；白芍可养血柔肝，缓急止痛；使以甘草以益气和中，调和诸药。腹痛方以四君子汤为基础方，取其健中焦脾胃、畅中焦气机。方中五味子、地骨皮及连翘三药运用甚妙，《药品化义》中载"五味子，乃五味咸备，而酸独胜"；《医学衷中参西录》中提出："地骨皮即枸杞根上之皮也，其根下行直达黄泉，禀地之阴气最厚……为其力优于下行有收敛之力……能使上焦浮游之热因之以清肃。"二药酸敛之性与连翘升浮宣散之力结合，一敛一散，以助散结；腹痛日久必有气血瘀滞，方中连翘乃"疮家圣药"，有流通气血，治十二经血凝气聚之功，还可疏肝理气，与白芍、枳实同用，增强理气活血疏肝之力。

（黄姓）

【案例二】李某，女，5岁。患儿以"间断腹痛1月余，加重2天"为代主诉，于2017年12月7日来医院就诊。

现病史：1个月前患儿无明显原因出现腹部疼痛，时轻时重，可自行缓解。2天前患儿腹痛加重，家长予"四磨汤"口服，仍未见明显改善，遂至我科门诊治疗。

刻下症：患儿腹痛，脐周明显，无发热，无呕吐，纳眠欠佳，大便干，2~3日1行，小便黄。

体格检查：神志清，精神一般，发育正常，营养欠佳，面色暗滞。舌质暗，可见瘀点，苔黄腻，脉涩，咽稍红，双侧扁桃体Ⅱ度肿大。腹胀，脐周压痛明显，右下腹部无压痛及反跳痛。肠鸣音存在。

辅助检查：血常规：白细胞$13.0×10^9$/L，中性粒细胞百分比76%，淋巴细胞百分比23%，血红蛋白110g/L。腹部彩超：肠系膜根部可见簇状排列淋巴结，最大约

15mm×8mm；阑尾区未见明显异常。

西医诊断：肠系膜淋巴结炎。

中医诊断：腹痛。

中医证型：气滞血瘀。

治则：活血行气，散结止痛。

处方：川芎 9g，延胡索 6g，瓜蒌 6g，夏枯草 9g，桃仁 6g，山楂 6g，木香 6g，白芍 9g，甘草 6g。共 7 剂，日 1 剂，水煎服，分两次口服。

二诊：2017 年 12 月 15 日复诊。患儿服药 7 天后复诊，腹痛基本消失，无发热，无呕吐，纳眠较前明显好转，大小便正常。神志清，精神可，面色欠红润，舌质稍暗，苔稍腻，脉缓。咽稍红，双侧扁桃体Ⅱ度肿大，心脏听诊（－），双肺听诊呼吸音粗，未闻及干湿性啰音。腹稍胀，脐周、右下腹部压痛不明显，无反跳痛。肠鸣音存在。神经系统检查未见明显异常。

处方：上方去木香，加白芍 6g，茯苓 9g。共 7 剂，日 1 剂，水煎服，分两次口服。

三诊：2017 年 12 月 24 日复诊。服药 7 天后复诊，患儿无腹痛，面色红润，纳眠可，二便调。家长要求复查彩超。彩超示：肠系膜根部可见淋巴结，最大约 8mm×4mm。

处方：上方去延胡索、瓜蒌，加白术。共 7 剂，日 1 剂，水煎服，分两次口服。

随访：症状已消失。

【按语】小儿肠系膜淋巴结炎是现代医学概念，它以腹痛为主要临床表现，腹部彩色多普勒超声检查可见淋巴结肿大。其中医病名尚未明确。朱珊结合自身多年临床经验，将小儿肠系膜淋巴结炎归属于中医"腹痛"的范畴进行诊治。由于小儿脾胃尚未发育充足，脾胃功能较为薄弱，经脉尚未充盛，容易外感时邪，外邪侵袭，加之饮食不节，则脾胃纳化失司，导致肠腑气滞，气机升降失调，脾胃运化功能受损，津液不能及时地吸收、转输及布散，导致水湿停聚，聚集成痰；另一方面，气为血之帅，脾主统血，脾胃气滞则气不行血、气不摄血，血液运行统摄无力，溢于脉外，则瘀血停滞。痰浊、瘀血互相交阻而成癥瘕积聚，不通则痛。气机壅滞为本病的病理基础，痰浊、瘀血为本病的病理产物，三者为发病的主要病理要素，朱珊提出了"有瘀必有痰"的理念，临证治疗本病时主张活血行气、化痰散结以止痛。

方中川芎辛散温通，既能活血化瘀，又能行气止痛，为"血中之气药"，能通达气血，开郁散结，为治疗气滞血瘀型诸痛之要药。延胡索能行血中之气滞、气中之血滞，专治一身上下诸痛，助君药活血、行气、止痛；瓜蒌功用清热化痰、宽胸散结、润肠通便，善于涤痰结、利大肠、消痈肿疮毒；夏枯草味辛、苦，性寒，辛能散结，苦寒主入肝经，能散结消肿；桃仁有活血祛瘀、润肠通便之效，与延胡索、瓜蒌、夏枯草共为臣药，共奏化痰消肿散结之功。山楂酸、甘，微温，归心、肝、大肠经，有消食化积、行气散瘀之效；木香辛行苦泄温通，功擅行气止痛、健脾消食，二者共为佐药，健脾消积合众。白芍、甘草兼为使药，二者相伍，功擅柔肝缓急、疏挛止痛。全方散中有收，以活血行气为主，兼顾化痰散结、健脾和中，使气机调畅，瘀血得行，痰结得散，腹痛得止。二诊患儿腹痛减轻，去木香，加茯苓增强健脾益气之功。三诊患儿诸症均消，去延胡索，加白术，意在补气健脾，使"四季脾旺不受邪"，增强患儿的正气，调理患儿的体质，提高患儿的免疫力。

（朱珊）

【案例三】李某某，男性，4岁。以"腹痛1天"为代主诉，于2015年3月16日初诊。

现病史：1天前患儿因贪食冷饮后出现腹痛，疼痛部位主要为胃脘，阵发性疼痛，喜温喜按，不欲饮食，手足不温。舌淡红，苔白滑，脉弦紧。

西医诊断：胃炎。

中医诊断：腹痛。

中医证型：腹部中寒。

治则：温中散寒，理气止痛。

处方：逐寒散12g，顺气散8g，游山散8g，运脾散10g。分3包，每次半包，日2次，水冲服。

随访：3天后复诊，患儿腹痛未再发作。

【按语】该型腹痛为临床常见证型，常见于小儿过食生冷，中阳受戕，因寒主收引，寒凝则气滞，进一步导致经络不通，气机不畅，气血壅阻而腹痛。病案中治疗选用了特色儿科中药散剂，其中逐寒散（胡椒、炮姜、丁香等）为主药，起到温中散寒的作用；顺气散（陈皮、木香、香附等）以理气止痛；游山散（蒲黄、延胡索等）以化瘀理气止痛；再辅以运脾散（苍术、陈皮、厚朴等）运脾开胃。中药散剂在治疗腹痛方面加入顺气散的运用同样也体现了孟老师的观点。以上各散剂各司其职，共同作用，方便简廉，药到病除。

（孟牛安）

（四）胃脘痛

【案例】赵某某，女，16岁，河南省禹县（现禹州市）人。以"间断腹痛2年"为代主诉，于1973年8月11日初诊。

现病史：2 年前冬天，母亲去世，因受兄嫂虐待，连续 7 天去母坟上哭诉哀伤，结果患了重感冒及胃痛病。经当地公社卫生院治疗，感冒愈，且留下胃痛顽疾。胸腹胀满，胃脘疼痛，得温则舒，遇冷加剧，揉按痛减。伴恶寒怕风，畏寒肢冷，自汗，盗汗。即使炎炎夏日，长衣裹身亦觉凉风不断入体。尤其背部与腿部最为明显。纳差，大便时干时稀。舌质淡，苔白腻，脉浮弦。此乃太阳表证未解，风寒久结太阴，寒凝气滞，经络闭阻，营卫不和，肝脾失调所致。

西医诊断：胃炎。

中医诊断：胃痛。

中医证型：脾胃虚寒。

治 则：温中散寒，调和营卫，佐以疏肝理脾。

处 方：桂枝加芍药汤加味。桂枝 10g，芍药 20g，生姜 10g，炙甘草 6g，柴胡 6g，佛手 10g，大枣 12 枚。3 剂，水煎服，日 1 剂，分两次温服。

二诊：1973 年 8 月 14 日复诊。恶寒，腹痛，汗出，肢冷减轻，白厚苔减薄。改原方中芍药为 15g，继服 7 剂。

三诊：1973 年 8 月 21 日复诊。恶寒，腹痛消失，食量增。唯大便偶溏，微汗，肢稍冷。上方继服 3 剂。

四诊：1973 年 8 月 24 日复诊。诸症俱消。唯脉沉右关无力。此虽表、里证已解，但其脉说明脾胃生化之气尚未完全恢复。

处 方：四君子汤合玉屏风散。党参 12g，白术 10g，茯苓 10g，炙甘草 6g，黄芪 15g，防风 12g，生姜 9g，大枣 3 枚。10 剂，水煎服，日 1 剂，以善后。

随访：病愈。

【按语】桂枝汤证是太阳病误下，邪陷太阴，寒伤中阳，脾阳不振所致。寒主收引，则腹满挛急，胃脘疼痛。脾虚则肝木乘之而加重拘挛疼痛。故方中桂枝辛温，温阳化气，温经通脉，开发脾阳，以生化源，助营卫而解外证。芍药和里缓急，解挛急而止疼痛。正如程钟龄言："芍药专治腹痛，仲圣之法，实即秦汉以前历圣相传之法，说者每谓腹痛是肝木凌脾，芍能助脾土而克肝木，故为腹疼之主药。"李东垣又以"中焦用白芍，则脾中升阳，使肝胆之邪不敢犯"。张子萍加柴胡、佛手疏肝解郁，理气和中，助白芍升举中焦阳气以调肝脾；生姜温中散寒，和胃止痛；甘草、大枣益气健脾，调和诸药。全方共奏解肌调营卫，化气调阴阳之功。内外寒邪除，中阳升，肝脾和，则阳复阴平，病自趋愈。

（张子萍）

（五）泄泻

【案例一】崔某，男，8岁。以"反复腹泻半月余"为代主诉，于2014年10月20日初诊。

现病史：患儿平素嗜食辛辣之品，半个月前出现腹泻，不思饮食，曾口服抗生素，中药以"葛根黄芩黄连汤、参苓白术散等"加减治疗，腹泻有所减轻，仍不能收功而就诊。

刻下症：精神尚可，面色萎黄，纳呆呕恶，脘腹胀满，大便每日3~4次，大便黏滞不爽，小便短赤，晚上睡眠不佳，入睡困难。舌红，苔黄厚腻，脉滑数。

西医诊断：腹泻。

中医诊断：泄泻。

中医证型：湿热泻。

治则：清利湿热，宣畅气机。

处方：黄连温胆汤加减。黄连6g，法半夏9g，竹茹12g，枳实6g，茯苓15g，陈皮9g，藿香9g，防风6g，甘草3g。3剂，水煎服，日1剂，每日3次。嘱其忌肥甘厚腻、辛辣食物及甜食。

二诊：2014年10月24日复诊。患儿腹泻症状好转，大便日2~3次，大便偏稀，纳食不佳，睡眠好转，活动时汗出，易乏力。舌淡红，苔白腻，脉缓。

处方：守法再调，方以七味白术散加减。党参6g，炒白术12g，茯苓9g，葛根6g，藿香6g，木香3g，砂仁3g。4剂，水煎服。

三诊：2014年10月30日复诊。患儿服药后诸症皆减轻，大便基本成形。继服上药2剂，患儿诸症皆消。

【按语】《医宗金鉴》云："……乳贵有时，食贵有节，可免积滞之患，若父母过爱，乳食无度，则宿滞不消而疾成矣。"由于小儿乳食不知自节，或过食肥甘厚腻之品，损伤脾胃，小儿脾常不足，脾胃损伤不能正常运化谷物水液，水反为湿，谷反为滞，湿与滞结合久则化热，形成湿热之证。对于中焦实热证的小儿多种疾病，史纪教授常采用清热泻脾法，但中病即止，绝不过度使用苦寒药物，防止苦寒之药伤脾。

《脾胃论·卷下·饮食伤脾论》云："夫脾者，行胃津液，磨胃中之谷，主五味也。胃既伤，则饮食不化，口不知味，四肢倦困，心腹痞满，兀兀欲吐而恶食，或为飧泄，或为肠澼，此胃伤脾亦伤明矣。"脾为湿土，为"受湿之区"，湿邪最易伤脾，小儿"阳常有余"，湿邪容易从热而化，酿生湿热，内蕴中焦；患儿平素喜食辛辣食物，胃为燥土，喜润恶燥易患燥病，燥为阳热之邪，燥甚则热，胃热脾湿结合即为湿热。黄连温胆汤有清利湿热、宣畅气机之效，切合病机，故效如桴鼓。黄连苦寒，不可久用、多用，热候一去，则应及时调整，以运脾、醒脾之药善后，以免损伤中阳。

（史纪）

【案例二】郭某，男，8岁。以"腹痛伴脓血便3天"为代主诉，于2005年6月12日来院就诊。

现病史：患儿于3天前因饮食不洁而出现发热，腹痛，里急后重，便下脓血。查粪常规：白细胞+++/L，红细胞++/L，诊断为"细菌性痢疾"，予以"头孢噻肟钠"静脉滴注以抗菌治疗，效不佳，故来诊。

刻下症：发热，体温38.7℃，腹痛，里急后重，便下脓血。舌质红，苔黄厚，脉弦滑数。

西医诊断：细菌性痢疾。

中医诊断：痢疾。

中医证型：湿热痢。

治则：清热解毒利湿，行气通腑止泻。

处方：清肠合剂。生大黄9g，川黄连9g，木香9g，败酱草30g。上药溶于100mL温开水后，待水温40℃左右时，保留灌肠，1日1次。

二诊：患儿体温已降至正常，里急后重及大便次数较前明显减轻。仍予上药保留灌肠1次，疾病愈。

【按语】细菌性痢疾属中医"痢疾"范畴，多因饮食不洁，损伤脾胃，酿湿生热化毒所致。故疗该疾，当以清热解毒利湿、行气通腑止痢为治法。验方"清肠合剂"，切合病机，方中大黄、黄连、败酱草清热解毒，通腑导滞，厚肠止痢；木香行气消胀，善除里急后重之症状。选用灌肠疗法，使药物直接作用于病所，疗效明显优于口服。笔者运用该方法治疗细菌性痢疾500余例，收效明显，值得临床推广。

（黄甡）

【案例三】何某，男，1岁2个月。以"间断腹泻1个月"为代主诉，于2016年10月12日来院就诊。

现病史：1个月前患儿无明显诱因出现腹泻，大便质稀水样，夹奶瓣，色黄绿相间，每日10余次，小便短少，每小便时，必有大便排出。睡时露睛，腹胀，纳呆乏力，经多方诊治无效。故来诊。

刻下症：精神委顿，形寒肢冷，面色㿠白。

体格检查：舌质淡，苔白。

辅助检查：粪常规：脂肪球（++）。

西医诊断：腹泻。

中医诊断：泄泻。

中医证型：脾肾阳虚泻。

治则：温阳健脾止泻。

处方：没食子 30g，车前子 30g，炒苍术 15g，炒罂粟壳 10g，诃子 10g，肉桂 10g，赤石脂 15g，广藿香 15g，禹余粮 15g。将上药加水浸泡半小时后，煮沸 20 分钟后，倒入盆中，先用毛巾罩住患儿双足熏蒸至双足出汗，药水变温时，再将双足浸泡并擦洗，重点揉按涌泉穴，1 日 1 次，3 日为 1 个疗程。

随访：3 日后复诊，腹泻已愈。

【按语】"濯足止泻合剂"系黄明志教授经验方。现代药理研究认为，苍术、肉桂、藿香等含有挥发油，在熏洗过程中，易于渗透皮肤，通过足部皮肤吸收而在全身发挥作用。足部熏洗刺激患儿局部皮肤的血液循环，从而有利于药物的吸收，通过揉按涌泉穴，达到温补肾阳之目的，从而促进机体功能活动的恢复。经临床观察 300 余例，有效率达 90% 以上。并且发现，年龄越小的患儿疗效越明显。可能与小婴儿皮肤嫩薄，利于药物渗透吸收有关。

（黄甡）

【案例四】蒋某，男，1 岁。以"大便溏泄 3 月余，加重 1 个月"为代主诉，于 2008 年 5 月 6 日来院就诊。

现病史：3 个月多前患儿无明显诱因出现大便溏泄，初则 4～6 次/日，泻下淡黄色稀水便，夹奶瓣，腹胀，啼哭不安，不思乳食，在当地医院给予"胃蛋白酶散、醒脾养儿颗粒、枯草杆菌二联活菌颗粒、婴儿健脾散"等药物口服，效差。近 1 个月腹泻有加重，7～8 次/日，泻下稀水便，色淡黄。现面色黄，形体消瘦。舌质淡，苔白，指纹淡。

西医诊断：腹泻。

中医诊断：泄泻。

中医证型：脾虚泻。

治则：健脾利水，助运止泻。

处方：白术炭 4g，苍术炭 4g，莲子 6g，炒扁豆 9g，炒山药 9g，通草 2g，茯苓 6g，车前子 5g，煨诃子 6g，煨肉豆蔻 3g，姜厚朴 4g，甘草 2g。3 剂，水煎服，日 1 剂，分两次口服。

二诊：患儿泄泻次数明显减少，2～3 次/日，便质成稠糊状，色黄，哭闹减少，仍有腹胀。舌质淡，苔薄白，指纹淡。

处方：原方基础上加香附 5g，以行气散满除胀。3 剂，水煎服，日 1 剂，分两次口服。

三诊：患儿便前半部分已成形，后半部分为黄糊状，1 ~ 2 次 / 日，且食欲有增，面色稍泛红润，夜卧安，哭闹止，腹部按之柔软。舌质淡，苔薄白，指纹淡。

再 3 剂，调剂而安。

【按语】本例中医辨证为脾虚久泻证，因小儿脏腑娇嫩，形气未充，神气怯弱，故素有"脾常不足"之说，常与饮食积滞，内热炽盛，忽受惊吓或因用药不当有关，使脾胃受损而致泄泻不止。其根本原因当责之于脾。临床治疗以健脾利水，助运止泻为大法。本方由健脾、利水、止泻三组药物组成。脾虚、消化运输功能失职，排泄水湿功能失常，致水留肠道，清浊不分，并走大肠发为泄泻。方中苍术、白术、莲子、扁豆、山药健脾，可恢复消化功能；通草、茯苓、车前子利水，可使水湿从小肠吸收，自小便排泄，此即"别开支河"；诃子、肉豆蔻止泻。健脾利水是三方基本，所以方中以健脾、利水两组药为主，以收敛药为辅，标本兼治，收效良好。

（李君）

【案例五】曹某，女，4 个月。以"反复腹泻 1 周"为代主诉，于 1965 年 8 月初诊。

现病史：患儿因腹泻至市儿童医院住院治疗，用西药治疗数日不效，邀郑老会诊。

刻下症：患儿大便 4 ~ 5 次 / 日，呈黄色稀水状，腹胀满，高热，精神萎靡不振，面色苍黄，皮肤干涩，眼窝凹陷。舌苔白腻，指纹紫滞。

西医诊断：腹泻。

中医诊断：泄泻。

中医证型：暑湿泻。

治则：清中佐调。

处方：广木香 6g，川木香 6g，大黄炭 1.5g，白术 6g，煨肉豆蔻 6g。水煎服，乳母代服 4/5，患儿服 1/5，1 剂即好转。续调理数日即愈。

【按语】本案患儿曾先服用多种西药罔效。郑老调理脾胃之法于清热解毒之中，佐以大黄炭消导化滞，收涩止泻；白术健脾扶中，使胃肠洁，气机顺，药到病除，一剂获愈。子病予药，乳母代服，或母子同服，是郑老治疗婴幼儿疾病常用服药方法，临床用之，每每获效。

（郑颉云）

【案例六】患儿，男，1 岁。以"稀水样便 1 周"为代主诉于我院就诊。

现病史：1 周前患儿无明显诱因拉稀水样便，口服"蒙脱石散、肠道益生菌"，效不佳。

刻下症：患儿体温正常，无呕吐，时哭闹，肛门潮红，舌苔白厚，大便稀水样，内杂蛋花样物，尿少。

辅助检查：大便常规检查：轮状病毒阳性。

西医诊断：秋季腹泻。

中医诊断：泄泻。

中医证型：湿热泻。

治则：清热燥湿。

处方：香连丸加味。黄连 3g，木香 1.5g，焦三仙各 6g，白扁豆 6g，陈皮 3g，滑石 10g，甘草 1.5g。3 剂，水煎服，日 1 剂，分 3 次顿服。

其他治疗：另服口服补液盐，每小时 100mL，尿量正常后停服。服 1 剂后当晚患儿安睡无哭闹，说明腹痛缓解。次日便量减少，第 3 天大便形态正常。

【按语】多数患儿就诊前已经接受西药和中药涩肠止泻的方法，没有收到明显的疗效，是因为肠道湿热应当用驱邪的法则，祛除湿热才能药到病除。也就是说小肠的炎症消除，吸收功能才能恢复，肠道内大量水分被吸收，腹泻即止。黄连是清热燥湿药，能消除胃肠道的炎症；木香行气止痛；焦三仙、白扁豆、陈皮消积健脾；滑石、甘草利小便，实大便，通因通用。20 世纪 60 年代我国医生去援助非洲，那里秋季腹泻的患儿很多，患儿躺在简易的床上，床上有一个洞，患儿的粪便都流到床下的盆里，医生以此计算丢失的体液，及时补充电解质和水分，使患儿不因脱水和电解质紊乱而死亡。当时用于治疗秋季腹泻的药物是我国的黄连素，黄连素的通用名是小檗碱，从黄连、黄柏或三颗针植物提取，现代医学研究其对肠道感染有效。

（张静亭）

【案例七】患儿冯某，女，3 月半。以"反复腹泻 3 日"为代主诉，于 1982 年 7 月 13 日初诊。

现病史：患儿腹胀腹泻，腹痛哭闹，大便日 10 余行，质稀色绿，有黏液、臭秽，指纹紫，舌苔黄，肛门红肿。

西医诊断：腹泻。

中医诊断：泄泻。

中医证型：湿热泻。

治则：清肠解热，化湿止泻。

处方：达原散、益元散各 5g。调匀分为 9 包，每次 1 包，日 3 次煎服，白糖为引，不日即愈。

【按语】既红且肿为湿热泻。肛门红肿，是指肛门周围皱褶减少、变浅，表皮发炎水肿而言。此乃水湿内停，郁而化热，湿热互结，下迫大肠，成为泄泻。"热胜则红，湿胜则肿"，湿热交蒸，表现于外，故肛门既红且肿。治应清热利湿，消导安神。方用达原散，佐以益元散。

（马荫笃）

【案例八】患儿毛某，女，7个月。以"腹泻10余日"为代主诉，于1982年7月21日初诊。

现病史：患儿无明显诱因腹泻10余日，泻下溏薄，绿色黏条便，3～4次/日，舌苔薄白，指纹隐紫，肛门不红不肿。

西医诊断：腹泻。

中医诊断：泄泻。

中医证型：脾虚泻。

治则：健脾益气，助运止泻。

处方：参苓白术散、益元散各5g。调匀分为9包，每次1包，日3次。水煎服，苹果3片为引，药尽病除。

【按语】肛门不红不肿为脾虚泻。小儿脾常不足，脾主运化而升清阳，脾伤则水谷不化，清阳当升不升而下陷，水谷夹杂，清浊不分，下走大肠则生飧泄。此乃脾气不足，故肛门不红不肿。治应补气健脾利湿。方用参苓白术散，佐以益元散。

（马荫笃）

【案例九】患儿刘某，女，1岁1个月，以"间断腹泻3个月"为代主诉，于1982年6月7日初诊。

现病史：3个月前患儿无明显诱因出现腹泻，曾在郑州市儿童医院诊断为"慢性肠炎"，口服抗菌药及止泻药无效，后输液治疗数日，好转停药后又复发，遂来我科门诊。

刻下症：大便日行10余次，色黄白，面色㿠白，舌淡苔白，指纹淡滞，腹软，肛门暗乌。

辅助检查：粪常规：不消化物。

西医诊断：腹泻。

中医诊断：泄泻。

中医证型：脾虚泻。

治则：健脾益气，助运止泻。

处方：参苓白术散、桂附理中散各5g。调匀分为9包，每次1包，日3次，水煎服，服后腹泻即愈。

【按语】肛门暗乌为脾肾两虚泻，因暴泻伤阴，久泻伤阳所致。新泻为脾病，久泻责于脾及肾，肾司二阴，脾肾阳虚，命门火衰，则真脏色露现于其窍，故肛门现暗乌之色。治应健脾益气，回阳祛寒。方用参苓白术散、桂附理中散。经云"湿胜则濡泄"，前贤有"无湿不成泻"，"治湿不利小便，非其治也"。马教授治腹泻，多在施治药中加利小便之药，"利小便即所以实大便"，如益元散，每每获得预期效果即是此意。但治病的关键在于辨证准确，方能一投获效。肛门为大肠之外候，尤其是小儿脏气清灵，肛门更能直观表现出机体内部的变化。有时尽管症状不典型，几种类型的腹泻不易分清，凭借肛诊便可分型。故《灵枢·本脏》云："视其外应，以知其内脏，则知所病矣。"《丹溪心法》亦云："欲知其内者，当以观乎外；诊于外者，斯以知其内。"因此对小儿腹泻，应重视对肛门的望诊。观察小儿肛门颜色的变化，对诊断小儿腹泻分型和指导用药有着重要的意义。

（马荫笃）

【案例十】余某，男，1岁3个月，郑州市人。以"间断腹泻1年余"为代主诉，于1978年4月2日初诊。

现病史：患儿出生后，因服"茵栀黄口服液"10余天，1年多来一直大便次数增多。日少则4～5次，多则7～8次。多呈黄色稀水或稀糊状便，夹奶瓣及不消化食物残渣，无酸臭气味，量时多，时少。尿少，伴纳差，消瘦，面色㿠白，神疲乏力，四肢不温。

体格检查：测体重7kg，腹不胀，无压痛，苔白，指纹淡红。

西医诊断：腹泻。

中医诊断：泄泻。

中医证型：脾肾阳虚泻。

治则：温补脾肾，健脾益胃。

处方：选方理中散（本院儿科制剂。《伤寒论》原处方干姜、党参、白术、炙甘草等量研末备用）加肉桂粉。理中散3g，肉桂粉1.5g。3剂。

煎服法：①理中散每日1剂，纱布包裹，冷水入锅，微火煮沸后，再煎5分钟，滤出余液约60mL，分3次服。②肉桂粉每日0.5g，分3次随药液冲服。

二诊：1978年4月5日复诊。欲食，大便次数明显减少，3～4次/日，多为稀糊和稠糊，偶见稀水便，无奶瓣，有少量不消化物。

处方：理中散3g，肉桂粉减至0.5g。煎服法：理中散同前。肉桂粉日0.25g，分3次服。

三诊：1978年4月7日复诊。大便1～2次/日，已成形。精神渐欢、四肢渐温，纳香。但因患儿病久，体瘦，不宜骤然停药，脾胃尚需调理时日。

处方：改用本院儿科制剂参苓白术散（《太平惠民和剂局方》原处方3g），15剂。

服法同前。1个月后回访。饮食佳，二便正常，精神欢，体重增加1kg，效果良好。

医嘱：①科学喂养，合理饮食，营养全面，饥饱适宜。②户外活动，增强体质。衣着寒暖适宜，避免汗出当风。

【按语】理中散是《伤寒论》治疗脾胃虚寒证之代表方剂。温中散寒，健脾益胃。方中干姜辛热温中阳，散寒邪为君；党参甘平补中益气，振奋脾胃纳运为臣。二者配伍甘温益气，辛热助阳，为中焦阳气复兴增大力。白术、炙甘草补中益气，健脾和胃，实为温补中焦之圣剂。正如程应旄在其《伤寒论后条辨》中所言："阳之动，始于温，温气得而谷精运，谷气升而中气赡，故名曰理中。实以燮理之功，予中焦之阳也。若胃阳虚，则中气失宰，膻中无发宣之用，六腑无洒陈之功，犹如釜薪失焰，故下至清谷，上失滋味，五脏凌夺，诸症所由来也。参、术、炙草，所以固中州，干姜辛以守中，必假之以焰釜薪而腾阳气。是以谷入于阴，长气于阳，上输华盖，下摄州都，五脏六腑，皆以受气矣。此理中之旨也。"乃程氏将理中散枢转之机，递化之能阐述之详尽矣。张子萍于方中加肉桂，辛热纯阳，入脾肾，温补命门之火，以暖脾土，此乃后天奉先天，先天资后天，调理阴阳至平衡，脏腑和谐，各居其位，各司其职，病自去矣。

（张子萍）

【案例十一】刘某，男，4岁。以"腹泻7天"为代主诉来诊。

现病史：患儿腹泻7天，大便稀糊状，色淡，4~5次/日，无黏液脓血，多于食后作泻，纳少，舌质淡，苔白，脉缓弱。至安阳市中医院就诊，口服"参苓白术散"治疗，患儿腹泻无减少。请王瑞五医师诊治。

西医诊断：腹泻。

中医诊断：泄泻。

中医证型：脾虚泻。

治则：消积导滞。

处方：清热散10g，消风散10g。7剂，水煎服，日1剂，分两次口服，服后病愈。

【按语】泄泻一证，为小儿常见病。小儿脾常不足，感受外邪，内伤乳食，或脾肾阳虚，均可导致脾胃运化功能失调而发生泄泻。其主要病变在脾胃，因胃主受纳腐熟水谷，脾主运化水谷精微，若脾胃受病，则饮食入胃，水谷不化，精微不布，清浊不分，合污而下，致成泄泻。故《幼幼集成·泄泻证治》曰："夫泄泻之本，无不由于脾胃。盖胃为水谷之海，而脾主运化，使脾健胃和，则水谷腐化而为气血以行荣卫。若饮食失节，寒温不调，以致脾胃受伤，则水反为湿，谷反为滞，精华之气不能输化，乃至合污下降，而泄泻作矣。"本患儿为脾胃虚弱，清阳不升，运化失职，故大便稀溏，色淡不臭，脾胃虚弱，运纳无权，故多于食后作泻。本病的治疗多以参苓白术散健脾益气，助运止泻。然患儿已用参苓白术散健脾泄泻不止，又无积滞之象，故以四君子汤健脾益气，以煨诃子收敛固涩止泻，患儿腹泻立止。

（王瑞五）

【案例十二】王某，男，2岁。以"大便黄绿，质稀2天"为代主诉，于1990年6月10日初诊。

现病史：2天前患儿饮食过凉后出现大便质稀、色黄绿伴有少量黏液，7～8次/日，味臭秽，伴发热，呕吐，在附近诊所治疗，用药不详，热退，腹泻未减轻。今就诊于我院。

刻下症：大便质稀，色黄，夹有黏液，不消化物，味臭秽，恶心纳差，肢体倦怠，口渴，舌苔黄腻。

西医诊断：小儿肠炎。

中医诊断：泄泻。

中医证型：湿热泻。

治则：清热利湿。

处方：香连散8g，消风散6g，活血散6g，牛黄散8g，芒硝散8g，胃苓散8g。3剂，1剂分3包，日两次，每次半包，水煎服。服药3剂，病告痊愈。

【按语】患儿因贪凉物寒湿内停，郁而化热，湿热蕴结脾胃，下注大肠，传导失职，故见大便稀薄；湿性黏腻，热性急迫，故见色黄而臭，伴少许黏液，湿热困脾，则食欲不振，肢体倦怠，其热重于湿则口渴，苔黄；湿热在下，故见小便短黄。香连散清热利湿，理气止痛；胃苓散燥湿健脾；牛黄散、芒硝散通腑涤荡肠道湿热。

（许靖三）

【案例十三】患儿李某，女，2岁。以"大便稀，次数增多12天"为代主诉，于2013年12月18日初诊。

现病史：患儿12天前随母外出受凉，当晚出现腹泻，伴呕吐，大便稀薄，呈蛋花样，每日20余次，质稀量多，泻下急迫，伴呕吐，呕吐物为胃内容物，当地某市医院诊为"病毒性肠炎"。予静脉补液，口服肠道益生菌治疗，大便次数及量明显减少，但仍每日大便5～6次，稀水样，夹有泡沫。来安阳市中医院治疗，收入院。给口服中药清热利湿剂，静脉输液治疗3天，大便次数无明显减少。

刻下症：大便稀薄，夹有泡沫中等，5～6次/日，泻下急迫，尿量偏少，肛周红肿，舌红苔黄腻，指纹紫。

西医诊断：①肠炎；②脱水（轻度）。

中医诊断：泄泻。

中医证型：湿热泻。

治则：清热利湿，收敛止泻。

处方：香连散 6g，车前子末 3g，七味白术散 4g，止泻散 4g，丁香末 1g，石榴皮末 3g。用法：上药调匀，分为 9 包，每日 3 次，每次 1 包加水适量，武火煎沸约 1～2 分钟，去渣留药液 15～20mL 温服。同时继续静脉补液治疗。

二诊：2013 年 12 月 21 日复诊。患儿服药后大便次数减少，2～3 次/日，质稀量不多，肛周红肿明显减轻，小便正常，食欲可，精神好。舌红，苔黄薄腻，指纹紫。患儿腹泻之势已止。治法清热利湿，佐以健脾止泻。

处方：香连散 6g，四苓散 6g，车前子末 3g，七味白术散 3g，止泻散 3g。用法同上。

三诊：2013 年 12 月 24 日复诊。药后患儿大便正常，1～2 次/日，呈稀糊状，肛周无红肿，小便正常，纳食好。舌尖红，苔薄白，指纹淡紫。请杨老诊视后，嘱出院后饮食调护，防止受凉，忌食生冷。

随访：5 日后复诊，患儿无腹泻情况，纳奶良好。

【按语】小儿泄泻，多属实证，病因多湿热或寒湿所致，故多数医家诊治本病，强调利湿为主。本例患儿因受凉而起病，虽经清热利湿为主并结合西药治疗而不愈，非辨证之误，实乃泄久伤脾也。杨老师治疗泄泻，无论病程长短，辨证属寒属热，在辨证论治的基础上加入收敛之药，取得满意的疗效。泻下不止，极易伤阴伤阳，甚至出现亡阴亡阳的危象，且腹泻患儿进食量少，生化乏源，如不能及时控制，必耗津竭液。杨之藻老师强调救急治标，保津留人，利湿兼以固涩，故在首诊时加入石榴皮涩肠止泻，不仅不会敛邪生乱，尚可固守津液，防止生变。

（杨之藻）

【案例十四】患儿孙某，女，1 岁，以"腹泻 6 天"为代主诉，于 2009 年 10 月 1 日初诊。

现病史：患儿腹泻 6 天，曾求诊外院行抗菌药物、补液治疗 3 天，效不佳。转诊于我处。

刻下症：患儿精神可，纳眠差，大便质稀，量多，4～6 次/日，全腹软，指纹浮紫，舌淡苔白，小便量少。

西医诊断：腹泻。

中医诊断：小儿泄泻。

中医证型：脾虚夹湿夹食。

治则：益气健脾，化湿止泻。

处方：参苓散 6g，四苓散 4g，胃苓散 6g，活血散 3g，三甲散 6g，鸡内金末 4g。

以上散剂充分混合后，再分为 3 包，每日 1 包，水煎服，分 3 次服；外治配以健脾膏外敷中脘穴、关元穴。

随访：3 日后复诊，上症均消失，现大便成形，纳眠如常。

【按语】小儿腹泻是临床中最为常见的疾病之一，病因多为外感风寒湿邪，加之内因脾虚不足，常有夹食、夹湿等兼证。方以参苓散益气健脾，渗湿止泻；四苓散、胃苓散共奏燥湿健脾利水之功；三甲散健脾消积化食。外治再配健脾膏外敷，以温阳健脾止泻。内服外治双法共用，以达到治愈的目的。

（王启明）

（六）厌食症

【案例一】胡某，男，4 岁，以"厌食 2 年余"为代主诉，于 2014 年 7 月 21 日初诊。

现病史：患儿长期厌恶进食，每餐进食量少，进食慢，精神可，形体偏瘦，大便日行 1 次、质干，舌质淡，苔薄白。

西医诊断：厌食症。

中医诊断：厌食。

中医证型：脾虚失运。

治则：调脾助运。

处方：苍术 10g，白术 10g，陈皮 3g，炙鸡内金 10g，莱菔子 10g，佩兰 10g，枳实 6g，决明子 10g，焦山楂 10g，神曲 10g，炒谷芽 10g，炒麦芽 10g。

嘱家长尽量纠正其不良饮食习惯。服药 9 剂后患儿进食有所增加，继予前方加减，服用近 2 个月，患儿形体渐丰，每餐进食量增加，进食较前稍快，临床效果满意。

【按语】厌食为脾胃运化失司所致，该患儿厌食日久，渐显脾胃虚弱之象，如形体偏瘦，舌质淡，但总以运化不行为主，治以调脾助运。药用苍术、白术补运兼施；陈皮、莱菔子、枳实、决明子理气润肠助运；炙鸡内金、焦山楂、神曲、炒谷芽、炒麦芽消食助运。脾胃运化得复，虚象自除，饮食自增。

（宋桂华）

【案例二】患儿，王某，男，5 岁。以"不思饮食 2 个月余"为代主诉，于 2014 年 4 月 8 日初诊。

现病史：患儿既往喜食肥甘厚味且食量较大。近 2 月来，患儿胃纳渐减，常诉不饥，胃脘作胀，面色萎黄。近 2 周来厌食、拒食，强食则恶心欲呕，大便夹有不消化物。

体格检查：腹稍胀、无压痛，肝脾无异常，肠鸣音正常。舌淡红，苔黄厚腻，脉尚有力。

西医诊断：小儿厌食症。

中医诊断：厌食。

中医证型：饮食积滞。

治则：消食导滞，和胃止痛。

处方：消积散 10g，鸡内金末 6g，牛黄散 10g，顺气散 5g。分 3 包，每次半包，每天 2 次，水煎去渣服。并嘱少食肥厚之味，多食谷类、蔬菜。连用 3 天后复诊。

二诊：2014 年 4 月 11 日复诊。患儿腹胀消失，有食欲，舌淡红，苔薄黄，脉有力。

处方：上方去顺气散，牛黄散改为 5g，继服 9 天，煎服法同上。配合针刺四缝、中脘、足三里穴 6 次。患儿食欲较前明显增加。

三诊：2014 年 4 月 20 日复诊。守上方继服 2 周，并配合捏脊法治疗。再诊食欲如常。

【按语】患儿长时间厌恶进食，食量减少，诊断为"厌食"。其原因为患儿饮食不节，脾胃运化失司，纳化失和，所谓"饮食自倍，肠胃乃伤"。杨老认为小儿为"纯阳之体"，多实证、热证。故大胆应用牛黄散（主要成分为大黄、牵牛子），通腑泻热，健脾导滞。另加鸡内金消食助运，使脾升胃降，气机运化正常。另外，中医的外治法中，针刺四缝是杨老推崇治疗小儿厌食、积滞的方法，他认为四缝穴为手三阴所经过之处，可以清热除烦、通畅百脉、调和脏腑，效果立竿见影。

（杨之藻）

（七）积滞

【案例】薛某，男，5 岁。以"发热 15 天"为代主诉，1999 年 6 月 12 日初诊。

现病史：患儿发热 15 天，每于午后及夜间热甚，虽有微汗而体温不解，纳差，腹胀，手足心热，大便 3 日 1 行、燥如羊屎，舌红，黄厚腻，脉滑数。

西医诊断：消化不良。

中医诊断：①积滞；②便秘。

中医证型：燥热内结。

治则：清热理气，润肠通便。

处方：达原清导汤。

随访：3 日后复诊，患儿于服药后 6 小时体温即降至正常。

【按语】由于小儿脾常不足，加之饮食不知自节，饥饱无度，肆食肥甘厚味，易伤胃损脾，令乳食停滞中焦，郁而化湿酿热，使湿热内结不得外达，一旦外感即引动内蕴之湿热而发病，即俗称"积食热"。总结前人之经验，拟"达原清导汤"以疗该病证。方用"达原饮"以疏利透达脾胃，使中焦湿热得以外达；伍白虎汤直折胃中气分之火；大黄、牵牛子、泻叶以荡涤肠胃，釜底抽薪，令热随粪去，如此则积消热除，中焦枢机得以转运。

（黄明志）

（八）疳证

【案例一】刘某某，男，12岁，河南省南召县人。以"消瘦，不能食12年"为代主诉，于2012年3月8日初诊。

现病史：患儿自出生会吃饭至今，近12年来只能吃面糊糊。面条、馒头、米饭都不能吃，食则吐泻。蔬菜、水果更不敢沾。10余年来在本县到处求医无果，今来省城。患儿形体羸瘦，面色苍白，精神疲惫，步履缓慢，气短懒言，言多则气不顺接。形寒畏冷，四肢不温。食少无味，稍多吐泻，大便不调，时稀时干。妊娠期母亲食欲较差，喜呕，出生时体重2kg。

体格检查：面部消瘦，胸骨、肋骨暴露，腹部深度凹陷呈舟状，腹壁贴脊椎骨，苔少薄白，舌质淡。脉沉细无力。测体重25.1kg，身高130cm。

西医诊断：营养不良。

中医诊断：疳证。

中医证型：疳积。

治则：益气健脾，升阳举陷。

处方：补中益气汤加味。黄芪15g，党参10g，炒白术6g，当归8g，升麻3g，柴胡3g，陈皮5g，炙甘草6g，桂枝10g，炒神曲10g，炒麦芽10g。10剂。

煎服法：日1剂，煎2次。2次药液300mL。分3次，于饭后40分钟至1小时热服。

二诊：2012年3月20日复诊。自觉说话、走路较前稍有力，气短减轻。饮食稍增，畏寒怕冷减轻。食面条已无不适感。

处方：原方继服15剂。煎服法同前。药液由300mL增至500mL，分3次服。

医嘱：①逐渐增加主食量与品种。先增加面条，每次1～2口地慢慢增加。10天后无不适，增加馒头。②增加辅食，吃面条5天后无不适，可试吃鸡蛋羹、豆腐脑，两者交替食用，渐至嫩豆腐。严遵先稀后稠、先少后多原则。

三诊：2012年4月5日复诊。精神面色大有改观，食量增加，医生建议的主、副食已添加，并无不适。说话、走路较前明显有力。气短、畏寒消失，四肢渐温。体重增加1.1kg。心情愉悦。

处方：中气已复，改六君子汤加味。党参12g，炒白术12g，茯苓12g，炙甘草6g，陈皮9g，姜半夏9g，炒神曲10g，炒麦芽10g，炒山楂9g。20剂。煎服法：每日1剂，2次药液500mL，分两次温服。

医嘱：①适当增加蔬菜、水果。先从低纤维蔬菜开始，如土豆泥、胡萝卜泥、茄子泥，渐至绿叶菜。应吃温性与平性的水果，如桃、杏、桂圆、荔枝、葡萄、甜橙等；忌吃寒凉性质的水果，如西瓜、梨、甜瓜等。②继之增加肉类：先服羊肉汤或牛肉汤，慢慢加肉食。③饮食量应控制在5~7分饱。总之，饮食增加要严遵有序。本着先稀后稠，先少后多，先素后荤，循序渐进的原则。万不可操之过急，前功尽弃。

四诊：2012年4月26日复诊。患儿面带喜色，已有光泽，精神渐振，步履、说话有力，饮食大增，二便正常。测体重27.4 kg，增长2.3kg。患儿基本痊愈。但家长不放心，要求巩固治疗。张子萍建议：可在药店购买四君子丸，每次6g，日2次。保和丸，每次8粒，日2次。温开水送服。服至满意，放心再停。

【按语】妊娠期母亲饮食较差，此乃先天不足，后天失养。脾胃虚弱，升降失调，中气下陷所致。《黄帝内经》云："得谷者昌，失谷者亡。"此不能食，食则不受。故病位在脾胃；病机是脾胃升降枢机失调，中气下陷所致。

"脾胃者，后天之本。"胃主受纳，脾主运化，胃虚不纳则食少，脾虚不运则便溏。脾不养肌则消瘦。中虚不运，生化乏源，则气血亏虚。血虚不能养颜，则面色苍白。气虚阳气不能温煦，则形寒肢冷。脾胃升降枢机失调，中气下陷，则气短懒言，言多则气不相续。由此可知，脾胃升降之机失调，中气下陷之证也。治则首当益气健脾，升阳举陷。方选补中益气汤加味。方中黄芪补肺脾之气，升阳固表；党参、白术、炙甘草益气健脾；当归养血培气；陈皮理气防壅；加少量柴胡、升麻，以升阳举陷，使脾气得升，胃气得降，中气复位；加桂枝温阳化气，温经通脉，调和营卫，使肢体回暖；炒神曲、炒麦芽健胃消食助运。中焦运化之功复常，化源充足，五脏六腑得养。"正气存内，邪不可干。"后以六君子汤，善其后。方中四君子汤，人参、白术、茯苓、甘草益气健脾，助运化之功；合陈皮、半夏理气和中，半夏入胃，尚有交通上下阴阳之妙；另加炒神曲、炒麦芽、炒山楂开胃消食，助运化。"盖人之一身，以胃气为本，胃气旺，则五脏受荫；胃气伤，则百病丛生。故凡病久不愈，诸药不效者，……用四君子汤随证加减……是知四君、六君为司命之本也。"

（张子萍）

【案例二】曹某，男，9岁。以"饱餐、消化不良后抽搐发作2年"……为代主诉，于 1959 年 6 月来诊。

现病史：患儿自幼罹患疳积，体质羸弱，纳差，面色萎黄不泽，形体消瘦。2 年前因发热引起抽搐直视，瞬息即过，后发作渐频。头晕倒地，不省人事，口吐涎沫，手足抽搐，移时方醒，尤以饱餐、消化不良易作。

西医诊断：癫痫。

中医诊断：慢惊风。

中医证型：脾虚疳积。

治则：消积理脾，豁痰开窍。

处方：大黄 15g，牵牛子 15g，青礞石 15g，胆南星 10g，鸡内金 20g，炒紫苏子 6g。水煎服，日 1 剂，分两次口服。

二诊：患儿 1 个月后复诊，述初服药后大便频作，每次泻下黏液许升，久服不再作泻。发作减少，症状亦轻。纳食较前增加。

处方：继续上述药物继续服药 1 个月。

三诊：患儿发作明显减少。

处方：改为牛黄散合参苓白术散合单味鸡内金散口服半年。患儿未再发作，纳食可，面色红润，体重增加 4.5kg。

【按语】本病属"慢惊风"，西医应属于"癫痫"范畴，患儿平素体质羸弱，形体消瘦，面色萎黄，纳差，属疳积证，疳证为古代儿科四大证之一。疳证是由于喂养不当，或因多种疾病的影响，导致脾胃受损，气液耗伤而形成的一种小儿慢性病证。临床以形体消瘦，面黄发枯，精神萎靡或烦躁，饮食异常，大便不调为特征。本患儿平素形体消瘦，体质羸弱，面色萎黄，形体消瘦，属脾胃虚损，积滞内停，饮食过饱，更伤脾胃，脾病及肝，肝失所养，肝风内动，致抽搐反复发作。王瑞五根据"治病必求于本"之原则，以大黄、牵牛子（牛黄散原方）、鸡内金健脾消积导滞，加青礞石、胆南星、炒苏子豁痰开窍，服药后患儿排出体内积滞，纳食增加，发作减少。因脾虚为其本因，改为牛黄散消积导滞，参苓白术散加鸡内金健脾消积，患儿诸症痊愈，体重增加。

（王瑞五）

（九）痿证

【案例一】徐某，女，6 岁，河南商丘市商水县胡吉镇人。以"反复发热伴意识障碍 2 年余"为代主诉，于 2009 年 11 月就诊。

现病史：2007 年 11 月患儿首次出现发热伴意识障碍，当时体温 37.3 ~ 38.4℃，住院检查以"病毒性脑炎"救治，病愈如常。自此次病后至今，患儿又复发 6 次，每次症状类同，均以抗感染、抗病毒、激素治疗后缓解。但患儿性情渐变急躁、乖戾、神经功能及智力逐渐下降。2 年间做 8 次脑 CT 及核磁扫描，3 次出现：①双侧额叶、右颞叶异常信号，考虑炎症或缺血。②双侧上颌窦、筛窦、蝶窦、左侧额窦炎。③右侧眼眶信号异常（后询问为既往外伤征）。4 次脑积液（发病时）常规、生化均正常。余常规检查未见异常。2009 年 10 月赴北京儿童医院会诊并行遗传代谢疾病病因筛查亦无异常，拟诊"多发性硬化症"，长期口服强的松及免疫调节剂至今。

刻下症：患儿神清，但精神时有恍惚，反应迟钝，嗜睡，常默默流泪或躁急呼叫，偶述头痛、腹痛、双腿多处疼痛，部位不固定，每次疼痛 1 ~ 2 分钟，每天 1 ~ 2 次，行走时双下肢无力，姿态不稳，左右摇摆。神情呆滞，满月面容，面色晦暗无华，纳可，二便可，舌淡暗，苔薄黄，脉浮细数。

西医诊断：病毒性脑炎后遗症。

中医诊断：痿证。

中医证型：脑神失养，痰瘀内蕴。

治则：清养心神，通络定志。

处方：益智仁 20g，川芎 10g，丹参 15g，黄芪 10g，黄精 10g，黄芩 10g，蒲公英 20g，连翘 10g，青蒿 20g，地骨皮 10g，赤芍 10g。18 剂，水煎服。嘱服 3 天停 2 天，再服 3 天停 2 天，18 剂为 1 个月。

其他治疗：另予茴拉西坦，每次 1 片，每天 3 次。强的松维持原量（每日 10mg）。

二诊：2010 年 1 月 4 日复诊。述 2009 年 12 月 4 日病情复发，症状如初。住院后缓解。现强的松每日 30mg 口服，余未服他药。患儿现言语多，喋喋不休，嗜睡，步态不稳，不能直线行走。面色晦暗，满月面容，毛发浓重，大便不爽，2 ~ 3 日 1 行。舌红暗，苔薄黄，脉沉细数。根据病症及激素的副作用，以瘀热内蕴，脑络不畅，清窍失养辨治。

处方：黄芪 10g，黄精 15g，川芎 10g，丹参 12g，黄芩 10g，连翘 10g，赤芍 10g，郁金 10g，菖蒲 10g，生地黄 10g，益智仁 30g，炒麦芽 10g。25 剂。

其他治疗：另嘱其强的松于 1 个月内减为每日 20mg，晨服。

三诊：2010 年 2 月 8 日复诊。服药后言语较前减少，步态稳，反应能力及接收能力较前进步。但时有腹痛，纳差，大便稀，每日 2 次。

处方：益智仁 20g，川芎 10g，丹参 10g，赤芍 10g，连翘 10g，黄芩 10g，郁金 10g，菖蒲 10g，黄芪 10g，黄精 20g，焦三仙各 10g，茯苓 10g。因患儿家属欲去广东务工，要求带药，故予 50 剂。嘱服 5 天停 1 天。

其他治疗：激素于 2 个月内由每日 20mg 减为 10mg 至来诊。茴拉西坦继服。

四诊：2010 年 5 月 8 日复诊。患儿如约由广东返回复诊。见患儿神情如常，主动与吾问好，对答反应如常，问其母，知近段情况向好，患儿各方面均在进步，现上小学学前班，拟今年 9 月读小学。虑其既往发病病史，其家人请求维持治疗。拟治以调养气精、化瘀通络、益智开窍。

处方：黄芪 10g，黄精 15g，黄芩 12g，连翘 12g，川芎 10g，郁金 12g，石菖蒲 10g，赤芍 12g，益智仁 20g，丹参 15g，茯苓 10g，淡竹叶 10g，姜半夏 10g，炙甘草 5g。72 剂（4 个月量），嘱服 3 天停 2 天。

其他治疗：茴拉西坦继服。激素减为每日 2 片，以后每半个月减半片，于 2 个月内减停激素。

五诊：2010 年 8 月 23 日复诊。患儿一般情况良好，视如常人，其母述患儿经常轻微感冒，但未诱发宿疾，时有善悲喜哭，纳差，大便稍稀，舌体胖，质淡红，苔薄白腻，脉浮细滑，因患儿仍要返回广州，虑广州正值梅雨潮湿之际，故以调养精气、和血化湿、通络开窍。

处方：黄芪 15g，黄精 15g，丹参 20g，郁金 10g，石菖蒲 15g，益智仁 15g，生薏苡仁 15g，茵陈 10g，淡竹叶 10g，焦三仙各 10g，陈皮 10g。72 剂（4 个月量），服法如前。

其他治疗：茴拉西坦继服，另予免疫调节药匹多莫德，每日 1 片，服用 2 个月。

六诊：2011 年 1 月 20 日复诊。患儿由东莞回河南过年，专程来诊。家人述患儿一般情况尚好，旧疾未发，复查核磁：未见异常。仅患儿言语多，性情时有急躁，心智欠灵慧，舌红苔薄白，脉细数。治以颐养精气、和血通络、清心益智。

处方：石菖蒲 10g，益智仁 20g，莲子心 3g，川芎 10g，丹参 15g，连翘 10g，黄精 15g，陈皮 10g，炒栀子 10g，淡豆豉 10g，生甘草 3g。54 剂（3 个月），服法如前。

七诊：患儿家人来电，述患儿一切尚好，身体无不适，上课较前安心，性情已平和，因打工无暇返郑州取药，希望暑假复诊。嘱其改服六味地黄丸每次 5 粒，每天 2 次；活血通脉片（复方）每次 2 片，每天 2 次。加强心智训练和调护。

【按语】"多发性硬化症"中医无此病名，根据患儿症状及发病特点，应以"痿证""痰证""瘀证"辨治。病因为外感六淫、湿热内蕴、痰浊阻窍、脑络瘀滞。病位在心、肝、肾。本病初期多见上呼吸道感染、受寒等诱因，是以外感六淫损伤脑神，痹阻清阳为患。如张从正说："大抵痿之为病，皆因客热而成。"再则为正气不足，五脏功能失调，气血失于温养，上不能荣高颠，则脑失所养；下不能溉四末，致脉络不盈；血虚、血瘀、痰浊随之而生。治疗大法应从外感病邪与内伤心肝肾两方面着手。调补肝肾、益筋柔经；扶正解毒、养脑益智；化瘀通络、豁痰利窍。而柔肝补肾，扶正祛邪是根本之图。

（高智明）

【案例二】葛某，女，14 岁。郑州铁路二小学生。以"患大脑炎后，遗留两腿痿软疼痛"为代主诉，于 1970 年 4 月初诊。

现病史：1969 年 8 月患"流行性乙型脑炎"，经中西医救治，脑炎病愈，遗留下肢疼痛，行走不便，后逐渐发展为下肢瘫软无力。经针灸、封闭治疗及服药治疗，病情仍无转机。

刻下症：患儿烦躁不宁，心悸无力，口渴喜饮，左下肢膝关节肿胀，屈曲不能伸展，局部热痛，肌肉明显萎缩，不能行走，右下肢尚能着地，持拐杖可能行走数步。舌质红，苔薄黄，脉细数而滑。

西医诊断：流行性乙型脑炎后遗症。

中医诊断：痿证。

中医证型：热毒夹湿。

治则：清热凉血解毒，通经活络燥湿。

处方：络石藤、忍冬藤、板蓝根各 24g，紫草、紫花地丁各 15g，地龙 12g，僵蚕 9g，桃仁、红花各 6g，黄柏 9g，制马钱子 1.2g，3 剂，水煎服。

二诊：一周后复诊，膝关节热痛减轻，肿胀已消退过半，仍口渴，脉象较前缓和。

处方：守上方加生地黄 30g，连服 6 剂，以养阴清热，凉血除痹。

三诊：服上药后关节灼热感消失，肿痛悉平，左关节稍能屈伸，但仍伸展不利。脉细无力，热毒湿邪已尽。气血亏虚未复，再以补气养血，通络化瘀法。

处方：补阳还五汤加味。生黄芪 60g，全蝎、赤芍各 6g，地龙、延胡索、当归、川芎、桃仁、红花、乌梢蛇各 9g，水煎服。

四诊：上药服 3 剂，神情舒畅，饮食倍增，手持单拐可行走数十步，但两足微显浮肿，走行过久，仍觉心悸，脉沉细无力。

处方：生黄芪 45g，党参 9g，山萸肉 12g，柴胡、升麻、威灵仙、地肤子各 9g，熟地黄、冬瓜皮各 24g，茯苓皮 15g。3 剂。

五诊：复诊，浮肿已消，心悸已平，仍守补阳还五汤加减以治之，共服药 30 余剂，改为散剂治疗。

处方：全蝎、延胡索各 30g，乌梢蛇 60g，蜈蚣 40 条，鹿茸、制马钱子各 15g，共为细末，每服 3g，日服 2 次，开水送服。

六诊：共服散剂一年半，诸症痊愈，追访年余，未见异常。

【按语】暑瘟致痿，多现阴津被灼，阴虚热浮或气血亏虚之象，临床常以滋阴清热或益气养血之法治之。然本例暑温愈后，阴虚夹湿，余热毒邪未清，湿热相结，流注关节，而致关节肿胀热痛，伸屈不利，故以板蓝根、紫草、黄柏、地龙等品清热燥湿，疏利关节先治其标。三诊时见湿热已除，患儿显现气血两虚之候，又以补阳还五汤加味益气养血，通络化瘀而治其本。治疗中，辨证确当，标本兼治，随症变通，不固执一法，故能渐起沉疴。本证属疑难怪病，临证辨治颇感棘手，凡遇此定要细审其因，从"气""痰""瘀"入手，调治身心，或可拨云见日。

（郑颉云）

【案例三】米某，男，8岁，小学三年级学生，内蒙古人。以"乏力近3个月"为代主诉，于2009年5月6日初诊。

现病史：患儿近3个月出现不明原因的突然瘫软无力，甚或自行摔倒。摔倒之时均为徐徐瘫软坐于地。意识清醒，正常反应均存在，须数分钟后方可自动站起，若强行令其立起行走，也能立刻如常。曾做脑CT、磁共振、24小时脑电图、肌电图、电解质、心电图、心脏彩超等检查，均为正常。西医诊为"功能性精神、心理、行为异常"，视其面色黄，稍暗无华，无欲貌，不善言语，少与人交流，疲乏少气，白日觉多，夜晚不易入睡。患儿为双胞胎，平常由其祖母教养，生性内向，与同学也无欢言。学习成绩一般，挑食偏食，二便可，舌淡红，苔薄黄，脉大滑无力。

西医诊断：功能性精神、心理、行为异常。

中医诊断：①郁证；②痿证。

中医证型：肝郁脾虚。

治则：健脾益气，化痰通络。

处方：逍遥散加味。柴胡10g，白芍10g，云茯苓15g，炒白术10g，当归10g，薄荷10g，姜半夏10g，陈皮10g，菖蒲10g，郁金10g，甘草3g，鸡内金10g，炒麦芽15g，生山楂15g。12剂，水煎服，日1剂，分两次服。

二诊：2009年5月18日复诊。服上方后纳增，但仍频繁瘫软卧地，再审其脉沉细滑，舌淡红，苔薄黄乏津，此为肝郁脾虚，心神失调。用药以逍遥散合百合地黄汤、四君子汤加减。另予21金维他及乐力钙配合口服。

处方：百合30g，生地黄15g，党参10g，炒白术10g，柴胡10g，石菖蒲10g，益智仁15g，郁金10g，麦冬10g，赤芍10g，灯心草3g，蝉蜕10g，炒麦芽15g，生山楂10g，炒莱菔子10g。15剂，日1剂。用法同上。

三诊：2009年6月2日复诊。服二诊方后，瘫软症明显好转，2周内仅发作2次，此2次发作虽觉无力，但能强力自控未瘫坐于地，纳增，舌淡红，苔薄黄，已无乏津之象，脉如前。嘱上方继服15剂，守方观效。

四诊：2009 年 6 月 17 日复诊。药后效果良好，瘫软未再发作，性情较前变活泼，主动与他人交谈，睡眠可，精力渐盛，舌淡红，苔薄白，脉沉细。因家住内蒙古，家人请求带药巩固，予二诊方减麦芽、山楂、炒莱菔子、蝉蜕，加炒栀子 10g，桑叶 10g，10 剂，日 1 剂。

【按语】该案病生蹊跷，辨治依据"肝者，罢极之本"，肝主升发，畅情志，肝郁不疏则气机失调，心神为扰；脾主肌肉四肢，思虑伤脾，脾虚则痰浊内生，变生诸病，故有"百病多有痰作祟"之谓。故本案从心肝脾论治，痰郁为患。平素之人常谓儿疾之因单纯，无情志之扰，其实不然。社会的发展，生活水平的提高，多种教育模式的感触，已潜移默化地影响着孩子，使孩子的身心、思悟、情志过早地成熟、聪慧、自主，所以，情志致病导致的精神、心理、行为障碍已不可小觑。

本案二诊时以逍遥散、百合地黄汤、四君子汤三方合用，逍遥散调和肝脾，疏利气血，达郁化痰；百合地黄汤阴柔甘润，泄气血郁热，养心润肺；四君子汤补气健脾。三方虚实兼顾、气血并调、平衡阴阳，联袂取效。

（郑颉云）

【案例四】朱某某，女，11 岁，河南南乐县人。以"皮肤出现红斑，下肢无力 2 年"为代主诉，于 1992 年 10 月 6 日初诊。

现病史：患儿于 2 年前全身皮肤出现红斑，两下肢无力，经北京某医院诊为"皮肌炎"住院治疗。3 个月后病情缓解而出院，每日服强的松 20mg 维持。近半年来病情出现反复，红斑增多，两下肢无力加重而请郑老师诊治。诊见：患儿面部及全身遍布红斑，色紫黯，双下肢浮肿，四肢无力以下肢为重，行走迟缓，下蹲后不能起立，大小便靠母亲扶持。大便溏，小便清，舌体胖，质淡红略紫，苔白腻，脉沉细。

西医诊断：皮肌炎。

中医诊断：痿证。

中医证型：气虚血瘀，脾虚湿注。

治则：益气化瘀，健脾燥湿。

处方：补阳还五汤合四妙丸加减。黄芪 30g，当归 6g，赤芍 6g，川芎 6g，红花 6g，鸡血藤 10g，苍术 15g，怀牛膝 10g，黄柏 6g，炒薏苡仁 15g，桂枝 10g，蜈蚣 1 条。每日 1 剂，水煎，分早晚两次服。

二诊：1992 年 11 月 8 日复诊。上方连服 28 剂，自觉四肢较前有力，红斑紫黯转红，下肢浮肿减轻，皮下结节无明显缩小，饮食可，二便调，舌质淡紫，苔薄白，脉沉缓。守法加化痰、软坚、散结之品再调。

处方：黄芪 60g，当归 10g，赤芍 10g，红花 10g，川芎 10g，鸡血藤 15g，苍术

30g，怀牛膝 15g，炒薏苡仁 15g，桂枝 10g，夏枯草 15g，昆布 10g，海藻 10g，生牡蛎 15g，法半夏 6g，陈皮 6g。每日 1 剂，水煎，分两次服。

三诊：1992 年 12 月 15 日复诊。上方连服 35 剂，病情进一步好转，下蹲可自起立，红斑开始消退，硬结变软变小，下肢浮肿明显减轻，自行停用强的松。舌质淡红，苔薄白，脉较前有力。上方黄芪加至 90g，再进。

四诊：1993 年 2 月 3 日复诊。诸症趋平，全身红斑大部消退，硬结大部消失，四肢肌力进一步增强，已能自行下蹲起立及走路。经北京原住院医院复查血清肌酸、磷酸激酶、醛缩酶等基本正常，北京某医院医生称奇并鼓励继续中药治疗，患儿及其家长信心倍增。

处方：黄芪 90g，当归 10g，丹参 15g，鸡血藤 15g，苍术 15g，怀牛膝 15g，炒薏苡仁 15g，桑寄生 15g，川续断 15g，生牡蛎 15g，昆布 10g，海藻 10g，法半夏 10g，陈皮 10g。每日 1 剂，水煎，分两次服。

守法出入，服 60 剂，红斑、结块消失，全身皮肤恢复正常，四肢活动如常，已入校学习。为防复发，上方减量改隔日 1 剂，巩固疗效。

随访：连服 3 个月，至 1993 年 6 月诸症悉平，停药观察。再去北京复查，实验室检查正常。以后连续 3 年每年去北京复查均未见异常。随访 10 年未见复发，现已大学毕业成为一名教师。

【按语】"皮肌炎"属祖国医学"痿证""肌痿"范畴。本案患儿临床表现一派气虚血瘀、脾虚湿注之证，认为本病多由先天不足，气虚血瘀，脾虚湿注，痰浊内蕴，痰瘀胶结为患。故投补阳还五汤合四妙丸加化痰、软坚、散结之品而奏效，守法重剂再进，诸症递退，后期加入补肾强筋之味而收全功。虽仅 11 岁，方中黄芪用量至 90g 时并无塞中碍胃之弊，看来，纵辨证准确，然大虚还必以重剂补之，故做临证用药之一。

（郑启仲）

三、心肝系疾病

（一）夜啼

【案例一】陈某，女，20 天，郑州市人。以"夜晚哭闹 1 周"为代主诉，于 1986 年 2 月 28 日初诊。

现病史：患儿 1 周来入夜则啼，哭声洪亮，面红，唇赤，吮乳口热，尿黄量少，大便不畅，苔厚微黄，舌尖红，指纹紫。询问乳母月子间饮食情况：鸡肉、鱼肉、牛肉、羊肉、蛋、猪蹄应有尽有，一日数顿，顿顿饱餐。此乃乳母月子期间膏粱厚味，资生内热。经乳汁传于乳儿，积于心经，躁扰心神所致。

西医诊断：睡眠障碍。

中医诊断：夜啼。

中医证型：心经积热。

治则：清心养阴，安神除烦。

处方：自拟麦冬灯心饮。麦冬 5g，灯心草 1.5g，淡竹叶 3g，生甘草 2g。共 3 剂。

煎煮服法：①将药放入药锅内，加水适量。②小火煮沸后，再煮 10 分钟，滤出余液约 30mL。③紧接煎煮第二次。加水适量，小火煮沸后，再煮 10 分钟，滤出余液约 30mL。④将两次余液混合，分 3 次温服。

二诊：1986 年 3 月 3 日复诊。3 剂服后家长来告知，啼止，诸症消退。嘱家长无须再服药，但需注意两点：①乳母需调整饮食，不可过度膏粱厚味，适当营养即可。②乳儿两次喂奶之间，必须要喂一次水，以助消化及代谢。

【按语】本例患儿处理方法是依小儿"脏腑娇嫩，形气未充"的生理特点与"脏气清灵，易趋康复"的病理特点考量，方选得当，可获随拨随应之效。患儿出生 20 天，脏腑极其娇嫩，不耐寒热。且患热证，又必须遵"热者寒之"治疗大法。要做到既不失治疗原则，又不伤害小儿脏腑，选药当慎之又慎。应本着药味要少，药量要小，药性要准，疗效要好的标准。张子萍自拟麦冬灯心饮。麦冬甘、微苦、微寒，灯心草甘、淡、微寒，淡竹叶甘、淡、寒，上三味虽属寒性，均寒而不重，非大苦、大寒之辈，取其寒能清热。且三味药又均具甘味，再加生甘草甘、平，甘能补中气，调和诸药，且具清热解毒作用。如《用药法象》中云："甘草，阳不足者，补之以甘，……其性能缓急，而又协和诸药，使之不争，故热药得之缓其热，寒药得之缓其寒，寒热相杂者，用之得其平。"况四味药均入心经，俱有清心除烦之功。目标一致，路径相同，药力集中。心热清，烦躁除，神安心宁则啼止。

（张子萍）

【案例二】唐某某，男，20 天。以"夜间哭闹 2 天"为代主诉，于 1990 年 8 月 20 日初诊。

现病史：患儿 2 日来入夜则哭闹不休，家长以为饥饿，或尿湿尿布，喂奶、换尿布后仍哭闹不止，检查身体无特殊情况，未就诊。小儿仍烦躁不安，睡眠不实，纳差，腹胀，今就诊于我院。

刻下症：烦躁不安，面色，目眵色黄，腹胀，舌尖红，苔黄，指纹紫。

西医诊断：睡眠障碍。

中医诊断：夜啼。

中医证型：心经积热。

治则：清心导赤疏肝。

处方：自拟夜啼汤。白僵蚕3条，蝉蜕肚7个，灯心草10寸。3剂，水煎服，日1剂，每晚9时服。

随访患儿症状已消失。

【按语】小儿肝常有余，木旺生火，火扰心神则烦躁不安，目角生眵色黄，生肝热。《幼科发挥·心所生病》曰："心属火恶热，心热则烦，多夜啼。"蝉蜕归肺、肝经，息风止痉，用于小儿惊哭夜啼。白僵蚕归肺、肝经，《神农本草经》曰："主小儿惊痫夜啼。"灯心草归小肠、心、膀胱经，有清心除烦的作用，用于心热烦躁。

（许靖三）

（二）心悸

【案例】田某，男，9岁。以"体检发现心电图异常20天"为代主诉，于2019年3月26日初诊。

现病史：患儿半个月前（2019年3月7日）因上腹部疼痛，在我院急诊就诊，查心电图示：频发室早。即至外院治疗13天，仍示"频发室早"出院。遂来我处就诊。

刻下症：患儿时有胸闷，心慌，乏力症状。

既往史：有鼻窦炎病史。

体格检查：苔腻，微黄，脉结代。前胸少量红色皮疹。

辅助检查：附心电图如下。

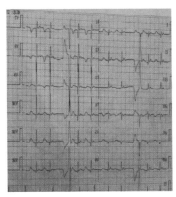
2019年3月7日心电图

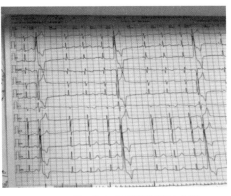
2019年3月21日外院出院时心电图

西医诊断：频发室性早搏。

中医诊断：心悸。

中医证型：心肾不足兼风热痰湿。

治则：养心补肾，疏风祛邪，化痰祛湿，通络安神。

处方：苦参 10g，杜仲 6g，桂枝 6g，佛手 10g，蝉蜕 6g，炒山楂 10g，蜜远志 10g，石菖蒲 15g，炒麦芽 10g，炙甘草 6g。7 剂，每日 1 剂，水煎服。

二诊：2019 年 4 月 2 日复诊。患儿服药 7 剂，近 1 周未再出现胸闷、心慌症状，但偶有乏力、腿困、心惊之症。查体：舌苔薄黄，舌尖稍红，脉弦。前胸少量红色皮疹。心电图早搏消失，附图如下：

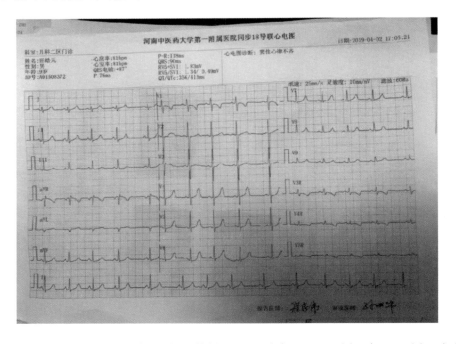

处方：在初诊方基础上加钩藤、黄柏、川牛膝各 10g。7 剂，每日 1 剂，水煎服。

三诊：2019 年 4 月 9 日复诊。患儿胸闷、心慌、腿困症状消失，近两天咽痛。查体：咽红，舌质稍红，脉弦滑，无结代脉。前胸皮疹消退。

处方：在二诊方基础上加桔梗 6g。7 剂，每日 1 剂，水煎服。

四诊：2019 年 4 月 16 日复诊。诉服药 5 剂时患儿诸症消失，自觉无不适。查体：咽不红，舌质淡红。查心电图如下：

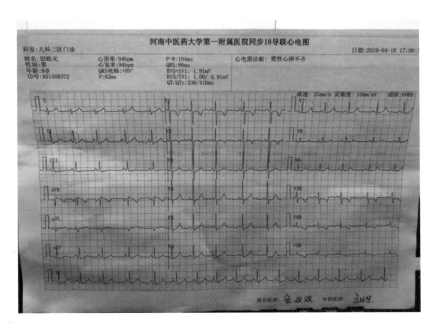

【按语】患儿频发室性早搏，在西医院住院治疗，早搏未消失，在我处服中药7剂后早搏消失，后未再反复。室性早搏属心律失常的一种，心律失常属中医的"心悸""怔忡"范畴，主要原因较为常见的有心失血养，神不守舍，心气不足感受外邪，邪阻心络而出现怔忡不安等。总之，虚实夹杂。病位在心、脾、肾。病理多为阴虚阳亢、气虚、痰火等。标为痰浊，本为脏腑虚损。其他如情志所伤、寒湿等，均可引起本症。因为"气为血之帅，血为气之母"，气滞血瘀，血脉痹阻，遂致心血不足，产生心悸怔忡。又肾主收藏，为先天之本，肾之阴阳失调，则心失所养，产生心悸怔忡。

本例患儿用药中，苦参燥湿化痰、安神定志，杜仲补肾润肝，桂枝养心通阳，共为君药；佛手疏肝和胃，蝉蜕散风利咽，炒山楂健脾开胃，活血化瘀，共为臣药；蜜远志安神宁心、祛痰除邪，石菖蒲化湿豁痰，炒麦芽行气健脾，共为佐药；炙甘草补脾和胃，益气复脉，调和诸药为使药。君臣佐使共奏安神补肾，疏风祛邪，祛痰化湿，活血通络，健脾和胃之功效，使邪祛正安，经络得通，神有所归，早搏消失。二诊时胸闷、心慌症状消失，但偶有乏力、腿困、心惊之症。查体：舌苔薄黄，舌尖稍红，脉弦。前胸仍有少量红色皮疹。考虑到痰湿已祛其半，血脉稍通，但有瘀邪化热，留于下焦之势，前胸红色皮疹未退，考虑风邪未去，故加黄柏、钩藤、川牛膝以清下焦湿热，平肝息风，祛瘀强筋。三诊时胸闷、心慌、乏力、腿困、心惊之症均消，前胸红疹也消退，但咽痛两天，考虑到又有外感风热之邪，新感之邪仍在上焦，故加桔梗清热祛痰，宣肺利咽。四诊诸症消失，邪祛正安，五脏功能得以恢复而病愈。

（成淑凤）

429

（三）不寐

【案例一】王某，女，6 岁。以"夜间不睡或醒后哭闹 3 月余"为代主诉，于 2017 年 3 月 30 日初诊。

现病史：3 个月前患儿间断出现夜眠欠佳，凌晨 1 点左右易醒，清醒状态持续 1～2 小时后再次入睡。白天精神状态欠佳，时有烦躁，不欲学习，记忆力下降，近 1 个多月症状明显加重。

刻下症：患儿体形较胖，少有眼神注视，重复单一搓手动作，在家长引导下可说 3～5 个字，声音较小，发音不清晰，四肢运动尚可，多动，不能静坐或能静坐片刻，查体配合欠佳，有攻击、自伤行为。纳食一般，挑食，偏食，大小便可。

既往史及个人史：第 3 胎第 1 产，其母人工流产 2 次，足月剖宫产，出生体重 3.5kg。母孕前期有保胎见红史，服用黄体酮治疗，后期胎心不稳，有吸氧史。出生时羊水轻度污染，生理性黄疸自行消退，生长发育同正常同龄儿童，语言发育明显落后，4 岁时曾于当地医院进行语言训练，进步缓慢。1 年前诊断为"孤独症谱系障碍"。

体格检查：四肢肌力稍弱，肌肉松弛，肌张力正常，腱反射正常引出，病理反射（－），脊柱无畸形，双下肢无水肿。余查体未见异常。舌质胖、舌尖红、边有齿痕、苔黄厚，脉滑。

西医诊断：①孤独症谱系障碍；②睡眠障碍。

中医诊断：①五迟；②脏躁；③不寐。

中医证型：脾虚痰聚。

治则：化痰活血，益智安神。

处方：广陈皮 10g，麸炒枳实 10g，姜半夏 10g，茯苓 20g，石菖蒲 15g，炙远志 15g，桂枝 9g，木香 3g，炒当归 9g，丹参 9g，生龙骨 15g，生牡蛎 15g，神曲 15g，鸡内金 15g，炙甘草 6g。14 剂，每日 1 剂，分两次水煎服。

嘱加强饮食控制，不吃零食及不喝刺激性饮料。

二诊：2017 年 4 月 13 日复诊。患儿睡眠状况较前有所好转，睡眠时间较前延长，夜间哭闹症状明显减少，醒后可安抚入睡。活动量较前改善，多动减少，自伤、攻击行为基本消失。语言组织能力欠佳，说话声音较小，不与人注视。纳食改善，二便调。舌质红、苔白厚，脉滑。

处方：上方去木香、生牡蛎，加炒黄芩 10g、山楂 10g、珍珠母 30g、知母 9g。14 剂，日 1 剂，服法同上。

三诊：2017 年 4 月 27 日复诊。患儿睡眠状况较前明显改善，夜间醒后未再哭闹。

服从简单命令，多动、重复动作基本消失。可讲完整语句，与人交流良好。纳食正常，大小便可。舌质淡红、苔略黄厚，脉稍滑。

处方：前方去知母、丹参，加炒麦芽12g、炒苍术9g。14剂，服法同上。

四诊：2017年5月11日复诊。患儿睡眠状态明显好转，可服从较多指令，多动行为、重复动作缓解，与人交流态度良好。纳便调，舌质淡红，苔略厚，脉缓。

处方：三诊方加党参10g，龟甲6g。14剂，服法同上。

随访：发现患儿睡眠障碍症状基本消失，冲动、烦躁较前明显改善，注意力较前有所集中，语言较前进步，愿意与小伙伴们进行交流，家长耐心鼓励，学习也明显进步。叮嘱家长按时复查，后以健脾养心、增智开窍类调理而安。

【按语】在中医学中，睡眠障碍归属于"不寐""不得卧""夜惊""夜啼""目不瞑"等。马教授主要从阴阳调和营卫的运行来解释正常睡眠产生的机制。从阴阳运行来说，阳盛于外则醒，阴盛于内则眠。《灵枢·寒热病》中记载："阳气盛则瞋目，阴气盛则瞑目。"从营卫的运行来说，卫气至阳而起，至阴而寐。卫气在白天行于体表，在夜晚行于体内。当卫气行于体表卫阳时，人就清醒；当卫气行于体之营阴时，人就入睡。"夜半而大会，万民皆卧，命曰合阴。"卫气在日出之时，从内脏出足少阴肾经的涌泉穴，循足太阳膀胱经，上达目内眦旁的睛明穴，人就醒来，眼睛睁开。在傍晚酉时，卫气从体表循足少阴肾经进入内脏，人就逐渐进入睡眠。因此，营卫和阴阳的运行正常与否，直接关系到睡眠的状态。凡是影响到阴阳调和营卫运行的病理因素，皆能影响睡眠，引起睡眠障碍。孤独症谱系障碍儿童尤易引起阴阳偏盛偏衰和营卫运行失常，故睡眠障碍更为常见。马教授认为本病的病变部位在脑髓，涉及心、肝、脾、肾，临床上常见虚实夹杂之证。心、肝、脾、肾功能失调，阴阳随之失衡，进而营卫失衡，痰、瘀、虚等病理因素互结，上扰脑窍，神机失用而发病。马教授在孤独症谱系障碍、睡眠障碍、痰瘀互结、凝滞脑络、痹阻心窍的病因病机基础上，提出以化痰活血、益智安神为主的治疗原则，采用出自《太平惠民和剂局方》的二陈汤随症加减治疗，旨在调节阴阳与营卫平衡，扶正与祛邪并存，强调开窍益智，重视化痰活血、益智安神。

（马丙祥）

【案例二】郭某某，2月龄，焦作市武陟县人。以"闹夜、不睡15天，纳呆2天"为代主诉，于2019年9月3日初诊。

现病史：患儿前半夜哭闹不睡，子时以后始能小睡，白天易醒，大人苦不堪言。伴纳呆不吃，大便稀频，呈墨绿色，其他如常。微信求诊，舌脉未见。

西医诊断：睡眠障碍。

中医诊断：夜啼。

中医证型：肾水亏乏，阴虚阳亢证。

治则：滋水潜阳。

处方：猪苓阿胶汤。猪苓、茯苓、泽泻、阿胶、滑石、黄连、黄芩、白芍各 3g，醋鳖甲 5g，煅牡蛎 10g。免煎中药，3 剂，每剂混匀分 3 份，1 天 3 次，1 次 1 份，热水化开，空腹温服。

随访：上药服用 6 次，诸症消失。

【按语】"阳入于阴则寐，阳出于阴则寤。阴不涵阳，水枯龙腾；阳失潜藏，睡眠为之紊乱。"前半夜太阴、少阴主时时间，"太阴病，欲解时，从亥至丑上"，"少阴病，欲解时，从子至寅上"，患儿前半夜不睡，当处于太阴脾虚、少阴阴虚状态，太阴脾虚与纳呆、泄泻有关，前半夜不睡则与少阴阴亏有关。阴虚则阳气不能潜藏，前半夜闹人不睡，子时以后始能小睡，白天易醒。《伤寒论》曰："少阴病，得之二三日以上，心中烦，不得卧，黄连阿胶汤主之。""少阴病，下利六七日，咳而呕渴，心烦，不得眠者，猪苓汤主之。"故而以黄连阿胶汤、猪苓汤加减，曰猪苓阿胶汤。猪苓、泽泻、阿胶、滑石、白芍、醋鳖甲，滋养肾阴；茯苓健脾安神；黄连、黄芩、滑石，清泻心火；煅牡蛎潜阳滋肾，共奏滋阴清热、健脾潜阳之功。

（张炜）

（四）病毒性心肌炎

【案例一】周某，女，10 岁。以"乏力、胸闷、气短 1 周"为代主诉，于 1996 年 6 月 24 日初诊。

现病史：患儿 1 周前自觉咽痛，体温 38 ~ 39℃，持续 2 天，在某儿童医院诊为"上呼吸道感染"，静脉滴注"青霉素、穿琥宁" 3 天，口服药物不详。3 天后咽痛消失，体温 37℃，以为病愈，未再治疗。但近几日自觉乏力、胸闷、气短，故来本院诊治。

体格检查：体温 37.1℃，心率 106 次 / 分。咽稍红，舌质红，苔黄腻，脉滑数。

辅助检查：心电图：Ⅰ度房室传导阻滞，ST-T 段轻度下移。心肌酶：乳酸脱氢酶、谷草转氨酶、肌酸激酶均升高。

西医诊断：病毒性心肌炎。

中医诊断：心悸。

中医证型：邪毒内侵。

治则：清热解毒，养心祛邪。

处方：板蓝根、大青叶、金银花、连翘各 15g，竹叶、牛蒡子、麦冬、柏子仁、苦参、山楂、麦芽各 10g，薄荷、桔梗各 3g，甘草 6g。7 剂，日 1 剂。

二诊：1996 年 7 月 1 日复诊。体温 36.6℃，心率 92 次 / 分，自觉胸闷、气短症状减轻，仍感乏力。查体：舌质淡红，苔微黄，咽不红，脉细，辨其症状、体征，热邪已去其大半，有气伤之象。

处方：上方去板蓝根、大青叶、连翘，加生山药 15g，太子参、茯苓各 10g。15 剂，日 1 剂。

三诊：1996 年 7 月 18 日复诊。患儿胸闷、气短明显减轻，但仍觉乏力，查体温 36.7℃，心率 90 次 / 分，咽不红，舌质淡红，苔白较厚，脉结代。心电图示：窦性心律不齐。观其舌脉证，辨为邪毒内侵，耗伤心阴心气，转为气阴两虚型，故以益气养阴治之。

处方：生山药 20g，太子参、茯苓、黄精各 15g，陈皮、山楂、麦冬各 10g，五味子、炙甘草各 6g，升麻、北五加皮各 3g。共服 40 天。

四诊：1996 年 8 月 27 日复诊。诸症消失。心电图示：心率 86 次 / 分，窦性心律，心肌酶检查均正常。

【按语】现代医学认为病毒性心肌炎是由于病毒感染后遇到条件因子而诱发，如感染、发热、精神创伤、剧烈运动、过劳、缺氧、接受放射线、受凉、过热、使用激素、营养不良等。本病虽为病毒感染所致，但至今尚无肯定药物。中医学认为，小儿病毒性心肌炎是感受风热邪毒，内损于心所致。其病机为心脉痹阻，心血运行不畅，痰瘀为其病理产物。疾病的发生发展过程为外感风热邪毒从口鼻而入，蕴郁于肺胃，以致痰瘀互结，气血瘀滞，因而使心脉痹阻，心血运行不畅，最后将会出现心气不足、气阴两伤等正虚之证。疾病的不同时期，其病理改变不同，治病方法也各异。但在同一患儿身上不同的时期可有不同的证型，本例处于早期，为邪毒内侵型，后期转为气阴两虚型。方中板蓝根、大青叶、金银花、连翘清热解毒，疏散外邪为君药；苦参、麦冬、柏子仁清热养阴，安神定志为臣药；竹叶、牛蒡子、山楂、麦芽透邪外出，调理脾胃为佐药；薄荷、桔梗、甘草清热利咽，调和诸药为使药，共奏清热解毒，养心祛邪之效。

（成淑凤）

【案例二】张某，男，15 岁。以"胸闷、气短、乏力 10 余天"为代主诉，于 2002 年 3 月 18 日初诊。

现病史：患儿时感胸部不适，微痛，乏力、气短 10 余天，遂来就诊。

体格检查：形体稍肥，舌质暗，苔白微腻，脉沉涩。

辅助检查：心电图示：Ⅱ度Ⅰ型房室传导阻滞；心肌酶学检查肌酸激酶：86U/L。

西医诊断：病毒性心肌炎。

中医诊断：心悸。

中医证型：心血瘀阻。

治则：活血化瘀、调气养心。

处方：丹参、当归各 15g，桃仁、红花、莪术、蚤休、川芎、瓜蒌、连翘、生山楂各 10g，羊角藤、半枝莲各 6g，甘草 5g。水煎服，共 12 剂，每日 1 剂。

二诊：2002 年 4 月 2 日复诊。患儿胸闷、气短减轻，仍时感胸部不适，微痛消失，但闷闷不乐，少言懒动。查体：舌质暗，苔白微腻，脉沉涩。心电图示：心率 85 次 / 分，窦房结与房室结间游走心律。

处方：3 月 18 日方去羊角藤、半枝莲，加合欢皮 10g，石菖蒲 10g。水煎服，每日 1 剂，共 20 剂。

三诊：2002 年 4 月 22 日复诊。诸症减轻，由原来的闷闷不乐、少言懒动变为心情舒畅、言如常人。查体：舌质淡红，微暗，苔薄白。

处方：丹参、当归、太子参各 15g，桃仁、苦参、生山楂各 12g，白芍、桑寄生、远志、柏子仁各 10g，红花、川芎、甘草各 6g。水煎服，每日 1 剂，20 剂。

四诊：2002 年 5 月 13 日复诊。自觉症状消失。复查心电图示：窦性心律，心率 78 次 / 分，正常心电图；心肌酶学检查肌酸激酶：20U/L，均已正常而痊愈。

【按语】病毒性心肌炎，中医学似无特定的病名与本病相对应，目前国内临床上仍以病位结合病性或以主证来确立中医诊断。其发病多是由于正气不足，感受外邪而致气血不和，阴阳失衡。根据体质的不同，在临床上一般将其分为四种类型，其每一型又与体质有很大的关系，其中心血瘀阻型多见于肥胖患儿，阴虚火旺型多见于消瘦患儿，气阴两虚型多见于体弱患儿，邪毒内侵型则见于一般患儿及各种类型的早期。由于证型不同而治疗方法各异，根据不同证型采用中医辨证治疗，往往能收到良好的临床效果。本例为心血瘀阻型，采用活血化瘀、调气养心的治则，治疗 1 月余而病愈。本方中丹参、当归、桃仁、红花、莪术养血活血，祛瘀通经为君药；蚤休、川芎、瓜蒌、连翘、半枝莲清热解毒，活血散结为臣药；生山楂、羊角藤行气散瘀，益脾补肾为佐药；甘草调和诸药为使药。

（成淑凤）

【案例三】患者，刘某，男，3 岁。以"发热 4 天"为代主诉，于 2005 年 11 月 2 日初诊。

现病史：患儿发热 4 天，来我院住院治疗，体温波动在 38 ~ 39℃之间，最高体温 39.6℃，伴单声咳、头痛、咽痛、流涕等，纳少、睡眠可、二便正常，舌红，苔薄黄，脉浮数。

体格检查：体温 38.0℃，心率 150 次／分，呼吸 32 次／分，体重 16kg。精神不振，咽充血，双侧扁桃体无肿大，双肺听诊呼吸音粗糙，未闻及干湿性啰音，心率 150 次／分，心律不齐，心音低钝，各瓣膜听诊区未闻及杂音，肝脾无肿大，双下肢无浮肿。

辅助检查：血常规：白细胞 4.8×10^9/L，中性粒细胞百分比 56%，淋巴细胞百分比 26%；咽拭子：支原体阴性；心电图：窦性心律，116 次／分，频发室性早搏；心肌酶示：乳酸脱氢酶 438U/L，肌酸激酶 328U/L，α – 羟丁酸脱氢酶 562U/L。

西医诊断：病毒性心肌炎。

中医诊断：心悸。

中医证型：邪热犯心。

治则：清热祛邪，调气养心。

处方：清热散 8g，消风散 6g，活血散 6g，消导散 8g，益元散 5g。共分 9 包，每日 3 包，每次 1 包，水煎服。

其他治疗：①静脉滴注先锋霉素Ⅴ针 1.5g；②炎琥宁针 120mg；③ 1，6 – 二磷酸果糖 32mL；④维生素 C 针 1.0g/d；⑤口服辅酶 Q10 胶囊 5mg/ 次，日 3 次；⑥维生素 C 片 0.1g/ 次，日 3 次。

二诊：2005 年 11 月 5 日复诊。3 天后患儿精神好转，体温正常，仍单声咳、咽痛、舌红苔黄、脉浮。查体：咽充血，两肺听诊呼吸音粗糙，心率 110 次／分，心律不齐，心音低钝，无杂音。

处方：香苏散 6g，清热散 8g，生石膏 8g，止咳散 8g，消导散 8g。共 9 包，每日 3 包，每次 1 包，水煎服。继续用原中西药。

三诊：2005 年 11 月 8 日复诊。于住院第 7 天临床表现基本消失，舌红苔黄、脉浮。查体：咽稍充血，心率 106 次／分、心律不齐，心音低钝无杂音。复查心电图示：窦性心律，96 次／分，偶发室性早搏；心肌酶示：乳酸脱氢酶 359U/L，肌酸激酶 129U/L，α – 羟丁酸脱氢酶 360U/L。继续原中西药治疗共半个月，患儿临床症状消失，纳食、睡眠可，二便正常，舌淡红苔薄黄、脉稍滑。复查心电图示：窦性心律，96 次／分，偶发室性早搏；心肌酶示：乳酸脱氢酶 256U/L，肌酸激酶 96U/L，α – 羟丁酸脱氢酶 243U/L，病情基本达到临床治愈，因家长要求出院。继续服药，期间无不适。

四诊：2006 年 3 月自行停药。停药 2 周，患儿出现发热、咳嗽、咽痛，舌红苔黄，脉浮数。查体：咽充血，心率 120 次／分，律不齐，心音低钝、无杂音。复查心电图示：窦性心律，112 次／分，偶发结性早搏。心肌酶示：乳酸脱氢酶 562U/L，肌酸激酶 346U/L，α – 羟丁酸脱氢酶 430U/L，再次以"心肌炎"收入院，辨证属邪热犯心证，治疗同前。治疗近半个月复查心电图示：窦性心律不齐，平均 96 次／分，交界性并行心律。心肌酶：乳酸脱氢酶 326U/L，肌酸激酶 224U/L，α-羟丁酸脱氢酶 358U/L。患儿自诉无不适，舌淡暗苔薄白，脉涩重按无力。辨证属气虚血瘀证。

处方：香苏散 6g，胃苓散 8g，消导散 8g，活血散 6g，游山方 6g，七味白术散 4g。共分 9 包，每日 3 次，每次 1 包，水煎服。并静脉滴注黄芪针 10mL、丹参 10mL，复经治疗 10 余天，复查心肌酶：乳酸脱氢酶 236U/L，肌酸激酶 190U/L，α-羟丁酸脱氢酶 236U/L。病情达临床治愈而出院，嘱其继续口服辅酶 Q10 胶囊、维生素 C 片、天王补心丹、维生素 E 胶丸。不适随时就诊。

【按语】病毒性心肌炎是青少年的常见病之一，多属于中医"心悸""怔忡"的范畴，"心之合脉也"，脉为血之府，营行脉中，卫行脉外，营卫根于中焦，合于心肺。若感受外邪，营卫首当其冲，营行脉中，脉为营卫组成，心合脉，故所受外邪留而不去，或去而不尽，必经脉及心，且温毒必伤其阴，而血属阴，"诸血皆属于心"，热毒即伤血于心，必先损心"体"，继损心"用"，而出现气短神疲，潮热，脉促结代。若再失治误治，阴损及阳，阳气亦伤，遂出现脉微肢冷，舌淡，低热不退，经久不愈。临床亦见到温毒燔盛势猛，直犯营血，致心肌受毒邪侵犯，气血两伤，出现心肌损伤或心衰，而见脉数弱、身热、心悸、舌赤、气短等邪盛正衰现象。故在病毒性心肌炎治疗过程中常强调祛邪务净，始终注意气阴两伤，辨证施治，不拘泥于一法一方。

（杨之藻）

（五）注意力缺陷多动障碍

【案例】刘某，男，9 岁。以"多动、急躁半年"为代主诉，于 2019 年 3 月 13 日初诊。

现病史：患儿近半年经常情绪急躁，坐立不安，注意力不集中而学习困难，五心烦热，食欲差，大便秘结如粪粒样，干臭，每 3 ~ 5 日 1 行，经常大便后出血，小便黄赤。舌质红，舌苔黄厚，脉细。

西医诊断：注意力缺陷多动障碍。

中医诊断：脏躁。

中医证型：心肾阴虚，肝阳上亢。

治则：育阴潜阳，清心泻火，行气开滞。

处方：钩藤 10g，生牡蛎 20g，生栀子 10g，牡丹皮 20g，连翘 20g，生地黄 20g，玄参 20g，淡竹叶 10g，大黄 8g（后下），厚朴 12g，枳壳 12g，法半夏 9 g，仙鹤草 20g。6 剂，每日 1 剂，水煎 300mL，分早中晚 3 次服，每次 100mL。

二诊：2019年3月20日复诊。情绪急躁及多动减轻，饮食增加，大便2~3日1行、质硬，大便后出血较前减轻。舌质红，舌苔白。治以育阴潜阳，清心泻火，理气健脾。

处方：钩藤10g，生牡蛎20g，生栀子10g，牡丹皮20g，连翘20g，生地黄20g，玄参20g，白术10g，茯苓10g，厚朴12g，枳壳12g，全瓜蒌10g，槟榔10g，赤芍20g，仙鹤草20g。6剂，每日1剂，水煎300mL，分早中晚3次服，每次100mL。

三诊：2019年3月27日复诊。大便出血止，情绪安定，专注于学习而受到表扬，大便隔日1行。治以健脾消积，清热通络。

处方：连翘20g，生栀子10g，生地20g，钩藤10g，牡丹皮10g，赤芍20g，全瓜蒌20g，白术10g，茯苓10g，厚朴12g，枳壳12g，槟榔10g，法半夏9g，川牛膝20g。6剂，每日1剂，水煎300mL，分早中晚服，每次100mL。

四诊：2019年4月3日复诊。患儿睡眠好，大便一日一行。治以健脾消积，清热通络。

处方：白术10g，茯苓10g，厚朴12g，枳壳12g，连翘20g，生栀子10g，生地黄20g，玄参20g，钩藤10g，全瓜蒌20g，槟榔10g，赤芍20g，仙鹤草30g，牡丹皮10g，法半夏9g，川牛膝20g。6剂，日1剂，水煎300mL，分3次服。

【按语】本例患儿正处于快速生长发育期，心肾之阴精相对不足，水不涵木，阴不制阳，肝阳上亢，故性格暴躁，易激惹冲动、多动难以静坐，注意力不集中；阴虚津亏，肠道干燥缺乏濡润，故五心烦热，大便秘结；阴虚阳亢，肝旺克脾土，脾失健运，导致食欲差；舌红，脉细弦皆为阴虚之征，治疗以滋水涵木、平肝潜阳为主。应用平肝潜阳抑动方加减。初诊患儿躁动难以自制，首当平肝潜阳，泻下热解，故以钩藤、生牡蛎镇肝潜阳，柔肝息风；五心烦热，以牡丹皮、连翘、生栀子清心肝之热，凉血除烦；大便燥结如粪粒，以生地黄、玄参、大黄清热养阴泻下；以厚朴、枳壳、法半夏行气开滞，消痞散结；大黄配厚朴、枳壳行气导滞，泻下燥屎，清肠腑积热，有釜底抽薪之功。肝木旺克脾土，食欲不佳，故后期以白术、茯苓、厚朴、枳壳、槟榔、仙鹤草、法半夏健脾行气。

（郑春燕）

（六）癫痫

【案例一】郭某，男，17岁，体重60kg。以"癫痫发作4年"为代主诉，于2018年3月12日来诊。

现病史：患者4年前出现发作性意识丧失，点头，伴有小便失禁，至当地医院就诊，查脑电图异常，诊断为"癫痫"。予丙戊酸钠缓释片口服，加量至每天 50mg/kg，发作无减少，加用苯妥英钠至每天 300mg/kg，仍不能控制。后依次加苯巴比妥至每天 5mg/kg；左乙拉西坦至每次 1.5g，每日 2 次，仍有发作，每日可发作 10 余次。

刻下症：家长代诉癫痫发作不能控制，每天有 10 余次，表现为意识丧失，点头，持续数秒钟缓解，平素眠多，易感冒，纳差，大便干，时有遗尿。望诊见患儿精神欠佳，目光呆滞，表情迟钝，运动迟缓，流涎，活动少，舌质淡，苔白滑；切诊见肢体挛急，四肢欠温，脉细弱。

西医诊断：癫痫。

中医诊断：癫痫。

中医证型：脾肾阳虚。

治则：益气健脾，温阳补肾。

处方：附子理中汤加减。制附子 30g，干姜 30g，党参 30g，白术 9g，茯苓 30g，炙甘草 15g，桂枝 15g，姜半夏 15g，石菖蒲 20g，生龙骨 30g，牡蛎 30g，防风 12g，川芎 12g。21 剂，每日 1 剂，水煎服（制附子先煎 30 分钟），分 3 次服用。

二诊：2018 年 4 月 6 日复诊。家长诉仍有发作，每日 8 ~ 10 次，发作形式同前。患儿食欲增强，精神一般，流涎，喜卧少动，仍有遗尿，眠欠安，舌质淡、苔嫩滑，脉弱。查体：四肢欠温，反应迟钝，行动迟缓。

处方：改一诊方制附子为 60g，加细辛 6g，丹参 10g，去牡蛎、防风。用法同前。

三诊：2018 年 5 月 2 日复诊。患儿总体症状减轻，发作次数减少，每日 5 ~ 6 次，精神较前好，睡眠时间减少，流涎减轻，四肢仍发凉，时有遗尿。

处方：改二诊方姜半夏为 20g，丹参 30g。用法同前。

四诊：2018 年 5 月 25 日复诊。患儿发作减少至每日 3 ~ 5 次，精神好转，偶有流涎，四肢仍发凉，手足明显。

处方：三诊方加木通、当归、赤芍，以取当归四逆汤之意。制附子 60g，细辛 6g，干姜 30g，党参 30g，白术 9g，茯苓 30g，炙甘草 15g，桂枝 15g，姜半夏 20g，石菖蒲 20g，生龙骨 30g，牡蛎 30g，防风 12g，川芎 12g，丹参 30g，木通 10g，当归 10g，赤芍 10g。

随访：之后数次复诊，在前方基础上加减，患儿发作次数减少，每日 2 ~ 3 次，精神好转，纳眠、遗尿、四肢发凉改善，感冒次数减少。

【按语】该患儿病程日久，四诊合参，属阳气虚弱证。阳气虚弱，阴阳失和，瘀血、痰浊阻于四肢百骸，气机逆乱，神明失主，发为癫痫。附子、干姜补阳气，则助阴阳平衡，阳气盛既能祛寒邪，又能助化寒痰浊饮；姜半夏、茯苓、桂枝、白术等化痰除饮；

川芎、丹参祛瘀活血，畅通气机道路；生龙骨、牡蛎息风定惊安神。因四末发凉，为阳气不能温煦所致，加用当归四逆汤以温阳散寒，最终达到阴平阳秘。本治疗方法与刘渡舟应用真武汤治疗癫痫有异曲同工之妙。

（马丙祥）

【案例二】邢某某，男，14 岁。以"反复昏仆、乏力半年余"为代主诉，于 1996 年 3 月 27 日初诊。

现病史：患者去年 2 月无诱因左胸刺痛，西医诊断"神经性痛症"，经治疗后愈。9 月开始恶心、胸闷，也呈阵发性，大约 3 ~ 10 天发作 1 次，自行缓解，中旬突然跌倒，手足无抽搐，神志昏迷，持续约半小时，缓解后周身乏力，昏睡。脑电图检查有异常波形，提示为"癫痫"。服西药"卡马西平片、苯巴比妥片"，发作次数减少，1 个月发作 1 次，本月发作次数增多，已 7 次，起初胸闷，头晕后继而跌仆，身软，无抽搐，神志尚清，5 分钟左右可自行缓解，精神抑郁，无力，纳差。舌淡，苔薄，脉缓。

西医诊断：癫痫。

中医诊断：癫痫。

中医证型：肝气郁结。

治则：疏肝解郁。

处方：柴胡 10g，郁金 10g，枳壳 10g，木香 5g，香附 6g，石菖蒲 6g，天竺黄 6g，僵蚕 6g，远志 6g，半夏 6g，砂仁 5g，青皮 6g，代赭石 6g，鸡内金 6g，焦三仙各 10g，党参 6g，瓜蒌 10g。3 剂，水煎服，日 1 剂。

二诊：1996 年 3 月 30 日复诊。服上药后癫痫未发作，昨天上午恶心 1 次，但症状大有减轻，纳食增加，二便调，舌苔中白厚，脉沉细。

处方：上方加云茯苓 10g，胆南星 5g，天麻 5g，改党参为太子参 5g。3 剂，水煎服，日 1 剂。

三诊：1996 年 4 月 4 日复诊。癫痫无发作，无恶心、干呕、头痛、胸闷，精神尚可，二便调，舌苔薄白，脉浮紧。

处方：柴胡 10g，郁金 9g，枳壳 10g，木香 5g，香附 6g，石菖蒲 9g，天竺黄 6g，僵蚕 6g，瓜蒌 10g，远志 6g，半夏 6g，砂仁 5g，青皮 6g，代赭石 6g，山楂、麦芽、神曲各 10g，云茯苓 10g，太子参 5g，胆南星 5g，天麻 5g，钩藤 6g，炒枣仁 9g，竹茹 6g。7 剂，水煎服，日 1 剂。

四诊：1996 年 4 月 10 日复诊。服上药，诸症未发作，精神活泼，身体有力，舌红苔薄黄，脉浮紧。以上方继服 10 剂。

随访：患儿未再发作。

【按语】小儿生理特点为"脾肾常不足"，小儿肾气未充，神气怯弱，脾虚生痰，痰蒙清窍，虚实夹杂，易成癫痫。小儿癫痫的病因不外乎"风""火""痰""瘀""虚"五大类，往往相兼为患，包括风火攻上、痰瘀互结、虚实夹杂等。该患儿因为学习压力大，常感抑郁不舒，故肝失疏泄，气机不畅易引起其他病理因素为患。方以疏肝解郁为主，伍以健脾化痰、息风止痉之品，因而显效。个体不同，病因各异，当辨证论治，不可固守一方。

（张淑琴）

【案例三】张某，男，12岁，河南鹤壁市人。以"反复抽搐发作7年余"为代主诉，于2012年10月12日初诊。

现病史：患儿于7年前起病，经北京某医院行脑电图检查示：异常儿童脑电图。诊断为"癫痫"。服用丙戊酸钠已5年，发作次数减为每周1～2次，为减停西药，改求中医治疗已2年余，所服多为化痰定痫之剂，如涤痰汤、定痫丸等。发作次数曾有减少，但一直未能控制，常因心烦易怒而诱发发作，每周发作1～2次，表现为突然仆倒，不省人事，口吐白沫，四肢硬直，持续2～3分钟可自行缓解，转诊来我院诊治。

刻下症：反复抽搐发作，屡发不止，时有胆怯，伴急躁易怒，食欲欠佳，夜眠不安，易惊醒，二便正常。

体格检查：精神倦怠，面色青黄无华，表情呆滞。舌红有瘀点，苔黄，脉弦滑。

辅助检查：血常规、肝肾功能未见异常；脑电图检查示儿童异常脑电图。

西医诊断：癫痫（全面强直发作）。

中医诊断：癫痫。

中医证型：肝胆郁热，痰瘀互结。

治法：疏肝解郁，化痰息风。

处方：柴胡加龙骨牡蛎汤合白金丸加减。醋柴胡10g，姜半夏10g，黄芩10g，人参10g，胆南星6g，石菖蒲10g，远志10g，生龙骨30g，生牡蛎30g，白矾2g，郁金10g，生姜6g。中药配方颗粒，15剂，每日1剂，分早晚2次冲服。

二诊：2012年10月27日复诊。服上药期间第1周发作2次，第2周1次。

处方：上方再取15剂，每日1剂，分早晚2次冲服。

三诊：2012年11月12日复诊。服药期间发作1次，全身症状轻，精神较前明显好转，其父信心倍增。

处方：醋柴胡10g，姜半夏10g，桂枝3g，人参10g，远志10g，石菖蒲10g，生龙骨30g，生牡蛎30g，生姜6g，白矾3g，郁金10g，甘草6g。中药配方颗粒，30剂，每日1剂，分早晚2次冲服。

四诊：2012 年 12 月 15 日复诊。1 个月内仅发作 1 次，舌边尖红，苔白腻。

处方：上方去桂枝，加白术 15g，砂仁 6g。30 剂，每日 1 剂，分 2 次服。

随访：服上方 3 个月已 1 个月未发作，且面色有华，饮食增加，睡眠平稳，表情呆滞消失，学习渐入正常。守法再进至 6 个月时，其父自行将西药减半。2014 年 3 月 16 日复查脑电图明显改善。后改香砂六君子汤加白矾 3g，郁金 10g，巩固疗效。截至 2014 年 10 月已 18 个月未发作。

【按语】肝胆郁热，胆热扰心，心胆不宁；三焦不畅，顽痰久伏，痰瘀胶结，伏于脉络，肝郁气逆，引动伏痰留瘀，上扰清窍，引动肝风导致神昏抽搐。

关于柴胡加龙骨牡蛎汤，徐大椿谓："此方能下肝胆之惊痰，以之治癫痫必效。"《类聚方广义》云：此方"治狂证，胸腹动甚，惊惧避人，兀坐独语，昼夜不眠，或多猜疑，或欲自死，不安于床者"。张景岳云："癫狂二证，皆由情志过度……皆属火炽痰壅，但有缓急之分耳。"郑师将白矾、郁金合于柴胡加龙骨牡蛎汤中乃锦上添花之笔。心藏神，为精神之所舍，火炽痰壅，扰乱神明，则发狂为急；痰热闭阻，神明失用，则发癫为缓。此方诸药相配，散与敛，通与补，温与清，共融于一方之中，郁热清而痰浊除，闭阻解而神明复，浮神敛而惊悸安，7 年顽痫 3 个月显效，其白矾、郁金配伍之功可见矣。

（郑宏）

（七）抽动障碍

【案例一】患儿马某，女，10 岁，以"反复挤眉眨眼、犟鼻、清嗓子 2 年余，再发伴咧嘴半年"为代主诉，于 2019 年 7 月 11 日初诊。

现病史：2 年多前患儿无明显诱因先后出现挤眉眨眼、犟鼻、清嗓子等症状，未予重视，遇情绪紧张时频发，1 年前至某儿童医院，查脑电图、血常规、肝肾功、抗"O"、铜蓝蛋白结果无异常，诊断为"抽动障碍"，口服硫必利 3 个月，上述症状频率减少后自行停药；半年前患儿上述症状再发加重，伴耸肩，脾气急躁，冲动易怒，小便色黄，大便偏干，舌质红，苔薄黄，脉弦数。

辅助检查：耶鲁评估 38 分；儿童焦虑性情绪障碍筛查表 27 分。

西医诊断：抽动障碍共患焦虑障碍。

中医诊断：肝风。

中医证型：肝亢风动。

治法：镇肝息风。

处方：熄风逸志方加减治疗。天麻 9g，钩藤 12g（后下），僵蚕 12g，地龙 12g，黄芩 9g，栀子 9g，龙骨 20g，茯神 12g，琥珀 3g，柴胡 9g，枳壳 10g，白芍 12g，木蝴蝶 6g，菊花 12g，甘草 3g。14 剂，水煎服，每日 1 剂，分早晚 2 次服用。

二诊：2019 年 7 月 25 日复诊。服上药后，患儿面部抽动症状均较前减轻，耸肩症状仍频繁，食欲较前减退。

处方：上方去栀子，加葛根 15g，炒麦芽 15g，28 剂。

三诊：2019 年 8 月 22 日复诊。家长诉，患儿脾气较前有好转，抽动症状整体较前有减轻，纳眠可。上方去柴胡、炒麦芽，加郁金 12g、薏苡仁 12g，28 剂。

随访：病愈。

【按语】本案病位在心、肝，病机关键在肝阳亢逆化风，阳热内扰心神，治以平肝潜阳，息风止痉，安神逸志。自拟熄风逸志方，方取天麻、钩藤平抑肝阳，息风止痉；僵蚕、地龙息风止痉，祛风定惊，共为君药。龙骨平肝潜阳，又能重镇安神；琥珀安五脏定魂魄；柴胡调达肝气，疏肝解郁；枳壳辛行苦降，理气宽中，与柴胡为伍，一升一降，增舒畅气机之功，共为臣药。黄芩、栀子清肝降火，折其亢盛之阳；茯神养心定惊安神，益肝血祛风；白芍敛阴，养血柔肝，养肝体而助肝用；甘草调和诸药。二诊时，患儿耸肩症状频繁，给予葛根缓解颈部筋脉拘挛；食欲欠佳，去除性凉药物栀子，给予炒麦芽健脾助运。三诊时，患儿脾气较前缓解，柴胡有升阳之效，不可用时过长，改为郁金行气解郁；本病为慢性病，用药时间长，需注重辅以健脾化湿之生薏苡仁顾护脾胃，以防伤其本。

（都修波）

【案例二】患儿张某某，男，7 岁。以"眨眼、吸鼻子、清嗓子 2 年，伴摇头、踢腿加重 1 年余"为代主诉，于 2016 年 8 月 2 日初诊。

现病史：家长诉患儿 2 年前眨眼、吸鼻子、清嗓子，病初曾服泰必利片 3 个月，有所好转。平素嗜食辛辣油腻方便食品。1 年前症状加重见摇头、踢腿等不自主症状，改用阿立哌唑片 2.5mg，日 2 次，口服，时轻时重。

刻下症：频繁眨眼、吸鼻子、清嗓子、摇头、踢腿，紧张时加重。精神好，纳眠可，溲黄便秘。察其体胖面红，咽喉红肿，舌尖红，苔黄腻，脉滑数。

辅助检查：耶鲁评分：严重程度评分 45 分，运动评分 20 分，发声评分 15 分；缺损评分 10 分；血生化检查：肝肾功能、铜蓝蛋白、抗"O"未见异常；脑电图：正常脑电图。

西医诊断：抽动障碍。

中医诊断：肝风。

中医证型：痰火内扰。

治则：化痰泻火，疏肝息风。

处方：黄连温胆汤合天麻钩藤饮加减。黄连 6g，半夏 9g，天麻 9g，枳实 9g，钩藤 10g，制白附子 6g，茯苓 9g，竹茹 9g，焦栀子 10g，郁金 9g，桔梗 9g，僵蚕 9g，牛蒡子 9g，生甘草 6g。14 剂，水煎服 200mL，每日 2 次分服。嘱阿立哌唑减量，改为 2.5mg，日 1 次，晨服。

嘱其清淡饮食，少吃辛辣油腻刺激食品，少玩手机游戏。

二诊：2016 年 8 月 16 日复诊。服药后，患儿踢腿、点头、清嗓子症状明显减轻，抽动次数减少，察其唇红，舌红，苔黄稍腻，脉滑数。

处方：上方去僵蚕，制白附子减至 3g，加胖大海 9g，继服 14 剂，服法同前，嘱其停用阿立哌唑片，生活调养同前。

三诊：2016 年 9 月 1 日复诊。患儿偶有眨眼、噘嘴、皱眉，余症状基本消失，察其舌稍红，苔稍黄，脉数。

处方：上方去黄连、牛蒡子，焦栀子减量 6g，嘱继续服用 2 周巩固疗效。

随访：2 个月后电话随访，患儿病情稳定，未再复发。嘱患儿注意日常生活调养，少食辛辣油炸食品，以防生火生痰诱发疾病。

【按语】纵观患儿形体肥胖，平素嗜食肥甘厚腻辛辣之品，以频发眨眼、吸鼻子、清嗓子、踢腿为主要症状，2 年来反复发作。《素问》曰"诸风掉眩，皆属于肝"，此病症应从肝风论治，"怪病责之于痰"。察其溲黄便秘，唇红，咽红，舌红，苔黄腻，脉滑数当属湿热证。该患儿体胖多湿，湿郁化热，湿热生痰阻络，扰动肝风，则抽动诸症而出。以辨证、辨病、辨体质相结合的原则，诊为痰火体质抽动症，行施处方，黄连温胆汤合天麻钩藤饮加减，渐停西药，疗效显著，未再复发。充分体现体质论治，标本同治，治病求本的神奇功效。

（周正）

【案例三】房某某，男，14 岁，以"眨眼，摇头耸肩，缩鼻张口半年"为代主诉，于 2018 年 3 月 9 日初诊。

现病史：患者半年前出现频繁眨眼，摇头耸肩，缩鼻张口，喉中有时吭吭作响。在当地某医院诊为多发性抽动症，予以泰必利及氟哌啶醇治疗，症状曾一度缓解，但药物减量后症状加重。间或至其他医院行中医治疗，症状时轻时重。平时易感冒，感冒后亦加重。头颅 CT、脑电图无异常发现。于刘霞教授处寻求中医治疗。

刻下症：仍见频繁眨眼，抽鼻，摇头耸肩，自觉咽中不适，时作吭声，咯痰不爽，咽红，舌边尖略红，苔薄黄，脉浮弦。

西医诊断：抽动障碍。

中医诊断：肝风。

中医证型：风邪犯肺扰脾，引动肝风，风痰鼓动。

治则：调肺平肝，祛风除痰。

处方：辛夷 10g，苍耳子 6g，芦根 30g，大青叶 15g，冬凌草 15g，黄连 3g，菊花 10g，木瓜 10g，半夏 6g，伸筋草 30g，蝉蜕 5g，钩藤 15g，全蝎 3g。14 剂，每日 1 剂，水煎 2 次，分 3 次服。

二诊：2018 年 4 月 6 日复诊。患儿服 14 剂后，症状有所减轻，自行当地取药 7 剂继续服用。现眨眼、发吭、抽鼻、耸肩症状较前明显减少，摇头无明显减轻，时有重复语言，咽红，舌质红，苔薄白，脉浮。

处方：前方加丹参 15g，菖蒲 10g，郁金 10g，葛根 10g，天麻 5g。14 剂，用法同前。

三诊：2018 年 4 月 23 日复诊。患儿服药症状明显减轻，唯感冒或激动后尚有发作。守本方加减，并配合槐杞黄颗粒调理肺脾，改善免疫功能，饮食宜以清淡为主，治疗 3 个月后症状完全消失。巩固治疗 2 个月后停药。

随访：1 年后，患儿因感冒、发热、咳嗽就诊时，诉病情稳定，虽感冒未再发作。患儿病情好转，嘱其注意生活调理。

【按语】患儿禀赋不足，腠理疏松，易受外邪侵扰，加之饮食不节，喜食肥甘厚味，损伤脾胃，酿湿生痰，而致痰郁化热生风，风痰扰动，引起抽动。刘霞教授在经验方基础上进行加减以调肺平肝，祛风除痰，使痰消风祛，脏气平和，病症缓解。本病病情复杂多变，治疗周期因人而异，病情易波动反复，需要患儿及其家长配合治疗。

（刘霞）

【案例四】患儿王某，男，10 岁。以"不自主眨眼 2 年加重伴吸鼻 1 周"为代主诉，于 2018 年 6 月 18 日初诊。

现病史：2 年前患儿无明显诱因出现不自主眨眼，时无吸鼻、耸肩等不适，外院诊断为"抽动秽语综合征"，间断针灸、口服赖氨肌醇维 B_{12} 等症状时有缓解，但易反复。1 周前患儿上感后不自主眨眼较前频繁，并出现吸鼻症状，影响上学，外院建议口服氟哌啶醇，家长担心副作用拒绝使用，遂至王医师门诊。

刻下症：患儿不自主皱眉，眨眼，吸鼻，4～5 次 / 分，时轻时重，食欲不振，夜眠可，大便干，小便正常。舌质红，苔黄，脉弦滑。

西医诊断：抽动秽语综合征。

中医诊断：慢惊风。

中医证型：脾虚肝亢。

治则：缓肝理脾，息风止痉。

处方：熄风散 30g，解毒散 30g，游山散 20g，内金散 20g。服药方法：将中药煮散剂混匀后分 6 包，每日 1 包，水煎温服，日 3 次。

二诊：2018 年 6 月 24 日复诊。服用上药 6 日后，患儿皱眉稍有改善，眨眼、吸鼻症状基本同前，食欲较前改善，大便正常。现仍有不自主皱眉、眨眼、吸鼻，舌质红，苔黄，脉弦滑，二便正常。患儿症状较前稍有改善，食欲好转，继予上方加活血散 15g。同时嘱减轻患儿学习压力，生活环境以平静为主，听舒缓音乐，转移注意力。

三诊：2018 年 6 月 30 日复诊。服用上药 6 日后，患儿眨眼、吸鼻症状明显改善，偶有皱眉，舌质红，苔薄黄，脉弦滑，二便正常。患儿症状改善，效不更方，继予二诊方口服。

四诊：2018 年 7 月 6 日复诊。服用上药 6 日后，患儿偶有眨眼、吸鼻，无皱眉，食欲正常，舌质淡红，苔薄黄，脉弦。已不影响患儿上学，嘱患儿上方继服以巩固疗效。

随访：1 个月后上述症状未加重。

【按语】本病属于中医"慢惊风""瘛疭"范畴，本例患儿发病时间长，治疗依从性差，未予足够重视，影响患儿正常学习。王医师依据本病特点结合患儿体质，辨证属脾虚肝风妄动，予熄风散以平肝息风，予解毒散以清解里热，予内金散以调理脾胃，患儿症状改善不明显。在此基础上加用活血散，当归以活血通络，川芎舒筋活络等，综合全方以调节患儿全身阴阳平衡和脏腑功能。

（王梅花）

【案例五】秦某某，女，7 岁 2 个月。以"双眼频繁眨眼、耸肩 3 月余"为代主诉，于 2017 年 7 月 18 日初诊。

现病史：患儿双眼频繁眨眼、耸肩 3 月余，在当地西医院就诊，诊断为"抽动障碍"，曾服用过氟哌啶醇、硫必利等治疗近两个月，疗效不佳。近日眨眼、耸肩症状加重，脾气变得急躁，不听指导，上课不专心听讲而停学，睡眠差，大便偏干，小便调。舌质红，苔薄，脉弦细。

西医诊断：抽动障碍。

中医诊断：肝风。

中医证型：肝风内动。

治则：滋阴养肝，祛风止动。

处方：白芍 18g，生地黄 9g，知母 8g，麦冬 8g，枸杞子 6g，龟板 9g，钩藤 8g，蜈蚣 1 条，全蝎 6g，僵蚕 6g，地龙 6g，生龙骨 9g，生牡蛎 9g，甘草 3g。7 剂，每日 1 剂，水煎服。

二诊：2017 年 7 月 25 日复诊。患儿眨眼、耸肩症状明显减轻，脾气仍大，注意力不能集中，上方加鲜竹叶 12g，大枣 6 枚，小麦 12g，10 剂，用法同上。

随访：诊疗 3 次以后，患儿症状基本消失，可以正常上学。

【按语】该患儿病程较长，治疗以滋阴养肝息风止动为法，以生地黄、知母、麦冬、枸杞子滋阴养肝；生龙骨、生牡蛎、钩藤等平肝潜阳、镇惊安神。诸药令肝阳不致上亢化风，木得条达。患儿病程长、症状重，加用全蝎、僵蚕、地龙，此三种药同为虫类药，为治疗抽动症息风止痉的常用药。全蝎能息风镇痉，为治疗痉挛抽搐的要药。僵蚕祛风化痰，对惊风抽动有很好的疗效，配合蜈蚣能够较好地控制抽动。地龙清热息风止痉，用于热盛动风之抽搐痉挛，肝木疏，肝阳易上亢化风，得地龙则风可止。二诊患儿抽动改善，但仍注意力不易集中，故加用大枣、小麦、鲜竹叶以取甘麦大枣汤之意养心安神。

（孟牛安）

【案例六】宋某某，男，6 岁，以"眨眼、摇头、噘嘴、耸肩 2 年余，加重 3 个月"为代主诉，于 2012 年 3 月 10 日初诊。

现病史：2 年前患儿出现不明原因的眨眼，曾以眼病在眼科就诊，时轻时重，3 个月后出现噘嘴、摇头表现，而后出现左手不自主抖动，有时四肢晃动。在当地医院诊为"多发性抽动症"给予氟哌啶醇、安坦等治疗，一度好转，因惧其药物副作用而停药，遂又发作如前。近 3 个月来明显加重，而请中医诊治。

刻下症：形体消瘦，面色红赤，双目不自主眨眼、摇头、噘嘴、耸肩，时有左手不自主抖动，幅度较大、有力，急躁易怒，睡眠不安，大便干，小便黄。舌质红，舌苔黄厚，脉弦数。

辅助检查：脑电图正常，肝肾功能检查未见异常。

西医诊断：抽动障碍。

中医诊断：肝风。

中医证型：肝风内动，痰火内扰。

治则：清肝泻火，化痰息风。

处方：小柴胡汤合栀子豉汤、升降散加减。柴胡 6g，黄芩 10g，栀子 6g，淡豆豉 6g，蝉蜕 6g，炒僵蚕 9g，片姜黄 6g，大黄 3g，生白芍 15g，全蝎 6g，甘草 6g，羚羊角粉 1g（冲服）。7 剂，每日 1 剂，水煎服。

二诊：2012 年 3 月 17 日复诊。眨眼症状明显好转，摇头、耸肩、甩手症状减轻。情绪稍稳定，睡眠好转，大便通畅。药已中的，守法再调。

处方：上方去大黄、羚羊角粉，加天麻 6g。7 剂，每日 1 剂，水煎服。

三诊：2012 年 3 月 24 日复诊。症状基本消失，偶有摇头、手抖，睡眠安，二便调。舌淡红，苔薄白，脉缓。

处方：上方去黄芩、栀子、豆豉，加生龙骨 12g，茯神 12g，以镇心安神。14 剂，每日 1 剂，水煎服。

四诊：2012 年 4 月 8 日复诊。服上药后，诸症消失。为防复发，上方去柴胡，加白术 10g，当归 6g，陈皮 6g，砂仁 6g。改为中药配方颗粒，15 剂，每日 1 剂，分 2 次冲服。

随访：15 剂后，病情未见反复，守法调理至 8 月末停药观察。随访近 1 年未见复发。

【按语】"诸风掉眩，皆属于肝。"患儿素体内热，多食肥甘，蕴积化热，痰火内生，引动肝风，风痰上扰则眨眼、摇头、耸肩、甩手等诸症丛生。面红赤，心烦易怒，急躁不安，舌红，苔黄厚，脉弦数为痰火内盛之象。故取小柴胡汤合栀子豉汤、升降散加减清肝泻火，化痰息风而收功。此患儿表现眨眼、摇头、噘嘴、耸肩 2 年余，久治不愈者，乃肝胆火郁，痰火内扰之故。郑老师取小柴胡汤合栀子豉汤疏解肝胆，清宣三焦之火热；合升降散化痰散火、平肝息风，此乃三箭齐发，使痰火邪风无处藏身也。

（郑启仲）

（八）高血钙症

【案例】骆某，男，17 岁，以"口渴多尿，头痛呕吐 1 月余"为代主诉，于 2000 年 10 月 15 日初诊。

现病史：患者因恶心、呕吐、头痛于 2000 年 10 月 3 日入住当地县医院治疗。经静脉补液、止吐、镇痛等对症治疗 11 天，病情日渐加重而转诊。因患者儿时曾患呕吐、腹泻经郑老师治愈，故于 10 月 15 日其母带儿来诊，并执意要求中药治疗。细读转诊介绍：患者 12 岁患类风湿关节炎，四处寻求医治无效，于 2000 年 7 月到某省一家关节炎专科医院治疗，注射针剂（具体不详）治疗 3 月余。近 1 个月来，出现食欲减退，口渴多尿，头痛呕吐而住院治疗。查血清钙 3.2mmol/L（正常值 2.1 ~ 2.55mmol/L）。诊断："①高血钙症；②尿崩症？"经治疗无效。

刻下症：形体消瘦，精神不振，时而呕吐，头痛连及颠顶，烦躁呻吟，多尿多饮，大便秘结，舌淡，苔白滑，脉弦细。

西医诊断：①高血钙症；②尿崩症？

中医诊断：厥阴证（吴茱萸汤证）。

中医证型：肝寒上逆，胃失和降。

治则：暖肝散寒，温胃降浊。

处方：吴茱萸汤加减。吴茱萸10g，人参10g，生姜15g，大枣5枚。1剂，水煎，频频予之。次日，其母喜告，药后呕吐、头痛明显减轻，原方再取2剂。

二诊：2000年10月18日复诊。呕吐、头痛基本消失，精神转振，烦躁呻吟已止，多尿多饮减轻，舌转淡红，苔见薄白，然大便已3日未行，欲便不能，要求通便之方。查血清钙2.74mmol/L。

处方：调胃承气汤。生大黄10g，玄明粉10g（化服），甘草10g。3剂，每日1剂，轻煎，空腹服。

三诊：2000年10月21日复诊。服上方后大便日1~2次，而呕吐、头痛又起，虚寒之象复见。查血清钙1.67mmol/L。

处方：①吴茱萸10g，人参10g，生姜15g，大枣5枚。3剂，每日1剂，水煎，晨服。②生大黄10g，玄明粉10g（化服），甘草10g。3剂，每日1剂，轻煎，睡前服。

四诊：2000年10月24日复诊。呕吐、头痛止，大便通利，多尿多饮已消，饮食倍增，舌淡红，苔薄白，脉缓。上两方减量如法再进各5剂。

五诊：2000年10月29日复诊。诸症悉平，嘱其饮食调养，停药观察。11月16日再查血清钙2.4mmol/L，而告痊愈。

随访：5年后，2006年3月20日因胃脘痛来诊，喜告前症未复发。

【按语】郑老思之良久，"高血钙症"为何似吴茱萸汤证？主症呕吐、头痛，舌脉一派虚寒。权投仲景吴茱萸汤试之。本案因某种药物而致阴阳失调，气机逆乱，代谢异常。呕吐频繁，头痛连及颠顶，烦躁呻吟，舌淡苔滑，脉弦而细，为一派厥阴寒邪上犯之象，故投吴茱萸汤，以图肝寒去，浊阴降；胃阳复，脾气运；水精布，津液行，则多饮多尿、便秘等症亦可迎刃而解。然而，3剂后肝寒去，胃阳复，浊阴降，头痛、呕吐止，而便秘反而加重，故改调胃承气汤以通腑气。未料腑气得通而肝寒又起，一对矛盾如何解决？吴茱萸汤、调胃承气汤早、晚并用，实乃不得已而为之，虽若冰炭，却各司其职而收殊功。

（郑启仲）

四、肾系疾病

（一）肾病综合征

【案例一】王某，男，13岁，学生，体重60kg，以"尿检异常2年余"为代主诉，于2018年10月27日初诊。

现病史：确诊原发性肾病综合征病史2年余，近2年余复发3次，激素敏感，每次复发时间在激素减停后1~2个月时，诱因多为感冒。10月18日患儿受凉后出现发热、咽痛、流鼻涕等症状，在当地医院治疗后上述症状好转。10月20日患儿出现面目及双下肢浮肿、小便短少、混浊带泡沫、晨起明显。平素易感乏力、腰酸，纳眠可，大便先干后稀，日1~2次。患儿因长期服用糖皮质激素，望诊表现为"满月脸，水牛背，面部痤疮"现象。面色㿠白，舌质淡，苔白腻，脉沉。

辅助检查：尿常规：潜血（-），蛋白（+++）；24小时尿蛋白定量：2.32g/24h。肝功能：总蛋白52g/L，白蛋白23g/L；肾功能指标正常；血脂：胆固醇7.5mmol/L，三酰甘油2.2mmol/L。

西医诊断：原发性肾病综合征。

中医诊断：水肿。

中医证型：湿困中焦，脾肾气虚。

治则：健脾补肾，养阴利湿，清热活血。

处方：玉屏风散合五苓散加减。黄芪20g，白术10g，防风6g，菟丝子10g，桑寄生10g，苍术10g，茯苓10g，猪苓10g，泽泻10g，桂枝9g，丹参10g，车前子20g。上方中药14剂，水煎服，日1剂。

其他治疗：因患儿既往对糖皮质激素敏感，故予足量泼尼松片（12片/天）口服。

二诊：2018年11月10日复诊。服药2周后，水肿消失，诸症较前明显好转，复查24小时尿蛋白定量：0.052g/24h。因患儿水肿消退，上方去利水燥湿之品，加用益气养阴、补肾坚肾之品。

处方：上方去茯苓、猪苓、泽泻、苍术、桂枝、车前子；加太子参10g，淫羊藿10g，黄芪量加至30g，黄精20g，生地黄10g，熟地黄10g，砂仁6g。中药28剂，水煎服，日1剂。

其他治疗：尿蛋白转阴，考虑激素减量计划：2个循环每4日隔天减1片，减至隔天12片时，改为1周减1片，减至隔天6片时，加用他克莫司以防复发。

随访：按上述治疗计划，患儿至 2019 年 3 月底激素减停，情况良好至今未见复发，且近半年患儿未感冒，体质较前明显增强。

【按语】肾病综合征标证重在祛邪，常因邪气侵袭而发病，主要为"风、湿、热"等邪气，常两两相兼为病，早期表现为实证。①风水相合。患儿感受外邪急性起病致风水水肿，头面一身尽肿，其本在肾，其末在肺，常以越婢加术汤治疗，以辛、凉之石膏配合辛、温之麻黄、生姜，主用辛以散风通络，佐以白术之苦，为辛、苦行气之意。再合甘草、大枣之甘味，以辛、甘发散为阳，甘、苦生津养阴之意。②湿热浸淫。若为湿热邪气侵袭，如肾炎性肾病综合征患儿，除有水肿外还可伴随血尿症状。湿、热邪气兼有，此主要表现为实证，需以寒水石等咸寒之品以泻肾；佐以苦、寒之栀子、木通、小蓟等降肾火；以甘、寒之淡竹叶、滑石等可防苦味伤阴，可甘淡利湿引湿热从小便而出。肾病综合征本证重在扶正，因为肾病综合征患儿长期应用激素，日久耗气伤津可致虚证，根据患儿体质及病情转化不同又可分为阴虚与阳虚。虚热泄伏火，肾阴虚不能制阳亢，相火妄动，致此虽为虚火亦属有热。热者寒之，且此为虚证，应以苦味坚肾。常用苦寒之知母、黄柏、生地黄、牡丹皮入血分，苦味为热气之本味，以苦发之，起到"火郁发之"的作用，以泄血中伏火。但此火终属虚，遂应佐以甘寒养阴，酸甘化阴。予甘寒之生地黄、知母、泽泻、茯苓及甘平之山药以化阴生津。另伍以酸涩微温之山茱萸，酸甘化阴、补阴，酸能收敛上浮的虚火下潜于命门。

虚寒在温阳，若日久精气损耗过多，致肺脾肾气虚甚至阳虚，需用甘味药以补气升阳，另"脾欲缓"，甘味具有缓和、柔缓的功效，用药多选人参、茯苓、山药、白术、龙眼肉、甘草等甘味之品以甘补之缓之，顺应脾性之缓。甚者阳虚用附子、肉桂、菟丝子、仙茅等甘温之品以温肾。

在该患儿的中药治疗方案中，强调中病即止，随拨随灵，随症加减，其中苦味坚肾、淡渗利水、甘寒养阴、甘补中脾，甘温益肾之理论应用淋漓尽致。饮食上一诊时嘱患儿平时多食用莲子心、苦瓜、香椿叶、莴笋、生菜、芹菜、萝卜叶、荸荠、杏仁等，不仅坚肾还可燥湿运脾以利于水肿消退；勿多食紫菜、盐、海带、海蜇、鱼、蟹、虾等咸味食物以防伤肾加重病情。二诊时患儿水肿已消，嘱其多食用甘味之山药、大枣、甘草、白扁豆等以健脾益气，增强体质以抵御外邪。

（任献青）

【案例二】患者，男，15 岁，以"双下肢水肿伴尿检异常 2 个月"为代主诉，于 2017 年 4 月 3 日初诊。

现病史：2 个月前患儿无明显诱因出现双下肢水肿，伴泡沫尿，至当地医院查尿常规提示：尿蛋白（+++）；血生化检查：血浆白蛋白 31.1g/L，总胆固醇 6.11mmol/L，三酰甘油 2.18mmol/L；24 小时尿总蛋白 3.0g/24h。诊断为"肾病综合征"。行肾活检提示：膜性肾病（Ⅰ~Ⅱ期）。给予醋酸泼尼松片（每日 3 次，每次 20mg）口服，1 个月后复查 24 小时尿总蛋白 0.24g/24h，遂将泼尼松片规律减量（具体不详），减至隔日 9 片（每片 5mg）时自觉畏寒怕冷，伴夜尿频数，为求进一步治疗就诊于本院。

刻下症：神疲乏力，畏寒怕冷，时有腰酸，纳眠可，夜尿频数，大便溏，舌质淡胖有瘀点、苔白腻，脉沉细。

西医诊断：肾病综合征（原发，膜性肾病Ⅰ~Ⅱ期）。

中医诊断：水肿。

中医证型：脾肾阳虚兼血瘀。

治则：健脾补肾活血。

处方：生黄芪 30g，麸炒白术 20g，丹参 20g，菟丝子 20g，酒萸肉 15g，生地黄 10g，当归 10g，川芎 10g，红花 10g，麦冬 10g，陈皮 10g，茯苓 10g，枸杞子 10g，炙甘草 6g。7 剂，水煎服，日 1 剂，水煎，分早晚 2 次服。

二诊：2017 年 4 月 10 日复诊。服药 7 剂后，患者诉乏力、畏寒较治疗前减轻，便溏缓解，仍有腰酸、夜尿多。上方加杜仲、巴戟天各 10g，枸杞子加至 20g，服 15 剂，煎服法同上。

三诊：2017 年 4 月 25 日复诊。连服半个月后，诸症减轻，偶有自汗。上方加浮小麦、煅牡蛎各 30g，再服 15 剂。随访至今自汗消失，诸症未再复发。

【按语】腰为肾之府，肾阳不足则腰部酸痛；肾阳为全身阳气之根，肾阳虚衰则全身阳气亦衰，温煦作用下降，故而畏寒怕冷；阳虚膀胱气化无权，故夜尿频数；命门火衰，火不生土又会导致脾阳虚，脾阳虚衰，运化失权，故神疲乏力、大便溏薄。治以益气温阳滋阴，佐以行气化瘀，补阳而不温燥伤气，气血调和，阳气得以畅行周身，则诸症自消。

（李晏龄）

【案例三】李某，男，10 岁。以"间断全身浮肿 1 年半"为代主诉来院就诊。

现病史：患儿病前常患扁桃体炎，头部生小疖疮，2 周后出现眼睑浮肿，继之全身浮肿，经当地医院诊为"肾炎"收住院，用青霉素、强的松、双氢克尿噻等药物治疗，症状消失后出院，但出院后不久又复发，如此反复 3 次，近半年来浮肿逐渐加重。

体格检查：面部及全身浮肿，扁桃体Ⅰ度肿大，心肺（−），腹部膨隆，腹水征（＋），阴囊及双下肢浮肿，体温、血压正常，脉缓，舌尖红，苔白腻。

辅助检查：尿常规：蛋白（++++），白细胞（+++），红细胞（++）；血常规：白细胞 20.1×10⁹/L，中性粒细胞百分比 88%，淋巴细胞百分比 12%；血生化：血清总蛋白 20g/L，总胆固醇 21mmol/L，尿素氮 18.6mmol/L。

西医诊断：①难治性肾病综合征；②腹水。

中医诊断：水肿。

中医证型：血瘀标证。

治则：益气利湿，活血化瘀。

处方：生黄芪 30g，党参 12g，石韦 12g，玉米须 30g，白茅根 12g，川芎 9g。3 剂，日 1 剂，水煎服。

其他治疗：入院后即激素、环磷酰胺及中药肾病汤联合治疗。

随访：中西医结合治疗 2 周后浮肿消退，食欲好转；2 个月后于 12 月 10 日尿蛋白转阴，各项检查正常，强的松按常规减量，停用环磷酰胺，中药改为基本方，继续服药 6 个月后渐停药，至今已 20 年余，未再复发。

【按语】难治性肾病综合征属中医"水肿"范畴，一般以脾气虚弱，脾肾阳虚，肝肾阴虚为多见。但由于小儿为稚阴稚阳之体且脾常不足，所以临床上常表现为寒热错综、虚实夹杂。故除重用黄芪补气之外，还加用活血、利水之品。现代药理研究表明，黄芪具有激发实验动物的网状内皮系统、提高淋巴细胞的表面抗原性、调节机体免疫的作用，对防止肾病的复发具有重要的意义。因本病发病机制复杂，病程冗长，单用中医治疗，起效较慢，而以中药为主，配合少量西药则可取长补短，提高疗效。临床观察数千病例缓解十余年，未再复发，此乃针对病机，标本兼治之功效。也说明中药确能起到西药所起不到的作用。实践证明，以益气利湿、活血化瘀为基本治则，辨病与辨证相结合，随症加减治疗小儿水肿是比较全面妥帖的。

（李晏龄）

【案例四】张某，男，12 岁。以"全身浮肿 1 年半"为代主诉来诊。

现病史：1 年半前患儿上呼吸道感染后出现眼睑浮肿，未做处理，浮肿渐及全身，家长至当地医院，以"肾炎"为诊断住院治疗，用"青霉素、强的松、利尿药"等药物治疗，症状消失后出院。出院不久后复发，18 个月来反复发作 4 次，且近半年来浮肿逐渐加重。为求进一步治疗，遂至我院。

刻下症：重病面容，无热，颜面及全身浮肿，按之凹陷难起，腹部膨隆，纳差，大便稀，小便短少。

体格检查：体温 36.4℃，脉搏 74 次 / 分，呼吸 23 次 / 分，血压 104/65mmHg，舌质淡，苔白腻，脉缓。神志清，精神差，面色苍白，双眼睑及颜面部浮肿，咽稍红，双侧扁桃体Ⅰ度肿大，心脏听诊（－），双肺听诊呼吸音稍粗。腹部膨隆，移动性浊音（＋），阴囊及双下肢浮肿，按之凹陷难起。

辅助检查：血常规：白细胞 20.1×10^9/L，中性粒细胞百分比 88%，淋巴细胞百分比 12%，血红蛋白 117g/L；尿常规：蛋白（++++），白细胞（+++），红细胞（++）；血生化：总蛋白 20g/L，总胆固醇 21mmol/L，尿素氮 18.6mmol/L。

西医诊断：①难治性肾病综合征；②腹水。

中医诊断：阴水。

中医证型：脾肾阳虚。

治则：益气利湿，活血化瘀。

处方：生黄芪 30g，党参 12g，石韦 12g，玉米须 30g，白茅根 12g，川芎 9g，丹参 9g，蝉蜕 9g，土茯苓 12g，车前草 15g，茜草根 12g，肉苁蓉 9g，墨旱莲 12g，茯苓 15g，生薏苡仁 12g，金银花 9g，日 1 剂，水煎服。

其他治疗：配合环磷酰胺冲击、强的松口服。

二诊：服药 2 周后，患儿颜面稍浮肿，纳食好转，无恶心呕吐，二便正常。

查体：舌质淡，苔薄白，脉缓。精神可，面色稍好转，颜面稍浮肿，双下肢及阴囊无水肿，腹部稍膨隆。查血常规：白细胞 12.85×10^9/L，中性粒细胞百分比 44%，淋巴细胞百分比 56%，血红蛋白 112g/L；尿常规：蛋白（++），白细胞（-），红细胞（+）。

处方：生黄芪 30g，党参 12g，石韦 12g，玉米须 30g，白茅根 30g，川芎 12g，蝉蜕 9g，车前草 15g，茜草根 12g，肉苁蓉 9g，墨旱莲 15g，茯苓 15g，决明子 12g，何首乌 9g，日 1 剂，水煎服。

其他治疗：配合环磷酰胺冲击、强的松口服。

三诊：服药 4 周后，患儿全身浮肿消退，纳食可，无恶心呕吐，二便正常。

查体：精神可，面色尚可，颜面浮肿渐退，双下肢及阴囊无水肿，腹水征（-）。舌质淡，苔薄白，脉缓。查血常规：白细胞 6.89×10^9/L，中性粒细胞百分比 37%，淋巴细胞百分比 63%，血红蛋白 118g/L；尿常规：蛋白（-），白细胞（-），红细胞（-）；血生化：总蛋白 34g/L，总胆固醇 4.9mmol/L，尿素氮 8.6mmol/L。

处方：生黄芪 30g，党参 12g，石韦 15g，玉米须 30g，白茅根 30g，川芎 12g。日 1 剂，水煎服。环磷酰胺、强的松常规减停。

随访：继续服药 6 个月，1995 年 5 月停药，随访 4 年，未再复发。

【按语】"难治性肾病综合征"属祖国医学"阴水"范畴。中医学认为机体正气不足，肺脾肾三脏功能虚弱，气化失调，是本病发生的根本原因。李晏龄认为"难治性肾病综合征"则多责之于脾肾，同时强调水湿停留、瘀血内阻在本病病因病机中的重要作用，李老认为水湿停留、瘀血内阻是小儿水肿的主要病理产物。水肿多因气虚、水湿而致，而"气为血之帅"，气虚则推动无力，血行迟缓而致血瘀，瘀血形成则可加重和诱发水肿。基于此，确立了以"益气利湿，活血化瘀"为治则的"肾病汤"，由黄芪、党参、石韦、玉米须、白茅根、川芎六味药组成。方中黄芪、党参益肺固表，健脾益气；石韦通淋，凉血止血；玉米须利水退肿，止血；白茅根凉血止血，清热利尿；川芎活血化瘀行气。六药合用，甘温补气，苦寒利水，寒热半调，补虚扶正。在治疗疾病过程中，从整体出发，随症加减，辨病辨证相结合，针对病机，标本兼治，为临床中医药治疗小儿肾病提供了良好的经验和依据。

（李晏龄）

【案例五】患儿翟某某，男，4岁，以"发现眼睑浮肿伴尿检异常5月余，间断咳嗽2月余"为代主诉，于2015年12月20日初诊。

现病史：5个月前（2015年7月20日）患儿无明显诱因出现颜面眼睑浮肿，至当地儿童医院诊断为"肾病综合征"，口服强的松（30mg/天）1周，水肿进行性加重，尿蛋白持续（+++）。4个月前转院至鹤壁市誉美肾病专科医院住院2个月，期间予甲强龙针静脉滴注（最大量120mg/天），间断环磷酰胺针静脉滴注3次，住院2周后蛋白转阴，数天后因感冒病情反复，先后予甲强龙针静脉滴注1月余，出院前再次予环磷酰胺针1次，尿蛋白转阴后出院。出院后强的松口服（早15mg，晚10mg）第3天，尿蛋白反复，遂加至（15mg，日2次）继服7天，尿蛋白好转。29天前（2015年11月22日）患儿因感冒病情再次出现尿蛋白（+++），伴颜面浮肿，腹胀，再次于誉美肾病专科医院查尿常规：尿蛋白（+++），予强的松片（30mg，日1次）联合吗替麦考酚酯片（0.25g，日2次，2015年11月30日起）等药物口服，1个月后尿蛋白转阴出院。3天前患儿无明显诱因自测尿蛋白异常，于我院门诊就诊，查尿常规示：蛋白（+++），隐血（-）；血常规：白细胞 11.76×10^9/L，中性粒细胞百分比60.5%，淋巴细胞百分比34.6%，血小板 425×10^9/L。家属为求进一步系统治疗来诊。

刻下症：眼睑轻度浮肿，双下肢无明显浮肿，面色潮红，毛发旺盛，面部痤疮，喜清嗓子，咳嗽，有痰，手足心热，纳眠可，大便干，小便量可。

体格检查：体温36.6℃，脉搏92次/分，呼吸22次/分，血压102/60mmHg，体重22kg。舌质红，苔薄白，脉细数。库欣征阳性，面红，毛发旺盛，眼睑轻度浮肿，咽腔充血，双侧扁桃体无肿大。肺部听诊呼吸音粗，未闻及干湿啰音，腹软，移动性浊音阴性。

辅助检查：尿常规：蛋白（+++），隐血（-）；24小时尿蛋白定量：2.3g/24h；血常规：白细胞 11.76×10^9/L，中性粒细胞百分比60.5%，淋巴细胞百分比34.6%；肝肾功：总蛋白42.1g/L，白蛋白17.0g/L，尿素氮3.45mmol/L，尿酸260μmol/L；血脂：三酰甘油 2.90mmol/L，总胆固醇 10.40mmol/；胸片示：支气管炎。

西医诊断：肾病综合征（原发性、单纯型）。

中医诊断：尿浊病。

中医证型：肝肾阴虚兼血瘀。

治则：滋阴补肾，平肝潜阳。

处方：熟地黄 10g，山药 10g，酒萸肉 10g，桑寄生 10g，牡丹皮 10g，茯苓 10g，泽泻 10g，知母 10g，黄柏 10g，煅龙骨、煅牡蛎各 15g，黄芩 10g，干鱼腥草 10g，桔梗 6g，甘草 6g。7 剂，水煎服，日 1 剂，分 3 次服。

其他治疗：停用吗替麦考酚酯片，加用足量强的松片（45mg/天，分 3 次服），加用胸腺肽肠溶片以提高免疫。

二诊：2015 年 12 月 27 日复诊。患儿服药后汗出减少，双眼睑无浮肿，效不更方，24 小时尿蛋白定量 1.9g。上方 7 剂，继服。

三诊：2016 年 1 月 3 日复诊。患儿尿常规示：蛋白（++），隐血（－）；24 小时尿蛋白定量：0.7g。守原方加用丹参 10g，益母草 15g，以加强活血化瘀之力。7 剂，水煎服，日 1 剂，分 3 次服。

【按语】本病患儿属肝肾阴虚兼血瘀型。本型多见于素体阴虚，过用温燥或利尿过度，尤见于长期、大量使用激素，间断水肿者。肾阴虚可见口干咽燥、手足心热、腰脊酸痛；阴虚火旺见于痤疮、失眠、多汗。治以滋阴补肾，平肝潜阳。方选肾病Ⅲ号方，本方为六味地黄丸加减，方中熟地黄滋肾阴，山药平补三焦，酒萸肉滋补肝阴，泽泻清泻肾火，茯苓淡渗脾湿，牡丹皮清泻肝火，知母、黄柏滋阴降火，煅龙骨、煅牡蛎滋阴敛汗，黄芩、鱼腥草、桔梗清肺热。众药合用，共奏滋补肝肾之效。

本例患儿外院应用激素及免疫抑制剂不规范，翟文生教授认为对于肾病综合征患儿应规范激素应用。临床有部分难治性肾病综合征为激素不合理运用所致。应规范激素用药量、疗程及减药方法。对激素敏感频复发及激素依赖肾病综合征患儿激素减量应谨慎，速度可适当减慢，进行拖尾疗法。对于激素耐药患儿及时联合用药，及早行肾活检术。

另外，长期应用激素及免疫抑制剂，患儿免疫力低下，易合并感染，必须引起重视并积极治疗，应积极处理并发症，纠正感染及低免疫状态。《黄帝内经》云："邪之所凑，其气必虚。"当肾病出现诸脏不足，正虚于内，不可避免出现外邪侵袭。外邪的侵入，必使脏腑功能失调而诱发水肿的反复。因患儿多表虚不固，易感风邪，或为风寒，或为风热，而以风热之证尤为多见。患儿在病程中极易出现咽痛、咳嗽、发热等症，应对措施：一是注意保护患儿防其外感；二是感邪之后及时治之，以防化热入里。临证以银翘散加减，解在表之邪的同时，常加黄芩清上焦之热以防其入里，如咽红较甚，予以冬凌草、射干、玄参清热利咽。湿热之邪每易从下焦而入，患儿可出现尿频、尿急、尿痛等症，但多数患儿因体虚正气不足，无力抗邪而多无症状，仅见尿道口发红，对于此证：一是嘱患儿平素注意清洗外阴防湿邪侵入，二是查体时要仔细方能及时发现异常。治疗则以清热利湿为法，方选八正散加减，最喜合用知母、黄柏清下焦之湿热，使热邪清，湿邪利，往往收效较好。

（翟文生）

【案例六】患儿，女，7岁，以"反复尿检异常4个月，再发5天"为代主诉，于2015年5月10日初诊。

现病史：患儿4个多月前感染后出现全身浮肿伴尿少，于当地儿童医院门诊查尿常规：蛋白（+++），潜血（++）；彩超示：双侧腮腺低回声，余检查不详，未予特殊治疗。10天后至郑大一附院住院治疗（2015年1月3日），查尿常规：蛋白（+++），潜血（-）；肝肾功能及血脂具体不详。诊为"肾病综合征"，予强的松片口服（45mg，日1次），9天后尿蛋白转阴出院。20天前（2015年4月20日）强的松减至隔日6片，患儿无明显诱因出现尿常规：蛋白（+++），潜血（-），于郑大一附院住院治疗，查24小时尿蛋白定量3.91g，肾活检示：微小病变肾小球病。给予强的松片（隔日6片）、环磷酰胺冲击（4月25日～4月26日），2周后尿蛋白转阴，5月6日强的松加至单日40mg双日20mg出院。3天前（5月7日）患儿感冒后复出现尿蛋白（++）。

刻下症：眼睑及双下肢无浮肿，汗出较多，口渴，手足心热，鼻塞，无咳嗽、发热，平素反复感冒，纳一般，眠安，平素大便偏稀，小便量可、色黄、多泡沫。

体格检查：体温36.8℃，脉搏88次/分，呼吸22次/分，血压108/72mmHg。舌质红，苔少，脉细弱。咽腔充血明显，双侧扁桃体Ⅱ度肿大，扁桃体表面无脓性分泌物。

辅助检查：尿常规：蛋白（+++），潜血（-）；24小时尿总蛋白10 678.50mg/24h。

西医诊断：肾病综合征（原发性、单纯型、激素敏感、频复发型）。

中医诊断：尿浊病。

中医证型：气阴两虚兼血瘀。

治则：益气养阴、化湿清热。

处方：黄芪30g，太子参10g，菟丝子10g，桑寄生10g，生地黄10g，当归10g，丹参10g，益母草10g，肉苁蓉10g，巴戟天12g，芡实10g，黄芩10g，玄参10g，白芷10g，甘草6g。7剂，水煎服，日1剂，分3次服。

其他治疗：强的松片改为足量（15mg，日3次，饭后）口服。

456

二诊：2015 年 5 月 17 日复诊。鼻塞好转，咽腔不红，汗出较多，手足心热，大便糊状。查尿常规：蛋白（++），潜血（-）；24 小时尿蛋白定量 2.5g。

处方：守原方去玄参、白芷，加五味子 10g，薏苡仁 15g，金樱子 10g，红花 6g。7 剂，水煎服，日 1 剂，分 3 次服。

三诊：2015 年 5 月 24 日复诊。患儿无特殊不适，汗出、口渴较前好转，二便正常。尿常规：蛋白（+），潜血（-）；24 小时尿蛋白定量 0.7g。

处方：守上方继服 7 剂，择日行第 2 次环磷酰胺冲击治疗。

【按语】本病患儿属气阴两虚兼风热血瘀型。本型多见于病程较久，或反复发作，或长期、反复使用激素后，其水肿或重或轻或无。气虚多见汗出、反复感冒、神疲乏力，阴虚多见口干咽燥、手足心热、头晕耳鸣。治以益气养阴、化湿清热为则。方选肾病Ⅳ号方，方中黄芪补气为君药；太子参补气益脾、养阴生津；菟丝子、桑寄生、生地黄滋补肝肾；当归、丹参、益母草活血化瘀；肉苁蓉、巴戟天补肾阳、益精血；芡实温补脾肾，阴血生化有源；黄芩、玄参、白芷以清肺热、通鼻窍。

《黄帝内经》云："诸湿肿满，皆属于脾。"患儿素体本虚，反复易感外邪，大便稀溏，翟文生教授治疗此类患儿调其脾胃，时时处处顾护其脾胃，方能恢复运转之机，中焦气机通利，水湿得化。病情缓解期或减药后期，尚应注意汤药煎量宜少，以免量多伤其脾胃，翟文生教授常予患儿 2 日 1 剂中药，或口服 2 天、停药 1 天之法，巩固疗效，且能使脾胃复健。

（翟文生）

（二）急性肾小球肾炎

【案例】王某，女，9 岁。以"颜面部浮肿伴肉眼血尿 10 余天"为代主诉来诊。

现病史：患儿 20 天前受凉后出现发热，体温最高 39.5℃，伴咳嗽，家长遂至当地诊所，诊断为"支气管炎"，予退热药及抗生素应用，患儿体温渐降至正常。10 天前患儿无明显诱因出现双眼睑及颜面部浮肿，伴肉眼血尿，色红如洗肉水样，即到当地医院，血压、抗"O"、补体检查不详，诊断为"急性肾炎"，予"青霉素"及"利水药物"应用 10 余天效差，患儿再次出现发热，体温 38.0℃，伴恶心呕吐，遂至我院。

刻下症：低热，无咳嗽，两眼睑及颜面部浮肿，纳差，大便未排，小便短赤，色如洗肉水样，无尿急尿痛。

体格检查：体温 37.5℃，脉搏 85 次/分，呼吸 20 次/分，血压 110/75mmHg。神志清，精神欠佳，面色萎黄，舌质红，苔黄腻，脉滑数。双眼睑及颜面部浮肿。咽红，双侧扁桃体Ⅱ度肿大，心脏听诊（－），双肺听诊呼吸音稍粗。腹稍胀，双下肢轻度浮肿，指压无凹陷。

辅助检查：血常规：白细胞 16.2×10^9/L，中性粒细胞百分比 64%，淋巴细胞百分比 36%，血红蛋白 113g/L；尿常规：红细胞（++++），白细胞（+++），蛋白（++），颗粒管型（3～6）/HP。

西医诊断：急性肾小球肾炎。

中医诊断：阳水。

中医证型：湿热内浸。

治则：清热利湿，凉血化瘀。

处方：生黄芪 15g，石韦 15g，玉米须 30g，白茅根 30g，车前草 30g，益母草 30g，大蓟、小蓟各 12g，墨旱莲 12g，夏枯草 12g，黄芩 9g，金银花 15g，黄柏 9g，全瓜蒌 12g，神曲 10g。

其他治疗：抗生素等常规应用。

二诊：7 天后，患儿体温正常，纳食好转，无恶心呕吐，大便稍干，小便可。查体：神志清，精神可，面色较前好转，舌质淡红，苔薄黄，脉稍数。颜面浮肿渐退，双下肢无水肿。查血常规：白细胞 7.89×10^9/L，中性粒细胞百分比 57%，淋巴细胞百分比 43%，血红蛋白 112g/L；尿常规：红细胞（+），白细胞（－），蛋白（±）。

处方：生黄芪 15g，石韦 15g，玉米须 30g，白茅根 30g，车前草 30g，大蓟、小蓟各 12g，夏枯草 12g，黄芩 9g，全瓜蒌 15g，茜草根 12g。14 剂，日 1 剂，水煎服。配合抗生素口服。

三诊：服药 15 天后，患儿无恶心呕吐，二便正常。查体：精神好，面色正常，舌质淡红，苔薄白，脉稍数。颜面及双下肢无浮肿。尿常规：尿蛋白（－），白细胞（－），红细胞（1～3）/HP。

处方：生黄芪 15g，石韦 15g，玉米须 30g，白茅根 30g，肉苁蓉 10g，茜草 10g，金钱草 10g，陈皮 6g。10 剂，日 1 剂，水煎服。配合抗生素口服，1 个月后痊愈。

【按语】"急性肾小球肾炎"属祖国医学"阳水""尿血"范畴。小儿体属"纯阳"，感邪易化热，湿热郁遏肌表，内犯肺脾，导致肺失通调，脾失健运，肾失开阖，水无所主，溢于肌肤发为水肿；湿热下注，灼伤膀胱血络而产生尿血。治疗当以清热利湿、凉血化瘀为基本治则。同时李晏龄对本病的治疗更有其独到的见解，认为善治水肿者，不治水，而治气，又因"血为气之母"，因此在治疗本病时在清热利湿、凉血止血的基础上常加入活血化瘀之品，使血行则气生，气生则水行，水行则肿消。方中生黄芪补气升阳，益卫固表，利水退肿，且现代医学研究表明，生黄芪能促进机体新陈代谢，有明显的利尿作用，能消除尿蛋白。玉米须利水消肿，对周身性水肿、胸水、腹水有明显的利尿作用；石韦、白茅根合用清热利尿通淋，凉血止血；车前草、益母草利尿通淋，清热解毒。大、小蓟凉血止血，散瘀解毒；墨旱莲滋补肝肾，凉血止血；夏枯草清热泻火，散结消肿，四药合用可增活血化瘀、凉血止血之效。黄芩、黄柏清热燥湿，泻火解毒，清上下焦之邪热；金银花清热解毒，疏散风热；全瓜蒌润肠通便，去湿热。诸药合用，清利湿热而不伤正，凉血止血而不生瘀，且既能滋阴固肾又可调理脾胃，临床应用，随症化裁，效果显著。

（李晏龄）

（三）IgA 肾病

【案例一】关某，男，9岁，学生，河南漯河人。以"反复浮肿伴尿检异常4月余"为代主诉，于2002年4月2日至门诊就诊。

现病史：病程4月余，病初以眼睑及双下肢浮肿为主，查尿常规：蛋白（+），潜血（+++），红细胞（+）/HP，入住我院行肾活检提示IgA肾病（轻度系膜增生），以泼尼松片2mg/（kg·d）及雷公藤多苷片1.5mg/（kg·d）口服。2002年3月26日患儿症见多汗，纳差，乏力。

体格检查：库欣征阳性，咽暗红，扁桃体Ⅰ度肿大，心肺（-），肝脾无肿大，双下肢无水肿，神经系统检查未见异常。察其舌质暗红，苔少，脉细弱。

辅助检查：尿常规检查：尿蛋白（-），潜血（+++），红细胞（+/）HP。

西医诊断：IgA肾病（轻度系膜增生）。

中医诊断：尿血。

中医证型：气阴两虚兼血瘀。

治则：益气养阴，活血化瘀。

处方：自拟肾病序贯Ⅱ号方加减。生黄芪30g，太子参15g，山药15g，桑寄生15g，当归10g，生地黄10g，山茱萸10g，丹参15g，紫草10g，茯苓15g，牡丹皮10g，墨旱莲15g，红花6g，砂仁3g（包煎），甘草6g。7剂，日1剂，水煎，分2次服。

其他治疗：泼尼松片、雷公藤多苷片按原量继用。嘱其多饮水、忌辛辣、避风寒、慎起居。

二诊：2002年4月10日复诊。患儿服药后无感冒等不适，大便调，期间自测尿蛋白（±）。查体：咽红，无咽痛，心肺（-），肝脾无肿大，舌暗红，苔薄白，脉细。尿常规：尿蛋白（-），潜血（+++），红细胞3～4个/HP。

处方：生黄芪 30g，太子参 10g，菟丝子 10g，桑寄生 10g，当归 10g，肉苁蓉 6g，丹参 15g，茜草 10g，益母草 15g，三七粉 3g（冲服），墨旱莲 15g，甘草 6g。14 剂，日 1 剂，水煎，分 2 次服。

其他治疗：泼尼松片改为隔日顿服，2 周减 5mg，雷公藤多苷片原量继服。

三诊：2002 年 4 月 16 日复诊。患儿复诊时诉 1 周前感冒，在当地诊所治疗，服用药物不详，现感冒症状消失，无明显不适，纳差。查体：咽稍红，舌红，苔黄厚，脉细数。尿常规：尿蛋白（-），潜血（++），红细胞（++）/HP。

处方：生黄芪 30g，生地黄 10g，桑寄生 10g，女贞子 10g，墨旱莲 15g，当归 10g，牡丹皮 10g，丹参 15g，川芎 10g，滑石 15g，焦三仙各 10g，陈皮 6g，甘草 6g。14 剂，日 1 剂，水煎，分 2 次服。

其他治疗：泼尼松片继续 2 周减 5mg，雷公藤多苷减半量服用。

四诊：2002 年 4 月 30 日复诊。患儿病情稳定，无不适。查体：舌红，苔薄白，脉数。尿常规检查：尿蛋白（-），潜血（++），红细胞（++）/HP。

处方：生黄芪 30g，生地黄 10g，桑寄生 10g，女贞子 15g，墨旱莲 15g，当归 10g，牡丹皮 10g，地锦草 15g，鸡内金 10g，三七粉 3g，甘草 6g。14 剂，日 1 剂，水煎，分 2 次服。

其他治疗：泼尼松片按原方案减量继用，雷公藤多苷片继以半量服用。

五诊：2002 年 5 月 14 日复诊。患儿近期无感冒等不适，汗多，大便调。舌红，苔薄，脉数。复查尿常规：尿蛋白（-），潜血（±），红细胞 3 ~ 4 个 /HP。

处方：上方加五味子 6g，煅牡蛎 15g 以固涩止汗。10 剂，日 1 剂，水煎，分 2 次服。

其他治疗：泼尼松片渐减停，雷公藤多苷片 2 周减 10mg 至停用。

六诊：2002 年 5 月 26 日复诊。患儿无特殊不适，纳眠可，大便调。舌红，苔薄，脉数。尿常规阴性。用药：上方继服 1 个月。

随访：1 年无复发。

【按语】患儿病程较长，浮肿，血尿反复发作，纳差，乏力，舌暗红，少苔，脉细。本病证多见病程长久，反复应用激素后，久病伤阴，阴损及阳，伤及下焦脉络而出现血尿、蛋白尿。结合患儿病史，病程较长，日久不愈，阴损及阳，久病入络，如清代王清任《医林改错》云"久病入络为瘀血"。同时患儿服用激素，库欣征阳性，激素属温阳燥烈之品，损伤阴液，辨证为气阴两虚兼血瘀，治宜益气养阴、活血化瘀，常用生黄芪、太子参、生地黄、山药、菟丝子、桑寄生、肉苁蓉、茯苓以益气养阴、补脾益肾。又据清代唐容川《血证论》谓："故凡血证，总以祛瘀为要。"故予当归、牡丹皮、益母草、丹参、红花、川芎、三七粉以化瘀止血，共奏补而不留瘀、活血而不伤正之效，故能速获佳效。患儿病程日久，阴液耗伤，予墨旱莲、茜草等以清虚热凉血止血。上方药证相符，机圆法活，共奏奇效。

（丁樱）

【案例二】李某，男，15岁，学生，河南新乡人。以"发作性肉眼血尿伴持续镜下血尿10天"为代主诉，于2005年5月3日来院就诊。

现病史：患者10天前体育锻炼后不慎感冒发热，次日出现肉眼血尿，伴有腰痛、头痛、咽痛。在外院经抗生素治疗后蛋白尿症状消失，但肉眼血尿症状无明显消失，镜检红细胞维持在（++）~（+++）/HP，遂行肾组织活检，结果示IgA肾病（系膜增生型）。

刻下症：患儿时发咽痛、腰痛，肉眼血尿。

体格检查：舌质红，苔薄黄，脉滑数。咽腔充血，扁桃体Ⅱ度肿大。

辅助检查：尿常规：蛋白（-），潜血（+++），镜检红细胞（+++）/HP。

西医诊断：IgA肾病（系膜增生型）。

中医诊断：尿血。

中医证型：风热犯肺，损伤血络。

治则：疏风清热，活血化瘀。

处方：银翘散合小蓟饮子加减。生地黄15g，玄参10g，牡丹皮10g，黄芩10g，金银花10g，连翘10g，白茅根15g，小蓟10g，侧柏叶10g，板蓝根20g，三七粉3g(冲服)，生甘草6g。5剂，日1剂，水煎，分2次服。

二诊：2005年5月9日复诊。服药后咽痛及腰痛明显减轻，大便偏稀，日3次，小便颜色深黄。舌尖仍红赤，脉滑，扁桃体Ⅰ度肿大。尿常规：潜血（++），红细胞（+++）/HP。上方减金银花、连翘，加薏苡仁30g，车前草10g。5剂，日1剂，水煎，分2次服。

三诊：2005年5月16日复诊，药后咽痛、腰痛、肉眼血尿症状消失。舌质红，舌苔少，脉细数。尿常规检查：潜血（-），镜检红细胞0个/HP。

处方：上方减侧柏叶、板蓝根，加墨旱莲15g，女贞子10g。

随访：5剂后复查尿常规未见异常，患儿坚持门诊复查半年，未有肉眼血尿出现。

【按语】IgA肾病是一类临床上多见有反复发作的肉眼血尿或持续的镜下血尿，病理检查是以肾小球系膜细胞和（或）系膜基质增生，伴系膜区IgA免疫复合物颗粒状沉积为特征的肾小球疾病。因其多以尿血为临床表现，故可概括在中医学尿血症之中。《金匮要略·五脏风寒积聚病脉证并治第十一》最早提出尿血二字，"热在下焦者，则尿血，亦令淋秘不通"，概括指出其病因以热为多，发病部位在下焦。本病的病因是外感风热之邪，内伤膀胱血络。咽喉为肺胃之门户，是呼吸、食物之道路，亦是外邪入侵之通道，即所谓"温邪上受，首先犯肺""足少阴之脉，……循喉咙，挟舌本"，热毒之邪由外而入，从喉咙循经而入于肾，损伤肾络而尿血；热邪最易伤阴，阴亏而见有五心烦热，肾阴亏虚，咽喉失养，亦可加重咽痛，使其迁延发展为慢性。肾络损伤加之湿热下注，精微不固可发为尿蛋白，但总体上本证以尿血为主。IgA 肾病多病势缠绵，病程较长，经久不愈，这就造成了较为复杂的病机。疾病的早期多以热毒侵袭，损伤肾络，表现以血尿伴蛋白尿为主，热邪最易耗伤阴液，遣方用药以清热凉血活血化瘀为法，生地黄、玄参、牡丹皮、黄芩清热凉血；金银花、连翘、板蓝根疏风清热解毒；白茅根、小蓟、侧柏叶、三七粉、生甘草利尿通淋下焦，活血化瘀。后期加用墨旱莲、女贞子，滋阴补肝肾为法。本病的治疗以活血化瘀为中心，正如唐容川所言"离经之血，虽清血鲜血，亦是瘀血"，早期活血化瘀兼疏风清热，后期活血化瘀兼滋阴补肾。

（丁樱）

【案例三】陈某，男，15 岁，学生，以"间断浮肿伴泡沫尿 5 个月"为代主诉，于 2018 年 9 月 12 日初诊。

现病史：患儿间断浮肿伴泡沫尿 5 个月，于 2018 年 4 月 10 日在北京某医院做肾穿刺示：轻度系膜增生性 IgA 肾病。该医院随即给予强的松每日 10 片顿服治疗，两个月后减量，现服强的松每日 6 片顿服，尿蛋白仍未转阴，效不佳。故来诊尝试中医药治疗。

刻下症：满月脸，乏力，食欲尚可，双下肢轻度浮肿，大便日 1 次，尿量正常。素日易感冒，舌质偏暗紫，舌苔薄腻，脉沉细。尿常规：蛋白（++），潜血（++），红细胞（+）/HP；血生化：白蛋白 41g/L，球蛋白 27g/L，血肌酐 68μmol/L，尿素氮 5.3mmol/L，总胆固醇 8.88mmol/L，三酰甘油 3.67mmol/L。

西医诊断：IgA 肾病。

中医诊断：水肿病。

中医证型：卫气不固，脾肾两虚，络脉瘀阻。

治则：益气固表，活瘀补肾。

处方：玉屏风散加减。黄芪 30g，当归 15g，防风 12g，白术 10g，生山药 20g，茯苓 30g，山茱萸 30g，枸杞子 30g，菟丝子 30g，覆盆子 30g，鸡血藤 30g，金银花 30g，蒲公英 30g，甘草 6g。水煎服。

其他治疗：强的松每日 6 片顿服，继续服用。

二诊：2018 年 9 月 16 日复诊。上方服 4 剂，患者服药后无不适，查尿放免：白蛋白 1509μg/mL，免疫球蛋白 G9.0μg/mL，$β_2$ 微球蛋白 126μg/mL。24 小时尿蛋白定量：1.29g。守上方去蒲公英，加芡实 20g、金樱子 30g，再服 30 剂。

三诊：2018年10月15日复诊。上方服30剂。近因体育比赛，劳累过度，感全身乏力，口干，手心发热，尿泡沫增多。查尿常规：蛋白（+++），潜血（++），红细胞（+）/HP。舌质偏暗，舌苔薄黄，脉沉细。强的松每晨服5片。患者因劳累病情出现反复，肾阴不足，肾失固摄，拟用益气汤滋阴补肾，佐以活血化瘀。

处方：黄芪30g，生地黄15g，牡丹皮12g，丹参30g，赤芍15g，生山药20g，山茱萸30g，枸杞子30g，菟丝子30g，覆盆子30g，桑葚子30g，金樱子30g，白茅根30g。水煎服。

四诊：2019年4月19日复诊。上方服50剂，患者全身无不适，纳食正常，大便调，尿色清淡，舌质稍红，舌苔薄润，脉沉细。尿常规检查：蛋白（−），潜血（+），红细胞（0~4）个/HP；24小时尿蛋白定量0.17g；尿放免：白蛋白8.6μg/mL，免疫球蛋白G1.7μg/mL，β_2微球蛋白28μg/mL；血生化：总胆固醇5.8mmol/L，三酰甘油2.1mmol/L；肝肾功能均在正常范围。根据化验检查，服补肾固摄中药尿蛋白转阴，尿放免白蛋白及24小时尿蛋白定量均在正常范围，但尿红细胞仍存在，未见好转，嘱患者继服上方30剂。

【按语】IgA肾病是指肾组织免疫荧光检查，有大量IgA或IgA为主的循环免疫复合物在肾小球系膜区沉积的一种原发性肾小球疾病，临床症状以镜下或肉眼复发性血尿为主，可伴有轻度蛋白尿，少数患者出现肾病综合征。辨识此病，多以"本虚标实"立纲，以调整正邪虚实为法。本案患者经肾活检确定为轻度系膜增生性IgA肾病，且服用糖皮质激素无效后，故来就诊。根据患者病程较长、反复发作的特点，再结合其舌、脉、症之表现，认为该患者初始为脾肾气虚，后因久服激素，表现为本虚以气阴两虚为主，标实以湿热瘀毒为主，故此调整虚实之治，乃从健脾益肾、清热解毒、利湿活瘀入手，方中以玉屏风散、生山药益气健脾；山茱萸、枸杞子、菟丝子、覆盆子补肾养阴；药对金银花、蒲公英清热解毒；茯苓利湿，鸡血藤活瘀。三诊后以益气滋阴，补肾活瘀，组方严谨，标本兼顾，以使正盛邪却，疾病乃瘥。

（宋纯东）

【案例四】齐某，男，14岁，以"尿检异常2年"为代主诉，于2019年4月8日初诊。

现病史：2年前因感冒咽痛，出现尿泡沫增多，查尿常规：蛋白（++），红细胞（+）/HP，在当地间断服药，未系统检查治疗。近1个月来病情加重，在某省级医院行肾穿刺示：IgA肾病（Ⅲ级），经人介绍前来就诊。

刻下症：面部浮肿，晨起加重，口唇发绀，恶风流涕，咳嗽，纳可，全身酸困，大便正常，小便色黄，泡沫较多。舌质暗红有瘀点，舌苔薄白，脉沉细。

辅助检查：尿常规：蛋白（++），红细胞（++），潜血（++）。

西医诊断：IgA肾病（Ⅲ级）。

中医诊断：水肿。

中医证型：风邪袭肺、水瘀内停。

治则：疏风宣肺，活血化瘀。

处方：麻黄连翘赤小豆汤加减。炙麻黄6g，连翘10g，赤小豆10g，炙桑白皮12g，桔梗10g，炙款冬花15g，丹参30g，赤芍15g，红花10g，鸡血藤30g，益母草20g，白花蛇舌草30g，白茅根30g，甘草6g。14剂，日1剂，水煎，分早晚2次服。

二诊：2019年4月22日复诊。恶风轻，流涕、咳嗽已愈，尿泡沫减少，仍全身酸困，腰痛，尿色较黄。尿常规：蛋白（+），潜血（+++），红细胞（+）/HP；尿放免：白蛋白426μg/mL，免疫球蛋白G12.6μg/mL，β_2微球蛋白87μg/mL。

处方：上方去炙麻黄、桔梗、炙桑白皮、炙款冬花，加补骨脂15g，山茱萸20g，枸杞子15g，墨旱莲30g。

三诊：2019年5月10日复诊。全身酸困，腰痛症状均减。舌瘀点消退，口唇发绀。舌质暗红，舌苔薄白，脉沉细。尿放免：白蛋白103.1μg/mL，免疫球蛋白G6.8μg/mL，β_2微球蛋白90μg/mL。

处方：服药有效，守方治疗。

四诊：2019年5月29日复诊。上方服10剂。前几日感冒，右侧腰部出现带状疱疹，疼痒难忍，尿常规：蛋白（+），潜血（++），红细胞（+）/HP。此为病毒感染，湿热毒盛，气血凝滞，治宜清热解毒，凉血活血。

处方：金银花30g，蒲公英20g，连翘15g，白花蛇舌草30g，紫花地丁15g，红藤30g，大青叶20g，板蓝根30g，生地黄20g，牡丹皮15g，半枝莲30g，丹参30g，赤芍15g，红花10g，茜草20g，石韦30g，甘草6g。

五诊：2019年6月24日复诊。上方服20剂。腰部带状疱疹消退，痛痒已止。近因过食生冷，肠炎发作，大便溏薄，每日2～3次，腹部不适。尿常规：蛋白（±），潜血（++）。舌苔薄白，舌质偏红，脉沉细。此为脾肾两虚，治宜健脾补肾法。

处方：黄芪30g，党参15g，白术12g，生山药20g，莲子肉20g，炒薏苡仁30g，山茱萸20g，枸杞子20g，菟丝子30g，覆盆子20g，女贞子20g，墨旱莲30g，茜草20g，丹参30g，赤芍15g，白茅根30g。

六诊：2019年7月19日复诊。上方服15剂，腹部舒畅，大便溏薄，每日2次，尿常规检查：蛋白（-），潜血（+）。尿放免检查：白蛋白41.6μg/mL，免疫球蛋白G8.9μg/mL，β_2微球蛋白87μg/mL。口唇已不发绀，舌质偏红，舌苔薄白，脉沉细。

处方：上方加诃子肉 20g。

七诊：2019 年 8 月 21 日复诊。尿常规检查：蛋白（－），潜血（±），诸症悉平，大便成形，每日 1 次。

处方：上方继服 10 剂，以巩固疗效。

【按语】IgA 肾病多发感冒使病情逐渐趋向复杂缠绵，秉守急则治标的原则，先予疏风宣肺，肺气得宣，肾水得运。根据脉、舌、症及化验检查，认为患者反复外感风邪，肺气郁闭，肺失宣降，久羁不散，内扰肾关，固摄失司，而现蛋白尿、血尿；又病久失治，耗伤气血，气血双虚，运化受阻，血黏而聚，形成血瘀。西医认为患者免疫调节功能障碍，其发生感染的概率大增，带状疱疹、结肠炎等病的发生，既与肾病的发生相关，又导致肾病病情的反复加重。因此，在治疗肾病的同时，如遇到其他并发症时，应及时处理，防止其加重肾疾。另外，值得提起的是，在长期大量诊疗实践中发现 IgA 肾病多兼瘀证，故在此类肾病的辨治过程中始终兼以活血祛瘀通络，并取得了较好的效果。

（宋纯东）

【案例五】陈某，男，8 岁，以"尿检异常 9 月余"为主诉，于 2018 年 5 月 23 日初诊。

现病史：2017 年 11 月患儿体检发现尿常规提示：尿蛋白（＋＋＋），隐血（＋＋），红细胞计数 226/μL，肝肾功能未见异常，至当地医院行肾穿刺，病理诊断为：IgA 肾病（Ⅲ级），经治疗未见明显好转，1 周前出现双下肢水肿，遂于 2018 年 5 月 23 日首次至我院门诊。

刻下症：神疲乏力，纳差，汗出，尿中有泡沫，舌质暗，苔黄，脉弦数。

辅助检查：24 小时尿蛋白定量：1.2g/24h；尿红细胞计数 128/μL；肝肾功能、抗核抗体未见异常。

西医诊断：IgA 肾病（Ⅲ级）。

中医诊断：尿浊病。

中医证型：脾虚气陷，瘀毒内蕴。

治则：健脾升阳，活血解毒。

处方：黄芪 15g，炒白术 10g，防风 10g，生地黄 10g，牡丹皮 10g，赤芍 12g，丹参 30g，槐花 30g，川芎 10g，山萸肉 10g，莪术 9g，积雪草 15g，菟丝子 9g。15 剂，水煎服，日 1 剂，水煎，分早晚 2 次服。

二诊：2018 年 6 月 6 日复诊。水肿减轻，自觉乏力缓解，尿中泡沫减少，量可；复查 24 小时尿蛋白定量：336.6mg/24h；尿常规：红细胞计数 56.6/μL，镜检红细胞 4

个/HP，继服上方15剂，嘱患儿避免劳累，低盐低蛋白饮食，忌食辛辣、油腻食物。

三诊：2018年6月22日复诊。复查24小时尿蛋白定量：132.30mg/24h；尿常规：红细胞计数2.8/μL，经治疗，患儿水肿、乏力等症状减轻，自汗好转，尿红细胞计数及24小时尿蛋白定量明显减少，逐渐恢复正常，继服上方治疗，未见明显反复。

【按语】该患儿见神疲乏力、纳差、自汗等症，乏力、纳差则脾胃气虚，纳运乏力，气虚腠理不固，阴液外泄则自汗。证属脾虚气陷，瘀毒内蕴型，选用玉屏风散配伍活血化瘀、补肾等药物。予以玉屏风散有健脾固表之意，方中黄芪甘温，内可大补脾肺之气，外可固表止汗；白术健脾益气，助黄芪以加强益气固表之力；佐以防风走表而散风御邪。黄芪得防风，则固表不留邪；防风得黄芪，则祛风而不伤正。《古今名医方论》曰："邪之所凑，其气必虚……夫以防风之善驱风，得黄芪以固表，则外有所卫；得白术以固里，则内有所据，风邪去而不复来。此欲散风邪者，当倚如屏，珍如玉也。"

《金匮要略·水气病脉证并治第十四》提出"血不利则为水"，阐释了水肿形成的机制，同时为活血利水法治疗水肿提供了理论依据，治疗肾病的过程中应运用活血化瘀类药物，在本方中用生地黄清热凉血、养阴生津，《本草汇言》描述生地黄为"补肾……益阴上品"，肾病患者后期常出现肾阴亏虚、津液受损，用生地黄能养阴生津，适用于肾虚津伤之慢性肾脏病；牡丹皮活血散瘀；赤芍散邪行血；丹参"祛瘀以生新……性平和而走血"；槐花凉血止血；川芎为"血中之气药"，能通达气血，活血化瘀，行气散血；积雪草味苦、辛，性寒，归肝、脾、肾经，功效清热利湿、解毒消肿，能够延缓肾功能恶化，减少白蛋白丢失，降低尿蛋白含量。《日华子本草》曰莪术："治一切气，开胃消食，通月经，消瘀血，止扑损痛，下血及内损恶血等"。多种活血化瘀药物同用，共奏调血利水之效。方中另有山萸肉、菟丝子补益肝肾。山萸肉其性温而不燥，补而不峻，为平补阴阳之要药；菟丝子辛、甘、平，能滋养肝肾、固精缩尿、止泻、明目。二药同用，平补肾中阴阳，补而不滞，适用于肾精亏损之慢性肾脏病。

（宋纯东）

（四）过敏性紫癜（肾炎）

【案例一】张某，男，8岁。以"皮肤紫癜伴尿检异常1月余"为代主诉，于2015年7月24日初诊。

现病史：1个多月前患儿急性上呼吸道感染大约2周后发病，病初腹部、臀部及双下肢皮肤紫癜，伴膝关节疼痛、腹痛、手足背部浮肿，病程中一度出现肉眼血尿，在当地医院就诊，尿常规：蛋白（++），潜血（++），红细胞（++）/HP，诊断为"紫癜性肾炎"，给予泼尼松、维生素 C、双嘧达莫等治疗，关节疼痛、腹痛、手足背部浮肿消失，尿蛋白转阴，血尿减轻，但是停药后皮肤紫癜、蛋白尿、血尿反复出现，故而来诊。

刻下症：双下肢红色斑点状皮疹，疹色鲜红，略突出皮表，指压不褪色，口干苦，咽痛，心烦喜凉，小便黄赤，大便秘结。舌质红，舌苔薄黄，脉细。

辅助检查：尿常规：蛋白（++），潜血（++），红细胞（++）/HP；血常规、血脂、肝功能、肾功能、血压正常。

西医诊断：①过敏性紫癜；②紫癜性肾炎（血尿兼蛋白尿型）。

中医诊断：紫癜病。

中医证型：气虚易感，风热伤络。

治则：益气固本、疏风清络、凉血止血。

处方：黄芪 20g，白芍 10g，牡丹皮 10g，水牛角 20g，蝉蜕 10g，徐长卿 10g，黄芩 10g，金银花 20g，蒲公英 20g，栀子 10g，茜草 20g，地锦草 20g，墨旱莲 20g，生地黄 20g，白鲜皮 20g，白茅根 30g，柴胡 15g，枳壳 15g，9 剂，水煎两次，两煎合并，分早、中、晚 3 次服。

其他治疗：雷公藤多苷片每次 10mg，日 3 次服。

二诊：2015 年 8 月 5 日复诊。双下肢皮疹明显减少，颜色暗红，口苦心烦症状消失，舌质红，苔白。复查尿常规：蛋白（+），潜血（+），红细胞（+）/HP，治守前法，上方减栀子，加仙鹤草 20g，9 剂。

其他治疗：雷公藤多苷片每次 20mg，日 3 次服。

三诊：2015 年 8 月 17 日复诊。皮疹未再新出，原皮疹暗色瘀斑消失，复查尿常规：蛋白（-），潜血（+），红细胞 6 ~ 9 个 /HP，治法守前：益气固本，疏风清热，活血通络。

处方：黄芪 20g，党参 20g，白芍 10g，牡丹皮 10g，蝉蜕 10g，徐长卿 10g，黄芩 10g，金银花 20g，茜草 20g，地锦草 20g，仙鹤草 20g，川芎 10g，丹参 20g，地龙 10g，9 剂，水煎两次，两煎合并，分早、中、晚 3 次服。

其他治疗：雷公藤多苷片每次 10mg，早、晚两次服。

四诊：2015 年 8 月 28 日复诊。复查尿常规：蛋白（±），潜血（+），红细胞 3 ~ 6 个 /HP，舌质淡红，舌苔薄白，脉弦细，守益气养血，活血通络之法，巩固疗效。

处方：黄芪 20g，党参 20g，白术 10g，白芍 20g，当归 20g，丹参 10g，川芎 10g，蝉蜕 10g，徐长卿 10g，茜草 20g，地锦草 20g，仙鹤草 20g，穿山龙 30g，地龙 10g，莪术 10g，9 剂，水煎两次，两煎合并，分早、中、晚 3 次服。

其他治疗：雷公藤多苷片每次 10mg，早、晚两次服，1 周后停用。此后患儿数次复诊，总以益气养血、化瘀通络为治则以巩固疗效。

【按语】过敏性紫癜性肾炎属于免疫相关性疾病，体质存在易感性，现代医学认为是由于接触过敏原的刺激，激发易感的机体出现免疫反应，产生抗体，导致血管炎性病变，并引发肾脏损伤。郑老根据病之临床阶段不同，分为急性期与慢性期，分期而治。急性期，紫癜反复出现，辨证多属风热之邪伤及皮肤血络而发斑；热邪下行，损伤肾络，肾元不固而失摄，精微外泄，导致血尿、蛋白尿。慢性期皮疹消退，症状减轻，蛋白尿、血尿反复出现，证属脾肾气虚，肾络瘀阻，治疗重点在健脾补肾，益气固摄，活血清络，标本兼顾。

从上述病例可以看出，病初患过敏性紫癜，紫癜的出现多由外感热邪而诱发，初病在肌肤经络，失于治疗，邪循下行，则伤及肾脏，肾失于封藏之职，精微外泄，发为蛋白尿、血尿。辨证属体虚易感，风邪伤血。急则治其标，故在急性期以水牛角、牡丹皮、地锦草、茜草、墨旱莲、生地黄凉血清络；黄芩、金银花、蒲公英、栀子清热解毒以祛邪；蝉蜕、徐长卿疏风清热；黄芪、白芍益气养血固本；柴胡、枳壳健脾行气。缓解期正气虚抗邪乏力，病程缠绵不愈，治疗当标本兼顾，重在益气扶正祛邪，故以黄芪、党参、白术补益中气；白芍、当归养血，气血相生，正气盛以御邪；蝉蜕、徐长卿除风清热；茜草、地锦草清络中郁热；离经之血为瘀血，瘀血不去，新血不生，病难痊愈，故川芎、丹参、地龙、莪术等活血化瘀。

（郑建民）

【案例二】刘某，女，7 岁，以"双下肢紫癜反复 4 年"为代主诉，于 2017 年 6 月 24 日初诊。

现病史：患儿反复夏季紫癜发作 4 年，双下肢针尖至黄豆大小紫癜，不高出皮肤，压之不褪色，量中等，无腹痛及关节痛，尿检无异常。自发病来口干口渴、喜冷饮，汗少，皮肤蒸热，全身疲乏，自觉四肢发凉，纳少，眠可，大便干，4～5 日 1 行，小便量少。舌质红，苔白厚，脉细数，体形偏瘦。自发病以来，遇暑热重，逢秋凉解，至冬春瘥。

西医诊断：过敏性紫癜。

中医诊断：紫癜病。

中医证型：气阴两虚兼风热血瘀。

治则：疏风通络，清热凉血。

处方：自拟凉血消癜方。生地黄 10g，牡丹皮 10g，紫草 9g，忍冬藤 15g，络石藤 10g，川芎 10g，白芍 10g，炙甘草 3g，蒲公英 15g，竹叶 10g，清半夏 6g，砂仁 6g，煅瓦楞 30g，羌活 10g，地龙 10g。14 剂，水煎服，日 1 剂，忌食生冷辛辣油腻。服药 2

周后,紫癜消退,诸症消失。嘱患儿冬至前来复诊,以预防巩固。

二诊:2017年12月22日复诊。患儿皮疹偶少量反复,胃口较前好转,仍纳少,眠可,大便干,小便量少,治以补气健脾,滋阴固肾。

处方:归脾汤合六味地黄丸加减。黄芪20g,人参10g,麦冬15g,大枣5枚,炙甘草3g,百合10g,枸杞9g,山药10g,泽泻10g,山茱萸10g,茯苓15g,白术10g,熟地黄10g,芡实6g,肉桂3g。14剂,水煎服,日1剂。上诊后紫癜未复发。

【按语】本案中患儿发病过程不同于常见紫癜,反复发病季节在夏季,虽表现为一派热象,但本质为本虚标实,其根源为患儿气阴两虚的体质。《景岳全书·血证》云:"虽血之妄行由火者多,然未必尽由于火也,故于火证之外则有脾胃阴虚不能统血者。"脾胃气虚,食少虚羸,化津不足,故体形瘦。土虚不运,津液不升,故口渴。肺为乾金,象天之体,华盖虚萎,津液不布;此案发病节气为夏至,暑热当道,肺气闭阻,玄府不通;人所以汗出者,皆生于谷,谷生于精,加之脾胃气虚,化源不足,故汗少。阴液亏虚则生热,胃阴不足,阴虚火旺,故喜冷饮。患儿本体内气阴亏虚,津液不足,加之暑热侵袭,如燃火煮沸水,水少津枯,内热蒸腾,水尽燃血,迫血妄行,故发紫癜。今火为病而土虚,荣气不能滋荣百脉,元气不循天度,气随阴化而无声、肌寒也,故四肢发凉。食少而便少,气虚而糟粕运化较慢(4~5日1行),郁热而便干,气阴虚而脉细,热而脉数,舌苔白厚即夹有湿邪,与暑邪常夹湿的六淫特点有关,此为本虚标实。

常见紫癜发病于春秋季,热邪伏内为其病理基础,其有宿根在内,外邪引动乃发。春阳生发之时,体内诸热邪亦随阳而动,动血而迫络,血溢于肌,而发紫癜。至秋之时,秋凉始行,体内诸热为凉所遏,不得宣泄,四散乱冲,破络而出,发为紫癜。该案例中紫癜每至夏季发病,此次发病节气为夏至,夏至一阴生,易象为姤,嗣是阴气渐长,中阳渐虚,阳散于外,阴守于内。夏时虽热,而腠理开泄,邪有出路,本不易致病,但由于该患儿是气阴两虚的体质,加之夏季暑热耗伤气阴,患儿气阴更虚,如《黄帝内经》所言"两虚相得,乃客其形"。暑热之邪侵犯,化津不足,玄府不开,阳散于外通路不畅,使得热邪郁闭体内,邪无出路而发。其他三季温度较夏季偏低,不至于郁闭汗孔使体内蒸热而发病。此发病过程为即时发病,发病时体内并无伏热长期盘踞以下犯肾脏,此为该患儿病史长达4年,却无丝毫肾脏损伤之原因。

(任献青)

【案例三】患儿李某某,女,8岁,以"皮疹发作2日余"为代主诉,于2018年5月6日于刘霞教授门诊治疗。

现病史:患儿2天前无诱因出现双下肢大小不等的鲜红色皮肤紫癜、对称分布、压之不褪色，偶有腹痛，无关节肿痛，全身无浮肿，纳可，大便偏干，小便色黄，舌质暗红，苔黄腻，脉数有力。

辅助检查：尿常规：潜血（＋），蛋白（－）；血常规：血小板计数正常。

西医诊断：过敏性紫癜。

中医诊断：紫癜病。

中医证型：风热挟毒兼血瘀。

治则：疏风清热，凉血解毒化瘀。

处方：徐长卿 15g，地肤子 10g，生地黄 15g，牡丹皮 10g，川芎 6g，丹参 10g，紫草 10g，茜草 10g，小蓟 15g，大青叶 15g，蝉蜕 6g，三七粉 3g，水牛角粉 30g，甘草 9g，10 剂。日 1 剂，分 2 次水煎服。嘱服药期间注意避免感染及接触可疑过敏原，禁食辛辣刺激、易上火、过敏的食物。

二诊：2018 年 5 月 16 日复诊，皮肤紫癜明显减少，偶有少量新出皮肤紫癜，尿常规：潜血（＋），蛋白（－），中药守原方加海风藤 15g，黄芩 10g，藕节 10g，继服 15 剂。

三诊：2018 年 6 月 2 日复诊，皮肤紫癜消退，未有新出，大便偏稀，尿检潜血（－），蛋白（－）。中药守二诊方去地肤子、黄芩，加薏苡仁 15g，继服 15 剂。

四诊：2018 年 6 月 18 日复诊，皮肤无紫癜，尿检阴性。上方加减巩固 1 个月，每 2 日 1 剂。

随访：近 1 年病情稳定，嘱其定期复查尿常规及尿检肾损指标以监测病情。

【按语】本患儿乃热盛体质，外受风热毒邪之侵，热与毒邪相搏结则迫血妄行，渗于肌肤而见皮肤紫癜；热盛则小便黄，大便干，苔黄；热煎津液，血行不畅，瘀血停滞则舌暗红。故以疏风清热，凉血化瘀为则。方中徐长卿、地肤子、蝉蜕、大青叶等疏风清热；生地黄、牡丹皮、丹参等凉血化瘀；紫草、茜草、小蓟、藕节、三七等凉血止血。瘀血化、热毒消、气机行，故而收效。

（刘霞）

【案例四】患儿余某，男，10 岁，以"反复皮肤紫癜 7 天，双膝关节肿痛 1 天"为代主诉，于 2018 年 11 月 5 日初诊。

现病史：7 天前外感后出现以双下肢为主的皮肤紫癜，色泽鲜红，伴头痛、鼻塞、流黏涕，色稍黄，喷嚏，当地治疗效果不佳，1 日前出现双膝关节肿痛，遂来就诊。

刻下症：双下肢可见中等量大小不等皮疹，色鲜红，对称分布，略高出皮面，压之不褪色，双膝关节肿痛，行走受限，伴头痛，鼻塞、流黄涕，喜揉鼻子、抠鼻子，纳差，咽红，咽后壁淋巴滤泡增生明显，舌质红，苔黄，脉浮数有力。

辅助检查：血、尿常规未见异常。

西医诊断：①过敏性紫癜；②鼻炎。

中医诊断：①紫癜病；②鼻渊。

中医证型：风热伤络，血热妄行。

治则：疏风通窍，清热凉血消癜。

处方：苍耳子 10g，辛夷 6g，白芷 10g，牛蒡子 10g，连翘 12g，紫草 9g，生地黄 10g，牡丹皮 10g，赤芍 10g，川芎 6g，陈皮 10g，甘草 6g，牛膝 12g。7 剂，水煎服，1 周后复诊。

二诊：2018 年 11 月 12 日复诊。服上药后，患儿皮肤紫癜减少，颜色变淡，关节肿痛消失，头痛缓解，鼻塞、流涕减轻。风热邪毒未散，且内热已生，离经之血未除，但关节肿痛已消。

处方：上方去牛膝，加水牛角 15g 加强解毒凉血之功。7 剂，水煎服，1 周后复诊。

三诊：2018 年 11 月 20 日复诊。服上药后，患儿原有皮肤紫癜消退，偶有少量新出，鼻塞、流涕明显好转，但仍饮食欠佳。

处方：上方加鸡内金 10g。7 剂，水煎服，1 周后复诊。

四诊：2018 年 11 月 27 日复诊。服上药后，患儿紫癜消退，复查尿检正常，且鼻塞、流涕、抠鼻子等症状消失。

处方：苍耳子 10g，辛夷 6g，白芷 10g，黄芩 10g，紫草 9g，生地黄 10g，牡丹皮 10g，赤芍 10g，川芎 6g，菊花 10g，甘草 6g。14 剂，水煎服。

随访：2 周后复诊，患儿紫癜无新出，鼻部症状明显好转。

【按语】患儿过敏性紫癜诊断明确，且平素易感冒、鼻部症状明显，此次发病有明显的外感诱因，故在辨证治疗中从鼻论治。方中苍耳子、辛夷、白芷辛温，疏风通窍，清除外邪，缓解鼻部症状；患儿咽红、咽后壁可见淋巴滤泡增生明显，牛蒡子、连翘清热解毒利咽，凉血祛风。紫草、生地黄、牡丹皮、赤芍清热凉血，活血散瘀；川芎辛温香散，活血行气、祛风止痛，为血中之气药，助牡丹皮、赤芍等活血化瘀，同时又制其寒凉之性；陈皮辛温，有行气止痛、健脾和中之功，共为佐药。甘草清热解毒，健脾和中，调和诸药为使。合而用之，共成疏风通窍、清热凉血消癜之剂。后患儿无新出紫癜，肝肾功能、血常规、尿常规正常，鼻部症状持续缓解，随访半年，病情稳定。

（郭庆寅）

【案例五】患儿刘某，女，8 岁，以"反复皮肤紫癜 5 天，腹痛 2 天"为代主诉，于 2019 年 3 月 10 日初诊。

现病史：5 天前外感后出现以双下肢及臀部为主的皮肤紫癜，量多，色泽鲜红，伴咽痛，低热，稍恶寒，流涕，外院治疗效差，2 天前出现腹痛，阵发性，脐周为主，遂来就诊。

刻下症：双下肢及臀部可见大量大小不等皮疹，色鲜红，高出皮面，压之不褪色，腹痛，腹软，脐周为主，伴咽痛，流涕，扁桃体Ⅱ度肿大，舌质红，苔黄厚，脉浮数有力。

辅助检查：血、尿常规未见异常；腹部彩超未见明显异常。

西医诊断：过敏性紫癜。

中医诊断：紫癜病。

中医证型：风热伤络。

治则：清热利咽，凉血消癜。

处方：金银花10g，连翘10g，薄荷10g，牛蒡子9g，荆芥10g，防风6g，桔梗10g，甘草10g，紫草9g，生地黄10g，牡丹皮10g，白芍10g，姜半夏9g。7剂，水煎服，1周后复诊。

二诊：2019年3月17日复诊。服上药后，患儿皮肤紫癜颜色变淡、量减少，腹痛缓解，仍咽红明显。

处方：上方去荆芥、防风，加玄参10g，黄芩10g。7剂，水煎服，1周后复诊。

三诊：2019年3月24日复诊。服上药后，患儿皮肤紫癜消退，无新出，咽不红。

处方：上方去白芍，加赤芍10g，川贝母3g。14剂，水煎服。

随访：2周后复诊，患儿紫癜无新出，扁桃体较前缩小。

【按语】患儿过敏性紫癜，但平素扁桃体肿大，反复扁桃体炎症发生，此次发病伴有明显的扁桃体炎，故在辨证治疗中从咽论治。本方中金银花清热解毒，疏散风热，能去皮肤血热、清络中风火湿热；连翘疏散风热，清热解毒，能散气血之凝聚；牛蒡子解毒利咽，消斑疹毒；《外感湿热篇》云"入血就恐耗血动血，直须凉血散血"，故加用生地黄、牡丹皮、紫草清热凉血；桔梗宣肺利咽；白芍、甘草相伍，酸甘化阴，调和肝脾，柔筋止痛；川贝母清化瘀热、散结消肿；甘草调和诸药。全方共奏清热利咽，凉血消癜之功。

（郭庆寅）

【案例六】患儿李某，男，10岁。以"反复皮肤紫癜2个月"为代主诉，于2017年4月19日初诊。

现病史：患儿于2个月前上呼吸道感染后双下肢出现皮肤紫癜，伴腹痛及双下肢关节疼痛，无肉眼血尿及黑便，至当地市儿童医院，诊为"过敏性紫癜"，查尿常规正常。后紫癜反复3次，于当地医院查尿常规均为阴性。来本院就诊前3天发热，最高体温38.7℃，伴咽痛，1天后热退，双下肢出现黄豆大小紫癜，点片状，无关节痛、腹痛症状，就诊时症见：双下肢可见点片状紫癜，鲜红色，密集，稍痒，压之不褪色，纳稍差，眠可，小便颜色稍黄，量正常，大便干结，唇红稍紫暗，舌质红，舌边有瘀点，苔薄黄，脉数。咽红，扁桃体Ⅱ度肿大。患儿既往易发扁桃体炎。

辅助检查：尿常规（－）；血常规：白细胞 $10.2 \times 10^9/L$，血小板 $296 \times 10^9/L$，中性粒细胞百分比 67.5%，淋巴细胞百分比 27.6%；凝血功能亦未见异常。

西医诊断：过敏性紫癜。

中医诊断：紫癜病。

中医证型：血热妄行兼风热、血瘀证。

治则：凉血安络，祛风清热，活血化瘀。

处方：凉血解毒活血方加减。水牛角粉 15g（冲服），生地黄 12g，牡丹皮 12g，赤芍 12g，大蓟 12g，小蓟 12g，茜草 12g，紫草 15g，大青叶 12g，黄芩 12g，荆芥 15g，徐长卿 12g，牛蒡子 9g，三七粉（冲服）6g，陈皮 10g，茯苓 15g，甘草 6g。7 剂，日 1 剂，水煎服。

二诊：2017 年 5 月 19 日复诊。患儿无新出皮肤紫癜，无腹痛及关节痛，手足心热，自汗盗汗，纳眠可，二便调。尿常规：潜血（－），蛋白（－）。

处方：上去去水牛角，加墨旱莲 10g，防风 10g，白术 10g，浮小麦 15g，共 14 剂，水煎服。

三诊：2017 年 6 月 2 日复诊。患儿无新出皮肤紫癜，无特殊不适，纳眠可，二便调。尿常规：潜血（－），蛋白（－）。

处方：上方去牛蒡子，共 14 剂，水煎服。

四诊：2017 年 7 月 24 日复诊。患儿无新出皮肤紫癜，无不适，纳眠可，二便调。尿常规：潜血（－），蛋白（－）。

处方：上方加女贞子 10g，冬凌草 10g。共 21 剂，水煎服。

【按语】患儿过敏性紫癜诊断明确，反复皮肤紫癜 2 个月，属于中医"紫癜"范畴。凉血解毒活血方中，水牛角味苦，性寒，清热凉血解毒；生地黄味甘苦，性凉，清热生津，滋阴养血；牡丹皮味苦辛，性微寒，清热凉血，活血化瘀，三药合用清营凉血养阴。小蓟味甘苦，性凉，凉血止血，祛瘀消肿；茜草味苦，性寒，凉血止血，活血通经，二药合用凉血止血。紫草味甘咸，性寒，清热消肿，解毒祛斑；大青叶味苦，性寒，清热解毒，凉血消斑，二药合用凉血消斑。黄芩味苦，性寒，清热燥湿，泻火解毒；徐长卿味辛，性温，祛风止痛，止痒消肿，二药合用清热解毒。赤芍味苦，性微寒，清热凉血，活血祛瘀；三七味甘微苦，性温，散瘀止血，消肿定痛，二药合用活血化瘀。荆芥、牛蒡子疏风散热。甘草益气补中，调和药性。诸药合用可使三焦湿热清，瘀血除。后患儿无新出紫癜，肝肾功能基本正常，血常规、尿常规正常，随访 3 个月，病情稳定。

（黄岩杰）

【案例七】患儿，女，12 岁。以"反复双下肢瘀点瘀斑 1 月余"为代主诉，于 2007 年 6 月 12 日初诊。

现病史：患儿 1 个多月前感冒后出现双下肢瘀点瘀斑，在当地医院就诊，查血常规无异常，尿常规无异常，诊为过敏性紫癜，予口服强的松片、维生素 C 片及抗过敏药等药治疗，患儿双下肢瘀点瘀斑仍反复发作，发病以来无腹痛及关节肿痛，无尿血等症。

刻下症：双下肢皮肤瘀点瘀斑，无腹痛及关节肿痛，纳可，二便可。

体格检查：双下肢瘀点瘀斑，小如米粒，甚者融合成片，色鲜红，压之不褪色，双侧对称分布，咽稍充血，心肺听诊无异常，腹部无压痛。舌质红，苔黄，脉数有力。平素体健。

辅助检查：血、尿常规无异常；凝血四项无异常。

西医诊断：过敏性紫癜。

中医诊断：紫癜病。

中医证型：血热妄行。

治则：清热凉血，活血化瘀。

处方：生地黄 10g，牡丹皮 10g，赤芍 10g，丹参 12g，大、小蓟各 10g，白茅根 15g，紫草 8g，黄芩 10g，炙甘草 6g。日 1 剂，水煎取汁 300mL，分早晚温服。

二诊：2007 年 6 月 19 日复诊。患儿服药 1 周，诉皮肤瘀点瘀斑基本消退，无新出皮疹，无腹痛及关节肿痛，大便略稀，日 1 次，小便可，精神可。查体：舌质红，苔黄腻，脉数，双下肢瘀点瘀斑基本消退，咽无充血，心肺听诊无异常，腹无异常。查尿常规无异常。

处方：生地黄 10g，牡丹皮 10g，赤芍 10g，丹参 12g，大、小蓟各 10g，白茅根 15g，紫草 8g，黄芩 10g，炙甘草 6g，生黄芪 15g。日 1 剂，水煎取汁 300mL，分早晚温服。

三诊：2007 年 7 月 5 日复诊。患儿无新出皮疹，原皮肤紫癜已消退，无色素沉着，无腹痛及关节肿痛，二便可，精神可。

处方：继续 6 月 19 日方，服药 1 个月，期间略有加减，患儿皮肤紫癜无反复，查尿常规无异常，粪常规加潜血无异常。

【按语】中医又称过敏性紫癜为"葡萄疫""肌衄""紫斑"等，属"血证"范畴，瘀血既是过敏性紫癜的病理产物，又是过敏性紫癜反复发作的主要病因，瘀血留滞则血行不通，血不归经，变为离经之血，加重出血。本病初期多属风热伤络，继则热毒迫血妄行，均为实热证。杨老认为，本病的病机早期为风热伤络，热毒内盛，迫血妄行，血液溢于脉外，留而为瘀，瘀血又可致血行不通，血不归经，变为离经之血，加重出血，治疗以清热凉血为法。后期则以气血不摄血及阴虚火旺为主，治疗以健脾益气及滋阴降火为法，而活血化瘀法应贯穿本病治疗的始终。本患儿双下肢皮肤瘀点瘀斑，色鲜红，小如米粒，甚者融合成片，辨证属血热妄行证，方中以生地黄、牡丹皮、白茅根清热凉血；大小蓟、紫草凉血活血；赤芍、丹参活血，佐以黄芩清热，炙甘草调和诸药。全方共奏清热泻火，凉血活血之功效。服药1周后患儿大便略稀，加生黄芪健脾补中益气后痊愈。

（杨之藻）

（五）狼疮性肾炎

【案例一】林某，女，14岁，学生，河南平顶山人。以"面部红斑、浮肿伴尿检异常17个月"为代主诉，于2007年4月6日初诊。

现病史：患儿病初出现颜面部红斑及浮肿，当地医院查抗核抗体、ds-DNA均为阳性。尿常规检查：蛋白（++），潜血（+），红细胞（+）/HP。诊断考虑"狼疮性肾炎"，予以泼尼松片口服2mg/（kg·d），病情未完全缓解，时轻时重，今遂来就诊。

刻下症：患儿乏力，关节酸痛，手足心热，汗出较多，大便偏干。

体格检查：双眼睑轻度浮肿，咽暗红，扁桃体Ⅰ度肿大，心肺（-），肝脾无肿大，双下肢无水肿。舌质暗红，苔黄，脉细弱。

辅助检查：尿常规：蛋白（++），潜血（+），红细胞（++++）/HP。

西医诊断：狼疮性肾炎。

中医诊断：水肿。

中医证型：气阴两虚兼血瘀。

治则：益气养阴，活血化瘀。

处方：自拟肾病序贯Ⅱ号方加减。生黄芪30g，太子参10g，桑寄生10g，菟丝子10g，生地黄10g，知母10g，黄柏10g，丹参15g，当归10g，墨旱莲15g，女贞子10g，三七粉3g（冲服），甘草6g。15剂，日1剂，水煎，分2次服。

其他治疗：泼尼松片改为晨起顿服，并加用雷公藤多苷片1.5mg/（kg·d）口服。嘱避光，忌辛辣刺激饮食。

二诊：2007年4月21日复诊。患儿诸症稍减，但增腰酸痛，舌质暗红，苔白，脉细弱。复查尿常规：尿蛋白（+），潜血（+），红细胞 5 ~ 8 个 /HP。患儿腰酸痛，此乃刚烈燥热之激素损伤肾阳所致。

处方：上方加巴戟天 10g 以加强补肾之功。15 剂，日 1 剂，水煎，分 2 次服。

其他治疗：泼尼松片减量为隔日晨起顿服，雷公藤多苷片 1.5mg/（kg·d）继服。

三诊：2007 年 5 月 7 日复诊。患儿上述症状基本消失，仍留有面部红斑，舌红苔少，脉细数。复查尿常规：尿蛋白（-），潜血（+），红细胞 3 ~ 6 个 /HP。仍予上方继服。

其他治疗：泼尼松片 4 周减 5mg 至停用，雷公藤多苷片减为 1mg/（kg·d）继服。

随访：半年内狼疮未再活动，尿蛋白持续阴性，潜血（+），病情稳定。

【按语】狼疮性肾炎的形成关乎内、外因，内因多为先天不足，后天失养，损伤五脏精气，或七情内伤，阴阳失调；外因多为复感邪毒，或服食毒热之品，致气血阻滞，运行不畅，邪毒久稽经络血脉。总之，"热、虚、瘀"为本病基本病机。本病例为水肿气阴两虚证（激素减量期）。此期随着激素量的变化，阳刚燥热之品减少，激素的副作用逐渐减少，而"壮火食气"的副作用表现出来，火易耗气伤阴，可导致气阴两虚证，故此阶段治疗当温肾固阳为主，兼气阴双补。方中生黄芪、太子参、菟丝子、桑寄生、巴戟天温补脾肾阳气；生地黄、知母、黄柏、女贞子、墨旱莲以滋阴清热；当归、丹参、三七粉活血化瘀，体现了"血瘀贯穿肾病病机始终"的学术理念。甘草调和诸药。本方配伍精当，谨守病机，调整阴阳，故获良效。

（丁樱）

【案例二】何某某，女，16 岁。以"面部红斑伴尿检异常 6 年"为代主诉，于 2005 年 7 月 18 日初诊。

现病史：患红斑狼疮性肾炎病史 6 年，病情反复发作，近 3 年来未规范治疗。

刻下症：面部红斑，咽痛、低热、乏力、踝关节浮肿。舌质暗红，舌苔黄厚，脉细数。

辅助检查：抗核抗体 1∶1 000；血沉 122mm/h；尿常规：蛋白（+++），潜血（+++），镜下检查：红细胞（+）/HP，白细胞（++）/HP；血压 140/100mmHg；血常规、肝功能、肾功能等无明显异常。

西医诊断：狼疮性肾炎。

中医诊断：水肿病。

中医证型：风热外犯，毒瘀阻络。

治则：健脾补肾，清热解毒，化瘀通络。

处方：黄芪 20g，党参 20g，当归 20g，白芍 30g，穿山龙 30g，地龙 30g，徐长卿

20g，黄芩 20g，连翘 15g，菊花 30g，牛蒡子 20g，蝉蜕 20g，土茯苓 30g，鬼箭羽 30g，丹参 20g，牡丹皮 20g，莪术 10g，水蛭 10g，三七粉 3g，川芎 10g。7 剂，水煎服。

其他治疗：雷公藤多苷片每次 20mg，1 日 3 次口服。

二诊：2005 年 7 月 25 日复诊。患者低热咽痛止，乏力及浮肿症状减轻。舌质红，舌苔黄厚，脉沉细。尿常规：蛋白（++），潜血（++），镜检红细胞 5 ~ 8 个 /HP，镜检白细胞（+）/HP。治以益气健脾，解毒利湿，活血通络。

处方：上方去菊花、牛蒡子、蝉蜕、三七粉、牡丹皮，加金银花 20g，茯苓皮 20g，猪苓 10g。14 剂。

其他治疗：雷公藤多苷片每次 20mg，1 日 3 次口服。

三诊：2005 年 8 月 10 日复诊。患者无明显不适，舌质暗红，舌苔白厚，脉细。复查肝功能无异常。尿常规：蛋白（+），潜血（++），镜检白细胞 2 ~ 4 个 /HP，血沉 42mm/h。治以益气健脾，活血通络。

处方：上方去黄芩、连翘、土茯苓、金银花、茯苓皮、猪苓，加牡丹皮 20g，三七粉 3g，红景天 20g，蝉蜕 20g，仙鹤草 30g。14 剂，水煎服。

四诊：2005 年 8 月 26 日复诊。患者无明显自觉症状，舌质红，舌苔白厚。尿常规：蛋白（+），潜血（+），镜检白细胞（+）/HP，细颗粒偶见。治守前法。

处方：上方继服，14 剂，水煎服。

五诊：2005 年 9 月 15 日复诊。患者无明显自觉症状，舌质红，舌苔白厚。尿常规：蛋白（-），潜血（+），镜下检查：细颗粒偶见。治守前法。

处方：上方继服，14 剂，水煎服。

随访：此后患者多次复诊，郑师总以益气养血、活血化瘀、解毒通络之法随症加减治疗，前后治疗近 1 年，雷公藤多苷片渐渐减量至停，尿常规正常，抗核抗体降至1：100，血沉亦渐渐正常，无明显自觉症状，达到临床稳定阶段，随诊 3 年无复发。

【按语】系统性红斑狼疮是一种导致多脏器、多系统损伤的自身免疫性疾病，病因病机十分复杂，治疗非常棘手。中医辨证属正虚邪实，气血耗损，毒瘀交结，脉络阻滞，肾、心、肺、脑窍、经络关节、肌肤皆可受病，治之固本补虚，活血化瘀、解毒通络。本案患者因久病反复发作，邪毒伤肾，肾失封藏，精微外泄，导致蛋白尿、血尿；外感热邪，内应虚损，脏腑气血亏虚，无力抗邪，则乏力、浮肿。邪入肾络，湿热下注，则尿浊（白细胞尿）；邪循经上犯咽喉，则咽喉疼痛、发热。郑老以黄芪、党参、白芍、当归补益中气，补养气血，气血相生，气充血旺，正气得复，助抗邪外出。因初诊兼有外感之证，先以黄芩、金银花、菊花、连翘、牛蒡子等清热解毒、清利咽喉，以遏制毒邪内蚀。继之以茯苓皮、猪苓清热利湿消肿。气血以经络为通道，流通脏腑及四肢百骸，邪毒内蕴，留滞经脉，阻滞气血之运行而成毒瘀留滞之势，故郑老以多味活血药如丹参、川芎、当归、红景天、三七等活血化瘀通络，络通则邪去，经络流畅，气血得复。水蛭是虫类药中峻猛之药，具有破血行瘀之功，莪术亦属破血化瘀之峻药，水蛭配地龙、莪术，荡涤瘀毒，祛瘀生新。徐长卿、蝉蜕清热除风，为郑师治疗肾脏病经验用药，中药药理研究显示具有调节免疫、消除尿蛋白的作用。

（郑建民）

（六）遗尿

【案例一】患儿吴某，女，8岁，以"遗尿3月余"为代主诉，于2015年7月7日初诊。

现病史：3月多前患儿无明显诱因遗尿，轻则每夜1~2次，重则3~4次，夜寐深沉，不易叫醒。

刻下症：患儿面白无华，易疲乏，四肢欠温，夜间汗出，小便清长，舌淡、苔白，脉沉无力。

西医诊断：遗尿症。

中医诊断：遗尿病。

中医证型：下元虚寒，气化失司。

治则：温肾元，助气化，利水湿。

处方：麻黄附子细辛汤合五苓散加减。炙麻黄9g，制附子9g，细辛3g，桂枝9g，云茯苓20g，猪苓10g，泽泻10g，白术10g，补骨脂10g，菟丝子15g，炙甘草6g。7剂，每日1剂，水煎分3次服用，并告知家长要合理引导患儿，养成良好的生活习惯。

二诊：2015年7月15日复诊。患儿精神好转，遗尿次数减少，叫时易醒，有时主动起床小便，舌象如前，脉较前有力。上方继服14剂。

随访：药后遗尿未再发生，随访至2016年6月仅有2次因白天活动过多，劳累后遗尿。

【按语】小儿遗尿与肺、脾、肾及膀胱有密切的联系。肾气不足，气化失常，固摄失职，膀胱失于约束是本病发生的主要病机。根据小儿"稚阴稚阳""肾常虚"的生理、病理特点，马教授认为本例遗尿症患儿多因先天禀赋不足，下元虚寒。肾为先天之本，主水，藏真阴而寓元阳，下通于阴，职司二便，与膀胱互为表里，小便的排泄与贮存，全赖于肾阳之温养气化。若先天不足，下元虚冷，不能温养膀胱，膀胱气化功能失调，闭藏失司，不能约束水道，则为遗尿。治疗强调止遗，重在温补下元、宣畅气机、助膀胱气化。选用麻黄附子细辛汤合五苓散加减，肺、脾、肾同治，上、中、下共调，元阳得充，命火旺盛，肺气宣畅，脾湿得化，气化正常，膀胱固摄约束有力，则遗尿自止。

（马丙祥）

【案例二】刘某，男，13岁。以"遗尿10年余"为代主诉，于2018年6月19日初诊。

现病史：患儿自幼尿床，每夜2～3次，夜寐多梦，闹钟唤不醒，平日易疲倦乏力、头晕、口干口渴。舌质红，苔薄，脉弦滑。患儿形体虚胖，自幼遗尿，排除隐性脊柱裂，多方治疗，病情无好转。

西医诊断：遗尿症。

中医诊断：遗尿病。

中医证型：肾阴虚损，虚火上炎；肺失宣散，肾气不固。

治则：滋阴泻火，宣肺固肾。

处方：麻黄6g，生地黄25g，知母8g，黄柏8g，金樱子8g，菟丝子8g，甘草5g。7剂。

二诊：2018年6月27日复诊，服上方7剂后，患儿夜尿减轻至每夜1～2次，头晕乏力、口干渴减轻，仍夜寐多梦，观舌质仍红，苔薄白，脉弦而缓。肾阴不足，仍守原方，加二至丸以加强滋阴补肾之力。

处方：女贞子10g，墨旱莲10g，麻黄6g，生地黄20g，知母10g，黄柏8g，金樱子12g，菟丝子12g，五味子6g，赤芍10g，白芍10g，鸡血藤20g，夜交藤20g。10剂。

三诊：2018年7月8日复诊，患儿服上方10剂后，偶有遗尿，夜梦明显减少，且尿中已能自醒。患儿母亲自行守原方，又让患儿服10剂。

随访：患儿近3个月未曾遗尿，夜梦已少，能自醒，舌脉已和，原方加龙骨、牡蛎各20g，再服14剂，以巩固疗效。

随访：7个月无复发。

【按语】小儿遗尿病因责之于先天禀赋不足，后天失调，肺、脾、肾功能不足，大多因肾气不足，下元虚方不能制水所致，也或由于不良习惯引起。《诸病源候论》曰："遗尿者，此由膀胱虚冷，不能约于水故也。"分析本案的治疗有两个特点：①辨证上，头晕、疲倦乏力、口干口渴、夜寐多梦、舌质红、脉弦滑等症，可知本案病机是肾阴亏损而有虚火，因此以知母、黄柏、生地黄滋肾阴、泻虚火为主。②在生理病理上，认为尿液的制约与通调水道的功能，除肾与膀胱的作用外，更需要考虑到肺气。"肺为气之主，肾为气之根。"三焦气化是指津液的气化，水道的通调。"下焦如渎"，除大、小肠外，即指肾与膀胱的调节水液、排泄水液的功能。"上焦如雾"指肺的宣发卫气，布散津液的功能。肺在水液调节中所起的作用，叫作"通调水道"。"通调水道"，需要肺气的"宣散"和"肃降"两个功能的联合。"宣散"是使水液布散到全身，肺主皮毛，可经腠理皮肤、汗孔排泄，"肃降"是使水液下输到膀胱而排出，故曰：汗与小便异物而同源。因此，肺气失于宣散，即会影响水液的代谢。方中重用麻黄一味，宣散肺气，可以促使气化运行正常，加上菟丝子、金樱子固涩肾气，下焦水液乃得制约。

（李兴永）

【案例三】患者李某某，男，8 岁半，以"遗尿 5 年余"为代主诉，于 2017 年 10 月 5 日初诊。

现病史：患儿尿床至今，每晚 1～2 次，夜晚睡眠深沉，不易唤醒，记忆力较差，学习不好，平时活动量少，少气懒言，经多方治疗，效果欠佳，遂到我院就诊，舌质淡胖、有齿痕，脉沉细无力。

辅助检查：X 片示患儿无先天隐性脊柱裂；尿常规示均正常。

西医诊断：遗尿症。

中医诊断：遗尿病。

中医证型：脾肾两虚。

治则：健脾补肾，开窍醒神。

处方：桑螵蛸、石菖蒲、远志、麻黄、金樱子、补骨脂、厚朴、白术、茯苓、黄芪各 1 袋，温开水冲服，1 日 1 剂，分 2 次口服，连续服用 2 周。

嘱患儿放松，晚饭后不喝水，少吃水果，睡前去厕所排尿，忌辛辣、寒凉食物。

二诊：2017 年 10 月 19 日复诊。服药后夜晚睡眠深沉好转，但仍需喊叫，尿床次数减少，舌质淡胖、有齿痕，脉沉细无力。守上方继续服用 2 周。

三诊：2017 年 11 月 2 日复诊。患儿无遗尿，夜间睡眠较好，能自行起床，记忆力渐好，停药 2 个月后，患儿无复发。

【按语】中医认为，水液的代谢与肺、脾、肾三脏密切相关。《素问·经脉别论》曰："饮入于胃，游溢精气，上输于脾，脾气散精，上归于肺，通调水道，下输膀胱。"根据患儿症状，辨证为脾肾两虚型；肾主骨、生髓，通于脑；脾主运化水湿，若肾精不足，大脑得不到充足的肾精滋养，大脑失于正常的指令，影响膀胱开阖。脾失健运，湿浊内生，上扰清窍，患儿常表现为体倦乏力，昏睡，睡眠深沉，记忆力较差，同时也会影响人体的水液代谢；因肾与膀胱相表里，肾虚者气化功能不足，膀胱开阖失常导致遗尿。采用自拟方健脾补肾以治疗遗尿、固本涩遗，疗效显著。方中黄芪、茯苓、白术益气健脾。桑螵蛸、金樱子固涩止遗。石菖蒲化湿开窍醒神。麻黄具有宣发肺气、散发津液、调节水道的作用；现代药理研究表明，麻黄能刺激大脑皮层，使中枢神经兴奋从而提高患者睡眠中的觉醒状态。甘草调和诸药。诸药合用共奏益气健脾、补肾固遗之功。

（姚献花）

【**案例四**】杨某，男，5 岁 9 个月，体重 15kg，身高 108cm。以"遗尿 2 年余"为代主诉，于 2016 年 7 月 4 日初诊。

现病史：因遗尿就诊，患儿自不穿尿不湿后每晚尿床，约 2～3 次，尿量大，白天尿频，无尿急尿痛，曾给予赖氨酸维 B$_{12}$ 口服，遗尿有所好转，但仍尿床，纳食差，至我院就诊。舌淡苔白滑，脉沉无力。

个人史：出生体重 3.3kg，出生时顺产，无缺氧窒息史，出生后发现卵圆孔未闭，6 个月复查正常，11 个月开始出牙，运动、言语、智力发育同同龄儿，身高、体重一直低于同龄儿。

西医诊断：遗尿症。

中医诊断：小儿遗尿症。

中医证型：脾肾阳虚。

治则：温补脾肾，固精缩尿。

处方：菟丝子 8g，枸杞子 8g，补骨脂 8g，桑螵蛸 8g，益智仁 8g，乌药 8g，鸡内金 10g，山药 12g，黄芪 8g，白术 8g，炙甘草 5g。14 剂，每日 1 剂，水煎服。

二诊：2 周后复诊，患儿尿床次数较前有所减少，2～3 天尿床 1 次，食欲较前有所增加。原方去桑螵蛸，加太子参、黄精，继服 2 周，偶有遗尿，食欲明显增加，且近 1 个月身高增加 2cm，体重增加 0.75kg，家长非常高兴，后继服 4 周。

【**按语**】遗尿又称尿床，是指 3 周岁以上小儿在睡眠中小便自遗，醒后方觉的一种病症。早在《灵枢·本输》就有"三焦者……入络膀胱，约下焦。实则闭癃，虚则遗溺。遗溺则补之，闭癃则泻之"的记载。本病多与膀胱和肾的功能失调有关。肾为先天，职司二便。肾的开阖主要靠肾的气化功能来调节，肾阳不足，就会导致下焦虚寒，气化功能失调，闭藏失司，不能约束水道而遗尿。该病例中患儿遗尿时间长，遗尿次数多，且伴随有身高、体重均落后于同龄儿童的情况，舌苔、脉象也见虚寒之象。选方以五子衍宗丸合桑螵蛸散、缩泉丸加减。方中菟丝子、枸杞子补肾助阳，固精缩尿；桑螵蛸、益智仁温补脾肾、固精止遗；补骨脂补肾助阳；乌药温肾散寒；鸡内金涩精止遗；山药健脾补肾，固摄精气；黄芪、白术健脾益气。全方共奏温补脾肾、固精缩尿之效。

（孟牛安）

五、传染病

（一）麻疹

【案例一】杨某某，男，4岁，1960年7月15日初诊，以"发热5天，出麻疹1天"为代主诉就诊。

现病史：5天前患儿发热，1天前周身出疹，高热不退。诊时见颜面潮红，瘀胀，面部及胸背已有斑丘疹出现，高热微汗，烦躁不安，咽痛，咳嗽声嘶，大便不畅，脉数，舌质红，苔燥。

西医诊断：麻疹。

中医诊断：小儿麻疹。

中医证型：邪热犯肺。

治则：辛凉透表，清宣肺卫。

处方：冬桑叶6g，僵蚕6g，蝉蜕3g，牛蒡子6g，芦根9g，金银花9g，板蓝根6g，2剂，水煎服，日1剂。

二诊：麻疹已透，热势稍退，仍咳喘不止，大便溏。舌苔黄厚，脉数。又方：金银花9g，连翘6g，紫草9g，鱼腥草9g，川贝9g，天竺黄6g，全瓜蒌12g，酒大黄3g，2剂，水煎服，日1剂。

三诊：麻疹已部分收没，热退，干咳声嘶，口干咽痛，目眵较多，不欲食，胃脘部痛，大便2日未解。舌苔黄厚，脉数。又予上方中加地丁12g，大黄量增至6g。1剂诸症悉平。

【按语】本案为疹出不透，疹毒郁肺，有骤发肺炎喘咳之势，故当先透表宣肺。待疹出齐后清胃肠郁热。肺与大肠表里相关，故调荡胃肠积滞亦为其要。方中投以全瓜蒌宽中理气和胃；酒大黄消积清热导滞。腑气调顺，肺气肃降，肺热咳喘得平。体现了郑老临证明辨，以调为法，用药果敢的特点。

（郑颉云）

【案例二】陈某某，男，2岁。1984年6月8日，以"发热3天"为代主诉就诊。

现病史：其母代诉，发热3天，在外院使用庆大霉素而热暂退后复升。现症见：高热，咳嗽，喷嚏，羞明，眼泪汪汪，不欲食，腹胀，二便正常，舌苔白厚，指纹红。有麻疹的接触史。

西医诊断：麻疹。

中医诊断：小儿麻疹（前期）。

中医证型：邪犯肺胃。

治则：疏风清热，宣肺止咳，佐以健脾活血。

处方：清热散 3g，清风散 2.5g，活血散 2g，止咳散 3g，消导散 3g。分 6 包，每天 2 包，服 3 天，水煎服。汇雪丹 3g，分 3 次服，日 1 次，用白开水冲服。

二诊：1984 年 6 月 11 日复诊，服药后，耳后及面部有少量红色疹点出现，现高热，咳嗽频繁，羞明，纳差，精神不振，舌苔黄厚，质红，指纹紫。

治疗上散剂改为汤剂，以促使麻疹外透。

方药：葛根 5g，薄荷 5g，芦根 6g，蝉衣 3g，炒牛蒡子 6g，杏仁 6g，川贝 3g，苏子 6g，赤芍 3g，黄芩 5g，枳壳 5g，甘草 3g，2 剂，水煎服，日 1 剂。

三诊：1984 年 6 月 13 日，麻疹出齐，咳嗽较重，烦躁不安，呼吸喘促，纳差，干呕，精神欠佳，大便稀，有臭味，小便黄量少，舌苔微黄质红，指纹红紫，体温 37.4℃，两肺均有湿性啰音，诊断为麻疹转肺炎。

处方：上方药加炙麻黄 3g，生石膏 10g，葶苈子 6g，金银花 5g，连翘 6g，鱼腥草 6g。2 剂，水煎服，日 1 剂。

四诊：1984 年 6 月 15 日，服药后，热退，疹由头面部开始回收，咳嗽轻，食欲渐增，大便糊状，小便黄量多，舌苔微黄，精神倦怠，口唇干燥。听诊：两肺呼吸音微粗糙。

处方：以上方加养阴健脾药。加沙参 5g，麦冬 5g，炒麦芽、炒谷芽各 5g，2 剂，水煎服，日 1 剂。

五诊：1984 年 6 月 17 日，疹落，饮食增加，腹微胀，精神尚佳，二便（－），舌苔微黄，指纹红。听诊：左肺呼吸音稍粗糙。

上方去炙麻黄、生石膏、赤芍，加蒲公英 6g，3 剂，水煎服，日 1 剂。

六诊：1984 年 6 月 20 日，咳止，二便（－），精神佳，今改为散剂以解疹毒，佐以养阴，健脾。

处方：清热散 5g，解毒散 5g，养阴散 5g，消导散 5g，分 9 包，每日 3 包，服 3 天。后随访，患儿复常，无不适，再服 3 天，患儿诸症消，病情治愈。

【按语】麻疹是由于麻疹病毒引起的急性出疹性呼吸道传染疾病，在婴幼儿群体中具有很高的传染性，尤其是麻疹合并肺炎较为常见，占所有麻疹患儿的 10% 以上，不及时加以控制，还可能引发麻疹并呼吸窘迫综合征，具有极高的病死率。

张淑琴认为麻毒之邪侵入肌体，先从口鼻而入，首犯肺胃两经。初起邪郁肺卫则发热、咳嗽、喷嚏、流涕；麻毒为阳热疫疠之邪，化火上炎则目赤流泪、畏光羞明；邪热内炽，肺胃热盛则高热、烦躁、口渴，肺主皮毛，胃主肌肉，邪热由里达外发泄于肌肤，则肌肤出疹。在麻疹蕴热外透的过程中，阴液受伤，后期表现为热去津亏、肺胃阴伤。如感邪较重，或是素体正气不足，可导致邪毒内陷，产生逆证。

本医案是张淑琴治疗麻疹合并肺炎的典型案例，患儿麻疹初期，给予清热解毒合宣透疹毒药物。病情进展，高热不退，疹毒内攻于肺，咳嗽加重，喘息气促，精神烦躁，易方汤剂麻杏石甘汤加减，宣肺平喘，透邪外出。待热退，喘咳平后，辅以养阴健脾法，恢复受损的脾胃及阴液，促进患儿康复。在疾病的不同阶段，正确辨证论治是中医的精髓。

（张淑琴）

（二）水痘

【案例】杨某，男，5岁，郑州市人。1986年5月7日初诊，以"发热2天，出疹1天"为代主诉入院。

现病史：2天前患儿因受风热，打喷嚏，鼻塞，流涕，发热37.5℃。昨日体温38.0℃，口干渴，欲饮水，咳嗽，并发现胸部、面部出现红色斑丘疹，渐及背、腹、四肢，很快变成水疱，瘙痒难忍，夜难入寐。邻居告知这是水痘，需要涂紫药水。急涂之，并来诊。现症如上。体检：精神可，发际、面部、眼结合膜、鼻孔、双唇、舌系带根部、尿道口、肛门处均布红色斑、丘疹及透亮疱疹，尚未破损。听心肺无异常。舌苔薄白，脉浮数。

追问接触史：家长言，近期同班已有3人患水痘。

辨证：此乃患儿素体蕴湿，复感风热时邪，蕴于肺脾，两邪相搏，透发肌肤而发水痘。

西医诊断：水痘。

中医诊断：小儿水痘。

中医证型：风热轻型。

治则：辛凉透表，清热解毒。

处方：银翘散（改汤剂）。连翘10g，金银花10g，桔梗6g，薄荷6g，竹叶4g，生甘草5g，荆芥穗4g，淡豆豉5g，牛蒡子6g，芦根3寸（剪小段），3剂。

煎服法：日1剂。①将上药同煎至水沸后，改小火煎15分钟，药汁滤出。②药渣再加水，煎至水沸后，改小火煎10分钟，药汁滤出。③将两次余液混合，分3次服。

二诊：1986 年 5 月 10 日复诊，服药 3 日，体温正常，鼻塞，流涕，口渴，咳嗽消失，部分早期疱疹渐塌陷。上方继服 2 剂。

三诊：1986 年 10 月 12 日复诊，多数疱疹渐塌陷，少数破裂流清水，纳差，大便微溏。改益气健脾，利湿助运之法。选方本院儿科制剂，参苓白术散 3g，六一散 3g，消积散 3g，3 剂。煎服法：日 1 剂，加水适量，小火煮沸，再煎 5 分钟，将混合液分 3 次服。

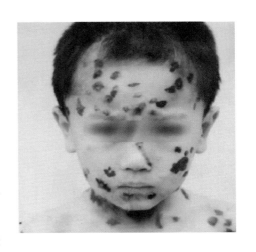

10 天后家长告知：结痂全部自然脱落，痊愈。

【按语】水痘，现代医学认为是水痘－带状疱疹病毒引起的一种常见的病情较轻的急性传染病。但传染性很强。可发于任何年龄，只是发于儿童称水痘，发于成人名曰带状疱疹。名虽异，实为同种病毒而引发。儿童好发年龄多在 6 个月以上、9 岁以下，但以 5 岁以下发病率最高。常可在人群密集与集体生活单位，造成传染和局部流行，如幼儿园、学校等。故发现患儿，迅速隔离治疗最为重要。

中医治疗以辛凉透表、清热解毒，银翘散主之。本方是吴鞠通《温病条辨》中治疗风温初起"但恶热，不恶寒而渴者"的主方。方中连翘、金银花辛凉透表，清热解毒，且芳香化湿辟秽；薄荷 、荆芥穗、淡豆豉发汗解表，清泄外邪；桔梗、牛蒡子开利肺气，疏散风热，清咽利痰；竹叶 、生甘草、芦根清上焦风热兼养肺阴。该方配伍特点：①众多寒凉药中，伍少量辛温之品。既利于透邪，又不违背辛凉之旨意。②清热解毒药中，配疏风透邪之品，内清热毒，芳香辟秽，外散风热，透解表邪，共构成清疏兼顾之辛凉平剂。本例病案特点，虽病情不重，但将水痘特点、多形性皮疹的形态及皮疹好发部位（皮肤与黏膜）呈现得淋漓尽致，一处不落。这是张子萍一生中看过无数水痘病例中，皮疹最典型、部位最全面的一例。

（张子萍）

（三）顿咳

【案例】陈某，女，1 岁。以"阵发性咳嗽、喘憋 1 个月"为代主诉，于 2001 年 7 月 9 日来诊。

现病史：患儿 1 个月前出现阵发性咳喘、痰憋。在当地县医院查胸片示：双肺纹理粗、模糊；呼吸道病原检测：腺病毒阳性；住院治疗 8 天，好转出院。出院后 1 周咳嗽渐加重，出现阵发性、痉挛性咳嗽，伴吸气性鸡鸣样咳嗽，日轻夜重，有时咳出黏稠淡黄色痰液，给予雾化吸入、灌肠等治疗，症状不缓解，又见舌质淡红、苔薄黄，指纹淡紫滞。

西医诊断：类百日咳综合征。

中医诊断：顿咳。

中医证型：痰热阻肺。

治则：清泻肺热，化痰降逆。

处方：炙百部 10g，天竺黄 10g，秦皮 6g，白前 8g，苏子 8g，地龙 8g，炒麦芽 8g，火麻仁 6g，小茴香 2g，生甘草 2g。4 剂，水煎服，日 1 剂。

二诊：2001 年 7 月 14 日复诊，服上方 4 剂后，痰咳减轻，痰憋减少，夜晚能安睡。患儿有腹泻，原方去火麻仁，再 3 剂，口服。

三诊：2001 年 7 月 18 日复诊，患儿口服上方 3 剂后，痰咳明显减轻，无痰憋，纳眠正常，双肺呼吸音粗，可闻及痰鸣音，再服 3 剂巩固治疗。

【按语】类百日咳患儿由于咳嗽呛呕，津液必耗，大便干燥，燥火升而咳频繁。肺与大肠相表里，清肺必清肠，肠清则痰积易下，气得顺降而咳逆自平，正所谓"浊气得降，清气自升"。润下即宣肺，方中火麻仁，润肠之意也即在此；方中百部、天竺黄祛痰止咳；秦皮、地龙清热、解痉；白前、苏子降气；麦芽、小茴香合用健脾，脾健则痰自出。全方清肺化痰、健运脾胃、降气润下。

（李君）

（四）痄腮

【案例】刘某，男，9 岁，以"发热伴两腮肿痛 2 天"为主诉，于 2004 年 4 月 7 日就诊。

现病史：2 天前患儿出现恶寒发热，两腮部肿痛，急到黄河医院就诊，诊为急性腮腺炎，予以静脉滴注青霉素，外敷鲜马齿苋及仙人掌治疗，无效，故来诊。现症：仍发热，两腮肿疼，张口咀嚼困难，舌质红，苔黄厚，脉弦滑数。

西医诊断：病毒性腮腺炎。

中医诊断：痄腮。

中医证型：热毒蕴结。

治法：清热解毒，软坚散结。

处方：内服汤剂为解毒散结汤（作者验方）。柴胡 10g，黄芩 10g，半夏 10g，金银花 15g，连翘 10g，大青叶 15g，玄参 10g，赤芍 15g，海藻 10g，昆布 10g，夏枯草 15g，僵蚕 10g，生牡蛎 15g，3 剂，水煎服，日 1 剂。

外治方法：用药香直接点于角孙穴、合谷穴，1 日 1 次。

次日复诊：热势已降，腮部肿痛大减，仍守原方案执行，第 3 日痊愈。

【按语】郑州市春季曾一度流行该病，黄师运用上述疗法，治愈 68 人。中医认为痄腮系外感风温时毒，由表入里，化热化火而为毒，热毒炽盛，壅结于少阳则见腮肿胀痛，发热烦躁，故以小柴胡汤和解少阳，金银花、连翘、大青叶以清热解毒，消瘰丸合海藻、昆布、夏枯草以软坚散结，配合外治，故收效明显。

（黄牲）

（五）猩红热

【案例】陈某，男，10 岁，确山县蚁峰人，以"发热伴皮疹 5 天"为代主诉，于 1962 年 12 月 11 日就诊。

现病史：来就诊 3 天前被当地医院诊断为猩红热，中西药使用 5 天，高热未退转诊而来。壮热如焚，全身除头面之外，均丹疹全布，烦躁口干，时昏时狂，时如见鬼状，大便三天未下，舌红唇焦，咽喉糜烂，脉大而数。

王氏诊后曰：此瘟疫之邪化热，热扰神明，熏蒸心包，阳明腑热，但患儿正气虚弱，头面疹痧没全出，邪气内陷之危证。

西医诊断：猩红热。

中医诊断：丹痧。

中医证型：邪袭肺胃。

处方：党参 9g，知母 7g，生石膏 20g，枳实 7g，大黄 6g（后下），芒硝 2g（冲服），葛根 10g，升麻 5g，鲜生地黄 10g，黄连 3g，牡丹皮 6g，炙甘草 5g，1 剂，水煎频服。

次日二诊：昨日服药 3 小时后，大便得下，热度稍退，人能安睡，昏狂消失。今日患儿面部有疹点，索要食物吃，精神转佳。调整处方：葛根 12g，桂枝 6g，白芍 6g，浮萍 6g，党参 9g，生石膏 20g，知母 7g，鲜生地黄 10g，牡丹皮 6g，黄连 3g，炙甘草 5g，2 剂，水煎频服。

三诊：1962 年 12 月 16 日复诊，患儿服上药后，热退神清，疹点渐消，咽喉糜烂去除，咽干咳嗽，危证已过，以益气养阴为主调和治疗。处方：党参 9g，麦冬 9g，桂枝 5g，白芍 10g，鲜生地黄 9g，牡丹皮 6g，玄参 6g，浙贝母 6g，茯苓 9g，杏仁 9g，前胡 6g，炙甘草 5g。2 剂，水煎服，日 1 剂。随访病愈。

【按语】猩红热，古称烂喉痧，属温病的一种，致死率较高。患儿全身疹点均出，唯独头面部没有，正常应该继续解表透疹，但患儿为高热神昏，咽喉糜烂，邪入心包的危证，王氏判断已非简单透疹，而需生津清营解毒，清阳明腑热救之，紧抓病机，随症加减，立竿见影，化险为夷。

（王保恩）

六、寄生虫病

蛲虫病

【案例一】海某，女，8 岁，以"肛周瘙痒 2 月余"为主诉就诊。

现病史：患儿近两个月来，经常用手抓挠肛门，夜间尤甚，伴纳差神疲，夜眠不安。查肛门拭子检验：蛲虫卵（＋），故求诊。时见纳差，面色不华，肛周瘙痒，大便可。

诊断：蛲虫病。

治则：杀虫止痒。

处方：百部 30g，苦参 30g，鹤虱 30g，樟脑 10g（后下），明矾 10g，雄黄 10g，3 剂，水煎熏洗肛门，日 1 剂。

2 日后复诊：肛周瘙痒消失，精神转佳。

【按语】"百鹤煎"系祖父黄明志教授《效蜂集选方》中的外治方之一。该方系民国睢县蒋实卿所传授。蛲虫病是小儿常见的一种肠道寄生虫病，方中明矾、雄黄、樟脑燥湿解毒，祛湿止痒；百部、鹤虱、苦参杀虫最良。目前已运用治疗百余例，效果颇佳。

（黄甡）

【案例二】20 世纪 70 年代，有一 5 岁男孩以频繁呕吐就诊。

现病史：患儿几日来食入即吐，查体腹软无压痛，略消瘦，大便正常。无发热，精神尚好。

西医诊断：消化不良。

中医诊断：小儿呕吐。

中医证型：饮食积滞。

治则：消食化滞，和胃止呕。

处方：给予中药对症处理，无效；注射胃复安 1 次，无效。

两天后患儿复诊，家长言其儿非常饥饿，总想吃东西，看到点心，带着包装纸都吃，只要吃东西，片刻就吐，像是胃里有什么东西。

复诊断：小儿蛔虫病。

张静亭主任随即让患儿停药，回去空腹喝一碗醋。次日一早患儿家长回示，孩子喝过醋后片刻，呕吐出蛔虫 2 条，后病愈。

【按语】那个年代儿童患寄生虫感染很多，这个患儿没有重病和急病病容，就想到是不是虫证，郑颉云先生曾提起过这个方法，是民间的驱虫法，有"虫得酸即止"的说法。醋能麻痹虫体，使其静止不动，遂呕吐出来。

（张静亭）

【案例三】有一 5 岁患儿就诊，其母言患儿经常腹痛，喜食异物，花生皮、墙土都吃，平时不挑食，食欲也好，大便正常，夜晚睡眠不安，全身经常瘙痒，出皮疹。查体：面部有白斑，巩膜有黑灰色块斑，舌苔黄厚，腹软，脐周痛。

拟诊：寄生虫感染。给予中药驱虫。处方：乌梅 30g，使君子仁 8 个，槟榔 10g，1剂。上药加入 1 碗水中，泡一小时后文火煎煮 20 分钟。前一天晚饭勿吃，次日晨起空腹服药，使君子仁吃掉，药汁 1 次喝完。两天后复诊，患儿便下蛔虫数根。

【按语】方中乌梅味酸，虫得酸则止，蛔虫被麻痹；槟榔、使君子杀虫消积。三药合用，能将蛔虫麻痹或杀死，并完整排出体外。

（张静亭）

七、新生儿疾病

（一）溢乳

【案例】赵某，男，1 个月，郑州市人。1986 年 9 月 11 日初诊。

现病史：1 个月来小儿喝人工喂养奶粉，每当哭闹时，取奶粉 2 ~ 3 汤勺兑入温开水约 100mL，溶化后喂之。乳儿每于喂奶后即呕吐。吐物为奶，无特殊气味，1 个月来体重未增，反减 200g。尿多，便少。检查：精神欠佳，哭声低沉，消瘦。听心肺无异常，腹不胀，无压痛。舌苔白，质淡红。指纹淡紫，隐隐于风关之内。问家长喂奶姿势，答：侧卧位。

病情分析：根据喂养史和临床表现，此呕吐属喂养不当，乳食过量，营养失调及喂奶姿势错误所导致。

临床诊断：溢乳。

属生理现象，无须服药。

处理：合理喂养。

（1）奶粉配制（按优质全脂奶粉的配制方法）：①按重量。奶粉 15g，加水 120mL，即 1 : 8 比例。②按容积。1 平汤勺奶粉，加水 4 汤勺，即 1 : 4 比例配制。

（2）喂奶量：应根据不同时期小儿的胃容量大小，喂入适当奶量。多则超出了胃容量，则必定溢出而发呕吐。本例小儿自出生至 1 个月末，胃容量约为 30 ~ 50mL。本例每次喂 100mL，远超胃容量，怎么会不呕吐呢？再者，配制奶的浓度又太稀，营养不达标。怎么会不消瘦呢？

（3）喂哺姿势：①张子萍讲过小儿胃的生理解剖特点：呈水平位，布袋状，上口（贲门）松，下口（幽门）紧。这种状态，本身胃内容物就易溢出。再加侧卧平躺，又超量喂入，不溢出才鲜也。而正确的喂奶姿势应当是：喂哺者取小腿、大腿与躯干呈两个 90° 坐姿。②小儿与喂哺者躯干呈 45° 斜坡状半卧位姿势。③喂完奶后，托着小儿头部将小儿慢慢竖起。将头趴在喂哺者肩上。轻轻拍背，让喂奶过程中吞入胃内的空气排出，避免溢乳。④喂奶次数：以母乳为例，小儿出生第 1 ~ 2 个月不需要定时喂奶。可依小儿需要随时喂之。第 3 个月，根据睡眠规律 2 ~ 3 小时喂 1 次，渐渐延长至 3 ~ 4 小时喂 1 次，夜间减 1 次。一昼夜共 6 ~ 7 次。4 或 5 个月后，可减至一昼夜 5 次。⑤两次喂奶之间要喂一次水或果汁，一天喂几次奶，就要喂几次水，以助消化和代谢。

嘱家属严遵医嘱，合理喂养，以观后效。若有情况及时来诊。

2 个多月后家属告知，遵医嘱喂养后，即不再呕吐，体重增加 1.3 kg，精神、乳食、二便均正常。

【按语】此例是应用小儿消化器官胃的生理解剖特点的知识来解决临床"溢乳"这一问题的。如若我们不掌握这一知识，是否会将生理性的"溢乳"当成病理性的"呕吐"来治疗？不仅给小儿带来吃药的痛苦，还因错误诊断，不能正确指导家长改正喂养方法，而影响小儿健康成长。

（张子萍）

（二）新生儿脱水热

【案例】杨某，女，25 天，郑州市人。1985 年 8 月 4 日午急诊。

现病史：母代诉，患儿突然高热，面红耳赤，速来就诊。医者欲测体温，患儿重衣包裹，难以解脱。待患儿露面则见满脸通红，测体温 39℃，但精神好，不哭闹，也无其他不适。乳、二便均正常。家长要求尽快注射清热解毒注射液，未予采纳。

诊断：新生儿脱水热。

处理：将儿抱于凉爽处，去裹解衣，全身裸露。再以常温凉开水饮之。15 分钟后面红渐消，半小时后体温降至正常。

【按语】张子萍前面讲过，因小儿发育不成熟、不完善。如《小儿药证直诀·变蒸》所云"（小儿）五脏六腑，成而未全，……全而未壮"，年龄越小越显著。尤其新生儿时期，会出现一些是病非病的现象，称其为"新生儿的几种特殊状态"。这些特殊状态不是疾病，不需药物治疗。本例就是其中的一种，名曰"新生儿脱水热"，是因小儿神经系统发育不成熟，体温调节中枢功能差，导致体温不能恒定。年龄越小，调节功能越差，常可随气温和周围环境温度的升高而升高、降低而降低。目前正是盛夏季节，气温炎热，再加重衣厚裹，体温升高是其自然。去其衣被，又置凉爽处，再以常温凉开水饮之，内外降温，热不退鲜也。①小儿不是成人的缩影，而是具有与成人截然不同的生理病理特点，不了解这些特点，就不能了解小儿特殊的生理病理状态。②深刻理解，熟练掌握小儿生理病理特点，是正确诊断、治疗小儿疾病的重要依据。③根据小儿生理病理特点进行合理喂养与护理，以保证小儿健康成长。正如孙思邈早在 1 300 多年前就谆谆告诫人们，"节哺乳……视儿饥饱节度，知一日中几乳而足，以为常。……凡乳儿不欲太饱，饱则呕吐"。又说："宜时见风日……则血凝气刚……不致疾病。若常藏于帷帐之中，重衣温暖，譬犹阴地之草木，不见风日，软脆不堪风寒也。"元代名医曾世荣在其《活幼心书》中亦说："四时欲得小儿安，常要三分饥与寒；但愿人皆依此法，自然诸疾不相干。"曾氏的这段话，在中华民间早已广泛流传。故古代医家的这些科学论述，至今对儿科临床仍具有重大的指导意义。

（张子萍）

（三）胎黄

【案例一】患儿，男，足月儿，7 天，母乳喂养。因"周身皮肤黏膜黄染 5 天"，于 2011 年 9 月 15 日初诊。

现病史：患儿于 5 天前发现周身皮肤黏膜黄染，家属自行予妈咪爱口服，皮肤黄染无明显消退。症见：周身皮肤黏膜黄染，纳奶可，大便色黄，小便可，精神反应可。

体格检查：舌质红，苔黄腻，指纹紫滞于气关。周身皮肤黏膜黄染，黄色鲜明，巩膜黄染。

测经皮胆红素 11.6mg/dL。

西医诊断：新生儿黄疸。

中医诊断：胎黄病。

中医证型：湿热郁蒸证。

处方：解毒散 2g，牛黄散 2g，车前子 1g。分 3 包，每日 2 次，每次半包，水煎服，早晚各 10mL 温服。

二诊：2011 年 9 月 18 日复诊，患儿周身皮肤黏膜黄染较前明显减轻，纳奶可，无呕吐，诉大便稀黄，日行 6 ~ 7 次，小便量可，精神反应可，测经皮胆红素 7.2mg/dL。

处方：解毒散 2g，牛黄散 1.5g，车前子 1.5g。分 3 包，每日 2 次，每次半包，水煎服，早晚各 10mL 温服。

三诊：2011 年 9 月 21 日复诊，患儿周身皮肤黏膜无明显黄染，纳奶可，无呕吐，大便黄，日行 3 ~ 4 次，测经皮胆红素 3.7mg/dL，停药。1 周后复测经皮胆红素 3.2mg/dL。

【按语】新生儿黄疸属中医"胎黄"，为新生儿时期常见病。杨老师认为，该病主要为胎禀湿蕴，由于孕母素蕴湿盛或内蕴湿热之毒，遗于胎儿，或因胎产之时，出生之后，婴儿感受湿热邪毒所致。若孕母体弱多病，气血素亏，可致胎儿先天禀赋不足，脾阳虚弱，湿浊内生；或生后为湿邪所侵，湿从寒化，寒湿阻滞。或因小儿禀赋不足，脉络阻滞，或湿热蕴结肝经日久，气血郁阻，均可以形成本病。胎黄的病变脏腑在肝胆、脾胃。其发病机制主要为脾胃湿热、寒湿内蕴，肝失疏泄，胆汁外溢而发黄，久则气滞瘀积。湿热郁蒸者，热为阳邪，故黄色鲜明如橘皮。寒湿阻滞者，寒为阴邪，故黄色晦暗。本患儿周身皮肤黏膜黄染，黄色鲜明，舌质红，苔黄腻，指纹紫滞于气关，辨证属湿热郁蒸证。方中解毒散、牛黄散均为安阳市中医院特色散剂，解毒散组方为黄连、黄芩、黄柏、栀子，牛黄散组方为牵牛子、大黄，车前子为我院散剂单味药，方中黄连、黄芩、黄柏、栀子、大黄清热解毒退黄，牵牛子、车前子利水，全方共奏清热利湿退黄之功效。

（杨之藻）

【案例二】赵某某，出生 9 天，体重 3kg，于 2010 年 3 月 15 日初诊。

现病史：家长代主诉为"全身皮肤、小便发黄 5 天"就诊。查血清胆红素 260μmol/L，曾在某医院经皮测黄疸值额—胸—腹均值为 32mg/dL，诊断为新生儿病理性黄疸，并处以清肝利胆口服液分次喂服，现疗效欠佳，转诊我处。查体见患儿神清，精神尚可，代诉为其食母乳，食量可，夜眠可，小便量偏少，大便稍稀，日 4 ~ 5 次。

检查：在门诊简便取得经皮测黄疸值额—胸—腹均值为 31mg/dL，舌红苔白，小儿食指指络紫红，稍浮。

西医诊断：新生儿黄疸。

中医诊断：胎黄病。

中医证型：湿热郁蒸证。

处方：以中药散剂，清热散 2.5g、四苓散 2.5g、解毒散 3g、活血散 3g，共分 10 日量，一日 3 次，水煎喂服。

二诊：2010 年 3 月 25 日后复诊，经皮测黄疸值额—胸—腹均值为 10mg/dL，皮肤颜色已无明显黄染情况，二便已恢复正常。

【按语】在经典古籍《伤寒论》中也有黄疸的论述。按其病因而分，大体可归纳为四类，即湿热发黄、火逆发黄、瘀血发黄、寒湿发黄。前三者都具有瘀热在里和邪热伤血的特点，都是热证、实证。《金匮要略·黄疸病脉证并治第十五》有四处均以瘀热论及发黄，证明发黄与邪热伤血直接有关，并阐明了湿热闭郁脾胃气机，邪热郁结于血分，导致湿热发黄的道理。王启明指出仲景在使用治黄的方药中均兼有活血散结的功能，他启发我们在黄疸的治疗过程中，尤其在阳黄的治疗中，应使用活血化瘀之法，即所谓"黄疸必伤血，治黄要活血"。现代肝病专家关幼波在讲述治疗黄疸病相关临床经验时，总结为"阳黄的治疗仍以清热利湿为常法，重视疏肝利水之惯例，以治中焦为要害，突出活血、解毒、化痰"，并总结出"治黄必治血，血行黄易却；治黄须解毒，毒解黄易除；治黄要化痰，痰化黄易散"的治黄总则，也把"治黄必治血"的治法提到了黄疸施治要点的首位。方中清热散、解毒散以芩、连、栀为主药，以清三焦内热。方中四苓散以猪、茯、泽、术之药以健脾利湿，利湿自小便去。方中活血散用法更为精妙，活血散为世家验方，配方严谨，药味虽简，但功效不减，活血散中归、芎以补血活血。郁金辛、苦、寒，入心、肝、胆经，有清心活血，利胆退黄，凉血解郁之功，如《本草经疏》有言："郁金，本入血分之气药。其治以上诸血证者，正谓血之上行，皆属于内热火炎，此药能降气，气降……则血不妄行。"并施以茜草，其药专入肝经，凉血行血化瘀，在《本草求真》中早已有描述，其"功用略有似于紫草，但紫草则止入肝凉血，使血自为通活，此则能入肝与心包，使血必为走泄也。故凡经闭、风痹、黄疸，……因于瘀血内阻者，服之固能使瘀血下行"。在临床遣方用药中，活血散也常用于一些儿科常见的出疹性疾病、外感风邪之疾，其有言"治风先活血，血行风自灭"，是其理也，疗效奇特。

（王启明）

【案例三】刘某某，女，16 天。以"发现身黄、目睛黄染 2 周"为代主诉，于 2002

年 6 月 5 日就诊。

现病史：在院外已口服茵栀黄口服液、妈咪爱 6 天，皮肤黄染未见减轻。我院门诊经皮测胆红素：额头 18.6mg/dL，胸部 17.4mg/dL。时见患儿面目皮肤发黄，色泽鲜明，哭声响亮，嗜睡，纳乳欠佳，大便干结，2 天 1 次，小便黄，舌质红，苔黄腻，指纹紫滞。

西医诊断：新生儿黄疸。

中医诊断：胎黄病。

中医分型：湿热型湿热并重。

治则：清热利湿，化积导滞。

处方：退黄散 3g，解毒散 2g，四苓散 3g，牛黄散 1g，分 3 包，每次半包，日 2 次，水煎服。

二诊：3 日后患儿复诊，经皮测胆红素：额头 13.2mg/dL，胸部 12.5mg/dL。全身黄染明显消退，嗜睡减轻，大便 1 天 1 次，不干结，舌苔稍黄腻，在原方基础上将解毒散改为 1g，再予以 3 包服下。

三诊：患儿皮肤、目睛黄染已基本消退，纳乳明显改善，经皮测胆红素：额头 7.4mg/dL，胸部 6.6mg/dL。大便已呈糊状便，日 1 ~ 2 次，舌质稍红，苔白，去解毒散。随访，病愈。

【按语】胎黄为胎儿禀受孕母内蕴湿热之毒，以湿热之邪较为多见。我院儿科中药散剂为王瑞五老一辈名中医独创，独具特色，在治疗胎黄病方面优势突出。该患儿皮肤色泽鲜明，但同时有嗜睡、纳乳差的表现，且大便干，结合舌质、指纹特点，属于湿热并重之证。方选退黄散（成分有茵陈、栀子、大黄等）清热利湿；解毒散（成分有黄芩、黄连、黄柏等）燥湿解毒；同时予以优介散（成分有连翘、薄荷、滑石等）清热解毒，泻火导湿；消积散（成分有麦芽、陈皮、山楂等）以消积化滞；佐以少量牛黄散（内含大黄等）泻下消积。因在清热利湿退黄之中药煮散剂处方中加入牛黄散，可使湿热之邪从大便排出，退黄效果更佳。

（孟牛安）

（四）胎泻

【案例】王某某，男，出生 2 周，代诉腹泻 1 周余，于 1985 年 10 月 17 日就诊。

现病史：见婴儿消瘦，精神不振，就诊于外院，诊为生理性泄泻，多给予止泻之剂，效欠佳，外院建议其停止母乳喂养，现更换为奶粉喂养，但喂养困难，现纳奶差，每日腹泻 4 ~ 5 次，大便中多夹有奶瓣。大便常规检查：未见明显异常。

西医诊断：泄泻。

中医诊断：胎泻。

中医分型：脾虚证。

治法：健脾祛湿。

处方：茯苓 10g，白术 6g，党参 6g，防风 6g，薏苡仁 12g，麦芽 6g，扁豆 10g，桂枝 6g，五味子 5g，甘草 3g，共为 5 剂，水煎服，每日 1 剂，分 3 次服，均由母亲代服后，再用母乳喂养患儿。

5 日后复诊，患儿无腹泻情况，纳奶良好。

【按语】中医称此证为胎泻，如婴儿（6 个月以内）患胎泻，在现代医学称为"生理性腹泻"，原因可能是患儿对母乳过敏，停吃母乳更换奶粉即可减轻症状。母乳现仍为喂养婴儿的首选之品，其中含有一定量的抗体，特别是前 6 个月的婴儿，多因母乳中保护性抗体存在，降低了其生病的概率。母乳是婴儿最适宜的天然营养品，其中所含蛋白质、脂肪、碳水化合物最适合婴儿的消化能力及需要，并且母乳内的钙、磷比例适宜，所以断奶会增加婴儿的得病机会。根据中医"母病及子"的理论，采用"子病治母""母子同治"的方法，结合临床特点，多善用此方，依病症变化再酌情加减，收到了满意效果，既不影响婴儿的生长发育和抗病能力，又解决了治疗"胎泻"的难题。

（王大璋）

八、其他疾病

（一）免疫性血小板减少症

【案例】患儿，男，2 岁。2006 年 2 月 12 日因"反复皮肤瘀点瘀斑 7 月余"为主诉就诊。

现病史：患儿 7 个多月前感冒后发现周身瘀点瘀斑，伴鼻出血，在当地医院就诊，查血常规：血小板 8×10^9/L，凝血四项无异常，骨髓穿刺符合特发性血小板减少性紫癜诊断，予丙球、地塞米松等药治疗，血小板升至正常，后改为强的松片口服，强的松片减量至 1mg/kg 后患儿再次出现反复双下肢青紫瘀斑，血小板维持在（40 ~ 60）$\times 10^9$/L，强的松片维持在 1mg/kg，未再减量，西医院建议其服中药治疗，遂来我院。

现症见：面部及双下肢伸侧见少量青紫瘀斑，无鼻出血，无腹痛及关节肿痛，无发热及咳嗽，夜间多汗，常不盖被，纳差，大便稀溏，日行 2～3 次，小便可，精神欠佳。

体格检查：舌质淡，苔白腻，指纹淡红。

实验室检查：血常规：血小板 $60 \times 10^9/L$，凝血四项无异常。

西医诊断：特发性血小板减少症。

中医诊断：紫癜病。

中医证型：气不摄血证。

处方：生黄芪 15g，白术 8g，党参 8g，茯苓 8g，当归 8g，酸枣仁 10g，玄参 10g，炙甘草 3g。日 1 剂，水煎服，水煎取汁 200mL，分早晚温服。

强的松片原量继服，暂不减量。

二诊：2006 年 2 月 19 日复诊，家属诉患儿服药后精神较前明显好转，纳食增加，大便略稀，日 1 次，小便可，未再有新的皮肤瘀斑出现，原有皮肤瘀斑较前明显减轻，查血常规：血小板 $86 \times 10^9/L$。

处方：生黄芪 15g，白术 8g，党参 8g，茯苓 8g，当归 8g，酸枣仁 10g，玄参 10g，炙甘草 3g，丹参 8g。日 1 剂，水煎服，水煎取汁 200mL，分早晚温服。

三诊：2006 年 3 月 3 日复诊，患儿皮肤瘀斑已消退，无明显不适，查血小板 $123 \times 10^9/L$，予 2 月 19 日方继服 2 周，复查血小板 $189 \times 10^9/L$，强的松片逐渐减量至停用，中药守上方继服 2 个月，激素减量期间每周复查 1 次，血常规血小板均在正常范围，此后随访半年，患儿病情无反复。

【按语】特发性血小板减少症是小儿时期最常见的出血性疾病，临床特点：皮肤、黏膜自发性出血和束臂试验阳性，血小板减少、出血时间延长和血块收缩不良。本病属中医血证范畴，发病原因有虚实之分。杨老认为，血小板减少性紫癜急性期实证居多，慢性期虚证居多。实证为外感风热时邪，热蕴肌表，迫血妄行所致。虚证为脾不统血，络脉失固，血不归经所致。久病不愈，加之病程中长期或大剂量使用肾上腺皮质激素，耗伤阴液，常出现阴虚火旺的表现，病程中常由实转虚，或虚实夹杂。本患儿病程 7 月余，属慢性血小板减少性紫癜，纳差，大便稀溏，日行 2～3 次，舌质淡，苔白腻，属脾气虚证，长期服用糖皮质激素治疗，夜间多汗，常不盖被，又有阴虚表现，方中以生黄芪、白术、党参、茯苓健脾益气，当归补血，酸枣仁宁心安神，玄参养阴清热，炙甘草调和诸药，离经之血，留而为瘀，患儿反复皮肤青紫瘀斑，后期加丹参活血，患儿皮肤瘀斑很快消退。

（杨之藻）

（二）暑温

【案例】赵某，女，8 岁，郑州市人，1981 年 8 月 7 日初诊。

现病史：母代诉，患儿发热，无汗，恶寒第 5 天。体温波动在 38.5 ~ 40.0℃，面红、口渴、干呕恶心，头痛沉重，胸闷，四肢困倦，精神不振。发病初期，曾在胸腹部发现散在、微微高出皮肤、针头大小红色斑丘疹，并迅速自行消失。

实验室检查：血常规：白细胞 10×10^9/L，中性粒细胞百分比 65%，淋巴细胞百分比 29%，嗜酸性粒细胞百分比 4%，单核细胞百分比 1%。西医根据白细胞总数偏高，诊为一过性皮疹。

西医诊断：感冒。

中医诊断：伤寒。

中医证型：暑证（里热外寒）。

先后给予磺胺异噁唑、氨苄西林抗菌，阿司匹林解热，以及静脉补液支持疗法治疗 4 天，效不佳。今来我院诊治。现症如上述。查体：咽不红，苔白腻，脉滑数。听心肺无异常。张子萍问：病前患儿是否喜冷饮、睡凉处？母答：暑热难忍，白天喝冷水，夜间席地睡凉台。

张子萍根据以上脉、证、舌苔及发病季节为长夏湿热当令和贪凉饮冷、露宿等因素认为：此乃内有湿热蕴蒸，外有寒凉遏表所导致的里热外寒之暑温证。治则：涤暑解表，清热化湿。

处方：新加香薷饮加减。香薷 6g，金银花 9g，连翘 9g，扁豆花 9g，厚朴 6g，1 剂，水煎服。

煎服法：日 1 剂，煎两次。第 1 次水沸后，改小火煎 15 分钟，余液 150mL。第 2 次水沸后，改小火煎 10 分钟，余液 150mL。两次余液混合，分 3 次服。

二诊：8 月 12 日服药后汗出，体温降至 37.8℃，恶寒、头痛、干呕明显减轻。继服 1 剂，煎服法：同前。

三诊：体温正常，表证已去。仅稍感胸闷、口微渴。此湿热未尽。方改自拟方：二花连翘六一汤：金银花 9g，扁豆花 9g，连翘 6g，滑石 30g，生甘草 5g。3 剂，煎服法：同上。服后愈。

【按语】新加香薷饮是吴鞠通《温病条辨》中治疗暑温邪伤上焦气分的一首代表方剂。所谓暑者，是热气与湿气合而为一之气，乃长夏季节主气。热属于阳为天气，湿属阴为地气，长夏季节热盛下迫，蒸地气为湿而上腾，二者相合而为之暑。人在天地之间，倍受湿热熏蒸，自有湿热内蕴。此时，人们最喜贪凉，白日生冷果腹，夜间贪凉露宿，一热一寒，暑温发也。故暑温之因是内有湿热蕴蒸，外为寒凉束缚。病位在上焦太阴气分。病机是阳气被阴邪所遏，证见外寒里热证。治则：涤暑解表，清热化湿。选方新加香薷饮。方中香薷辛，微温，芳香为夏月解表之药。吴氏称："夏月麻黄也。"暑病首选，能外散肺卫郁闭之寒，内化停滞之湿。解表和里，双重之功，是为首药。气分暑热，法当凉散。香薷甘寒清热解毒，轻宣疏散之金银花、连翘、扁豆花擅于清热理气化湿；香薷协厚朴之温，增强化湿之功。全方则为寒温同用之方。正适暑为寒遏之证。后用二花连翘六一汤，除湿热余邪滞留。湿为阴邪，重浊黏滞，非芳香难化。故方中金银花、扁豆花，芳香清热化湿；连翘苦寒，滑石甘寒，寒能清热泻火，滑石还能利窍而祛湿。《本草纲目》云："滑石利窍，不独小便也。上能利毛腠之窍，下能利精溺之窍。盖甘淡之味，先入于胃，渗走经络，游溢津气，上输于肺，下通膀胱。肺主皮毛，为水之上源。膀胱司津液，气化则出矣。故滑石上能发表，下利水道，为荡热燥湿之剂。发表是荡上中之热，利水道是荡中下之热；发表是燥上中之湿，利水道是燥中下之湿。热散则三焦宁而表里和，湿去则阑门通而阴阳利。"生甘草解毒和中，调和诸药。病去而人安。

（张子萍）

（三）黑苔

【案例一】李某某，女，2岁。2010年10月12日以"自幼黑苔"为代主诉就诊。

现病史：患儿自出生2个月便出现黑苔，时轻时重，当时以为是奶粉问题未加注意，至患儿6个月添加辅食后其黑苔仍未消失反而加重。该患儿为第二胎，其头胎一女7岁时突然死亡，尸解死因为"纤维细胞瘤"。故此，患儿家长对此不明原因且日渐加重不消之黑苔恐慌焦虑，带患儿四处求医，霉菌培养等多项检查均无异常，不知所以。其间也服中药10余剂，效不著。吾阅其方，乃清热燥湿之剂。今望诊患儿形体正常，但面色萎黄，头发稀疏，枯黄无泽，前囟仍开裂未闭（2cm×2cm），牙齿14颗（应为18~20颗），且全非正常之状，牙稀小不整，牙釉质缺乏，牙面无光泽，牙色黄暗间有黑细纹。舌质深红，苔黑厚干燥，指纹紫滞。食欲尚盛，大便稍干。

诊断：黑苔。

中医证型：肺胃火盛。

治则：清泻脾胃之伏火。

处方：予泻黄散加减。方药：藿香3g，炒栀子10g，防风5g，生石膏15g，生甘草5g，连翘10g，当归10g，龙胆草10g，炒牵牛子6g，生薏苡仁10g，炙甘草6g。6剂，煎服，日 1 剂。

二诊：2010 年 10 月 19 日复诊，始服药觉有效，黑苔减轻，但第 6 剂时，时黑苔复生如故。虑其患儿先后天发育不足，脾肾虚弱，故拟补肾健脾，和胃导滞。

处方：予六味地黄丸、钱乙异功散加减。黄精 10g，熟地黄 10g，山药 20g，山萸肉 10g，牡丹皮 10g，生白术 15g，太子参 15g，陈皮 10g，云茯苓 15g，炙甘草 6g，炒牵牛子 3g。6 剂煎服。

三诊：2010 年 10 月 25 日复诊，药后黑苔未去反加重，患儿纳差少食，大便干。细审其证，觉上二诊各有其误。此诊转拟运脾化湿，清胃化滞。

处方：以三仁汤加减。生薏苡仁 15g，冬瓜仁 10g，茵陈 10g，莪术 10g，炒栀子 10g，党参 10g，陈皮 10g，生白术 20g，大黄 3g，厚朴 10g，桃仁 5g，炙甘草 5g。6 剂煎服。

四诊：2010 年 11 月 1 日复诊，患儿黑苔褪尽，舌质淡红，苔薄白如常。继服上方 3 剂固效。

五诊：半个月后来访，黑苔再未出现。虑其牙齿形小质黄，稀落不整，前囟未闭，形体瘦弱，先后天不足之虞，故予补肾健脾，和胃化积调治，以六味地黄丸为主合枳术丸、保和丸、四磨汤间或伍用以善后。

【按语】《临症验舌法》说："凡内外杂症，亦无一不呈其形，着其色于舌。""妇女幼稚之病，往往闻之无息，问之无声，而惟有舌可验。""据舌以分虚实，而虚实不爽焉；据舌以分阴阳，而阴阳不谬焉；据舌以分脏腑、配主方，而脏腑不瘥，主方不误焉。危急疑难之顷，往往症无可参，脉无可按，而惟以舌为凭。"

本案患儿舌质深红，苔黑厚燥而乏津，兼有食欲盛、大便干，示其胃火盛，灼伐阴津，予泻黄散加减以泻脾胃之伏火，患儿始服五日即有明效，然方未易，至第 6 剂黑苔骤然依旧。二诊时，细审患儿素体之状，头发、面色、牙齿等，认为乃脾弱胃强，气血乏源，荣养不足，故予滋养阴血、健脾和胃，但 6 剂药几乎无效。三诊时，虑其前两诊之辨，顿悟其中之谬。一是初诊时重其苔，虑其邪，未注意其舌质及整体素养，药用过于苦寒清泻；二是复诊时，重其脏腑之本，滋养偏颇，祛邪又嫌不足，故而黑苔复旧且重著。故于三诊、四诊时，补偏纠误，扶正祛邪，健脾化湿，清热和胃，化瘀理气，终修正果。五诊时再虑其素体禀赋，先后天不足，以六味地黄丸合保和丸等长期缓服，健脾补肾以善其后。

（高智明）

【案例二】和某某，男，2 岁 5 个月，2009 年 8 月 20 日以"反复腹胀 1 年余"为代主诉初诊。

现病史：1年多前无明显原因出现腹胀，伴纳差，无吐泻，家长未予重视。后腹胀益甚，纳差加重，且经常鼻出血。于儿童医院检查，B超：肝大，右肋下5cm；脾大，右肋下5cm，边钝，质中等硬；肝功受损，GPT 105g/L。骨髓：符合尼曼－匹克氏病。西医暂无特效治疗，故转行中医诊治。症见患儿形体发育欠佳，体重12kg，不达标。面色萎黄不泽；白睛轻度灰蓝色；查肝脾大，如B超报告。平素纳差，易鼻衄，二便可，舌淡红，苔薄白，指纹淡。

西医诊断：尼曼－匹克氏病。

中医诊断：癥积。

中医证型：肝脾郁滞，气脉不和。

治则：柔养肝脾，软坚化瘀，通络和血。

处方：制鳖甲30g，生牡蛎30g，浙贝母10g，白芍20g，当归10g，丹参15g，川芎10g，太子参10g，黄精10g，鸡内金10g，焦山楂15g，青皮10g，陈皮10g，炒神曲10g，6剂水煎服。

二诊：2009年9月2日复诊，服上方后患儿纳食明显增加，余如前，上方加穿山甲10g，减鸡内金，15剂继服。

三诊：服药后来诊，患儿体质较前改善，体重增加1kg，面色红润，未出现鼻衄，性情较前活泼。

查体：肝大，右肋下4cm；脾大，左肋下3cm，质地软；余如前。继续原治则，二诊方加生薏苡仁15g，30剂水煎服。

四诊：患儿一般情况较好，纳可，二便可，无鼻衄，腹胀大明显减轻。查体：肝大，肋下2cm；脾大，肋下1cm，基本恢复如常。家人喜悦，唯诉药价稍贵，请予调整，故于上方去穿山甲，加皂刺10g，30剂继服守效。

随访渐愈。

【按语】本病属先天遗传代谢性疾病，以肝脾大及神经系统和智力方面的损害多见，西医对该病尚无特效治疗，仅对症处之。本病按"癥积"辨治，着眼于肝脾，调治于血络，兼顾于肾。因肝为血脏，体阴用阳，藏血调血，以和顺柔畅为善；脾为后天之本，气血生化之源，以健运和调为上，在小儿脾常不足；肾藏精，先天之本，主生长发育，以丰盈和壮为佳，在小儿肾常虚。故本案调治肝脾肾，以"和"法为先，即和血、和脏、和气。和血：包括补血，养血，活血，通络，化瘀；和脏：意谓从其脏腑的生理本性和养脏体；和气：是指在血和、脏和的基础上，气机调和，功能如常。秦伯未先生在《谦斋医学讲稿》中提出"在和血的基础上行血，在行血的基础上逐瘀，这是一个原则，再从瘀阻的原因，或加温药散其寒凝，成加气药疏其郁结"，或加健脾补肾药以侍养其先后天。这便是该病的处方方法和遣方用药之理。

（高智明）

【案例三】谷某，女，1岁，1997年10月26日以"发热缠绵不退半月余"为代主诉初诊。

现病史：患儿近半个月发热缠绵不退，经外院屡用青霉素、头孢类及其他中西药治疗，体温不减反而升高，故来我院就诊：患儿体温39.8℃，白天热甚，易汗出，倦怠懒言，面色苍白，唇淡，舌质淡，苔白，指纹淡紫。

西医诊断：不明原因发热。

中医诊断：小儿发热。

中医分型：外寒内热。

病属过用寒药损伤中阳，令中气大虚，正虚邪恋，拟以甘温除热法。

处方如下：生黄芪9g，太子参9g，升麻3g，柴胡6g，青蒿9g，白薇9g，白晒参6g（另炖），甘草3g。3剂，日1剂。

二诊：服药2剂热退，汗出减轻，精神较前好转。守上方去青蒿、白薇，加炒麦芽6g、焦山楂6g以善后。

【按语】小儿由于先天禀赋不足，或久病大病之后耗伤真气元阳，而致身热自汗，少气懒言，纳呆便溏，体温与外界气温变化呈正相关，多为昼热夜凉，此种发热为"阳（气）虚发热"。根据《黄帝内经》"虚则补之""损者益之"原则，临床上常采用补中益气汤合玉屏风散加减，以甘温补益之剂、调理脾胃之药，达退热之目的。在运用该方法时，认证要准，否则会产生"留寇助贼"之弊。

（黄明志）

【案例四】沈某，男，7岁，1999年8月20日以"发热3天"为代主诉就诊。

现病史：患儿发热3天，体温39.2℃，外院诊为上呼吸道感染，曾用头孢类药、穿琥宁静脉滴注。口服阿莫西林、抗病毒口服液及退热药，热未解。诊见：壮热面赤，汗出气促，烦躁口渴，咽红赤，舌红苔黄，脉洪数，自诉大便干，小便黄少。

西医诊断：小儿发热。

中医诊断：暑温。

中医分型：外感温燥。

治则：清热养阴，辛凉解表。

处方：浮萍4g，生石膏60g，地龙10g，天花粉9g，共2剂，水煎服。

2日后复诊，热已解，烦躁口渴消失，咽稍赤，舌脉正常，呼吸平稳，小便清，大

501

便软。

【**按语**】时至夏暑，外感暑热，邪毒内陷，酷暑之气入走阳明，此所谓暑伤气分，即"夏暑发自阳明"，邪热内炽，致壮热烦渴，火性上炎，而见面赤，咽红赤。暑热与心火同气，心受邪迫汗出而烦，耗气伤津，脉洪数，舌红苔黄，大便干，小便黄少均为邪热炽盛津伤之象。方中浮萍味辛性寒，轻浮升用，为轻清流动之品，入肺经达皮肤透邪外出；生石膏乃治温病之要药，善清阳明实热，味辛性甘寒，清热泻火，除烦止渴；地龙入肝、脾、膀胱经，性寒味咸，清热息风，通络利尿，以防邪热内陷；天花粉味甘性寒，入肺、胃经，养胃生津，故《神农本草经》言其"主消渴，身热，烦满，大热"。全方配伍，共奏清热泻火、解肌生津养阴之效。

（王启明）

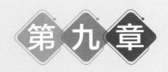

第九章

院内制剂

一、河南中医药大学第一附属医院儿科散剂

（一）发热类

1. 清热镇惊颗粒

【方药组成】朱砂、琥珀、钩藤、薄荷冰、滑石、柿霜、紫蔻仁、生甘草。

【功能主治】清热除烦，宁心安神，平肝息风，和胃除湿。用于发热惊战，烦躁不安，夜眠惊叫，呕吐腹泻。

【用法用量】每次每岁 1g，一日 3 次，水煎服。

【按语】该方中朱砂、琥珀、钩藤皆清热镇惊安神之品；滑石、甘草、薄荷冰清暑热，祛湿邪；柿霜清心肺之热，生津解暑；紫蔻仁和胃祛湿。

【方歌】清热琥珀钩藤砂，紫蔻柿霜薄甘滑，镇惊安神兼祛暑，烦惊眩晕呕恶佳。

【注意事项】此散剂忌煎服，因内有朱砂煎则变质。

2. 宣消颗粒

【方药组成】麻黄、荆芥、薄荷、杏仁、紫苏叶、焦三仙、番泻叶。

【功能主治】宣肺止咳，解表退热，消食导滞。用于外感寒邪，发热无汗，咳嗽厌食，鼻塞流涕。

【用法用量】每次每岁 1g，一日 3 次，水煎服。

【按语】方中麻黄、荆芥、薄荷宣发表邪，以麻黄发散之力最大。

【方歌】宣消麻黄荆杏苏，薄荷番泻三仙辅，疏风解表消食积，伤食感冒效不俗。

【注意事项】此散剂内有麻黄，用量勿过大。服药期间多饮开水，出汗者禁用。

3. 达原颗粒

【方药组成】葛根、柴胡、黄芩、厚朴、炒槟榔、草果、薏苡仁、番泻叶。

【功能主治】解肌清热，健脾除湿。用于发热自汗、日晡潮热、腹胀厌食、精神倦怠。

【用法用量】每次每岁 1g，一日 3 次，水煎服。

【按语】柴胡、葛根解肌清热，厚朴、草果、薏苡仁、炒槟榔化湿浊、理气机，合黄芩清热化湿，番泻叶清热泻下，共奏解肌清热、化湿除浊之功。表邪较重者可加羌活。

【方歌】达原草果槟厚朴，番泻薏仁柴芩葛，清热解肌除湿邪，发热自汗腹胀遏。

4. 退热合剂

【方药组成】生石膏、滑石、粳米、甘草、僵蚕、蝉蜕、葛根、板蓝根、薄荷、山楂。

【功能主治】解肌退热。用于外感发热，伴食积、咳嗽。

【用法用量】1 岁以上每次服 30mL，2 岁以上适当加量，一日 3 次口服。

【按语】本方具有解肌清热、消食化积之功。可用于外感发热兼食积、咳嗽等病症，尤其适用于外感风热兼食积。

【方歌】退热膏滑粳米甘，僵蝉葛根楂薄板，解肌清热消痰食，外热食积咳嗽痊。

（二）咳喘类

1. 顿咳颗粒

【方药组成】百部、白前、紫菀、白及、前胡、车前子、款冬花。

【功能主治】宣肺化痰，镇咳。用于风寒咳嗽，日轻夜重，百日咳（偏寒者）。

【用法用量】每次每岁 1g，一日 3 次，水煎服。

【按语】方中选百部、白及为镇咳、敛肺之要药；白前、前胡、紫菀、款冬花皆为宣肺化痰止咳之要药；车前子化痰祛湿止咳。

【方歌】顿咳百部白及前，前胡车前冬紫菀，宣肺化痰兼镇咳，风寒风热咳嗽痊。

2. 葶苈颗粒

【方药组成】炒葶苈子、川贝母、僵蚕、射干、生甘草。

【功能主治】主治清肺祛痰，止咳平喘。用于热咳，咽喉肿痛，颈生痰核。

【用法用量】每次每岁 1g，一日 3 次，水煎服。

【按语】葶苈子为泻肺平喘化痰之要药；僵蚕祛风化痰，软坚散结；配川贝母、射干止咳平喘；生甘草清咽化痰且能调和诸药。

【方歌】散中葶苈要用炒，川贝僵蚕射干草，清肺祛痰止咳喘，痰核热咳咽痛妙。

3. 热咳颗粒

【方药组成】麻黄、杏仁、生石膏、炙甘草、浙贝母。

【功能主治】清热止咳，宣肺化痰，除烦平喘。用于发热咳嗽，吐黄痰或白黏痰，呼吸急促，气急鼻煽。

【用法用量】每次每岁 1g，一日 3 次，水煎服。

【按语】麻黄、杏仁宣肺止咳平喘，生石膏清肺热而平喘，合用为宣肺清热、止咳平喘。

【方歌】热咳麻杏石甘汤，浙贝母清热化痰，宣肺清热止咳喘，热咳气急效力彰。

4. 寒咳颗粒

【方药组成】杏仁、苏叶、陈皮、茯苓、干姜、细辛、制半夏。

【功能主治】温肺散寒，止咳化痰，降逆平喘。用于外感风寒，咳嗽，吐白色稀痰。

【用法用量】每次每岁 1g，一日 3 次，水煎服。

【按语】该方乃"杏苏散、二陈汤"等方加减合方，乃温肺散寒、止咳化痰制剂。方中杏苏宣肺止咳；干姜、细辛温肺化饮；茯苓祛湿化痰；半夏、陈皮化痰止咳。

【方歌】寒咳二陈杏苏散，干姜细辛温肺寒，止咳化痰平喘逆，风寒咳嗽证自安。

【注意事项】此散内有细辛，小儿慎用。

5. 银杏平喘颗粒

【方药组成】白果仁、麻黄、杏仁、小茴香。

【功能主治】理肺化痰，止咳平喘。用于肺气壅塞，呼吸急促，喉间痰鸣，哮喘咳嗽。

【用法用量】每次每岁 1g，一日 3 次，水煎服。

【按语】麻黄、白果仁相伍，宣降肺气，止咳平喘；杏仁为止咳平喘之要药，合小茴香宣畅气机。

【方歌】银杏白果与麻黄，杏仁止咳茴气畅，理气化痰止咳喘，哮喘咳嗽痰鸣康。

6. 二陈止嗽颗粒

【方药组成】陈皮、半夏、茯苓、紫苏子。

【功能主治】燥湿化痰，止咳平喘。用于痰湿咳喘，呕恶气逆等。

【用法用量】每次每岁 1g，一日 3 次，冲服或水煎服。

【按语】陈皮、半夏燥湿化痰，加苏子以助化痰燥湿降气。

【方歌】二陈散取原方义，去草加入苏子是。

7. 清肺颗粒

【方药组成】生石膏、金银花、前胡、鱼腥草、杏仁、北沙参、海蛤粉、川贝母、橘红、木蝴蝶、青黛。

【功能主治】清解肺热，化痰止咳。用于肺热咳嗽。

【用法用量】每次每岁 1g，一日 3 次，冲服或水煎服。

【按语】鱼腥草清肺止咳；生石膏清肺热；金银花解毒；海蛤粉化痰止咳；与其他诸药合用清热化痰止咳之功甚著。

【方歌】清肺银前生石膏，贝杏沙参鱼腥草，黛蛤橘红木蝴蝶，肺热咳嗽疗效好。

8. 止咳润肺颗粒

【方药组成】百合、制半夏、炙甘草、川贝母、冬虫夏草、炒杏仁、远志、薄荷、炒紫苏子、陈皮、僵蚕、干姜，共为细末，混匀收贮备用。

【功能主治】咳嗽气喘，久咳。

【用法用量】每次每岁 1g，一日 3 次，开水冲服。

【按语】本方系已故李寿亭老中医的经验方。具有润肺止咳、化痰平喘之功效。尤其适用于咳嗽，气喘日久而出现肺气虚弱的患儿。冬虫夏草价格昂贵，可用冬虫夏草菌丝代替。

【方歌】止咳润肺贝杏甘，虫草合姜薄僵蚕，苏子远志清夏陈，遇寒咳嗽久咳痊。

9. 加味泻白颗粒

【方药组成】桑白皮、地骨皮、麦门冬、知母、川贝母、黄芩、薄荷、桔梗、生甘草。

【功能主治】养阴清肺止咳。用于阴虚肺热之咳嗽。

【用法用量】每次每岁 1g，一日 3 次，冲服或水煎服。

【按语】泻白散为泻肺止咳各方，加麦冬、知母以润肺滋阴；黄芩清肺热；薄荷、桔梗、川贝母利咽止咳。共奏养阴清肺止咳之效。

【方歌】泻白散中去粳米，知麦贝芩薄桔齐，养阴清肺治咳嗽，阴虚肺热显神奇。

（三）健脾和胃类

1. 三甲开胃颗粒

【方药组成】制鳖甲、制龟甲、炮穿山甲、鸡内金、炒槟榔、砂仁、番泻叶。

【功能主治】健脾和胃，宽胸理气，消食化积，育阴潜阳。用于食欲不振，面黄肌瘦，精神萎困，消化不良，为治疗小儿厌食的良方。

【用法用量】每次每岁 1g，一日 3 次，水煎服。

【按语】该方中制鳖甲、制龟甲、炮穿山甲养阴潜阳，软坚散结；鸡内金、炒槟榔、砂仁健脾开胃，理气宽胸助消化；少佐番泻叶以通大便，泻积滞。

【方歌】三甲龟鳖穿山甲，番泻槟榔内金砂，消积除疳和脾胃，小儿疳证疗效佳。

2. 消积健脾颗粒

【方药组成】鸡内金、炒麦芽、炒神曲、焦山楂、陈皮、炒白扁豆。

【功能主治】健脾和胃，消食化积。用于停食积乳，胃满腹胀，呕吐泄泻，消化不良。

【用法用量】每次每岁 1g，一日 3 次，水煎服。

【按语】方中焦三仙、鸡内金皆消积化滞之要药；陈皮、炒白扁豆健脾行气。共奏健脾和胃、消积化滞之效。

【方歌】消积内金焦三仙，扁豆陈皮行脾添，消食化积健脾胃，舌苔厚腻食积痊。

【注意事项】服药期间忌食腥荤。

3. 苍苓颗粒

【方药组成】炒苍术、茯苓、金银花。

【功能主治】健脾和胃，清热利水。用于湿热困脾，大便色绿，水多粪少，肛门灼热发红伴微热。

【用法用量】每次每岁 1 ~ 2g，一日 3 次，水煎服。

【按语】方遵"胃苓汤"加减而成，苍术味苦，性温而燥，为燥湿健脾之要药；茯苓健脾补中，利水渗湿；湿与热合，易生毒邪，加金银花解毒清热。

【方歌】苍苓解毒金银花，湿热困脾便绿佳。

4. 太苍颗粒

【方药组成】太子参、炒苍术、茯苓、车前子、藿香、乌梅、葛根、炒山楂、炒麦芽、砂仁，共为细末，混匀收贮备用。

【功能主治】化湿止泻。用于小儿因湿盛而成的各种腹泻。

【用法用量】每次每岁 1g，一日 3 次，冲服。

【按语】本方从"胃苓散、七味白术散、三消饮"化裁而来。有健脾利水，除湿止泻，消积化滞之功。黄氏（黄明志）治泻，擅长内外治法兼施，在内服同时，配合敷脐、濯足等疗法，疗效显著。

【方歌】太苍茯苓车前楂，葛根梅藿草麦芽，七味白术散加减，小儿泄泻效用大。

5. 益元颗粒

【方药组成】滑石、甘草、朱砂。

【功能主治】清暑利湿，镇心安神。用于暑病兼见惊烦不安者。

【用法用量】每次每岁 0.5 ~ 1g，一日 3 次，冲服。

【按语】方中滑石、甘草清暑利湿，朱砂清心经之火。

6. 六一颗粒

【方药组成】滑石、甘草。

【功能主治】清暑利湿。用于感受暑湿，身热心烦，口渴，小便不利，呕吐泻下或小便赤涩、淋漓，砂淋等。

【用法用量】每次每岁 1g，一日 3 次，冲服或水煎服。

【按语】滑石味淡性寒，解肌清降，泻热通窍，行水；甘草泻火和中。二药合用能使三焦暑热从下焦渗泻，热、咳、淋、泻诸证随之而解。

7. 梅连颗粒

【方药组成】乌梅、黄连、车前子、石榴皮、山楂炭、地锦草。

【功能主治】清热敛阴止泻。用于秋泻及泄泻伤阴者。

【用法用量】每次每岁 1g，一日 3 次，冲服或水煎服。

【按语】乌梅清热生津，兼有收敛之效；黄连清热燥湿；车前子利湿止泻；配石榴皮、山楂炭收涩止泻。

【方歌】梅连车前地锦草，石榴山楂收涩妙，清热止泻兼敛阴，秋季腹泻伤阴疗。

8. 梅粟颗粒

【方药组成】乌梅（去核）、炒罂粟壳，共为细末，混匀收贮备用。

【功能主治】敛肺止咳，涩肠止泻止痢。用于久泻、久痢、久咳患儿效果显著。

【用法用量】每次每岁 0.2 ~ 0.3g，一日 3 次，冲服。半岁以下儿童不宜服用。

【按语】罂粟壳味酸涩，性平和，能固肠道，涩滑脱，《本草纲目》曰其"为涩肠止泻之圣药"；乌梅敛肺涩肠，还可生津止咳。两药合用，共奏止咳、止泻、止痢之效。

【注意事项】本方治疗中病即止，不宜久服多服。通过长期观察，服该药后，个别患儿有嗜睡现象。

9. 健脾止泻颗粒

【方药组成】党参、焦白术、茯苓、甘草、山楂、神曲、麦芽、木香、煨肉豆蔻。

【功能主治】益气健脾，消积止泻。用于久泻不止，腹胀厌食，精神倦怠，面黄肌瘦。

【用法用量】每次每岁 1g，一日 3 次，水煎服。

【按语】方中四君子益气健脾；焦三仙消积化滞；木香、肉豆蔻健脾理气。

【方歌】健脾止泻四君先，木香煨蔻焦三仙，消积止泻益健脾，面黄肌瘦久泻痊。

10. 香连颗粒

【方药组成】黄连、木香。

【功能主治】清热解毒，消导止痛。用于痢疾腹痛，泄泻下坠，脘腹胀满。

【用法用量】小于 1 岁每次 0.3 ~ 0.5g，大于 1 岁每次 0.5 ~ 1g，一日 3 次，水煎服。

【按语】黄连苦寒，清热解毒燥湿之力甚著；木香行气导滞，祛湿止痛。

【方歌】香连散量一比四，消导止痛解毒使。

11. 参苓白术颗粒

【方药组成】莲子、生薏苡仁、砂仁、桔梗、陈皮、白术、白扁豆、茯苓、山药、党参、甘草。

【功能主治】益气健脾，渗湿止泻。用于脾胃虚弱，乳食不消或吐或泻，形体虚弱，四肢无力等。

【用法用量】每次每岁 1g，一日 3 次，水煎服。

【按语】方中四君子益气健脾；加山药、白扁豆、薏苡仁、莲子补脾渗湿止泻；砂仁行气化湿，使补而不滞；桔梗、陈皮开肺胃之气。

【方歌】参苓白术扁豆陈，莲草山药砂薏仁，桔梗上浮兼保肺，枣汤调服益脾神。

【注意事项】实热证忌服。

12. 理中颗粒

【方药组成】肉桂、制附子、党参、炒白术、炮干姜、甘草。

【功能主治】温补脾肾，回阳祛寒。

【用法用量】每次每岁 0.5 ～ 1g，一日 3 次，水煎服。

【按语】方中理中散健脾益气，温补中阳；肉桂、制附子温补肾阳。

13. 藿香开胃颗粒

【方药组成】藿香、陈皮、姜半夏、丁香。

【功能主治】和胃化湿，降逆止呕。用于湿食阻滞，气逆呕恶，脘腹胀满。

【用法用量】每次每岁 1g，一日 3 次，冲服或水煎服。

【按语】藿香气芳香性温，为芳香化浊、开胃醒脾要药；陈皮、半夏化湿降逆，和胃止呕；丁香理气止呕。

【方歌】藿香陈皮姜半夏，丁香理气止呕大，化湿和胃又降逆，湿食阻滞呕恶佳。

14. 白蔻颗粒

【方药组成】白豆蔻、砂仁、青皮、陈皮、香附、莪术、炙甘草。

【功能主治】理气止痛，和胃消积。用于肝胃气滞，脘腹胀痛，食积不化，吞酸呕吐等症。

【用法用量】每次每岁 0.3 ～ 0.5g，一日 3 次，水煎服。

【按语】方中白豆蔻芳香化浊，和胃降逆；青陈皮、香附理气止痛；莪术理气消积；甘草调和诸药。

【方歌】白蔻砂仁青陈皮，香附莪术炙草齐，和胃消积理气疼，脘腹胀痛治食积。

【注意事项】实热、湿热之证不宜服。

15. 芍甘颗粒

【方药组成】炒白芍、甘草。

【功能主治】养血敛阴，缓急止痛。用于肝脾失和，腹中挛急作痛或泻痢腹痛，四肢拘挛作痛等。

【用法用量】每次每岁 1g，一日 3 次，冲服或水煎服。

【按语】白芍味苦，酸归肝脾，有养血敛阴、平肝柔肝之作用；合甘草酸甘化阴，缓急止痛。

16. 温中止痛颗粒

【方药组成】荜茇、乌药、元胡、小茴香、木香。

【功能主治】温中散寒，理气止痛。用于因受寒而引起的脘腹疼痛。

【用法用量】每次每岁 1g，一日 3 次，水煎服。

【按语】方中荜茇、乌药、元胡等温中散寒，理气止痛。

【方歌】腹痛散用荜茇元，小茴乌药木香全，温中理气散寒痛，每岁一克每天三。

【注意事项】服药期间忌食生冷及不易消化食物。

17. 清导颗粒

【方药组成】大黄、牵牛子。

【功能主治】清热导滞，荡积消食。用于停食积乳，腹胀便秘，发热口渴，舌苔黄厚。

【用法用量】每次每岁 0.5 ~ 1g，一日 3 次，水煎服。

【按语】大黄泻火通下，荡涤胃肠积热；牵牛子消积清热泻下。共奏清热导滞、荡涤消食之功。

【注意事项】此散剂为泻下剂，半岁以内小儿需慎用，见泻下即停服。

（四）杂病类

1. 起痿颗粒

【方药组成】炙马钱子、土鳖虫、全蝎、乌梢蛇、地龙、蜈蚣，共为细末，混匀收贮备用。

【功能主治】本方具有强筋壮骨、通经活络之功效。可用于因各种疾病引起的肌肉弛缓、肢体痿软，运动障碍而不伴发热症状者。

【用法用量】每次每岁 0.3 ~ 0.5g，一日 3 次，冲服，根据病情可逐渐加量服。

【按语】乌梢蛇祛风通络止痉为君药。全蝎平肝息风；蜈蚣息风镇痉、通络散结，共为臣药。马钱子内服可凉血、消肿毒；土鳖虫破瘀血、续筋骨；地龙清热镇痉。诸药合用，共奏强筋壮骨、通经活络之功效。

【方歌】起痿全蝎与蜈蚣，地龙马前土鳖虫，通络乌梢蛇为君，肢体痿软显神通。

【注意事项】因内服有马钱子，在服药期间若出现抽搐症状，应注意减量或停服。

2. 活血活络颗粒

【方药组成】当归、丹参、川芎、桃仁、红花。

【功能主治】活血化瘀，通经活络。用于一切血瘀证。

【用法用量】每次每岁 1g，一日 3 次，冲服或水煎服。

【按语】当归、丹参通经活络；桃仁破血祛瘀，红花行血；川芎兼能行血中元气。诸药合用，共奏活血化瘀、通经活络之功。

【方歌】活血化瘀通经络，桃红四物来斟酌，去芍减地加丹参，一切血瘀均可活。

3. 定风颗粒

【方药组成】生石膏、天竺黄、蜈蚣、胆南星、朱砂。

【功能主治】清热涤痰，镇惊息风。用于发热抽搐，牙关紧闭，痰涎壅盛，惊风痫证。

【用法用量】每次每岁0.5g，一日3次，水煎服。

【按语】遵《小儿药证直诀》"抱龙丸"化裁而来。生石膏善清热泻火；天竺黄、胆南星清热化痰，息风定惊；朱砂镇心安神；蜈蚣则通络祛风。

【方歌】定风石膏天竺黄，蜈蚣胆星朱砂帮，镇惊息风涤热痰，惊风痫证此堪尝。

4. 龙虎镇惊颗粒

【方药组成】龙骨、琥珀、钩藤、僵蚕、朱砂、全蝎、蝉蜕、蜈蚣，共为细末，混匀收贮备用。

【功能主治】本方主要用于肝阳上亢的急惊风或痫证。有镇惊息风、安魂定魄、豁痰开窍、清神醒脑之功效。高热惊厥，胆小神怯者适宜。

【用法用量】1岁以内每次0.3～0.5g，1岁以上每次0.5～1g，一日3次，开水冲服。3岁以上酌情加大用量。

【按语】黄氏在治疗癫痫时，还常常配合针灸、外治等疗法。

【方歌】龙琥镇惊蚕钩藤，蝉蜕砂蝎与蜈蚣，高热惊厥神胆怯，镇惊息风能显功。

5. 痫愈颗粒

【方药组成】生石膏、滑石、雄黄、白马蹄、钩藤、沉香、僵蚕、蝉蜕、朱砂。

【功能主治】镇惊息风，清热祛痰。用于痫证。

【用法用量】每次每岁0.3～0.5g，一日3次，水煎服。

【按语】方中生石膏、滑石泻诸经实火；白马蹄、钩藤平肝息风，定惊止搐；白马蹄、蝉蜕祛风热化痰涎；雄黄入肝，经气分能化留聚痰涎之积；沉香温胃调气；朱砂镇心安神。

【方歌】痫愈散膏滑石蚕，马蹄钩丁蝉蜕添，雄黄沉香朱砂入，镇惊息风祛热痰。

6. 养阴颗粒

【方药】北沙参、麦冬、生地黄、石斛、天花粉、乌梅。

【功能主治】养阴增液。用于阴津不足之证。

【用法用量】每次每岁 1g，一日 3 次，冲服或水煎服。

【按语】北沙参、麦冬益阴增液，合天花粉、乌梅甘酸生津阴。

【方歌】养阴散治津不足，沙参麦地与石斛，甘酸生津花粉梅，养阴增液效不俗。

7. 养血散

【方药组成】当归、熟地黄、白芍、黄精。

【功能主治】养血生血。用于一切血虚之证。

【用法用量】每次每岁 1g，一日 3 次，冲服或水煎服。

【按语】本方为"四物汤"去川芎，加黄精，均为养血、生血之要药。

【方歌】养血生血血虚证，四物去芎加黄精。

8. 和肝散

【方药组成】全瓜蒌、片姜黄、郁金、神曲、甘草。

【功能主治】疏肝健脾，行气解郁。用于黄疸，肝郁胁胀，腹痛呕吐，厌食油腻，神疲困倦等。

【用法用量】每岁每次 1g，一日 3 次，冲服或水煎服。

【按语】方中全瓜蒌清热解毒，通胸胁痹阻；郁金、姜黄行气解郁，凉血破瘀；神曲、甘草和胃消食。

【方歌】和肝瓜蒌片姜黄，郁金神曲甘草帮，疏肝健脾行气郁，黄疸腹痛呕吐康。

9. 玉屏风散

【方药组成】黄芪、炒白术、防风、煅牡蛎、陈皮。

【功能主治】方中用黄芪、白术、陈皮益气健脾补肺；防风除风；煅牡蛎固表敛汗。共奏益气固表之功。

【用法用量】每岁每次 1g，一日 3 次，冲服。

【按语】方中黄芪甘温，内补脾肺之气，外可固表止汗，为君。白术健脾益气，助黄芪以加强益气固表之功，为臣药。佐以防风走表而散风邪，合黄芪、白术以益气祛邪，且黄芪得防风，固表而不致留邪；防风得黄芪，祛邪而不伤正，有补中寓疏、散中寓补之意。煅牡蛎收敛固涩以止汗，陈皮佐白术理气健脾、燥湿化痰。

【方歌】玉屏组合少而精，芪术防风鼎足形，陈皮牡蛎再加味，固卫敛汗效特灵。

10. 解毒散

【方药组成】金银花、连翘、蒲公英、紫花地丁、薄荷、防风、栀子、大黄、甘草。

【功能主治】清热解毒，消肿散结。用于风疹、水痘、痄腮、疮肿及咽喉肿痛。

【用法用量】每次每岁 1g，一日 3 次，水煎服。

【按语】方中金银花、连翘疏风清热解毒；蒲公英、紫花地丁苦寒解毒；薄荷、防风疏风清热；栀子、大黄解毒泻火；甘草解毒，调和诸药。

【方歌】解毒银花翘公英，栀黄薄草丁防风，清热解毒散结肿，水痘痄腮均可用。

二、安阳市中医院儿科常用散剂

（一）疏风解表剂

1. 银翘散

【组成】金银花、连翘、芦根、桔梗。

【功能】疏风清热解表。

【主治】用于风热表证。发热，恶寒，咽红，咳嗽，流黄涕等。

2. 消风散

【组成】紫苏叶、薄荷叶、浮萍。

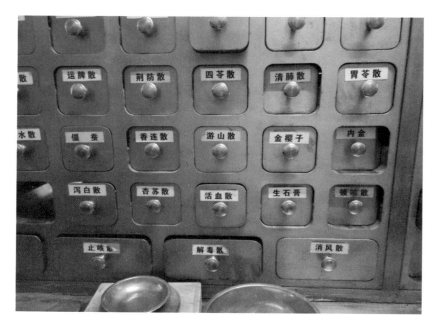

各种散剂

【功能】辛凉解表，疏风透疹。

【主治】用于风热表证。如风热感冒、急性发疹性疾病早期。

3. 香苏散

【组成】藿香、紫苏叶、广木香、陈皮、茯苓、枳壳、川厚朴、甘草。

【功能】发汗解表，理气和中。

【主治】用于外感兼有胃气不和，适用于胃肠型感冒。

4. 杏苏散

【组成】杏仁、紫苏叶、陈皮、制半夏、茯苓。

【功能】疏风散寒，化痰止咳。

【主治】用于风寒感冒。咳嗽，咳稀白痰，流清涕。

5. 柴葛散

【组成】柴胡、葛根、青蒿、黄芩、地骨皮。

【功能】清热解毒，解肌退热。

【主治】用于外感风热。发热不退，头痛身痛，咽喉肿痛。

6. 利咽散

【组成】薄荷、牛蒡子、桔梗、板蓝根、蝉蜕、蒲公英。

【功能】清热利咽。

【主治】用于风热犯肺之咽喉肿痛。

7. 荆防散

【组成】荆芥、防风、羌活、白芷、川芎。

【功能】疏风散寒。

【主治】用于外感风寒。恶寒发热，头痛，身痛。

8. 固表散

【组成】黄芪、桂枝、白芍、炙甘草、生姜、大枣、煅龙骨、煅牡蛎。

【功能】扶正固表。

【主治】用于反复感冒，不耐寒热，平时多汗，或咳嗽、肺炎喘嗽久不康复。

（二）清热解毒剂

1. 清热散

【组成】犀角（水牛角代）、川黄连、滑石、栀子。

【功能】清热泻火，凉血解毒。

【主治】用于实热证。

2. 解热散

【组成】柴胡、黄芩、半夏、甘草、生姜、大枣（去核）、玄参。

【功能】和解少阳。

【主治】用于邪入少阳，寒热往来的热证。

3. 解毒散

【组成】川黄连、黄芩、黄柏、栀子。

【功能】泻火解毒。

【主治】用于一切热毒证。如三焦热盛，大热烦狂，痈肿疔毒，瘀热发黄等。

4. 泻白散

【组成】炒桑白皮、地骨皮、炙甘草。

【功能】清肺泻热。

【主治】用于肺热喘咳，皮肤蒸热，日晡尤甚。

5. 沆瀣散

【组成】薄荷、川芎、赤芍、连翘、黄芩、黄柏、大黄、枳壳、牵牛子、槟榔、滑石。

【功能】清热解毒，泻火导湿。

【主治】用于小儿胎毒。

6. 凉血散

【组成】犀角（水牛角代）、生地黄、赤芍、牡丹皮。

【功能】清热解毒，凉血解毒。

【主治】用于热入血分证。如血热妄行所致的吐衄、斑疹、便血、尿血等。

7. 退黄散

【组成】茵陈、栀子、大黄、茯苓、猪苓。

【功能】清热利湿退黄。

【主治】用于湿热郁蒸之阳黄。

8. 泻肝散

【组成】龙胆草、酒大黄、防风、羌活、栀子、川芎、当归、青黛。

【功能】清肝泻火。

【主治】用于肝经郁热。不能安卧，耳鸣，耳聋，口苦头晕，小便短涩。

9. 泻脾散

【组成】生石膏、栀子、藿香叶、防风、甘草。

【功能】泻脾胃伏火。

【主治】用于脾胃伏火。口燥唇干，口疮，口臭，烦渴易饥。

10. 香连散

【组成】广木香、川黄连、白芍、枳实、川厚朴、槟榔。

【功能】清热止痢，理气导滞。

【主治】用于湿热泄泻及痢疾。

11. 止痢散

【组成】白头翁、秦皮、黄连、黄柏、石榴皮。

【功能】清热解毒，凉血止痢。

【主治】用于湿热痢疾、疫毒痢。热痢下重，腹痛，里急，大便脓血。

12. 清肠散

【组成】葛根、黄芩、黄连、秦皮。

【功能】清肠利湿解毒。

【主治】用于湿热泻痢。

（三）泻下剂

1. 牛黄散

【组成】牵牛子、大黄。

【功能】清热泻下，消积导滞。

【主治】用于食积便秘。

2. 三一散

【组成】大黄、芒硝、川厚朴、枳实、甘草。

【功能】峻下热结。

【主治】用于阳明腑实证，热结旁流，热厥属里热实证者。

3. 一捻金散

【组成】大黄、牵牛子、槟榔、人参、三棱、莪术。

【功能】具有缓泻作用。

【主治】用于正虚邪实便秘。

4. 攻里散

【组成】巴豆霜、沉香、三棱、莪术。

【功能】泻下破积，活血化瘀。

【主治】用于寒食冷积，便秘腹痛。

（四）温里散寒剂

1. 逐寒散

【组成】胡椒、炮姜、丁香、肉桂。

【功能】温中逐寒止痛。

【主治】用于脾阳不振，腹部冷痛，虚寒泄泻。

2. 祛寒散

【组成】人参、附子、干姜、白术、甘草。

【功能】回阳救逆，理中散寒。

【主治】用于脾肾阳虚，阳气衰竭。

（五）滋补剂

1. 补正散

【组成】人参、黄芪、鹿茸。

【功能】益气壮阳固肾。

【主治】用于正气虚损，先天不足。如大病、久病之后，或五软、五迟等证。

2. 七味白术散

【组成】人参、茯苓、白术、甘草、葛根、藿香叶、广木香。

【功能】益气健脾。

【主治】用于脾虚轻证。

3. 参苓散

【组成】人参、白术、茯苓、炒白扁豆、陈皮、莲子、薏苡仁、山药、砂仁、甘草。

【功能】补气健脾止泻。

【主治】用于脾虚诸证，如脾虚泄泻等。

4. 醒脾散

【组成】白蔻仁、砂仁、藿香、佩兰、薏苡仁、厚朴。

【功能】化湿和中，醒脾开胃。

【主治】用于湿邪困脾之食欲不振、呕恶、脘腹胀满。

5. 补血散

【组成】当归、熟地黄、白芍、龙眼肉。

【功能】补血调血。

【主治】用于一切血虚证。

6. 补阴散

【组成】沙参、麦冬、生地黄、玉竹、天花粉。

【功能】养阴润燥，清热生津。

【主治】用于阴虚内热证。如热病伤阴、肺燥干咳、久泻伤阴等。

7. 缩泉散

【组成】山药、益智仁、乌药。

【功能】补肾缩尿。

【主治】用于肾气不固之小便频数，夜卧遗尿。

（六）镇惊安神息风剂

1. 镇惊散

【组成】朱砂、琥珀、天竺黄。

【功能】镇惊化痰，息风安神。

【主治】用于神志不宁，烦躁不安，惊厥抽风。

2. 安神散

【组成】生熟酸枣仁、夜交藤、远志、朱茯神。

【功能】养心安神。

【主治】用于小儿不眠，夜惊。

3. 熄风散

【组成】天麻、钩藤、羚羊角、全蝎。

【功能】镇惊息风。

【主治】用于小儿抽风，惊厥。

（七）止咳化痰剂

1. 止咳散

【组成】炙麻黄、杏仁、生石膏、炙甘草、川厚朴、谷芽。

【功能】宣泄郁热，清肺平喘。

【主治】用于肺热喘咳。

2. 川贝止咳散

【组成】川贝母、半夏、葶苈子、竹沥油。

【功能】化痰止咳。

【主治】用于痰鸣咳嗽。

3. 杏苏散

【组成】杏仁、紫苏叶、陈皮、制半夏、茯苓。

【功能】疏风散寒，化痰止咳。

【主治】用于风寒感冒，咳嗽，咳痰稀白，流清涕。

4. 三拗散

【组成】麻黄、杏仁、桔梗、甘草。

【功能】发汗解表，宣肺平喘。

【主治】用于风寒咳喘。

5. 顿咳散

【组成】猪胆汁、黄连、葶苈子、炙百部、大蒜、甘草。

【功能】清热解毒，解痉止咳。

【主治】用于顿咳，痰热咳嗽。

6. 化痰散

【组成】礞石、沉香、黄芩、大黄。

【功能】降火逐痰。

【主治】用于实热顽痰。

7. 清肺散

【组成】瓜蒌、杏仁、川贝母、桑白皮。

【功能】清肺化痰。

【主治】用于痰热咳嗽，痰黄黏稠，甚至喉中痰鸣。

8. 半夏散

【组成】姜半夏、干姜、细辛、五味子。

【功能】温化寒痰。

【主治】用于寒饮喘咳，痰鸣漉漉。

（八）健胃止呕止泻剂

1. 消导散

【组成】神曲、山楂、枳壳、麦芽、槟榔。

【功能】消食导滞。

【主治】用于乳食停滞，食入不消。

2. 消积散

【组成】使君子、麦芽、陈皮、山楂、芜荑、川楝子、甘草。

【功能】消积化滞，驱虫。

【主治】用于乳食停滞不消，虫积。

3. 止呕散

【组成】橘红、姜半夏、藿香、丁香。

【功能】和胃降逆止呕。

【主治】用于各种呕吐。

4. 止泻散

【组成】肉豆蔻、诃子、赤石脂、乌梅。

【功能】收敛止泻。

【主治】用于久泻不止，脾虚泄泻。

5. 胃苓散

【组成】苍术、川厚朴、陈皮、炙甘草、猪苓、茯苓、泽泻、白术、肉桂、砂仁、桔梗。

【功能】燥湿健脾，行气导滞，利水止泻。

【主治】用于中焦湿滞，内停水湿，寒湿泄泻。

6. 运脾散

【组成】苍术、陈皮、半夏曲、厚朴、藿香、甘草。

【功能】运脾开胃。

【主治】用于脾失健运之厌食，食欲不振，食而乏味，厌恶进食，食量减少。

（九）渗湿利水剂

1. 益元散

【组成】滑石、甘草、朱砂。

【功能】清暑利湿，兼以安神。

【主治】用于暑湿泄泻，烦躁不安。

2. 导赤散

【组成】生地黄、木通、竹叶、滑石、甘草。

【功能】清热利水通淋。

【主治】用于口疮，湿热淋证。

3. 四苓散

【组成】茯苓、猪苓、泽泻、车前子、白术。

【功能】健脾利水。

【主治】用于脾虚泄泻，水肿。

（十）理气、活血、止痛剂

1. 顺气散

【组成】青皮、木香、香附、沉香。

【功能】理气止痛。

【主治】用于气滞腹痛，胃气上逆作呕。

2. 疝气散

【组成】肉桂、小茴香、广木香。

【功能】行气逐寒止痛。

【主治】用于疝气，小儿腹痛。

3. 活血散

【组成】当归、川芎、郁金、茜草。

【功能】活血化瘀。

【主治】用于气血不和。

4. 游山方

【组成】蒲黄、延胡索、没药、灵脂。

【功能】活血化瘀，理气止痛。

【主治】用于血瘀疼痛。

（十一）驱虫剂

驱虫散

【组成】使君子、乌梅、雷丸、川楝子、槟榔。

【功能】杀虫。

【主治】用于蛔虫、蛲虫等。

（十二）外用剂

1. 冰硼散

【组成】冰片、朱砂、硼砂、玄明粉。

523

【功能】清热解毒，杀菌防腐。

【主治】用于口疮。

2. 冰黄散

【组成】冰片、黄连素、大枣（烧焦存性去核）。

【功能】清热解毒，消炎。

【主治】用于湿疹，口疮，黄水疮。

3. 疬毒散

【组成】滑石、硼砂、冰片、薄荷冰。

【功能】清热解毒，渗湿止痒。

【主治】用于皮肤感染，痱毒等。

4. 止痒散

【组成】苦参、蛇床子、地肤子、花椒、玄明粉、枯矾。

【功能】燥湿解毒止痒。

【主治】用于湿疹，皮肤瘙痒。

（十三）浓缩散剂

汇雪丹

【组成】

（1）升麻、葛根、赤芍、桑叶、菊花、杏仁、甘草、芦根、金银花、连翘、荆芥、薄荷、防风、牛蒡子、木通、竹叶、前胡、蝉蜕、豆豉、青蒿、枳壳、槟榔、蒲黄、磁石、川芎、白芷、芫荽、大青叶。

（2）芒硝（玄明粉）。

（3）汇雪胎、寒水石、生石膏、滑石、羚羊角、犀角、砂仁、冰片。

【配制】①时间：冬季 10 月。②方法：a. 按选好的第一组药物加水浸泡 2～3 天，再煎煮留汁适量，滤出后加入玄明粉，混匀放冷凝结，研成细末即谓汇雪丹；b. 按第三组的比例，研成极细末即成汇雪丹的剂量。每次每岁平均 0.3～0.6g，日服 3 次；或每日每岁平均 1～2g，分 2～3 次口服。

【功能】疏风解表，清热解毒，镇惊息风。

【主治】一切外感热证，热毒证，惊热证。

【按语】本方为外感热病之要方。多用于感冒、麻疹、水痘、惊风的初期，具有解热的功能。临床上安阳市中医院除使用上述散剂外，根据病情的需要，常选用单味药与上述散剂一并配伍应用，使遣方用药更加灵活，以提高疗效。常用的单味药有薄荷、生石膏、芦根、生姜皮、瓜蒌仁、芒硝、车前子、丁香、肉桂、鸡内金、吴茱萸、蝉蜕、钩藤、葶苈子、金樱子、米壳、生蒲黄等。

（十四）散剂的剂量与服法

（1）6个月以内的乳儿每次 0.5 ~ 1.5g，6个月以上的每次 1.5 ~ 3g，日服 2 ~ 3 次。

（2）1岁以后，每增加1岁，每次剂量增加 1.5 ~ 3g。

（3）根据病情轻重和身体强弱，剂量可适当增减。

（4）每包药加水适量，一般以淹没为度，煎沸后去渣内服。

（5）根据年龄计算散剂的剂量时，年龄越小，剂量相对要大。年龄越大，剂量相对要小。用一种散剂，剂量相对要大，用两种以上散剂，剂量相对要小。

（十五）浓缩散剂的剂量与服法

（1）根据浓缩的倍数而定，一般浓缩散剂为原药重量的 1/4 ~ 1/3，应用时按比例减少。

（2）6个月以内乳儿每次 0.1 ~ 0.3g，6个月至1岁的每次 0.3 ~ 0.6g。

（3）1周岁以上可按每次每岁 0.5g 递增。

（4）根据病情的轻重，体质的强弱，所用散剂的多少，可酌情增减其剂量。

（5）浓缩散剂加温开水冲服。

（十六）服药注意事项

（1）服药时间以在饭后 1 ~ 2 小时为宜。

（2）不易接受者加糖矫味。

（3）服药期间禁食生冷、油腻、辛、酸之类食物。

（4）煎煮散剂时不可煎干。

三、平顶山市中医医院特色制剂

（一）咳喘类

1. 麻杏止咳散

【组成】炙麻黄、石膏、杏仁、炙甘草、厚朴、麦芽。

【功效】止咳平喘。

【适应证】用于肺热咳喘。

2. 寒咳散

【组成】杏仁、紫苏叶、陈皮、半夏、细辛、茯苓、干姜。

【功效】燥湿化痰，止咳平喘。

【适应证】用于痰湿咳喘。

3. 顿咳散

【组成】桑白皮、杏仁、陈皮、川贝母、车前子、葶苈子、前胡、百部。

【功效】清热止咳，理肺平喘。

【适应证】用于肺热咳喘。

（二）健脾类

1. 参苓散

【组成】党参、甘草、陈皮、砂仁、薏苡仁、白术、茯苓、白扁豆、莲子、山药。

【功效】健脾益气，和胃渗湿。

【适应证】用于中气不足的体虚倦怠，食少便溏等。

2. 荜茇止痛散

【组成】乌药、小茴香、延胡索、白芍、荜茇。

【功效】理气止痛。

【适应证】用于寒凝气滞所致胸腹诸痛证。

3. 消导散

【组成】六神曲、南山楂、鸡内金、麦芽、枳壳。

【功效】消胀化食。

【适应证】用于小儿消化不良，食欲不振等。

4. 香连散

【组成】木香、黄连、白芍、厚朴、槟榔、枳实。

【功效】清热导滞。

【适应证】用于肠胃湿热。

5. 翁连止痢散

【组成】白头翁、秦皮、黄连、黄柏、石榴皮。

【功效】清热止痢。

【适应证】用于湿热痢疾。

6. 胃苓散

【组成】苍术、厚朴、陈皮、猪苓、泽泻、茯苓、白术、砂仁、肉桂。

【功效】健脾和中，利湿。

【适应证】用于脘腹胀闷，呕恶食少等症。

7. 清导散

【组成】大黄、牵牛子。

【功效】清热导滞，荡积消食。

【适应证】用于停食，乳积，腹胀便秘，发热口渴，舌苔黄厚等。

8. 芩连解毒散

【组成】黄连、黄芩、大青叶、栀子、黄柏。

【功效】清热导滞。

【适应证】用于胃肠湿热，泻痢呕吐。

9. 加味三甲散

【组成】山楂、炒麦芽、砂仁、龟甲、鳖甲、穿山甲、鸡内金、榧子、槟榔。

【功效】健脾开胃，消食化积，软坚散结。

【适应证】用于小儿食积。

10. 干姜理中散

【组成】党参、白术、干姜、甘草。

【功效】温中祛寒，补益脾胃。

【适应证】用于脾胃虚寒证。

11. 葛连散

【组成】葛根、黄芩、黄连、金银花、甘草。

【功效】清热止痢。

【适应证】用于湿热痢疾，腹痛泄泻。

（三）其他儿科常用散剂

1. 小儿活血散

【组成】当归、川芎、郁金、茜草。

【功效】活血化瘀，通络止痛。

【适应证】用于一切血瘀证。

2. 消风散

【组成】荆芥、防风、白芷、紫苏叶、葛根。

【功效】祛风解表。

【适应证】用于风寒、风热感冒。

3. 鲜竹导赤散

【组成】生地黄、竹叶、甘草、滑石。

【功效】清热利水。

【适应证】用于小便黄赤、淋漓涩痛等症。

4. 滑连散

【组成】板蓝根、黄连、栀子、滑石。

【功效】清热解毒。

【适应证】用于发热，头痛，喉痛等多种热毒炽盛之证。

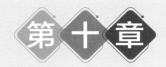

第十章

优势病种

一、肺 系

【方案一】儿童流行性感冒

河南省儿童流行性感冒中医药防治方案（2018 年版）

任献青主持，闫永彬执笔

2017 年入冬以来，我省进入了流行性感冒的高发期，而儿童更是流感的高发人群及重症病例的高危人群，故儿童流感的防治刻不容缓。国家卫生和计划生育委员会已经下发《关于做好 2018 年流感防治工作的通知》，为贯彻执行国家卫计委精神，按照河南省中医管理局流感防治工作整体部署，充分发挥中医药防治流感优势，河南中医药大学第一附属中医儿科专家团队依据我省情况，遵循中医因时、因地、因人制宜原则，制定以下中医药防治方案，以希全省儿科同道和家长参考。

流行性感冒，由流感病毒引起的对人体健康危害较重的急性呼吸道传染病，简称流感，包括 A（甲）、B（乙）、C（丙）三型。潜伏期一般 1 ~ 7 天，多为 1 ~ 3 天。暴发性流行、活动水平上升较快、儿童多发、学校幼托机构和家庭聚集性发生为本病的四大特点。属于中医"温病""时行感冒"范畴。临床表现多以发热、咳嗽、咽痛、身困为主，轻重差异较大，部分患儿出现重症，甚至危及生命。

（一）病因病机

病因多为风热时邪，或夹湿或蕴毒。传变符合卫、气、营（血）传变规律。肺主皮毛属卫，外邪上受，首先犯肺，表现为邪气犯卫证；少数表现为短暂的类风寒表证；表证未罢，邪入气分，尤其是中焦湿热素盛者，见卫气同病。邪正相争，邪入气分，根据邪传气分后的病位不同分别表现为热壅肺气证及热入阳明证，我省以热毒壅肺证为主；邪气深入，灼伤气营，成气营两燔之证；重症可出现毒热内陷、内闭外脱。后期伤及正气，邪退正虚，见气阴两伤、余热未清。小儿正气不足，邪传迅速，易夹痰夹滞夹惊，与普通感冒相类，本方案不再赘述。

（二）临床表现

今年我省儿童流感临床特点鲜明：发病急，传变快，病情重，证见多端，多有流感接触史。初起邪在卫分，多数为高热、流稠涕或黄涕、喷嚏、咽痛及咳嗽等邪热袭卫证候，少数表现为发热微恶寒、流涕、喷嚏、咽痛、轻咳等较短暂类风寒犯卫证候，但很快从热而化。1～3天后邪入气分，表现为高热、面赤、汗出、烦躁、口渴、咳嗽、咳痰、气喘及胸痛等风热邪毒犯气证候或者热壅肺气证；部分患儿病情可迅速进展，来势凶猛，出现壮热、头痛、烦躁不安，甚者神昏谵语、斑疹隐隐等气营两燔，神志昏迷、四肢厥冷等内闭外脱重症。后期正虚邪恋，表现为低热、乏力、轻咳少痰、咽痛声嘶，以及自汗或盗汗等气阴两伤兼余热未清证候。

（三）临床诊断

诊断主要结合流行病史、临床表现和病原学检查。

1. 临床诊断病例

出现上述流感临床表现，有流行病学证据或流感快速抗原检测阳性，且排除其他引起流感样症状的疾病。

2. 确定诊断病例

有上述流感临床表现，具有以下一种或多种病原学检测结果阳性：

（1）流感病毒核酸检测阳性（可采用 real-time RT-PCR 和 RT-PCR 方法）。

（2）流感病毒分离培养阳性。

（3）急性期和恢复期双份血清的流感病毒特异性 IgG 抗体水平呈 4 倍或 4 倍以上升高。

3. 鉴别诊断

注意早期鉴别重症流感，参考《儿童流感诊断与治疗专家共识（2015 年版）》及

《流行性感冒诊疗方案（2018 年版）》。

（四）辨证论治

1. 辨证要点

（1）察病机传变。温病传变，遵循卫、气、营（血）传变过程，临证详察其证候类型。

（2）审虚实变化。但凡温病，疾病初期以邪实为主，中期邪正相搏，后期多正虚邪恋。

2. 治疗原则

根据辨证要点，适时选用辛凉解表、清热宣肺、清气泄热、清气凉营及益气养阴兼清余热之法。有兼夹证者随证治之。方中剂量为 6 ~ 14 岁儿童用量，其他年龄段酌情加减。

3. 证治分类

（1）风热袭卫证（卫分证）。

症见：发热，流稠涕或黄涕，喷嚏频作，汗出，头痛，咳嗽，口微渴，肌酸乏力，咽红，舌质红，苔薄，脉浮数。

治法：辛凉解表。

方药：银翘散加减。药用：金银花 10g，连翘 10g，竹叶 10g，荆芥穗 6g，薄荷 6g（后下），淡豆豉 10g，桔梗 6g，牛蒡子 10g，芦根 15g，炙甘草 6g。

中成药：抗感颗粒、小儿肺热咳喘颗粒、小儿豉翘清热颗粒及小儿柴桂口服液等。

（2）邪伏膜原证（卫气同病）。

症见：憎寒壮热，连日不退，胸脘痞满，周身酸痛，汗出，流黄涕，喷嚏，头痛，咳嗽，咽红，舌质红，苔黄厚腻或苔白厚如积粉，脉滑数。

治法：开达膜原，辟秽化浊，佐辛凉解表。

方药：达原饮加味。药用：槟榔 6g，厚朴 3g，草果仁 3g，知母 6g，芍药 6g，黄芩 6g，柴胡 10g，葛根 10g，金银花 6g，连翘 10g，薄荷 3g（后下），炙甘草 6g。

中成药：蒲地蓝消炎口服液、连花清瘟胶囊及甘露消毒丹等。

（3）热毒壅肺证（气分证）。

症见：高热，口渴，咳嗽频剧，胸闷气喘，黄痰，汗出，咽喉肿痛，舌质红，苔黄或腻，脉滑数。

治法：清热宣肺。

方药：白虎汤合麻杏石甘加味。药用：生麻黄 6g，炒杏仁 10g，生石膏 30g，知母 10g，黄芩 10g，金荞麦 15g，桃仁 6g，川贝母 1g，炙甘草 6g。

中成药：蒲地蓝消炎口服液、小儿肺热咳喘颗粒、痰热清注射液及喜炎平注射液等。

（4）气营两燔证（气营分证）。

症见：壮热，头痛，烦躁不安，甚者神昏谵语、斑疹隐隐，咳嗽气急，胸闷喘促，口渴欲饮，溲赤便干，舌质红绛，苔黄，脉细数。

治法：清气凉营。

方药：白虎汤合清营汤加减。药用：生石膏 30g，知母 10g，水牛角 24g（先煎），生地黄 10g，玄参 10g，竹叶心 6g，麦冬 10g，牡丹皮 6g，金银花 6g，连翘 10g，炙甘草 6g。

中成药：安宫牛黄丸、血必净注射液及热毒宁注射液等。

（5）气阴两伤，余热未清（正虚邪恋证）。

症见：低热，咳嗽，少痰，倦怠乏力，口干，咽痛声嘶，自汗或盗汗，纳差，舌红苔少，脉细无力。

治法：益气养阴，清除余热。

方药：竹叶石膏汤合生脉散加减。太子参 10g，麦冬 12g，五味子 6g，淡竹叶 10g，生石膏 30g，半夏 6g，陈皮 6g，甘草 6g。

中成药：养阴清肺口服液及生脉饮等。

（五）西药治疗

参考《儿童流感诊断与治疗专家共识（2015 年版）》及《流行性感冒诊疗方案（2018 年版）》。

（六）预防调护（略）

【方案二】小儿急性咳嗽病

小儿急性咳嗽（急性支气管炎）中医诊疗方案

（安阳）

（一）诊断

1. 疾病诊断

（1）中医诊断。参照国家中医药管理局 1994 年发布的《中华人民共和国中医药行业标准·中医病证诊断疗效标准·中医儿科病证诊断疗效标准》（ZY/

T001.1 ～ 001.9 ～ 94）"咳嗽"制定。①好发于冬春二季，常因气候变化而发病。②病前多有感冒病史。③咳嗽为主要临床症状。④肺部听诊：两肺呼吸音粗糙或闻及干啰音。⑤血象检查：病毒感染者血白细胞总数正常或偏低，细菌感染者血白细胞总数及中性粒细胞增高。⑥X线检查：胸片显示正常或肺纹理增粗，肺门阴影加深。

（2）西医诊断。参照 2002 年人民卫生出版社出版的《诸福棠实用儿科学》（第 7 版)》"急性支气管炎"制定。①症状：以咳嗽为主症。大多先有上呼吸道感染症状，逐渐出现明显的咳嗽，也可忽然出现频繁而较深的干咳，以后渐有支气管分泌物。轻者无明显病容，重者可有发热、头痛、胸痛、纳差、乏力，也可伴有腹痛、呕吐、腹泻等消化道症状。②查体：肺部呼吸音粗，可闻干、湿啰音，以不固定的中等湿啰音为主。③实验室检查：外周血象检查一般白细胞正常或偏低，升高者可能继发细菌感染。④胸部 X 线检查：多阴性或仅见两肺纹理增粗、紊乱。

2. 症候诊断

（1）风寒犯肺证。咳嗽频作，咽痒声重，痰白清稀，鼻塞流涕，恶寒少汗，或有发热头痛，全身酸痛，舌苔薄白，脉浮紧，指纹浮红。

（2）风热犯肺证。咳嗽不爽，痰黄黏稠，不易咯出，口渴咽痛，鼻流浊涕，伴有发热头痛，恶风，微汗出，舌质红，苔薄黄，脉浮数，指纹红紫。

（3）痰热壅肺证。咳嗽痰黄，稠黏难咯，面赤唇红，口苦作渴，或有发热、烦躁不宁，尿少色黄，舌红苔黄腻，脉滑数，指纹色紫。

（4）痰湿蕴肺证。咳嗽重浊，痰多壅盛，色白而稀，胸闷纳呆，苔白腻，脉濡。

（二）治疗方案

1. 辨证选择口服中药汤剂或中成药

（1）风寒犯肺证。

治法：散寒宣肺。

方药：金沸草散加减。药用：金沸草顺气止咳；前胡、荆芥解散风寒；细辛温经发散；半夏燥湿化痰；茯苓利水除痰。

加减：寒邪较重，加炙麻黄辛温宣肺；咳甚加杏仁、桔梗、枇杷叶止咳下气；痰多加橘皮、茯苓化痰理气。

中药煮散剂：荆防散、消风散、三拗散、杏苏散、半夏散。

院内制剂：化痰止咳合剂。

（2）风热犯肺证。

治法：疏风肃肺。

方药：桑菊饮加减。药用：桑叶、菊花疏散风热；薄荷、连翘辛凉透邪、清热解表；杏仁、桔梗宣肺止咳；芦根清热生津；甘草和中。

加减：口渴加生石膏、天花粉清热生津；肺热重加黄芩清肺；咽红肿痛加土牛膝根、玄参利咽消肿。咳重加枇杷叶、前胡清肺止咳；痰多加浙贝母、瓜蒌涤痰止咳。

中药煮散剂：清热散、消风散、止咳散、川贝止咳散、清肺散。

院内制剂：清热止咳合剂。

（3）痰热咳嗽。

治法：清肺化痰。

方药：清宁散加减。药用：桑白皮、前胡、瓜蒌皮、葶苈子肃肺降逆，茯苓、浙贝母、车前子祛痰镇咳，黄芩、鱼腥草清肺解热，甘草和中。

加减：痰多色黄，稠黏咯吐不爽加竹沥、胆南星、海浮石清肺化痰；胸胁疼痛加郁金、川楝子理气通络；心烦口渴加栀子、黄连、竹叶清心除烦。

中药煮散剂：清热散，消风散，止咳散，川贝止咳散，化痰散。

院内制剂：清热止咳合剂、清肺止嗽合剂。

（4）痰湿咳嗽。

治法：化痰燥湿。

方药：二陈汤合三子养亲汤加减。药用：陈皮、半夏利气化痰；茯苓、甘草调脾化湿；紫苏子、莱菔子、白芥子肃肺化痰。

加减：湿盛加苍术、厚朴燥湿健脾，宽胸行气；咳甚加杏仁、百部、枇杷叶宣肺化痰止咳；胸闷呕吐加陈皮、枳壳理气宽胸。

中药煮散剂：化痰散，顿咳散，胃苓散，杏苏散，七味白术散。

院内制剂：五子清肺合剂。

2. 中成药

（1）蛇胆川贝液。每次 5 ~ 10mL，每日 2 ~ 3 次。用于风热咳嗽、痰热咳嗽。

（2）急支糖浆。每次 5 ~ 10mL，每日 2 ~ 3 次。用于风热咳嗽。

（3）橘红痰咳液。每次 10mL，每日 2 ~ 3 次。用于痰湿咳嗽。

（4）肺力咳合剂。每次 5 ~ 10mL，每日 2 ~ 3 次。用于风热咳嗽。

（5）金振口服液。每次 5 ~ 10mL，每日 2 ~ 3 次。用于风热咳嗽、痰热咳嗽。

辨证选择中药注射液如炎琥宁、热毒宁、痰热清等。

3. 外治法

（1）药物穴位贴敷治疗。取天突、膻中、双肺俞、双定喘穴、涌泉穴等，适用于咳嗽各证型。

（2）中药经皮透药治疗。适用于咳嗽各证型。

（3）药物敷脐疗法。适用于咳嗽各证型。

（4）拔罐疗法。用于咳嗽后期痰多，肺部啰音难消者。

（5）雾化吸入疗法。适用于咳嗽气促，痰多难咯者。

（6）推拿疗法。揉小天心，补肾水；揉二马，揉板门，逆运内八卦，清肺经；推四横纹，揉小横纹穴，清天河水。

（7）三伏贴疗法。适用于反复呼吸道感染出现咳嗽、痰多、发热者。

（8）三九贴疗法。适用于慢性呼吸道疾病所致的咳嗽，以及反复呼吸道感染的患儿。

4. 其他疗法

（1）患儿发热时，可口服布洛芬或对乙酰氨基酚等退热，患儿出现热性惊厥时，可配合安定静脉推注等镇静。

（2）患儿合并细菌感染、支原体感染时，对症使用抗感染药物。

（3）患儿咳嗽痰多难咯，予氨溴索静脉滴注稀释呼吸道黏液及雾化等对症治疗。

5. 护理

（1）一般护理。①保持室内空气新鲜、流通，且温度、湿度适宜。②注意休息，保持室内安静，保证充足的睡眠。③经常变换体位及拍打背部，促进痰液的排出。④避免与煤气、烟尘等接触，减少不良气体刺激。

（2）饮食护理。给予易消化、富营养之食品。婴幼儿尽量不改变原有的喂养方法。咳嗽时应停止喂哺或进食，以防食物呛入气管；年长儿饮食宜清淡，不给辛辣、油腻食物。少给生冷、过甜、过咸之品。

（三）疗效评价

1. 评价标准

（1）痊愈。咳嗽、咯痰及肺部体征消失，体温恢复正常，其他临床症状基本消失，积分减少≥95%。

（2）显效。咳嗽、咯痰及肺部体征明显好转，体温恢复正常，其他临床症状基本消失或好转，积分减少≥70%且<95%。

（3）有效。咳嗽、咯痰及肺部体征明显好转，其他临床症状基本消失或好转，积分减少≥30%且<70%。

（4）无效。咳嗽、咯痰及肺部体征无明显变化或加重，其他临床症状多无改善或加重，积分减少不足 30%。

2. 评价方法

（1）主要从症状、体征上进行评价，相关的实验室检查作为参考。

（2）治疗前后应由同一人进行疗效评价。

（3）疗效评价人员应接受疗效评价表应用培训。

【方案三】哮喘

哮喘病诊疗常规

赵坤主持

哮喘是小儿时期的常见肺系疾病，是一种反复发作的痰鸣气喘疾病。哮是指声响言，喘是指气息言，哮必兼喘，故通称哮喘。

（一）诊断标准

1. 西医诊断

参考《中华儿科杂志》（2004 年第 2 期）儿童支气管哮喘防治常规制定。

（1）婴幼儿哮喘诊断标准。①年龄＜3 岁，喘息发作≥3 次。②发作时间及双肺呼气相哮鸣音，呼气相延长。③具有特应性体质，如过敏性湿疹、过敏性体质。④父母有哮喘病等过敏史。⑤除外其他引起喘息的疾病。

凡具有以上第①、②、⑤条即可诊断哮喘；如喘息发作两次，并具有第②、⑤条，诊断为可疑哮喘或喘息性支气管炎；如同时具有第③和（或）④条时，可考虑给予哮喘治疗性诊断。

（2）儿童哮喘诊断标准。①年龄≥3 岁，喘息呈反复发作者（或可追溯与某种变应原或刺激因素有关）。②发作时间及双肺以呼气相为主的哮鸣音，呼气相延长。③支气管舒张剂有明显疗效。④除外其他引起喘息、胸闷和咳嗽的疾病。

对各年龄组疑似哮喘同时肺部有哮鸣音者，可做以下任何一项支气管舒张试验：①用 β_2 受体激动剂的气雾剂或溶液雾化吸入。②0.1% 肾上腺素 0.01mL/kg 皮下注射，每次最大量不超过 0.3mL，在做以上任何一项试验后 15 分钟，如果喘息明显缓解及肺部哮鸣音明显减少，或一秒钟用力呼气容积（FEV_1）上升率≥15%，为支气管舒张试验阳性，可做哮喘诊断。

（3）咳嗽变异性哮喘（儿童年龄不分大小）。①咳嗽持续或反复发作 >1 个月，常在夜间或清晨发作，运动后加重，痰少，临床无感染征象，或经较长期抗生素治疗无效。②气管舒张剂可使咳嗽发作缓解（基本诊断条件）。③有个人过敏史或家族过敏史，变应原试验阳性可做辅助诊断。④气道呈高反应性特征，支气管激发试验阳性可做辅助诊断。⑤除外其他原因所致的慢性咳嗽。

2. 中医诊断与症候分类（《中医儿科学》，汪受传主编）

小儿哮喘是以反复发作，喉间痰鸣，呼吸急促，甚至呼吸困难为主要特征的肺系疾病。

（1）发作期。

①寒性哮喘：咳嗽喘息，喉间哮鸣，痰多白沫，形寒肢冷，鼻流清涕，面色淡白，恶寒无汗，舌淡，苔白滑，脉浮紧。

②热性哮喘：咳嗽喘息，声高息涌，喉间哮吼痰鸣，咯痰稠黄，胸膈满闷，身热，面赤，口干，咽红，尿黄，便秘，舌质红，苔黄，脉滑数。

③外寒内热：喘促气急，咳嗽痰鸣，鼻塞喷嚏，流清涕或恶寒发热，咯痰黏稠色黄，口渴，大便干结，尿黄，舌红苔白，脉滑数或浮紧。

④肺实肾虚：病程较长，哮喘持续不已，喘促胸满，动则喘甚，面色欠华，畏寒肢冷，神疲，小便清长，常伴咳嗽痰多，喉中痰吼，舌淡苔薄腻，脉细弱。

（2）缓解期。

①肺脾气虚：多反复感冒，气短自汗，咳嗽无力，神疲懒言，形疲纳差，面色少华，便溏，舌质淡，苔薄白，脉细软。

②脾肾阳虚：动则喘促咳嗽，气短心悸，面色苍白，形寒肢冷，脚软无力，腹胀纳差，大便溏稀，舌质淡，苔薄白，脉细弱。

③肺肾阴虚：咳嗽时作，喘促乏力，咳痰不爽，面色潮红，夜间盗汗，消瘦气短，手足心热，夜尿多，舌质红，苔花剥，脉细数。

（二）诊断流程

初始评估
　　病史、体格检查（听诊、辅助呼吸肌呼吸、心率、呼吸频率、PEF 或 FEV1、血氧饱和度，危重患儿测动脉血气以及其他必要的检查

初始治疗
　　通常用雾化器吸入速效 β_2 受体激动剂，1小时内每 20 分钟 1 次
　　吸氧使血氧饱和度≥95%
　　无即刻反应，或患儿近期口服糖皮质激素，或为严重发作，则给予全身性糖皮质激素
　　治疗中慎用镇静剂

重新评估
　　体检、PEF 或 FEV1、血氧饱和度、其他必要检查

中度发作
　　PEF 达预计值或个人最佳值的 60%~80%
　　体格检查：中度症状，辅助呼吸肌呼吸
　　每小时吸入一次速效 β_2 受体激动剂
　　考虑使用全身性糖皮质激素
　　在有改善的情况下，继续治疗 1~3 小时

重度发作
　　PEF＜预计值或个人最佳值的 60%
　　体格检查：在体息时出现重度症状，胸部三凹征
　　病史：高危患儿
　　在初始治疗后无改善
　　每隔 1 小时吸入一次 β_2 受体激动剂和抗胆碱能药物
　　吸氧
　　全身性糖皮质激素
　　静脉给茶碱类药物
　　静脉给硫酸镁
　　考虑皮下、肌内或静脉给 β_2 受体激动剂

疗效良好
　　末次治疗后症状缓解持续 60 分钟
　　体格检查：正常
　　PEF＞70%
　　无呼吸窘迫
　　血氧饱和度＞95%

1~2小时内疗效不完全
　　病史：高危患儿
　　体格检查：轻至中度症状
　　PEF＜70%
　　血氧饱和度无改善

1小时内疗效差
　　病史：高危患儿
　　体格检查：重度症状、嗜睡、烦躁、意识模糊
　　PEF＜30%
　　$PaCO_2$＞45mmHg
　　PaO_2＜60mmHg

回家处理
　　继续吸入 β_2 受体激动剂
　　大多数病例可短期给予口服糖皮质激素，同时吸入糖皮质激素
　　教育患儿：
　　1.正确用药
　　2.执行活动计划
　　3.密切进行随访治疗

收住院
　　吸入 β_2 受体激动剂＋抗胆碱能药物
　　静脉给茶碱类药物
　　全身性糖皮质激素
　　吸氧
　　监测 PEF、血氧饱和度、脉搏及茶碱血药浓度

收重症监护病房
　　吸氧
　　每小时吸入 β_2 受体激动剂或持续地吸入 β_2 受体激动剂＋抗胆碱能药物
　　静脉给茶碱类药物
　　静脉给糖皮质激素
　　考虑皮下、肌内或静脉给 β_2 受体激动剂
　　考虑气管插管和机械通气

改善

无改善

出院
　　如 PEF＞预计值或个人最佳值的 60%，维持用口服/吸入型药物

转入重症监护病房
　　如在 6~12 小时内无改善

（三）鉴别诊断

1.毛细支气管炎

此病多见于1岁内小婴儿，冬春季发病较多。也有呼吸困难和喘鸣音，但起病较缓，支气管扩张剂无显著疗效。病原为呼吸道合胞病毒，其次为副流感病毒3型。

2.异物吸入

好发于幼儿及学龄前期，有吸入异物史，呛咳可有可无，有时胸部X线摄片检查无异常，应做吸气及呼气相透视或摄片，可有纵隔摆动，或由于一侧气体滞留而两肺透光度不一致。如X线检查阴性，仍不能除外异物，可做支气管镜检查。

3.先天肺发育异常

如先天性肺囊性纤维化、先天性肺气肿、支气管瘘等。

（四）治疗

1.发作期

（1）寒性哮喘。

症见：咳嗽喘息，喉间哮鸣，痰多白沫，形寒肢冷，鼻流清涕，面色淡白，恶寒无汗，舌淡，苔白滑，脉浮紧。

治法：温肺散寒，化痰定喘。

方药：小青龙汤合三子养亲汤加减。药用：麻黄、桂枝、细辛、干姜、半夏、白芥子、苏子、莱菔子、白芍、五味子。

院内制剂：寒咳散＋银杏散。

（2）热性哮喘。

症见：咳嗽喘息，声高息涌，喉间哮吼痰鸣，咯痰稠黄，胸膈满闷，身热，面赤，口干，咽红，尿黄，便秘，舌质红，苔黄，脉滑数。

治法：清肺涤痰，止咳平喘。

方药：麻杏石甘汤合苏葶丸加减。药用：麻黄、生石膏、黄芩、杏仁、前胡、葶苈子、苏子、桑白皮、射干、瓜蒌皮、枳壳。

院内制剂：热咳散加葶苈散。

（3）外寒内热。

症见：喘促气急，咳嗽痰鸣，鼻塞喷嚏，流清涕或恶寒发热，咯痰黏稠色黄，口渴，大便干结，尿黄，舌红苔白，脉滑数或浮紧。

治法：解表清里，定喘止咳。

方药：大青龙汤加减。药用：麻黄、桂枝、白芍、细辛、五味子、半夏、生姜、生石膏、黄芩、葶苈子、苏子、射干、紫菀。

院内制剂：宣消散加清肺散。

（4）肺实肾虚。

症见：病程较长，哮喘持续不已，喘促胸满，动则喘甚，面色欠华，畏寒肢冷，神疲，小便清长，常伴咳嗽痰多，喉中痰吼，舌淡苔薄腻，脉细弱。

治法：泻肺补肾，标本兼顾。

方药：偏于上感者苏子降气汤加减，偏于下虚者都气丸合射干麻黄汤加减。

苏子降气汤：苏子、杏仁、前胡、厚朴、陈皮、肉桂、紫菀、人参、五味子。

都气丸合射干麻黄汤：山茱萸、生地黄、补骨脂、山药、款冬花、半夏、细辛、五味子、射干、麻黄。

院内制剂：偏肺虚者玉屏风散，偏肾虚者止咳散。

2. 缓解期

（1）肺脾气虚。

症见：多反复感冒，气短自汗，咳嗽无力，神疲懒言，形疲纳差，面色少华，便溏，舌质淡，苔薄白，脉细软。

治法：健脾益气，补肺固表。

方药：人参五味子汤合玉屏风散加减。药用：人参、五味子、云茯苓、白术、黄芪、防风、百部、橘红。

院内制剂：玉屏风散。

（2）脾肾阳虚。

症见：动则喘促咳嗽，气短心悸，面色苍白，形寒肢冷，脚软无力，腹胀纳差，大便溏泻，舌质淡，苔薄白，脉细弱。

治法：健脾温肾，固摄纳气。

方药：金匮肾气丸加减。药用：附子、肉桂、鹿角片、山茱萸、生地黄、淫羊藿。

院内制剂：止咳散加紫河车粉。

（3）肺肾阴虚。

症见：咳嗽时作，喘促乏力，咳痰不爽，面色潮红，夜间盗汗，消瘦气短，手足心热，夜尿多，舌质红，苔花剥，脉细数。

治法：养阴清热，补益肺肾。

方药：麦味地黄丸加减。药用：六味地黄丸加麦冬、五味子。

院内制剂：养阴散加泻白散及清肺散。

（五）非药物疗法

1. 针灸治疗

（1）发作期。取定喘、天突、内关。咳嗽痰多者，加膻中、丰隆。

（2）缓解期。取大椎、肺俞、足三里、肾俞、关元、脾俞。每次取 3 ~ 4 穴，轻刺加灸，隔日 1 次。

2. 推拿疗法

（1）补脾胃、运八卦手法。主要用于哮喘缓解期脾肺虚者，因为脾胃为生痰之源，通过补脾胃、运八卦手法可明显益气健脾、和胃化痰，以断宿根，从而减少复发，效果较好。

（2）推六腑手法。主要用于哮喘缓解期脾肺虚而兼积热者，通过推六腑手法可明显化积热，有效预防哮喘的复发。

3. 其他疗法

（1）自制膏剂穴位敷贴疗法。①咳喘Ⅰ号膏（肺俞穴，膻中穴），主要用于热性哮喘，可疏风清热，止咳平喘。②咳喘Ⅱ号膏（肺俞穴，膻中穴），主要用于寒性哮喘，可疏风散寒，止咳平喘。③釜底抽薪膏（双侧足底涌泉穴），主要用于热性哮喘，可引火下行，以清肺热、平喘咳。④吴矾膏（双侧足底涌泉穴），主要用于哮喘，痰液壅盛者，有明显的化痰平喘的作用。

（2）冬病夏治法。膏药由白芥子、甘遂末、姜汁组成，贴敷于天突穴、膻中穴、肺俞穴、膈俞穴、定喘穴，夏季三伏时，每伏一贴，连续 3 年。

（六）西医治疗

任何年龄患儿哮喘治疗方案的确定，均要根据患儿平素病情轻重程度选择，从相当于初治病情严重程度所适合的那一级开始治疗，之后根据病情变化及治疗反应随时调整。每 1 ~ 3 个月审核一次治疗方案，如哮喘控制至少达 3 个月时，就可以逐步降级治疗。如果哮喘没有控制，要立即升级治疗，但首先应该审核患儿用药技术，遵循用药方案的情况，避免变应原和其他触发因素等，此即哮喘的阶梯治疗方案。

1. 治疗原则

长期、持续、规范、个体化。

2. 哮喘的长期治疗方案（GINA）方案

（1）5 岁以上儿童不同严重程度哮喘的长期治疗方案。

级别	长期控制药物	其他治疗选择
一级（轻度间歇）	部分患儿可吸入低剂量糖皮质激素 100 ~ 200μg/d	按需口服支气管舒张剂或吸入速效 β_2 受体激动剂或白三烯调节剂
二级（轻度持续）	吸入糖皮质激素 100 ~ 400μg/d（可吸入长效 β_2 受体激动剂）	缓释茶碱或白三烯调节剂或吸入色甘酸钠 pMDI 10mg，每日 2 ~ 3 次
三级（中度持续）	吸入糖皮质激素 200 ~ 400μg/d ＋吸长效 β_2 受体激动剂 或吸入糖皮质激素 400 ~ 600μg/d	吸入糖皮质激素 200 ~ 400μg/d ＋缓释茶碱 或吸入糖皮质激素 200 ~ 400μg/d ＋口服长效 β_2 受体激动剂 或吸入糖皮质激素 200 ~ 400μg/d ＋白三烯调节剂
四级（重度持续）	吸入糖皮质激素 400 ~ 800μg/d ＋吸入长效 β_2 受体激动剂或吸入糖皮质激素＞800μg/d 如需要可加用以下 1 种或多种药物： 缓释茶碱 白三烯调节剂 口服长效 β_2 受体激动剂 口服糖皮质激素	

（2）5 岁以下儿童哮喘的长期治疗方案。

级别	长期控制药物	其他治疗选择
一级（轻度间歇）	部分患儿可吸入低剂量糖皮质激素 100 ~ 200μg/d	按需口服支气管舒张剂或吸入速效 β_2 受体激动剂或白三烯调节剂
二级（轻度持续）	吸入糖皮质激素 100 ~ 400μg/d	口服缓释茶碱或白三烯调节剂或吸入色甘酸钠 pMDI 10mg，每日 2 ~ 3 次
三级（中度持续）	吸入糖皮质激素 400 ~ 600μg/d	吸入糖皮质激素 400 ~ 600μg/d ＋缓释茶碱 或吸入糖皮质激素 400 ~ 600μg/d ＋口服长效 β_2 受体激动剂 或吸入糖皮质激素 400 ~ 600μg/d ＋白三烯调节剂
四级（重度持续）	吸入糖皮质激素 400 ~ 800μg/d 或雾化吸入布地奈德悬液 0.5 ~ 1mg，每日 2 次 如需要可加用以下 1 种或多种药物： 缓释茶碱 白三烯调节剂 口服长效 β_2 受体激动剂 口服糖皮质激素	

3. 药品用量用法

（1）沙丁胺醇气雾剂 100 ~ 200μg/ 次；特布他林 250 ~ 500μg/ 次。严重哮喘发作时可以在 1 小时内每 20 分钟吸入短效 β_2 受体激动剂溶液 1 次。

（2）氨茶碱：重症哮喘患者 24 小时内未用过氨茶碱，首剂负荷量为 4 ~ 6mg/kg，加入葡萄糖液中 20 ~ 30 分钟内静脉滴注，以后以 0.75 ~ 1mg/（kg·h）维持。< 2 岁，6 小时内用过茶碱，或病史问不清是否用过茶碱制剂者，不给负荷量，而直接以 1mg/（kg·h）静脉点滴。

（3）强的松或强的松龙 1 ~ 2mg/（kg·d），口服；或甲强龙 1 ~ 2mg/kg 或琥珀酸氢化可的松 5 ~ 10mg/kg，每日 2 ~ 3 次静脉滴注，2 ~ 5 天内停药。

（4）抗胆碱能药物如 0.025% 溴化异丙托品 0.06mL/kg，≤ 2 岁者每次 125μg/0.5mL，≥ 2 岁者每次 250μg/1mL。

（5）白三烯受体调节剂（顺尔宁）6 ~ 12 岁 5mg/ 次，qn；2 ~ 5 岁 4mg/ 次，qn。

（6）抗组胺药可选用西替利嗪、氯雷他定、酮替芬等。

（七）疗效标准

（1）显效：症状明显好转，肺部哮鸣音明显减轻。

（2）有效：症状有所好转，肺部哮鸣音减轻。

（3）无效：症状及哮鸣音无改变，或减轻不明显，以及症状及哮鸣音加重者。

（八）辨证施护

（1）居室宜空气流通，阳光充足。冬季要保暖，夏季要凉爽通风。避免接触特殊气味。

（2）饮食宜清淡而富有营养，忌进生冷油腻、辛辣酸甜及海鲜鱼虾等可能引起过敏的食物。

（3）注意心率、脉象变化，防止哮喘大发作产生。

（九）出院标准

喘息消失，肺部听诊正常。

（十）住院天数

无合并症者约 7 天。

（十一）住院费用

1 000 ~ 1 500 元。

二、脾 系

【方案一】细菌性痢疾

中医儿科临床诊疗指南·细菌性痢疾（制订）

丁樱，闫永彬，韩姗姗，郑海涛

（河南中医药大学第一附属医院儿科医院，河南，郑州，450000)

摘要：完成文献检索、文献评价及文献总结，3 轮专家问卷调查，专家论证会，专家质量方法学评价和临床一致性评价，形成《中医儿科临床诊疗指南·细菌性痢疾》制订稿，提出细菌性痢疾诊疗指南的范围、术语和定义、诊断、辨证、治疗、预防和调护，供中医儿科行业使用。

关键词：中医儿科；临床诊疗指南；细菌性痢疾

中图分类号：R725.7 文献标志码：A 文章编号：1673 — 4297201（7）04 — 0001 — 06DOI：10.16840/j.issn1673 — 4297.2017.04.01

说明：本指南为国家中医药管理局立项的《2014 年中医药部门公共卫生服务补助资金中医药标准制修订项目》之一，项目负责部门为中华中医药学会，在中医临床诊疗指南制修订专家总指导组和儿科专家指导组的指导、监督下实施。

临床证据的检索策略：以"细菌性痢疾""痢疾""诊断""治疗""中医药""中西医结合"等作为检索词，检索中国期刊全文数据库（CNKI）、中文科技期刊数据库（维普）、万方全文数据库、中国优秀博硕士学位论文全文数据库等，检索年限从建库到 2015 年 2 月，以"bacterial dysentery""diagnosis""Chinese medicine""integrated traditional and Western medicine"等作为关键词，检索 MEDLINE、COCHRANE 图书馆、Clinical Trial、美国国立指南库（the National Guideline Clearinghouse，NGC) 等，检索年限为近 25 年内，选择中医及中西医结合治疗性文献作为评价对象。

手工检索：主要检索诊疗指南、标准、规范、药品、说明书、专利说明书，以及相关中西医儿科教材、专著，同时注意搜集未公开发表的科研报告、学位论文、会议论文等灰色文献。

在形成草案前，基于文献研究确定调查问卷，调查获得最终结果后，以问卷结果确定的方剂、中成药及其他疗法名称，再进行一次检索，以防止漏检，并获得高质量的证据。

对于来自同一单位同一时间段的研究和报道以及署名为同一作者的实质内容重复的

研究和报道，则选择其中 1 篇作为目标文献。

根据以上检索策略，项目工作组在文献检索阶段共搜集到与本病相关的文献 632 篇。

文献评价：具体内容见《中医儿科杂志》2016 年第 12 卷第 1 期第 1 ~ 2 页相关内容。

证据评价分级和文献推荐级别[1]：具体内容见《中医儿科杂志》2016 年第 12 卷第 1 期第 1 ~ 2 页相关内容。

指南工作组

2015 年中医临床诊疗指南儿科专家指导组成员名单如下。组长：汪受传。副组长：马融、沈同、俞景茂。成员：艾军、丁樱、胡思源、李新民、李燕宁、王孟清、王素梅、闫慧敏、俞建、虞坚尔、虞舜、赵琼、赵霞。秘书：王雷。

《中医儿科常见病诊疗指南·细菌性痢疾》起草人：丁樱。

《中医儿科临床诊疗指南·细菌性痢疾》2015 年工作组组长：丁樱。秘书：闫永彬。成员：吴力群、冯晓纯、王俊宏、白玉华、程燕、秦艳虹、白晓红、吴敏、鲁艳芳、陈文霞、郑海涛、韩姗姗。

《中医儿科临床诊疗指南·细菌性痢疾》2015 年制订草稿专家论证组组长：汪受传。专家：丁樱、万力生、王俊宏、王仲易、王孟清、冯晓纯、闫永彬、向希雄、陈华、杜春雁、李敏、张伟、吴力群、吴丽萍、尚莉丽、姜之炎、赵霞、胡天成、彭玉、虞坚尔、熊磊。

《中医儿科临床诊疗指南·细菌性痢疾（制订）》在完成文献检索、文献评价、文献研究总结后，按照德尔菲法，筛选专家，起草问卷，进行了 3 轮专家问卷调查，分别对答卷进行了统计分析总结，形成了指南草稿。

草稿完成后召开了专家论证会，工作组成员认真按专家论证意见修改形成了指南初稿。

撰写初稿形成推荐建议时考虑了推荐的治疗、预防方案对健康的益处、不良反应以及危险。

工作组将指南初稿向行业内专家学者征求意见，对专家反馈意见进行了集中整理、讨论确定是否采纳并提出理由，修改完善形成了指南评价稿。

指南评价稿再向儿科专家指导组组织 4 人组成的评估小组（项目工作组以外成员），包括临床领域和方法学方面的专家，对指南初稿进行评价，提出所属学科专家评估小组评价意见；同时选取不同地域 11 个医疗机构作为评价单位（以三级医院为主，包括不同类别、不同等级医疗机构），开展指南一致性评价。

本指南形成推荐治疗方案过程中，工作组成员及参与论证的有关专家通过医保政策、临床经验、随访调研等考虑了患儿及其家属的观点和选择意愿，兼顾有效性、安全性和经济性。

本指南通过审评后，将通过发布会、指南应用推广培训班、继续教育学习班、学术会议、学术期刊等多种渠道宣传、贯彻、实施，在行业推广应用。并编制《中医儿科临床诊疗指南·细菌性痢疾·临床应用参考手册》供推广实施。

本指南计划定期更新。由本指南工作组通过文献研究和专家讨论会相结合的方式实现更新。

本指南研制经费由国家中医药管理局提供。资助单位的观点或利益不会影响最终推荐建议的形成。参与本指南开发小组的所有成员声明：他们与其他任何组织或个人无利益冲突。

范围：本指南提出了小儿细菌性痢疾的诊断、辨证、治疗、预防和调护建议，本指南适用于 18 周岁以下人群细菌性痢疾的诊断和防治，本指南适合中医科、儿科、感染科等相关临床医师使用。

术语和定义

下列术语和定义适用于本指南。

细菌性痢疾（bacillary dysentery）是由志贺氏菌属引起的急性肠道传染病，简称菌痢。临床特征是腹痛、腹泻、里急后重及黏液脓血样便，伴有发热、全身毒血症状，重者并发中毒性休克和（或）中毒性脑病。志贺氏菌属分为 4 群：志贺痢疾杆菌（Shigella）（A 群），福氏痢疾杆菌（Flexneri）（B 群），鲍氏痢疾杆菌（Boydii）（C 群）和宋内氏痢疾杆菌（Sonnei）（D 群）[2]。属于中医"痢疾""肠澼""赤白痢""疫毒痢""噤口痢"等范畴。

（一）诊断

1. 病史

多有饮食不洁史[2]，潜伏期 1～3 天，短至数小时，长达 8 天。有明显的季节性，7、8、9 月为发病高峰期。发病年龄以 10 岁以下小儿多见，男童多于女童。近年来发病率呈下降趋势[3-4]。

2. 临床表现[5]

（1）急性菌痢：发热，腹痛，腹泻，脓血或黏液便，部分患儿伴有呕吐，里急后重感。查体可见左下腹压痛及肠鸣音亢进。乳幼儿及新生儿症状常不典型。

（2）中毒性菌痢：起病急骤，病势凶险，初期肠道症状多不明显甚至无腹痛与腹泻，高热或体温不升，惊厥，意识障碍，全身中毒症状明显，周围循环衰竭，中枢性呼吸衰竭，感染性休克，甚至合并弥散性血管内凝血（DIC）等。若抢救及时，预后尚可，极少部分患儿可有生命危险或遗留有后遗症。

（3）慢性菌痢：病程≥2个月，持续或间歇性腹泻伴脓血便，在暴食、冷食或劳累后急性发作，且排除再感染，有乏力、贫血等表现。或症状消失已有2月以上，但粪便培养痢疾杆菌阳性。

3. 实验室检查[5-6]

（1）血常规：白细胞总数及中性粒细胞比率增高，慢性期可出现血红蛋白及红细胞减少。

（2）大便常规：肉眼可见黏液，脓血状。镜检见大量脓细胞和红细胞，平均白细胞尤其脓细胞≥15个/HP，可见吞噬细胞。

（3）粪便或肛拭子培养：应在药物治疗前，可培养出痢疾杆菌。

（4）C-反应蛋白：＞10mg/L。

（5）重症病例可予血清电解质及二氧化碳结合力测定、血培养、心电图等检查。

4. 需与细菌性痢疾鉴别的病种[5]

急性菌痢与消化不良所致的腹泻、肠套叠、急性食物中毒、阿米巴痢疾及其他肠道感染引起的肠炎相鉴别，中毒性菌痢需与急性出血性坏死性肠炎、大叶性肺炎、流行性乙型脑炎、热性惊厥等其他危重病相鉴别，慢性菌痢与溃疡性结肠炎、肠结核等相鉴别。

（二）辨证[7-8]

1. 湿热痢

发热，腹痛，里急后重，大便腥臭，下痢赤白脓血，黏稠如胶冻，滞下不爽，肛门灼热，小便短赤，舌质红，苔黄腻，脉滑数。

若出现持续高热，下痢脓血，腹胀如鼓，腹痛，呕逆不能食，精神疲乏，口干，舌质红，少苔或无苔，脉细数，则为噤口痢。

2. 寒湿痢

腹痛拘急，痢下赤白黏冻，白多赤少，清稀而腥，大便次频，食欲不振，肛门后坠，中脘痞闷，头重身困，舌质淡，苔白腻，脉濡缓。

3. 疫毒痢

（1）邪毒内闭证起病急骤，突然高热，腹痛剧烈，壮热口渴，头痛烦躁，谵妄，恶心呕吐，不能饮食，甚至神志昏迷，反复惊厥，大便脓血，气味腥臭，后重感著，舌质红、苔黄腻，脉滑数。

（2）内闭外脱证病情进展迅速，病势凶险，突然出现面色苍白或青灰，皮肤发花，四肢厥冷，冷汗出，尿少，甚者神昏，呼吸浅促不匀，喉中痰鸣，脉微弱或脉微欲绝。

4. 阴虚痢

腹中热痛绵绵，脓血便，或下痢赤白，里急欲便，稠黏难下，虚坐努责，食少，形体消瘦，午后潮热，心烦口干，手足心热，小便短黄，舌质红，少苔，脉细数。

5. 阳虚痢

腹痛绵绵不绝，喜温喜按，痢下赤白清稀或白冻，滑泻不止，无腥臭，肛门坠胀，形寒畏冷，四肢不温，食少神疲，面色苍白，舌质淡，苔白滑，脉迟缓。

若时发时止，迁延不愈，食少倦怠，每因饮食不当、受凉、受累诱发，大便次数增多，夹有赤白黏冻，舌质淡，舌苔腻，脉濡软或虚数，则为休息痢。

（三）治疗

1. 治疗原则

根据病情寒热虚实而确定治疗原则，热者清之，寒者温之，实者通之，虚者补之，寒热交错者清温并用，虚实夹杂者攻补兼施。若出现邪毒内闭、内闭外脱及噤口痢等危急症候，应结合西医治疗抢救。在使用中药注射剂时要注意观察临床不良反应并加以处理。

2. 分证论治

（1）湿热痢。

治法：清热利湿、行气和血。

方药：芍药汤（《素问病机气宜保命集》）加减。（推荐级别：C）[9] 药用：白芍、当归、黄连、槟榔、木香、甘草、大黄（后下）、黄芩、肉桂。

加减：兼见表证者，加荆芥、防风、白芷；表邪未解，里热已甚者，加葛根、马齿苋、地锦草；热毒甚者，加白头翁、苦参；湿重于热者，加茯苓、苍术、厚朴、陈皮。

（2）噤口痢。

予益胃汤（北沙参、麦冬、冰糖、地黄、玉竹）或开噤散（人参、广藿香、陈皮、木香、丁香、胡椒、茯苓、高良姜、甘草、诃子）加减。

（3）寒湿痢。

治法：温中散寒、化湿止痢。

方药：平胃散（《简要济众方》）合不换金正气散（《太平惠民和剂局方》）加减。（推荐级别：D）药用：苍术、厚朴、陈皮、甘草、广藿香、姜半夏、生姜。

加减：暑天感寒湿而痢者，加紫苏叶、吴茱萸；寒积内停，腹痛者，加大黄（后下）、槟榔、炮姜、肉桂；面色青灰，四肢厥冷者，加大黄、附子（先煎、久煎）；寒逆呕恶较剧者，加姜半夏、丁香；中气下陷，脱肛者，加炙黄芪、升麻、诃子。

（4）疫毒痢（邪毒内闭证）。

治法：清热解毒、凉血止痢。

方药：黄连解毒汤（《肘后备急方》）合白头翁汤（《伤寒论》）加减。（推荐级别：D）[10]药用：黄连、黄芩、黄柏、栀子、白头翁、秦皮。

加减：腹中满痛拒按，大便臭秽难闻者，加大黄（后下）、枳实、芒硝（冲服）；壮热狂躁，皮肤紫斑者，加水牛角片（先煎）、牡丹皮、紫草；热极风动，惊厥抽搐者，加羚羊角粉（冲服）、钩藤（后下）、石决明（先煎）；神昏痰鸣者，加天竺黄、竹沥（冲服）。本证亦可急服安宫牛黄丸。病势危急，大便排泄不畅，服药困难者，应及时采用灌肠给药并配合西医抢救治疗。

（5）内闭外脱证。

治法：回阳救逆、益气固脱。

方药：四逆汤（《伤寒论》）合参附龙牡救逆汤（验方）加减。（推荐级别：D）药用：附子（先煎、久煎）、干姜、人参、龙骨（先煎）、牡蛎（先煎）、白芍、炙甘草。

加减：呼吸浅促不匀者，重加五味子、山茱萸；口唇发绀、皮肤有花纹者，加当归、丹参、赤芍、桃仁、红花。病情危急者，应及时配合西医抢救治疗。

（6）阴虚痢。

治法：养阴清热、和血止痢。

方药：黄连阿胶汤（《伤寒论》）合驻车丸（《备急千金要方》）加减。（推荐级别：D）[11]药用：黄连、阿胶（烊化兑服）、黄芩、白芍、炮姜、当归、鸡子黄。

加减：口渴，尿少，舌干明显者，加北沙参、石斛；痢下血多者，加牡丹皮、墨旱莲；湿热未清，口苦、肛门灼热者，加白头翁、秦皮；痢久胃气已伤者，加山药、陈皮、白扁豆、莲子、焦山楂。

（7）阳虚痢。

治法：温补脾肾、收涩固脱。

方药：真人养脏汤（《太平惠民和剂局方》）加减。（推荐级别：D）药用：人参、当归、白术、肉豆蔻、肉桂（后下）、白芍、木香、诃子、罂粟壳、甘草。

加减：积滞未尽者，加枳壳、焦山楂、焦六神曲；痢久脾虚气陷，少气脱肛者，加黄芪、柴胡、升麻、党参；浮肿者，加黄芪、茯苓、大腹皮、泽泻、薏苡仁；滑痢日久，脱肛者，加升麻、黄芪、诃子、赤石脂（先煎）。

（8）休息痢。

可予连理汤（人参、白术、炙甘草、干姜、黄连、茯苓）加减。

3. 中成药

（1）口服中成药。

①葛根芩连口服液（葛根、黄芩、黄连、炙甘草）：每支 10 mL。成人剂量：每服 10 mL，每日 2 次。建议用法用量：< 3 岁每服 2.5mL，3 ~ 6 岁每服 5mL，6 ~ 18 岁每服 10mL，每日 2 次。用于湿热痢或兼表证。（推荐级别：D）[12]

②藿香正气口服液［广藿香油、苍术、陈皮、厚朴（姜制）、白芷、茯苓、大腹皮、生半夏、甘草浸膏、紫苏叶油］：每支 10mL。成人剂量：每服 5 ~ 10mL，每日 2 ~ 3 次，用时摇匀。建议用法用量：≤ 3 岁每服 5mL，> 3 岁每服 10mL，每日 2 次。用于寒湿痢兼表证。（推荐级别：D）[13]

③安宫牛黄丸（牛黄或人工牛黄、水牛角浓缩粉、麝香或人工麝香、珍珠、朱砂、雄黄、黄连、黄芩、栀子、郁金、冰片）：每丸 3g。< 4 岁每服 1/4 丸，4 ~ 6 岁 1/2 丸，每日 1 次。用于疫毒痢邪毒内闭证。（推荐级别：D）

（2）中成药注射剂。

①喜炎平注射液（穿心莲内酯磺化物）：每支 2mL，50mg，肌内注射。成人剂量：每次 50 ~ 100mg，每日 2 ~ 3 次，静脉滴注。建议用法用量：5 ~ 10 mg/（kg·d），加入 5% 葡萄糖注射液 100 ~ 250mL 中静脉滴注，最大剂量不超过 100mg/d。本品使用后需用 5% 葡萄糖注射液或 0.9% 氯化钠注射液冲洗输液管后，方可使用第 2 种药物。用于湿热痢、疫毒痢。（推荐级别：D）[14]

②清开灵注射液［胆酸、猪去氧胆酸、珍珠母（粉）、水牛角（粉）、栀子、板蓝根、黄芩苷、金银花］：每支 10mL，肌内注射，每日 2 ~ 4mL。重症患儿静脉滴注，每日 20 ~ 40mL。建议用法用量：2 ~ 6 岁 5mL，6+ ~ 12 岁 10mL，以 10% 葡萄糖注射液 200mL 或 0.9% 氯化钠注射液 100mL 稀释后使用。本品使用后需用 5% 葡萄糖注射液或 0.9% 氯化钠注射液冲洗输液管后，方可使用第 2 种药物。用于湿热痢、疫毒痢。（推荐级别：D）[15]

③醒脑静注射液（人工麝香、栀子、郁金、冰片等）：每支 2mL 或 10mL。建议用法用量：0.4mL/kg，加入 10% 葡萄糖注射液 200mL 稀释后滴注，每日 1 次。本品使用后需用 5% 葡萄糖注射液或 0.9% 氯化钠注射液冲洗输液管后，方可使用第 2 种药物。用于疫毒痢。（推荐级别：D）[16]

（3）灌肠疗法。

用生理盐水清洁灌肠后，取黄连素每次 10mg/kg，加生理盐水 10mL 稀释后深部保留灌肠，保留时间 30 分钟，每日 2 次。同时予以退热、纠正水、电解质紊乱等对症治疗。（推荐级别：C）[17]

黄连 2 ~ 6g，黄芩 3 ~ 9g，黄柏 3 ~ 9g，马齿苋 6 ~ 15g，白头翁 3 ~ 9g，金银花 6 ~ 12g，葛根 6 ~ 9g，乌梅 6 ~ 9g，木香 3 ~ 9g，白芍 6 ~ 15g，当归 6 ~ 12g，甘草 3 ~ 6g。煎汤 100mL，1 ~ 3 岁 20mL，4 ~ 5 岁 30 ~ 50mL，保留灌肠，每日 1 次，重症每日 2 次。用于湿热痢。（推荐级别：D）[18]

（4）针灸疗法。

主穴：天枢、上巨虚、足三里、合谷。配穴：气海、关元、中脘、大肠俞、脾俞。随证选 2 ~ 3 穴。发热加曲池、大椎，里急后重加阴陵泉，腹痛加气海、中脘，呕吐加内关。疫毒痢患儿反复惊厥，可针刺人中、合谷、涌泉穴。（推荐级别：D）[7]

取下脘、神阙、关元、天枢、足三里。前三穴隔姜灸；后二穴针刺，紧按慢提，留针 30 分钟，隔 10 分钟行针 1 次，每日 1 次，至细菌培养 3 次阴性为止。用于慢性菌痢。（推荐级别：D）[19]

隔姜灸配合超短波治疗：取神阙、关元、足三里穴，隔姜灸，连灸 3 壮至局部皮肤潮红为度，然后再高频室行超短波治疗。（推荐级别：D）[20]

（5）穴位按摩疗法。

揉长强，揉七节，捏脊，补脾经、大肠经，揉板门，疗程 3 ~ 5 日。用于慢性痢疾。（推荐级别：D）[21]

（6）穴位贴敷疗法。

脐部贴敷中药：白头翁 9g、黄连 6g、黄柏 9g、秦皮 10g。腹痛较剧者加木香，大便血多加地榆炭。药物研成粉末，取 0.4g，摊在铜钱大小的胶性面上，贴于神阙穴，每日 2 次。用于急性菌痢。（推荐级别：D）[22]

（四）预防和调护 [5, 7-8, 23]

1. 预防

（1）注意饮食卫生，忌生冷、油腻及不洁饮食，养成饭前便后洗手的习惯。患儿食具煮沸消毒 15 分钟。

（2）尿布和衬裤要煮过或开水浸泡再洗。粪便用 1% 漂白粉澄清液浸泡或沸水浸泡消毒。

（3）禁止与细菌性痢疾患者接触，对接触者应医学观察 7 天。

2. 调护

（1）保持室内安静、清凉通风。

（2）患病期间予清淡饮食，以流质、半流质为主。发作严重者应适当禁食。

（3）密切观察患儿病情变化，如面色、呼吸、血压、瞳孔等。重症应注意保持肛门周围皮肤清洁、干燥。

（4）高热可配合温水或酒精擦浴，头枕冰袋，冷盐水灌肠。惊厥者应将头偏向一侧，用多层纱布包裹压舌板放在上下齿间，以防咬伤舌头。昏迷患儿注意保持呼吸道通畅，吸氧，吸痰，进药以鼻饲或灌肠为宜。

（5）对患儿及带菌者要做到早发现、早隔离、早治疗。有消化道症状者隔离至症状消失。连续 3 次粪便培养阴性为治愈。

参考文献

［1］汪受传，虞舜，赵霞，等.循证性中医临床诊疗指南研究的现状与策略［J］.中华中医药杂志，2012，27（11）：2759-2763.

［2］江载芳，申昆玲，沈颖.诸福棠实用儿科学［M］.8 版.北京：人民卫生出版社，2015：1034-1045.

［3］徐也晴，崔富强，张国民，等.中国 2007～2011 年甲型和戊型病毒性肝炎以及细菌性痢疾流行病学特征分析［J］.中国疫苗和免疫，2013，19（6）：501-505.

［4］常昭瑞，孙强正，裴迎新，等.2012 年中国大陆地区细菌性痢疾疫情特点与监测结果分析［J］.疾病监测，2014，29（7）：528-532.

［5］中华医学会.临床诊疗指南·小儿内科分册［M］.北京：人民卫生出版社，2006：167-169.

［6］施玉梅，姚文江，陈天丽.CRP 与儿童急性细菌性痢疾的诊断和治疗［J］.中华全科医学，2011，9（11）：1673-1674.

［7］汪受传.“十一五”国家重点图书·中医药学高级丛书·中医儿科学［M］.2 版.北京：人民卫生出版社，2011：455-463.

［8］江育仁，张奇文.实用中医儿科学［M］.2 版.上海：上海科学技术出版社，2005：425-430.

［9］闵华东.中西医结合治疗细菌性痢疾85例［J］.国际医药卫生导报，2006（24）：84.（证据分级：Ⅱ。改良 Jadad 量表评分：3分。）

［10］田爱存，郭玉峰.中西医结合治疗中毒性痢疾15例［J］.时珍国医国药，2004（5）：314.（证据分级：Ⅲ。MINORS 条目评价：13分。）

［11］朱习文，杨东威，牛雪华，等.黄连阿胶汤加减治疗慢性细菌性痢疾42例［J］.湖北中医杂志，2001（5）：33.（证据分级：Ⅲ。MINORS 条目评价：19分。）

［12］刘守志.葛根芩连口服液与香连丸治疗急性菌痢的疗效比较［J］.安徽中医临床杂志，2003（4）：308.（证据分级：Ⅲ。MINORS 条目评价：16分。）

［13］夏小健.藿香正气液治疗细菌性痢疾40例疗效观察［J］.北方药学，2012，9（4）：12-13.（证据分级：Ⅲ。MINORS 条目评价：13分。）

［14］杨冀晓.头孢替安联合注射用喜炎平治疗幼儿细菌性痢疾的疗效观察［J］.临床合理用药杂志，2015，8（8）：68-69.（证据分级：Ⅲ。MINORS 条目评价：13分。）

［15］王廷枝.清开灵注射液静点联合抗生素保留灌肠治疗小儿细菌性痢疾118例体会［J］.临床医学，2003（7）：50.（证据分级：Ⅲ。MINORS 条目评价：16分。）

［16］邵祥稳，张庆华.醒脑静注射液治疗小儿中毒型菌痢临床观察［J］.山西临床医药，2000（11）：857-858.（证据分级：Ⅲ。MINORS 条目评价：15分。）

［17］王芳.黄连素灌肠治疗小儿细菌性痢疾疗效观察［J］.中国社区医师（医学专业），2013，15（1）：189.（证据分级：Ⅱ。改良 Jadad 量表评分：3分。）

［18］张丽敏，安丰辉，李洪滨，等.中药保留灌肠治疗小儿急性细菌性痢疾［J］.中医外治杂志，1999（4）：3-5.（证据分级：Ⅲ。MINORS 条目评价：13分。）

［19］夏庆，刘士敬.针灸康复法对慢性痢疾杆菌携带者的影响及研究［J］.甘肃中医，1990（1）：38-40.（证据分级：Ⅲ。MINORS 条目评价：16分。）

［20］洛桑曲珍，谢挺杉.隔姜灸加超短波治疗急性细菌性痢疾31例临床观察［J］.西藏科技，2002（1）：58-60.（证据分级：Ⅲ。MINORS 条目评价：13分。）

［21］任娟红，薛燕.喜炎平结合穴位按摩治疗儿童细菌性痢疾疗效观察［J］.吉林医学，2012，33（35）：7696.（证据分级：Ⅲ。MINORS 条目评价：13分。）

［22］史宝俊.中药脐部贴敷治疗小儿菌痢34例疗效观察［J］.中医药研究，1995（5）:28.（证据分级：Ⅲ。MINORS 条目评价：14分。）

［23］宫道华，吴升华.小儿感染病学［M］.北京：人民卫生出版社，2006:829-834.

【方案二】小儿泄泻病

小儿泄泻病中医诊疗方案

（安阳）

泄泻是以大便次数增多，粪质稀薄如水样为主症，由外感六淫，内伤饮食，脾胃虚弱导致运化失常所致。相当于现代医学的"小儿腹泻病"。

（一）诊断

1. 诊断标准

（1）中医诊断标准参照中华人民共和国中医药行业标准《中医病证诊断疗效标准》。

①病史：有乳食不节，饮食不洁或感受时邪的病史。②主要症状：大便次数增多，每日 3～5 次，多达 10 次以上，呈淡黄色，如蛋花样，或色褐而臭，可有少量黏液。或伴有恶心、呕吐、腹痛、发热、口渴等症。③主要体征：腹泻及呕吐较严重者，可见小便短少，体温升高，烦渴萎靡，皮肤干瘪，囟门凹陷，目珠下陷，口唇樱红，呼吸深长。④辅助检查：大便镜检可有脂肪球，少量红细胞、白细胞，大便病原体检查可有致病性大肠杆菌等生长，或分离出轮状病毒等，重症腹泻伴有脱水、酸碱平衡失调及电解质紊乱。

（2）西医诊断标准参照《诸福棠实用儿科学（第 7 版）》（胡亚美、江载芳主编，人民卫生出版社，2002 年）。

①大便性状有改变，呈稀便，水样便，黏液便或脓血便。②大便次数比平时增多。

2. 疾病分期

（1）急性期病程 2 周以内。

（2）迁延性期病程 2 周至 2 个月。

（3）慢性期病程大于 2 个月。

3. 疾病分型

（1）轻型。无脱水，无中毒症状。

（2）中型。轻至中度脱水或有轻度中毒症状。

（3）重型。重度脱水或有明显中毒症状（烦躁、精神萎靡、嗜睡、面色苍白、体温不升、白细胞计数明显增高）。

4. 证候诊断

（1）风寒泄泻证。大便色淡，带有泡沫，无明显臭气，腹痛肠鸣。或伴鼻塞，流涕，身热，舌苔白腻，脉滑有力。

（2）湿热泄泻证。下利垢浊，黏稠臭秽，便时不畅，似痢非痢次多量少，肛门赤灼，发热或不发热，渴不思饮，腹胀。面黄唇红，舌红苔黄厚腻，指纹紫滞，脉濡数。

（3）伤食泄泻证。大便酸臭，或如败卵，腹部胀满，口臭纳呆，泄前腹痛哭闹，多伴恶心呕吐。舌苔厚腻，脉滑有力。

（4）寒湿泄泻证。大便稀薄如水，淡黄不臭，腹胀肠鸣，口淡不渴，唇色暗淡，不思乳食或食入即吐，小便短少，面黄腹痛，神疲倦怠。舌苔白厚腻，指纹淡，脉濡。

（5）脾虚泄泻证。久泻不止，或反复发作，大便稀薄，或呈水样，带有奶瓣或不消化食物残渣。神疲纳呆，面色少华，舌质偏淡，苔白腻，脉弱无力。

（6）脾肾阳虚泄泻证。大便稀溏，完谷不化，形体消瘦，或面目虚浮，四肢欠温。舌淡苔白，脉细无力。

（二）治疗方案

1. 辨证

选用口服中药煮散剂、中药汤剂、中成药。

（1）风寒泄泻证。

治法：疏风散寒，化湿和中。

煮散剂：香苏散、消导散、胃苓散、车前子。

依据基础方随证加减：风象重者大便多泡沫，鼻流清涕，加消风散以疏风解表散寒；寒象重者见腹部切痛，恶寒，加逐寒散以温中散寒止痛；兼伤食者见大便夹不消化食物，纳呆伴呕吐，加消积散、止泻散以消食化积，收敛止泻。

汤剂：藿香正气散加减。药用：藿香、厚朴、苏叶、陈皮、大腹皮、白芷、茯苓、白术、半夏曲、桔梗、甘草、大枣、生姜。

中成药：藿香正气口服液。

（2）湿热泄泻证。

治法：清肠解毒，化湿止泻。

煮散剂：香连散、益元散、解毒散、消导散、车前子。

依据基础方随证加减：偏热重者见发热，大便气味臭秽或少许黏液，加清热散以清热泻火，凉血解毒；偏湿重者便如稀水，口渴尿短，加四苓散以利水渗湿止泻；泄泻伤食者见大便夹不消化物，纳呆伴呕吐，加消积散、止泻散以消食化积，收敛止泻；湿热下痢见脓多者加三一散以峻下热结，清解里热；湿热下痢见血多者加止痢散以清热解毒，凉血止痢。

汤剂：葛根芩连汤加减。药用：葛根、甘草、黄芩、黄连。

中成药：苍苓止泻口服液、儿泻停颗粒等。

（3）伤食泄泻证。

治法：运脾和胃，消食化滞。

煮散剂：香连散、消积散、顺气散、胃苓散。

依据基础方随证加减：腹痛甚者加游山方、活血散以理气活血止痛；腹胀者加单味内金末及活血散以增加消食化积之效；呕吐者重胃苓散，加止呕散以消积和胃止痛。

汤剂：保和丸加减。药用：神曲、山楂、茯苓、半夏、陈皮、连翘、莱菔子。

中成药：保和丸等。

（4）寒湿泄泻证。

治法：温脾燥湿、渗湿止泻。

煮散剂：逐寒散、香苏散、胃苓散、丁香。

依据基础方随证加减：寒象重见腹部切痛者，加活血散以活血散寒止痛；兼伤食者见大便夹不消化食物，纳呆伴呕吐，加消积散、止呕散以消食化积，和胃止呕；腹胀者加单味内金末以增加消食化积之效。

汤剂：桂枝加人参汤合五苓散加减。药用：桂枝、党参（或人参）、炒苍术、炙甘草、猪苓、茯苓、泽泻、陈皮、厚朴、藿香、诃子、炮姜。

中成药：小儿止泻散等。

（5）脾虚泄泻证。

治法：健脾益气，助运止泻。

煮散剂：参苓散、七味白术散、消导散、胃苓散。

依据基础方随证加减：偏脾气虚者面色萎黄，形体消瘦，神疲倦怠，致脱肛者重七味白术散以益气健脾；偏脾阳虚者大便清稀无臭，神萎面白，肢体欠温者加四苓散、止泻散以健脾利水，收敛止泻。

汤剂：参苓白术散加减。药用：人参、茯苓、白术、桔梗、山药、甘草、白扁豆、莲子肉、砂仁、薏苡仁。

中成药：醒脾养儿颗粒、小儿健脾散等。

（6）脾肾阳虚泄泻证。

治法：温补脾肾，固涩止泻。

煮散剂：补正散、参苓散、消导散、胃苓散。

依据基础方随证加减：大便清稀，或见脱肛，面色㿠白者加止泻散以温肾补脾；脾肾虚寒，泄泻不止，大便清冷，滑脱不禁，精神萎靡者加祛寒散、单味丁香以温中散寒，温肾助阳。

汤剂：附子理中丸合四神丸加减。药用：制附子、党参、炒白术、干姜、甘草、补骨脂、肉豆蔻、五味子、吴茱萸、生姜、大枣。

中成药：附子理中丸、四神丸等。

2. 小儿推拿疗法

（1）伤食泻补脾经，清大肠，摩腹，揉板门，运内八卦等，每日 1 次。或顺运八卦，清胃，补脾，清大肠，运吐入水，利小便，顺揉长强，推上七节骨，揉足三里，推上承山，推揉止泻穴。

（2）寒湿泻补大肠，补脾经，推三关，揉外劳宫，揉一窝风，揉龟尾，推上七节骨，拿肚角等，每日 1 次。

（3）湿热泻清脾经，清大肠，推下七节骨，清小肠，推箕门，按揉足三里，摩腹，揉脐，揉天枢等，每日 1 次。

（4）脾虚泻补脾土，补大肠，捏脊，摩腹，推三关，运内八卦，按揉足三里，推上七节骨等，每日 1 次。或揉腹：顺时针方向揉 3 分钟，逆时针方向揉 2 分钟；揉气海：顺时针方向揉 3 分钟；揉百会：顺时针方向揉 2 分钟；揉龟尾：揉 250～300 次。或捏脊叩督法：从长强穴上 2cm 至大椎穴反复提捏 3～6 遍，从大椎穴向下到腰俞沿督脉及两侧华佗夹脊穴叩击 3～5 遍，频率为 160～180 次/分。

（5）三字经流派推拿法。

①风寒泄泻：揉一窝风、揉外劳宫、清补大肠等。

②湿热泄泻：平肝、清胃、清天河水、清小肠等。

③伤食泄泻：清胃、清天河水、运八卦等。

④脾虚泄泻：揉外劳宫、清补大肠、清补脾、补脾等。

⑤脾肾阳虚泄泻：揉二马、揉外劳宫、清补脾、平肝等。

手法频率约 150～200 次/分，每日操作 1 次。

3. 外治法

（1）中药经皮透药疗法。该疗法采用的超声脉冲电导治疗仪，通过中频脉冲离子电渗的作用，克服了传统离子导入技术的时滞性和对药物成分高度选择的缺点，是对传统皮肤用药观念的重大突破。通过此种方法可以促进经络疏通、行气活血，使相应部位组织受激发热，促进血液循环、扩张局部毛细血管使药物进入血液循环而发挥治疗作用。

此疗法适用于大多数泄泻患儿，尤其是临床表现为大便次数增多及性状改变、呕吐、腹痛、腹胀、口渴、尿少、烦躁哭闹或嗜睡等症状。

（2）膏药穴位贴敷疗法。

①儿科外治门诊还采用膏药贴敷的方式，针对泄泻的特点创立了"健脾膏"。"健脾膏"沿承了传统外用膏药的方式，它是根据我院名老中医药专家多年临床经验配制而成的膏药（祖传），按照中医经络理论贴敷于不同穴位而起到治疗效果。"健脾膏"可用于泄泻、积滞等多种脾胃病症的治疗，一次两贴，将事先制好的膏药加热至适当温度后分别贴敷于气海、中脘二穴，3日后揭下。

②其他敷贴疗法：

风寒泻方：藿香、防风、苍术、茯苓、炮姜。

湿热泻方：葛根、黄连、黄芩、黄柏、车前子。

伤食泻方：丁香、焦山楂、焦神曲、鸡内金。

脾虚泻方：党参、茯苓、白术、吴茱萸。

脾肾阳虚泻方：党参、吴茱萸、肉桂、丁香、茯苓。

将以上药物分别按一定的比例配伍成糊状药饼，根据患儿证型取一人份，放置于患儿脐部，外以医用胶贴固定，每次贴敷6~8小时，每日1次。

③药物敷脐疗法：丁香、肉桂、石榴皮等。脐部贴敷。适用于腹泻各证型。

（3）中药灌肠法。

根据不同证型，配取相应的中药汤剂，药物温度控制在36~37℃之间，药量按每次1~2mL/kg，保留灌肠。禁忌证：肛门周口及直肠疾病患者。

（4）针灸疗法。

①针法：

常规取穴：止泻穴、足三里、三阴交。

发热加曲池；呕吐加内关、中脘；腹胀加天枢；伤食加刺四缝。

具体手法：实证用泻法，虚证用补法，每日1次。

②灸法：患儿取仰卧位，点燃艾条，距离皮肤2~3cm，灸至皮肤红热为度，时间约为15~20分钟。分别灸神阙、中脘、天枢及足三里等穴，如食滞明显，可加脾俞、胃俞等穴；脾肾阳虚者加肾俞，每日1次。或选用多功能艾灸仪治疗。

（5）三九贴疗法。适用于平素脾胃不足，易患腹泻的患儿。

4. 基础治疗

（1）轻度脱水者给予ORS口服补液盐溶液；中度以上脱水者给予静脉补液。

（2）体温超过 38.5℃者给予口服布洛芬混悬剂或乙酰氨基酚滴剂以降温。

（3）合并细菌感染者给予抗生素治疗。

5. 护理

（1）适当控制饮食，减轻脾胃负担。对吐泻严重及伤食泄泻患儿暂时禁食，以后随着病情好转，逐渐增加饮食量。忌食油腻、生冷、污染及不易消化的食物。

（2）保持皮肤清洁干燥，勤换尿布。每次大便后，要用温水清洗臀部，防止发生红臀。

（3）密切观察病情变化，及早发现泄泻变证。观察大便的次数、色、质、量、气味。观察生命体征、精神、哭声、腹痛、腹胀等情况。出现面色苍白、四肢厥冷、冷汗时出、便如稀水、脉微细、腹泻严重、尿少、皮肤干瘪及眼眶、前囟凹陷时，报告医生配合处理。

（三）疗效评价

1. 评价标准

参照国家卫生部药政局 2002 年版《新药（中药）治疗小儿腹泻疗效评定标准》。

（1）临床痊愈：大便次数、性状及症状、体征完全恢复正常，异常理化指标恢复正常，主症积分减少≥ 90%。

（2）显效：大便次数明显减少（减少至治疗前的 1/3 或以下），性状好转，症状、体征及异常理化指标明显改善，主症积分减少< 90%、≥ 67%。

（3）有效：大便次数减少至治疗前的 1/2 以下，性状好转，症状、体征及异常理化指标有所改善，主症积分减少< 67%、≥ 33%。

（4）无效：不符合以上标准者，主症积分减少< 33%。

2. 评价方法

疗程结束时对疾病、症候及安全性指标进行评价，评价方法参照国家卫生部药政局 2002 年版《新药（中药）治疗小儿腹泻疗效评定标准》。

三、肾 系

【方案一】肾病综合征

水肿病（小儿原发性肾病综合征）中医诊疗方案（2018年版）

（一）诊断

1. 疾病诊断

（1）中医诊断标准。参照中华中医药学会发布的《中医儿科常见病诊疗指南》（ZYYXH/T247-286—2012）[1]水肿病的诊断标准。

①主症表现：浮肿，身体困重，小便短少，尿浊或血尿。

②次症表现：面色㿠白，恶心，呕吐，纳差，腹胀，腹痛。

③重症表现：面色紫暗或黧黑，无尿，口有秽味，或伴胸水、腹水；频繁呕吐，四肢厥冷，面色白或口唇青紫；头痛，抽搐，谵语，嗜睡，昏迷。

（2）西医诊断标准。参照中华医学会儿科学分会肾脏学组2017年发布的《儿童激素敏感、复发/依赖肾病综合征诊治循证指南（2016）》[2]原发性肾病综合征的诊断标准。

①大量蛋白尿：24小时尿蛋白定量≥50mg/kg或晨尿尿蛋白/肌酐（mg/mg）≥2.0；1周内3次晨尿尿蛋白定性（+++ ～ ++++）。

②低蛋白血症：血清白蛋白低于25g/L。

③高脂血症：血清胆固醇高于5.7mmol/L。

④不同程度的水肿。

以上4项中以①和②为诊断的必要条件。

2. 症候诊断

参照中华中医药学会《中医儿科常见病诊疗指南》（ZYYXH/T247-286—2012）[1]。

（1）本证。

①肺脾气虚证：全身浮肿，颜面为著，面色㿠白或萎黄，神疲气短，声低懒言，自汗，纳呆，便溏，小便短少，平素易感冒，舌淡或淡胖，苔白或白滑，脉浮细。

②脾虚湿困证：全身浮肿，肢体为著，按之凹陷，面色萎黄，身体困重，倦怠乏力，或兼胸闷，腹胀，纳少，便溏，小便短少，舌淡胖，舌边有齿痕，苔厚腻，脉沉缓。

③脾肾阳虚证：全身明显浮肿，按之深陷难起，腰腹下肢尤甚，或伴胸水、腹水，

畏寒肢冷，身体重着，神疲倦卧，脘腹胀满，或腰膝酸软，恶心，呕吐，纳少，便溏，小便短少不利，面色㿠白，舌淡胖，舌边有齿痕，苔白滑，脉沉细无力。

④肝肾阴虚证：浮肿较轻或无浮肿，头痛，头晕耳鸣，面色潮红，五心烦热，盗汗，失眠多梦，口干咽燥，或腰膝酸软，或伴痤疮，舌红，苔少，脉细数。

⑤气阴两虚证：浮肿较轻或无浮肿，面色无华，神疲乏力，自汗、盗汗或午后低热，手足心热，头晕，耳鸣，口干咽燥或长期咽痛，咽部暗红，易感冒，舌红少津，苔少，脉细弱。

（2）标证。

①外感风邪证：恶寒，发热，头身疼痛，咳嗽，喷嚏，流涕，无汗或有汗，或喘咳气急，或咽红、喉核肿痛，舌红，苔薄白，脉浮。

②水湿内停证：全身明显浮肿，皮肤光亮，按之深陷难起，腹水明显，或伴胸水，或见胸闷、气短喘咳，或身体困重，腹满泛恶，便溏，尿少，舌淡，苔白，脉滑。

③湿热内蕴证：身体困重，身热不扬，皮肤疮疡疖肿；恶心欲呕，口黏口苦，口臭，口干不欲饮，脘腹胀满，纳呆，大便不调，腰痛，小腹坠胀，小便频数短黄，或灼热刺痛，尿血，舌红，苔黄腻，脉滑数。

④瘀血阻滞证：颜面浮肿，面色紫暗或晦暗，眼睑下发青，唇舌紫暗，皮肤粗糙或肌肤甲错，有紫纹或血缕，或胁下痞块，腰痛，舌质紫暗或有瘀点瘀斑，苔少，脉涩。

⑤湿浊停聚证：身重困倦，精神萎靡，头痛，眩晕，胸闷，腹胀，纳呆，恶心，呕吐，大便黏腻，小便短少，口黏腻，舌淡，苔厚腻，脉滑。

（二）治疗方法

1. 辨证论治

（1）本证。

①肺脾气虚证：

治法：健脾益气，宣肺利水。

方药：防己黄芪汤合五苓散加减。药用：汉防己、黄芪、白术、茯苓、猪苓、泽泻、桂枝等。或具有同类功效的中成药（包括中药注射剂）。

②脾虚湿困证：

治法：健脾益气，渗湿利水。

方药：防己茯苓汤合参苓白术散加减。药用：汉防己、黄芪、桂枝、茯苓、人参、白术、白扁豆、山药、薏苡仁、莲子肉、砂仁、桔梗等。或具有同类功效的中成药（包括中药注射剂）。

③脾肾阳虚证：

治法：温肾健脾，通阳利水。

方药：偏肾阳虚者用真武汤加减。药用：茯苓、白芍、白术、生姜、附子；偏脾阳虚者用实脾饮加减，药物组成：附子、白术、大腹皮、厚朴、木瓜、草果仁、槟榔、干姜、甘草等。或具有同类功效的中成药（包括中药注射剂）。

④肝肾阴虚证：

治法：滋补肝肾，养阴清热。

方药：知柏地黄丸加减。药用：知母、黄柏、熟地黄、山药、山萸肉、茯苓、泽泻、牡丹皮、麦冬等。或具有同类功效的中成药（包括中药注射剂）。

⑤气阴两虚证：

治法：益气养阴。

方药：参芪地黄丸加减。药用：党参、黄芪、生地黄、麦冬、山药、山萸肉、牡丹皮、茯苓、泽泻等。或具有同类功效的中成药（包括中药注射剂）。

（2）标证。

①外感风邪证：

治法：外感风寒者宣肺利水，疏风散寒；外感风热者宣肺利水，疏风清热。

方药：外感风寒者用荆防败毒散；外感风热者用银翘散加减。药用：麻黄、桂枝、杏仁、甘草；或连翘、金银花、桔梗、薄荷、竹叶、淡豆豉、荆芥、牛蒡子等。或具有同类功效的中成药（包括中药注射剂）。

②水湿内停证：

治法：益气健脾，利水消肿。

方药：五皮饮加减。药用：生姜皮、桑白皮、陈皮、大腹皮、茯苓皮、车前子等。或具有同类功效的中成药（包括中药注射剂）。

③湿热内蕴证：

治法：清热利湿。

方药：上焦湿热者用五味消毒饮合三仁汤加减，药用：金银花、野菊花、蒲公英、紫花地丁、天葵子；中焦湿热者用甘露消毒丹加减，药用：滑石、黄芩、茵陈蒿、白蔻仁、藿香、石菖蒲、薄荷；下焦湿热者用八正散加减，药用：车前子、瞿麦、萹蓄、石韦、大黄、栀子、竹叶等。或具有同类功效的中成药（包括中药注射剂）。

④瘀血阻滞证：

治法：活血化瘀。

方药：桃红四物汤加减。药用：桃仁、红花、熟地黄、川芎、当归、芍药、丹参等。或具有同类功效的中成药（包括中药注射剂）。

⑤湿浊停聚证：

治法：和胃降浊，化湿行水。

方药：温胆汤加减。药用：半夏、竹茹、枳实、陈皮、茯苓、龙骨、牡蛎、蒲公英、甘草等。或具有同类功效的中成药（包括中药注射剂）。

2. 中医特色疗法

（1）灸法。脾肾阳虚证：针刺肾俞、腰阳关、委中、命门。肝肾阴虚证：有血尿者针刺肾俞、太溪、复溜穴。腰膝酸软者针刺肾俞、腰阳关、委中、志室、太溪。

（2）耳针疗法。王不留行贴：耳尖、神门、肺、脾、肾、三焦等穴位随症加减。患者取坐位，穴位局部常规消毒后，贴于相应穴位，并进行按压1分钟左右。用于治疗各型水肿。

（3）贴敷疗法。水散（甘遂、大戟、芫花各等量）共碾成极细末，每次1～3g，置脐内，外加纱布覆盖，胶布固定。每日换药1次，10次为1个疗程。用于治疗各型水肿。

3. 西药治疗

根据中华医学会儿科学分会肾脏学组2017年发布的《儿童激素敏感、复发/依赖肾病综合征诊治循证指南（2016）》[2]规范应用利尿剂、糖皮质激素、免疫抑制剂等药物。同时积极控制危险因素和合并症，如感染、电解质紊乱、血栓栓塞、严重高血压、低血容量、严重低蛋白血症、肾衰竭等。

4. 护理调摄要点

（1）运动调理。无高度水肿、低血容量和感染的患儿无须卧床休息，即使需卧床者也应在床上经常变换体位，以预防血管栓塞并发症。

（2）饮食调理。注意饮食调摄，清淡、少盐饮食，忌食辛辣、油腻之品，保证充足的蛋白质、维生素类营养的调摄。注意补充维生素D（每日500～1 000IU）及钙剂。

（3）情志调理。重视情志护理，避免情志刺激，保持心情舒畅。

（三）疗效评价

参照《中药新药临床研究指导原则》[3]中肾病综合征的疗效评价标准。

1. 评价标准

（1）疾病疗效判定标准。

①临床控制：尿常规检查蛋白转阴性，或24小时尿蛋白定量正常；尿沉渣红细胞

计数正常。水肿消失，临床症状消失。

②显效：尿常规检查蛋白减少2个"+"，或24小时尿蛋白定量减少≥40%；尿沉渣红细胞计数检查减少≥40%。水肿消失，临床症状明显好转。

③有效：尿常规检查蛋白减少1个"+"，或24小时尿蛋白定量减少＜40%；尿沉渣红细胞计数检查减少＜40%。水肿消失，临床症状好转。

④无效：临床症状与上述实验室检查均无改善或加重者。

（2）证候疗效判定标准。

①临床痊愈：中医临床症状、体征消失或基本消失，证候积分减少≥95%。

②显效：中医临床症状、体征明显改善，证候积分减少≥70%，且＜95%。

③有效：中医临床症状、体征均有好转，证候积分减少≥30%，且＜70%。

④无效：中医临床症状、体征均无明显改善或加重，证候积分减少＜30%。

2. 评价方法

（1）评价时点。就诊或入院当天进行评价，治疗1周和2周后各评价1次。

（2）评价工具。中医证候疗效判定标准根据证候积分变化确定。

（3）信息收集。通过中医四诊、体格检查收集相关临床信息。

参考文献

［1］中华中医药学会. 中医儿科常见病诊疗指南［M］. 北京：中国中医药出版社，2012:91-96.

［2］中华医学会儿科学分会肾脏学组. 儿童激素敏感、复发/依赖肾病综合征诊治循证指南（2016）［J］. 中华儿科杂志，2017，55（10）：729-734.

［3］郑筱萸. 中药新药临床研究指导原则［M］. 北京：中国医药科技出版社，2002.

牵头分会：中华中医药学会儿科分会

牵头人：丁 樱（河南中医药大学第一附属医院）

主要完成人：丁 樱（河南中医药大学第一附属医院）

宋纯东（河南中医药大学第一附属医院）

任献青（河南中医药大学第一附属医院）

刘晓鹰（湖北省中医院）

白玉华（内蒙古国际蒙医医院）

【方案二】紫癜性肾炎

儿童紫癜性肾炎中医诊疗方案

（一）诊断

1. 疾病诊断

参照《紫癜性肾炎诊治循证指南》（中华医学会儿科学分会肾脏学组发布，2016年）[1]。

（1）诊断标准。在过敏性紫癜病程6个月内，出现血尿和（或）蛋白尿。其中血尿和蛋白尿的诊断标准分别为：

①血尿：肉眼血尿或1周内3次镜下血尿红细胞≥3个/HP。

②蛋白尿：满足以下任一项者，即：①1周内3次尿常规定性示尿蛋白阳性；②24小时尿蛋白定量＞150mg或尿蛋白/尿肌酐（mg/mmol）＞0.2；③1周内3次尿微量白蛋白高于正常值。

③极少部分患儿在过敏性紫癜病程6个月后，出现血尿和（或）蛋白尿者应争取进行肾活检，如为IgA系膜区沉积为主的系膜增生性肾小球肾炎，则亦可诊断为紫癜性肾炎。

（2）临床分型。

①孤立性血尿型。

②孤立性蛋白尿型。

③血尿和蛋白尿型。

④急性肾炎型。

⑤肾病综合征型。

⑥急进性肾炎型。

⑦慢性肾炎型。

（3）病理分级。

①肾小球病理分级：

Ⅰ级：肾小球轻微异常。

Ⅱ级：单纯系膜增生。分为：局灶/节段；弥漫性。

Ⅲ级：系膜增生，伴有＜50%肾小球新月体形成和（或）节段性病变（硬化、粘连、血栓、坏死），其系膜增生可分为：局灶/节段；弥漫性。

Ⅳ级：病变同Ⅲ级，50%～75%的肾小球伴有上述病变，分为：局灶/节段；弥漫性。

Ⅴ级：病变同Ⅲ级，＞75%的肾小球伴有上述病变，分为：局灶/节段；弥漫性。

Ⅵ级：膜性增生性肾小球肾炎。

②肾小管间质病理分级：

（－）级：间质基本正常。

（＋）级：轻度小管变形扩张。

（＋＋）级：间质纤维化、小管萎缩＜20%，散在炎性细胞浸润。

（＋＋＋）级：间质纤维化、小管萎缩占20%～50%，散在和（或）或弥漫性炎性细胞浸润。

（＋＋＋＋）级：间质纤维化、小管萎缩＞50%，散在和（或）或弥漫性炎性细胞浸润。

2. 症候诊断

参照《中医内科常见病诊疗指南（西医疾病部分）》（中华中医药学会发布，2008年）[2]。

（1）主证。

①湿热内侵证：尿中多泡沫，小便短赤，血尿、蛋白尿；脘闷纳呆，疲倦乏力，头身困重；或颜面下肢水肿；或紫癜反复，皮损溃烂；或关节肿痛；舌质红，舌苔黄腻，脉滑数。

②阴虚火旺证：病程较长，紫癜消退，尿中多泡沫，小便短赤，血尿、蛋白尿；腰膝酸软，咽干口燥，手足心热，盗汗，头晕耳鸣，面色潮红，咽部暗红，或紫癜反复发作，量少色淡；舌质嫩红，苔少或无，脉细数。

③肺脾气虚证：病程较长，紫癜消退；尿中多泡沫，蛋白尿、血尿；或有浮肿，多汗，乏力，气短懒言，口淡不渴，平日易感冒，感染后加重；或紫癜反复发作，量少色淡；舌淡有齿痕，苔白，脉沉细。

④气阴两虚证：病程较长，紫癜消退；尿中多泡沫，小便短赤，血尿、蛋白尿；多汗，乏力，常易感冒，手足心热，盗汗，面色潮红；舌红少津，苔薄或无，脉细无力。

⑤脾肾阳虚证：病程日久，尿中多泡沫，蛋白尿、血尿；全身浮肿，尿少，畏寒肢冷，面色㿠白，神疲乏力，纳差，便溏；舌体胖，边有齿痕，苔白，脉沉细或弱。

（2）兼证。

①血瘀证：皮肤紫癜，关节疼痛，腹痛，肌肤甲错。舌质紫暗或有瘀斑，脉（细）涩。或凝血功能检查中纤维蛋白原、D-二聚体增高，凝血酶原时间缩短。

②风热证：鼻塞，流涕，咳嗽，咽红，或伴发热，或皮肤紫癜，色红，细碎，舌红，苔薄白，脉浮数。

③血热证：病程短，皮肤紫癜，色赤红或紫红，量大；或腹痛，大便鲜血，小便黄或赤；舌质红或紫红，舌苔黄干，脉洪数或弦滑。

（二）治疗方法

1. 辨证论治

（1）主证。

①湿热内侵证：

治法：清热利湿。

方药：小蓟饮子加减。药用：生地黄、小蓟、滑石、蒲黄、藕节、淡竹叶、当归、山栀子、炙甘草。或具有清热解毒利湿功效的中成药、中药注射剂。

②阴虚火旺证：

治法：滋阴清热。

方药：知柏地黄丸加减。药用：熟地黄、黄柏、知母、山药、山茱萸、牡丹皮、泽泻、茯苓、丹参、墨旱莲、女贞子。

③肺脾气虚证：

治法：益气健脾。

方药：玉屏风散合六君子汤加减。药用：黄芪、防风、白术、人参、茯苓、陈皮、法半夏、熟地黄、山茱萸。或具有益气健脾功效的中成药、中药注射剂。

④气阴两虚证：

治法：益气养阴。

方药：参芪地黄汤加减。药用：太子参、黄芪、茯苓、熟地黄、山茱萸、山药、泽泻、牡丹皮、白术、益母草。或具有益气养阴功效的中成药、中药注射剂。

⑤脾肾阳虚证：

治法：温阳利水。

方药：真武汤加减。药用：茯苓、炒白术、白芍、制附子（先煎）、黄芪、党参、当归、陈皮、车前子（包煎）、炙甘草等。

（2）兼证。

①血瘀证：

治法：活血化瘀。

方药：四物汤加减。药用：川芎、当归、熟地黄、牛膝、桃仁、甘草等。或具有活血化瘀功效的中药注射剂。

②风热证：

治法：疏风清热。

方药：银翘散加减。药用：连翘、金银花、桔梗、薄荷、淡竹叶、甘草、荆芥等。或具有疏风清热功效的中成药。

③血热证：

治法：清热解毒凉血。

方药：犀角地黄汤加减。药用：水牛角（先煎）、生地黄、赤芍、牡丹皮、黄芩、蒲公英、白茅根、藕节、甘草等。或具有清热解毒功效的中成药、中药注射剂。

2. 其他中医特色疗法

（1）艾灸疗法。穴位局部常规消毒后，艾灸仪贴片贴于相应的穴位，调节温度（45℃左右，以患儿耐受为宜），施灸时间为30分钟，1天1次，1周为1个疗程。用于2岁以上患儿。常用穴位：肾俞、复溜、足三里、脾俞、气海、腰阳关等。适用于所有证型患者。

（2）耳穴压豆。将王不留行籽贴压耳穴（双侧），每次揉按各穴15分钟左右，以增强刺激，1天1次，1周为1个疗程。常用穴位：耳尖、神门、肺、脾、肾、三焦、皮质下。适用于所有证型患者。

（3）低频脉冲疗法。调节电流强度，以引起明显的震颤感而不致痛为宜，先施以弱电流消除患儿紧张情绪，再将电流调到治疗量，强度调节范围在 20 ~ 60Hz，每次30分钟，1天1次，1周为1个疗程。用于2岁以上患儿。常用穴位：关元、水道、肾俞、膀胱俞、阴陵泉、三阴交、足三里、涌泉。适用于所有证型患者。

（4）中药熏蒸疗法。对皮肤紫癜较多患者，可选择应用中药熏蒸床进行中药熏蒸药浴治疗。

3. 西医治疗

参考中华医学会儿科学分会肾脏学组2016年发布的《紫癜性肾炎诊治循证指南》。

（1）基础治疗。营养支持疗法可选用维生素、电解质、白蛋白、血浆等；合并感染时可短期使用抗感染药物，如抗生素、抗病毒药物等。高凝倾向者给予抗凝治疗。

（2）血管紧张素转换酶抑制剂（ACEI）或血管紧张素受体拮抗剂（ARB），适用于孤立性少量蛋白尿或合并镜下血尿或病理Ⅱa级者。

（3）激素及其他免疫抑制剂的治疗。

①非肾病水平蛋白尿或病理Ⅱb、Ⅲa级：建议对于持续蛋白尿 $> 1g/(d \cdot 1.73m^2)$，

已应用 ACEI 或 ARB 治疗，GFR > 50mL/（min·1.73m²）的患儿，给予糖皮质激素治疗 6 个月。

②肾病水平蛋白尿、肾病综合征、急性肾炎综合征或病理Ⅲ b、Ⅳ级：建议糖皮质激素联合免疫抑制剂治疗。临床类型较重、肾脏病理呈弥漫性改变或新月体比例较高者，可加用糖皮质激素冲击治疗。

③急进性肾炎或病理Ⅴ级、Ⅵ级：糖皮质激素冲击 1 ~ 2 个疗程后，口服糖皮质激素联合免疫抑制剂及抗凝治疗。

4. 护理调摄要点

（1）一般护理。包括房间、床铺、生命体征测量等。

（2）饮食护理。忌食容易引起过敏的食品；忌食辛辣、海腥发物和煎炸、炙烤、油腻、硬固之品；根据患者体质制订饮食计划。

（3）生活护理。嘱患儿注意休息，防寒保暖，避免因外感后引起疾病反复加重病情；患儿病期不要到公共场合活动，急性期病情重者应卧床休息，经常更换体位，防止血栓等并发症形成。

（4）情志护理。加强对患儿家长的疾病宣教，减轻患儿及其家长紧张恐惧心理，使其保持心态稳定，树立战胜疾病的信心。

（三）疗效评价

1. 评价标准

参照《中药新药临床研究指导原则》（2002 年）[3] 中药新药治疗慢性肾炎的临床研究指导原则的疗效评价标准拟定。

（1）中医证候疗效标准。

①临床缓解：中医临床症状、体征消失或基本消失，证候积分率 ≥ 95%。

②显效：中医临床症状、体征明显改善，证候积分率 ≥ 70%。

③有效：中医临床症状、体征均有好转，证候积分率 ≥ 30%。

④无效：中医临床症状、体征无明显改善，甚或加重，证候积分率 < 30%。

（2）疾病综合疗效评价标准。

①临床缓解：皮肤紫癜、肉眼血尿、水肿、腹痛、关节疼痛等症状与体征完全消失，尿红细胞消失，尿蛋白转阴，24 小时尿蛋白定量 < 0.15g，肾功能恢复或保持正常，持续 3 个月以上。

②显效：皮肤紫癜、肉眼血尿、水肿、腹痛、关节疼痛等症状与体征基本消失，尿

蛋白减少≥50%，尿红细胞减少≥50%，肾功能恢复或保持正常，持续3个月以上。

③有效：症状与体征明显好转，尿红细胞减少≥25%，尿蛋白减少≥25%，肾功能改善或维持原水平，持续3个月以上。

④无效：未达到上述标准。

2. 评价方法

（1）儿童紫癜性肾炎中医证候积分表。

湿热内侵证中医证候积分表

主症	计分标准				计分
	无（0分）	轻（2分）	中（4分）	重（6分）	
血尿	无	镜下血尿，尿红细胞＜1+	镜下血尿，尿红细胞1+～2+	肉眼血尿，尿红细胞≥3+	
蛋白尿	无	尿中有泡沫，尿蛋白＜1.0g/d	尿中有较多泡沫，尿蛋白1.0～3.0g/d	尿蛋白≥3.0g/d	
尿中泡沫	无	尿中少量泡沫，消失较快	尿中中等量泡沫，经久不消	尿中大量泡沫，经久难消	
次症	无（0分）	有（2分）			
小便短赤					
水肿					
脘闷纳呆					
疲倦乏力					
头身困重					
皮肤紫癜					
关节肿痛					
腹痛					
肌肤甲错					
发热					
咽红					
舌苔黄腻					
合计					

阴虚火旺证中医证候积分表

主症	计分标准				计分
	无（0分）	轻（2分）	中（4分）	重（6分）	
血尿	无	镜下血尿，尿红细胞＜1+	镜下血尿，尿红细胞1+～2+	肉眼血尿，尿红细胞≥3+	
蛋白尿	无	尿中有泡沫，尿蛋白＜1.0g/d	尿中有较多泡沫，尿蛋白1.0～3.0g/d	尿蛋白≥3.0g/d	
尿中泡沫	无	尿中少量泡沫，消失较快	尿中中等量泡沫，经久不消	尿中大量泡沫，经久难消	
次症	无（0分）	有（2分）			
小便短赤					
腰膝酸软					
咽干口燥					
手足心热					
盗汗					
头晕耳鸣					
面色潮红					
咽部暗红					
皮肤紫癜					
关节肿痛					
腹痛					
肌肤甲错					
发热					
苔少或无					
合计					

肺脾气虚证中医证候积分表

主症	计分标准				计分
	无（0分）	轻（2分）	中（4分）	重（6分）	
血尿	无	镜下血尿，尿红细胞＜1+	镜下血尿，尿红细胞1+～2+	肉眼血尿，尿红细胞≥3+	
蛋白尿	无	尿中有泡沫，尿蛋白＜1.0g/d	尿中有较多泡沫，尿蛋白1.0～3.0g/d	尿蛋白≥3.0g/d	
尿中泡沫	无	尿中少量泡沫，消失较快	尿中中等量泡沫，经久不消	尿中大量泡沫，经久难消	
次症	无（0分）	有（2分）			
浮肿					

续表

主症	计分标准				计分
	无（0分）	轻（2分）	中（4分）	重（6分）	
多汗					
乏力					
气短懒言					
口淡不渴					
易感冒					
皮肤紫癜					
肌肤甲错					
舌淡有齿痕					
合计					

气阴两虚证中医证候积分表

主症	计分标准				计分
	无（0分）	轻（2分）	中（4分）	重（6分）	
血尿	无	镜下血尿，尿红细胞<1+	镜下血尿，尿红细胞1+~2+	肉眼血尿，尿红细胞≥3+	
蛋白尿	无	尿中有泡沫，尿蛋白<1.0g/d	尿中有较多泡沫，尿蛋白1.0~3.0g/d	尿蛋白≥3.0g/d	
尿中泡沫	无	尿中少量泡沫，消失较快	尿中中等量泡沫，经久不消	尿中大量泡沫，经久难消	
次症	无（0分）	有（2分）			
小便短赤					
多汗乏力					
易感冒					
手足心热					
盗汗					
面色潮红					
皮肤紫癜					
肌肤甲错					
发热					
舌红少津					
合计					

脾肾阳虚证中医证候积分表

主症	计分标准				计分
	无（0分）	轻（2分）	中（4分）	重（6分）	
血尿	无	镜下血尿，尿红细胞＜1+	镜下血尿，尿红细胞1+～2+	肉眼血尿，尿红细胞≥3+	
蛋白尿	无	尿中有泡沫，尿蛋白＜1.0g/d	尿中有较多泡沫，尿蛋白1.0～3.0g/d	尿蛋白≥3.0g/d	
尿中泡沫	无	尿中少量泡沫，消失较快	尿中中等量泡沫，经久不消	尿中大量泡沫，经久难消	
次症	无（0分）	有（2分）			
浮肿尿少					
畏寒肢冷					
面色㿠白					
神疲乏力					
纳差便溏					
皮肤紫癜					
肌肤甲错					
舌有齿痕					
合计					

（2）中医证候积分疗效评定标准。

证候积分率 =（治疗前的证候积分－治疗后的证候积分）/ 治疗前的积分 × 100%。

（3）实验室检查指标。包括尿液分析、尿沉渣红细胞计数、24小时尿蛋白、肾功能检测等。

（4）根据患者入院与出院当天病情，按照疗效标准进行疗效评价。

参考文献

［1］中华医学会儿科学分会肾脏学组 . 紫癜性肾炎诊治循证指南［J］. 中华儿科杂志，2017，55（9）：647-651.

［2］中华中医药学会 . 中医内科常见病诊疗指南（西医疾病部分）［M］. 北京：中国中医药出版社，2008：187-189.

［3］郑筱萸 . 中药新药临床研究指导原则（试行）［M］. 北京：中国医药科技出版社，2002：156-162.

牵头分会：中华中医药学会儿科分会

牵头人：翟文生（河南中医药大学第一附属医院）

主要完成人：翟文生（河南中医药大学第一附属医院）

杨 濛（河南中医药大学第一附属医院）

袁 斌（江苏省中医院）

杨 燕（首都医科大学附属北京儿童医院）

俞 建（复旦大学附属儿科医院）

【方案三】急性肾小球肾炎

急性肾小球肾炎中医诊疗方案

（2018 年版）

（一）诊断

1. 疾病诊断

参照《诸福棠实用儿科学》[1]（江载芳、申昆玲、沈颖主编，第 8 版，人民卫生出版社 2015 年出版）、《儿科学》[2]（王卫平主编，第 8 版，人民卫生出版社 2013 年出版）小儿急性肾小球肾炎诊断标准。

（1）临床上有少尿、血尿、浮肿、高血压。

（2）一过性血清补体 C_3 下降，4 ～ 6 周逐渐恢复正常。

（3）伴随链球菌感染的证据，抗链球菌溶血菌素 "O" 滴度明显升高。

2. 证候诊断

参照国家中医药管理局中医药标准化专题项目中华中医药学会制定的《急性肾小球肾炎诊疗指南》[3]（ZYYXH/T96—2008）。

（1）风水相搏证。水肿自眼睑和面部开始迅速波及全身，以头面部肿势为著，皮色光亮，按之凹陷，随手而起，尿少色赤，微恶风寒或发热汗出，喉核红肿疼痛，口渴或不渴，鼻塞，咳嗽，气短，舌质淡、苔薄白或薄黄，脉浮紧或浮数。

（2）湿热内侵证。小便短赤，甚则尿血，水肿或轻或重，烦热口渴，口苦口黏，头身困重，倦怠乏力，恶心呕吐，脘闷纳差，大便黏滞不爽或便秘，常有近期疮毒史，舌质红、苔黄腻，脉滑数。

（3）阴虚邪恋证。神倦乏力，头晕，手足心热，腰酸盗汗，或有反复乳蛾红赤，镜下血尿持续不消，水肿消退，尿色赤，大便干结，舌红、苔少，脉细数。

（4）气虚邪恋证。身倦乏力，面色萎黄少华，纳少便溏，自汗，易感冒，或见血尿持续不消，浮肿轻或无，舌淡红、苔白，脉缓弱。

（二）治疗方法

1. 辨证论治

（1）风水相搏证。

治法：疏风宣肺、利水消肿。

方药：风寒偏重用麻黄汤合五苓散加减；风热偏重用麻黄连翘赤小豆汤合越婢加术汤加减。药用：麻黄、桂枝、连翘、苦杏仁、茯苓、白术、车前子（包煎）、陈皮、生姜皮、甘草。或具有同类功效的中成药。

加减：咳嗽气喘者，加葶苈子、紫苏子、射干；咽喉肿痛者，加山豆根、玄参、桔梗；骨节酸痛者，加羌活、防己；发热、汗出、口干、苔薄黄者，加金银花、黄芩；血压升高者，去麻黄，加浮萍、钩藤（后下）、牛膝、夏枯草；血尿者，加小蓟、大蓟、茜草、仙鹤草。

（2）湿热内侵证。

治法：清热利湿、凉血止血。

方药：五味消毒饮合小蓟饮子加减。药用：金银花、野菊花、蒲公英、紫花地丁、生地黄、大蓟、小蓟、滑石（先煎）、淡竹叶、通草、蒲黄（包煎）、甘草。或具有同类功效的中成药。

加减：小便赤涩者，加白花蛇舌草、石韦、金钱草；口苦、口黏者，加苍术、黄柏、黄连；皮肤湿疹者，加苦参、白鲜皮、地肤子；便秘者，加生大黄（后下）。

（3）阴虚邪恋证。

治法：滋阴补肾、兼清余热。

方药：知柏地黄丸合二至丸加减。药用：知母、黄柏、熟地黄、山药、山萸肉、泽泻、牡丹皮、茯苓、墨旱莲、女贞子。或具有同类功效的中成药。

加减：血尿者，加仙鹤草、茜草；舌质暗红者，加三七、琥珀粉（冲服）；反复咽红或乳蛾肿大者，加玄参、山豆根、板蓝根。

（4）气虚邪恋证。

治法：健脾益气、兼化湿浊。

方药：参苓白术散加减。药用：党参、黄芪、茯苓、白术、白扁豆、陈皮、山药、砂仁（后下）、薏苡仁、甘草。或具有同类功效的中成药。

加减：血尿持续不消者，加三七、当归；舌质淡暗或有瘀点者，加丹参、桃仁、红花、泽兰；汗多者，加白芍、煅龙骨（先煎）、煅牡蛎（先煎）；纳少者，加焦山楂、焦神曲；便溏者，加苍术、炮姜。

2.其他中医特色疗法

参考国家中医药管理局中医药标准化专题项目中华中医药学会制定的《急性肾小球肾炎诊疗指南》（ZYYXH/T96—2008）[3]。以下中医医疗技术适用于所有证型。

（1）针刺主穴为水穴、水道、三焦俞、委中、阴陵泉。风水泛滥者，加肺俞、列缺、合谷；水湿浸渍者，加脾俞、足三里、三阴交；肾虚为主者，加灸肾俞、关元、足三里。

（2）耳针取穴肺、脾、肾、膀胱、三焦。毫针中等强度刺激，也可埋针或用王不留行贴压。

3.西药治疗

根据病情、风险程度，给予必要的西医治疗，可参考《诸福棠实用儿科学》[1]（江载芳、申昆玲、沈颖主编，第8版，人民卫生出版社2015年出版）、《儿科学》[2]（王卫平主编，第8版，人民卫生出版社2013年出版）急性肾小球肾炎的治疗。

4.护理调摄要点

（1）饮食调理：适宜食用清淡、易消化食物，少食多餐，不食用过咸、油腻食物；水肿甚者，限制水和盐的摄入，建议卧床休息，减少活动。

（2）加强疾病常识宣教，正确认识疾病，适寒温，及时增添衣物，预防感染。

（三）疗效评价

1.评价标准

参照《中药新药临床研究指导原则》[4]中药新药治疗肾炎的临床研究指导原则的疗效评价标准拟定。

（1）中医证候疗效标准。

①临床缓解：中医临床症状、体征消失或基本消失，证候积分减少≥95%。

②显效：中医临床症状、体征明显改善，70%≤证候积分减少<95%。

③有效：中医临床症状、体征均有好转，30%≤证候积分减少<70%。

④无效：中医临床症状、体征无明显改善，甚或加重，证候积分减少<30%。

（2）疾病综合疗效评价标准。

①治愈：急性肾小球肾炎的临床症状消失，合并症完全恢复，尿化验接近正常，即

尿蛋白≤ 0.2g/24h，尿红细胞≤ 3 个 /HP，肾功能正常。

②好转：急性肾炎的症状消失，即水肿消失，血压正常，合并症好转。尿常规红细胞 4 ~ 10 个 /HP，尿蛋白 0.3 ~ 1.0g/24h，偶有颗粒管型，肾功能正常。

③未愈：未达到好转标准。

④恶化：原有急性肾炎临床表现仍存在或加重。如仍有高血压，蛋白尿、红细胞尿依旧或加剧，肾功能恶化。

2. 评价方法

（1）急性肾小球肾炎中医证候积分表：

风水相搏证中医证候积分表

主症	计分标准				计分
	无（0分）	轻（2分）	中（4分）	重（6分）	
尿少	无	尿量略减少	尿量减少	尿量明显减少	
血尿	无	镜下血尿，尿红细胞＜ +	镜下血尿，尿红细胞 + ~ ++	肉眼血尿，尿红细胞≥ +++	
浮肿	无	仅出现眼睑浮肿	眼睑及颜面部浮肿	全身浮肿	
次症	无（0分）	有（2分）			
微恶风寒					
发热					
汗出					
喉核红肿疼痛					
口渴					
鼻塞					
咳嗽					
舌淡苔薄白或薄黄					
合计					

湿热内侵证中医证候积分表

主症	计分标准				计分
	无（0分）	轻（2分）	中（4分）	重（6分）	
尿少	无	尿量略减少	尿量减少	尿量明显减少	
血尿	无	镜下血尿，尿红细胞＜＋	镜下血尿，尿红细胞＋～＋＋	肉眼血尿，尿红细胞≥＋＋＋	
浮肿	无	仅出现眼睑浮肿	眼睑及颜面部浮肿	全身浮肿	
次症	无（0分）	有（2分）			
烦热口渴					
口苦口黏					
头身困重					
倦怠乏力					
恶心呕吐					
脘闷纳差					
大便黏滞不爽或便秘					
有近期疮毒史					
舌红苔黄腻					
合计					

阴虚邪恋证中医证候积分表

主症	计分标准				计分
	无（0分）	轻（2分）	中（4分）	重（6分）	
尿少	无	尿量略减少	尿量减少	尿量明显减少	
血尿	无	镜下血尿，尿红细胞＜＋	镜下血尿，尿红细胞＋～＋＋	肉眼血尿，尿红细胞≥＋＋＋	
浮肿	无	仅出现眼睑浮肿	眼睑及颜面部浮肿	全身浮肿	
次症	无（0分）	有（2分）			

续表

主症	计分标准				计分
	无（0分）	轻（2分）	中（4分）	重（6分）	
神疲乏力					
头晕					
手足心热					
腰酸					
盗汗					
反复乳蛾红赤					
大便干结					
舌红苔少					
合计					

气虚邪恋证中医证候积分表

主症	计分标准				计分
	无（0分）	轻（2分）	中（4分）	重（6分）	
尿少	无	尿量略减少	尿量减少	尿量明显减少	
血尿	无	镜下血尿，尿红细胞＜＋	镜下血尿，尿红细胞＋～＋＋	肉眼血尿，尿红细胞≥＋＋＋	
浮肿	无	仅出现眼睑浮肿	眼睑及颜面部浮肿	全身浮肿	
次症	无（0分）	有（2分）			
身倦乏力					
面色萎黄少华					
纳少					
便溏					
自汗					
易感冒					
舌淡红苔白					
合计					

（2）中医证候积分疗效评定标准。

证候积分率＝（治疗前证候积分－治疗后证候积分）／治疗前积分 ×100%。

（3）实验室检查指标。包括尿液分析、尿沉渣红细胞计数、24 小时尿蛋白、肾功能检测等。

（4）根据患者入院与出院当天病情，按照疗效标准进行疗效评价。

参考文献

［1］江载芳，申昆玲，沈颖 . 诸福棠实用儿科学［M］. 8 版 . 北京：人民卫生出版社，2013.

［2］王卫平 . 儿科学［M］. 8 版 . 北京：人民卫生出版社，2013.

［3］中华中医药学会 . 急性肾小球肾炎诊疗指南［J］. 中国中医药现代远程教育，2011，9（9）：128–129.

［4］郑筱萸 . 中药新药临床研究指导原则（试行）［M］. 北京：中国医药科技出版社，2002 ：156–162.

牵头分会：中华中医药学会儿科分会

牵头人：任献青（河南中医药大学第一附属医院）

主要完成人：任献青（河南中医药大学第一附属医院）

姜之炎（上海龙华医院）

彭　玉（贵阳中医学院第二附属医院）

张雪荣（湖北省中医院）

宋纯东（河南中医药大学第一附属医院）

【方案四】小儿尿血

中医儿科临床诊疗指南·小儿尿血

（一）范围

（1）本指南提出了小儿尿血的诊断、辨证、治疗、预防和调护建议。

（2）本指南适用于 18 周岁以下人群尿血的诊断和防治。

（3）本指南适合中医科、儿科、肾病科等相关临床医师使用。

（二）术语和定义

下列术语和定义适用于本指南。

小儿尿血（hematuria in children），又称溺血、溲血。凡小便中混有血液或伴血块夹杂而下者称为尿血。随出血量多少和尿液理化性质不同，小便可呈淡红色、鲜红色、茶叶水样、烟灰水样或伴有血块，亦可无颜色改变。本病属"血证"范畴，病位主要在肾和膀胱，也可涉及心、肺、脾等。

本病西医学称为血尿，是儿科临床常见的症状，通常分为镜下血尿和肉眼血尿，其中大部分来自泌尿系统疾患。西医学中所涉及的单纯性血尿、肾小球性血尿相关疾病、感染性非肾小球性血尿相关疾病，均可参考本指南进行诊断和辨证施治。

（三）诊断[1-6]

1. 临床表现

（1）小便中混有血液甚至血块，小便呈淡红色、鲜红色或茶褐色；若表现为镜下血尿，小便可无颜色改变；常反复发作，缠绵难愈，或伴小便频急，腰腹疼痛，浮肿等。

（2）肉眼血尿。当尿红细胞 $> 2.5 \times 10^9/L$（1 000mL 尿中含 0.5mL 血液）即可出现肉眼血尿，肉眼血尿的颜色与尿液的酸碱度有关，中性或弱碱性尿颜色鲜红或呈洗肉水样，酸性尿呈浓茶样或烟灰水样。

（3）镜下血尿。仅在显微镜下发现尿红细胞增多者称为镜下血尿。常用诊断标准有：① 1 周内有 3 次尿红细胞数目超出正常范围，即离心尿时 RBC $\geq$ 3 个 / 高倍视野（HPF）或 $\geq$ 8 000 个 /mL，非离心尿时 $\geq$ 1 个 /HPF；② Addis 计数：红细胞 $>$ 50 万 /12h。

2. 实验室检查

本指南将西医学的单纯性血尿、肾小球性血尿相关疾病及感染性非肾小球性血尿相关疾病纳入指南疾病范畴，涉及多个病种，故根据诊断的需要，将实验室检查分为必要检查项目和相关检查项目两部分。

（1）必要检查。尿常规，尿红细胞形态，血常规，肝肾功能，抗链球菌溶血素"O"，补体 C_3、C_4，自身抗体检查，泌尿系及左肾静脉彩超，24 小时尿蛋白定量和尿钙测定，尿钙 / 尿肌酐测定。

（2）相关检查。尿液细菌培养，凝血功能，肾小管功能，免疫功能，乙肝相关检查，结核杆菌检查，血沉。

其他：必要时至条件允许的医院进行肾脏病理活检、基因检测。

3. 需与小儿尿血鉴别的病种

（1）中医类证鉴别。与血淋、石淋、热淋相鉴别。

（2）西医鉴别诊断。本指南适用于单纯性血尿、急性肾小球肾炎、IgA 肾病、紫癜性肾炎、泌尿系感染等疾病，应与此类疾病范畴外有血尿表现的疾病相鉴别如卟啉尿、血红蛋白尿、肌红蛋白尿。

（四）辨证

1. 实证[2, 3, 6-8]

（1）风热犯肺证。尿血鲜红，伴发热，鼻塞，流黄涕，咳嗽，咯痰黄稠，咽喉疼痛，口渴喜饮，或尿少，眼睑或周身浮肿，大便稍干，舌质红，苔薄黄，脉浮数。

（2）心火亢盛证。尿血鲜红，小便短赤，有灼热感，心烦不寐，口舌生疮，面红口干，渴喜冷饮，甚者或有吐血衄血，大便干结，舌质红，舌尖起刺，苔黄，脉数有力。

（3）膀胱湿热证。尿血鲜红，小便频数短涩，尿道有灼热感，滴沥不爽，口渴而不欲饮，皮肤湿疹瘙痒，肢体困重，腰部酸痛，小腹胀满不适，大便黏腻，舌质红，苔黄腻，脉滑数。

（4）瘀血内阻证。持续血尿，反复不愈，尿血色紫暗成块，或鲜血、瘀块随小便而出，伴小腹刺痛拒按，可触及包块，或时有低热，面色晦暗，舌质紫黯或有瘀点瘀斑，苔薄，脉细涩或沉细。

2. 虚证[2, 3, 6-8]

（1）脾不统血证。久病尿血，颜色淡红，面色萎黄，神疲乏力，气短懒言，脘腹痞满，纳呆便溏，或兼齿衄、肌衄、便血，舌质淡，苔薄，脉细弱。

（2）肾气不固证。尿血迁延，小便频数，色淡红或清长，夜尿频多，神疲乏力，头晕耳鸣，腰膝酸软，畏寒怯冷，手足不温，便溏或五更泄，舌质淡，苔薄白，脉沉细无力。

（3）阴虚火旺证。尿血屡发，迁延不愈，色鲜红或淡红，头晕目眩，耳鸣心悸，咽干口渴，颧红潮热，盗汗，五心烦热，虚烦不寐，腰膝酸软，舌红，少苔，脉细数。

（五）治疗

1. 治疗原则

小儿尿血的治疗应遵循"急则治其标，缓则治其本"的原则，针对病因，结合证候之虚实而辨证论治。实证尿血当以祛邪为主，勿见血止血；虚证尿血则以扶正为主，见血勿忘止血。

治疗方法：实证在疏风清热、清心泻火、清热利湿、活血化瘀的基础上佐以凉血止血；虚证在健脾、益气、养阴的基础上，应分别配合凉血止血、摄血止血。

2. 分证论治

（1）实证。

①风热犯肺证：

治法：疏风清热，凉血止血。

方药：银翘散（《温病条辨》）合小蓟饮子（《济生方》）加减。（推荐级别：C）[9-11]

药用：金银花、连翘、桔梗、淡竹叶、荆芥炭、牛蒡子、淡豆豉、薄荷、小蓟、地黄、蒲黄（包煎）、滑石（包煎）、甘草。

加减：发热者，加石膏（先煎）、葛根；血尿明显者，加大蓟、仙鹤草；咳嗽者，加桑白皮、款冬花、黄芩；咽喉肿痛者，加山豆根、板蓝根、玄参。

②心火亢盛证：

治法：清心泻火，凉血止血。

方药：导赤散（《小儿药证直诀》）合小蓟饮子（《济生方》）加减。（推荐级别：D）[2, 3, 6-8] 药用：淡竹叶、栀子、滑石、地黄、小蓟、蒲黄（包煎）、藕节、牡丹皮、甘草。

加减：小便频数涩痛者，加蒲公英、车前子；不寐者，加莲子心、灯心草、酸枣仁；口舌糜烂者，加金银花、连翘、黄连；尿血量多者，加紫草、茜草、白茅根。

③膀胱湿热证：

治法：清热利湿，凉血止血。

方药：八正散（《太平惠民和剂局方》）合小蓟饮子（《济生方》）加减。（推荐级别：D）[11, 12] 药用：萹蓄、瞿麦、车前子、滑石（先煎）、大黄、栀子、灯心草、地黄、藕节、小蓟、甘草。

加减：尿血量多者，加地榆、蒲黄（先煎）；少腹胀痛者，加延胡索；腰部酸痛者，加牛膝、杜仲、续断。

④瘀血内阻证：

治法：活血化瘀，理气止血。

方药：血府逐瘀汤（《医林改错》）加减。（推荐级别：D）[2, 3, 6-8] 药用：桃仁、红花、赤芍、牛膝、当归、地黄、枳壳、川芎、桔梗、柴胡、甘草。

加减：尿血量多者，加茜草、侧柏叶、紫草；瘀血日久化热者，加黄连、栀子、牡丹皮；少腹癥积者，加丹参、莪术。

（2）虚证。

①脾不统血证：

治法：益气健脾，养血止血。

方药：归脾汤（《济生方》）加减。（推荐级别：D）[2, 3, 6, 7]药用：人参、黄芪、当归、茯苓、酸枣仁、远志、白术、木香、龙眼肉、生姜、大枣。

加减：纳少便溏者，加山药、薏苡仁、炒麦芽；尿血量多者，加煅龙牡（先煎）、阿胶（烊化）；血虚者，加熟地黄、当归、白芍。

②肾气不固证：

治法：补肾益气，固摄止血。

方药：无比山药丸（《太平惠民和剂局方》）加减。（推荐级别：D）[13]药用：熟地黄、山药、山茱萸、牛膝、肉苁蓉、菟丝子、杜仲、巴戟天、仙鹤草、蒲黄（包煎）。

加减：尿血量多者，加藕节、煅龙骨、煅牡蛎（先煎）、阿胶（烊化）；夜尿多者，加益智、桑螵蛸；若兼有畏寒怯冷、手足不温等肾阳虚表现，可加用金匮肾气丸。

③阴虚火旺证：

治法：滋阴降火，凉血止血。

方药：知柏地黄丸（《医方考》）合二至丸（《扶寿精方》）加减。（推荐级别：C）[14-16]药用：地黄、山药、山茱萸、茯苓、泽泻、牡丹皮、知母、黄柏、女贞子、墨旱莲、小蓟、白茅根。

加减：咽干者，加玄参、麦冬、桔梗；低热颧红、盗汗者，加地骨皮、黄芩、鳖甲（先煎）；腰膝酸软者，加续断、杜仲、牛膝。

3. 中成药

（1）血尿胶囊（棕榈子、菝葜、薏苡仁）。每粒0.35g。建议用法用量：成人每服5粒，1～3岁1粒、3+～6岁2粒、6+～12岁3粒、12+～18岁4粒，每日3次，<6岁倾出胶囊内药粉温开水化服。用于膀胱湿热证。（推荐级别：C）[17]

（2）黄葵胶囊（主要成分黄蜀葵花）。每粒0.5g。建议用法用量：成人每服5粒，1～3岁1粒、3+～6岁2粒、6+～12岁3粒、12+～18岁4粒，每日3次，<6岁倾出胶囊内药粉温开水化服。用于膀胱湿热证。（推荐级别：D）[18-19]

（3）百令胶囊（发酵冬虫夏草菌粉）。每粒0.2g。建议用法用量：成人每服5～15粒，1～3岁2粒、3+～6岁3粒、6+～12岁4粒、12+～18岁5粒，每日3次，<6岁倾出胶囊内药粉温开水化服。用于肾气不固证。（推荐级别：D）[20]

（4）昆仙胶囊（昆明山海棠、淫羊藿、枸杞子、菟丝子）。每粒0.3g。建议用法用量：成人每服2粒，3～6岁每服0.5粒、6+～12岁1粒、12+～18岁1.5粒，每日3次，<6岁倾出胶囊内药粉温开水化服。用于膀胱湿热证、肾气不固证。（推荐级别：D）[21]

（六）预防和调护

1. 预防

（1）多饮水，勤排尿，保持尿路清洁。

（2）加强锻炼，增强体质，预防乳蛾、疮疖等感染。

（3）积极治疗原发病，避免使用可能引起血尿的药物。

2. 调护

（1）清淡饮食，少食辛辣生冷以及鱼虾海鲜等食物。

（2）急性期应注意休息，避免剧烈运动。

（3）调畅情志，鼓励患儿树立战胜疾病的信心。

（4）有血尿家族史者，应注意随访观察，定期复查尿常规。

附 录 A

（资料性附录）

文献检索、评价及证据分级策略

A.1 临床证据的检索方法

以"小儿尿血""血尿""肾小球性血尿""紫癜性肾炎（血尿型）""IgA 肾病""急性肾小球肾炎""诊断""治疗""中医药""中西医结合"等作为检索词，检索中国期刊全文数据库（CNKI）、中文科技期刊数据库（维普）、万方数据库、中国优秀博硕士学位论文全文数据库等；检索年限从建库到 2016 年 2 月。以"hematuria in children""hematuria""Diagnosis""Chinese Medicine""Integrated Traditional and Western Medicine"等作为检索词，检索 MEDLINE、COCHRANE 图书馆、Clinical Trial、美国国立指南库（The National Guideline Clearinghouse，NGC）等，检索年限近 25 年内，选择中医及中西医结合治疗性文献作为评价对象。手工检索中西医儿科教材、诊疗指南、标准、规范、药品说明书、专利说明书以及相关专著。在形成专家指导组审核稿前，以"尿血""百令胶囊""昆仙胶囊""黄葵胶囊""金水清胶囊""蓝芩口服液""丹参片""喜炎平注射液"等作为检索词，补充检索至 2016 年 2 月的文献，选择中医及中西医结合治疗、预防类文献作为评价对象。根据以上检索策略，项目工作组在文献检索阶段共搜集到与本病相关的文献 885 篇。

A.2 文献评价方法

A.2.1 随机临床试验的评价

结合 COCHRANE 偏倚风险评价工具评价，选出采用改良 Jadad 量表评分 ≥ 3 分的文献作为指南的证据。

A.2.2 非随机临床试验的评价

采用 MINORS 条目评分。评价指标共 12 条，每一条分为 0 ~ 2 分。前 8 条针对无对照组的研究，最高分为 16 分；后 4 条与前 8 条一起针对有对照组的研究，最高分共 24 分。0 分表示未报道，1 分表示报道了但信息不充分，2 分表示报道了且提供了充分的信息。选择总分 ≥ 13 分的文献作为治疗性建议证据。

很多文献标题是随机对照，然内容实质是非随机对照，如按就诊顺序分组等。此类应归入非随机试验。如果存在明显质量问题，如分类统计样本例数与该组总样本例数不符、理论分析低劣、作者非临床医生的治疗报道等，应直接排除，不用量表评估。

A.2.3 Meta 分析的评价

采用 AMSTAR 量表进行文献质量评价。每个条目评价结果可以分为"是""否""不清楚"或"未提及"三种，并给予计分，如"是"为 1 分，"否""不清楚"或"未提及"为 0 分，共 11 分。AMSTAR 量表得分 0 ~ 4 分为低质量，5 ~ 8 分为中等质量，9 ~ 11 分为高质量。选择 5 分以上文献为证据。

注：对所检索到的每篇临床文献均按以上 3 种方法分别做出文献评价。

A.3 证据评价分级和文献推荐级别

符合前述质量要求的临床研究，可成为指南的证据，大样本的随机对照试验成果成为高等级推荐的证据，小样本的随机对照试验以及非随机对照试验的成果成为次级或低强度推荐的证据。此外，也可依据文献研究的成果经专家共识法形成推荐建议。

文献依据分级及推荐级别表

中医文献依据分级	推荐级别
Ⅰ.大样本，随机研究，结果清晰，假阳性或假阴性的错误很低	A.至少有 2 项 Ⅰ级研究结果支持
Ⅱ.小样本，随机研究，结果不确定，假阳性和 / 或假阴性的错误较高	B.仅有 1 项 Ⅰ级研究结果支持
Ⅲ.非随机，同期对照研究和基于古代文献的专家共识	C.仅有 Ⅱ级研究结果支持

续表

中医文献依据分级	推荐级别
Ⅳ. 非随机，历史对照和当代专家共识	D. 至少有 1 项Ⅲ级研究结果支持
Ⅴ. 病例报道，非对照研究和专家意见	E. 仅有Ⅳ级或Ⅴ级研究结果支持

注：文献依据分级标准的有关说明。

（1）中医临床诊疗指南制修订的文献分级方法按《中医临床诊疗指南编制通则》（ZYYXH/T473—2015）"证据分级及推荐强度参考依据"中的"汪受传，虞舜，赵霞，戴启刚，陈争光，徐珊. 循证性中医临床诊疗指南研究的现状与策略［J］. 中华中医药杂志，2012，27（11）：2759–2763."提出的"中医文献依据分级标准"实施。

（2）推荐级别（或推荐强度）分为 A、B、C、D、E 五级。强度以 A 级为最高，并依次递减。

（3）该标准的"研究课题分级"中，大样本、小样本定义为：

①大样本：≥ 100 例的高质量的单篇随机对照试验报道或系统综述报告。

②小样本：< 100 例的高质量的单篇随机对照试验报道或系统综述报告。

（4）Ⅲ级中"基于古代文献的专家共识"是指古代医籍记载、历代沿用至今、当代专家意见达成共识者。Ⅳ级中"当代专家共识"是指当代专家调查意见达成共识者。Ⅴ级中的"专家意见"仅指个别专家意见。

参考文献

［1］薛辛东. 普通高等教育"十一五"国家级规划教材·儿科学［M］. 2 版. 北京：人民卫生出版社，2012：353–356.

［2］汪受传，俞景茂. 全国高等中医药院校研究生规划教材·中医儿科临床研究［M］. 北京：人民卫生出版社，2009：339–353.

［3］汪受传. 中医药学高级丛书·中医儿科学［M］. 2 版. 北京：人民卫生出版社，2011：358–360.

［4］戴京璋. 实用中医肾脏病学［M］. 北京：人民卫生出版社，2002：60.

［5］易著文. 儿童血尿的诊断思路［J］. 中国实用儿科杂志，2014，29（4）：252–255.

［6］小儿尿血诊疗指南制订项目工作组. 中医儿科临床诊疗指南·小儿尿血（制订）文献研究工作总结报告［R］. 郑州：河南中医药大学第一附属医院儿科，2015.

［7］都修波. 丁樱教授小儿肾性血尿证治经验［J］. 中国中医药现代远程教育，2013，11（7）：80–81.

［8］虞坚尔.中西医结合儿科学［M］.北京：人民卫生出版社，2012：156-158.

［9］韩玉昆，郭鹏丽，王卫东.银翘汤加减治疗紫癜性肾炎65例［J］.光明中医，2014，29（1）：68-69.（证据分级：Ⅲ；MINORS条目评价：14分）

［10］贺余，陈文兵.小蓟饮子汤联合丹参注射液治疗肾炎血尿随机平行对照研究［J］.实用中医内科杂志，2013，27（2）：77-78.（证据分级：Ⅱ；改良Jadad量表评分：3分）

［11］王群元，杨春燕，郭树锋，等.中西结合治疗单纯性血尿临床观察［J］.中国实用医药，2015，10（7）：197-198.（证据分级：Ⅲ；改良Jadad量表评分：3分）

［12］杨建华，袁逾喆.中西医结合治疗急性肾小球肾炎50例疗效观察［J］.医药论坛杂志，2015，36（2）：154-155.（证据分级：Ⅲ；MINORS条目评价：14分）

［13］张英强，龚巧巧.加用无比山药丸治疗肾性血尿的临床观察［D］.成都：成都中医药大学，2014.（证据分级：Ⅲ；MINORS条目评价：13分）

［14］韩志敏，常克，陈佳.新知柏地黄汤治疗小儿阴虚火旺型肾性血尿32例［J］.河北中医，2011，33（12）：1808-1809.（证据分级：Ⅲ；MINORS条目评价：13分）

［15］赵红，丁英钧，赵玉庸.中西医结合治疗隐匿性肾炎血尿型45例疗效观察［J］.新中医，2004，36（10）：53-54.（证据分级：Ⅱ；改良Jadad量表评分：3分）

［16］孙亚南.二至丸加味方治疗肾性血尿的临床观察［J］.山西中医，2005，21（2）：18-19.（证据分级：Ⅱ；改良Jadad量表评分：3分）

［17］胡保华.益气补肾凉血化瘀法治疗小儿肾性血尿的临床观察［D］.吉林：黑龙江中医药大学，2014.（证据分级：Ⅲ；改良Jadad量表评分：3分）

［18］赵庆伟.黄葵胶囊治疗小儿紫癜性肾炎的疗效观察［J］.中国医药指南，2016，13（14）：185-186.（证据分级：Ⅲ；改良Jadad量表评分：3分）

［19］章宸一瑜.凉血化瘀祛湿方治疗儿童过敏性紫癜性肾炎临床Ⅲ型（瘀热夹湿证）临床研究［D］.江苏：南京中医药大学，2015.（证据分级：Ⅲ；改良Jadad量表评分：3分）

［20］厉洪江，刘翠华，田明，等.百令胶囊辅助治疗过敏性紫癜肾炎患儿的临床观察［J］.2016，27（32）：4546-4548.（证据分级：Ⅲ；MINORS条目评价：13分）

［21］何婷婷.中医辨证加昆仙胶囊治疗过敏性紫癜性肾炎（阴虚火旺型）临床观察［D］.吉林：黑龙江中医药大学，2011.（证据分级：Ⅲ；MINORS条目评价：14分）

【方案五】五迟五软（脑瘫）

五迟、五软、五硬（脑性瘫痪）

马丙祥

脑性瘫痪（cerebral palsy，CP）简称脑瘫，是由于胎儿至婴幼期发育中不成熟大脑发育缺陷或非进行性脑损伤引起的持久性（并非一成不变）运动功能障碍和姿势异常。常伴随感知觉、语言、行为、癫痫及其他肌肉骨骼病变。根据其临床表现，中医归属于五迟、五软、五硬的范畴。

五迟：指立迟、行迟、齿迟、发迟、语迟，泛指各种运动发育迟缓。

五软：指头项软、口软、手软、足软、肌肉软，泛指肢体软弱无力。

五硬：指手硬、足硬、肌肉硬、头项硬、关节硬，泛指肢体紧张，活动不灵活。

（一）疾病诊断

1. 中医诊断标准

参照中华中医药学会《中医儿科常见病诊疗指南》（ZYYXH/T247-286—2012）。

（1）孕期调护失宜、药物损害、产伤、窒息、早产，以及喂养不当史，或有家族史，父母为近亲结婚者。

（2）小儿2～3岁还不能站立、行走为立迟；初生无发或少发，随年龄增长，仍稀疏难长为发迟；12个月时尚未出牙以及此后牙齿萌出过慢为齿迟；1～2岁还不会说话为语迟。

（3）小儿半岁前后头项软弱下垂为头项软；吸吮、咀嚼无力，时流清涎为口软；手臂不能抓握上举，为手软；2岁以后还不能站立、行走为足软；皮肉松弛无力为肌肉软。

（4）五迟、五软不一定悉具，但见一二症者可分别做出诊断。临床还应根据小儿生长发育规律，早期发现五迟五软的变化，不应等待生长发育迟缓症状显著后才做确诊和治疗。

2. 西医诊断标准

参照《中华实用儿科临床杂志》2014年第19期《脑性瘫痪的定义、诊断标准及临床分型》。必备条件：

（1）中枢性运动功能障碍。抬头、翻身、坐、爬、站和走等大运动功能和手功能障碍，或显著发育落后。功能障碍是持久性、非进行性，但并非一成不变，轻症可慢慢好转，重症可慢慢加重，最后可致关节挛缩畸形。

（2）姿势异常及运动模式异常。包括动态和静态，以及俯卧位、仰卧位、坐位和立位时的姿势异常，应根据不同年龄段的姿势发育而判断。脑瘫患儿的卧位、坐位和立位的姿势都有不同程度的异常；运动时出现运动模式异常。

（3）肌力、肌张力改变和关节活动度异常。大多数脑瘫患儿的肌力是降低的；痉挛型脑瘫肌张力增高、不随意运动型脑瘫肌张力变化（在兴奋或运动时增高，安静时减低）；可通过检查腱反射、静止性肌张力、姿势性肌张力和运动性肌张力来判断。主要检查肌肉硬度、手掌屈角、双下肢股角、肢体运动幅度、关节伸展度、足背屈角、围巾征和跟耳试验等。

（4）反射异常。主要表现有原始反射（握持反射）延缓消失和保护性反射（降落伞反射）减弱或不出现，可有 TLR、TNR、STNR、Babinski 征、Hoffman 征、踝髌阵挛等病理反射阳性。

参考条件：

（1）在婴幼儿脑发育早期（不成熟期）发生，有引起脑瘫的病因学依据。

（2）可有头颅影像学佐证。

（3）排外遗传代谢病、进行性和变性疾病。

（4）排外发育落后、全面性发育落后和发育协调障碍等。

（二）症候诊断

1. 肝肾亏损型

主证：发育迟缓，翻身、坐起、爬行、站立、行走、生齿均落后于正常同龄小儿，伴反应迟钝，肢体僵硬，筋脉拘挛，屈伸不利，或伴筋骨萎弱，头项萎软，头颅方大，囟门迟闭，目无神采，或伴易惊，夜卧不安，盗汗，舌质淡，舌苔少，脉沉细无力，指纹淡红。

2. 脾肾虚弱型

主证：发育迟缓，运动落后，出牙延迟，囟门迟闭，肢体萎软，肌肉松弛，头项低垂，头颅方大，甚者鸡胸龟背，肋骨串珠，多卧少动，言语低微，神疲倦怠，面色不华，纳呆食少，便溏，小便清长，舌淡红，苔薄白，脉沉细无力，指纹色淡。

3. 心脾两虚型

主证：发育迟缓，四肢萎软，肌肉松弛，咀嚼无力，语言迟滞，智力低下，发稀萎黄，或伴精神呆滞，吐舌，口角流涎，或伴神疲体倦，面色不华，食少纳差，大便秘结，舌淡胖，苔少，脉细缓或细弱，指纹淡红。

4. 痰瘀阻滞型

主证：发育迟缓，肢体不遂，筋脉拘挛，屈伸不利，言语不利，耳窍不聪，反应迟钝，或伴吞咽困难，喉间痰鸣，口角流涎，或伴癫痫发作，舌胖有瘀斑瘀点，苔厚腻，脉沉涩或脉沉滑，指纹暗滞。

5. 脾虚肝亢型

主证：发育迟缓，伴手足震颤，肢体扭转，表情怪异，或四肢抽动，时作时止，或伴吞咽困难，言语不利，口角流涎，或伴面色萎黄，神疲乏力，不思饮食，大便稀溏，舌淡，苔白，脉沉弱或弦细，指纹淡红。

（三）治疗方法

1. 辨证论治

（1）肝肾亏损型。

治法：补肾填髓，养肝强筋。

方药：六味地黄丸加味。药用：熟地黄、山茱萸、茯苓、泽泻、牡丹皮、山药。

加减：齿迟者，加紫河车、何首乌、龙骨、牡蛎；翻身迟、立迟、行迟者，加牛膝、杜仲、桑寄生；肢体拘挛难伸者，加伸筋草、木瓜、鸡血藤；头项萎软者，加锁阳、枸杞子、菟丝子、巴戟天；易惊、夜卧不安者，加丹参、远志；头颅方大、筋骨萎软者，加珍珠母、龙骨。

院内颗粒剂：三甲颗粒、芍甘颗粒、活血颗粒。

中成药：六味地黄丸、杞菊地黄丸。

（2）脾肾虚弱型。

治法：健脾益气，补肾填精。

方药：补天大造丸加减。药用：黄芪、人参、白术、茯苓、紫河车、鹿角、枸杞子、当归、熟地黄、龟板等。

加减：肢体萎软者加杜仲、牛膝、桑寄生；便溏者加肉豆蔻、补骨脂。

院内颗粒剂：白术颗粒、起痿颗粒，加杜仲、桑寄生、菟丝子单味中药颗粒。

中成药：龙牡壮骨冲剂、参苓白术散。

（3）心脾两虚型。

治法：健脾养心，补益气血。

方药：归脾汤加减。药用：黄芪、人参、白术、当归、远志、茯苓、木香、酸枣仁、龙眼肉、炙甘草。

加减：语迟，听力障碍者，加石菖蒲、郁金；发迟者，加何首乌、肉苁蓉；四肢萎软者，加桂枝；口角流涎者，加益智仁；气虚阳衰者，加肉桂、附子；脉弱无力者，加五味子、麦冬。

院内颗粒剂：白术，加石菖蒲、远志、龙眼肉、当归、酸枣仁单味中药颗粒。

中成药：归脾丸。

（4）痰瘀阻滞型。

治法：化痰开窍，活血通络。

方药：通窍活血汤合二陈汤加减。药用：半夏、陈皮、茯苓、远志、菖蒲、川芎、桃仁、红花、赤芍、郁金、丹参、麝香（冲服）等。

加减：痰火内扰，四肢抽搐者，加黄连、龙胆草、羚羊角粉；大便干结者，加生大黄；肢体拘挛难伸者，加伸筋草、木瓜、鸡血藤。

院内颗粒剂：活血颗粒、二陈颗粒。

中成药：当归注射液、香丹注射液、丹参注射液。

（5）脾虚肝亢型。

治法：健脾益气，柔肝息风。

方药：异功散加味。药用：人参、白术、茯苓、甘草、陈皮、白芍、钩藤、天麻、鸡血藤。

加减：手足震颤、四肢抽动者，加全蝎、地龙、僵蚕；肢体扭转者，加伸筋草、木瓜、当归；面色不华、纳呆食少者，加焦神曲、焦山楂、砂仁；言语不清者，加石菖蒲、远志。

院内颗粒剂：白术颗粒、定风颗粒、芍甘颗粒。

2. 中医特色疗法

（1）推拿按摩。

①适宜技术——疏通矫正手法：疏通矫正手法包括循经推按、穴位点压、异常部位肌肉按摩、姿势矫正。

Ⅰ. 循经推按：在经络循行部位或肌肉走行方向，使用推法和按法的复合手法，以推为主，根据部位不同可选指推法、掌推法。可以疏通全身的经络，加速全身的血液循环，从而改善皮肤、肌肉的营养，能防止肌肉萎缩，促进运动，强筋壮骨，缓解肌肉痉挛，促进肢体活动。

Ⅱ.穴位点压。对全身各处重要穴位，使用点揉、按压复合手法，对腧穴有较强的刺激，具有开通闭塞、活血止痛、调整脏腑功能的作用。

Ⅲ.异常部位肌肉按摩。对患儿异常部位肌肉采用揉、按、㨰等手法，对肌张力高的部位，用柔缓手法，可缓解痉挛，降低肌张力；对肌张力低下部位，用重着手法，以提高肌张力。

Ⅳ.姿势矫正。采用扳法、摇法、拔伸法等手法，促进脑瘫患儿肢体、关节活动，对异常的姿势进行矫正，具有滑利关节、增强关节活动、舒筋通络等作用。

②推拿按摩的基本治疗原则：推拿按摩的手法要求持久、有力、均匀、柔和、渗透。

Ⅰ.以柔克刚。对于痉挛严重者，手法宜柔缓。

Ⅱ.以刚克柔。对于软弱无力者，手法宜重着。

Ⅲ.痉挛型。降低肌张力、缓解肌肉痉挛为主。

Ⅳ.不随意运动型。缓解紧张、降低兴奋性、提高肌张力。

③推拿按摩的时间及疗程：手法治疗每日 1 ~ 2 次，每次 15 ~ 45 分钟。时间长短根据年龄、体质情况而定。每周治疗 6 天，1 个月为 1 个疗程。

④具体操作方法及步骤：

Ⅰ.头颈部。

A.循经按摩：

a.颈部刺激线。

［部位］在颈后枕骨下缘起始，沿左右两侧斜方肌外缘直下至肩部。

［手法］用双手拇指两侧同时向下直推 100 次。

b.颈后刺激线。

［部位］从颈后枕骨下缘正中，沿颈椎棘突之直线，直到胸椎。

［手法］用拇指向下直推 100 次。

B.异常肌肉按摩：

a.头向后仰。

［部位］颈后部肌肉，从枕骨下直到胸椎。

［手法］用揉法，每次揉按 100 次。

C.穴位点压：

a.百会。

［部位］在头顶正中线与两耳尖连线的交点处取之。

［手法］点揉 1 分钟。

b. 风池。

［部位］在枕骨粗隆直下凹陷处与乳突之间，于斜方肌和胸锁乳突肌之间取穴。

［手法］点揉 1 分钟。

D. 姿势矫正：

a. 屈颈法。

［体位］患儿取坐位，坐于治疗师怀中。

［手法］医师以双手掌放于患儿头后部，逐渐用力前压，最大限度屈颈，保持 3 分钟。

［注意事项］屈颈程度根据患儿头后仰轻重，逐渐用力，切忌猛力按压。

Ⅱ. 躯干部。

A. 循经推拿：

a. 督脉刺激线。

［部位］脊柱正中，自胸椎至腰骶椎脊椎棘突线。

［手法］以拇指或中、食二指，自上向下直推 100 次。

b. 腰背刺激线。

［部位］脊柱两侧，相当于足太阳经在腰背部的走行部位。

［手法］以两手拇指或食、中二指，自上向下直推 100 次。

B. 异常肌肉按摩：

a. 腰部无力。

［部位］从腰椎到骶椎两侧的腰部肌肉。

［手法］以擦、揉手法为主，配合叩击，时间 3 分钟。

C. 穴位点压：

a. 夹脊穴。

［部位］自第 1 胸椎至腰骶椎的每一脊椎棘突下旁开 0.5 寸为夹脊穴。

［手法］自上而下点揉 3 分钟。

D. 姿势矫正：

a. 躯干旋转法。

［体位］患儿取侧卧位。

［手法］治疗师坐于患儿后侧，左手放在患儿上侧肩关节部，右手放在患儿上侧骨盆处，左手向内用力，右手向外用力推，使患儿躯干得到最大限度回旋，并保持 3 分钟。然后换另一侧，使用同样手法。

［注意事项］以整个手掌固定肩关节，用力均匀、缓慢，逐渐加大回旋幅度，循序

渐进。

Ⅲ.上肢。

A.循经推拿：

a.桡侧刺激线。

［部位］自曲池穴起，沿桡骨外后侧直下至桡侧腕部。

［手法］沿刺激线自上而下直推 100 次。

b.尺侧刺激线。

［部位］自肱骨内上髁之后凹陷处起始，沿尺骨前内侧下至腕部尺侧。

［手法］沿刺激线从上而下直推 100 次。

B.异常肌肉按摩：

a.上肢屈曲内旋。

［部位］上肢内侧肌肉。

［手法］揉按 100 次。

b.手紧握拳、拇指内收。

［部位］大鱼际肌。

［手法］揉按 100 次。

C.穴位点压：

a. 曲池。

［部位］肘横纹外侧尽头，肱骨外上髁前侧。

［手法］点揉 1 分钟。

b.合谷。

［部位］第 2 掌骨中点，第 1 骨间背侧肌隆起处。

［手法］点揉 1 分钟。

D.姿势矫正：

a.上肢旋转法。

［体位］患儿取坐位或仰卧位。

［手法］治疗师坐于患儿一侧，一只手抓住患儿手掌，另一只手抓住肘关节处，缓慢用力拉伸的同时向外旋转，维持 3 分钟。然后换另一侧上肢。

Ⅳ.下肢。

A.循经按摩：

a.胫腓刺激线。

［部位］在胫骨与腓骨之间，上起阳陵泉，下至解溪穴。

［手法］自上而下，沿刺激线直推 100 次。

b. 胫内刺激线。

［部位］胫骨内侧后缘，上起阴陵泉，下至跟腱内侧。

［手法］自上而下，沿刺激线直推 100 次。

B. 异常肌肉按摩：

a. 下肢内收。

［部位］大腿内侧肌群。

［手法］自上而下按揉 100 次。

b. 尖足。

［部位］小腿后部。

［手法］揉按 100 次。

C. 穴位点压：

a. 委中。

［部位］在腘窝横纹中点处取穴。

［手法］点揉 1 分钟。

b. 承山。

［部位］在腓肠肌肌腹下陷中，用力伸出时出现人字纹处。

［手法］点揉 1 分钟。

c. 足三里。

［部位］在外膝眼下 3 寸，距胫骨前缘外侧一横指处取穴。

［手法］点揉 1 分钟。

D. 姿势矫正：

a. 分髋法。

［体位］患儿取仰卧位。

［手法］患儿两下肢伸直，治疗师双手固定患儿膝关节部，逐渐用力向外分髋，使股角最大化，保持 3 分钟。

［注意事项］痉挛严重者，局部肌肉按摩后再行分髋，分髋时用力宜轻柔，抵抗严重时，切忌强行分按。

b. 压膝整足法。

［体位］令患儿仰卧位，下肢伸直。

［手法］治疗师一手按压膝部向下，尽力使下肢伸直，另一手握住足底，尽力使足最大限度背屈，持续 3 分钟。

［注意事项］下肢保持伸直位，膝关节屈曲严重者，按压不可过猛。

（2）针灸疗法。

①头皮针灸：

Ⅰ.头皮针灸的作用。具有疏通经络、运行气血、调节阴阳的作用，能增加脑部的血流量，改善脑部的血循环，促进脑细胞的代谢，使患儿肢体肌张力和关节功能得以改善或恢复。同时还可提高脑瘫患儿的智力，促进患儿语言、听力发育。

Ⅱ.头皮针灸的穴位配伍原则。采用焦氏头针分区定位及治疗方法。

主穴：运动区、感觉区、双侧足运感区、运动前区、附加运动区。

配穴：智力低下加智三针、四神针，语言障碍加语言Ⅰ区、Ⅱ区、Ⅲ区、说话点；听力障碍加晕听区、耳前三穴；视觉障碍加视区、眼周穴位；精神行为障碍加情感控制区；平衡协调功能差加平衡区或脑三针；精细动作差加手指加强区；伴癫痫者加顶中线、制癫区；肌张力不全、舞蹈样动作、震颤明显者加舞蹈震颤控制区；表情淡漠、注意力不集中者加额五针、定神针。

Ⅲ.头皮针灸的针刺方法与疗程。选用 0.35mm×25mm 毫针，针体与头皮成 15° ～ 30° 角快速进针，刺入帽状腱膜下，快速捻转 3～5 次，留针 30～60 分钟，15～20 分钟行针 1 次，每日 1 次，30 次为 1 个疗程。

②体针：

Ⅰ.体针的作用。用毫针刺激躯干以及四肢的穴位，通过针感的传导以达到疏通经络、运行气血、改善肢体功能的目的。

Ⅱ.取穴原则。基本原则是循经取穴，包括近部取穴、远部取穴、随证取穴。近部取穴是指在病变的局部和邻近的部位选取腧穴；远部取穴：远部取穴是指在距离病变较远的部位选取腧穴；随证取穴：又称辨证取穴，是指针对某些全身症状或疾病的病因病机而选取腧穴。

Ⅲ.针刺方法与疗程。选用 0.35mm×25mm 毫针，快速进针，留针 30～60 分钟，15～20 分钟行针 1 次，每日 1 次，30 次为 1 个疗程。

③中医辨证分型的针灸治疗：

Ⅰ.肝肾亏损型。

处方：

体针：肝俞、肾俞、足三里、三阴交。

配穴：上肢瘫者加曲池、手三里、外关、合谷；下肢瘫者加环跳、阳陵泉、委中、太冲。

Ⅱ.脾肾虚弱型。

处方：

体针：足三里、三阴交、脾俞、肾俞、血海。

配穴：咀嚼无力者加颊车、地仓；流涎不禁者加颊车、地仓；腰软无力者加腰部夹脊穴；肢体萎软肌肉松弛者加曲池、外关、合谷、伏兔、足三里。

Ⅲ.心脾两虚型。

处方：

体针：心俞、脾俞、神门、大陵、哑门、通里、廉泉。

配穴：四肢无力者加曲池、足三里；咀嚼无力、口角流涎者加颊车、地仓。

Ⅳ.痰瘀阻滞型。

处方：

体针：膈俞、脾俞、血海、丰隆。

配穴：口角流涎者加地仓、颊车；吞咽困难者加廉泉、天突；意识不清、言语不利者加劳宫、涌泉、通里、廉泉。

Ⅴ.脾虚肝亢型。

处方：

体针：足三里、脾俞、胃俞、肝俞、太冲。

配穴：握拳不展，腕指屈曲者加阳谷、阳溪、阳池、八邪；尖足者加解溪、足下垂点。

④合并症的针灸治疗：

Ⅰ.伴随智力障碍。

头皮针灸：百会、四神聪、智三针、定神针、脑三针、四神针。

体针：神门、内关。

Ⅱ.伴随语言障碍。

头皮针灸：语言Ⅰ、Ⅱ、Ⅲ区。

体针：廉泉、通里、舌三针。

配穴：流涎加地仓、颊车、下关。

Ⅲ.伴随视力障碍。

头皮针灸：视区。

体针：攒竹、丝竹空、太阳。

Ⅳ.伴随听力障碍。

头皮针灸：晕听区。

体针：听宫、听会、耳门、翳风。

⑤穴位注射疗法：

穴位注射法是一种针刺和药物相结合来治疗疾病的方法，可根据所患疾病，按照穴位的治疗作用和药物的药理性能，选择相适应的腧穴和药物，发挥其综合效应，达到治疗疾病的目的。

Ⅰ.针具消毒的注射器和针头。

Ⅱ.穴位选择。选穴原则同针刺法，但作为本法的特点，常结合经络、临床症状以选择相应的穴位。

Ⅲ.注射剂量。应根据药物说明书规定能够的剂量，不能过量。可用原药剂量的 1/5 到 1/2。一般以穴位来分，头面部可注射 0.3～0.5mL，四肢可注射 1～2mL，腰臀部可注射 2mL。

Ⅳ.注射方法。使患儿家长采用舒适体位，尽量固定好患儿，选择适宜的消毒注射器和针头，抽取适量的药液，在穴位消毒后，右手持注射器对准穴位或局部反应点，快速刺入皮下，然后缓慢推入，达到一定深度后产生的气感，如无回血，便可将药物注入。年纪稍长患儿可用较强刺激，推液可快；婴幼儿宜用较轻刺激，推液可慢；一般情况则用中等刺激，推液也用中等速度。如所用药液较多时，可由深至浅，边推液边退针，或将注射器向几个方向注射药液。

Ⅴ.疗程。患者每日 1 次或隔日 1 次，10 次到 15 次为 1 个疗程。每个疗程休息 1~2 周。

Ⅵ.适应范围。穴位注射法的适应范围很广，凡是针灸的适应证大部分都可以采用本法治疗。针对本学科的特殊情况，其主要用于改善脑瘫患儿的运动、智力、语言发育迟滞等。

Ⅶ.临床常用药。有营养脑细胞的药物，如脑蛋白水解物、脑活素等；营养神经肌肉药物，如神经节苷脂、力素、维生素如维生素 B_1 等；醒脑开窍类药物，如丹参、麝香等。

Ⅷ.取穴。

a.头部取穴：其主要作用是改善患儿的运动，智力，语言发育落后。主要选穴：百会、四神聪、智三针、运动区、语言Ⅰ区、语言Ⅱ区、语言Ⅲ区、晕听区、脑三针、耳门、听宫、听会。

b.颈部取穴：其主要作用是治疗颈部萎软无力，竖头不稳。主要选穴：颈部夹脊穴。

c.腰部取穴：其主要作用是增强腰部肌肉力量，支持患儿坐位运动发育。主要选穴：腰部夹脊穴、肾俞。

d.上肢取穴：其主要作用是改善上肢的运动功能，纠正上肢的异常姿势，促进上肢精细动作的发育。主要选穴：肩髃、曲池、外关、手三里、合谷。

e.下肢的穴位注射：其主要作用是改善下肢的运动功能，纠正异常姿势。下肢萎软无力，抬腿困难取伏兔、血海、梁丘、足三里、绝骨等。下肢外展、外旋取箕门、血海、三阴交；足外翻取穴三阴交、太溪；足内翻取穴申脉、悬钟。

⑥俞募穴速刺法：俞募穴速刺法通过对五脏六腑的俞募穴进行快速针刺，并快速捻转补泻，以激发脏腑经脉之气，调节五脏六腑的功能，促进大脑发育，改善患儿体质，增强患儿的免疫力、抗病能力，降低常见病的发病率。同时为患儿能够进行长期系统的康复治疗提供保障，有利于提高疗效。

Ⅰ.取穴。巨阙、膻中、中脘、章门、天枢、关元、肺俞、心俞、肝俞、脾俞、胃俞、肾俞。

Ⅱ.操作方法。选定穴位，快速进针，快速捻转施以补泻、平补平泻法，后快速出针。针刺后的疗效取决于准确的定位、刺激量、刺激强度及刺激手法。针刺背腰部时有"腹如井，背如饼"之说，进针时注意针刺的方向。胸背多平刺斜刺，腹腰部多斜刺、直刺。

Ⅲ.适应证。适用于各种类型的脑瘫患儿，脑炎后遗症、精神发育迟滞、智力障碍、语言障碍、听力障碍、小儿消化道、呼吸道疾病及体质虚弱的患儿。

Ⅳ.禁忌证。发热、皮肤感染、有出血倾向、恶性肿瘤及心肾功能衰竭者。

Ⅴ.注意事项。

a.不宜空腹、饱腹状态下针刺。

b.感冒、发热或其他感染情况下不宜进行针刺。

c.针刺后适当休息，给患儿喂水。

（3）中药洗浴。利用洗浴时的温热和药物双重效应，以及肌梭传导受温度影响的特性，起到疏通经络、缓解痉挛的作用。适用于筋脉拘急、肢体强直、关节活动不利的脑瘫患儿。

①药物：伸筋草30g，鸡血藤30g，当归20g，杜仲20g，白芍30g，透骨草30g，川牛膝30g，木瓜30g，桃仁15g，红花10g。

②方法：药物水煎煮后，先用药液之热气熏蒸，待水温降至30～40℃时，进行洗浴，每天1～2次，每次30～45分钟，1个月为1个疗程。

（4）中医适宜技术。

①"疏通矫正"手法治疗小儿脑瘫。功能：疏通筋脉，活利气血。主治：小儿脑瘫。

②"抑强扶弱"手法治疗痉挛性脑瘫、尖足：对患儿肌张力高的小腿三头肌肌群，用柔缓手法，缓解痉挛并降低肌张力；对其相对应的胫骨前肌等拮抗肌，用重着手法，以提高肌张力，并通过交互抑制缓解并对抗痉挛。

③头、体针结合治疗小儿脑瘫：具有疏通经络、运行气血、调节阴阳作用，主治小儿脑瘫伴听力障碍、视力障碍、语言障碍、智力障碍。

④水针疗法治疗小儿脑瘫、腰肌无力。补益脾肾、强筋壮骨。

（5）中医诊疗设备。

①中医诊疗设备——经络导平治疗仪：经络导平治疗是根据中医的经络和阴阳学说，结合现代生物电子运动平衡理论，代替针灸、推拿等机械能刺激人体经穴，使用数千伏高电压的脉冲电流，直接对机体中运行的生物电进行激励导活，从而达到通调经脉、平衡阴阳、治愈疾病的目的。每天1~2次，每次15~30分钟，1个为1个疗程。

②中医诊疗设备——电针仪：具有疏通经络、运行气血、调节阴阳作用，选用0.35mm×25mm毫针，快速进针至穴位，与电针仪相连，开通电针仪，留针15~30分钟，每日1次，30次为1个疗程。

③中医诊疗设备——中药熏蒸治疗仪：利用熏蒸时的温热和药物双重效应，以及肌梭传导受温度影响的特性，来有效松解痉挛，降低肌张力，改善患儿的运动功能，适用于筋脉拘急、肢体强直、关节活动不力的脑瘫患儿。

Ⅰ.药物。伸筋草30g，鸡血藤30g，当归20g，杜仲20g，白芍30g，透骨草30g，川牛膝30g，木瓜30g，桃仁15g，红花10g，葛根30g，桂枝10g。

Ⅱ.方法。将药物加入熏蒸仪中，加热到40℃，让患儿躺在熏蒸仓中，每天1~2次，每次30~45分钟，1个月为1个疗程。

Ⅲ.加减。肌张力低下，肌力偏低，肌肉松软加黄芪30g，白术30g，党参30g以健脾益气；手足徐动型脑瘫表现为肢体运动不随意，不自主运动增多，属中医肝风内动，加钩藤30g、白芍30g，地龙30g以息风止痉。

2. 现代康复技术

（1）运动疗法（PT）。主要训练粗大运动，特别是下肢的功能。针对脑瘫所致的各种运动障碍及姿势异常，进行一系列的运动训练，目的在于改善残存的运动功能，抑制不正常的姿势反射，诱导正常的运动发育。常用的有Vojta、Bobath等方法。

①Vojta诱导疗法：原理是通过对身体一定部位的压迫刺激，诱导产生全身性的反射性运动，抑制和阻止异常运动的发生和发展。

②Bobath法：原理是利用反射性抑制异常姿势，调整异常姿势和运动，促进正常

的运动发育。

（2）作业疗法（OT）。训练上肢和手的功能，提高日常生活能力。

（3）物理疗法。根据病情选用脑循环治疗仪、痉挛肌治疗仪、肌兴奋治疗仪、等速肌力训练、神经肌肉促通治疗仪。

（4）语言训练（ST）。

①语言发育迟缓训练：注意力、追视的训练；动作符号的模仿训练；操作性课题的训练，语言符号的理解训练；模仿发音的训练；促进表达的训练；扩大认知及文字的训练。

每日1～2次，每次20分钟，每周治疗6天，3个月为1个疗程。

②构音障碍的训练：呼吸训练；下颌、唇舌的训练；发音训练；口腔知觉功能训练等。

运用轻弹、叩击、拍打、揉按等手法，均匀轻柔地在患儿面颊、口周部肌肉进行按摩，缓解局部肌肉的紧张及痉挛，促进局部肌肉协调运动。用指腹轻柔点按口面部穴位，如人中、承浆、颊车、廉泉、地仓、下关等，以强化局部感觉功能，增强与构音相关肌肉的力量，改善构音的清晰度。

每日1～2次，每次20分钟，每周治疗6天，3个月为1个疗程。

（5）认知知觉功能障碍训练。根据脑瘫患儿的生理、心理特点，对于有认知功能障碍、智力落后的患儿，采用益智教育疗法，提高患儿的认知能力、社会交往能力及社会适应能力，促进智力发育。

每日1～2次，每次20分钟，每周治疗6天，3个月为1个疗程。

（6）矫形器的应用。在功能训练中，常常使用一些辅助器和支具，矫正小儿异常姿势，主要用于矫正足内、外翻和尖足、膝过伸等。

（四）疗效标准

1. 中医疗效评估

采用中医证候积分的方法对513例进行中医疗效评估。根据五迟、五软、五硬中医临床症状和体征，结合文献，采用主症赋分0、2、4、6分，次症赋分0、1、2、3分，治疗前后分别计算平均积分，再进行中医证候疗效评定参照（中药新药临床研究指导原则.北京：中国医药科技出版社）。

中医证候疗效评定标准：

（1）痊愈。中医临床症状、体征明显改善，证候积分减少≥90%。

（2）显效。中医临床症状、体征明显改善，证候积分减少≥70%。

（3）有效。中医临床症状、体征明显改善，证候积分减少≥30%。

（4）无效。中医临床症状、体征无明显改善，证候积分减少＜30%。

注：证候积分的计算公式为：[（治疗前积分 - 治疗后积分）/ 治疗前积分] ×100%

2. 疾病疗效评估

目前国内尚无统一的疗效判定标准，参照国内多家文献报道，结合《早期脑性瘫痪的康复评价标准研究》(《实用儿科临床杂志》1997 年第 1 期)，制定标准如下。

（1）肌张力判定标准。

①肌张力的评定（改良 Ashworth 量表）：

0 级：肌张力不增加。被动活动患侧肢体在整个范围内均无阻力。

1 级：肌张力稍增加。被动活动患侧肢体到终末端时有轻微阻力。

1+ 级：肌张力稍增加。被动活动患侧肢体时在前 1/2ROM 中有轻微的卡住感觉，后 1/2ROM 中有轻微的阻力。

2 级：肌张力轻度增加。被动活动患侧肢体在大部分 ROM 内均有阻力，但仍可活动。

3 级：肌张力中度增加。被动活动患侧肢体在整个 ROM 内均有阻力，活动比较困难。

4 级：肌张力高度增加。患侧肢体僵硬，阻力很大，被动活动十分困难。

②疗效评定标准：

Ⅰ显效：0 级。

Ⅱ有效：减轻 1 级以上。

Ⅲ无效：无减轻。

（2）运动发育评价标准。

①显效：达到正常儿童运动发育年龄。

②有效：运动发育年龄提高 1 个月以上。

③无效：运动发育无改善。

（3）姿势异常标准。

①显效：异常姿势消失。

②有效：异常姿势减轻。

③无效：异常姿势无改善。

（4）反射异常标准。

①显效：腱反射及 Vojta 姿势反射正常。

②有效：腱反射减轻 1 级以上，异常 Vojta 姿势反射消失 1 项以上。

③无效：无改善。

（5）粗大运动功能评价量表。

①显效：治疗后比治疗前分数较前进步 ≥ 10 分或提高 15% 以上。

②有效：治疗后比治疗前分数提高 10 分以下或疗效提高 1% ~ 14%。

③无效：治疗后比治疗前分数没有提高或分数减少。

（6）总疗效标准。

①基本正常：患儿运动、姿势、反射、肌张力、粗大运动功能六项指标均达显效。

②显著进步：以上六项指标中有一项以上达显效。

③进步：以上六项指标中有一项以上达有效。

④无进步：以上六项指标中无改善。

（五）总体疗效评价及优化情况

小儿脑瘫一直是我科主要研究病种之一，在提高临床诊断的基础上，采用中医药辨证论治及特色疗法治疗，具有较好的临床效果，自该病诊疗方案应用指导于临床，临床疗效进一步提高。近 3 年收治脑瘫患儿逐渐增加，疗效明显，患者运动功能、言语、认知功能等显著改善。结合临床观察结果，中医综合治疗方案能够改善临床症状。

本方案诊断符合率和中医辨证施治准确率达 100%，中医药治疗率达 100%，总有效率 94.6%，平均住院日 46 天，平均住院费用每人次 18 477 元。以上数据均较以往同期有所趋好。

在进一步加强辨证论治的基础上，本方案主要在非药物疗法的运用方面进行了优化。如增加了中医适宜技术、特色疗法、中医诊疗设备等内容。

四、新生儿系

黄疸

中成药治疗新生儿黄疸临床应用指南（2020 年）

《中成药治疗优势病种临床应用指南》标准化项目组

（一）背景、目的及意义

黄疸是新生儿时期最常见的症状，可见于 50% 以上足月儿和 80% 以上早产儿，占住院新生儿的 20% ~ 40%。多数预后良好，当间接胆红素增加过高、过快时，可造成胆红素脑病，导致死亡或遗留神经系统后遗症[1]。因而，对新生儿黄疸进行适时、有效、安全和经济的干预十分必要。中医学中"胎黄"的描述与现代医学新生儿黄疸相对应，已有临床研究证实中成药可以降低胆红素水平、缩短黄疸消退时间、提高总有效率[2-4]。然而目前中成药滥用情况较普遍，缺乏专属的临床用药指南推荐，为此制定中国《中成药治疗新生儿黄疸临床应用指南》，以规范并推广中成药在新生儿黄疸中的应用，提高临床治疗新生儿黄疸的疗效，减少母婴分离。

本指南用于指导西医、中医及全科医生使用中成药治疗临床上被诊断为新生儿黄疸且达到美国儿科学会（American Academy of Pediatrics，AAP）指南提出的时龄—胆红素水平曲线的低危区和中低危区分界水平（第 40 百分位）干预标准[5]，或胆红素水平达到行业专业学会推荐及中西医教材推荐[6, 7]干预的标准者；其中，对胆红素水平已达换血标准或已出现胆红素脑病或伴有胆管或消化道畸形或遗传代谢疾病的新生儿黄疸需慎用；对葡萄糖 –6– 磷酸脱氢酶（glucose–6–phosphate dehydrogenase，G–6–PD）缺乏、胆汁淤积型黄疸需在专业医生指导下使用。若黄疸未达到干预标准，但因黄疸而无法接种疫苗的患儿也可在医师指导下应用。足月小于胎龄儿、早产儿暂不纳入研究范围。

（二）指南制定方法

1. 临床问题构建

采用 PICO 法，主要临床问题包括：

（1）对象（population/patient）为黄疸新生儿，主要表现为血清胆红素水平增高。

（2）干预措施（intervention/ indicator）为中成药，主要是固体口服制剂。

（3）比较因素（comparator/control）为安慰剂或蓝光照射或益生菌或其他西医常规治疗方案。

（4）结果（outcome）为有效性和（或）安全性，包括关键结局如治疗末胆红素水平、胆红素水平下降率/日均胆红素水平下降值；重要结局指标如黄疸消退失败率（无效率）、光疗使用率、黄疸消退时间/住院时间/治疗时间；次要结局指标：有效率、其他指标等；以及观察到的主要不良事件。

2. 中成药遴选

查询《中华人民共和国药典》中药成分制剂目录（2010 年版），发现清肝利胆中成药共计 43 个，其中适应证为黄疸且除外注射剂的药物 24 种，包括：利胆片、黄疸肝炎丸、茵陈五苓丸、茵栀黄口服液、肝舒乐颗粒、当飞利肝宁胶囊、肝炎康复丸、利肝平、乙肝解毒胶囊、乙肝清热解毒颗粒（胶囊、片）、肝福颗粒、鸡骨草胶囊、护肝片、清肝利胆胶囊（口服液、颗粒）、双虎清肝颗粒、茵山莲颗粒、青叶胆片、复方益肝丸、茵胆平胶囊、复方熊胆乙肝胶囊、虎驹乙肝胶囊、清肝扶正胶囊、胆康胶囊、参芪胆康胶囊。

《国家基本药物目录（2018 版）》中涉及 1 种：茵栀黄口服液（颗粒）。

《中医儿科临床诊疗指南（修订）》（2018 版）中涉及 2 种：清肝利胆口服液、茵栀黄口服液（颗粒）。

各版中医教材（韩新民主编，全国高等中医院校规划教材《中医儿科学》；"十一五"国家重点图书、汪受传主编《中医儿科学》第 2 版；江育仁主编《实用中医儿科学》第 2 版）涉及除注射剂外的中成药 2 种：茵陈五苓丸、紫雪。

将以上涉及的所有中成药分别进行中外文数据库检索，发现有临床文献支撑的中成药治疗新生儿黄疸 / 高胆红素血症的药物有如下 13 种：茵栀黄口服液、茵栀黄颗粒、清肝利胆口服液、四磨汤口服液、黄疸茵陈颗粒、清开灵冲剂、茵陈五苓糖浆、小儿化积口服液、消炎利胆片、黄栀花口服液、陆英糖浆、赤丹退黄颗粒、肝舒乐颗粒。其余中成药由于未能检索到发表文献，也未能从其他途径获得未发表的研究数据。因此，本指南就以上 13 个中成药进行检索和评价。

3. 检索策略

在 Medline/PubMed、Embase、Cochrane Library 及 CNKI、万方、维普、SinoMed 等中外文数据库检索和遴选与新生儿黄疸治疗相关文献，时间从 建库至 2019 年 1 月 1 日，中文以"中医""中药""中医药""中成药"及"黄疸""高胆红素血症""胎黄"为检索词，英文以"Chinese patent medicine""Chinese medicine herbs""traditional Chinese medicine（TCM）""integrated Chinese-Western therapy"及"hyperbilirubinemia""neonatal/therapy""neonataljaundice""neonatal hyperbilirubinemia"，根据返回文献的引文补充必要文献，并以药名和病名组合将以上涉及的所有中成药分别进行中外文数据库二次检索。

4. 文献纳入及排除标准和资料提取

（1）纳入标准。采用 Endnote 进行文献管理和初步筛选，主要筛选原始研究（包括随机盲法对照研究和真实世界研究）、二次研究（包括系统综述和荟萃分析）、指南和共识。

（2）排除标准。①对象为成人的临床研究或所有实验研究；②干预措施为非中成药；③比较因素为非对照性试验如经验总结、文献综述、理论探讨、个案报道、病例系列等，虽对照性试验但非标准用药；④结果为非有效性和（或）安全性结局，而是诊断性、流行病性结果。

（3）资料提取。阅读全文后提取最终纳入文献的相关资料，内容包括：研究作者、发表时间、研究设计、研究对象、样本量、采用的诊断标准及纳入排除标准、随机化方法、盲法、治疗和对照措施、试验周期、用药剂量、结局评价指标、安全性评价指标等。

5. 纳入文献的方法学质量评价

运用 AMSTAR 量表对纳入的系统评价进行偏倚风险评估。当已有的系统评价发表年份 2 年，或 <2 年但后续新的研究较多时，则对该系统评价进行更新。使用 Cochrane 偏倚风险评价工具对随机对照试验（randomized controlled trial，RCT）进行方法学质量评价；用纽卡斯尔—渥太华量表（Newcastle-Ottawa Scale，NOS）对观察性研究进行质量评价。偏倚风险评估通过两名研究者独立完成，分歧通过讨论或咨询第三名研究者解决。

6. 证据综合分析

应用 Review Manager5.3 软件对研究类型相同、结局指标相同、数据类别相同的 RCT、观察性研究等原始研究的数据进行整合分析。

7. 证据体质量评价与推荐标准

采用 GRADE 方法对纳入中成药的有效性和安全性的证据体进行汇总和质量评价，GRADE 证据质量描述见表 A、C[8, 9]，GRADE 系统对推荐强度的分级见表 B、C[9, 10]。

表 A　GRADE 证据质量的描述[8-9]

证据分级	代码	说明
高质量	A	未来研究几乎不可能改变现有疗效评价结果的可信度
中等质量	B	未来研究可能对现有疗效评估有重要影响，可能改变评价结果的可信度
低质量	C	未来研究很有可能对疗效评估有重要影响，改变评价结果可信度的可能性大
极低质量	D	任何的疗效评估都很不确定

表 B GRADE 推荐强度分级与表达[9]

推荐等级	符号	本指南推荐用语	代码
支持使用某种疗法的强推荐	强推荐	强推荐	1
支持使用某种疗法的弱推荐	弱推荐	弱推荐	2
不能确定	暂不推荐	暂不推荐	0
反对使用某种疗法的强推荐	反对	反对	−1
反对使用某种疗法的弱推荐	不建议	不建议	−2

特殊情况说明：针对经典名方制剂、临床应用广泛、疗效确切，但没有研究证据的药品，当专家认为有必要在指南中提及该药品时，可采用"弱推荐，仅依据专家共识"。

表 C GRADE 推荐强度分级的定义[10]

定义	强推荐	弱推荐
对患者	几乎所有患者均会接受所推荐的方案；此时若未接受推荐，则应说明	多数患者会采纳推荐方案，但仍有不少患者可能因不同的偏好与价值观而不采用
对临床医生	应对几乎所有患者都推荐该方案；此时若未给予推荐，则应说明	应该认识到不同患者有各自适合的选择，帮助每个患者做出体现他偏好与价值观的决定
对政策制定者	该推荐方案一般会被直接采纳到政策制定中去	制定政策时需要充分讨论，并需要众多利益相关者参与

8. 推荐意见形成

综合循证证据质量表、专家共识意见、药物经济学、医疗资源、家长的价值观和意愿等进一步权衡利弊做出 GRADE 证据推荐意见。

（三）推荐意见及其证据描述

最终纳入研究 67 项，涉及中成药包括：茵栀黄口服液（23 项研究，39 篇文献），茵栀黄颗粒（18 项研究，25 篇文献），清肝利胆口服液（9 项研究），黄疸茵陈颗粒（6 项研究），四磨汤口服液（4 项研究），清开灵冲剂（2 项研究），茵陈五苓糖浆（2 项研究），消炎利胆片（1 项研究），黄栀花口服液（1 项研究），肝舒乐颗粒（1 项研究）。应用 GRADE 进行质量评估和做出推荐的中成药最终为茵栀黄口服液/颗粒、清肝利胆口服液、茵陈五苓糖浆。

临床问题：对于新生儿黄疸，中成药的疗效和安全性如何？

1. 推荐意见一

对于肝胆湿热，热重于湿型黄疸，临床上表现为精神烦躁不安，黄色光泽鲜明，大便秘结，舌质红，苔黄，以高间接胆红素升高为主者（弱推荐，仅依据专家共识）。

（1）使用条件。在减少光疗发生率上，可单独使用茵栀黄口服液（1B）；在降低治疗末血清胆红素水平上，可联合光疗服用茵栀黄口服液（1C）、茵栀黄颗粒（2C）；或可考虑联合益生菌服用茵栀黄口服液（2C）；在减少黄疸消退失败率和缩短黄疸消退时间上，可考虑联合光疗服用茵栀黄口服液（2C）、茵栀黄颗粒（2C），或联合益生菌服用茵栀黄口服液（2C）。

（2）服用方法。茵栀黄口服液（10mL/支），口服，1支/天，2～3次/天，5～7天；茵栀黄颗粒（3g/包），1包/天，3次/天，5～7天（专家共识）。

（3）安全性。茵栀黄口服液、茵栀黄颗粒均有促进胆红素排泄的作用，若出现轻度的腹泻，不影响药物的继续使用。若出现水样便，则在医生的指导下立即干预（专家共识）。

（4）证据描述。

1.茵栀黄口服液：单独服用茵栀黄口服液可减少光疗发生率（1B）；联合光疗可降低治疗末血清胆红素水平（1C），减少黄疸消退失败率（2C），缩短黄疸消退时间（2C）；联合益生菌可治疗血清胆红素水平（2C），减少黄疸消退失败率（2C），缩短黄疸消退时间（2C）。

茵栀黄口服液 VS 空白：1项多中心研究[9]对胆红素水平满足 AAP 推荐的低危区和中低危区分界的新生儿随机分为单纯光疗组和茵栀黄口服液联合光疗组，在未达到 AAP 推荐的光疗标准前前者不予任何治疗，后者予以茵栀黄口服液，达到光疗标准后两组再予以光疗干预，结果表明茵栀黄口服液联合组的光疗发生［86.08%（340/395）］明显低于对照组［98.78%（404/409），$RR=0.87$，$95\%CI$（0.84，0.91）］，然其仅为1项多中心研究的结果，在其他文献中均未见到该指标的报道，精确性受到一定限制，质量为低。

茵栀黄口服液 + 蓝光 VS 蓝光：1项更新的SR(包含22个RCT)[12-17]研究结果表明，茵栀黄口服液联合光疗可降低治疗末血清胆红素水平［$MD=-57.63$，$95\%CI$（-59.12，-56.15），低质量］，其中以 3mL 每天 3 次 /5mL 每天 2 次服用剂量的第 5 天胆红素水平［$MD=-16.86$，$95\%CI$（-23.74，-9.98），低质量］，第 7 天的胆红素水平［$MD=-56.32$，$95\%CI$（-59.54，-53.10），极低质量］；降低治疗无效率［$RR=0.21$，$95\%CI$（0.15，0.30），低质量］，缩短黄疸消退时间［$MD=-2.35$，$95\%CI$（-3.0，-1.64），低质量］。另有 10 项 RCT 提及不良反应指标，其中 5 项 RCT 报告未见任何不良事件的发生，另 5 项研究报告了消化系统症状如腹泻［联合治疗组（4.69%，39/831），单纯光疗组（3.39%，30/884）或呕吐恶心［联合治疗组（5.50%，24/436），单纯光疗组（4.14%，18/435）］或皮疹［联合治疗组（7.91%，61/771），单纯光疗组（8.55%，67/784）］，两组比较差异无统计学意义（$P>0.05$），提示茵栀黄口服液的安全性尚可。

茵栀黄口服液＋益生菌 VS 益生菌：3 项 RCT[18-20]表明茵栀黄口服液联合益生菌可降低治疗末胆红素水平［$MD = -6.00$，$95\%CI$（-8.13，-3.87），低质量］，其中以 3mL 每天 3 次服用方法的第 7 天胆红素水平［$MD=-8.07$，$95\%CI$（-11.2，-4.94），低质量］；降低无效率［$RR =0.27$，$95\%CI$（0.13，0.56），低质量］；缩短黄疸消退时间［$MD=-1.01$，$95\%CI$（-1.5，-0.52，低质量）］。1 项研究[16]发现两组患儿在治疗过程中偶有呕吐、腹泻等症状，治疗结束后反应减轻至无，且 1 个月内均未见到明显不良反应。

德尔菲投票结果：强推荐 30 票，弱推荐 0 票，不推荐 0 票。

推荐汇总：虽几乎所有专家都认为茵栀黄口服液的临床运用效果好，不良反应发生率与常规西医治疗相当，还可减少母婴分离，家长接受度尚可，经济成本不高，但循证研究结果依然需要作为 GRADE 考虑的一方面。

文献研究结果提示茵栀黄口服液治疗新生儿黄疸的总体质量低，但在"单独使用茵栀黄口服液可降低光疗发生率"和"茵栀黄口服联合光疗降低治疗末胆红素水平"的研究中包含设计良好的大样本多中心 RCT 证据支持，提示结果相对稳定，故做强推荐；在"茵栀黄口服液联合光疗降低黄疸消退失败率、缩短黄疸消退时间"方面做弱推荐；对于茵栀黄口服液联合益生菌治疗新生儿黄疸，则在降低胆红素水平、降低黄疸消退失败率、缩短黄疸消退时间方面均做弱推荐。

2）茵栀黄颗粒：考虑茵栀黄颗粒联合光疗治疗新生儿黄疸，可降低治疗末血清胆红素水平、降低黄疸消退失败率、缩短黄疸消退时间（2C）。

1 项更新的 SR（包含 20 项 RCT[21-41]）结果表明茵栀黄颗粒联合光疗可降低治疗末胆红素水平［$MD=-32.15$，$95\%CI$（-35.15，-29.15），低质量］，降低黄疸消退失败率［$RR=0.21$，$95\%CI$（0.15，0.29），低质量］，缩短黄疸消退时间［$MD=-2.85$，$95\%CI$（-2.93，-2.77），低质量］。7 个 RCT 报告了两组患儿在治疗过程中出现的轻度不良事件，治疗组和对照组的腹泻、瘙痒、恶心呕吐发生率分别为 3.00%（11/367）、4.37%（16/366），0（0/64）、7.81%（5/64），1.56%（1/64）、0（0/64），两组比较差异无统计学意义（$P>0.05$）；发热、皮疹发生率分别为 1.93%（4/207）、5.85%（12/205）、1.61%（4/249）、8.10%（20/247），治疗组少于对照组（$P<0.05$），提示用药安全性尚可。

德尔菲投票结果：强推荐 28 票，弱推荐 1 票，不推荐 0 票，弃权 1 票。

推荐汇总：几乎所有专家都认为其临床运用效果好，且其不良反应发生率与常规西医治疗相当，此外，还可减少母婴分离，家长接受度尚可，经济成本不高，然而茵栀黄颗粒的文献研究总体质量为低，且未见设计良好的大规模 RCT 研究证据支持，故对茵栀黄颗粒做弱推荐，期待开展茵栀黄颗粒治疗新生儿黄疸的多中心 RCT 以进一步证实疗效。

2. 推荐意见二

属中医学的阳黄，肝胆湿热、湿更重，临床上表现为精神疲倦和伴消化道症状为主，腹胀、呕吐或干呕、倦怠、乏力、大便黏腻不爽，苔黄滑腻，或黄白滑腻者（弱推荐，仅依据专家共识）。

使用条件：考虑服用清肝利胆口服液联合益生菌治疗新生儿黄疸，可降低治疗末血清胆红素水平、提高日均胆红素下降值，缩短黄疸消退时间（2C）。

用法用量：清肝利胆口服液（10mL/ 支），1 支 / 天，2 ~ 3 次 / 天，5 ~ 7 天（专家共识）。

安全性：上述推荐意见的安全性证据尚不充分，临床医生在使用时需注意观察患者实际用药安全性。

证据描述：清肝利胆口服液：3 项 RCT[42-44] 结果表明，清肝利胆口服液联合益生菌可降低治疗末胆红素水平 $[MD =-21.28，95\%CI（-26.75，-15.82）]$，提高日均胆红素下降值 $[MD =-8.93，95\%CI（6.00，11.87）]$，缩短黄疸消退时间 $[MD =-1.08，95\%CI（-1.35，-9.81）]$。1 项 RCT 报告了治疗组和对照组腹泻的发生率分别为 23.53%（16/68）、20.59%（14/68），两组比较差异无统计学意义（$P >0.05$）。

德尔菲投票结果：强推荐 18 票，弱推荐 10 票，不推荐 0 票，弃权 2 票。

推荐汇总：虽然清肝利胆口服液的证据总体质量低，但专家共识意见除去弃权的 2 篇，强推荐占到 18/30，弱推荐占到 10/30，说明不少临床医生对此种干预措施的把握度不是特别确切，遇到临床决策时可能不会首选清肝利胆口服液，尽管家长可能因中成药成本低廉，能减少母婴分离而接受和采纳此种方案，但仍有不少家长可能因不同的偏好与价值观而不采用，仍需要进一步充分讨论，与此同时，期待更多设计良好的 RCT 研究提供支持。最终给予弱推荐。

3. 推荐意见三

对于中医学属阳黄，肝胆湿热、湿更重，临床上表现为脘闷腹胀、小便不利、苔黄腻（专家共识）。

考虑服用茵陈五苓糖浆可单独治疗新生儿黄疸（弱推荐，仅依据专家共识）。

用法用量：茵陈五苓糖浆（100mL/ 瓶），口服，3mL/ 次，3 次 / 天，5 ~ 7 天（专家共识）。

安全性：上述推荐意见的安全性证据尚不充分，临床医生在使用时需注意观察患者实际用药安全性。

证据描述：茵陈五苓糖浆文献研究少且质量极低，虽然其质量不高，但茵陈五苓糖浆由中医经典《金匮要略》"茵陈五苓散"运用现代技术加工而制，《金匮要略·黄疸病脉证并治第十五》中曾有记载"黄疸病，茵陈五苓散主之"，具有渗水利湿、清热退黄之功效，临床较为常用，且德尔菲投票结果：强推荐 8 票，弱推荐 17 票，不推荐 4 票，弃权 1 票。专家认为有必要在指南中提及该药品时，采用"弱推荐，仅依据专家共识"予以推荐。

（四）中成药治疗新生儿黄疸药物推荐流程（图 A）

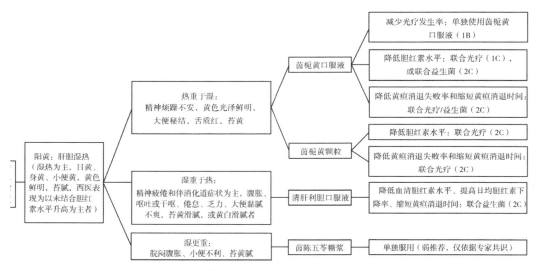

图 A　新生儿黄疸诊疗流程

（五）本指南的局限性及不足之处

本指南最终强推荐茵栀黄口服液单独或联合蓝光治疗新生儿黄疸，并对茵栀黄颗粒 / 清肝利胆口服液予以弱推荐，对茵陈五苓糖浆予以"弱推荐，仅依据专家共识"。但本指南仍存在较大局限性，主要体现在以下几方面：

（1）未细化引起黄疸的病因：黄疸为胆红素增高引起的系列症状之一，可由多种因素引起，如 G-6-DP 缺乏、溶血、胆汁淤积等，应在病因明确的情况下分类观察、统计、评价，但很少见到此类高质量文献报告，严重影响了证据的质量和推荐意见的方向和强度。

（2）研究设计方面：本指南纳入的多数研究试验，质量普遍较低、报告不规范、设计存在缺陷如无随机化，随机方式不清楚，无随机化的隐藏，未采用盲法或盲法设计不恰当，忽略脱落和不良事件的统计和判定，样本量偏小，且未进行样本量的统计估算等，影响了研究结果的证据水平。研究间的干预措施及干预时间段不一致，少有研究说明干预药物的厂家及批号，影响了结果的合并和结论的证据等级。

（3）纳入原始研究在诊断标准、研究周期、服用方法上存在差异。仅1项采用了美国儿科学会提出的时龄－胆红素水平曲线图干预标准，其余均为国内标准，如中华医学会儿科学分会新生儿学组2001年提出的新生儿黄疸干预推荐方案、各版教材如《实用新生儿学》《儿科学》；还有少数未报道诊断标准。诊断标准上的这些差异也增加了研究间的异质性，可能影响研究结论。研究周期、药物剂量在各研究间差异较大，且一般疗程均较短，为3～14天，多数集中在5～7天。药物服用的剂量及频率差异也可能影响研究结论。

（4）本指南制定是首次将GRADE系统用于传统医学领域制定中成药循证实践指南，在方法学上仍面临巨大挑战。

（5）指南工作组专家受地域分布均衡性、时间精力、学术观点等相关因素的影响，专家共识问卷的质量有一定的偏倚，会影响中成药的推荐程度。

（6）由于初次制定中成药治疗新生儿黄疸的指南，研究适用对象为足月新生儿，未将早产儿纳入指南。影响了指南的使用范围。

（六）更新计划

本指南计划3～5年更新1次。

利益冲突： 本指南由国家中医药管理局立项，中国中药协会承担并资助，无潜在利益冲突。为防止在指南研制过程中出现其他利益冲突，凡参与指南制定工作的所有成员，在正式参与指南制定相关工作前均签署利益冲突声明，申明无所有与本指南主题相关的任何商业的、专业的或其他方面的利益和所有可能被本指南成果影响的利益，本指南涉及所有研究，均无接受厂家赞助。

指南标准化项目组核心成员： 张伯礼、陈可冀、高学敏、田金洲、李幼平、陈香美、张俊华、房书亭、王桂华、孙媛媛等。

执笔人： 丁樱（河南中医药大学第一附属医院）、黄为民（南方医科大学南方医院）。

主审： 闫慧敏（首都医科大学附属北京儿童医院）、杨传忠（深圳市妇幼保健院）。

工作组： 丁樱（河南中医药大学第一附属医院）、黄为民（南方医科大学南方医院）、陈文霞（河南中医药大学第一附属医院）、汪受传（江苏省中医院）、虞舜（南京中医药大学）、李智平（复旦大学儿童医院）、韩树萍（南京妇幼保健院）、封志纯（北京军区总医院八一儿童医院）、韩姗姗（河南中医药大学第一附属医院）、李新民（天津中医药大学第一附属医院）、裴刚（上海市儿童医院）、邵明义（河南中医药大学第一附属医院）、邵征洋（浙江中西医结合医院）、王俊宏（北京中医药大学东直门医院）、杨燕（首都医科大学附属北京儿童医院）、张卉（陕西中医药大学）。

共识小组：白晓红（辽宁中医药大学附属医院）、陈文霞（河南中医药大学第一附属医院）、常文毅（西安市儿童医院）、陈竹（贵阳中医学院第二附属医院）、丁樱（河南中医药大学第一附属医院）、豆玉凤（西安市儿童医院）、何平（云南省中医院）、花少栋（陆军总医院八一儿童医院）、黄为民（南方医科大学南方医院）、黄文渊（浙江省中西医结合医院）、胡勇（上海市儿童医院）、华子渝（重庆医科大学附属儿童医院）、康文清（郑州儿童医院）、刘百祥（湖南省人民医院）、李培杰（济南市妇幼保健院）、李燕宁（山东中医药大学附属医院）、阮为勇（江苏省中西医结合医院）、孙丽平（长春中医药大学附属医院）、邵征洋（浙江省中西医结合医院）、万力生（深圳市儿童医院）、王孟清（湖南中医药大学第一附属医院）、汪受传（江苏省中医院）、王绍洁（大连医科大学附属大连市儿童医院）、向希雄（湖北省中医院）、杨学芳（首都医科大学附属北京儿童医院）、杨燕（首都医科大学附属北京儿童医院）、张卉（陕西中医药大学）、张敬芳（濮阳市人民医院）、赵霞（南京中医药大学）、赵向（郑州市妇幼保健院）。

咨询小组：

中医临床专家：白晓红（辽宁中医药大学附属医院）、白玉华（内蒙古自治区国际蒙医医院）、陈竹（贵阳中医学院第二附属医院）、洪丽军（牡丹江市中医医院）、何平（云南省中医医院）、李新民（天津中医药大学第一附属医院）、李燕宁（山东中医药大学附属医院）、马融（天津中医药大学第一附属医院）、刘百祥（湖南省人民医院）、刘晓鹰（湖北省中医院）、刘英（江西中医药大学附属医院）、阮为勇（江苏省中西医结合医院）、孙丽平（长春中医药大学附属医院）、邵征洋（浙江省中西医结合医院）、王俊宏（北京中医药大学东直门医院）、吴力群（北京中医药大学东方医院）、万力生（深圳市儿童医院）、王孟清（湖南中医药大学第一附属医院）、汪受传（江苏省中医院）、王绍洁（大连医科大学附属大连市儿童医院）、向希雄（湖北省中医院）、闫慧敏（首都医科大学附属北京儿童医院）、杨燕（首都医科大学附属北京儿童医院）、张葆青（山东中医药大学附属医院）、张德琴（天津中医药大学）、张卉（陕西中医药大学）、张水堂（佛山市南海区妇幼保健院）、张伟（黑龙江中医药大学第一附属医院）、赵霞（南京中医药大学）、赵向（郑州市妇幼保健院）。

西医临床专家：常文毅（西安市儿童医院）、豆玉凤（西安市儿童医院）、封志纯（北京军区总医院八一儿童医院）、花少栋（陆军总医院八一儿童医院）、韩树萍（南京妇幼保健院）、黄为民（南方医科大学南方医院）、黄文渊（浙江省中西医结合医院）、胡勇（上海市儿童医院）、华子瑜（重庆儿童医院）、康文清（郑州儿童医院）、李利（云南省第一人民医院）、李培杰（山东省济南市妇幼保健院）、李智平（复旦大学儿童医院）、裘刚（上海市儿童医院）、徐亚萍（浙江大学医学院附属儿童医院）、杨学芳（首都医科大学附属北京儿童医院）、张敬芳（濮阳市人民医院）、曾凌空（华中科技大学同济医学院武汉儿童医院）。

循证方法学专家：刘建平（北京中医药大学）、虞舜（南京中医药大学）、胡思源（天津中医药大学）、邵明义（河南中医药大学第一附属医院）。

（丁樱）

（国家中医药管理局《中成药治疗优势病种临床应用指南》标准化项目 No. SATCM-2015-BZ402）

参考文献

［1］《中华儿科杂志》编辑委员会.新生儿黄疸诊疗原则的专家共识［J］.中华儿科杂志，2010，48（9）：685-686.

［2］吴晔，冯罗华.茵栀黄联合蓝光照射对黄疸患儿血清 TBIL、IBIL、DBIL 的影响［J］.现代医学与健康研究电子杂志，2020，4（24）：61-62.

［3］张春茂.微生态调节剂辅以蓝光联合茵栀黄颗粒治疗新生儿黄疸的临床效果［J］.中外医学研究，2020，18（34）：163-165.

［4］李召红，谢长春，陶东亚.茵栀黄颗粒治疗新生儿病理性黄疸的临床观察［J］.中国实用医药，2020，15（27）：14-16.

［5］American Academy of Pediatrics Subcommittee on Hyperbilirubinemia. Management of hyperbilirubinaemiain newborn infant 35 or more weeks of gestation［J］. Paediatrics，2004，114（1）：297-316.

［6］邵肖梅，叶鸿瑁，丘小汕.实用新生儿学［M］.4 版.北京：人民卫生出版社，2011：267-282.

［7］汪受传.中医儿科学［M］.2 版.北京：人民卫生出版社，2009：243-253.

［8］Guyatt G H，Oxman A D，Vist G E，et al. GRADE：anemerging consensus on rating quality of evidence and strength of recommendations［J］. BMJ，2008，336（7650）：924-926.

［9］Schunemann H J，Best D，Vist G，et al. Letters，numbers，symbols and words：how to communicate grades of evidence and recommendations［J］. CMAJ，2003，169（7）：677-680.

［10］Andrews J，Guyatt G，Oxman A D，et al. GRADE guidelines：14. Going from evidence to recommendations：the significance and presentation of recommendations［J］.J Clin Epidemiol，2013，66（7）：719-725.

［11］茵栀黄口服液临床研究协作组.茵栀黄口服液治疗足月新生儿高间接胆红素血症的多中心随机对照研究［J］.中华儿科杂志，2011，49（9）：663-668.

［12］Wu RH，Feng S，Han M，et al. Yinzhihuang Oral Liquid combined with phototherapy for neonatal jaundice：asystematic review and meta-analysis of randomized clinical trials［J］.BMC Complem Alternat Med，2018，18（1）：228.

［13］赵红莉.茵栀黄口服液与蓝光照射法联合治疗新生儿黄疸中的应用［J］.中国保健营养，2018，28（8）：205.

［14］王志红.新生儿黄疸采取茵栀黄口服液结合蓝光照射治疗的临床效果观察［J］.中国保健营养，2018，28（29）：141.

［15］田美莲.分析蓝光联合茵栀黄口服液治疗新生儿病理性黄疸的临床疗效［J］.中国农村卫生，2018（16）：17-18.

［16］丁家华，刘若杰，梁章聪.间断性蓝光照射与药物治疗新生儿黄疸的效果［J］.中国城乡企业卫生，2018，33（1）：119-121.

［17］邓荣，李迎.蓝光疗法联合茵栀黄口服液治疗新生儿病理性黄疸的临床疗效［J］.临床合理用药杂志，2018，11（9）：9-10.

［18］周敏.茵栀黄口服液联合双歧杆菌三联活菌散治疗新生儿黄疸临床效果观察［J］.临床医药文献电子杂志，2018，5（30）：74-75.

［19］肖毅华.双歧杆菌三联活菌散联合茵栀黄口服液治疗新生儿黄疸的临床效果［J］.中外医学研究，2018，16（25）：20-21.

［20］王昌儒，张军平.茵栀黄联合枯草杆菌治疗新生儿黄疸疗效观察［J］.中医临床研究，2016，8（27）：79-80.

［21］程连华，章文春.茵栀黄颗粒联合蓝光照射干预新生儿病理性黄疸的系统评价［J］.江西中医药大学学报，2018，30（1）：44-48.

［22］张永磊.蓝光照射配合茵栀黄颗粒治疗新生儿病理性黄疸临床观察［J］.实用中医药杂志，2018，34（12）：1417-1418.

［23］唐敬丽，刘小萍，钟守琼，等.茵栀黄联合蓝光照射治疗新生儿黄疸疗效观察［J］.海南医学，2018，29（3）：427-429.

［24］施金凤，张富汉.茵栀黄颗粒联合蓝光照射治疗新生儿病理性黄疸51例［J］.北方药学，2018，15（1）：63.

［25］鞠秀明，刘昕鑫.蓝光联合茵栀黄颗粒治疗新生儿病理性黄疸临床疗效分析
［J］.中国卫生标准管理，2018，9（13）：134-136.

［26］冯新霞.茵栀黄颗粒配合间歇蓝光照射对新生儿高胆红素血症血清 IGF-1 水平的影响［J］.青海医药杂志，2018，48（6）：17-19.

［27］姚新，李圆，闫琪.单纯蓝光治疗与复合中药联合治疗新生儿黄疸疗效对比
［J］.医学信息，2017，30（21）：76.

［28］严绍文.新生儿病理性黄疸给予蓝光联合茵栀黄颗粒治疗的临床分析［J］.数理医药学杂志，2017，30（1）：36-37.

［29］冯秀芳.茵栀黄颗粒配合蓝光治疗对病理性黄疸新生儿甲状腺功能及 AFP、CRP 的影响［J］.中国妇幼保健，2017，32（19）：4710-4712.

［30］程德勇，丁晓玲，陈浩，等.茵栀黄颗粒治疗新生儿黄疸的临床效果观察
［J］.中国生化药物杂志，2017，37（6）：99-101.

［31］陈旭升.茵栀黄颗粒联合蓝光照射治疗新生儿黄疸的疗效观察［J］.海峡药学，2017，29（1）：138.

［32］曹莹.茵栀黄颗粒与蓝光照射联合用于新生儿病理性黄疸的临床效果研究
［J］.大家健康（下旬版），2017，11（6）：138.

［33］白成洁.茵栀黄颗粒联合蓝光治疗新生儿黄疸42例临床分析［J］.保健文汇，2017，12：137.

［34］车晓晴.蓝光联合茵栀黄颗粒治疗新生儿病理性黄疸疗效及安全性分析［J］.中华临床医师杂志（电子版），2016，10（4）：236-237.

［35］宋春雪，张浩源，谢思娜.蓝光联合茵栀黄颗粒治疗新生儿病理性黄疸的效果观察［J］.北方药学，2016，13（6）：115.

［36］李海荣.茵栀黄颗粒辅助治疗新生儿病理性黄疸60例［J］.中国药业，2015，24（20）：127-128.

［37］姬静璐，王玉.蓝光联合茵栀黄颗粒治疗新生儿病理性黄疸的临床疗效［J］.继续医学教育，2015，29（6）：117-118.

［38］徐建根.中西医结合治疗新生儿病理性黄疸的疗效及安全性分析［J］.新中医，2015，47（4）：191-193.

［39］牟丹.蓝光照射联合茵栀黄颗粒治疗新生儿病理性黄疸22例临床观察［J］.中国民族民间医药杂志，2015，24（2）：67，69.

［40］刘文玲.茵栀黄颗粒联合蓝光照射治疗新生儿黄疸的疗效探讨［J］.中国医药指南，2013，11（16）：320-321.

［41］扎西桑毛.高原地区茵栀黄颗粒结合蓝光照射治疗新生儿黄疸疗效分析［J］.医学信息，2013，14（26）：521.

［42］吴晓静.清肝利胆口服液联合妈咪爱治疗新生儿病理性黄疸78例疗效观察［J］.中国中西医结合儿科学，2014，6（3）：233-234.

［43］王栋.采用清肝利胆口服液联合妈咪爱治疗新生儿病理性黄疸的临床疗效报道［J］.中外女性健康（下半月），2014（12）：32，13.

［44］陶钧.中西医结合治疗新生儿黄疸68例疗效分析［J］.中国伤残医学，2013，21（5）：256-257.

五、其 他

维生素 D 缺乏性佝偻病

维生素 D 缺乏性佝偻病中医诊疗指南

丁樱，任献青，韩改霞，刘莎莎，郭庆寅

（河南中医学院第一附属医院儿科医院，河南 郑州，450000)

1. 说明

（1）本指南的编写目的在于规范中医儿科的临床诊断和治疗，为临床医师提供中医标准化处理的策略与方法，促进中医儿科临床诊疗和科研水平的提高。

（2）本指南是根据现代中医儿科学的发展状况和临床需要，在文献研究、专家调查问卷分析、专家论证会的基础上形成的。

（3）本指南内容涵盖了维生素 D 缺乏性佝偻病的中医诊断、辨证、治疗方法，适用于儿童维生素 D 缺乏性佝偻病患者的中医诊疗。

（4）本指南由中华中医药学会儿科分会组织实施，河南中医学院第一附属医院为负责起草单位。

（5）本指南主要起草人：丁樱、任献青、韩改霞、刘莎莎、郭庆寅。

本指南研究经费由国家中医药管理局提供，与其他任何组织或个人无潜在利益冲突。

2. 本指南的形成过程

（1）文献检索。文献检索主要利用检索工具，采取人工检索、计算机检索和网络检索相结合的方法查询相关文献。其中古代文献资料主要通过《中医儿科古代文献数据库》《中华医典》《古今图书集成医部全录》以及大学图书馆检索查找。

现代期刊文献主要在中国清华大学制作的"中国期刊全文数据库"和美国国立医学图书馆制作的生物医学文献数据库"MEDLINE"中检索查找，为保证查全率，统一以维生素 D 缺乏性佝偻病病名作为检索词，从多种途径查找。

现代其他文献主要参考了国家中医药管理局 1994 年 6 月 28 日发布的《中华人民共和国中医药行业标准·中医病证诊断疗效标准》、多版中医儿科全国教材，以及西医学的相关指南、标准及主要教材。

（2）专家调查。本指南依据文献检索的结果，从诊断、辨证、治法、方药、预防护理等方面综合古今见解，按 Delphi 法（即专家调查法）制作了问卷，向以中医儿科医师为主的专家（高级职称者）群体征求建议，共制作了 3 轮专家问卷，总回收率在 84.52% 以上，从而形成了专家共识。

（3）证据选择。证据的采集主要为随机临床试验，还包括：同期对照研究、历史对照研究、病例报道、非对照研究和专家意见。

（4）证据及推荐建议级别。本指南采用 2001 年国际感染论坛（ISF）提出的 Delphi 分级标准，确定推荐建议的级别。见表 10D。

（5）Delphi 分级标准的有关说明。

①推荐级别或推荐强度分为 A、B、C、D、E 5 级。强度以 A 级为最高，并依次递减。

②所谓推荐级别或推荐强度只是指文献的支持程度，并不代表特别建议。

③该标准的"研究课题分级"中，大样本指 ≥ 100 例的高质量的单篇随机对照试验报道或系统综述报告，小样本指 < 100 例的高质量的单篇随机对照试验报道。

④研究课题分级（即临床报道文献）之Ⅳ、Ⅴ级均有专家意见，分别定义为Ⅳ级：为专家共识，例如本项目所实施的专家调查问卷结果。Ⅴ级：为个别或其他报道中的专家意见。

⑤本指南工作中，在采用 Delphi 分级标准时，其研究课题中的Ⅰ级、Ⅱ级随机对照试验，依据 Jadad 量表评分，只采用质量在 3 分（包括 3 分）以上的文献。如只有低于 3 分的文献，则不作为随机对照试验采纳。

Jadad 评分量表

A. 随机分组序列的产生方法。2 分：通过计算机产生的随机序列或随机数字表产生的序列。1 分：试验提到随机分配，但产生随机序列的方法未予交代。0 分：半随机或准随机试验，指采用交替分配病例的方法如入院顺序、出生日期单双数。

表 D　Delphi 分级标准

推荐级别	研究课题分级	
Ⅰ 大样本，随机研究，结果清晰，假阳性或		
A	至少有 2 项 Ⅰ 级研究结果支持	
B	仅有 1 项 Ⅰ 级研究结果支持假阴性的错误很低	
Ⅱ 小样本，随机研究，结果不确定，假阳性和 / 或假阴性的错误较高		
C	仅有 Ⅱ 级研究结果支持	Ⅲ 非随机，同期对照研究
D	至少有 1 项 Ⅲ 级研究结果支持	Ⅳ 非随机，历史对照和专家意见
E	仅有 Ⅳ 级或 Ⅴ 研究结果支持研究	Ⅴ 病例报道，非对照研究和专家意见

B. 双盲法。2 分：描述了实施双盲的具体方法并且被认为是恰当的，如采用完全一致的安慰剂等。 1 分：试验仅提及采用双盲法。0 分：试验提及采用双盲法，但方法不恰当，如比较片剂与注射剂而未提及使用双伪法。

C. 退出与失防。1 分：对退出与失防的病例数和退出理由进行了详细的描述。0 分：没有提到退出与失防。

（6）关于本指南诊断与辨证部分的推荐级别的标注说明。本指南中的诊断和辨证部分，不依据"Delphi 分级标准"标注证据分级和推荐意见级别。若有高质量的诊断性试验或中医证候辨证分型研究的文献，可直接作为参考文献标注在相关的内容处。

（7）形成指南。综合专家问卷调查结果和文献检索分析结果，由丁樱教授、任献青副教授执笔撰写指南初稿，之后召开了专家论证会，征求中医儿科专家以及中华中医药学会、国家中医药管理局、国家标准局等专家及管理干部的意见，最终形成了本指南。

（8）本指南计划 2 年更新 1 次，通过文献研究与专家研讨会相结合的方式实施更新计划。

（一）范围

本指南提出了维生素 D 缺乏性佝偻病的诊断、辨证、治疗建议。本指南适用于维生素 D 缺乏性佝偻病的诊断和治疗。

（二）术语和定义

下列术语和定义适用于本指南。

维生素 D 缺乏性佝偻病（rickets of vitamin D deficiency) 是由于儿童体内维生素 D 不足，致使钙磷代谢失常的一种慢性营养性疾病，临床以正在生长的骨骺端软骨板不能正常钙化，造成骨骼改变为主要特征。本病常发于冬春季，主要见于婴幼儿，尤以 6 ~ 12 月婴儿发病率较高。北方发病率高于南方地区，工业城市高于农村，人工喂养的婴儿发病率高于母乳喂养者。本病轻证如治疗得当，预后良好；重者如失治、误治，易导致骨骼畸形，留有后遗症，影响儿童正常生长发育。

古代医籍中的夜惊、鸡胸、龟背、龟胸、汗证、五软、五迟等病症，有与本病相关的论述。

（三）诊断 [1-10]

1. 临床表现

本病根据症状、体征可以分为 4 期：

（1）初期。有多汗、烦躁、睡眠不安、夜间惊啼。多汗与室温及季节无关，常因多汗及烦躁而摇头擦枕，出现枕秃及脱发圈。还可见囟门迟闭、牙齿迟出等。

（2）激期。除早期症状加重外，还可见乒乓头、方颅、肋串珠、肋外翻、鸡胸、漏斗胸、龟背、手脚镯、下肢弯曲等骨骼改变。

（3）恢复期。经治疗后，症状逐渐好转而至消失，体征逐渐减轻、恢复。

（4）后遗症期。多见于 3 岁以后的小儿，经治疗或自然恢复，症状逐渐消失，骨骼改变不再进展，但遗留不同程度的骨骼畸形，无其他临床症状。

2. 实验室检查

（1）初期。血钙正常或稍低，血磷明显降低，钙磷乘积小于 30，血清碱性磷酸酶增高。X 线片可正常或钙化带稍模糊，血清 25-$(OH)_2D_3$ 下降。

（2）激期。血清钙、磷均降低，碱性磷酸酶明显增高，腕部 X 线片见临时钙化带模糊，干骺端增宽，边缘呈毛刷状或杯口状改变。

（3）恢复期。X 线片临时钙化带重现，血生化恢复正常。

（4）后遗症期。理化检查均正常。

3. 需与维生素 D 缺乏性佝偻病鉴别的病种

肾性佝偻病、肾小管性酸中毒、软骨营养不良、维生素 D 依赖性佝偻病、先天性甲状腺功能低下、低血磷抗维生素 D 佝偻病。

（四）辨证 [1-10]

1. 肺脾气虚证

形体虚胖，肌肉松软，面色少华，纳呆，大便不调，多汗，睡眠不宁，囟门开大，头发稀疏易落，可见枕秃，易反复感冒，舌淡、苔薄白，指纹淡，脉细软无力。

2. 脾虚肝旺证

烦躁夜啼，惊惕不安，面色少华或面色萎黄，头部多汗，发稀枕秃，囟门迟闭，出牙延迟，纳呆食少，坐立行走无力，夜啼不宁，易惊多惕，甚则抽搐，舌淡、苔薄，指纹淡青，脉细弦。

3. 肾精亏损证

面白虚烦，形瘦神疲，纳呆乏力，多汗肢软，筋骨萎软，立迟、行迟、齿迟，头颅方大，肋骨串珠，手镯脚镯，鸡胸龟背，下肢畸变，舌淡、苔少，指纹淡紫，脉细无力。该期已有明显骨骼畸形后遗症。

（五）治疗

1. 治疗原则（推荐级别：D）[1-10]

本病治疗，重在调补脾肾，多用补益之法，先天不足者补肾为先，后天失调者补脾为先，脾肾俱虚，病程迁延者，脾肾兼顾，同时注意益肾填精壮骨。根据脾肾亏损轻重，采用不同的治法。初期以脾虚为主，用健脾益气为主法；激期多属脾肾两亏，当予脾肾并补；恢复期、后遗症期以肾虚为主，当补肾填精，佐以健脾。本病在调补脾肾的同时，还要注意到补肺益气固表、平肝清心安神等治法的配合使用。

此外，在预防护理上鼓励母乳喂养，科学合理添加辅食。注意维生素 D 及钙、磷的补充，增加小儿户外活动、多晒太阳。勿使患儿过早或过多坐立和行走，提倡穿背带裤。已有骨骼严重畸形后遗症患儿可手术矫正。

2. 分证论治

（1）肺脾气虚证。（推荐级别：E）[1-10]

治法：健脾益气，补肺固表。

方药：人参五味子汤加味。药用：人参、白术、茯苓、五味子、麦冬、天门冬、黄芪、炙甘草等。

加减：汗多者加煅龙骨、煅牡蛎固涩止汗，夜惊、睡眠不宁、烦躁者加炒酸枣仁、夜交藤，大便不实者加苍术、山药、白扁豆。

（2）脾虚肝旺证。（推荐级别：E）[1-10]

治法：健脾柔肝，平肝息风。

方药：益脾镇惊散加减。药用：人参、白术、茯苓、朱砂、钩藤、煅龙骨、煅牡蛎、炙甘草、灯心草。

加减：多汗者加五味子、瘪桃干，睡中惊惕者加远志、珍珠母、僵蚕，抽搐者加全蝎、蜈蚣，夜啼不宁者加蝉蜕、竹叶。

（3）肾精亏损证。（推荐级别：E）

治法：补肾填精，佐以健脾。

方药：补肾地黄丸加减。药用：紫河车、熟地黄、肉苁蓉、巴戟天、菟丝子、山茱萸、枸杞子、山药、酸枣仁、远志。

加减：多汗者加黄芪、煅龙骨、煅牡蛎，乏力肢软者加黄芪、党参，纳呆者加砂仁、陈皮、佛手，面白者加当归、白芍。

3. 常用中成药

（1）龙牡壮骨冲剂（党参、黄芪、麦冬、醋制龟甲、炒白术、山药、醋制五味子、龙骨、煅牡蛎、茯苓、大枣、甘草、乳酸钙、炒鸡内金、维生素D_2、葡萄糖酸钙）。2岁以下每服半包，2～7岁每服1包，7岁以上每服2包，1日3次。可用于各证型。（推荐级别：C）[9]

（2）玉屏风口服液（蜜炙黄芪、炒白术、防风）。每服1支，1日3次。用于肺脾气虚证。（推荐级别：E）

（3）六味地黄丸（熟地黄、山茱萸、山药、牡丹皮、茯苓、泽泻）。每服3～6g，1日3次。用于肾精亏损证。（推荐级别：E）

参考文献

［1］国家中医药管理局. 中医病证诊断疗效标准［S］. 南京：南京大学出版社，1994：304.

［2］汪受传，俞景茂. 全国高等中医药院校研究生规划教材·中医儿科临床研究［M］. 北京：人民卫生出版社，2009：485-493.

［3］汪受传. 中医药学高级丛书·中医儿科学［M］. 北京：人民卫生出版社，1998：780-784.

［4］胡亚美，江载芳. 诸福棠实用儿科学［M］. 7版. 北京：人民卫生出版社，2002：536.

［5］王秀洁. 中医中药治疗佝偻病的临床观察［J］. 中医药信息，1987（5）：31-32.

［6］苏树蓉. 中医儿科学（21世纪课程教材）［M］. 北京：人民卫生出版社，2006：186-189.

［7］王元. 佝偻病治疗经验浅析［J］. 云南中医中药杂志，2009，30（8）：75-76.

[8] 陈燕萍. 益气补肾法治疗佝偻病 [J]. 上海中医药杂志, 2000 (1): 39-40.

[9] 林雅芬. 龙牡壮骨颗粒治疗早期佝偻病疗效观察 [J]. 浙江中西医结合杂志, 2003, 13 (3): 159.

[10] 王伟华, 李雅峰. 浅谈佝偻病的防治 [J]. 黑龙江医学, 2003, 27 (7): 535.

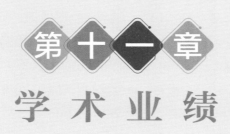

第十一章

学术业绩

一、科研项目

（一）国家级

［1］国家"七五"重点科技攻关项目，中医治疗小儿外感高热的临床与实验研究（75-64-01-07），1987—1989年，李晏龄，第1名

［2］国家"七五"重点科技攻关项目，中医治疗小儿腹泻病的临床与实验研究（75-64-01-09），1987—1989年，李晏龄，第1名

［3］国家"八五"重点科技攻关项目，健脾止泻颗粒治疗脾虚泄泻（迁延性及慢性腹泻）的临床与实验研究，1993—1995年，李晏龄，第1名

［4］国家科技部"十一五"科技支撑计划课题，小儿过敏性紫癜性肾炎中医综合治疗方案示范研究（2006BAI04A16），2006—2009年，丁樱，第1名

［5］国家科技部"十二五"科技支撑计划课题，小儿紫癜性肾炎病证结合中医阶梯治疗方案的示范研究（2013BAI02B07），2013—2018年，丁樱，第1名

［6］国家自然科学基金面上项目，清热止血方、雷公藤多苷通过肾小球系膜细胞—足细胞轴干预紫癜性肾炎患儿蛋白尿的体外研究（81173300），2012—2015年，丁樱，第1名

［7］国家自然科学基金面上项目，基于生精细胞周期及调控基因的表达探索菟丝子黄酮干预雷公藤多苷所致生殖损伤的机制研究（81273802），2013—2017 年，任献青，第 1 名

［8］国家自然科学基金面上项目，益气化瘀清热方及其拆方对肾 MsC、足细胞作用的分子机制研究（81273803），2013—2017 年，翟文生，第 1 名

［9］国家自然科学基金面上项目，蒲金口服液对宫内感染 / 炎症致早产脑损伤大鼠神经髓鞘再生与修复的影响（81473727），2015—2018 年，马丙祥，第 1 名

［10］国家自然科学基金面上项目，小青龙汤对哮喘小鼠气道炎症启动因子 TSLP 的调控作用及靶向细胞 DCs 的影响（81473728），2015—2018 年，宋桂华，第 1 名

［11］国家自然科学基金面上项目，基于"伏风暗瘀宿痰"哮喘病机新说之搜风愈喘方调控哮喘大鼠气道重塑 TGF-β_1/VEGF 表达的实验研究（81574020），57 万元，2016—2019 年，闫永彬，第 1 名

［12］国家自然科学基金面上项目，基于 SIRT1 介导的足细胞线粒体调控机制探讨益气化瘀清热方治疗 FSGS 肾病的机制（81873339），2018—2021 年，翟文生，第 1 名

［13］国家自然科学基金面上项目，基于内皮细胞 NF-κB 信号通路调控炎症细胞因子探索清热止血方联合雷公藤多苷治疗紫癜性肾炎的作用机制（81873343），2019—2022 年，丁樱，第 1 名

［14］国家自然科学基金面上项目，基于 Notch 信号通路调控机制探讨蒲金口服液对宫内感染 / 炎症致早产大鼠脑白质损伤保护作用机制的研究（81973904），2019—2022 年，马丙祥，第 1 名

［15］国家自然科学基金面上项目，基于哮喘中西医病机交通性之搜风愈喘方及其拆方调控哮喘大鼠气道重塑机制的研究（81973903），2019—2022 年，闫永彬，第 1 名

［16］国家自然科学基金面上项目，基于"鼻—肺—肠"共有黏膜免疫系统探索加味小青龙汤对哮喘大鼠淋巴细胞归巢过程及结局的影响（81873338），2019—2022 年，宋桂华，第 1 名

［17］国家自然科学基金联合基金，基于 IgA1 糖基化异常及 Th17/Treg 细胞失衡的祛风消癜方治疗过敏性紫癜的有效机制研究（U2004107），2020—2023 年，任献青，第 1 名

［18］国家自然科学基金面上项目，基于"肠—肾轴"探明肾必宁颗粒治疗 IgA 肾病的分子生物学机制（82074493），2020—2023 年，宋纯东，第 1 名

［19］国家自然科学基金面上项目，基于凝血酶及其受体 PAR1 活化对壁层上皮细胞增生的影响研究凉血解毒活血方防治肾小球新月体病变的机制（82174187），2022—

2025 年，黄岩杰，第 1 名

〔20〕国家自然科学基金面上项目，基于上皮—间质转化（EMT）的搜风愈喘方调控哮喘大鼠气道重塑的机制研究（82174438），2021 年度，经费 56 万元，2022—2025 年，闫永彬，第 1 名

（二）省级

〔1〕国家中医药管理局重点科技攻关项目，中药治疗多种肾病"异病同治"的分子机理研究（2000—JP12），1999 年，丁樱，第 1 名

〔2〕国家中医药管理局科技攻关项目，小儿乙肝相关性肾炎临床治疗方案的研究（02—03LP37），2002—2005 年，丁樱，第 1 名

〔3〕国家中医药管理局，"疏通矫正"手法治疗痉挛型脑瘫的临床研究，2002—2004 年，马丙祥，第 1 名

〔4〕国家中医药管理局中医药标准化项目，肾病综合征中医诊疗指南（ZYYS—2009〔0004〕-16），2009—2011 年，翟文生，第 1 名

〔5〕国家中医药管理局中医药标准化项目，小儿泌尿道感染中医诊疗指南（ZYYS—2009〔0004〕— 32），2009—2011 年，翟文生，第 1 名

〔6〕国家中医药管理局中医药标准化项目，维生素 D 缺乏性佝偻病中医诊疗指南〔ZYYS — 2009（0004）— 34〕，2010—2012 年，丁樱，第 1 名

〔7〕国家中医药管理局中医药标准化项目，过敏性紫癜中医诊疗指南〔ZYYS — 2009（0004）— 30〕，2010—2012 年，丁樱，第 1 名

〔8〕国家中医药管理局临床研究基地科研专项课题，儿童大叶性肺炎中医证候分布及优化方案研究（JDZX2012015），2013—2015 年，宋桂华，第 1 名

〔9〕国家中医药管理局中医药标准化项目，中医儿科临床诊疗指南·小儿尿血（SATCM — 2015 — BZ150），2015—2016 年，任献青，第 1 名

〔10〕国家中医药管理局中医药标准化项目，中医儿科常见病诊疗指南·细菌性痢疾（SATCM — 2015 — BZ145），2015—2016 年，丁樱，第 1 名

〔11〕国家中医药管理局中医药标准化项目，小儿泌尿道感染中医诊疗指南（SATCM — 2015-BZ147），2015—2016 年，翟文生，第 1 名

〔12〕国家中医药管理局项目，丁樱全国名老中医药专家传承工作室（国中医药办人教函〔2018〕119 号），2019—2021 年，丁樱，第 1 名

〔13〕国家中医药管理局中医药标准化项目，肾病综合征中医临床诊疗指南（修

订),（20210908-BZ-CACM），2021—2024 年，翟文生，第 1 名

［14］国家中医药管理局政策法规与监督司"中医药标准化项目"，中医病证诊断疗效标准示范性修订—水肿（儿科）（GZY-FJS-2020-215），2021—2022 年，任献青，第 1 名

［15］中国中药协会"中成药治疗优势病种临床应用指南"项目，中成药治疗新生儿黄疸（儿科）临床应用指南研究（SATCM—2015—BZ402），2017—2018 年，丁樱，第 1 名

［16］中华中医药学会行业专项课题，小儿肾病综合征中医药临床诊疗方案（2018〔205〕号），2017—2018 年，丁樱，第 1 名

［17］河南省科技攻关项目，郑州市 3～16 岁儿童体格发育的流行病学调查，1984—1986 年，李晏龄，第 1 名

［18］河南省科技攻关项目，退热童乐浆治疗小儿外感发热的临床研究，1988—1990 年，黄明志，第 1 名

［19］河南省科技攻关项目，"肾病汤"治疗小儿难治性肾病的临床与实验研究，1991—1993 年，李晏龄，第 1 名

［20］河南省科技攻关项目，小儿厌食症的临床与实验研究，1992—1994 年，李晏龄，第 1 名

［21］河南省重点科技攻关项目，"血得安"颗粒治疗血小板减少性紫癜的临床与实验研究，1993—1995 年，李晏龄，第 1 名

［22］河南省科技攻关项目，口疮灵涂液治疗小儿口疮的临床与实验研究，1994—1998 年，丁樱，第 1 名

［23］河南省科技攻关项目，湿毒爽身灵喷雾剂治疗小儿湿疹的临床与研究，1994—1999 年，丁樱，第 1 名

［24］河南省科技攻关项目，"清肠合剂"灌肠与口服治疗湿热痢疗效对比及机理探讨（00117 0717），1997—2000 年，成淑凤，第 1 名

［25］河南省科技攻关项目，肾综合剂对难治性肾病血清脂谱的影响及对肾组织保护作用的研究（001170707），2000—2002 年，刘霞，第 1 名

［26］河南省自然基金项目，水蛭不同制品活血化瘀作用的比较研究（974024700），1997—1999 年，刘霞，第 1 名

［27］河南省科技攻关项目，肾必宁颗粒冲剂治疗小儿肾病综合征（系膜增生性肾炎）临床及疗效机理探讨，1999—2002 年，丁樱，第 1 名

［28］河南省科技攻关计划项目，蒲金口服液对缺氧缺血性脑损伤大鼠一氧化氮合

酶影响的研究（0224630123），2001—2003年，马丙祥，第1名

［29］河南省科技攻关项目，中药乙肝肾宝治疗乙肝相关性肾炎的临床研究，2004—2008年，丁樱，第1名

［30］河南省科技攻关项目，雷公藤多苷治疗紫癜性肾炎剂量与疗效及副作用的研究（0524410089），2005—2008年，丁樱，第1名

［31］河南省科技攻关项目，中药复方治疗系膜增生性肾炎机制研究（0611042100），2006—2008年，宋纯东，第1名

［32］河南省科技攻关项目，中成药雷公藤多苷对儿童性腺发育影响的研究（102102310092），2011—2014年，丁樱，第1名

［33］河南省科技厅科技攻关项目，中医综合疗法治疗过敏性紫癜肾保护研究（122102310181），2012—2014年，翟文生，第1名

［34］河南省科技攻关项目，肺舒胶囊防治儿童哮喘反复复发的研究（0224630136），2013—2016年，高雅，第1名

［35］河南省科技攻关项目，基于TGF-β1-miR-192/SIP1在DN发病的作用探讨益气养阴活血法抗肾纤维化的机制（142102310284），2014—2016年，宋纯东，第1名

［36］河南省科技攻关计划项目，丹参注射液对新生大鼠缺氧缺血脑损伤后突触再生的影响（142102310479），2014—2016年，马丙祥，第1名

［37］河南省科技攻关项目，健脾消积方药治疗小儿厌食症及对微量元素调控的研究，2015—2018年，朱珊，第1名

［38］河南省科技攻关项目，不同利水法调节肾脏AQP1/AQP2对急慢性阿霉素肾病逆流倍增影响机制（162102310452），2016—2018年，宋纯东，第1名

［39］河南省科技攻关项目，间质肝细胞释放的微囊对急性肾损伤引发的肾小管上皮细胞周期异常停滞的影响及相关机制研究（162102310098），2016—2018年，陈文霞，第1名

［40］河南省科技攻关项目，基于不同剂量激素对AP-1表达的影响探讨苏葶平喘方治疗激素抵抗型哮喘的作用机制（182102310307），2016—2018年，宋桂华，第1名

［41］河南省科学技术厅科技攻关项目，基于"伏风暗瘀宿痰"哮喘病机新说之搜风愈喘方调控哮喘大鼠气道重塑及VEGF表达的实验研究（152102310098），2016—2019年，闫永彬，第1名

［42］河南省科技攻关计划（社会发展领域）项目，基于代谢组学和中医辨证量表的过敏性紫癜常见中医证型代谢物的研究（172102310061），2017—2019年，任献青，第1名

［43］河南省自然科学基金项目，人工虫草对 UUO 幼鼠肾小管间质 miRNA-200 和 miRNA-29 及其靶基因的调控机制研究（182300410346），2018—2019 年，黄岩杰，第 1 名

［44］河南省科技攻关项目，五倍子泻心汤保留灌肠治疗小儿疱疹性咽峡炎的研究（182102311154），2018—2020 年，黄牲，第 1 名

［45］河南省科技攻关计划项目，蒲金口服液对缺氧缺血脑损伤新生大鼠突触后膜可塑性的影响（182102311169），2018—2019 年，马丙祥，第 1 名

［46］河南省科技攻关项目，清热止血方联合雷公藤多苷基于 NF-κB 信号通路调控炎症细胞因子治疗 HSPN 的机制研究（182102311170），2018—2019 年，张霞，第 1 名

［47］河南省科学技术厅科技攻关项目，雷公藤多苷基于"肠-肾连接"治疗 IgA 肾病作用机制研究（201102310494），2020—2022 年，宋纯东，第 1 名

［48］河南省重点研发与推广专项（科技攻关），基于热毒与血瘀的相互作用探索凉血解毒活血方治疗紫癜性肾炎Ⅲ型患儿的疗效特点（212102310358），2021—2022 年，黄岩杰，第 1 名

［49］河南省科技攻关项目，基于 PI3K/Akt/P53 通路探讨定风止痉散对抽动障碍 DA 能神经元损伤修复的作用机制（212102311141），2021—2022 年，都修波，第 1 名

［50］河南省科技攻关项目，基于口腔微生态学研究银翘散治疗儿童风热伤络型过敏性紫癜的机制（212300410369），2021—2023 年，郭庆寅，第 1 名

［51］河南省自然科学基金项目，滋阴清热、活血止血法治疗紫癜性肾病的临床及其分子机理研究，2002—2005 年，丁樱，第 1 名

［52］河南省自然科学基金项目，益气、活瘀中药影响 MC 增殖、ECM 聚集的比较研究（0411044600），2005—2008 年，翟文生，第 1 名

［53］河南省自然科学基金项目，黄芪、大黄影响肾系膜细胞生物学效应的比较研究（0511043600），2006—2007 年，翟文生，第 1 名

［54］河南省自然科学基金项目，基于 NOD2/NF-κB 通路探讨益气养阴活血方对 DKD 的作用机制（201102310494），2020—2021 年，宋纯东，第 1 名

［55］河南省杰出人才创新基金项目，血尿停颗粒治疗小儿紫癜性肾炎血尿的开发研究（0321002100），2003—2007 年，丁樱，第 1 名

［56］河南省基础与前沿技术研究项目，菟丝子黄酮干预雷公藤多苷所致幼鼠生殖损伤的实验研究（092300410102），2009—2011 年，任献青，第 1 名

［57］河南省科技创新杰出青年科技计划项目，奥美沙坦联合人工虫草提取物对

（前）肾素受体表达及易位的影响（144100510014），2014—2017年，黄岩杰，第1名

［58］河南省人社部高层次人才回国资助项目，（前）肾素受体在细胞内的转运机制研究（人社厅函［2015］194号），2015—2021年，黄岩杰，第1名

［59］中国医药卫生事业发展基金会医药科研课题，名医传承数字孪生辅助决策系统，2020—2022年，任献青，第1名

［60］河南省高校科技创新人才支持计划，紫癜性肾炎患儿肾组织及尿中血管紧张素原测定的意义和药物的干预研究（2012HASTIT019），2012—2015年，黄岩杰，第1名

［61］河南省重点中医学科（专科）学术带头人培养项目专项课题，宫内感染/炎症致早产脑损伤与血瘀证的关系及丹参干预机制的研究（2013ZY03010），2013年，马丙祥，第1名

［62］河南省重点中医学科（专科）专项学术带头人培养项目专项课题，搜风愈喘方调控支气管哮喘模型大鼠干细胞因子及其受体（SCF/c—kit）表达研究（2013ZY03011），2013年，闫永彬，第1名

［63］河南省杰出青年计划，黄芪、水蛭、大黄及其复方对肾MsC作用的比较和分子机理研究（084100510018），2008—2010年，翟文生，第1名

［64］中国民族医药学会科研项目，丁樱教授治疗小儿肾病临床经验传承研究（2017KYXM-Z179-50），2017—2020年，张霞，第1名

［65］中国民族医药学会科研项目，基于中药热毒宁注射液的儿童流行性感冒优化防治方案研究（2019KYXM-Z197-25），2019—2022年，闫永彬，第1名

［66］中国民族医药学会科研项目，清热凉血法联合甲强龙冲击治疗儿童伴新月体形成的紫癜性肾炎的临床研究（2019KYXM-Z1106-48），2019—2022年，郭庆寅，第1名

［67］中国民族医药学会科研项目，基于数据挖掘方法对丁樱教授治疗小儿遗尿症处方用药规律及思想分析（2019KYXM-Z1107-49），2019—2022年，宋纯东，第1名

二、科研成果

（一）国家级

［1］小儿热速清口服液，新药证书（90）Z—73，1990年，李晏龄，第1名

［2］新药小儿热速清治疗小儿外感高热的临床与实验研究，国家中医药科技成果三等奖，1991年，李晏龄，第1名

［3］小儿泻速停冲剂，国家优秀新产品一等奖，1992年，李晏龄，第1名

［4］小儿泻速停冲剂，新药证书（91）Z—02，1991年，李晏龄，第1名

［5］中医药治疗小儿腹泻的临床与实验研究，国家中医药科技成果二等奖，1993年，李晏龄，第1名

（二）省级

［1］临床儿科，河南省重大科学技术成果奖，1978年，李晏龄，第1名

［2］百日咳从肝论治的临床研究，河南省科学技术进步奖三等奖，1986年，郑启仲，第1名

［3］"肺宝"防治小儿反复呼吸道感染临床观察与实验研究，河南省科学技术进步奖三等奖，1989年，高智铭，第1名

［4］退热童乐浆治疗小儿外感高热的临床研究，河南省中医药科学技术进步奖三等奖，1992年，黄明志，第1名

［5］儿乐补血冲剂治疗小儿缺铁性贫血的临床与实验研究，河南省科学技术进步奖二等奖，1994年11月，郑建民，第1名

［6］"口疮灵"涂液治疗小儿口疮的临床与实验研究，河南省科学技术进步奖二等奖，1996年9月，丁樱，第1名

［7］四大怀药微量元素及其药理作用研究，河南省科学技术进步奖，1996年11月，李晏龄，第1名

［8］湿毒爽身灵喷雾剂治疗小儿湿疹的临床与实验研究，河南省科学技术进步奖三等奖，1997年11月，丁樱，第1名

［9］儿科疑难病临床诊治，河南省科学技术进步奖三等奖，1998年10月，朱珊，第1名

［10］《儿科疑难病临床诊治》，河南省科学技术奖进步三等奖，1998年，翟文生，第1名

［11］小儿外感（感染性）高热病因学剂量诊断方法的研究，河南省科学技术进步奖三等奖，1998年10月，朱珊，第1名

［12］健脾止泄颗粒治疗脾虚泄泻（迁延性及慢性腹泻）的临床与实验研究，河南省科学技术进步奖二等奖，2000年9月，朱珊，第1名

［13］缩泉止遗胶囊治疗小儿遗尿症的临床与实验研究，河南省科学技术进步奖三等奖，2000年，刘霞，第1名

［14］双花喷雾剂治疗小儿上呼吸道感染的临床与实验研究，河南省科学技术进步奖三等奖，2000年10月，马丙祥，第1名

［15］"清肠合剂"灌肠治疗小儿湿热痢临床疗效及机理探讨，河南省科学技术进步奖三等奖，2002年5月，成淑凤，第1名

［16］肾必宁颗粒冲剂治疗小儿肾病综合征（系膜增生性肾炎）的临床及疗效机理探讨，河南省科学技术进步奖二等奖，2002年5月，丁樱，第1名

［17］小儿退热滴鼻剂"一滴清"的研究（00119），河南省科学技术进步奖二等奖，2003年，高雅，第1名

［18］敏咳清口服液治疗过敏性咳嗽的临床及疗效机理研究，河南省科学技术奖进步三等奖，2005年12月，翟文生，第1名

［19］多种肾病异病同治分子机理研究，中华中医药学会科学技术成果奖二等奖，2005年，丁樱，第1名

［20］蒲金口服液对缺氧缺血性脑损伤大鼠一氧化氮合酶、血小板活化因子影响的研究，河南省科学技术进步奖二等奖，2006年12月，马丙祥，第1名

［21］活血化瘀法对大鼠肾小管间质病变中黏附分子及炎细胞分布的影响，河南省科学技术进步奖三等奖，2013年1月，黄岩杰，第1名

［22］小儿紫癜性肾炎肾小管损伤检测和冬虫夏草加三七参对其干预的研究，河南省科学技术进步奖三等奖，2014年12月，黄岩杰，第1名

［23］中国小儿脑瘫流行特征及规范化防治，中国残疾人康复协会残疾预防及康复科学技术奖，2017年3月，马丙祥，第1名

［24］小儿过敏性紫癜中医临床诊疗指南的研究，中国民族医药协会科学技术进步奖三等奖，2017年11月，丁樱，第1名

［25］"疏通矫正"手法治疗痉挛型脑瘫的临床研究，中国康复医学会二等奖，2017年；河南省科学技术进步奖三等奖，2019年1月，马丙祥，第1名

［26］中医药防治儿童哮喘与国际治疗方案的对比优势，河南省科学技术进步奖三等奖，2017 年 12 月，赵坤，第 1 名

［27］探索 IgA 血管炎肾损伤的尿生物标志物和中医病机特点，河南省科学技术进步奖二等奖，2019 年 12 月，黄岩杰，第 1 名

［28］益气养阴活血法对糖尿病肾病系膜基质 RhoAROCK 信号传导相关性研究，中华民族医药学会成果奖三等奖，2020 年，宋纯东，第 1 名

三、教材（副主编及以上）

（一）主编

［1］李晏龄.《临床儿科》（上、下册）［M］.河南人民出版社，1977 年

［2］李晏龄.《实用儿科简编》［M］.人民卫生出版社，1985 年

［3］丁樱.《高等教育自学考试·中医儿科学》［M］.河南人民出版社，1997 年 10 月

［4］丁樱.《中医儿科学》成人教育本科教材［M］.湖南科学技术出版社，2002 年 12 月

［5］丁樱.《中医儿科学》国际中医师资格考试教材［M］.人民卫生出版社，2005 年 12 月

［6］任献青，张爱娥.《同步精讲精练儿科学》：卫生部规划教材［M］.第四军医大学出版社，2013 年 11 月

［7］任献青，张爱娥.《儿科学（第 8 版）》［M］.第四军医大学出版社，2013 年 11 月

［8］汪受传，丁樱.《中医儿科学》：全国中医药高等教育中医儿科学专业规划教材［M］.中国中医药出版社，2021 年 7 月

（二）副主编

［1］中国赤脚医生教材编委会.《中国赤脚医生教材》（上、下册）［M］.人民卫生出版社，1981 年（李晏龄，副主编）

［2］《中医儿科学》［M］.台湾迅雷出版社，1989 年（李晏龄，副主编）

〔3〕汪受传.《中医儿科学》：全国普通高等教育中医药类精编教材〔M〕.上海科学技术出版社，2006年8月（丁樱，副主编）

〔4〕秦艳虹.《中医儿科学》：高职高专教材〔M〕.中国中医药出版社，2006年6月（丁樱，副主编）

〔5〕汪受传，俞景茂.《中医儿科临床研究》："十一五"研究生规划教材〔M〕.人民卫生出版社，2009年6月（丁樱，副主编）

〔6〕汪受传，虞坚尔.《中医儿科学》："十二五"普通高等教育本科国家级规划教材〔M〕.中国中医药出版社，2012年7月（丁樱，副主编）

〔7〕何廷左，李晓东，冯爱民.《现代临床儿科学》〔M〕.吉林科学技术出版社，2013年（张霞，副主编）

〔8〕马融.《中医儿科学高级教程》〔M〕.人民军医出版社，2015年12月（丁樱，副主编）

〔9〕汪受传.《中华医学百科全书中医儿科学》〔M〕.中国协和医科大学出版社，2017年1月（丁樱，副主编）

〔10〕李晓捷.《儿童康复》〔M〕.人民卫生出版社，2020年9月（马丙祥，副主编）

〔11〕赵霞，李新民.《中医儿科学》：全国中医药行业高等教育"十四五"规划教材〔M〕.中国中医药出版社，2021年6月（任献青，副主编）

〔12〕梁伍今.《儿科护理学》〔M〕.中国中医药出版社，2005年4月（翟文生，副主编）

〔13〕姜之炎，赵霞.《中医儿科学》〔M〕.人民卫生出版社，2009年12月（翟文生，副主编）

〔14〕梁伍今.《儿科护理学》〔M〕.中国中医药出版社，2012年8月（翟文生，副主编）

〔15〕王茹.《中西医结合儿科学》〔M〕.科学出版社，2012年9月（翟文生，副主编）

四、论　著

（一）主编

〔1〕李晏龄.《健康小顾问》〔M〕.河南人民出版社，1963年

［2］郑启仲.《新生儿疾病》［M］.河南科学技术出版社，1983年3月

［3］马荫笃，等.《中医晋升必读》［M］.宁夏人民出版社，1987年7月

［4］吕志连，马荫笃.《中华实用气功》［M］.中原农民出版社，1991年10月

［5］杨乘龙，马荫笃.《中医儿科百问》［M］.河南科学技术出版社，1992年1月

［6］程志，史纪，等.《儿科药物外治疗法》［M］.西安地图出版社，1994年4月

［7］翟文生，朱珊.《儿科疑难病临床诊治》［M］.中国科学技术出版社，1994年

［8］毛德西，赵国兴，丁樱，孙彬.《内儿科疾病新疗法》［M］.中国医药科技出版社，1994年5月

［9］刘霞.《小儿血液病问答》［M］.中国科学技术出版社，1994年12月

［10］周继武，赵坤.《神经疾病临床答疑》［M］.科学技术文献出版社，1995年8月

［11］马荫笃，王秉钦.《奇难病精华》［M］.河南医科大学出版社，1995年10月

［12］张俊庭，高雅.《共和国名医专家大典》［M］.中医古籍出版社，2000年8月

［13］马丙祥，范忠纯.《实用儿科诊断与治疗》［M］.科学技术文献出版社，1997年9月

［14］高雅.《儿科临床手册》［M］.河南科学技术出版社，1997年6月

［15］马丙祥.《中医常见病症诊疗常规》［M］.河南医科大学出版社，1998年5月

［16］黄岩杰.《儿科病良方1500首》［M］.中国中医药出版社，1998年10月

［17］翟文生.《中医儿科学考试题解》［M］.中华工商联合出版社，1999年3月

［18］吕志连，马荫笃.《中华实用气功》［M］.中原农民出版社，1991年

［19］高雅，马玉宏.《中华药膳防治儿科疾病》［M］.科学技术文献出版社，2000年10月

［20］李洁，马丙祥.《中华药膳防治脑病疾病》2001年6月，《中华药膳防治胃肠疾病》2001年8月，《中华药膳防治肝胆疾病》2001年4月，《中华药膳防治癌症疾病》2001年5月，《中华药膳防治妇科疾病》2000年10月，《中华药膳防治男科疾病》2001年5月，《中华药膳防治心脏疾病》2002年7月，《中华药膳防治肾脏疾病》2001年8月，《中华药膳防治血液疾病》2000年10月，《中华药膳防治呼吸疾病》2001年5月，《中华药膳防治糖尿病》2001年2月［M］.科学技术文献出版社，2001年

［21］马丙祥.《慢性胃炎四季饮食》［M］.辽宁科学技术出版社，2003年3月

［22］郑启仲.《非典型肺炎50问》［M］.京华出版社，2003年4月

［23］郑启仲.《中小学生健康指南》［M］.新华出版社，2004年5月

［24］郑宏，郑攀.《既然当医生·儿科名医郑启仲从医录》［M］.中医古籍出版社，

2004 年 6 月

［25］翟文生.《实用 ICU 临床应用技术》［M］.军事医学科学出版社，2004 年 9 月

［26］马丙祥.《内分泌系统病症药膳》［M］.人民军医出版社，2004 年 10 月

［27］黄甡，刘世恩.《儿科验方》［M］.第二军医大学出版社，2005 年 1 月

［28］宋纯东.《肾脏疾病病症药膳》［M］.人民军医出版社，2005 年 1 月

［29］程艳波，吴素玲，刘玉峰，朱珊.《儿科疾病诊疗手册》［M］.河南科学技术出版社，2005 年 1 月

［30］琚玮，葛湄菲.《现代中医儿科诊疗全书》［M］.第二军医大学出版社，2005 年 4 月

［31］翟文生.《新编 ICU 临床应用技术》［M］.军事医学科学出版社，2006 年 7 月

［32］周正，王祥善，李学婷.《全科医学》（下册）［M］.郑州大学出版社，2009 年 8 月

［33］杨运朴，宋桂华，陈文霞，成淑凤.《全科医学诊断》［M］.中国科学技术出版社，2010 年

［34］黄甡，马丙祥.《郑颉云临证经验辑要》［M］.人民军医出版社，2012 年 6 月

［35］黄甡.《少儿推拿中药方剂学》［M］.中国中医药出版社，2013 年 3 月

［36］郑宏，郑攀.《郑启仲儿科经验撷粹》［M］.人民军医出版社，2013 年 6 月

［37］李冬梅，周正，张志萍.《现代中西医结合临床全书·儿科学》［M］.中医古籍出版社，2014 年 8 月

［38］黄甡，张建.《小儿病方剂证治》［M］.人民军医出版社，2014 年 1 月

［39］任献青，李素云.《临床中医医师基本功学习手册》［M］.世界图书出版西安有限公司，2014 年 8 月

［40］朱明军，李学林，任献青.《常见疾病临床应用指南（中成药）》［M］.河南科学技术出版社，2014 年 12 月

［41］徐金星，马淑霞.《中医经典临床应用专科专病—儿科疾病篇》［M］.中医古籍出版社，2015 年

［42］韩秀红，郭庆寅，陈梅.《儿科常见疾病诊治与保健》［M］.吉林科学出版社，2015 年 5 月

［43］郑攀，郑宏.《郑启仲儿科医案》［M］.中国中医药出版社，2015 年 9 月

［44］郑攀，郑宏.《郑启仲经方名方应用经验》［M］.中国中医药出版社，2016 年 12 月

［45］张炜.《国家中青年名中医·张炜》［M］.中原农民出版社，2015 年 8 月

［46］张炜.《长沙古本伤寒杂病论》［M］.中原农民出版社，2016 年 4 月

［47］孟昱林，高庆华，马廷真，周正.《中医基础理论与实用临床》［M］.科学技术文献出版社，2016 年 1 月

［48］宋桂华.《名老中医史纪儿科疾病诊治精粹》［M］.西安交通大学出版社，2016 年 7 月

［49］黄甡，王妍炜.《小儿外治疗法心鉴》［M］.山西科学技术出版社，2016 年 10 月

［50］贾翠菊，秦钰，曹晓宽，姚献花.《现代临床儿科疾病学》［M］.吉林科学技术出版社，2017 年

［51］闫永彬，陈文霞，任献青.《小儿感染性疾病中西医结合诊断与治疗》［M］.世界图书出版公司，2017 年 6 月

［52］许洪义，张雅静，芳菲，林晓燕，都修波，康蓓蓓.《儿科疾病诊疗新规范》［M］.黑龙江科学技术出版社，2017 年 7 月

［53］王华，张亚琴，杨颖.《现代儿科疾病诊断与治疗》［M］.吉林科学技术出版社，2017 年 8 月

［54］郭云协，刘艳芳，薛黎明，郑春燕.《郑建民名老中医肾病验案集》［M］.科学技术文献出版社，2018 年 1 月

［55］丁樱.《全国名中医丁樱五十年临证经验荟萃》［M］.中国中医药出版社，2018 年 12 月

［56］张春玲，吴艳荣，陈峰，张霞.《中医临床治疗精要》［M］.科学技术文献出版社，2018 年

［57］典迎彬，任献青.《小儿常见病中医综合疗法》［M］.电子工业出版社，2019 年 3 月

［58］宋桂华，成淑凤，于素平.《小青龙汤临床研究》［M］.科学技术文献出版社，2019 年 8 月

［59］郑宏，郑攀.《郑启仲中医儿科用药经验》［M］.人民卫生出版社，2019 年 7 月

［60］郑玉玲，朱光，郑宏.《中原历代中医药名家文库现当代卷·郑启仲》［M］.河南科学技术出版社，2019 年 10 月

［61］丁樱.《全国名中医丁樱儿科讲座实录》［M］.河南科学技术出版社，2021 年 3 月

［62］丁樱.《名中医丁樱儿科临床经验集锦》［M］.中国中医药出版社，2021 年 3 月

［63］丁樱.《儿童健康家庭医生》［M］.吉林大学出版社，2021年5月

（二）副主编

［1］崔应珉，刘宏伟.《中医名家胃肠病笔录》［M］.中州古籍出版社，1993年10月（刘霞，副主编）

［2］赵国兴，孟庆荣，孟春娥.《实用药源性疾病诊断治疗学》［M］.中国医药科技出版社，1994年2月（丁樱，副主编）

［3］尚炽昌，庞春生.《高等中医自学应试指南》（上、下册）［M］.天津科技翻译出版公司，1994年3月（史纪，副主编）

［4］李振华，李郑生.《中国传统脾胃病学》［M］.中原农民出版社，1995年10月（史纪，副主编）

［5］毛德西.《常见病中医综合新疗法》［M］.中国中医药出版社，1996年9月（王黎明，副主编）

［6］李僖如.《头面疾病古今效方》［M］.科学出版社，1998年9月（郑春燕，副主编）

［7］李僖如.《肝胆疾病古今效方》［M］.科学出版社，1999年2月（成淑凤，副主编）

［8］陈永辉，王民集.《支气管哮喘的中西医诊断与治疗》［M］.中国医药科技出版社，1999年8月（黄岩杰，副主编）

［9］郑春雷，等.《实用中西医疑难病学》［M］.中医古籍出版社，2001年9月（孟牛安，副主编）

［10］赵法新，雷新强.《国家基本药物中成药的辨证论治》［M］.中医古籍出版社，2003年7月（马淑霞，副主编）

［11］尹国有，饶红.《胃肠病中医验案点评与误案分析》［M］.人民军医出版社，2010年5月（周正，副主编）

［12］景学医.《癫痫知识问答》［M］.郑州大学出版社，2013年11月（马丙祥，副主编）

［13］徐金星，马淑霞.《中医经典临床应用专科专病—儿科疾病篇》［M］.中医古籍出版社，2015年6月（周正，副主编）

［14］张奇文，朱锦泰.《实用中医儿科学》［M］.中国中医药出版社，2016年8月（郑启仲，副主编）

［15］张靖，李香玉，孙大宏.《儿科常见病的临床诊治方法》［M］.吉林科学技术出版社，2017 年 6 月（都修波，副主编）

［16］张重刚，韩新峰，张健峰.《河南省名中医学术经验荟萃》［M］.世界图书出版公司，2017 年 1 月（任献青，副主编）

［17］王永炎，晁恩祥，王贵强.《中成药临床应用指南》［M］.中国中医药出版社，2017 年 12 月（丁樱，副主编）

［18］马融.《儿科中成药超说明书使用循证评价》［M］.中国协和医科大学出版社，2018 年 11 月（丁樱，副主编）

［19］唐久来.《儿童康复学学习指导及习题集》［M］.人民卫生出版社，2019 年 2 月（马丙祥，副主编）

［20］王勇，郑玉玲.《治未病·呵护柔弱的幼芽—婴幼儿及学龄前人群未病防治》［M］.河南科学技术出版社，2020 年（张霞，副主编）

［21］李晓捷.《儿童常见疾病康复指南》［M］.人民卫生出版社，2020 年 11 月（马丙祥，副主编）

［22］国家中医药管理局中医师资认证中心.《全国中医住院医师规范化培训结业考核指导用书—中医儿科学》［M］.中国中医药出版社，2020 年 10 月（任献青，副主编）

［23］徐荣谦.《儿童体质学》［M］.中国中医药出版社，2020 年 12 月（任献青，副主编）

［24］张俊庭.《中国中医药最新研创大全》［M］.中医古籍出版社，1996 年（高雅，副主编）

［25］刘平，张婉瑜，杨建宇.《国医大师验案良方·妇儿卷》［M］.学苑出版社，2010 年 2 月（翟文生，副主编）

［26］任献青，李素云.《临床中医医师基本功学习手册》［M］.世界图书出版公司，2014 年 8 月（翟文生，副主编）

五、论 文

（一）SCI

［1］Hishida. Enhanced intrarenal receptor-mediated protein activation in chronic progressive anti-thymocyte serum nephritis rats on high salt intake.Am J Physiol Renal Physiol.2012，303: F130－F138.

［2］Xianqing Ren，Wenjuan Zhang，Weili Dang，Wensheng Zhai，Qingyin Guo，Yin Ding，Xiaoqing Yang.A case of anaphylactoid purpura nephritis accompanied by pulmonary hemorrhage and review of the literature，Experimental and Therapeutic Medicine.2013，5（5）:1385-1388.

［3］Guo Q Y，Zhu Q J，Liu Y F，et al. Steroids combined with levothyroxine to treat children with idiopathic nephrotic syndrome: a retrospective single-center study［J］. Pediatric Nephrology，2014，29（6）:1033-1038.

［4］Ying Yang，Congcong Wang，Xinxue Li，Qianyun Chaib，Yutong Fei，Ruyu Xia，Rongqian Xu，Li Yang，Jianping Liu. Chinese herbal medicine for Henoch－Schonlein purpura in children without renal damage: A systematic review of randomized controlled trials，Complementary Therapies in Medicine，2015. 23（5）:741-750.

［6］YanJie Huang，XiaoQing Yang，WenSheng Zhai，XianQing Ren，QingYin Guo，Xia Zhang，Meng Yang，Tatsuo Yamamoto，Yuan Sun，Ying Ding. Clinicopathological features and prognosis of membranoproliferative-like Henoch-Schonlein purpura nephritis in children. World Journal of Pediatrics.2015，11(4):338-345.

［7］YanJie Huang，XiaoQing Yang，WenSheng Zhai，XianQing Ren，Yuan Sun，Ying Ding.Tripterygium wilfordii Hook F is efficacious in the treatment of Henoch-Schonlein purpura nephritis in children. World Journal Of Pediatrics. 2016，12（3）:375-379.

［8］Zhifen Deng，Kai Hu，Liangliang Bi，Hang Yuan，Yanlong Chen，Shengnan Zhao，Huifang Du，Xuesheng Yuan，Yanjie Huang，Shusheng Zhang. Selective removal of IgG from the urine of patients with proteinuria using a polymer coated core-shell magnetic nanoparticle. RSC Advances. 2016，6:107732-107738.

［9］Kegong Xie，BS1，Hong Zheng，PhD 1，Huawei Li，MD1，et al.The Study of Effect for General Movements Assessment in the Diagnosis of Neurological Development

Disorders: A Meta–Analysis. Clinical Pediatrics.2016, Vol.55（1）：36–43.

［10］Ren Xianqing, Ma Rong, Yang Chang–Quan, Liu Quan–Hui, Jiao Ju, Zhang Xi–Lian, Rong Ping.Kangxian capsules: Effects on convulsive injuries, N–methyl–d–aspart–ate（NMDA）receptor subunit expression, and free Ca（2+）concentration in a rat hippocampal neuron epileptic discharge model［J］.Seizure, 2016, 40:27–32.

［11］Wenxia Chen, Yongbin Yan, Chundong Song, Ying Ding, Tao Du.Microvesicles derived from human Wharton's Jelly mesenchymal stem cells ameliorate ischemia– reperfusion– induced renal fibrosis by releasing from G2/M cell cycle arrest. Biochemical Journal.（2017）474:4207–4218.

［12］Zhifen Deng, Zhicong Yang, Xue Ma, Xiaoli Tian, Liangliang Bi, Bin Guo, Wei Wen, Huayun Han, Yanjie Huang, Shusheng Zhang. Urinary metal and metalloid biomarker study of Henoch–Schonlein purpura nephritis using inductively coupled plasma orthogonal acceleration time–of–flight mass spectrometry. Talanta. 2018, 178: 728–735.

［13］Song G, Zhang Y, Zhao K, et al. Regulatory Effect of Xiaoqinglong Decoction on Thymic Stromal Lymphopoietin (TSLP) Inflammation Promoter in Mice with Cold Asthma［J］. Iranian journal of allergy, asthma, and immunology, 2018, 17（1）:39–46.

［14］Song G, Zhang Y, Zhao K, et al.Chrysophanol attenuates airway inflammation and remodeling through nuclear factor - kappa B signaling pathway in asthma+Phytotherapy Research+2019, 33+第一作者（3.766）.

［15］Ying Ding1, Xia Zhang1, Xianqing Ren1, Wensheng Zhai1, Liyun He2, Jianping Liu3, Chen Yao4, Shanshan Han1 and Long Wang1.Traditional Chinese medicine versus regular therapy in Henoch–Schonlein purpura nephritis in children: study protocol for a randomized controlled trial.Trials, 2019, 20（1）:538.

［16］Chundong Song, Youping Wang, Lin Cui, Fengna Yan, Si Shen.Triptolide attenuates lipopolysaccharide induced inflammatory responses in human endothelial cells: involvement of NF–κB pathway［J］.BMC complementary and alternative medicine, 2019, 198（19）.

［17］Xiaoqing Yang, Yanjie Huang, Wensheng Zhai, Xianqing Ren, Qingyin Guo, Xia Zhang, Meng Yang, Jian Zhang, Ying Ding, Shan Zhu*, Tatsuo Yamamoto, Yuan Sun. Correlation between endocapillary proliferative and nephrotic–range proteinuria in children with Henoch–Schonlein purpura nephritis. Pediatric Nephrology, 2019, 34（4）:663–670.

［18］Lv Zi, Liu RD2, Chen XQ3, Wang B4, Li LF5, Guo YS1, Chen XJ3, Ren XQ1.

HIF–1α promotes the stemness of oesophageal squamous cell carcinoma by activating the Wnt/β–catenin pathway［J］.Oncology Reports，2019，42（2）:726–734.

［19］Wenxia Chen，Shumin Wang，Hengjie Xiang，Yudan Zhang，Shasha Zhou，Tao Du，Lei Shan.Microvesicles derived from human Wharton's Jelly mesenchymal stem cells ameliorate acutelung injury partly mediatede hepatocyte growth factor. Biochem Cell Biol.2019 Jul，112:114–122.

［20］Chen Wenxia，Zhou Jun，Zhou Shasha，Zhang Yudan，Ji Tongyu，Zhang Xiaoli，Wang Shumin，Du Tao，Ding Degang. ，Microvesicles derived from human Wharton's jelly mesenchymal stem cells enhance autophagy and ameliorate acute lung injury via delivery of miR–100，Stem Cell Research & Therapy，2020，11（1）:113–126.

［21］Yanjie Huang，Xiaoqing Yang，Yanan Zhang，Shangsai Yue，Xiaofeng Mei，Liangliang Bi，Wensheng Zhai，Xianqing Ren，Ying Ding，Shusheng Zhang，Zhifen Deng，Yuan Sun. Correlation of urine protein/creatinine ratios to 24–h urinary protein for quantitating proteinuria in children. Pediatric Nephrology，2020，35（3）:463–468.

［22］Kai Hu，Tiantian Pang，Yanmei Shi，Jiamin Cheng，Yanjie Huang. Facile preparation of a magnetic porous organic frameworks for highly sensitive determination of eight alkaloids in urine samples based UHPLC–MS/MS. Microchemical Journal，2020，157，105048.

［23］Zhou R Y，Wang J J，Ma B X . The mental and psychological problems in left–behind children in China［J］. Pediatric Research，2020，87（5）:802–803.

［24］Yongbin Yan，Lingling Liu，Ziying Dou，Yi Xu，Xiaoyu Yan.Soufeng Yuchuan decoction mitigates the ovalbumin–induced lung damage in a rat model of asthma，Biomedicine & Pharmacotherapy.卷：125 文献号：109933 出版年：NOV2020.［SCI，影响因子 4.545（2019 年）］

［25］Yongbin Yan，，Xianhui Yang，Xiaoxu Sun，Huijuan Zhang，Lingling Liu，Ruiying Ran.Inhibitory effect of Simiao Qingwen Baidu Decoction on Epstein–Barr virus EA，VCA expression and DNA replication in vitro，Biomedicine & Pharmacotherapy.卷：131 文献号：110638 出版年：NOV2020.［SCI，影响因子：4.545（2019 年）］

［26］Xue Ma，Jinghua Zhang，Chong Zhang，Xiaoqing Yang，Ajuan Yu，Yanjie Huang，Shusheng Zhang，Gangfeng Ouyang. Targeting Enrichment and Correlation Studies of Glutathione and Homocysteine in IgAVN Patient Urine Based on a Core–Shell Zr ～ Based Metal–Organic Framework［published online ahead of print，2021 Aug 13］. ACS Appl Mater Interfaces，2021；10.1021/acsami.1c09967

［27］Xue Ma，Jinghua Zhang，Chong Zhang，Xiaoqing Yang，Ajuan Yu，Yanjie Huang，Shusheng Zhang，Gangfeng Ouyang. Targeting Enrichment and Correlation Studies of Glutathione and Homocysteine in IgAVN Patient Urine Based on a Core-Shell Zr-Based Metal-Organic Framework. ACS Appl Mater Interfaces. 2021，13（33）:40070-40078.

［28］Zhou R Y，Ma B X，Wang J J，Diffculties in the Diagnosis and Treatment of.Children with Autism Spectrum Disorder in China［J］.J Autism Dev Disord，2021 Apr 7.

［29］Yang XH，Liu LL，Zhang HJ，et al.Simiao Qingwen Baidu decoction inhibits Epstein-Barr virus-induced B lymphoproliferative disease and lytic viral replication［J］. Pharmaceutical Biology，2021，1（59）:741-747.

［30］Panpan Zhai，Yanjie Huang，Shangsai Yue，Xiaoqing Yang，Jinghui Luo，Yanan Zhang，Xiaofeng Mei，Liangliang Bi，Wensheng Zhai，Xianqing Ren，Yingbao Yang，Xiaoke Zheng，Tatsuo Yamamoto. Diagnostic efficacy and influence factors of urinary protein/creatinine ratio replacing 24-h urine protein as an evaluator of proteinuria in children［published online ahead of print，2021 Oct 19］. International urology and nephrology. 2021，10.1007/s11255-021- 03021-3.

［31］Liangliang Bi，Yanjie Huang，Jing Li，Xiaoqing Yang，Gailing Hou，Panpan Zhai，Qiushuang Zhang，Abubakari Adam Alhaji，Yueli Yang，Bo Liu. Pirfenidone Attenuates Renal Tubulointerstitial Fibrosis through Inhibiting miR-21［published online ahead of print，2021 Nov 1］. Nephron. 2021，1-11. doi:10.1159/000519495.

（二）中文核心

［1］郑启仲.眩晕 1 例治验［J］.中医杂志，1982（11）：44.

［2］郑启仲.小儿泄泻证治八法［J］.中医杂志，1983（7）：59-61.

［3］郑启仲.吴茱萸汤的临床扩大运用举例［J］.中医杂志，1983（9）：43-45.

［4］郑启仲.黄芪建中汤在儿科临床的运用［J］.上海中医药杂志，1984（1）：22-23.

［5］郑启仲，于建华，程月梅，等.百日咳从肝论治 480 例的临床观察［J］.中医杂志，1989（10）：24-25.

［6］史纪，赵坤，下法的临床应用与体会［J］.中医杂志，1990，31（5）：8.

［7］高智铭.“肺宝”防治小儿反复呼吸道感染的临床与实验研究［J］.中西医结合杂志，1991（11）：4.

［8］李晏龄，孙国强，杨燕云，等．小儿泻速停冲剂治疗小儿腹泻419例临床与实验研究［J］．中西医结合杂志，1991（2）：79-82.

［9］李晏龄，等．小儿热速清口服液治疗小儿感染性高热病因学研究［J］．中西医结合杂志，1991，（11）：59-61.

［10］李晏龄．小儿热速清口服液治疗小儿感染性高热319例临床研究［J］．中西医结合杂志，1991（11）：99-101.

［11］赵坤，周继武．颅底陷入症误诊一例报告［J］．中华神经精神疾病杂志，1995（2）：69.

［12］朱珊．酶标法快速诊断轮状病毒肠炎［J］．实用儿科临床杂志，1996（5）：313-314.

［13］高雅，韩景兰，李更生．肥儿丸评议［J］．中成药，1996（09）：39.

［14］姚献花，刘霞，章正琰，等．解热静口服液药效学研究［J］．中国实验方剂学杂志，1997，3（5）：16-19.

［15］姚献花，刘霞，章正琰，等．解热静口服液药效学研究［J］．中国实验方剂学杂志，1997（5）：17-20.

［16］史纪，程志，董自巧．厌食膏外敷治疗小儿厌食症210例［J］．上海中医药杂志，1999（8）：34.

［17］马淑霞，云鹰，陈疏敏．分期辨治小儿哮喘的疗效观察［J］．辽宁中医杂志，1999（10）：457.

［18］赵坤，成淑凤．蛲虫栓治疗蛲虫病200例［J］．中国中西医结合杂志，2000（12）：948.

［19］马丙祥，薛辉．苍苓理中散治疗小儿秋季腹泻103例临床观察［J］．中国实验方剂学杂志，2000，6（3）：48-49.

［20］马丙祥，段晓颖，王志超，等．双花喷雾剂治疗小儿上呼吸道感染临床与实验研究［J］．中国中西医结合杂志，2000，20（9）：653-655.

［21］马丙祥，马玉宏，范忠纯．小儿柴桂退热口服液治疗小儿外感发热的临床观察［J］．中国中西医结合杂志，2000，20（7）：548.

［22］成淑凤．小儿脾常不足非虚证论［J］．辽宁中医杂志，2000（2）：58.

［23］成淑凤，黄岩杰，赵坤．清肠合剂治疗小儿湿热痢的临床与实验研究［J］．中国医药学报，2001（3）：69-71.

［24］高雅，李更生．乐尔胶囊治疗糖尿病性功能障碍61例临床观察［J］．中医杂志，2001（11）：673-674.

［25］高雅，李更生，王军.一滴清滴鼻剂对小儿外感发热降温作用的临床与实验研究［J］.中草药，2001（6）：56-59.

［26］成淑凤，黄岩杰，赵坤.清肠合剂抗菌抗炎解热镇痛作用的实验研究［J］.中国实验方剂学杂志，2001（6）：43-44.

［27］翟文生，朱珊.过敏性咳嗽从肝论治的临床研究［J］.中国医药学报，2003（2）：122-123.

［28］翟文生，琚玮，马丙祥.益气养阴治疗小儿反复呼吸道感染126例临床观察［J］.中国实验方剂学杂志，2003（1）：47-48.

［29］高雅，李更生，刘方洲，等.固肾片减少儿童肾病反复复发30例临床研究［J］.中医杂志，2003（6）：439-440.

［30］朱珊.健脾止泻颗粒对脾虚泄泻小鼠肠道菌群和小肠黏膜的作用［J］.北京中医药大学学报，2003（3）：28-30.

［31］朱珊.健脾止泻颗粒对脾虚泄泻小鼠微生态及小肠和胸腺超微结构影响的实验研究［J］.中国医药学报，2003（7）：419-421+449.

［32］朱珊，翟文生，李向云，等.敏咳清口服液治疗过敏性咳嗽的临床研究［J］.北京中医药大学学报，2004（4）：78-80.

［33］朱珊.从中医基本理论看"纯阳"［J］.中医杂志，2004（10）：796-797.

［34］刘霞.小儿紫癜性肾炎的分型治疗［J］.中国中西医结合肾病杂志，2004，3（3）：185-186.

［35］马丙祥，冯刚.推拿按摩疗法在小儿脑瘫康复中的临床应用与实验研究［J］.中国康复医学杂志，2004，19（12）：68-70.

［36］马丙祥，李华伟，黄牲，等.三甲痉瘫康颗粒对痉挛性脑性瘫痪大鼠肌张力的影响［J］.中国临床康复，2004，33：7500-7502.

［37］马丙祥，赵向，琚玮，等.蒲金口服液对缺氧缺血性脑损伤新生大鼠一氧化氮合酶的影响［J］.中国临床康复，2004，19：3826-3827.

［38］丁樱，宋纯东.肾必宁治疗慢血清病及IgA肾病分子机理实验研究［J］.中医杂志，2004（4）：289-291+5.

［39］姚献花.头针治疗脑性瘫痪患儿语言障碍的效果观察［J］.中国临床康复，2004（6）：1104.

［40］闫永彬，李冬梅，彭勃.中医辨治感染后低热体会［J］.中医药学刊，2006（1）：107-108.

［41］闫永彬，刘学伟.彭勃治"暗瘀"说［J］.中医杂志，2005（12）：901.

［42］黄岩杰，陈文霞，郑宏，等.过敏性紫癜性肾炎患儿肾小管功能检测［J］.郑州大学学报（医学版），2005（5）：853-855.

［43］黄岩杰，关霖静，郑宏，等.小儿紫癜性肾炎的中医辨证分型探讨——附77例临床分析［J］.中华中医药杂志，2005（3）：148-150.

［44］朱珊，翟文生，李向云.敏咳清口服液治疗过敏性咳嗽的实验研究［J］.中华中医药杂志，2005（7）：439-441.

［45］朱珊.敏咳清口服液对卵蛋白造模大鼠血液、支气管－肺灌洗液中IL-6，IL-8，ET-1，TXB-2的影响［J］.中国中药杂志，2005（14）：1099-1102.

［46］黄甡.黄明志运用外治法治疗儿科疾病验案举隅［J］.辽宁中医杂志，2006（1）：114.

［47］闫永彬，崔璨，彭勃.也论"肾者，胃之关也"［J］.中医杂志，2006（10）：795.

［48］马丙祥，冯刚.疏通矫正手法治疗小儿痉挛型脑瘫的临床研究［J］.中国康复医学杂志，2007，22（4）：354-356.

［49］任献青.补肾中药及提取物干预雷公藤多苷所致雄性幼鼠生殖损伤的实验研究［D］.北京：北京中医药大学，2008.

［50］黄甡.辨证论治小儿咳嗽变异型哮喘的体会［J］.辽宁中医杂志，2008（11）：1629-1630.

［51］姚献花.选择性穴位注射对脑瘫患儿剪刀步态疗效分析［J］.中国针灸，2008（2）：101-103.

［52］周正.治未病学说在儿科临床中的应用体会［J］.中国中医急症，2009，18（2）：302-303.

［53］丁樱，管志伟，翟文生，等.儿童过敏性紫癜234例临床分析［J］.时珍国医国药，2009，20（12）：3168-3169.

［54］郭庆寅，丁樱.儿童超声引导下肾活检116例临床分析［J］.临床儿科杂志，2009，27（7）：648.

［55］闫永彬，丁樱.试论中医体质与咳嗽变异性哮喘的相关性［J］.中医杂志，2009，50（5）：466-467.

［56］闫永彬，丁樱.从"伏风暗瘀"论治小儿咳嗽变异型哮喘探析［J］.中华中医药杂志，2009，24（5）：606-608.

［57］宋桂华，郑贵珍，赵时雨.儿童哮喘的辨体质论治与辨证［J］.中华中医药杂志，2009，24（11）：1465-1467.

［58］宋桂华，郑贵珍，赵时雨．"胃不和则卧不安"与小儿哮喘的临证治疗［J］．中国中医基础医学杂志，2010，16（8）：709-710.

［59］丁樱，闫永彬，都修波．扶正祛邪多维序贯疗法辨治小儿肾病［J］．中医杂志，2010，51（9）：848-849.

［60］翟文生，冯斌，殷二航，等．敏咳清颗粒对人胚肺成纤维细胞增殖、凋亡的影响［J］．中医学报，2010，25（4）：633-635.

［61］翟文生，高旭光．从"热毒瘀"论治狼疮性肾炎［J］．辽宁中医杂志，2010，37（10）：1921-1922.

［62］翟文生，殷二航，冯斌，等．敏咳清颗粒对人胚肺成纤维细胞表达纤维连接蛋白、干细胞因子的影响［J］．中国实验方剂学杂志，2010，16（14）：128-130.

［63］马丙祥，张建奎，李华伟．拮抗肌刺激法在缓解痉挛中的应用［J］．中国康复理论与实践，2010，16（9）：805-806.

［64］马丙祥，党伟利．不随意运动型脑瘫的临床特点和康复治疗原则［J］．中国康复医学杂志，2010，25（1）：95-98.

［65］郑宏，张建奎，马丙祥．踝足矫形器材料学特点及其临床应用［J］．中国组织工程研究与临床康复，2010，51:9643-9646.

［66］闫永彬，丁樱．小儿咳嗽变异性哮喘中医病因病机探讨［J］．中国中医基础医学杂志，2010，16（11）：997+1005.

［67］成淑凤．中西医结合治疗儿童大叶性肺炎63例疗效观察［J］．上海中医药杂志，2011，45（2）：58-59.

［68］成淑凤，刘玉惠，于素平，等．中医辨证联合西药与单纯西药治疗小儿病毒性心肌炎疗效对比［J］．中国误诊学杂志，2011，11（32）：7879-7880.

［69］闫永彬，丁樱．浅论小儿咳嗽变异性哮喘的中医核心病机［J］．中医杂志，2011，52（10）：889-890.

［70］闫永彬，丁樱，陈文霞．论中医药阻断乙肝肝硬化的黄金切入点［J］．中国中医基础医学杂志，2011，17（12）：1318-1319.

［71］马丙祥，张建奎，李华伟．"抑强扶弱"推拿法治疗痉挛型脑瘫尖足的临床对比观察［J］．中国康复医学杂志，2011，26（4）：374-376.

［72］赵坤，林美娇．中西医结合治疗对大鼠哮喘模型气道重组影响的实验研究［J］．时珍国医国药，2011，22（8）：2035-2036.

［73］郑宏，郑攀，郑启仲．郑启仲教授从肝论治百日咳经验［J］．中华中医药杂志，2011，26（4）：748-750.

［74］周正.临床康复中误诊为脑性瘫痪的少见病例分析［J］.中国中西医结合儿科学，2011，3（5）：479-480.

［75］宋纯东，薛黎明.益肾活血方对早期糖尿病肾病大鼠肾组织 $Smad_2$ 的影响［J］.中国中医基础医学杂志，2011，17（11）：1207-1208.

［76］黄岩杰，孙志平，马宁宁，等.三七对单侧输尿管梗阻大鼠肾组织和尿中细胞间黏附分子-1表达的影响［J］.中国实验方剂学杂志，2011，17（18）：183-186.

［77］黄岩杰，马宁宁，杨晓青，等.当归对单侧输尿管梗阻大鼠肾组织中黏附分子ICAM-1表达的影响［J］.中华中医药杂志，2011，26（1）：167-170.

［78］刘霞，吴文先.痰热清注射液治疗儿童急性呼吸道感染的临床疗效观察［J］.现代预防医学，2011，38（19）：3932，3940.

［79］翟文生，高旭光.从"热、毒、瘀"结合体质特点辨治小儿狼疮性肾炎［J］.中医杂志，2011，52（2）：102-103+117.

［80］翟文生，冯斌，殷二航，等.敏咳清颗粒对人胚肺成纤维细胞转化生长因子-β_1及Ⅲ型胶原的影响［J］.中华中医药杂志，2011，26（3）：598-600.

［81］翟文生，冯斌，殷二航，等.咳嗽变异性哮喘从肝论治的实验研究［J］.时珍国医国药，2011，22（8）：1979-1981.

［82］翟文生，白洁，王文英，等.黄芪、水蛭、大黄及其复方含药血清影响大鼠MC产生FN及Col-Ⅳ的研究［J］.辽宁中医杂志，2012，39（4）：739-741.

［83］翟文生，陈霞，杨濛.肾病综合征治疗过程中反复呼吸道感染的临床实践［J］.辽宁中医杂志，2012，39（5）：830-831.

［84］郭庆寅，伍学强，刘玉峰.丹参酮ⅡA诱导NB4细胞分化与PML-RARα融合蛋白的关系［J］.中国癌症杂志，2012，22（1）：15-20.

［85］都修波，闫永彬，丁樱.丁樱治疗小儿过敏性紫癜经验［J］.中国中医基础医学杂志，2012，18（3）：277-278.

［86］宋纯东，任瑞英，薛黎明，等.益肾活血方对早期糖尿病肾病大鼠肾组织JAK-2/STAT-3的影响［J］.中国中医基础医学杂志，2012，18（8）：847-849.

［87］宋纯东，杨晓丽，薛黎明，等.雷公藤多苷对早期糖尿病肾病大鼠肾组织TGF-β_1/p38MAPK表达的影响［J］.中国中医基础医学杂志，2012，18（12）：1348-1350.

［88］宋桂华，宋欢欢.乌梅丸治疗小儿肺系疾病脏腑相关理论探讨［J］.辽宁中医杂志，2012，39（8）：1525-1526.

［89］刘霞，吴文先.论"耗血动血"与"凉血散血"——血尿从"瘀"、"热"论治探讨［J］.中国中医基础医学杂志，2012，18（2）：143-144.

［90］马丙祥，张建奎．"核心稳定性"理论与脑瘫康复［J］．中国康复医学杂志，2012，27（12）：1183-1186.

［91］郑宏，郑攀，郑启仲．郑启仲治疗小儿多发性抽动症经验［J］．中医杂志，2012，53（3）：195-197.

［92］黄岩杰，赵丽丽，李玉蕊，等．过敏性紫癜患儿瘀血及黏附分子sICAM-1、sVCAM-1表达水平的研究［J］．中华中医药杂志，2012，27（9）：2326-2328.

［93］杨颖．刘弼臣教授中医儿科"调肺学派"探源［J］．中华中医药杂志，2012，27（10）：2576-2579.

［94］黄岩杰，李玉蕊，赵丽丽，等．过敏性紫癜患儿血清和尿液sICAM-1、sVCAM-1水平检测［J］．郑州大学学报（医学版），2013，48（2）：179-181.

［95］黄岩杰，秦蕾．钱乙调理脾胃的辨证论治理论体系［J］．中华中医药杂志，2013，28（12）：3487-3489.

［96］任献青，郑贵珍，管志伟，等．丁樱教授从热、瘀、虚辨治小儿过敏性紫癜性肾炎经验［J］．中华中医药杂志，2013，28（12）：3586-3588.

［97］任献青，鲁静，孟祥乐，等．雷公藤红素药理作用最新研究进展［J］．中华中医药杂志，2013，28（9）：2679-2682.

［98］冯斌，郑宏，郑启仲．郑启仲教授运用经方治疗小儿咳嗽经验［J］．中华中医药杂志，2013，28（8）：2318-2319.

［99］闫永彬，丁樱，任献青，等．丁樱教授肾病尿浊"风激水浊"病机说［J］．中华中医药杂志，2013，28（11）：3290-3292.

［100］黄甡，杨明江．黄明志治疗婴儿湿疹经验［J］．中医杂志，2013，54（24）：2147-2148.

［101］黄甡．麻杏石甘汤加味治疗小儿支气管哮喘的临床研究［J］．时珍国医国药，2013，24（9）：2189.

［102］马丙祥，陈娇阳，雷爽．丹参酮ⅡA对脑室周围白质软化新生大鼠白细胞介素-1β、白细胞介素-6表达的影响［J］．中华实用儿科临床杂志，2013，28（24）：1868-1870.

［103］马丙祥，雷爽，张建奎，等．脑性瘫痪中医辨证分型调查结果分析［J］．中华中医药杂志，2013，28（12）：3545-3547.

［104］郑宏，张建奎，雷爽，等．辨证施术推拿按摩对痉挛型脑瘫粗大运动功能及中医证候积分的影响［J］．中国康复医学杂志，2013，10：952-954.

［105］马丙祥，党伟利．血必净注射液对宫内感染致早产脑损伤仔鼠脑TNF-α和

GFAP 表达的影响［J］.中国实验方剂学杂志，2013，19（15）：272–275.

［106］黄岩杰，杨晓青，张笑聪，等.184 例小儿紫癜性肾炎Ⅲ级病变的病理和中西医临床分型特点［J］.中华中医药杂志，2014，29（10）：3327–3329.

［107］杨晓青，黄岩杰，丁樱，等.PLA2R 在儿童和成人特发性膜性肾病肾组织中的表达［J］.中华肾脏病杂志，2014，12（30）：939–940.

［108］陈文霞，闫永彬，马融.脏腑分期论治儿童抽动症体会［J］.中医杂志，2014，55（12）：1068–1070.

［109］丁樱，闫永彬，吴力群，等.小儿豉翘清热颗粒治疗病毒性上呼吸道感染患儿的临床效果分析［J］.中华医院感染学杂志，2014，24（20）：5145–5146+5152.

［110］都修波，丁樱，闫永彬.丁樱治疗小儿蛋白尿经验［J］.中国中医基础医学杂志，2014，20（3）：346–348.

［111］黄甡.小儿变应性鼻炎辨证治疗体会［J］.中医杂志，2014，55（14）：1241–1242.

［112］马丙祥，赵丽娜，张建奎，等.丹参注射液对宫内感染／炎症致早产仔鼠脑室周围白质软化病理、突触素及神经生长相关蛋白的影响［J］.中国实验方剂学杂志，2014，20（21）：153–158.

［113］马丙祥，任燕，张建奎，等.推拿按摩督脉及夹脊穴治疗不随意运动型脑性瘫痪的效果［J］.中国康复理论与实践，2014，20（4）：359–362.

［114］王迎红，马丙祥.重复经颅磁刺激对脑性瘫痪并发癫痫患儿智力发育的影响［J］.中国康复理论与实践，2014，12:1153–1155.

［115］党伟利，马丙祥，师晓敏，等.俞募穴针刺对脑瘫患儿运动功能和体格发育的影响［J］.中国康复医学杂志，2014，12 ：1178–1179.

［116］郑宏，冯士梅，张建奎，等.针灸联合按摩治疗脑瘫合并吞咽障碍的临床研究［J］.中国康复医学杂志，2014，10:918–922.

［117］郑宏，李华伟，冯斌，等.基因重组人生长激素治疗婴幼儿 Prader–Willi 综合征 2 例临床分析［J］.中国实用儿科杂志，2014，10 ：781–782.

［118］李晓捷，唐久来，马丙祥，等.脑性瘫痪的定义、诊断标准及临床分型［J］.中华实用儿科临床杂志，2014，19：1520.

［119］马丙祥，董宠凯.丹参的药理作用研究新进展［J］.中国药房，2014，07 ：663–665.

［120］闫永彬，马淑霞，丁樱.从热饮论治小儿肺炎初期［J］.中国中医基础医学杂志，2014，20（2）：209–210.

［121］闫永彬，马淑霞.从热饮论治小儿肺炎初期［J］.中国中医基础医学杂志，2014，20（2）：209-210.

［122］姚献花.健脾补肾治遗尿108例临床观察［J］.中国中医基础医学杂志，2014，20（6）：849-850.

［123］姚献花.误诊为脑性瘫痪康复治疗患儿二例分析［J］.中国全科医学，2014，17（20）：2366-2368.

［124］冯刚，郑宏，郑启仲.郑启仲教授升降散临证应用经验［J］.中华中医药杂志，2014，29（9）：2835-2837.

［125］张建奎，郑宏，郑启仲.郑启仲教授风池气池望诊经验［J］.中华中医药杂志，2014，29（4）：1129-1131.

［126］冯刚，郑宏，郑启仲.郑启仲教授苓桂术甘汤临证应用经验［J］.中华中医药杂志，2014，29（8）：2512-2513.

［127］郑宏，郑攀，郑启仲.郑启仲运用升降散治疗儿科疾病经验［J］.中华中医药杂志，2014，29（6）：1864-1866.

［128］杨颖，徐荣谦.徐荣谦教授治疗小儿肺系疾病经验撷英［J］.中华中医药杂志，2014，29（7）：2204-2205.

［129］杨颖，刘玲.徐荣谦教授中医儿科学术思想和临证经验总结［J］.时珍国医国药，2014，25（10）：2528-2529.

［130］陈文霞，马融.马融儿童多发性抽动症脏腑分期论治法探析［J］.中国中医基础医学杂志，2015，21（3）：352-353.

［131］马丙祥，宋淑芬，张建奎，等.丹参注射液对宫内感染致早产仔鼠脑室周围白质软化症中NGF及GDNF表达的影响［J］.中华中医药杂志，2015，30（7）：2469-2472.

［132］苏杭，任献青，张博，等.菟丝子黄酮、雷公藤多苷对体外培养幼鼠生精细胞周期及凋亡的影响［J］.时珍国医国药，2015，27（10）：2322-2324.

［133］周正，郑宏，郑启仲.郑启仲经方治疗儿科疑难病经验［J］.中国中医基础医学杂志，2015，21（8）：1031-1032.

［134］张龙真，黄岩杰，张建，等.黄岩杰教授辨治小儿过敏性紫癜经验［J］.中华中医药杂志，2015，30（9）：3167-3169.

［135］宋纯东，侯小静，薛黎明，等.雷公藤多苷片对糖尿病肾病大鼠肾组织WT1的影响［J］.中华中医药杂志，2015，30（12）：4472-4474.

［136］翟文生，袁泉，李广.益气化瘀清热方及其拆方对体外培养大鼠肾小球系膜

细胞产生Ⅲ型胶原蛋白的影响［J］.中华中医药杂志，2015，30（9）：3378-3380.

［137］翟文生，杨濛，李广，等.益气化瘀清热方及其拆方影响体外培养大鼠MsC增殖、产生Col-Ⅰ的实验研究［J］.时珍国医国药，2015，26（2）：499-500.

［138］郑攀，郑宏，郑启仲.郑启仲经方辨治发作性睡病五法［J］.时珍国医国药，2015，26（7）：1740-1741.

［139］冯刚，郑宏，郑启仲.郑启仲教授应用三仁汤经验［J］.中华中医药杂志，2015，30（7）：2400-2402.

［140］李华伟，郑攀，郑宏，等.郑启仲教授"从肝论治"学术思想应用举要［J］.中华中医药杂志，2015，30（1）：129-131.

［141］高雅，田丽，李芳，等.基于益气固本、理肺祛邪法论治小儿支气管哮喘缓解期［J］.中医杂志，2016，57（16）：1428-1429.

［142］郑宏，钱红涛，卢婷婷，等.基于中医传承辅助系统的中医药治疗儿童抽动障碍用药规律研究［J］.中国实验方剂学杂志，2016，22（17）：182-186.

［143］冯刚，郑宏，郑启仲.郑启仲应用普济消毒饮临证经验［J］.中华中医药杂志，2016，31（7）：2615-2617.

［144］周正，郑宏，郑启仲.郑启仲经方治疗儿科疑难杂症经验［J］.中国中医基础医学杂志，2015，21（8）：1031-1032.

［145］秦蕾，黄岩杰，刘萌，等.以"玄府气液说"论述过敏性紫癜的病机演变［J］.中国中医基础医学杂志，2016，22（12）：1588-1589.

［146］杨晓青，黄岩杰，吕伟刚，等.不同类型肾小球疾病中MMP-9的表达及其在鉴别诊断中的意义［J］.临床与实验病理学杂志，2016，32（1）：58-61.

［147］吕晶晶，黄岩杰，张建，等.黄岩杰辨治小儿慢性肠系膜淋巴结炎经验［J］.中国中医基础医学杂志，2016，22（4）：555-557.

［148］宋纯东，张绿凤，秦林芳，等.益肾活血方联合缬沙坦对糖尿病肾病大鼠肾组织RhoA/ROCK1表达的影响［J］.中国中医基础医学杂志，2016，22（2）：198-199+251.

［149］宋纯东，张霞，宋丹丹，等.益气养阴活血方对糖尿病肾病大鼠肾组织WT1影响的实验研究［J］.中国中医基础医学杂志，2016，22（5）：626-627+629.

［150］宋纯东，丁樱，翟宗刚，等.儿童毛细血管内增生性紫癜性肾炎19例临床及病理分析［J］.临床儿科杂志，2016，34（6）：414-417.

［151］王迎红，周正.重复经颅磁刺激对脑性瘫痪并发癫痫患儿运动功能的影响［J］.中国康复理论与实践，2016，22（1）：98-102.

［152］宋桂华，张岩，李芹，等.儿童麻疹临床特征及治疗的回顾性分析［J］.中国全科医学，2016，19（9）：1091-1094.

［153］马丙祥，王怡珍，党伟利，等.丹参注射液对缺氧缺血脑损伤新生大鼠突触重塑的影响［J］.中华实用儿科临床杂志，2016，31（14）：1086-1090.

［154］马丙祥，王怡珍.中药促进突触重塑的研究进展［J］.中国中医基础医学杂志，2016，22（5）：720-722.

［155］马丙祥，肖农，张丽华，等.中国脑性瘫痪康复指南（2015）：第十一部分 第六章 脑瘫护理及管理［J］.中国康复医学杂志，2016，31（5）：602-610.

［156］任献青，杨常泉，张喜莲，等.马融论治小儿癫痫学术思想浅析［J］.中华中医药杂志，2016，31（10）：4040-4041.

［157］闫永彬，贾长虹，杨明江，等.从伏风暗瘀宿痰辨治小儿哮喘［J］.中医杂志，2016，57（21）：1877-1878+1881.

［158］闫永彬，丁樱，任献青，等.丁樱学术思想及临证精华述要［J］.中华中医药杂志，2016，31（1）：132-134.

［159］翟文生，李前前，等.益气化瘀清热方及拆方对脂多糖诱导的大鼠系膜细胞凋亡及其调控基因 Bax 和 Bcl-2 蛋白表达的影响［J］.时珍国医国药，2016，27（3）：580-582.

［160］翟文生，张冰洁，张霞，等.益气化瘀清热方及其拆方对大鼠肾小球系膜细胞表达 p38MAPKmRNA 及其蛋白的影响［J］.辽宁中医杂志，2016，43（6）：1318-1320.

［161］翟文生，梁丽，张霞，等.益气化瘀清热方及其拆方对大鼠肾系膜细胞 IκB-α mRNA 及蛋白信号通路的影响［J］.中华中医药杂志，2016，31（9）：3742-3744.

［162］杨颖，柴倩云，费宇彤.中药治疗儿童过敏性紫癜的随机对照试验中诊断标准和疗效评价指标的选用［J］.中华中医药杂志，2016，31（2）：692-696.

［163］翟文生，杨濛，张建，等.益气化瘀清热方及其拆方对大鼠肾小球系膜细胞 TGF-β₁/Smad3 信号通路的影响［J］.中华中医药学刊，2017，35（4）：846-848.

［164］翟文生，杨濛，等.益气化瘀清热方及其拆方对大鼠肾系膜细胞表达 Smad2 及泛素 mRNA 的影响［J］.时珍国医国药，2017，28（5）：1047-1049.

［165］翟文生，杨濛，李前前，等.益气化瘀清热方及其拆方对大鼠肾小球系膜细胞 TGF-βRImRNA 及其蛋白的影响［J］.中华中医药学刊，2017，35（9）：2215-2218.

［166］闫永彬，马淑霞，任献青，等.基于"热饮"理论之清肺蠲饮汤治疗小儿肺炎热饮阻肺证临床研究［J］.中国中医基础医学杂志，2017，23（4）：510-511.

［167］张亚楠，黄岩杰，秦蕾，等.透热转气理论在过敏性紫癜血热妄行重证治疗

中的运用［J］．中医杂志，2017，58（11）：933-935．

［168］杨晓青，黄岩杰，吕伟刚，等．层粘连蛋白 α_2 亚链在膜性肾病肾小球基膜的异常分布［J］．临床与实验病理学杂志，2017，33（6）：636-640．

［169］张龙真，黄岩杰，杨晓青，等．瘀血对过敏性紫癜患儿肾脏损伤的影响［J］．中华中医药杂志，2017，32（8）：3837-3839．

［170］宋纯东，喻青，吴晨晨．益气养阴活血方对糖尿病肾病大鼠肾组织 TRPC6、RhoA 表达的影响［J］．中华中医药学刊，2017，35（11）：2738-2740．

［171］马丙祥，马新，叶玉香，等．抑强扶弱推拿法治疗痉挛型脑性瘫痪的临床研究［J］．中国康复医学杂志，2018，33（11）：1279-1283+1294．

［172］姚献花．基于精准医疗的两例基因突变患儿病例分析［J］．中国全科医学，2018，21（17）：2120-2123．

［173］郑宏，陆相朋．甲基丙二酸尿症脑损伤及诊疗对策［J］．中国实用儿科杂志，2018，33（7）：516-520．

［174］任献青，郑贵珍，苏杭，等．菟丝子黄酮对雷公藤多苷片致生精细胞周期阻滞、凋亡及相关蛋白表达降低的影响［J］．药物评价研究，2018，41（1）：55-60．

［175］翟文生，杨濛，张建，等．益气化瘀清热方及其拆方对嘌呤霉素氨基核苷损伤小鼠足细胞表达 TRPC6 的影响［J］．中华中医药学刊，2018，36（1）：14-18．

［176］翟文生，李冰，杨濛，等．紫癜肾 1 号方联合雷公藤多苷治疗儿童紫癜性肾炎血尿加蛋白尿型 35 例临床观察［J］．时珍国医国药，2018，29（1）：131-133．

［177］翟文生，杨濛，张建，等．益气化瘀清热方及其拆方对大鼠肾系膜细胞表达 NF-κBp65 mRNA 及其蛋白的影响［J］．中华中医药学刊，2018，36（6）：1287-1290．

［178］杨晓青，黄岩杰，张龙真，等．Ⅱ型和Ⅲ型儿童紫癜性肾炎肾小管早期损伤的评价［J］．郑州大学学报（医学版），2018，53（1）：97-101．

［179］杨颖，罗静，崔亚杰．针刺辅助治疗 EV71 型重症手足口病合并吞咽困难随机对照临床研究［J］．中医杂志，2018，59（2）：128-131．

［180］宋纯东，代思雨，宋丹，等．基于 371 例儿童紫癜性肾炎的临床与病理分型的相关性分析［J］．中国循证儿科杂志，2019，14（6）：413-417．

［181］李晓丽，黄岩杰，吴光华，等．凉血解毒活血方治疗 94 例过敏性紫癜血热妄行证儿童的临床疗效评价［J］．中华中医药杂志，2019，34（1）：381-383．

［182］侯改灵，黄岩杰，杨晓青，等．从临床表现和致病机制再认识马兜铃酸类中药的肾毒性［J］．中药药理与临床，2019，35（2）：162-166．

［183］吴光华，黄岩杰，李晓丽，等．三七活血与止血机制及其改善肾脏病血瘀证

的作用特点［J］.中华中医药杂志，2019，34（7）：3140–3142.

［184］吕晶晶，黄岩杰，郭庆寅，等.肾毒血清肾炎动物模型的造模方法及其免疫机制评述［J］.中国比较医学杂志，2019，29（9）：127，132.

［185］李静，毕亮亮，黄岩杰，等.生精障碍患者227例遗传学分析［J］.郑州大学学报(医学版)，2019，54（6）：895–898.

［186］都修波，任献青，闫永彬，等.丁樱教授儿科杂症验案四则［J］.中医儿科杂志，2019，15（3）：18–20.

［187］马淑霞，闫永彬，李君.喜炎平注射液联合阿奇霉素治疗小儿支原体肺炎的疗效及血清细胞因子的影响［J］.中草药，2019，50（12）：2945–2949.

［188］马丙祥，崔洁琼，张建奎，等.肌筋膜链理论在痉挛型脑性瘫痪患儿康复中的应用研究进展［J］.中国康复医学杂志，2019，34（12）：1497–1500.

［189］张建奎，姜娴荷，马丙祥，等.推拿按摩督脉及夹脊穴对脑性瘫痪患儿核心控制能力的影响［J］.中国康复医学杂志，2019，09:1038–1042.

［190］周荣易，马丙祥，韩新民，等.论中西医的整体观念［J］.中华中医药杂志，2019，07:2854–2858.

［191］闫永彬，丁樱，闫晓宇.儿童难治性支原体肺炎的标本辨治及中西贯通初探［J］.时珍国医国药，2019，30（10）：2466–2467.

［192］闫永彬，任献青，丁樱，等.丁氏三阳透解汤［J］.中华中医药杂志，2019，34（9）：4120–4122.

［193］郑宏，潘丹萍，高国财，等.抽动障碍儿童风池气池色泽与证型的相关性研究［J］.中国中医基础医学杂志，2019，25（5）：641–644.

［194］郑宏，杨艳玲.有机酸代谢病导致的猝死及危重症合并症［J］.中国实用儿科杂志，2019，34（7）：548–551.

［195］潘丹萍，牛冬鹤，梁瑞星，等.风池气池望诊在儿童抽动障碍中的客观化研究［J］.中华中医药杂志，2019，34（12）：5706–5709.

［196］任献青，张凯，张博，等.基于伏邪理论探讨小儿过敏性紫癜的发病特点［J］.中医杂志，2019，60（8）：660–663.

［197］张博，苏杭，任献青，等.基于高通量转录组测序的菟丝子黄酮改善雷公藤多苷片致大鼠生殖损伤的机制研究［J］.中国中药杂志，2019，44（16）：3478–3485.

［198］宋纯东，代思雨，宋丹，等.基于371例儿童紫癜性肾炎的临床与病理分型的相关性分析［J］.中国循证儿科杂志，2019，14（6）：413–417.

［199］韩姗姗，陈文霞，苏素静，等.基于GRADE系统的茵栀黄口服液联合常规

疗法治疗新生儿黄疸的循证分析［J］.中成药，2019，41（2）：321-326.

［200］姜淼，韩珊珊，张霞，等.雷公藤多苷片联合中药对儿童成年后生育能力影响的远期随访［J］.中国中药杂志，2019，44（16）：3558-3561.

［201］翟文生，赵永旺.益气化瘀清热方及其拆方对IgA肾病大鼠肾组织病理及其表达Nephrin、Podocin蛋白的影响［J］.中华中医药杂志，2019，34（10）：4888-4892.

［202］党伟利，李伟，马丙祥.针刺改善孤独症谱系障碍患儿核心症状的临床观察［J］.中国康复医学杂志，2020，35（5）：527-532.

［203］郑宏，陆相朋，马丙祥.遗传代谢病与智力障碍［J］.中华实用儿科临床杂志，2020（9）656-661.

［204］郑宏，梁瑞星，陆相朋，等.疏通矫正手法对cblC型甲基丙二酸尿症患儿功能的效果［J］.中国康复理论与实践，2020（8）964-968.

［205］党伟利，马丙祥.基于玄府理论及变蒸学说对小儿自闭症的认识［J］.中华中医药杂志，2020，35（10）：4914-4916.

［206］陈恬恬，马丙祥，张晰，等.中药基于髓鞘相关抑制因子促神经再生作用靶点的研究进展［J］.中国药房，2020，31（13）：1654-1658.

［207］唐久来，方玲玲，王怡珍，等.智力发育障碍早期干预进展［J］.中国康复理论与实践，2020，26（8）：881-884.

［208］琚玮，赵坤，李瑞星.中药抗炎治疗小儿慢性咳嗽的研究进展（英文）［J］.生物化学与生物物理进展，2020，47（8）：858-866.

［209］陆相朋，郑宏，梁瑞星，等.甲基丙二酸血症86例患儿的神经发育特征［J］.中华实用儿科临床杂志，2020，35（3）：221-226.

［210］郑亚蓓，陆相朋，郑宏.甲基丙二酸尿症动物模型研究进展［J］.郑州大学学报（医学版），2020，55（6）：815-818.

［211］都修波，任献青，陈文霞，等.丁樱治疗小儿肾病学术思想探析［J］.中国中医基础医学杂志，2020，26（10）：1453-1455.

［212］祝志朋，田新磊，赵文锦，等.平陈汤合苏葶丸加减治疗痰湿闭阻型小儿肺炎支原体肺炎的临床研究［J］.时珍国医国药，2020，31（10）：2422-2425.

［213］郑海涛，闫永彬，丁樱，等.中医药在防治小儿肾病综合征中的作用及其机制研究［J］.中国药房，2020，31（22）：2812-2816.

［214］王龙，张霞，任献青，等.中医阶梯治疗方案治疗血尿和蛋白尿型儿童紫癜性肾炎的疗效观察［J］.时珍国医国药，2020，31（5）：1167-1169.

［215］徐闪闪，王龙，张霞，等.清热止血方联合雷公藤多苷治疗儿童紫癜性肾炎

临床疗效及对 Gd-IgA1 影响的研究［J］.时珍国医国药，2020，31（4）：883–886.

［216］郑海涛，任献青，闫永彬，等.人呼吸道合胞病毒感染对机体 Th1、Th2 影响的研究进展［J］.病毒学报，2020，36（4）：719–725.

［217］郑海涛，闫永彬，任献青，等.中药抗人呼吸道合胞病毒感染的研究进展［J］.中国药房，2020，31（10）：1276–1280.

［218］代彦林，张霞，秦亚丹，等.丁樱教授从"伏毒"论治难治性免疫性血小板减少症经验［J］.时珍国医国药，2020，31（7）：1793–1794.

［219］王宏杰，杨之藻.中医煮散剂配合蓝光照射治疗新生儿黄疸临床观察［J］.实用中医药杂志，2020，36（12）：1539–1540.

［220］赵雪茹，黄岩杰，杨晓青，等.参与肾小球壁层上皮细胞活化和表型转化的信号通路［J］.肾脏病与透析肾移植杂志，2020，29（2）：165–170.

［221］黄岩杰，杨晓青，刘萌，等.凉血解毒活血方联合西医治疗对紫癜性肾炎Ⅲ型患儿尿蛋白及尿中 ANXA2 的影响［J］.中华中医药杂志，2020，35（1）：372–375.

［222］翟盼盼，黄岩杰，李秀敏，等，儿童过敏性疾病反复发作的共同病机探讨［J］.中国中医基础医学杂志，2020，26（10）：1448–1450.

［223］李相珍，黄岩杰，彭超群，等.儿科五脏辨证学说源流和特点［J］.中医杂志，2020，61（20）：1771–1774.

［224］彭超群，黄岩杰，翟盼盼，等.运用气血津液与玄府学说阐释热毒瘀之间的病机演变［J］.中华中医药杂志，2020，35（10）：4873–4876.

［225］宋纯东，宋丹，贾评评，等.真武汤和越婢汤对阿霉素肾病大鼠 AQP1/AQP2 的影响［J］.中国中医基础医学杂志，2020，26（3）：334–337.

［226］宋纯东，宋丹，任献青，等.雷公藤多苷片对糖尿病肾病大鼠肾组织 RhoA/ROCK1 表达的影响［J］.中华中医药学刊，2020，38（8）：166–169+280.

［227］任瑞英，韩雪，宋纯东.基于 C1GALT1/Cosmc 通路研究雷公藤多苷对 IgA 肾病大鼠肠道菌群及免疫功能的影响［J］.中国病理生理杂志，2020，36（11）：2050–2055.

［228］翟文生，杨濛，张建，等.益气化瘀清热方及其拆方对嘌呤霉素氨基核苷损伤小鼠足细胞表达 Podocalyxin 及 Podocin 的影响［J］.中华中医药学刊，2020，38（5）：25–29.

［229］杨濛，张寒放，翟文生，等.应用"推轴运轮"法治疗小儿气不摄血型原发性免疫性血小板减少症经验探讨［J］.中国中医基础医学杂志，2020，26（11）：1663–1664+1730.

［230］张凯，任献青，霍桢毅，等.从苦欲补泻理论探讨儿童原发性肾病综合征的

预防及治疗［J］.中国中医基础医学杂志，2020，26（10）：1451-1452+1458.

［231］张凯，任献青，霍桢毅，等.基于气味配伍理论辨治儿童血尿［J］.中国中医基础医学杂志，2020，26（7）：884-886.

［232］凌霄，张辉，李伟霞，等.祛风消癜合剂 UHPLC 指纹图谱的建立［J］.中成药，2020，42（11）：2857-2862.

［233］宋桂华，彭明浩，张岩，等.加味小青龙汤治疗支气管哮喘慢性持续期临床疗效及对 IL-6、IL-10、SIgA 的影响［J］.中华中医药学刊，2020，38（9）：5-9.

［234］韩慧珍，宋桂华，张岩，等.基于"肺鼻同治"探讨宋桂华教授治疗儿童过敏性鼻炎—哮喘综合征的经验［J］.时珍国医国药，2020，31（4）：1025-1026.

［235］张题培，刘洁，任芳芳，等.加味小青龙汤证治论［J］.时珍国医国药，2021，32（1）：148-149.

［236］姜淼，张海波，张霞，等.雷公藤多苷不良反应及配伍减毒研究进展［J］.中华中医药学刊，2021，39（5）：64-66.

［237］代思雨，宋丹，宋纯东，等.基于"半表半里"论述"透热转气"与"和解少阳"的异曲同工之妙［J/OL］.中国中医基础医学杂志:1-7［2022-01-17］.

［238］张题培，宋桂华，张岩，等.基于"窠囊"理论论治儿童支气管扩张症稳定期［J］.天津中医药，2021，38（6）：769-772.

［239］贾梦真，黄岩杰，杨晓青，等.运用基因调控技术探析膜联蛋白 A2 的病理作用［J］.中国比较医学杂志，2021，31（1）：125-131.

［240］张亚茹，卫靖靖，张蒙蒙，等.百令胶囊辅助治疗儿童原发性肾病综合征有效性与安全性的 Meta 分析［J］.中药新药与临床药理，2021，32（3）：419-427.

［241］丁樱.儿童呼吸道病毒感染性疾病中西医治疗传承与创新［J］.中国中西医结合杂志，2021，41（5）：542-547.

［242］张玉丹，刘晓，陈文霞.从"伏痰致瘀"论治儿童闭塞性细支气管炎［J/OL］.中国中医基础医学杂志:1-7［2021-08-06］.

［243］姜淼，张海波，丁樱.雷公藤多苷药理作用及临床应用研究进展［J］.中华中医药学刊，2021，39（3）：59-63.

［244］王龙，代彦林，韩姗姗，等，基于 Citespace 的中医"病证结合"文献知识图谱可视化分析［J］.时珍国医国药，2021，32（1）：242-244.

［245］王龙，徐闪闪，代彦林，等.雷公藤多苷片联合清热止血方对紫癜性肾炎患者的临床疗效［J］.中成药，2021，43（4）：914-918.

［246］徐闪闪，王龙，李雪军，等.C3a 及 C5a 在 45 例儿童紫癜性肾炎诊断中的应

用价值［J］.中国免疫学杂志，2021，37（10）：1231–1235.

［247］高敏，丁樱，任献青，等.河南省 14809 例儿童过敏性紫癜中医证型与发病规律回顾性分析［J］.中医杂志，2021，62（9）：772–776.

［248］徐闪闪，王龙，张霞，等.过敏性紫癜动物模型研究进展［J］.中华中医药杂志，2021，36（3）：1539–1542.

［249］李雪军，张霞，丁樱，等.紫癜性肾炎患儿系膜区 C3 沉积与肾脏病理及免疫指标的相关性探讨［J］.现代免疫学，2021，41（1）：61–65.

［250］祝志朋，田新磊，赵文锦，等.加味参蓍补脾汤联合阿奇霉素对恢复期肺脾气虚证支原体肺炎患者的临床疗效［J］.中成药，2021，43（3）：643–648.

［251］马丙祥，牛曾，党伟利，等.孤独症谱系障碍的中医证候规律研究［J］.中华中医药杂志，2021，36（7）：4300–4304.

［252］张晰，马丙祥，张建奎，等.蒲金口服液对宫内感染 / 炎症致早产脑损伤大鼠脑组织 NgR、p75NTR 表达的影响［J］.中成药，2021，43（6）：1602–1608.

［253］周荣易，马丙祥，周正，等.儿童孤独症谱系障碍 180 例中医证型分布及规律探讨［J］.中国中医基础医学杂志，2021，27（3）：476–479.

［254］姜盈盈，任献青，丁樱，等.基于少阳学说、阳常有余及稚阴稚阳理论的小儿临床用药经验探讨［J］.中华中医药杂志，2021，36（4）：2136–2138.

［255］袁振华，任献青，丁樱，等.基于络病学说探讨小儿过敏性紫癜辨治规律［J］.中医杂志，2021，62（1）：75–78.

［256］闫永彬，丁樱，郑海涛，等.参苓健脾胃颗粒治疗小儿腹泻病（脾虚泻）119 例多中心随机对照双盲临床研究［J］.中医杂志，2021，62（8）：677–682.

［257］闫永彬，丁樱，郑海涛，等.参苓健脾胃颗粒治疗小儿腹泻病（脾虚泻）119 例多中心随机对照双盲临床研究［J］.中医杂志，2021，62（8）：678–682.

［258］王妍炜，张蕾，雷亚星，等.活血化瘀中药熏蒸治疗小儿过敏性紫癜的临床研究［J］.时珍国医国药，2015（11）：2702–2703.

［259］张霞，徐向宇，于文静，等，1228 例过敏性紫癜儿童中医证候分布规律研究［J］.中医杂志，2013，54（18）：1577–1579+1595.

六、个人专利

［1］咽络刺针，临床型专利（专利号 ZL00230072.9），郑春燕，2000 年 6 月

〔2〕中医食疗服务平台，专软件著作权，张霞，专利号 2018SR669442，2018 年 8 月

〔3〕一次性灌肠器，实用型专利，成淑凤，专利号：ZL982440189，2018 年 9 月

〔4〕一种治疗儿童紫癜性肾炎血热妄行证的中药，发明专利，黄岩杰，ZL 201811178515.5，2020 年 12 月

〔5〕一种治疗阴虚火旺型儿童原发性免疫性血小板减少症的中药，发明专利，黄岩杰，ZL 201811114479.6，2021 年 3 月

〔6〕一种治疗儿童紫癜性肾炎阴虚火旺证的中药，发明专利，黄岩杰，ZL 201811178485.8，2021 年 3 月

〔7〕一种治疗儿童紫癜性肾炎气阴两虚证的中药，发明专利，黄岩杰，ZL 201811179874.2，2021 年 4 月

〔8〕一种治疗特应性皮炎的外用药膏，发明专利，黄岩杰，ZL 201811114069.1，2021 年 3 月

〔9〕一种治疗唇炎的外用药膏，发明专利，黄岩杰，ZL 201811114075.7，2021 年 3 月

〔10〕烙治疗法口腔固定装置，黄牲，ZL202021189233.8，2021 年 4 月

〔11〕一种医院用儿童压舌板，实用型专利，宋桂华（ZL 2014 2 0126375.8），2014 年 10 月

〔12〕一种儿科呼吸道吸痰器，实用型专利，宋桂华，ZL 2016 2 1330539.4，2017 年 11 月

〔13〕中西医临床思维规培系统 V1.0，软件著作权，任献青，ZL2020SR0534422，2020 年 5 月

〔14〕一种多功能儿科临床检查椅，实用型专利，丁樱，ZL2020210218028，2021 年 9 月

〔15〕一种用于治疗儿童多发性抽动症的中药组合物及其制备方法，发明专利，郑宏，ZL2014103373827，2014 年 7 月

〔16〕一种用于治疗百日咳痉挛性咳嗽的中药组合物，发明专利，郑宏，ZL2010106025381，2010 年 12 月

七、获得荣誉

（一）国家级

[1] 李晏龄：全国先进科技工作者（1978 年），全国劳动模范（1978 年），国家卫生部先进科技工作者（1978 年），享受国务院政府特殊津贴专家（1992 年）

[2] 郑启仲：全国先进工作者（1989 年 9 月）；享受国务院特殊津贴专家（1991 年 10 月）；中共十四大代表（1992 年 10 月）；国家级有突出贡献中青年专家（1992 年）；全国卫生文明先进工作者（1987 年 12 月）；第四批全国老中医药专家学术经验继承工作优秀指导老师（2013 年 1 月）；中华中医药学会儿科发展突出贡献奖（2009 年 9 月）；第三（2002 年 11 月）、第四（2008 年 8 月）、第六（2017 年 10 月）批全国老中医药专家学术经验继承工作指导老师；第二批全国名老中医药专家传承工作室指导老师（2011 年 9 月）

[3] 史纪：第五批全国老中医药专家学术经验继承工作指导老师（2012 年），全国名老中医药专家传承工作室建设项目指导专家（2014 年）

[4] 郑建民：第三批全国老中医药专家学术经验继承工作指导老师（2007 年 9 月）

[5] 杨之藻：第三批全国老中医药专家学术经验继承工作指导老师（2007 年 9 月）

[6] 史纪：第五批全国老中医药专家学术经验继承工作指导老师（2012 年 7 月），全国名老中医药专家传承工作室指导老师（2014 年 9 月）

[7] 丁樱：全国名中医（2017 年 5 月），中医药高等教学名师（2016 年 12 月），国务院政府特殊津贴专家（2007 年 2 月），全国卫生系统先进工作者称号（2004 年 2 月），第四批全国老中医药专家学术经验继承工作指导老师（2008 年 8 月），第六批全国老中医药专家学术经验继承工作指导老师（2017 年 12 月），全国师德师风先进个人（2009 年 11 月）

[8] 刘霞：首批全国优秀中医临床人才（2007 年），第六批全国老中医药专家学术经验继承工作指导老师（2017 年）

[9] 马丙祥：首批全国优秀中医临床人才（2007 年 10 月）

[10] 高雅：全国优秀中医临床人才（2013 年）

[11] 任献青：全国规培优秀专业基地主任（2017 年）

[12] 闫永彬：第四批全国优秀中医临床人才（2017 年 12 月）

[13] 郑宏：第四批全国优秀中医临床人才（2017 年 12 月）

〔14〕张炜：全国优秀中医临床人才（2012 年 3 月），国家卫计委新生儿复苏师资（2014 年 4 月），中华少年儿童慈善救助基金会 9958 儿童紧急救助中心专家（2016 年 5 月）

〔15〕黄岩杰：人社部高层次人才（2015 年 5 月）

〔16〕翟文生：全省卫生计生系统先进工作者（2018 年 1 月）

〔17〕宋纯东：第四批全国中医优秀人才（2018 年 12 月）

〔18〕李兴永：国家卫健委评定为国家级（中医专业）的临床重点专科中医儿科学科带头人（2019 年）

〔19〕张霞：全国中医住院医师规范化培训优秀带教老师（2019 年）

（二）省级

〔1〕李晏龄：河南省先进科技工作者（1989 年），河南省劳动模范（1985 年），河南省省管优秀专家（1992 年），河南省优秀科技工作者（1990 年），河南省中医药优秀科技工作者（1991 年）

〔2〕郑启仲：河南省优秀共产党员（1994 年 7 月），河南省劳动模范（1989 年 8 月）；河南省优秀专家（1993 年 1 月），河南省先进科技工作者（1978 年），河南省科技先进工作者（1983 年 12 月），首届"河南优秀医师奖"（2004 年 4 月），首届河南优秀医院院长（2004 年 8 月），河南中医事业终身成就奖（2008 年 6 月）

〔3〕段星三：全省卫生系统先进工作者（1985 年）

〔4〕史纪：老干部工作先进工作者（2003 年 3 月），河南省首届青苗人才培养项目指导老师（2018 年）

〔5〕丁樱：河南名中医（2009 年 6 月），河南省优秀专家（1999 年 10 月），河南优秀医师奖（2006 年 5 月），河南省高等学校优秀共产党员（2006 年 6 月），河南省首届医德医风标兵（2019 年 3 月），河南省中医药"青苗人才"项目培养指导老师（2020 年 5 月）

〔6〕赵坤：第六批全国老中医药专家学术经验继承工作指导老师（2017 年），河南省优秀医师奖，河南省优秀专家，河南省名中医

〔7〕杨之藻：河南省中医事业终身成就奖（2018 年）

〔8〕翟文生：河南省省管青年科技专家（1996 年），河南省青年骨干教师（2001 年），河南省文明教师（2002 年），河南省学术技术带头人（2004 年），河南省杰出青年基金获得者（2008 年），河南省名中医（2014 年 9 月），河南省优秀专家（2017 年 12

月），河南省首批"青苗人才"培养项目指导老师（2018年7月）

［9］朱珊：河南省首届优秀青年科技专家（1992年6月），全国中西医结合优秀中青年科技工作者（1998年9月），河南省百名巾帼标兵，河南省"三八"红旗手（2002年8月），河南省师德先进个人（2016年9月）

［10］马丙祥：河南省优秀青年科技专家（2000年12月），河南省教育厅学术技术带头人（2005年），河南省科技领军人物（2011年8月），中国康复医学会优秀康复医师（2017年12月），河南省中医药青苗人才培养项目指导老师（2018年9月）

［11］张炜：河南省卫生系统先进工作者（2003年4月），河南省优秀医师奖（2007年5月），河南省重点中医学科（专科）带头人（2013年9月），河南省中医药"青苗人才"培养项目指导老师（2018年9月）

［12］都修波：河南省继承性高级中医人才（2003年8月），第四批全国老中医药专家学术经验继承人（2012年9月），河南省第八批援疆工作荣获"优秀援疆干部"（2016年12月）

［13］黄岩杰：河南省科技创新杰出青年（2014年2月），河南省优秀青年科技专家（2014年6月），河南省学术技术带头人（2015年3月），河南省领军人才培养对象（2020年3月），河南省优秀专家（2021年10月）

［14］李君：河南省学术技术带头人（2016年6月），河南省卫生计生行业"三八红旗手"（2015年3月）

［15］李宁：河南省"学术技术带头人"（2020年12月）

［16］周正：全国优秀中医临床人才（2016年5月）；河南省中医药"青苗人才"培养项目指导老师（2018年5月），四川抗震救灾医疗防疫救援优秀队员（2010年6月），河南省首批中医药拔尖人才（2018年），全省优秀中医带教老师（2020年12月），原名医（2021年）

［17］郑建民：河南省中医事业终身成就奖（2018年）

［18］孟牛安：全省卫生系统先进工作者（2018年）

［19］宋桂华：河南优秀医师奖（2018年8月），河南省领军人才培养对象（2020年3月），河南中医学院科技创新培育计划"中医药防治儿童呼吸系统疾病研究"团队负责人（2014—2016年）；

［20］陈文霞：河南省"五一"巾帼标兵（2019年3月）

［21］张霞：河南省中医住院医师规范化培训优秀带教老师（2019年）

［22］高雅：河南省中医药"112人才"（2000年8月4日）

［23］宋纯东：河南省中医管理局学科带头人（2011年10月），河南省领军人才培

养对象（2020 年 3 月）

［24］郑宏：河南省重点中医学科（专科）带头人（2011 年 10 月），河南省中医药"青苗人才"培养项目指导老师（2021 年 4 月）。

八、学会任职（副主委以上）

（一）国家级

［1］郑建民：中国中西医结合学会儿科专业委员会副主任委员（2007 年 9 月—），中国民族医药学会儿科分会专家顾问（2019 年 6 月—2023 年 6 月）。

［2］郑启仲：中华中医药学会儿科分会第四届副主任委员（2002—2006 年），中华中医药学会儿科分会第五届副主任委员（2006—2009 年），中国中医药研究促进会小儿推拿外治分会副主任委员（2015 年 11 月—2019 年 11 月）。

［3］丁樱：中国民族医药学会儿科分会会长（2015 年 7 月—2019 年 7 月，2019 年 6 月—2023 年 6 月），中华中医药学会儿童紫癜 – 肾病协同创新共同体主席（2018 年 12 月—2021 年 12 月），中国中医药循证医学中医儿科项目咨询专家委员会主任委员（2019 年 12 月），世界中医药学会联合会儿科分会副会长（2018 年 7 月—2023 年 7 月），中华中医药学会儿科流派传承创新共同体副主席（2018 年 12 月—2021 年 12 月），中华中医药学会儿科分会依次任副主任委员（2003 年 11 月—2006 年 11 月，2013 年 10 月—2017 年 10 月）、名誉副会长（2018 年 10 月—2022 年 10 月），中国中医药信息研究会儿科分会名誉会长（2018 年 11 月—2023 年 11 月），中国中医药协会儿童健康与药物研究专业委员会副主任委员（2019 年 5 月—2023 年 5 月），中国医药教育协会新中医发展促进专业委员会副主任委员（2018 年 12 月—2023 年 12 月），国家儿童用药专家委员会专家（2015 年）。

［4］刘霞：中华中医药学会儿童紫癜 – 肾病协同创新共同体委员会专家顾问（2018 年 12 月—2021 年 12 月）。

［5］马丙祥：中国康复医学会儿童康复专业委员会第三届副主任委员（2019 年 5 月—2023 年 5 月），中国民族医药学会康复分会副会长（2019 年 8 月—2023 年 8 月）；世界中医药学会联合会儿科专业委员会第三届理事会常务理事（2018 年 7 月—2023 年 7 月）；中国民族医药学会儿科分会常务理事（2019 年 6 月—2023 年 6 月），中国康复

医学会中西医结合专业委员会第四届委员会常务委员（2018 年 6 月—2022 年 6 月）。

［6］翟文生：中国民族医药学会儿科分会副会长（2015 年 7 月—2019 年 7 月，2019 年 6 月—2023 年 6 月），中华中医药学会儿童紫癜肾病协同创新共同体委员会副主席（2018 年 12 月—2021 年 12 月）。

［7］任献青：中华中医药学会儿科专业委员会副主任委员（2018 年 10 月—2022 年 10 月），中华中医药学会儿童紫癜、肾病协同创新共同体委员会执行主席（2018 年 12 月—2021 年 12 月），中国民族医药学会儿科分会秘书长（2019 年 6 月—2023 年 6 月），中医住培执委会第一届监督评估专门委员会副主任委员（2019 年 11 月—2022 年 11 月）。

［8］黄甡：中国中医药研究促进会小儿推拿外治分会副会长兼秘书长（2019 年 9 月—2022 年 9 月），中国民间中医医药研究开发协会中医膏摩分会会长（2018 年 2 月—2022 年 2 月），中华中医药学会少儿推拿发展共同体副主席（2018 年 11 月—2022 年 11 月），世界中医药学会联合会小儿推拿专业委员会副会长（2021 年 8 月—2026 年 8 月）。

［9］闫永彬：中国中医药信息学会儿科分会副会长（2018 年 11 月—2023 年 11 月），中国中医促进研究会小儿推拿外治分会副秘书长。

［10］张霞：中国民族医药学会儿科分会秘书长（2019 年 6 月—2023 年 6 月）；中华中医药学会儿童紫癜 – 肾病协同创新共同体委员会秘书长（2018 年 12 月—2021 年 12 月）。

［11］杨颖：中国中医药研究促进会中医儿科医师合作共同体工作委员会副主席（2018 年 11 月—2023 年 11 月）。

［12］张炜：中国中医药研究促进会仲景医学研究分会副会长（2015 年 11 月—）。

（二）省级

［1］郑颉云：河南省医药卫生协会副秘书长兼中医学组主任委员。

［2］郑启仲：河南省中医药学会儿科专业委员会副主任委员（2006 年）。

［3］丁樱：河南省中医、中西医结合学会儿科分会主任委员（2013 年—2023 年）。

［4］宋纯东：河南省科普学会中西医结合肾病主任委员（2017 年 6 月—）。

［5］黄甡：河南省中医药学会小儿非药物疗法专业委员会主任委员（2019 年 4 月—2023 年 4 月）。

［6］马丙祥：河南省抗癫痫协会第二届常务理事（2020 年 11 月—2024 年 11 月），河南省康复医学会第二届理事会常务理事（2020 年 11 月—2025 年 11 月），河南省康

复医学会儿童康复分会主任委员（2019年5月—2023年5月）；河南省中医康复质量控制中心副主任（2019年5月—2024年5月）。

［7］宋桂华：河南省中西医结合学会呼吸病分会副主任委员（2015—）。

［8］郑宏：河南省康复医学会罕见病康复分会主任委员（2021年8月—），河南省医师协会青春期健康与医学专业委员会副主任委员（2016年8月—），河南省预防医学会儿童内分泌专业委员会副主任委员（2017年8月—），河南省康复医学会儿童康复分会副主任委员（2019年5月—）。

［9］张炜：河南省中西医结合学会儿科分会副会长（2013年7月—），河南省中医药学会经方临床研究分会副会长（2018年4月—），河南省中西医结合学会仲景学术传承与创新分会副会长（2021年10月—）。

［10］许靖三：河南省中医药学会儿科专业委员会副主任委员（1988年6月—1993年10月）。

［11］孟牛安：河南省中医药学会儿科专业委员会副主任委员（2013年7月—），河南省中医药学会小儿非药物疗法专业委员会副主任委员（2019年4月—2023年4月），河南省残疾人康复协会中西医结合康复专业委员会副主任委员（2017年6月—2022年6月）。

［12］杨颖：河南省中西医结合循证医学专业委员会副主任委员（2013年9月—2017年9月）。

相关荣誉及成果证书

1. 获得荣誉

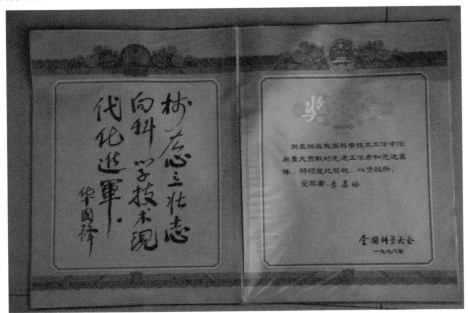

1978 年李晏龄获中国科学技术先进工作者荣誉

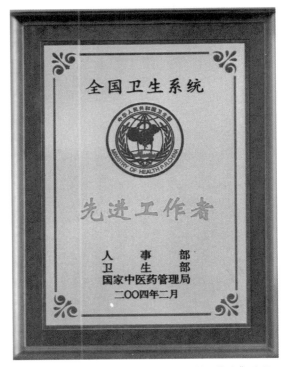

2004 年丁樱荣获"全国卫生系统先进工作者"称号

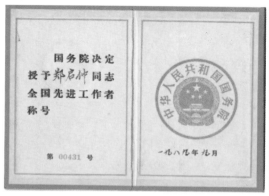

1989年郑启仲教授荣获"全国先进工作者"称号

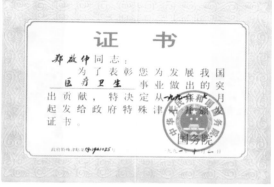

1991年郑启仲荣获国务院政府特殊津贴专家证书

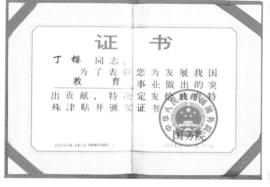

2007年丁樱教授荣获国务院政府特殊津贴专家证书

2016年丁樱获"中医药高等学校教学名师"荣誉称号

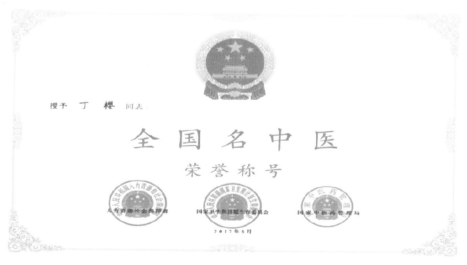

2017年丁樱获"全国名中医"荣誉称号

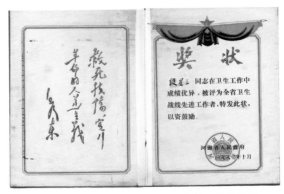

1985 年段星三获全省卫生系统先进工作者称号

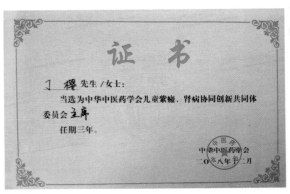

2018 年丁樱教授任中华中医药学会儿童紫癜、肾病协同创新共同体委员会主席

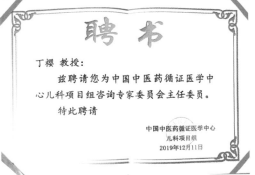

2019 年丁樱教授任中国中医药循证医学中心儿科项目组咨询专家委员会主任委员

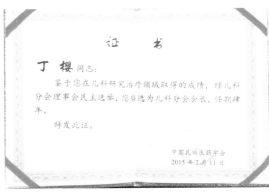

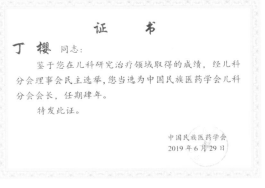

丁樱教授任中国民族医药学会儿科分会会长（2015—2023 年）

2.科研成果

（1）国家级

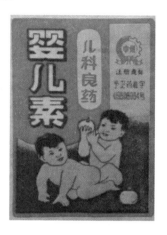

20 世纪 70 年代苗丕宪研制的"婴儿素"
载入《中华人民共和国药典》

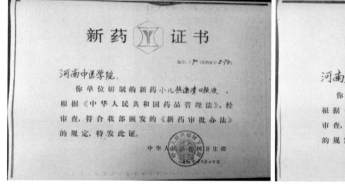
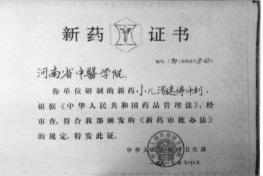

1990、1991 年李晏龄等研制新药"小儿热速清口服液""小儿泻速停冲剂"获国家新药证书

（2）省级

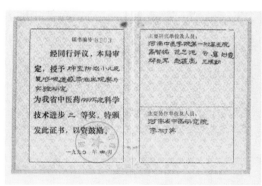
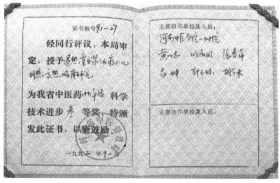

1990 年高智铭等"肺宝防治小儿反复呼吸道感染
临床观察与实验研究"获得省级科技进步奖三等奖

1992 年黄明志"退热童乐浆治疗小儿外感高热临床
研究"获河南省中医药科学技术进步奖三等奖

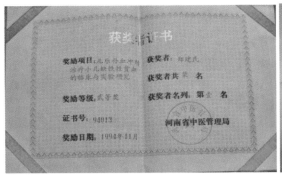
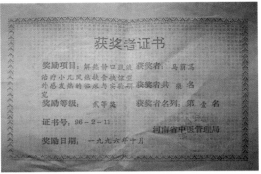

1994年郑建民"儿乐补血冲剂治疗小儿缺铁性贫血的临床与实验研究"获河南省科学技术进步奖二等奖

1996年马荫笃等"解热静口服液治疗小儿风热挟食挟惊型外感发热的临床与实验研究"获河南省中医管理局科学技术进步奖二等奖

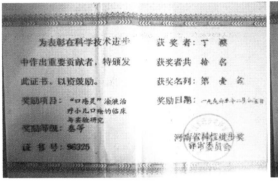
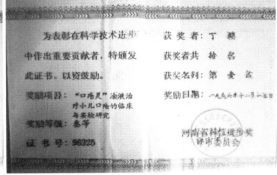

1996年丁樱获得河南省科技进步奖三等奖两项

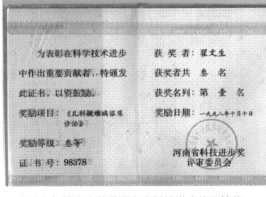
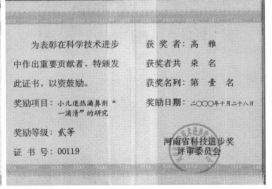

1998年翟文生获得河南省科技进步奖三等奖

2000年高雅获得河南省科技进步奖二等奖

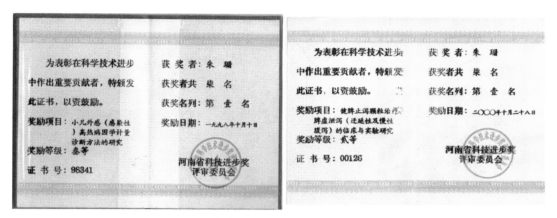

1998 年、2000 年朱珊分别获得河南省科技进步奖二、三等奖

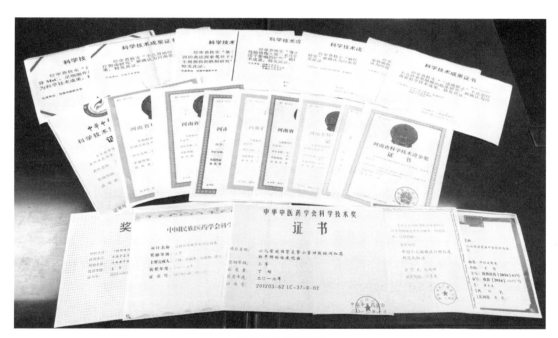

其他部分省级奖项

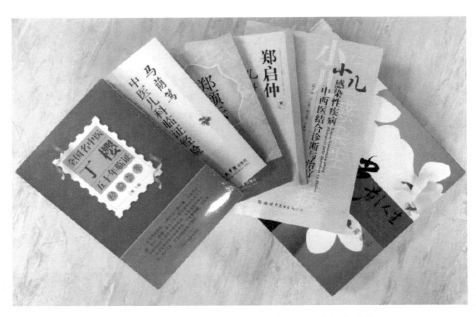

河南中医药大学第一附属医院儿科专家部分论著

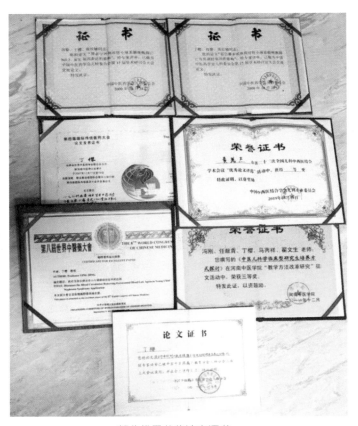

部分优秀获奖论文证书

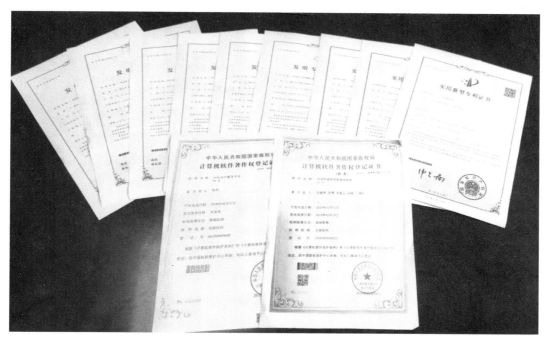

部分专利集

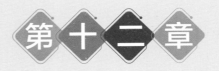

中原中医儿科大事记

一、豫中——郑州（河南中医药大学暨一附院儿科）

（一）孕育期

·1953 年，成立河南省中医院（一附院前身），儿科归属于内科中，只有郑颉云一名儿科大夫。

·1956 年，迁郑后儿科有郑颉云、李寿亭两位大夫。

·1959 年，成立河南中医学院妇儿科教研室。

当时儿科医生：郑颉云（第一任科主任）、李寿亭、苗丕宪、谢畅怀。

（二）开拓期

·1961 年 3 月，河南中医学院一附院妇儿科病区成立。

·1961 年 6 月，郑颉云任第一任妇儿科临床、教研室主任。

·1966—1982 年，张静亭任第二任儿科临床主任，期间李晏龄任党支部委员。

·1972 年 2 月—1980 年，李晏龄任学院第二任儿科教研室主任。

·1976 年 9 月，儿科从妇儿科中独立出来。

·1979 年 12 月，苗丕宪主任医师发明的"婴儿素"（当今的"婴儿健脾素"）申报卫生部，后载入《中华人民共和国药典》。

·1980 年 3 月—1984 年 6 月，郑建民任学院第三任儿科教研室主任。

·1982 年，黄明志任一附院第三任儿科主任。

·1984 年 7 月—1991 年，邓先军任学院第四任儿科教研室主任。

·1985 年，儿科在国内及校内首批招收硕士研究生，李晏龄为首位硕士生导师。

·1986 年，河南省中医药学会儿科专业委员会成立，首次会议在巩义召开，黄明志任首届主任委员。

·1987 年，被确定为全国第一批中药临床药理基地。

·1988 年，创立河南中医学院儿科研究所及河南省高等教育重点学科，李晏龄首任所长暨重点学科带头人。

·1988—1996 年，范忠纯任第四任儿科临床主任，病床设置 29 张。

·1990 年，李晏龄研制的"小儿热速清口服液"获国内第一个儿科中成药新药批号。

·1992 年，李晏龄研制的"小儿泻速停冲剂"获国内第二个儿科中成药新药批号。

·1995 年，学院儿科研究所实验室由东明路中医学院搬迁至一附院，取消原来的动物房、药理实验室，保留免疫实验室。

·1995—1996 年，丁樱先后接任儿科研究所所长、第五任儿科教研室主任，并为第二位硕士导师。

·1996—1999 年，史纪，任河南中医学院第一附属医院副书记，兼任第五任儿科临床主任。

·1999 年，丁樱任第六任儿科临床主任。

（三）发展期

·2000 年，河南中医学院首次实施学科制，丁樱确立为儿科学科带头人，全面负责儿科教研室、儿科研究所、一附院临床工作。

·2001 年，儿科重新申报，恢复了河南省高校儿科重点学科资质；首次成为国家中医药管理局重点学科中医儿科建设单位。

·2002 年，首次成为河南省中医管理局中医重点专科。

·2003 年 10 月，儿科病房由门诊楼搬至新病房楼，成立两个病区，床位 72 张，综合病区 47 张，脑病病区 25 张。

· 2004 年，儿科医院成立，丁樱担任院长，马丙祥任副院长，丁樱兼任肾病病区和呼吸病区主任，马丙祥兼任脑病病区主任，床位增至 115 张；中医儿科学被评为首批省级精品课程。

· 2005 年，丁樱为儿科第一个博导，同年在北京中医药大学、上海中医药大学同时招博士。

· 2005 年，翟文生当年 7 月博士毕业，同年 9 月任儿科医院副院长兼儿科一病区主任。

· 2005 年，黄岩杰为儿科第一位赴日本访问学者。

· 2005 年，丁樱首获中华中医药学会科学技术奖二等奖 1 项。

· 2006 年 6 月，国家科研型医院基地申报正式开始，儿科肾病被确定为三个病种之一。

· 2006 年 12 月，丁樱获国家"十一五"科技支撑项目重大疑难疾病面上课题 1 项（为河南中医儿科历史上第一个国家科技部面上项目）。

· 2007 年，儿科病区再次搬迁至门诊楼，床位扩大至 215 张，开设肾脏病区、呼吸病区、儿童脑病康复病区、小儿外治室，儿科实验室扩大规模，分化为免疫、肾脏病理、分子生物等实验室，并首次通过二级实验室资质验收，丁樱兼任实验室主任，翟文生兼任肾病区主任，赵坤任呼吸病区主任，马丙祥兼任康复病区主任，黄甡负责外治室工作。

· 2007 年 7 月，儿科通过河南省重点学科验收；2007 年 12 月，儿科医院首次被评为国家中医药管理局重点专科；分为肾病区、呼吸病区、脑病区、实验室、门诊、急诊、外治。

· 2008 年 11 月，儿科实验室首次通过国家科研三级实验室资质认定。

· 2009 年 6 月，儿科医院成立儿童重症监护病房，赵坤首任主任兼呼吸病区（2 病区）主任，宋桂华任副主任负责 ICU 工作。

· 2011 年，黄岩杰在日本留学获博士学位后，回儿科接任儿科实验室主任。

· 2012 年，成为第一批国家中医临床重点专科；国家中医药管理局重点学科验收通过，被评为优秀学科；2012 年 7 月儿科首次中标国家自然科学基金课题 2 项（丁樱、翟文生）；发表第一篇 SCI 文章（第一作者黄岩杰）；郑宏获儿科医院首个专利；国家中医药管理局批准建立"丁樱全国名中医工作室"。

· 2013 年 4 月，儿科感染病区成立，闫永彬首任主任，陈文霞接任 ICU 病区主任，宋桂华接任呼吸病区主任，王妍炜任儿科医院第一任书记。

· 2013 年 10 月，儿科被国家中医药管理局确认为首个"全国中医儿科远程会诊中心";丁樱获国家"十二五"科技支撑计划项目重大课题。

·2014 年 4 月，儿科医院十周年庆典在太阳城宾馆举办。

·2014 年，儿科中标国家自然科学基金（马丙祥、宋桂华）。

·2015 年，挂牌河南省中西医结合儿童医院；丁樱担任中国民族医药学会儿科分会会长，翟文生担任副会长，任献青担任秘书；马丙祥担任中国民族医药学会康复分会副会长及河南省康复医学会儿童康复分会主任委员。

·2016 年 2 月，丁樱教授辞退行政职务，翟文生接任为儿科医学部主任，丁樱继任儿科医学部学术带头人；儿科被评为河南省政府中医儿科区域诊疗中心建设单位。

·2016 年 6 月，丁樱被评为首批全国中医药高等教学名师。

·2016 年 8 月，马丙祥担任中国康复医学会儿童康复专业委员会副主任委员。

·2017 年，丁樱被评为全国首届名中医。

·2018 年，成为国家中医药管理局中医儿科区域（专科）诊疗中心，任献青兼任儿科区域诊疗中心主任，马丙祥接任儿科医学部党总支第二任书记；成立"河南省紫癜诊疗中心"，翟文生兼任主任；"河南省中西医结合儿童康复诊疗中心"，马丙祥兼任主任；挂牌"复旦大学附属儿科医院河南中西医结合儿科诊疗中心"；床位 609 张，儿科分化 9 个专业病区，涵盖 21 种成熟专业。

成立中华中医药学会紫癜肾病协同创新共同体，丁樱为首任中医主席，复旦大学附属儿科医院徐虹教授为西医主席，任献青为执行主席。

国家教育部批准河南中医药大学建立中医儿科本科专业暨儿科本硕连读 8 年制专业，实现了从本科到硕士、博士、博士后的科学及临床学位全覆盖的中医儿科培养体系。

儿科中标国家自然科学基金课题 4 项（丁樱、翟文生、邱建利、宋桂华）。

·2019 年，一附院儿科获批"河南省儿童智能康复工程中心"，成立国家区域中医（专科）诊疗中心华中四省儿科联盟（任献青为首任主席）。

·2019 年，儿科中标国家自然科学基金课题 3 项（马丙祥、闫永彬、史文丽）。

·2019 年，中医儿科专业第一部教材主编审定会在郑州召开。

河南中医药大学一附院儿科学科承担有《中医儿科学》《儿科学》《儿科急救医学》三部教材，其主编分别为丁樱、翟文生、任献青。

中国民族医药学会儿科分会改选，丁樱教授继续担任会长，翟文生、任献青担任副会长，张霞担任秘书长；马丙祥担任中国康复医学会儿童康复专业委员会常务副主任委员。

·2019 年，一附院儿科获批"河南省儿童智能康复工程研究中心"，负责人为马丙祥。

·2020 年，获批"河南省儿童肾脏病 AI 病理及中医大数据工程研究中心"，负责人为任献青；获批河南省科技厅"河南省儿童肾脏病诊治工程技术研究中心"，负责人为黄岩杰。

·2020 年，儿科中标国家自然科学基金课题 3 项（宋纯东、任献青、张慧娟）；获得河南省科学技术进步奖二等奖（黄岩杰）。

·2021 年 4 月，河南中医药大学成立儿科医学院，首任院长为丁樱，书记为任献青，张霞任副院长，杨小红任副书记，成立教学办公室、学科与研究生办公室、党政办公室、学工办公室、临床办公室 5 个部门。

恢复河南中医药大学第一附属医院儿科医院，丁樱兼任院长，马丙祥、翟文生、张霞（兼）任副院长。

二、豫中——平顶山

（一）开拓期

·1975 年 5 月，平顶山市中医门诊部（含儿科）成立。
·1982 年 10 月，平顶山市中医医院儿科门诊成立。
·2003 年 6 月，平顶山市中医医院儿科病房成立。
·2004 年 6 月，平顶山市中医医院儿科康复病区成立。
·2005 年 9 月，平顶山市中医医院儿科 ICU 病区成立。
·2006 年 9 月，平顶山市中医医院儿科成为河南省中医管理局重点专科。

（二）发展期

·2012 年，河南省中医管理局批准增挂"平顶山市中西医结合儿童医院"。
·2012 年，被河南省残疾人联合会确定为"0～6 岁贫困残疾儿童救治"定点医院。
·2013 年 5 月，平顶山市中医医院儿科成为国家中医药管理局临床重点专科建设单位。
·2014 年 11 月，平顶山市中西医结合学会儿科专业委员会成立，首次会议在平顶山市中医医院召开。

- ·2017 年 4 月，平顶山市中医医院儿科获"全国工人先锋号"称号。
- ·2019 年 8 月，平顶山市中医医院儿科成为国家临床重点专科（中医专业）。

三、豫南——南阳

（一）开拓期

- ·1999 年 4 月，南阳地区中医儿科病房成立。

（二）发展期

- ·2005 年，成立"南阳市中西医结合儿童医院"，张炜任院长。
- ·2007 年，创建国家中医药管理局"十一五"重点专科。
- ·2015 年 8 月，南阳张仲景医院儿科新建。
- ·2018 年 5 月 11—13 日，南阳市中医药学会中西医结合儿科专业委员会成立。

四、豫北——安阳

（一）开拓期

- ·1954 年，安阳市中医院前身——西华门中医联合诊所成立，同时成立儿科门诊。
- ·1982 年，安阳市中医院儿科病区成立。

（二）发展期

- ·2006 年，安阳市中医院开始建设国家级重点中医专科。
- ·2011 年，安阳市中医院儿科通过国家中医药管理局重点专科验收。

· 2017 年，安阳市中医院儿科三个病区合并，成立安阳市中西医结合儿童医院。

· 2018 年，安阳市中医院儿科成功申报河南省区域中医儿科专科诊疗中心，安阳市卫计委重中之重亚临床专科（中西医结合儿科呼吸专科），2018 年安阳市重点培育专科（小儿康复专科）。